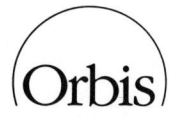

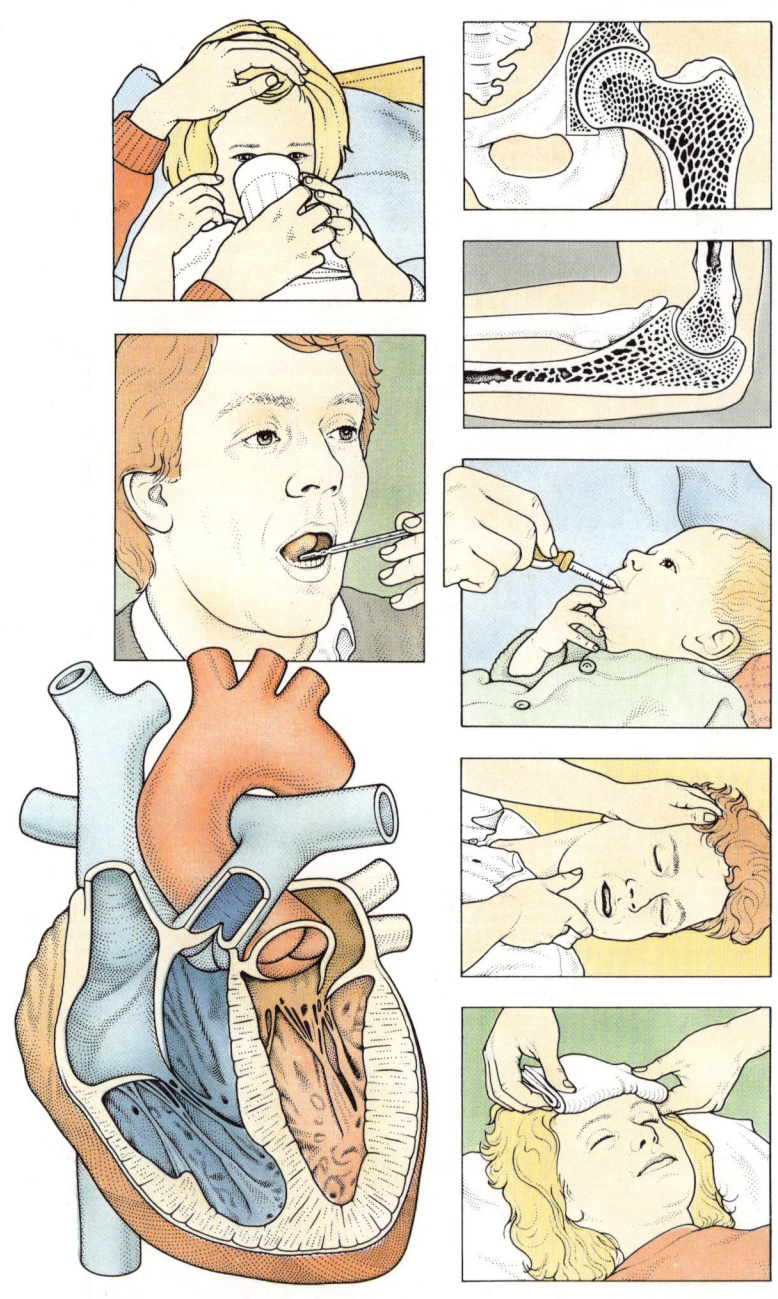

DAS NEUE

GESUNDHEITS-HANDBUCH

KRANKHEITSSYMPTOME SCHNELL UND ZUVERLÄSSIG ERKENNEN

MIT SONDERTEIL »ERSTE HILFE« UND 147 TAFELN ZUR SELBSTHILFE

ORBIS VERLAG

Wissenschaftliche Beratung

Dr. Samuel S. Epstein, M.D.
Prof. Dr. Peter Griss
Prof. Dr. Max-Josef Hallhuber
Prof. Dr. Jürgen Harms
Dr. Michael Hirschmann
Prof. Dr. Hans E. Kaiser
Dr. Michael Lamerdin
Dr. M. Mutshushi Matsuyama, M.D.
Prof. Dr. Oskar Oetliker

Prof. Dr. Oltersdorf
Prof. Dr. Rateitschak
Prof. Dr. Ludwig Rausch
Prof. Dr. Friedrich Schröpl
Prof. Dr. Ernst A. Stadlbauer
Prof. Dr. Dr. Peter Tetsch
Prof. Dr. Dieter Werner
Prof. Dr. H.-J. Woitowitz
Dr. Klaus Zielke

Übersetzung und Bearbeitung der deutschen Ausgabe:
Volkward E. Strauß
Redaktion und redaktionelle Texterfassung: R & H Gööck
Originaltitel: The BMA Family Doctor Home Adviser
Herausgeber der internationalen Ausgabe: Dr. Tony Smith
Ein Dorling Kindersley Buch
© 1986 by Dorling Kindersley Limited, London
Alle Rechte an der deutschsprachigen Ausgabe:
© Mosaik Verlag GmbH, München
Sonderausgabe 1993 Orbis Verlag für Publizistik GmbH, München
Satz: Filmsatz Schröter GmbH, München
Druck und Bindung: Mladinska Knjiga, Ljubljana
Printed in Slovenia · ISBN 3-572-00624-4

Vorwort

Vom »mündigen Patienten« war in der Vergangenheit viel die Rede. Nicht selten ist es beim Schlagwort geblieben – aus eigener Bequemlichkeit oder auch, weil sich weite Kreise der Ärzteschaft durch einen selbst-bewußteren Patienten in ihrer Routine »kontrolliert« sahen.

Inzwischen hat sich – nicht zuletzt unter dem Eindruck der Kostendämpfung im Gesundheitswesen – einiges getan im Verhältnis zwischen Arzt und Patient: Immer mehr Mediziner wünschen sich den »aktiven« Patienten, der die Therapie sensibel und kritisch mitträgt; immer mehr Menschen fühlen sich verantwortlich für ihren Gesundheitszustand. Oft fehlt Ihnen nur das entsprechende Wissen, um beispielsweise Symptome richtig deuten zu können und eine erste Selbstdiagnose vorzunehmen. Die notwendigen Informationen für eine »Schnelldiagnose« will Ihnen das vorliegende Buch liefern. Es sagt Ihnen, was im Einzelfall zu tun ist – ob eine ärztliche Behandlung erforderlich ist oder zur Bekämpfung der Symptome bzw. zur Gesundung eine Selbstbehandlung ausreicht; ob der Notarzt gerufen werden muß und wie Sie selbst Erste Hilfe leisten können.

Herzstück dieses Handbuches der Gesundheit für die ganze Familie sind 147 Diagnose-Karten, die in einem klaren Frage-Antwort-System gehalten sind und auch seltenere Gesundheitsstörungen oder Krankheiten abdecken. Die Karten umfassen mehr als 100 Hauptsymptome, die in den Antworten im Sinne einer Differentialdiagnose als Symptomenkomplexe weiter aufgefächert sind.

Die ständige Benutzung der Diagnose-Karten ermöglicht es Ihnen zudem, schon früh auf Warnsignale ernster Krankheiten aufmerksam zu werden – zu einem Zeitpunkt also, an dem eine sofort einsetzende Therapie heilend oder zumindest lebensverlängernd ist. Ein »Hätten Sie mich früher aufgesucht« von seiten des behandelnden Arztes dürften Käufer und Leser des Bandes »Schnelldiagnose« eigentlich nicht mehr zu hören bekommen.

Bei weniger schwerwiegenden Infektionen oder Gesundheitsstörungen sowie bei psychovegetativen Erkrankungen klärt Sie das Buch über Möglichkeiten einer Selbstbehandlung auf – auch ein Beitrag zur Kostendämpfung im Gesundheitswesen. Vor allem präventiv sind Hinweise auf eine Psychotherapie zu verstehen, die nicht selten die Entwicklung einer nur psychovegetativen Störung zu einer organischen Krankheit verhindern kann.

Wir würden uns wünschen, Ihnen durch die vielfältigen Informationen in diesem Handbuch den Weg zum vielbeschworenen »mündigen Patienten« zu ebnen und Sie damit zum kritisch-kooperativen (Gesprächs-)Partner Ihres Arztes zu machen.

Volkward E. Strauß

Inhalt

Körper und Gesundheit

Diagnose-Karten

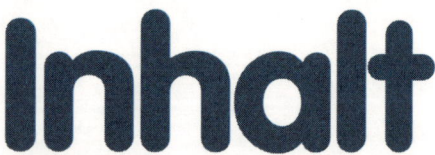

Nützliche Informationen

1 Kinder-Karten

Seite 49

2 Allgemeinmedizin: Erwachsene

Seite 145

3 Männer: Besondere Probleme

Seite 233

4 Frauen: Besondere Probleme

Seite 249

Benutzer-Hinweise

Das vorliegende Buch soll praktisches Nachschlagewerk und nützlicher Ratgeber sein. Es vermittelt Ihnen nicht nur Einblicke in einzelne Körperfunktionen, sondern hilft Ihnen auch bei der Selbstkontrolle Ihrer Gesundheit und der Ihrer Angehörigen: Wann ist etwas nicht in Ordnung, und was ist in diesem Fall zu tun. Das Buch ist in drei Hauptkapitel untergliedert: *Körper und Gesundheit*, *Diagnose-Karten* und *Nützliche Informationen*.

Körper und Gesundheit

Das erste Hauptkapitel beschäftigt sich mit dem menschlichen Körper, von Empfängnis und Fetus über die Entwicklung des Kindes bis hin zum Erwachsenen. Zusätzlich zur körperlichen Entwicklung werden auch die Meilensteine der psychisch-geistigen und der sozialen Entwicklung eines Kindes in Bild und Text übersichtlich dargestellt.

Die Funktionsweisen aller wichtigen Organsysteme eines Erwachsenen sind durch mehrfarbige Illustrationen verdeutlicht. In farbig abgesetzten Kästen werden mögliche Krankheitssymptome und die entsprechenden Diagnose-Karten aufgeführt. Das Kapitel behandelt außerdem die Vorgänge bei der Schwangerschaft, Möglichkeiten der Gesundheitsvorsorge, Fitneß-Programme und Wege zu gesunder Ernährung.

Die Diagnose-Karten

Das Herzstück dieses Buches sind die 147 Diagnose-Karten. Sie behandeln die Krankheitssymptome, die bei Männern, Frauen und Kindern am häufigsten auftreten und immer wieder zu Sorgen Anlaß geben. Jede Karte erläutert eine spezielle Symptomen-Gruppe und stellt dann eine mögliche Diagnose. Um die wahrscheinliche Ursache herauszufinden, müssen Sie lediglich eine Reihe von Fragen mit »JA« oder »NEIN« beantworten. Das führt Sie zu einem Vorschlag, was Sie als nächstes tun sollten, beispielsweise unverzüglich einen Arzt konsultieren. Alle Informationen über die Diagnose-Karten finden Sie im Teil I des Buches unter *Hinweise zu den Diagnose-Karten*.

Um das Nachschlagen zu erleichtern, sind die Diagnose-Karten für Kinder in einem eigenen Kapitel zusammengefaßt. Und da manche Symptome bei verschiedenen Altersstufen unterschiedliche Ursachen haben können, ist das Kinder-Kapitel noch einmal in *Babys*, *Alle Altersstufen* und *Jugendliche* unterteilt.

Die Diagnose-Karten für Frauen und Männer sind ebenfalls weiter untergliedert. 60 Karten decken die *Allgemeinmedizin* ab; *Besondere Probleme* bei Männern behandeln 10 gesonderte Diagnose-Karten und *Besondere Probleme* bei Frauen einschließlich *Schwangerschaft und Geburt* decken 24 gesonderte Karten ab.

Sie haben drei Möglichkeiten, die richtige Diagnose-Karte mit Titel und Nummer zu finden, und zwar getrennt nach Kindern, Männern und Frauen: Auf der *Schmerzlokalisationen – Übersichtstafel*, im *Suchsystem: Diagnose-Karten* oder im *Index der Diagnose-Karten* im Teil I des Buches.

Nützliche Informationen

Das dritte Hauptkapitel enthält wichtige Informationen zur *Ersten Hilfe* und zur Pflege und Behandlung von Krankheiten zu Hause. *Wachstumskarten* für Kinder und *Gewichtstabellen* für Erwachsene sowie *Medizinische Tagebücher* für Kinder und Erwachsene sind nützliche Ergänzungen.

Körper und Gesundheit

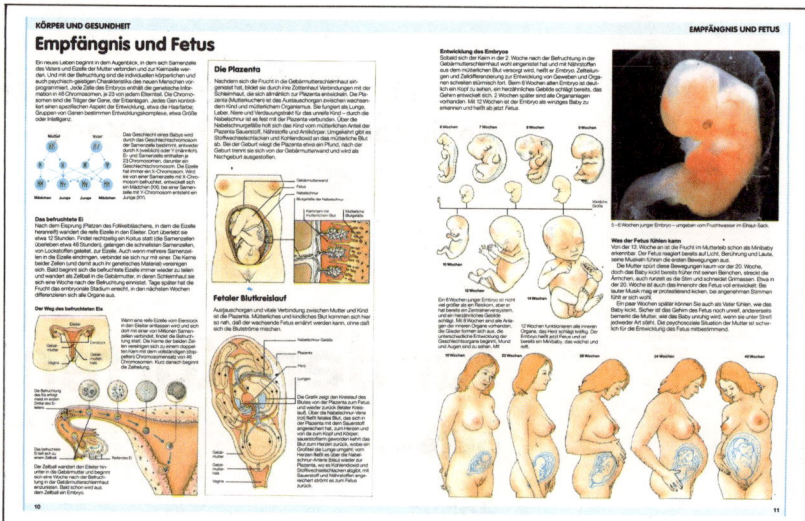

Diagnose-Karten

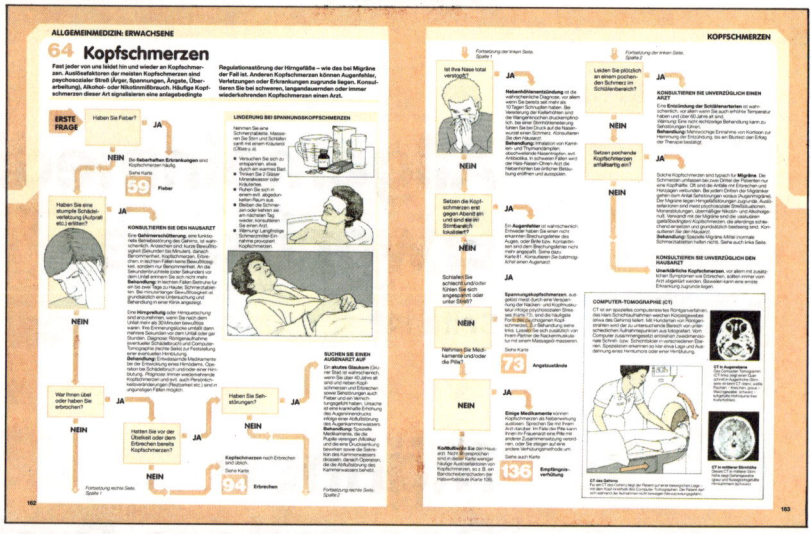

Nützliche Informationen

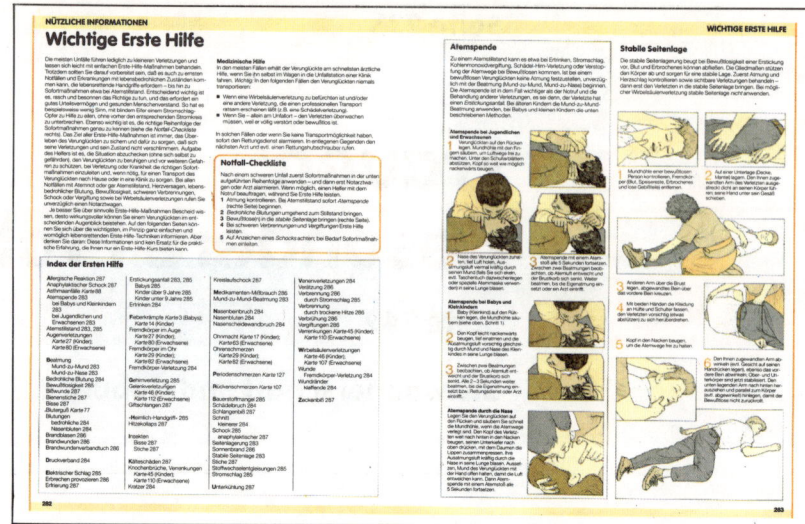

Körper und Gesundheit

Empfängnis und Fetus

Ein neues Leben beginnt in dem Augenblick, in dem sich Samenzelle des Vaters und Eizelle der Mutter verbinden und zur Keimzelle werden. Und mit der Befruchtung sind die individuellen körperlichen und auch psychisch-geistigen Charakteristika des neuen Menschen vorprogrammiert. Jede Zelle des Embryos enthält die genetische Information in 46 Chromosomen, je 23 von jedem Elternteil. Die Chromosomen sind die Träger der Gene, der Erbanlagen. Jedes Gen kontrolliert einen spezifischen Aspekt der Entwicklung, etwa die Haarfarbe; Gruppen von Genen bestimmen Entwicklungskomplexe, etwa Größe oder Intelligenz.

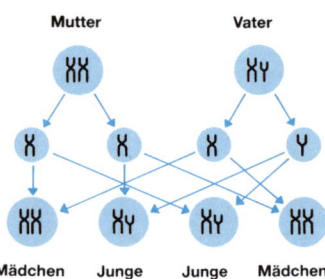

Das Geschlecht eines Babys wird durch das Geschlechtschromosom der Samenzelle bestimmt, entweder durch X (weiblich) oder Y (männlich). Ei- und Samenzelle enthalten je 23 Chromosomen, darunter ein Geschlechtschromosom. Die Eizelle hat immer ein X-Chromosom. Wird sie von einer Samenzelle mit X-Chromosom befruchtet, entwickelt sich ein Mädchen (XX); bei einer Samenzelle mit Y-Chromosom entsteht ein Junge (XY).

Das befruchtete Ei

Nach dem Eisprung (Platzen des Follikelbläschens, in dem die Eizelle heranreift) wandert die reife Eizelle in den Eileiter. Dort überlebt sie etwa 12 Stunden. Findet rechtzeitig ein Koitus statt (die Samenzellen überleben etwa 48 Stunden), gelangen die schnellsten Samenzellen, von Lockstoffen geleitet, zur Eizelle. Auch wenn mehrere Samenzellen in die Eizelle eindringen, verbindet sie sich nur mit einer. Die Kerne beider Zellen (und damit auch ihr genetisches Material) vereinigen sich. Bald beginnt sich die befruchtete Eizelle immer wieder zu teilen und wandert als Zellball in die Gebärmutter, in deren Schleimhaut sie sich eine Woche nach der Befruchtung einnistet. Tage später hat die Frucht das embryonale Stadium erreicht, in den nächsten Wochen differenzieren sich alle Organe aus.

Der Weg des befruchteten Eis

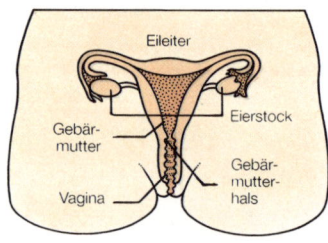

Wenn eine reife Eizelle vom Eierstock in den Eileiter entlassen wird und sich dort mit einer von Millionen Samenzellen verbindet, findet die Befruchtung statt. Die Kerne der beiden Zellen vereinigen sich zu einem doppelten Kern mit dem vollständigen (doppelten) Chromosomensatz von 46 Chromosomen. Kurz danach beginnt die Zellteilung.

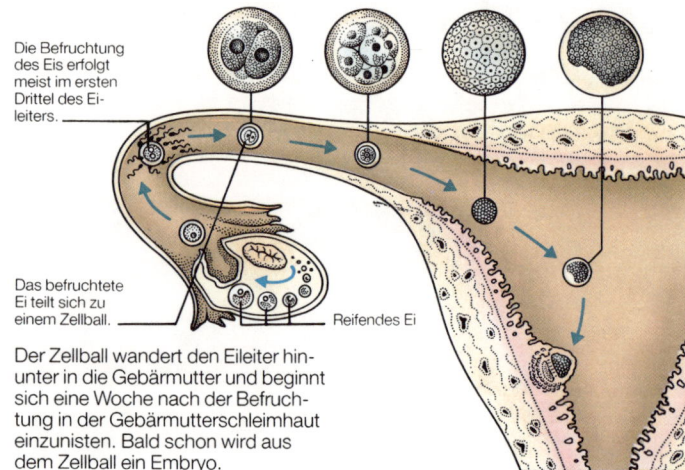

Die Befruchtung des Eis erfolgt meist im ersten Drittel des Eileiters.

Das befruchtete Ei teilt sich zu einem Zellball.

Reifendes Ei

Der Zellball wandert den Eileiter hinunter in die Gebärmutter und beginnt sich eine Woche nach der Befruchtung in der Gebärmutterschleimhaut einzunisten. Bald schon wird aus dem Zellball ein Embryo.

Die Plazenta

Nachdem sich die Frucht in die Gebärmutterschleimhaut eingenistet hat, bildet sie durch ihre Zottenhaut Verbindungen mit der Schleimhaut, die sich allmählich zur Plazenta entwickeln. Die Plazenta (Mutterkuchen) ist das Austauschorgan zwischen wachsendem Kind und mütterlichem Organismus. Sie fungiert als Lunge, Leber, Niere und Verdauungstrakt für das unreife Kind – durch die Nabelschnur ist es fest mit der Plazenta verbunden. Über die Nabelschnurgefäße holt sich das Kind vom mütterlichen Anteil der Plazenta Sauerstoff, Nährstoffe und Antikörper. Umgekehrt gibt es Stoffwechselschlacken und Kohlendioxid an das mütterliche Blut ab. Bei der Geburt wiegt die Plazenta etwa ein Pfund, nach der Geburt trennt sie sich von der Gebärmutterwand und wird als Nachgeburt ausgestoßen.

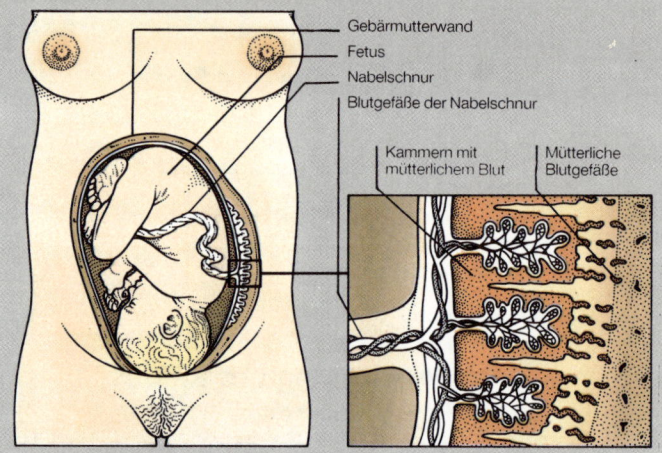

Gebärmutterwand
Fetus
Nabelschnur
Blutgefäße der Nabelschnur

Kammern mit mütterlichem Blut
Mütterliche Blutgefäße

Fetaler Blutkreislauf

Austauschorgan und vitale Verbindung zwischen Mutter und Kind ist die Plazenta. Mütterliches und kindliches Blut kommen sich hier so nah, daß der wachsende Fetus ernährt werden kann, ohne daß sich die Blutströme mischen.

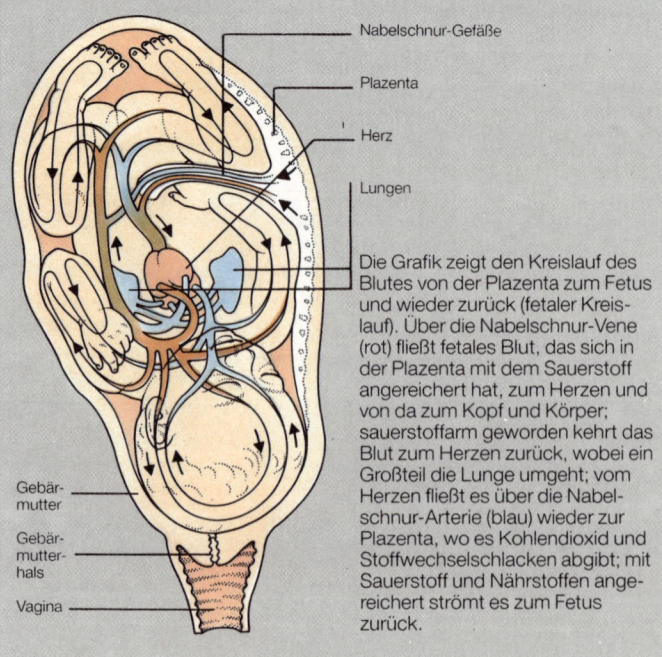

Nabelschnur-Gefäße
Plazenta
Herz
Lungen

Gebärmutter
Gebärmutterhals
Vagina

Die Grafik zeigt den Kreislauf des Blutes von der Plazenta zum Fetus und wieder zurück (fetaler Kreislauf). Über die Nabelschnur-Vene (rot) fließt fetales Blut, das sich in der Plazenta mit dem Sauerstoff angereichert hat, zum Herzen und von da zum Kopf und Körper; sauerstoffarm geworden kehrt das Blut zum Herzen zurück, wobei ein Großteil die Lunge umgeht; vom Herzen fließt es über die Nabelschnur-Arterie (blau) wieder zur Plazenta, wo es Kohlendioxid und Stoffwechselschlacken abgibt; mit Sauerstoff und Nährstoffen angereichert strömt es zum Fetus zurück.

Entwicklung des Embryos

Sobald sich der Keim in der 2. Woche nach der Befruchtung in der Gebärmutterschleimhaut wohl eingenistet hat und mit Nährstoffen aus dem mütterlichen Blut versorgt wird, heißt er *Embryo*. Zellteilungen und Zelldifferenzierung zur Entwicklung von Geweben und Organen schreiten stürmisch fort. Beim 6 Wochen alten Embryo ist deutlich ein Kopf zu sehen, ein herzähnliches Gebilde schlägt bereits, das Gehirn entwickelt sich. 2 Wochen später sind alle Organanlagen vorhanden. Mit 12 Wochen ist der Embryo als winziges Baby zu erkennen und heißt ab jetzt *Fetus*.

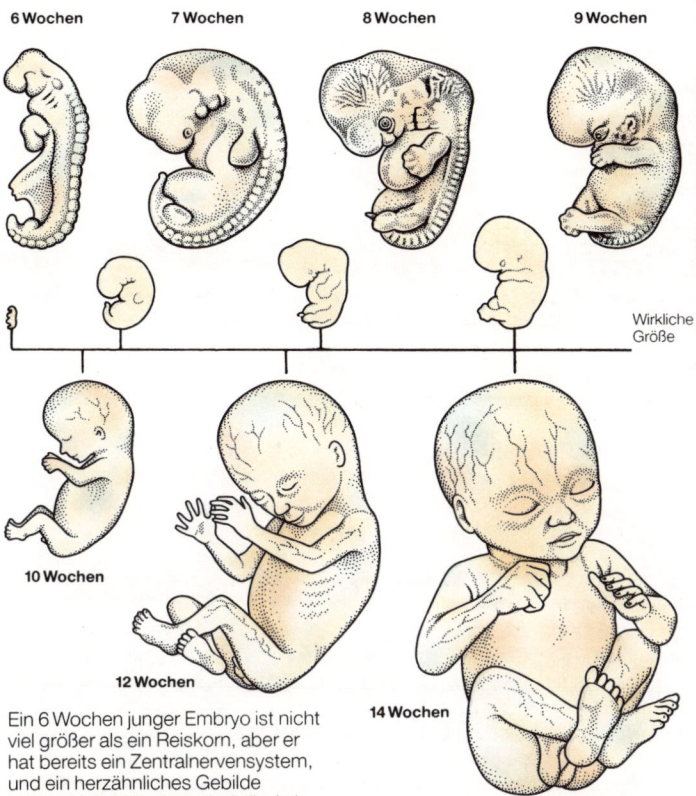

6 Wochen   7 Wochen   8 Wochen   9 Wochen

Wirkliche Größe

10 Wochen

12 Wochen

14 Wochen

Ein 6 Wochen junger Embryo ist nicht viel größer als ein Reiskorn, aber er hat bereits ein Zentralnervensystem, und ein herzähnliches Gebilde schlägt. Mit 8 Wochen sind alle Anlagen der inneren Organe vorhanden, die Glieder formen sich aus, die unterschiedliche Entwicklung der Geschlechtsorgane beginnt, Mund und Augen sind zu sehen. Mit

12 Wochen funktionieren alle inneren Organe, das Herz schlägt kräftig. Der Embryo heißt jetzt Fetus und ist bereits ein Minibaby, das wächst und reift.

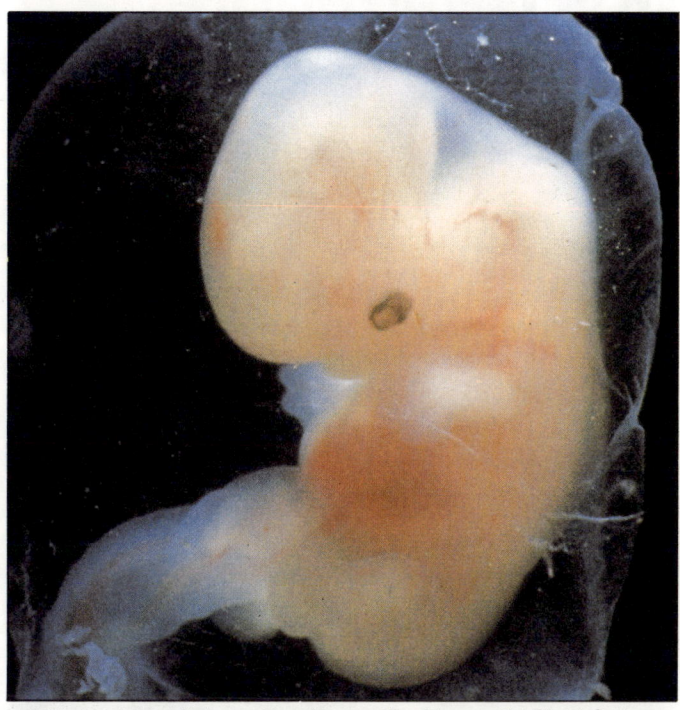

5–6 Wochen junger Embryo – umgeben vom Fruchtwasser im Eihaut-Sack.

Was der Fetus fühlen kann

Von der 13. Woche an ist die Frucht im Mutterleib schon als Minibaby erkennbar. Der Fetus reagiert bereits auf Licht, Berührung und Laute, seine Muskeln führen die ersten Bewegungen aus.

Die Mutter spürt diese Bewegungen kaum vor der 20. Woche, doch das Baby kickt bereits früher mit seinen Beinchen, streckt die Ärmchen, auch runzelt es die Stirn und schneidet Grimassen. Etwa in der 20. Woche ist auch das Innenohr des Fetus voll entwickelt: Bei lauter Musik mag er protestierend kicken, bei angenehmen Stimmen fühlt er sich wohl.

Ein paar Wochen später können Sie auch als Vater fühlen, wie das Baby kickt. Sicher ist das Gehirn des Fetus noch unreif, andererseits bemerkt die Mutter, wie das Baby unruhig wird, wenn sie unter Streß jedweder Art steht. Die psychosoziale Situation der Mutter ist sicherlich für die Entwicklung des Fetus mitbestimmend.

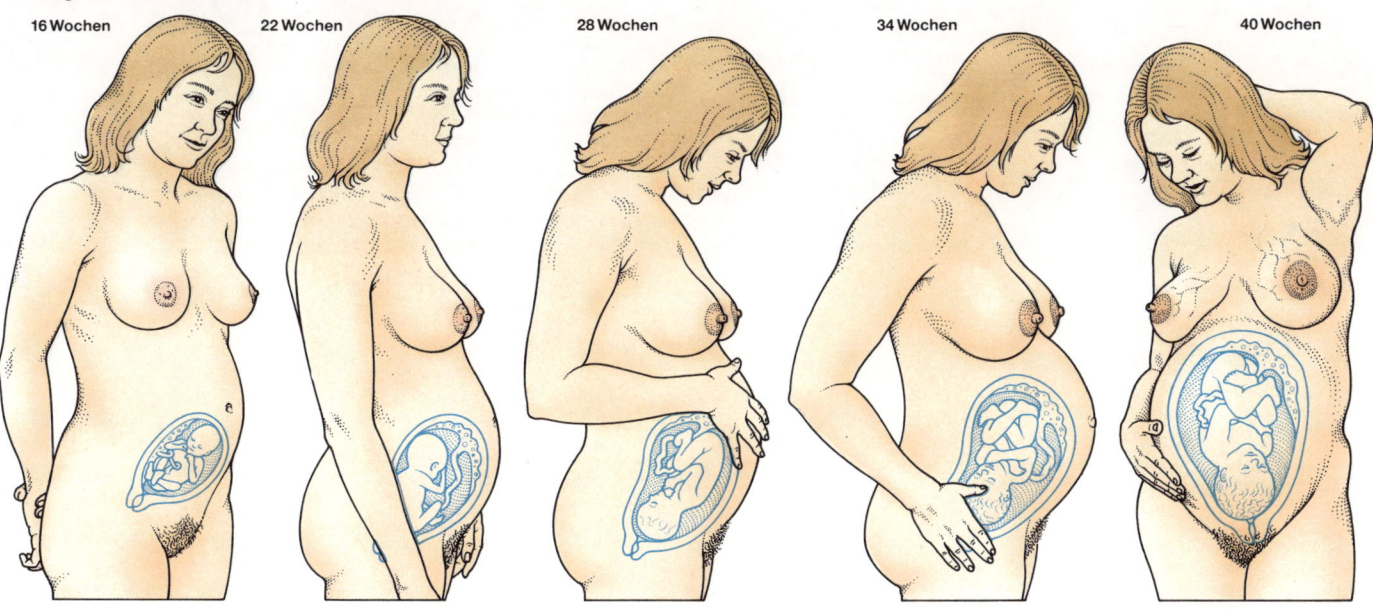

16 Wochen   22 Wochen   28 Wochen   34 Wochen   40 Wochen

Das Neugeborene

Kaum ein Baby kommt zum hochgerechneten Termin der Entbindung (280. Tag nach dem ersten Tag der letzten Monatsblutung) auf die Welt, sondern etwa zwischen dem 250. und 290. Tag nach der Befruchtung. Die Plazenta stellt langsam ihre Funktion ein, dem Fetus wird es in der Gebärmutterhöhle eng: Das Baby ist reif für die Außenwelt – mit all seinen Instinkten und Reflexen, die es außen überleben lassen. So hat es den Saugreflex, der es an der Mutterbrust saugen läßt; oder seine Blase entleert sich automatisch. Babys, die zu früh geboren werden oder weniger als 2500 Gramm wiegen, können jedoch nur mit medizinischer Hilfe überleben – meist, weil ihr Atemsystem noch unreif ist. Brutkasten und spezielle Monitoren für Atmung, Herz und Kreislauf sichern ihr Überleben.

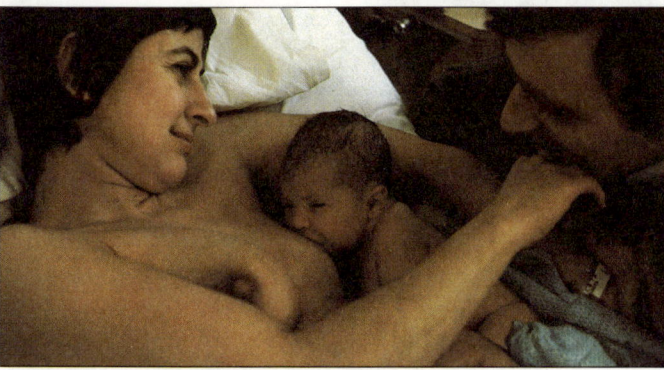

Erscheinungsbild des Babys

So liebreizend, wie es sich die meisten Eltern vorstellen, sind Neugeborene kaum: Die Proportionen scheinen nicht zu stimmen, die Haut ist gerötet und oft weißschmierig.

Kopf, Proportionen und Maße
Der Kopf des neugeborenen Babys scheint zu groß zu sein im Vergleich zum kleinen Rumpf mit den schmächtigen Gliedmaßen. Doch die Entwicklung des Gehirns fordert Raum, ein Kopfumfang von etwa 32–40 cm ist normal – die Proportionen gleichen sich im Laufe der Kindheit denen des Erwachsenen an. Auch kann die Form des Kopfes unter dem Geburtsvorgang leiden, immer jedoch zum Schutze des Gehirns. Das durchschnittliche Gewicht bei der Geburt beträgt 3300 Gramm.

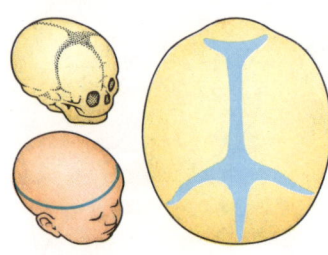

Die Fontanellen
Um sich dem Geburtsvorgang anzupassen, hat der Schädel des Babys mehrere Knochenlücken (Fontanellen) – zum Schutze des Gehirns. Die größte Fontanelle befindet sich an der obersten Stelle des Schädels, wo Stirn- und Scheitelbein zusammenfinden. Legen Sie den Finger auf die Membran dieser Fontanelle, spüren Sie das Blut pulsieren. Sie schließt sich im 2. oder 3. Lebensjahr.

Die Augen
Gerötete Augäpfel mit geschwollenen Lidern kommen bei Neugeborenen oft vor – bedingt durch den Druck beim Geburtsvorgang. Auch unkoordinierte Augenbewegungen mit zeitweiligem Schielen sind in den ersten Lebensmonaten normal. Schielt Ihr Baby jedoch nach dem 3. Lebensmonat ständig, sollten Sie Kinder- und Augenarzt konsultieren (Karte 28).

Der Mund
Saugbläschen an den Lippen als Folge des anstrengenden Saugens sind in den ersten Lebenswochen häufig. Sie sind harmlos. Leidet das Baby jedoch an Entzündungen der Mundschleimhaut und der Zunge mit weißlichen Belägen und oberflächlichen Geschwüren, hat es wahrscheinlich eine Candida-Mykose, eine Pilzerkrankung. Suchen Sie mit dem Baby den Kinderarzt auf.

Die Haut
Die Haut eines Neugeborenen ist kaum makellos: Rote Flecken, Geburtsmale, eine leichte Gelbsucht oder Milien sind häufig. Ein Baby, das während der Schwangerschaft zu wenig Nährstoffe bekam oder übertragen wurde, kann auch eine runzelige Haut haben. In den ersten Lebensmonaten jedoch klärt sich die Haut meist.

Vernix: Viele Neugeborene sind teilweise noch mit einer käsigen weißen Schmiere (Vernix) überzogen, die die Haut im Fruchtwasser geschützt hat. Diese natürliche Schutzschicht wird in den folgenden Tagen absorbiert.

Flaumhaare (Lanugo): Manche Neugeborenen sind mit Flaumhärchen bedeckt, vor allem am Rücken, die sich in den ersten beiden Lebenswochen abreiben.

Milien (Hautgrieß): Weißliche Talgknöpfchen unter der Oberhaut klären sich meist in den nächsten Monaten.

Trockene Haut: Bei Babys, die zu trockener Haut neigen, kann sich die Haut an Handflächen und Fußsohlen schälen – doch das normalisiert sich in den ersten Wochen. Solche Babys brauchen immer eine sanfte Hautpflege.

Gneis (Auflagerung gelber, fettiger Schuppen auf der Kopfhaut) ist seltener. Siehe dazu Karte 4.

Unterschiedlicher Hautton: Manche Neugeborenen haben bläuliche Hände oder Füße, bisweilen ist auch die obere Körperhälfte bleicher als die untere. Das kann am noch unausgereiften Kreislauf liegen und normalisiert sich bald.

Geburtsmale: Die meisten roten Flecken entstehen durch Druck beim Geburtsvorgang, sie verschwinden schnell von selbst. Rote Flecken an der Stirn, über der Nasenwurzel und/oder im Nacken (Feuermale) signalisieren stärkere Druckstellen mit leichten Blutgefäßveränderungen. Solche Feuermale bilden sich meist erst im 2. bis 4. Lebensjahr zurück. Konsultieren Sie bei größeren oder eigenartigen Geburtsmalen den Kinderarzt.

Hämangiom: Aus der Haut hervorragende, rötliche, schwammartige oder erdbeerartige Geschwulst (Blutschwamm), der Blutgefäßveränderungen zugrunde liegen. Oft bilden sie sich spontan zurück, größere Hämangiome können jedoch über Jahre oder immer bestehen bleiben.

Kopfgeschwulst (Geburtsgeschwulst): Eine beulenartige Flüssigkeits- und Blutansammlung in der Haut und im Unterhautfettgewebe kann entstehen, wenn der Kopf des Babys durch den Geburtskanal vordringt; bei einer Saugglockengeburt ist sie die Regel. Die Geschwulst bildet sich in kurzer Zeit zurück.

Geschlechtsmerkmale
Eine leichte Schwellung der Brüste von Neugeborenen beider Geschlechter ist hormonell bedingt und vollkommen normal. Manche Babys haben in den Brüsten gar eine winzige Menge Milch, die jedoch bald absorbiert wird; die Milch nicht ausdrücken, denn damit könnten Sie eine Infektion der Brust provozieren. Die Schwellung geht in wenigen Tagen von selbst zurück. Die Genitalien von neugeborenen Buben und Mädchen sind in Relation zum übrigen Körper recht groß. Mütterliche Hormone im Blut der Neugeborenen können den Hodensack oder die Vulva in den ersten Lebenstagen zusätzlich anschwellen lassen. Bisweilen wirken Hodensack oder Vulva auch gerötet oder leicht entzündet. Doch Schwellung und Entzündung gehen zurück, sobald die Wirkung der mütterlichen Hormone nachläßt.

Der Nabel

Die Nabelschnur, die Versorgungs-Pipeline des Fetus, wird schmerzlos durchschnitten, sobald die Plazenta abgestoßen wurde (Nachgeburt). Der Geburtshelfer bindet die Nabelschnur zuerst ab und läßt dann einen etwa 8 cm langen Stumpf übrig, der in den nächsten Tagen schrumpft und abfällt. In seltenen Fällen kann es zu einer Dehnung und Vorwölbung der Nabelnarbe durch einen offen gebliebenen Nabelbindegewebsring kommen, zu einer Nabelhernie (Nabelbruch). Behandlung: Nabelpflaster, unter Umständen auch eine Operation.

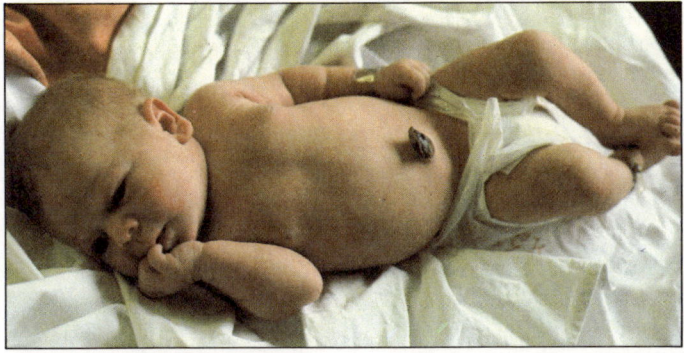

Wichtige Tests

Jedes Neugeborene wird von einem Kinderarzt auf angeborene Defekte oder Fehlbildungen hin untersucht. Eine frühzeitige Diagnose garantiert eine erfolgreiche Behandlung.

- Untersuchung der Wirbelsäule auf eine Spaltbildung (Spina bifida) hin.
- Nabel-Check zur Erkennung einer evtl. Nabelhernie.
- Ausschluß einer Kiefer-Lippen-Gaumen-Spalte.
- Gesichts-Check, um einen evtl. Mongolismus frühzeitig zu erkennen (schmale Lidspalten, Mongolenfalte etc.).
- Check eines möglichen Afterverschlusses und von Defekten der Genitalien.
- Fußuntersuchung (evtl. Klumpfuß oder Sichelfüßchen).
- Untersuchung des Hüftgelenks (mögliche Hüftdysplasie).
- Augenuntersuchung.

Bluttests bei Neugeborenen

In den ersten Lebenswochen wird bei allen Babys ein Erkennungstest der Phenylketonurie (PKU) durch eine Blutuntersuchung gemacht. Bei der PKU fehlt ein wichtiges Enzym, nur die richtige Diät im Kindesalter kann diese Kinder vor Schwachsinn bewahren. Weitere wichtige Bluttests sind u. a.: Bestimmung des Gallenfarbstoff-Gehalts (bei Gelbsucht), des Blutzuckers und des Blutfarbstoff-Gehalts.

Reflexe und Bewegungen

Viele Bewegungen des Neugeborenen sind Reflexe, also automatische, instinktive Reaktionen auf Reize. Reflexe schützen das Baby vor Gefahren. Ein Baby hustet heftig, wenn Milch in seine Luftröhre gerät; es schließt seine Augen, wenn die Augenlider berührt werden.

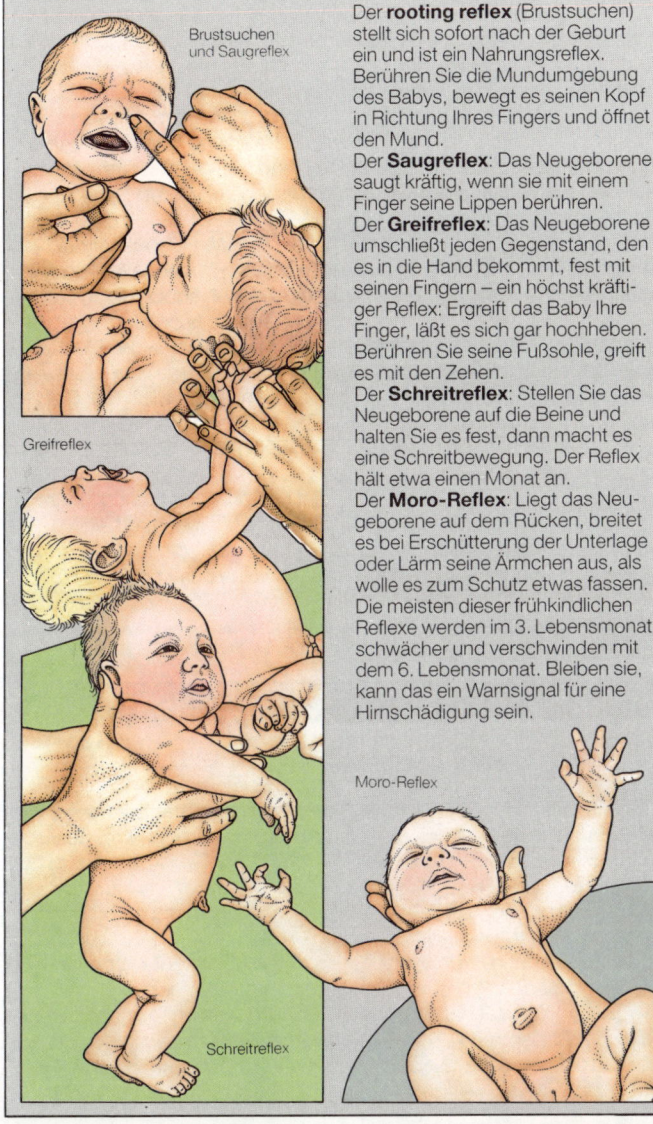

Brustsuchen und Saugreflex

Greifreflex

Schreitreflex

Moro-Reflex

Der **rooting reflex** (Brustsuchen) stellt sich sofort nach der Geburt ein und ist ein Nahrungsreflex. Berühren Sie die Mundumgebung des Babys, bewegt es seinen Kopf in Richtung Ihres Fingers und öffnet den Mund.
Der **Saugreflex**: Das Neugeborene saugt kräftig, wenn sie mit einem Finger seine Lippen berühren.
Der **Greifreflex**: Das Neugeborene umschließt jeden Gegenstand, den es in die Hand bekommt, fest mit seinen Fingern – ein höchst kräftiger Reflex: Ergreift das Baby Ihre Finger, läßt es sich gar hochheben. Berühren Sie seine Fußsohle, greift es mit den Zehen.
Der **Schreitreflex**: Stellen Sie das Neugeborene auf die Beine und halten Sie es fest, dann macht es eine Schreitbewegung. Der Reflex hält etwa einen Monat an.
Der **Moro-Reflex**: Liegt das Neugeborene auf dem Rücken, breitet es bei Erschütterung der Unterlage oder Lärm seine Ärmchen aus, als wolle es zum Schutz etwas fassen. Die meisten dieser frühkindlichen Reflexe werden im 3. Lebensmonat schwächer und verschwinden mit dem 6. Lebensmonat. Bleiben sie, kann das ein Warnsignal für eine Hirnschädigung sein.

APGAR-Schema

Die generelle Gesundheit eines Neugeborenen beurteilt der Arzt nach dem APGAR-Schema, das für 5 Tests jeweils 0 bis 2 Punkte vergibt. Die meisten Kinder erhalten bei diesen Tests 10 Punkte; bekommt ein Kind weniger Punkte, wird nach einer entsprechenden Behandlung (Brutkasten, Beatmung etc.) nochmals getestet (nach 5, 10 und 30 Minuten). Bekommt dann das Kind 6 oder weniger Punkte, gilt es als Risikokind mit Atemschwierigkeiten.

Was getestet wird	Punktzahl		
	2	1	0
Hautfarbe	Rosa am ganzen Körper	Bläuliche Extremitäten	Blau am ganzen Körper
Atmung	Regulär	Irregulär	Keine
Herzschlag	Mehr als 100 pro Minute	Weniger als 100 pro Minute	Keinen
Spannung der Muskeln	Aktive Bewegungen	Gering	Schlaff
Reflexe (oben)	Niesen, Schreien	Grimassen	Keine

Entwicklung des Kindes

Im Augenblick der Befruchtung entsteht eine komplette Zelle, die Keimzelle mit einem doppelten Chromosomensatz, mit je einem Satz von Ei- und Samenzelle. Die spezifische genetische Information der Keimzelle bestimmt das Geschlecht, aber auch die meisten körperlichen und psychisch-geistigen Charakteristika des neuen Individuums. Genpaare oder Gengruppen (Gene = Erbanlagen) bestimmen etwa Größe, Hauttyp oder Augenfarbe oder psychisch-geistige Individualität. Manche Gene sind dominant, andere rezessiv (zurückschreitend), so dominiert etwa das Gen für braune Augen über das für blaue. Die Vererbung ist höchst komplex, quasi ein Lotto-Spiel; ein einfacher Fall ist noch dieser: Haben z. B. Vater und Mutter braune Augen, vererben sie aber beide an das Kind das bei ihnen rezessive Gen für blaue Augen eines Großelternteils, so bekommt das Kind blaue Augen, wie sie etwa die Oma väterlicherseits des Kindes hatte.

Vererbt werden können auch Gene, die Anlagen für bestimmte Krankheiten mit sich bringen – etwa für Ohrinfektionen, Allergien, Diabetes mellitus oder Herzinfarkt. Das bedeutet jedoch nicht, daß die jeweilige Krankheit zum Ausbruch kommen muß; so haben etwa 25 % der Menschen Diabetes-Gene, aber nur etwa 5 % der Menschen erkranken im Laufe des Lebens an Diabetes mellitus. Überdies kann man gegen verschiedene krankhafte Anlagen etwas tun. Hat etwa ein Kind die Anlage für anfällige Zähne geerbt, können Sie als Eltern auf eine gesunde Ernährung und regelmäßige Zahnpflege plus Kontrolle durch den Zahnarzt achten.

Ein wachsender Organismus braucht sowohl ausreichend Nährstoffe als auch körperliche Aktivität, nicht zuletzt aber auch ein gesundes, kindgemäßes psychosoziales Klima. Ist diese Basis erfüllt, spielen auch Gene für krankhafte Anlagen keine bestimmende Rolle mehr.

Psychisch-geistige Entwicklung

Jedes Kind ist von seiner Geburt an eine kleine Persönlichkeit, was sich etwa auch im individuellen Schlafmuster und im Ernährungsverhalten ausdrückt. Im Kleinkindalter ist ein Kind in seinen körperlichen und psychischen Bedürfnissen vollkommen von den Eltern abhängig. Im Rahmen des sozialen Lernens, vor allem im Kindergartenalter und später als Schulkinder, werden Kinder eigenständiger und unabhängiger. Ein Kind ist normalerweise recht anpassungsfähig und verzeiht auch Erziehungsfehler schnell; freilich verläuft seine psychisch-geistige Entwicklung so rapide, daß es mit den Anforderungen einer Umwelt (Kindergarten, Grundschule, aber auch Freundeskreis) nur dann zu Rande kommt, wenn es zu Hause eine sichere und geborgene Basis hat.

In dem Maße, wie sich die eigenständige Persönlichkeit des Kindes durch ständig neue körperliche und psychisch-geistige Fähigkeiten weiterentwickelt, gewinnt das Kind immer mehr Sicherheit und Selbstvertrauen. Doch schließlich muß es diese Persönlichkeitsentwicklung oft schon früh erkämpfen, wenn nötig mit Trotzphasen (Karte 22). Andererseits sind heute Verhaltensstörungen bei Kindern jeden Alters recht häufig (Karte 22). Besondere Probleme, mit sich selbst und mit den Erwartungen der Umwelt zurecht zu kommen, haben vor allem Jugendliche (Karte 51).

Wandel von Gestalt und Proportionen

In seiner körperlichen Entwicklung macht ein Kind zwei Wachstumsschübe durch, den einen im ersten Lebensjahr als Baby, den anderen während der Pubertät. Nach dem Babyalter fällt die Wachstumsrate kontinuierlich ab, um kurz vor der Pubertät den Tiefpunkt zu erreichen.

Der Kopf eines Neugeborenen mißt ein Viertel seiner Körperlänge und hat Schulterbreite. Die Beinchen sind nicht ganz halb so lang wie sein Körper. Allmählich ändern sich die Proportionen, bis beim Erwachsenen der Kopf nur ein gutes Achtel der Körperlänge mißt und die Beine die halbe Körperlänge ausmachen.

Bis zur Pubertät haben Jungen und Mädchen im Durchschnitt gleiche Körpergröße und Gestalt. Während der Pubertät jedoch stellen sich zwischen beiden Geschlechtern bemerkenswerte Unterschiede ein. Im Schnitt werden die Jungen größer, sie wachsen um etwa 28 cm, die Mädchen um etwa 20 cm. Der Wandel beginnt in den Beinen und setzt sich zum Rumpf fort, der am markantesten wächst. Die Muskeln wachsen – besonders beim Jungen, dessen Brust, Schultern und Arme erkennbar breiter und kräftiger werden.

Bei beiden Geschlechtern tritt die Stirn mehr hervor, Kiefer und Kinn werden länger. In der Jugend nimmt der Durchmesser des Kopfes zu, und der Schädel verdickt sich um 15 %. Beim weiblichen Jugendlichen wird das Becken breiter, Fettpolster formen Po und Hüften, die Brüste entwickeln sich, meist als erstes Signal der Pubertät. Siehe auch Karte 50, *Verzögerte Pubertät*, und *Fortpflanzungsorgane* im Kapitel *Der Körper des Kindes*.

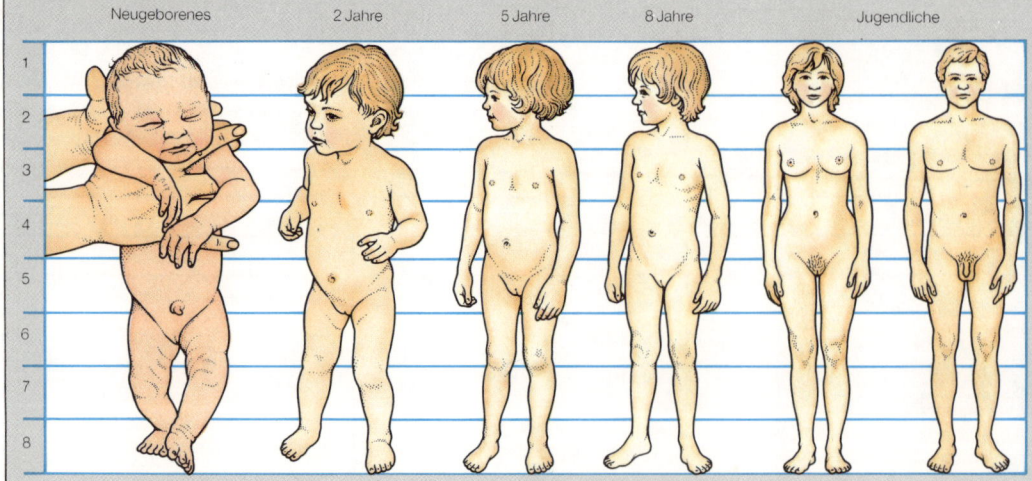

| Neugeborenes | 2 Jahre | 5 Jahre | 8 Jahre | Jugendliche |

Während der ersten 18 Lebensjahre wächst und ändert sich der Körper laufend – ein radikaler Wandel in Körpergröße, Proportionen und Gestalt. Die Gesichtszüge werden immer bestimmter und individueller. Ein Neugeborenes hat nur 5 % des Gewichts, das es als junger Erwachsener hat. Im Babyalter verdreifacht sich die Wachstumsrate, im 2. Lebensjahr wächst das Kind relativ langsamer (aber immer noch schnell). Es erreicht das Vierfache seines Geburtsgewichtes. Mit 10 Jahren wiegt es bereits halb so viel wie als junger Erwachsener. Die Beinchen des Neugeborenen machen ⅜ der Körpergröße aus, die des Jugendlichen die Hälfte, die Kopflänge im Verhältnis zur Körperlänge ändert sich von 1:4 auf 1:8.

Lernen und Verhalten

Von dem Augenblick an, in dem ein Kind aus dem Schutz des Mutterleibs in die Außenwelt kommt, ist sein Wachstum ein ständiger Prozeß von körperlicher und psychisch-geistiger Entwicklung und Reifung. Drei Monate nach der Geburt machen die meisten frühkindlichen Reflexe willkürlichen Antworten auf Reize Platz, und die Prozesse des Denkens, Lernens und Verhaltens schreiten fort.

Keine zwei Babys sind sich gleich; zwar ist das Entwicklungsmuster konstant, aber die Fortschritts-Rate von einem Kind zum anderen variiert stark. Jedes Kind hat sein ureigenes Tempo, und letzten Endes spielt es keine Rolle, ob es früher oder später als das Ihrer Freundin sitzen oder laufen lernt. Denn jede Woche bringt neue Errungenschaften in der Muskelkoordination und in der Geschicklichkeit.

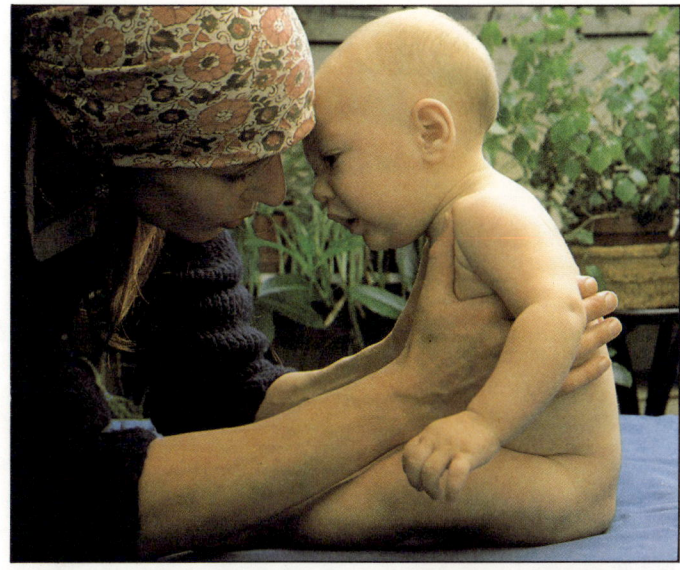

Hand-Augen-Koordination

In der Hand zu halten, was das Auge sieht, und zu sehen, was die Hand tut, also zu lernen, Blick und Handhabung zu koordinieren – das bedeutet Hand-Augen-Koordination. In den ersten 8 Lebenswochen blickt das Baby auf Dinge, ohne sie zu berühren, und berührt Dinge, ohne sie anzuschauen; sehen und berühren sind für es zwei verschiedene Sachen. Sobald ein Gegenstand seinen Blicken entschwindet, existiert er nicht mehr, und bis es die Hände entdeckt hat, kann es Spielzeug nur passiv anschauen. Die Hand-Augen-Koordination lernt es schrittweise. Zuerst muß es die Dinge klar sehen können und nach dem, was es sieht, Verlangen haben. Dann muß es erkennen, wo seine Hand im Raum ist, und die Entfernung zum Ding abschätzen können. Drittens lernt es das trickreiche Manöver von Arm und Hand, um Gegenstände zu greifen und zu halten.

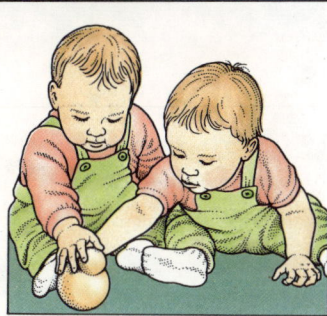

Ein Baby genießt es, in eine sitzende Position gebracht zu werden und so herumschauen und an den Dingen teilnehmen zu können. Halten Sie das Baby fest und sprechen Sie mit ihm – dann hebt es seinen Kopf und schaut Sie an. So werden Nacken- und Schultermuskeln allmählich gekräftigt. Mit der Zeit, so etwa mit 8 oder 9 Monaten, kann es dann schon selbst sitzen und nach Sachen greifen, ohne die Balance zu verlieren.

Sitzen

Die meisten Babys können nicht vor dem 9. Lebensmonat ohne Hilfe sitzen. Erst zu dieser Zeit sind die Nacken-, Schulter-, Rücken- und Bauchmuskeln so kräftig, daß es nicht beim Sitzen nach vorne überkippt. Helfen Sie ihm, die nötigen Muskelkräfte zu entwickeln: Regen Sie es an, viel zu spielen, also nach Sachen zu greifen, sie zu ziehen oder zu stoßen.

Krabbeln

Krabbeln bedeutet für das Baby Entdeckungsreise und Welterfahrung. Freilich braucht es zum Krabbeln viel Kraft, es muß sein Gleichgewicht halten und komplizierte Bewegungen ausführen. Bevor es los geht, benötigen Babys zuerst einmal ausreichend Muskelkraft und -kontrolle, um den Kopf hochhalten und ihr Körpergewicht mit den Ärmchen abstützen zu können; dann müssen sie die Beinchen anziehen, den Po hochhalten und das Gleichgewicht bewahren, bis sie sich endlich vorwärtsbewegen können.

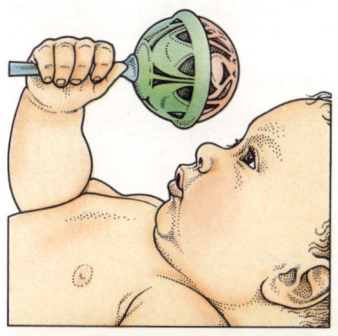

Im 2. oder 3. Lebensmonat beginnt das Baby Sehen mit Tun zu verbinden. Erspäht es eine Rassel, versucht es, sie im Auge zu behalten und zu berühren. Später lernt es, die Rassel zu ergreifen. Bewegt sich dann die Rassel und lärmt, blickt es fasziniert auf seine Hand. Die Koordination zwischen Hand und Augen wird immer mehr verstärkt; das Baby merkt, welche Macht und Kontrolle es über Dinge haben kann.

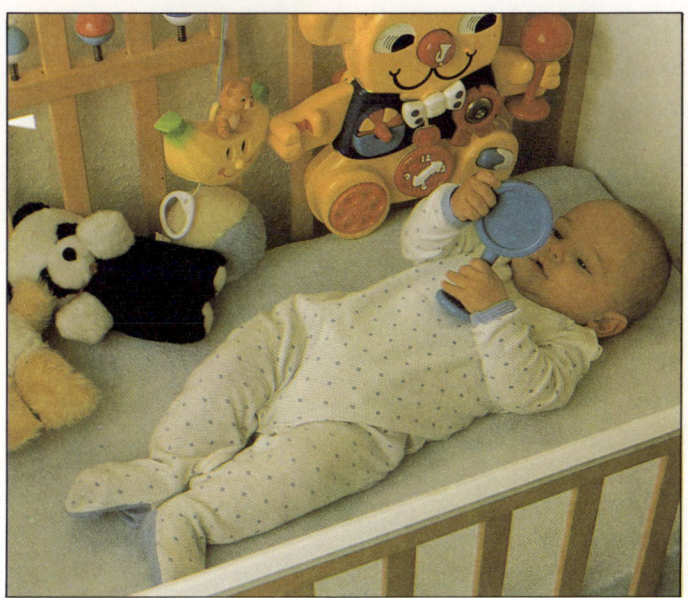

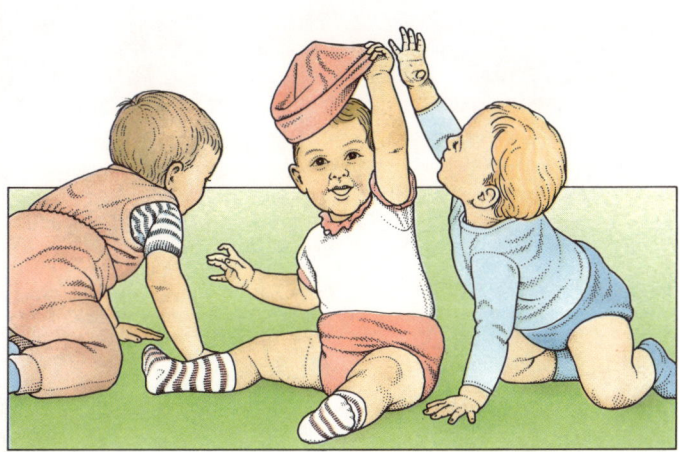

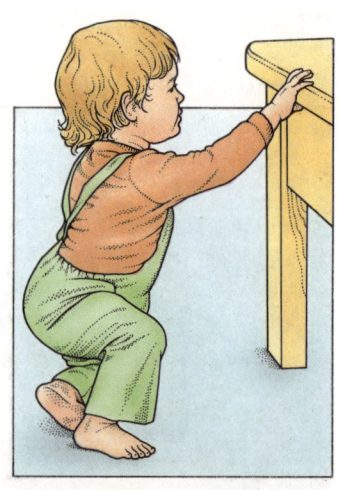

Mit etwa 9, 10 Monaten versucht ein Kind auch schon, aus der Krabbellage aufzustehen – freilich ist es noch ein bißchen unsicher und wackelig auf den Beinchen, und so zieht es sich zunächst an Möbeln hoch. Achten Sie darauf, daß das Möbelstück sicher steht und nicht wackelig ist.

Mit etwa 10–13 Monaten freut es sich bereits über seine ersten Schritte – sich an Möbeln festhaltend. Kurz danach wagt es schon, frei zu laufen – doch sein Verlangen danach übersteigt anfangs noch seine Möglichkeiten, das Gleichgewicht zu halten. Lassen Sie es etwa ein Wägelchen ziehen – dann ist die Frustration beim Hinplumpsen nicht so groß.

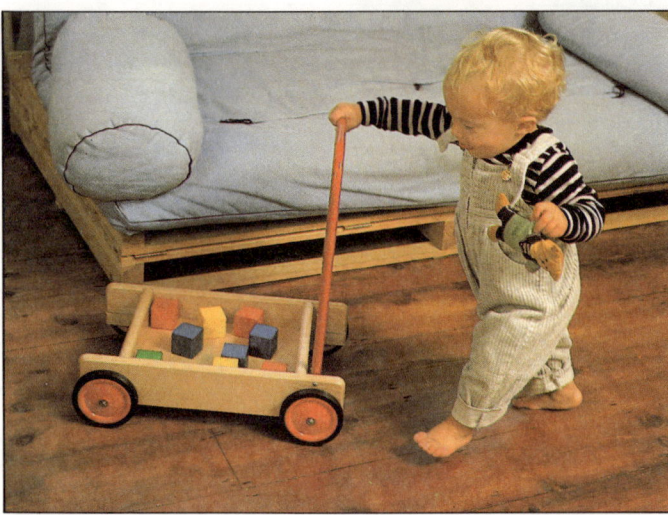

Stehen

Wenn Sie ein 5–6 Monate altes Baby auf Ihren Schoß stellen und es gut festhalten, gurrt es vor Freude. Mit 9 Monaten setzt das Baby bereits einen Fuß vor den anderen, wenn Sie es festhalten und auf den Boden stellen. Die Freude, auf den eigenen Füßen stehen zu können, ist riesig – vor allem wenn es dann wagt, sich an Möbeln hochzuziehen. Doch dazu braucht es erst einmal genügend Muskelkontrolle und -kräfte in seinen Beinchen – wann es soweit ist, merkt es selbst am besten. Hat es sich das erste Mal in eine stehende Position hochgezogen, braucht es etwa eine Woche, um zu lernen, sich wieder hinzusetzen.

Tips zur Sicherheit

Entdeckt ein Kind erst einmal seinen Bewegungsspielraum, und das bereits beim Sitzen und Krabbeln, lauern alle möglichen Gefahren. Sein Bewegungsdrang ist immens, sein Sinn für Gefahren jedoch noch unterentwickelt.

Sicherheit beim Sitzen
Im Sitzen bekommt ein Baby mehr von seiner Umwelt mit. Ein jüngeres Baby können Sie auf den Schoß nehmen und festhalten oder in ein Babystühlchen setzen. Beachten Sie:

- Kaufen Sie nur einen TÜV-geprüften Babystuhl; auf einen rutschfesten Untergrund stellen.
- Verstellbare Liegestühlchen und Kinderwagen sollten stabil sein.
- Sitzt das Baby auf dem Boden, mit weichen Kissen umgeben.

Sicherheit beim Krabbeln
Ein krabbelndes Kind nie aus den Augen verlieren. Beachten:

- Sichern Sie Steckdosen mit einer Kindersicherung; lange Tischdecken und bis zum Boden hängende Ampelpflanzungen vermeiden.
- Niedere Möbel sollten abgerundete Kanten haben.
- Vor Stiegen und Treppen ein Sicherheitsgitter anbringen, Haustür immer schließen.

- Den Boden nicht mit scharfen Mitteln reinigen, aber natürlich sauber halten.

Sicherheit beim Gehen
Beim Laufen dieselben Sicherheitsmaßnahmen wie beim Krabbeln beachten. Dazu:

- Das Kind oft barfuß laufen lassen – dann läuft es sicherer.
- Kinder, die gehen können, klettern auch gern. Deshalb die Fenster lediglich kippen.
- Lassen Sie das Kind im Garten nicht aus den Augen, besonders bei einem Gartenteich.
- Abstellräume und Rumpelkammern abschließen. Glastüren mit Abziehbildern markieren.
- Beim Kochen Töpfe mit kochendem Wasser oder Pfannen mit siedendem Öl auf die hinteren Platten stellen; das Kind mitnehmen, wenn es läutet.
- Reinigungsmittel und Medikamente dürfen für das Kind nicht erreichbar sein.

Gehen

Wenn das Mädchen der Nachbarin mit 11 Monaten bereits frei läuft, Ihr 14 Monate altes Söhnchen jedoch noch nicht – machen Sie sich keine Sorgen. Gehen können ist ein Meilenstein der menschlichen Evolution – das Kind selbst und vor allem die Eltern sind darüber recht stolz.

Bevor ein Kind gehen kann, krabbelt es und kann stehen (siehe dort). Wann es die ersten Schrittchen wagen kann (meist zwischen zwei Möbeln, an denen es Halt findet), weiß ein Kind selber am besten. Die meisten Kleinkinder gehen zwischen dem 12. und 14. Monat frei (Mädchen meist früher als Buben). Mit 18 Monaten sollte das Kind auf jeden Fall frei laufen können; *konsultieren Sie den Kinderarzt*, wenn das Kind dann noch nicht frei läuft.

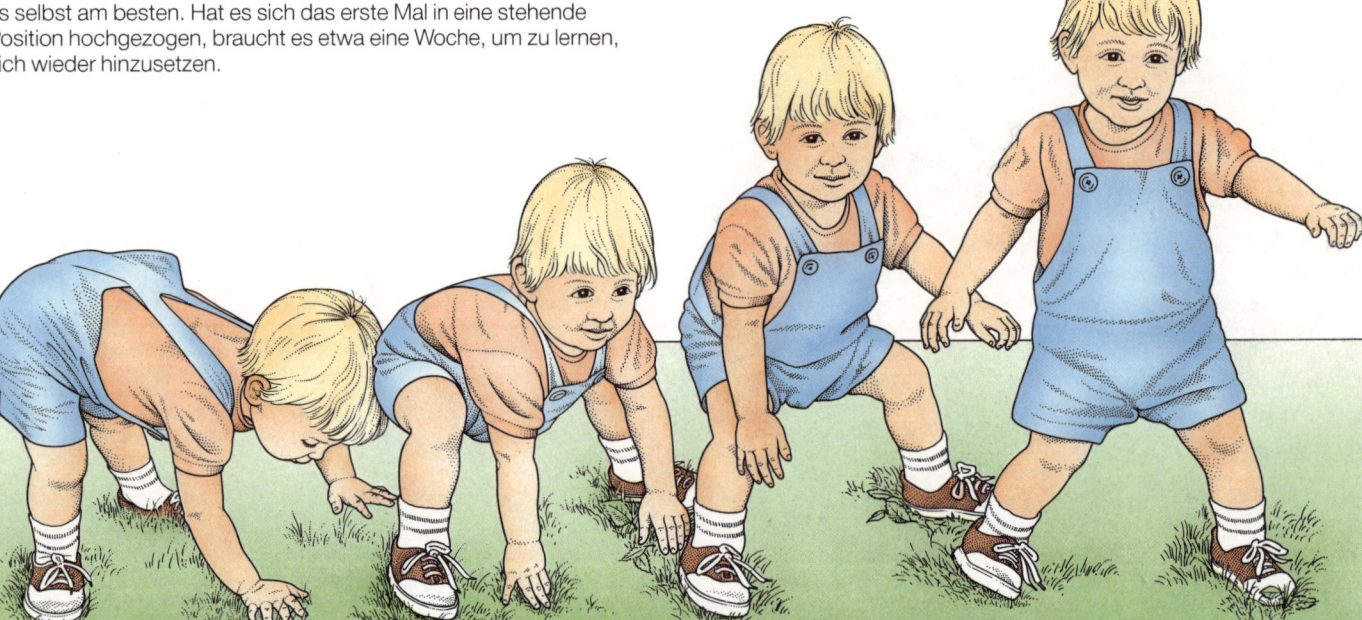

Meilensteine

Die Altersangaben sind Durchschnittswerte für den jeweiligen Entwicklungsschritt des Kindes. Sorgen Sie sich um Ihren Spätentwickler, sprechen Sie mit dem Arzt.

6 Wochen
- Lächelt die Mama an

10 Wochen
- Rollt sich von einer Seitenlage auf Bauch- und Rückenlage

4–7 Monate
- Hebt in Bauchlage Kopf, Brust und Arme, macht Schwimmbewegungen
- Kann kurz ohne Unterstützung sitzen (5.–7. Monat)

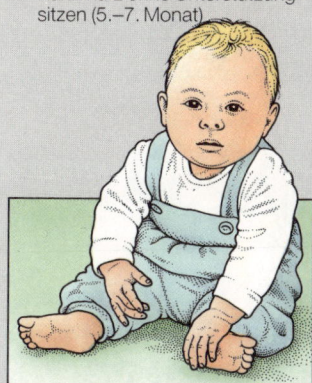

7 Monate
- Nimmt ein Spielzeug von einer Hand in die andere

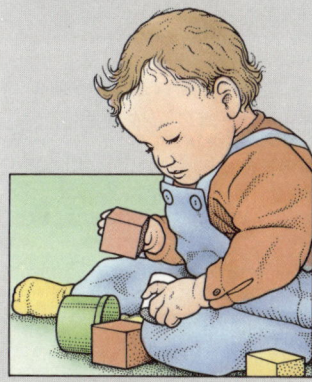

8 Monate
- Versucht, sich selbst mit einem Löffelchen zu füttern

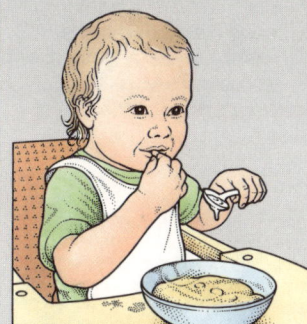

9 Monate
- Begibt sich von selbst in eine längere Sitzposition, krabbelt

9–12 Monate
- Sagt Mama und Papa und kommt einfachen Aufforderungen (z. B: »gib mir«) nach
- Kann ohne Hilfe kurz stehen

12–18 Monate
- Kann ohne Unterstützung laufen

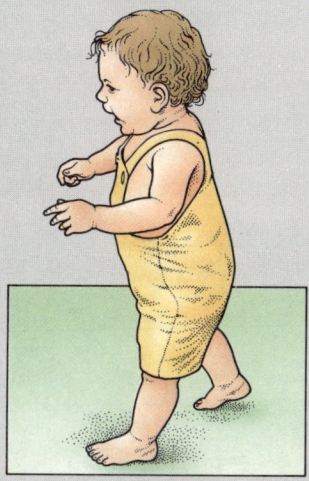

20–24 Monate
- Kann Stuhlgang kontrollieren

2–3 Jahre
- Bleibt tagsüber trocken

3–4 Jahre
- Spricht in einfachen Sätzen
- Bleibt nachts trocken

4 Jahre
- Kann sich selbst anziehen (evtl. mit leichter Hilfe)

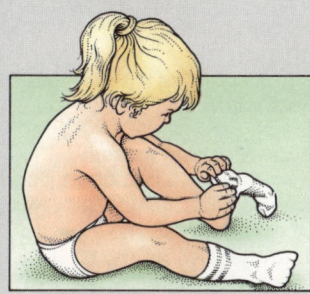

5 Jahre
- Zeichnet ein Männchen mit Kopf, Rumpf und Gliedmaßen

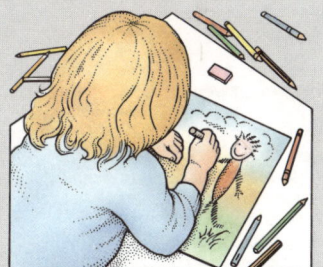

Soziales Lernen und Verhalten

Spielen

Ein Kind lernt im Spiel. Im Spiel erwirbt es neue Geschicklichkeiten, kann es sich selbst ausdrücken; das Spiel fördert Phantasie und Kreativität, Spiel ist für das Kind auch Arbeit, die Spielzeuge sind die Werkzeuge. Im Spiel mit anderen Kindern lernt es das Miteinander, lernt es sozial (siehe unten). Genauso wie ein Kind Nahrung, Wärme und Liebe braucht, braucht es das Spiel – es hilft ihm, die Welt zu erfahren. Geben Sie dem Kind in der Wohnung einen ausreichend großen Platz zum freien Spiel; haben Sie einen Garten, sehen Sie nicht nur einen Sandkasten vor, sondern auch einen Platz, wo es mit Erde und Wasser spielen kann. Überhäufen Sie Ihr Kind nicht mit Spielzeug – das würde nur seine Konzentration stören, würde es davon abhalten, sich kreativ und hingebungsvoll mit einer Sache zu beschäftigen, etwa ein Schloß aus Ton zu modellieren oder die Puppe anzukleiden und ihr die Zähne zu putzen.

Soziales Lernen

Ein 2jähriges Kind lernt bald im Spiel das Prinzip von Ursache und Wirkung, es lernt mehr oder weniger gezielt zu handeln; durch *Nachahmung und Wiederholung* begreift es mit der Zeit Zusammenhänge – es überlegt, bevor es handelt, ja es entwickelt Konzepte. So kann sich ein 4jähriges Kind bereits gut in Familie und Umwelt einordnen. Jetzt sucht es auch vermehrt das Spiel mit Gleichaltrigen und es spielt mit ihnen jetzt auch harmonischer als in den Jahren zuvor. Dadurch lernt es neue Geschicklichkeiten und es lernt sozial: sich selbst auszudrücken und zu erkennen, sich durchzusetzen, aber auch auf den anderen einzugehen und ihn zu achten, mit ihm etwas zu teilen. Es lernt Toleranz, Kooperation, soziale Spielregeln, und es erfreut sich am Miteinander. Im Kindergarten wird das soziale Lernen unter der Führung der Kindergärtnerin noch verstärkt, auch die Entwicklung der handwerklichen, musischen und künstlerischen Fähigkeiten des Kindes erfährt hier durch das Spiel und Tun in der Gemeinschaft einen starken Schub.

Führung und Verhalten

Ein Kind zu erziehen heißt, ein Kind zu führen, es in seiner Erfahrung der Welt und im Verhalten zu leiten, ihm Zusammenhänge zu erklären und mit gutem Beispiel voranzugehen. Sicher, einfach ist das nicht: Kleinkinder können sich recht irrational jeder Art von Anforderung widersetzen, und sie können etwas durchtrotzen (Trotzphase). Wichtig ist jedoch: Ein Kind muß berechtigterweise seine ureigene Persönlichkeit behaupten lernen, nur so entwickelt es Entscheidungsfähigkeit, Willenskraft und mit der Zeit auch eine von innen kommende Bereitschaft zur Kooperation und zu Kompromissen – und damit auch Liebesfähigkeit. Das Gegenteil von Führen ist Reglementieren, Disziplinieren, Bestrafen – so erzogene Kinder werden ängstlich und entwickeln Verhaltensstörungen (Karte 22).

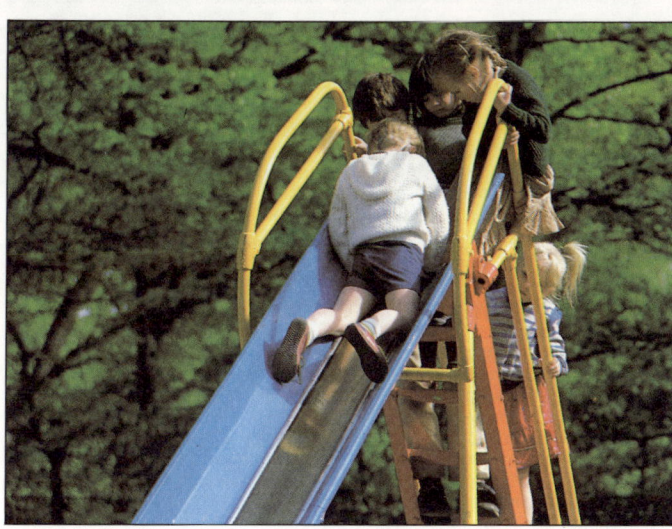

Der Körper des Kindes

Das Skelett

Das Skelett ist der knöcherne Rahmen des Körpers, es gibt ihm Form und Halt, einzelnen Organen auch Schutz. Das Skelett besteht aus etwa 209 einzelnen Knochen, seine feste Struktur stellt den passiven Bewegungsapparat, an den die Muskeln (der aktive Bewegungsapparat) angreifen. Bei der Geburt besteht das Skelett großenteils auch aus weichem, elastischem Knorpel, der Wachstumszonen für das knöcherne Skelett bildet.

Struktur des Knochens

Der harte, kompakte Knochen mit seiner Vielzahl an zylinderförmigen Knochenzellen und der schwammartige, lockere Knochen (Spongiosa) nehmen die starken Druck-, Zug-, Scher- oder Drehkräfte auf bzw. übertragen sie. Beim Kind produziert das Knochenmark aller Knochen den größten Teil der weißen Blutzellen und alle roten Blutkörperchen. Beim Erwachsenen sind nur die platten Knochen des Rumpfes blutbildend.

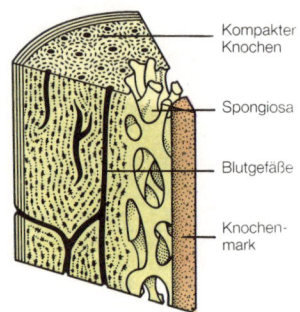

Kompakter Knochen

Spongiosa

Blutgefäße

Knochenmark

Knochenwachstum

Das Skelett eines Kindes wird ständig modelliert und gekräftigt. Es wächst von bestimmten Knorpelzonen aus, den Wachstumsfugen; so wachsen etwa die langen Röhrenknochen von den Verknöcherungskernen des Epiphysenknorpels (Epiphyse = Gelenkende) aus in die Länge. Im Alter von 15–17 Jahren ist Ihr Kind dann ausgewachsen, d.h. Längen- und Breitenwachstum der Knochen sind abgeschlossen.

Doch der Knochen bleibt weiterhin das ganze Leben lang, trotz seiner Härte, ein höchst aktives Körpergewebe, das sich laufend erneuert: Ständig werden verbrauchte Knochenzellen abgebaut und von neuen ersetzt. Um gesund wachsen zu können und seine Funktion voll zu erfüllen, braucht der Knochen einmal laufend eine ausreichende Zufuhr von Vitamin D, Calcium und Eiweiß und zum anderen ein ständiges Training durch Belastung (körperliche Aktivität ist also für die Gesundheit des Knochens unabdingbar).

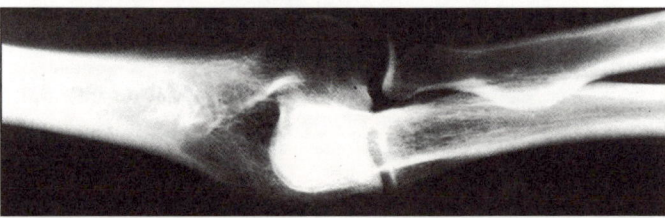

Ellbogengelenk eines Erwachsenen

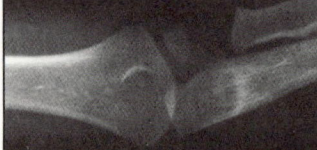

Ellbogengelenk eines Kindes

Links: Der Skelettknochen eines Kindes besteht aus Knorpelzonen (nicht sichtbar im Röntgenbild) und Knochengewebe (helle Strukturen). Bereits bei der Geburt ist die aktuelle Gestalt eines jeden Skelettknochens vorgegeben. Im Wachstumsalter wird der Knorpel teilweise in Knochen umgewandelt. Beim 17jährigen Jugendlichen ist der Prozeß der Umwandlung vollzogen (oben).

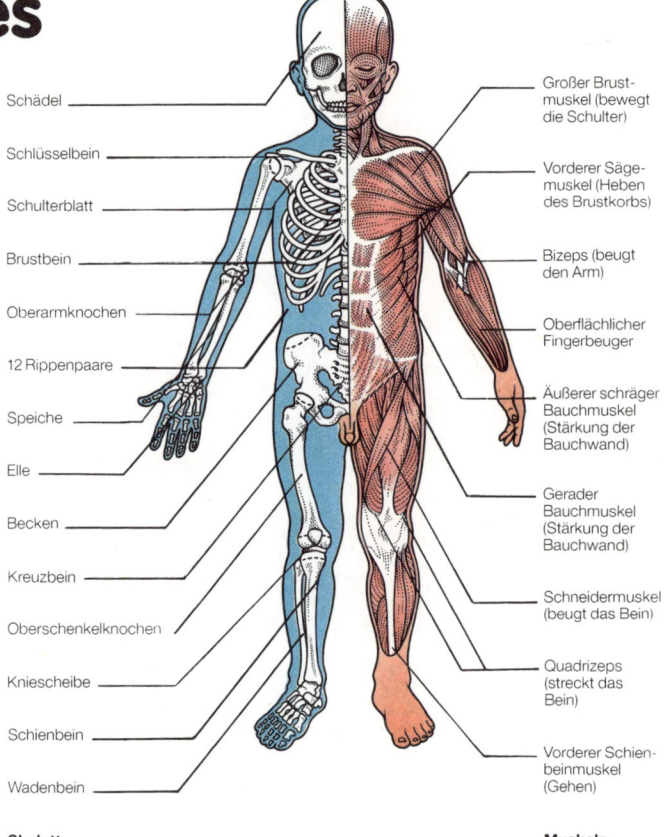

Schädel

Schlüsselbein

Schulterblatt

Brustbein

Oberarmknochen

12 Rippenpaare

Speiche

Elle

Becken

Kreuzbein

Oberschenkelknochen

Kniescheibe

Schienbein

Wadenbein

Skelett

Großer Brustmuskel (bewegt die Schulter)

Vorderer Sägemuskel (Heben des Brustkorbs)

Bizeps (beugt den Arm)

Oberflächlicher Fingerbeuger

Äußerer schräger Bauchmuskel (Stärkung der Bauchwand)

Gerader Bauchmuskel (Stärkung der Bauchwand)

Schneidermuskel (beugt das Bein)

Quadrizeps (streckt das Bein)

Vorderer Schienbeinmuskel (Gehen)

Muskeln

Muskeln

Jede Bewegung des Körpers und seiner inneren Organe führen Muskeln aus. Ziehen sich die Tausende von Muskelfasern – gesteuert von Nervenimpulsen – zusammen, produziert der Muskel Bewegung. Es gibt zwei große Gruppen von Muskeln: die quergestreifte, vom Willen steuerbare Skelettmuskulatur und die glatte unwillkürliche Muskulatur der Hohlorgane (etwa des Darms) und der Gefäße. Jede Muskeltätigkeit verbessert die Blutversorgung des Muskels und verstärkt ihre biochemische Effizienz (siehe dazu *Spiel und Sport* im Kapitel *Wie Sie Ihr Kind gesund erhalten*). Ein Neugeborenes hat mehrere instinktive Muskelreaktionen, die sein Überleben sichern. Nach einigen Monaten verschwinden diese Reflexe – gleichzeitig wächst die Leistung des Zentralnervensystems und der Muskulatur.

Wie die Muskeln wachsen

Das Kind im Mutterleib bewegt sich bereits recht kräftig, auch die Geburt bedeutet für das Baby Muskelarbeit. Die Muskeln sind noch nicht voll entwickelt und brauchen ausreichend Nährstoffe, viel Übung und auch Hormone, um richtig zu reifen. In der Pubertät bewirken die männlichen Geschlechtshormone die größeren und kräftigeren Muskeln der Buben. Übung ist wichtig für ein angemessenes Muskelwachstum – ohne Übung verkümmern die Muskeln. Körperlich aktive Kinder haben stärkere Muskeln und eine bessere Koordination der Muskulatur als inaktive Kinder.

SYMPTOME

Am häufigsten sind *Verstauchungen* und *Verrenkungen* der Gelenke sowie *Knochenbrüche*, selten sind *Knocheninfektionen* und *Knochentumoren*. Relativ häufig ist eine anlagebedingte Seitwärtsverbiegung der Wirbelsäule (*Skoliose*), die bereits im Kleinkindalter behandelt werden sollte. Auf eine Verrenkung oder Verstauchung weisen Schmerzen, Bluterguß und gestörte Beweglichkeit des Gelenks hin. Schmerzen, Schwellung, Verformung oder Fehlstellung der Gliedmaße signalisieren einen Knochenbruch.

Siehe dazu folgende Diagnose-Karten: **45** Gliederschmerzen; **46** Gelenkschmerzen; **47** Fußprobleme.

SYMPTOME

Muskeln, die wenig oder übermäßig eingesetzt werden, sind für Verletzungen anfälliger. Ein vernachlässigter Muskel schrumpft und wird schwach. Ein überstrapazierter Muskel kann eine Zerrung oder gar einen Riß erleiden. Signal einer Zerrung ist ein plötzlicher starker Schmerz, mitunter mit Anschwellung (Bluterguß) des Muskels. Signale für einen Riß: Schmerzen, Schwellung und Funktionsausfall. Seltener sind Muskelentzündungen durch eine Virusinfektion; Signal: Muskelschwäche/-schmerzen.

Siehe auch die Karten **14** Fieber; **26** Ausschlag mit Fieber; **45** Gliederschmerzen; **46** Gelenkschmerzen; **47** Fußprobleme.

Herz und Kreislauf

Das Herz ist das Antriebsorgan des Blutkreislaufs, der Motor des Lebens. Es ist eine muskulöse Doppelpumpe, die das Blut in den Körper- und Lungenkreislauf pumpt; die linke und die rechte Herzhälfte bestehen jeweils aus einer Kammer (Ventrikel) und einem Vorhof. Die Richtung des Blutstroms wird durch spezielle Ventile, die Herzklappen, bestimmt. Erschlafft das Herz, empfängt das rechte Herz sauerstoffarmes, mit der Stoffwechselschlacke Kohlendioxid angereichertes Blut vom Körperkreislauf, das linke Herz jedoch sauerstoffreiches Blut vom Lungenkreislauf. Wenn sich die Herzkammern zusammenziehen, wird das sauerstoffarme Blut von der rechten Kammer in die Lungenarterie gepumpt, das sauerstoffangereicherte Blut von der linken Kammer in die große Körperschlagader (Aorta). Die Herzschlagfrequenz beträgt beim Neugeborenen etwa 140 Schläge, beim 2jährigen Kind etwa 120 und beim Erwachsenen etwa 72 Schläge pro Minute. Siehe auch *Fetaler Blutkreislauf* im Kapitel *Empfängnis und Fetus*.

(Abbildung Herz und Lunge mit Beschriftungen: Obere Hohlvene, Aorta, Lungenvenen, Linker Vorhof, Mitralklappe, Aortenklappe, Linke Kammer, Rechte Kammer, Untere Hohlvene, Trikuspidalklappe, Rechter Vorhof, Pulmonalklappe, Lungenarterien)

SYMPTOME

Angeborene Herzfehler sind relativ selten, im allgemeinen wird sie der Kinderarzt kurz nach der Geburt feststellen. Schwere Atemnot, blaßbläuliche Haut und verzögerte körperliche Entwicklung können einen Herzfehler signalisieren (Arzt aufsuchen). In den meisten Fällen ist bei angeborenen Herzfehlern eine Operation notwendig.

Atemtrakt

Atmen versorgt einmal die Zellen dank der Einatmung mit Sauerstoff, den sie zur Energiegewinnung brauchen. Zum anderen entsorgt es den Körper von der Energiestoffwechselschlacke Kohlendioxid per Ausatmung. Der Atemtrakt besteht neben Nase und Nasenrachenraum aus Luftröhre, Bronchien und Bronchiolen (feinste Bronchien), die in die Gänge der etwa 300 Millionen Lungenbläschen übergehen. Von den Lungenbläschen (Alveolen) nehmen die kleinsten Blutgefäße (Kapillaren) der Lunge Sauerstoff auf, der sich an die roten Blutkörperchen bindet, über die Lungenvenen mit dem Blut zum linken Herzen transportiert und von dort den Körperzellen zur Verfügung gestellt wird. Andererseits nehmen die Lungenbläschen von den Kapillaren Kohlendioxid auf, das ausgeatmet wird. Der Ort des wichtigen *Gasaustauschs* sind also Lungenbläschen und Kapillaren. Der Prozeß des Atmens wird durch Erschlaffung und Zusammenziehen verschiedener Muskeln ermöglicht.

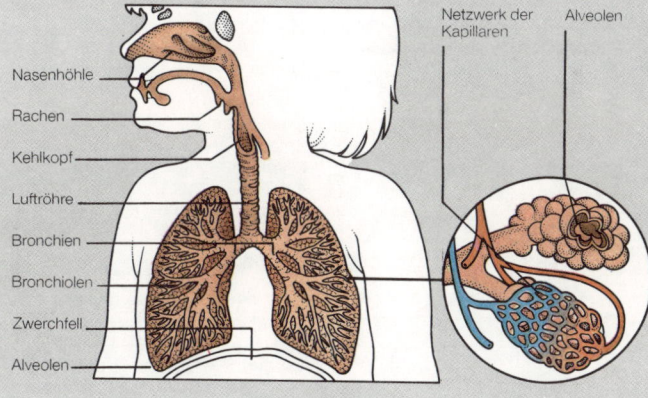

(Abbildung Atemtrakt mit Beschriftungen: Nasenhöhle, Rachen, Kehlkopf, Luftröhre, Bronchien, Bronchiolen, Zwerchfell, Alveolen, Netzwerk der Kapillaren, Alveolen)

SYMPTOME

Erkrankungen des Atemtrakts sind bei Kindern recht häufig. In erster Linie sind es Virusinfektionen, die in der Regel harmlos verlaufen – Ausnahme sind die *Bronchiolitis* (Karte 34) und der Krupp-Husten (Pseudo-Krupp), der zu schweren Erstickungsanfällen führen kann (Karte 35). Vom Krupp-Husten werden in der Regel nur unter 6jährige Kinder befallen, da bis dahin die Abwehrkräfte gegen häufige Erkältungsviren noch relativ schwach sind. Schnelles und geräuschvolles Atmen sind Warnsignale für ernste Erkrankungen des Atemtrakts, sei es für Krupp-Husten, spastische (asthmoide) Bronchitis oder Asthma (Karte 34).

Siehe dazu die Karten 3 Das Baby hat Fieber; 14 Fieber; 18 Kopfschmerzen; 31 Schnupfen; 32 Halsweh; 33 Husten; 34 Schnelles Atmen; 35 Geräuschvolles Atmen.

Gehirn und Nervensystem

Die Fähigkeit eines Kindes, gleichwohl körperliche als auch psychisch-geistige Fähigkeiten zu entwickeln, ist weitgehend von der gesunden und nicht durch angeborene Mängel oder Geburtsschäden beeinträchtigten Entwicklung des Zentralnervensystems abhängig. Gar nicht so selten sind Geburtsschäden (vom Sauerstoffmangel bis zur Hirnblutung), die zu einer Schädigung des Nervensystems führen können.

Entwicklung des Nervensystems

Die Mechanismen der Impuls- und Informationsübertragung im Zentralnervensystem (ZNS, Gehirn und Rückenmark) und im peripheren Nervensystem (außerhalb des ZNS) sind beim Baby teils noch unreif, manche Netzwerke und Regelkreise im ZNS müssen erst noch aufgebaut werden. Doch im Laufe der Entwicklung bilden sich immer mehr neue Verbindungen (Synapsen) zwischen Nervenzellen. Und irgendwann kann das Kleinkind gehen und sprechen oder seine Blase kontrollieren (siehe *Meilensteine* auf der vorhergehenden Doppelseite).

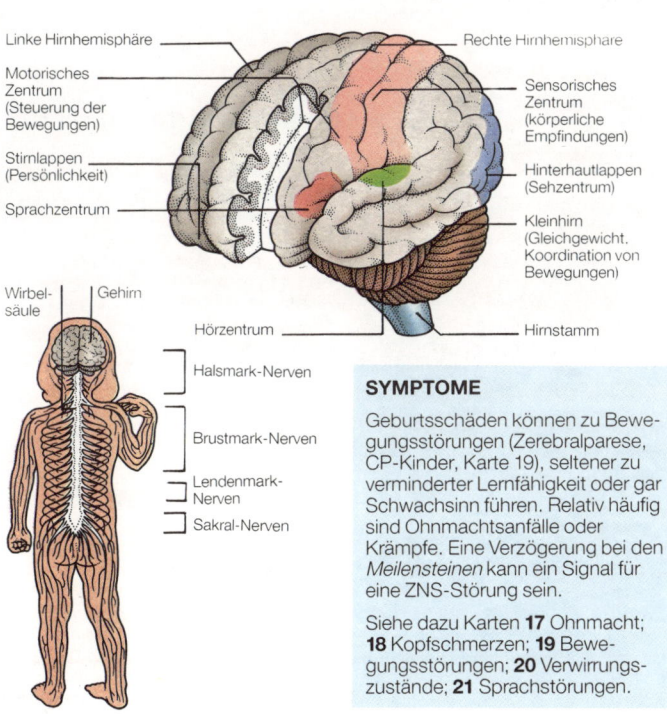

(Abbildung Gehirn und Nervensystem mit Beschriftungen: Linke Hirnhemisphäre, Rechte Hirnhemisphäre, Motorisches Zentrum (Steuerung der Bewegungen), Sensorisches Zentrum (körperliche Empfindungen), Stirnlappen (Persönlichkeit), Hinterhautlappen (Sehzentrum), Sprachzentrum, Kleinhirn (Gleichgewicht, Koordination von Bewegungen), Hörzentrum, Hirnstamm, Wirbelsäule, Gehirn, Halsmark-Nerven, Brustmark-Nerven, Lendenmark-Nerven, Sakral-Nerven)

SYMPTOME

Geburtsschäden können zu Bewegungsstörungen (Zerebralparese, CP-Kinder, Karte 19), seltener zu verminderter Lernfähigkeit oder gar Schwachsinn führen. Relativ häufig sind Ohnmachtsanfälle oder Krämpfe. Eine Verzögerung bei den *Meilensteinen* kann ein Signal für eine ZNS-Störung sein.

Siehe dazu Karten 17 Ohnmacht; 18 Kopfschmerzen; 19 Bewegungsstörungen; 20 Verwirrungszustände; 21 Sprachstörungen.

Die Sinne

Alle fünf Sinne arbeiten bereits von der Geburt an. Neugeborene können schmecken und auch riechen. Sie sehen klar, wenn auch nur auf kurzer Entfernung, und können Helligkeitskontraste und Bewegungen erkennen. Bereits das Kind im Mutterleib reagiert auf Laute, ab der Geburt ist der Hörsinn voll entwickelt. Neugeborene fühlen sich sichtlich wohl, wenn sie sanft gestreichelt werden und an der Brust der Mutter liegen (Berührungs- und Tastsinn). Nicht zu den herkömmlichen fünf Sinnen gehört der Gleichgewichtssinn, der sich erst später voll entwickelt.

Hören
Hören vermittelt Informationen über die Außenwelt und ist wichtiges Kommunikations-Medium. Im Innenohr liegt auch das Gleichgewichtsorgan.

Sehen
Das Auge entwickelt sich beim Embryo von zwei Gehirn-Knospen aus. Es vermittelt uns ein Bild der Außenwelt durch die Wahrnehmung von Licht, Kontrasten und Farben. Das Kind im Mutterleib nimmt Wochen vor der Geburt das rötliche Licht in der Gebärmutterhöhle wahr, nach der Geburt ordnet es allmählich sein Bild von der Außenwelt. Das Linsensystem des Auges entwirft ein Bild auf der lichtempfindlichen Netzhaut. Über den Sehnerv wird dieses Bild in Form von Impulsen an das Sehzentrum vermittelt und dort entschlüsselt.

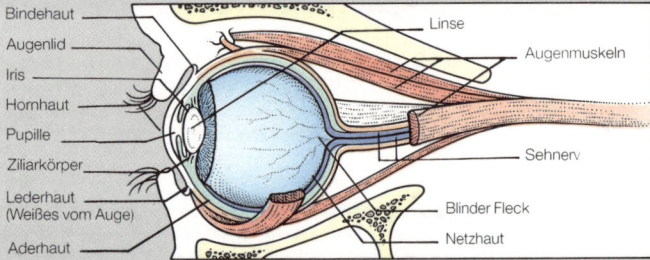

Bindehaut
Augenlid
Iris
Hornhaut
Pupille
Ziliarkörper
Lederhaut (Weißes vom Auge)
Aderhaut

Linse
Augenmuskeln
Sehnerv
Blinder Fleck
Netzhaut

Berührungs- und Tastsinn
Das Kind im Mutterleib reagiert schon früh auf Berührung: Es bewegt sich anfangs von der umgebenden Plazenta weg und später wieder auf sie zu. Ein Neugeborenes reagiert automatisch auf Berührung; es ergreift den Finger der Mutter, den sie in sein Händchen gelegt hat; es reagiert mit einem Saugreflex (siehe Kapitel *Empfängnis und Fetus*), wenn die Mutter es mit dem Finger in der Umgebung des Mündchens streichelt. Von der Geburt an braucht es sanften, warmen Kontakt. Und sein Berührungssinn entwickelt sich immer weiter, nach Monaten fühlt es sich dann auch ein Kuscheltierchen neben sich.

Geschmackssinn
Der Geschmackssinn wird von Geschmacksknospen in den Papillen der Zunge über die vier Basis-Richtungen informiert: süß, sauer, salzig, bitter. Bitterreize wirken hauptsächlich auf die Knospen am Zungengrund, Sauerreize auf seitliche Knospen, auf salzigen und süßen Geschmack reagieren die Knospen der Zungenspitze. Der Geschmackssinn ist beim Baby bereits gut entwickelt. Es verzieht das Gesicht und schreit, wenn es z. B. etwas Bitteres schmeckt. Es schmeckt verschiedene Abstufungen von Süß.

Geruchssinn
Auf Gerüche reagieren die Riechfäden der Riechschleimhaut im obersten Nasengang; sie geben die Informationen an die Riechkolben des Geruchsnervs weiter, von dort ziehen die Impulse zur Hirnrinde. Einer der ersten Sinneseindrücke des Neugeborenen ist der Geruch der Mutter. Mit seinem sensiblen Geruchssinn kann ein Baby später jeden Menschen am individuellen Geruch erkennen. Ein Baby reagiert erfreut auf den Geruch der Mutter, da es mit diesem Geruch Wohligkeit, Vergnügen und Nahrung assoziiert.

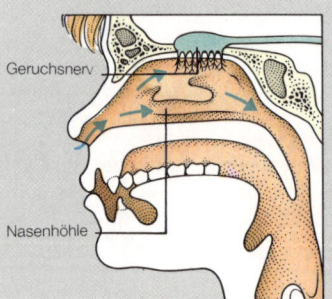

Geruchsnerv
Nasenhöhle

Große Papillen
Pilzförmige Papillen
Fadenpapillen

SYMPTOME
Beeinträchtigung, teilweiser oder totaler Verlust eines Sinnes weist auf eine Erkrankung des Sinnesorgans, der impulsübertragenden Nerven oder der entsprechenden Zentren in der Hirnrinde hin; Schmerzen oder spezielle Symptome können hinzukommen. Sehr häufig leiden Kleinkinder an Infektionen der Ohren. Symptome: leichte Schwerhörigkeit, Ohrenschmerzen, Fieber oder Ausfluß aus dem Gehörgang. Reagiert ein Baby kaum auf Laute, scheint es schwerhörig zu sein. Nicht selten sind auch Augenentzündungen (Symptome: Rötung, Schmerzen), und nicht wenige Kinder schielen (Karte 28).

Beachten Sie dazu unbedingt folgende Diagnose-Karten:
27 Augenverletzungen; **28** Sehstörungen; **29** Ohrenschmerzen; **30** Schwerhörigkeit; **31** Schnupfen; **32** Halsweh.

Verdauungssystem

Eine Reihe von Organen, vom Mund bis zum After, leitet den Verdauungsprozeß ein, führt ihn aus und transportiert den Nahrungsbrei: der Verdauungstrakt (Verdauungssystem). Die eigentliche Verdauung bewirkt der Dünndarm, von dessen Schleimhaut die Nahrungsmoleküle ins Blut gelangen.

SYMPTOME
Bei Kindern sind Infektionen des Verdauungstraktes ziemlich häufig. Anzeichen dafür sind Erbrechen, Durchfall und Bauchschmerzen. Diese Symptome können, wenn sie sich häufen, jedoch auch eine nicht so seltene Nahrungsmittelallergie (Karte 24) signalisieren. *Wichtig:* Bei Erbrechen und Durchfällen entsteht ein Wasser- und Mineralsalzverlust, der ausgeglichen werden muß (siehe dazu Karte 40).

Siehe folgende Diagnose-Karten:
7 Wenn das Baby erbricht; **8** Durchfall bei Babys; **37** Erbrechen; **38** Bauchschmerzen; **39** Appetit-Verlust; **40** Durchfall; **41** Verstopfung; **42** Eigenartiger Stuhl.

Mund
Im Mund wird die Nahrung zerkaut und mit Speichel benetzt, das bereitet die Verdauung vor, Kohlenhydrate werden durch den Mundspeichel vorverdaut. Mit Hilfe von Zunge und Rachenmuskeln gelangt die Nahrung in die Speiseröhre, die sie zur Sammlung in den Magen befördert.

Magen
Der Magen sammelt und durchknetet den Speisebrei. Der Magensaft (mit Salzsäure und dem Enzym Pepsin) verdaut die Speisen vor. Kohlenhydratreiche Nahrung bleibt nur kurz im Magen, fettreiche bis zu etwa 5 Stunden, bis sie schubweise in den Zwölffingerdarm transportiert wird.

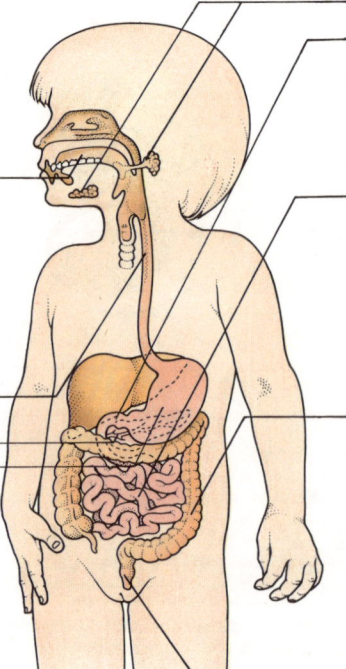

Speicheldrüsen
Speiseröhre
Bauchspeicheldrüse

Zwölffingerdarm
Der Zwölffingerdarm ist der Anfangsteil des Dünndarms. Er bildet Darmsäfte, die den Nahrungsbrei weiter verdauen; Galle und Bauchspeichel kommen hinzu.

Dünndarm
Im Dünndarm erfolgt die endgültige Verdauung mit Hilfe der Darmsäfte, von Galle und Bauchspeichel. Hier wird die Nahrung in verwertbare Bruchstücke (Fettsäuren, Aminosäuren, Zuckermoleküle) aufgespalten, die dann über die Darmwand ins Blut und zur Leber gelangen.

Dickdarm
Der Dickdarm entzieht dem wässerigen Darmbrei viel Wasser und führt es dem Blutstrom zu. Durch rhythmische Darmbewegungen (Peristaltik, Darmmotorik) wird der Darminhalt zum Mastdarm (Rektum) befördert. Ist der Mastdarm gefüllt, entsteht Stuhldrang; der Stuhl (etwa 150–400 Gramm) wird über den Analkanal ausgeschieden.

Mastdarm (Rektum)

Lymphsystem

Das Lymphsystem ist ein wichtiges System der körpereigenen Abwehr. Es besteht aus der Lymphe, einer eiweißhaltigen Flüssigkeit, Lymphgefäßen und Lymphknoten. In den Lymphknoten, die sich vor allem im Hals- und Leistenbereich und in den Achselhöhlen befinden, werden Lymphozyten (spezielle weiße Blutzellen) gebildet. Sie sind Strategen des Abwehrsystems, die auch im Blut Erreger und Fremdkörper abwehren. Bei Infektionen können nahegelegene Lymphknoten anschwellen (siehe unten).

SYMPTOME
Bei örtlichen Infektionskrankheiten schwellen nahegelegene Lymphknoten oft schmerzhaft an, ebenso bei eiternden Wunden und bestimmten Insektenstichen (dann sofort Arzt aufsuchen); bei Röteln schwellen meist die Halslymphknoten an.

Siehe folgende Diagnose-Karten:
9 Ihr Kind fühlt sich allgemein unwohl; **15** Geschwollene Lymphknoten; **26** Ausschlag mit Fieber; **29** Ohrenschmerzen; **32** Halsweh.

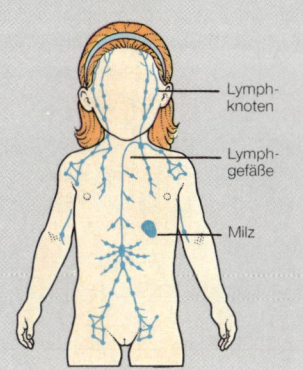

Lymphknoten
Lymphgefäße
Milz

Hormonsystem

Hormone (Antriebsstoffe) werden von den Hormondrüsen ausgeschüttet, um als Botschafter die Funktion der von ihnen abhängigen Systeme und Organe zu steuern. Hormone regeln viele Körperfunktionen, Wachstum, Stoffwechsel, Sexualfunktionen und auch die körperliche Aktivität.

Hypophyse
Die Hypophyse (Hirnanhangdrüse) liegt an der Basis des Gehirns und steuert als Königin der Hormondrüsen mit ihren Hormonen vor allem andere Hormondrüsen; bei Kindern reguliert sie mit ihrem Wachstumshormon das Körperwachstum. Sie wird vom Hypothalamus gesteuert.

Schilddrüse
Die Schilddrüse liegt unterhalb des Kehlkopfes, ihre beiden Hormone steuern die Entwicklung der körperlichen und geistigen Leistungsfähigkeit und den Stoffwechsel. Als Hormonbaustein braucht sie Jod.

Nebenschilddrüse
Die vier winzigen Nebenschilddrüsen kontrollieren mit ihrem Parathormon den Calcium- und Phosphatspiegel – wesentlich für gesunde Knochen und Muskelfunktionen.

Nebennieren
Die Nebennieren sitzen den Nierenpolen auf. Die Nebennierenrinde steuert mit ihren Hormonen den Zucker-, Wasser-, Natrium- und Kaliumhaushalt sowie die sekundären Geschlechtsmerkmale. Das Nebennierenmark produziert die Streßhormone Adrenalin und Noradrenalin.

Bauchspeicheldrüse
Die Bauchspeicheldrüse (Pankreas) liegt halb hinter dem Magen. Sie stellt Verdauungssäfte her und schüttet sie in den angrenzenden Zwölffingerdarm. In speziellen Zellen produziert sie die für den Zuckerhaushalt des Organismus essentiellen Hormone Insulin und Glukagon.

Keimdrüsen
Die Keimdrüsen (bei Buben die Hoden, bei Mädchen die Eierstöcke) steuern mit ihren Hormonen den Einsatz der Pubertät und bestimmen die Entwicklung der weiblichen und der männlichen Geschlechtsmerkmale. Überdies produzieren die Eierstöcke Eizellen und die Hoden Samenzellen.

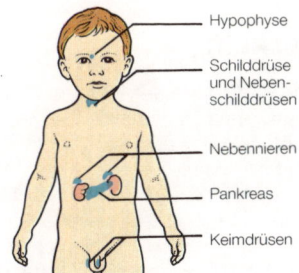

Hypophyse
Schilddrüse und Nebenschilddrüsen
Nebennieren
Pankreas
Keimdrüsen

SYMPTOME
Hormonstörungen liegt immer ein Zuviel oder ein Zuwenig eines Hormons zugrunde. Ein Insulinmangel z. B. führt zu Diabetes mellitus (erste Symptome: abnormer Durst, unmäßiges Wasserlassen). Ein Zuviel an Schilddrüsenhormonen kann u. a. hervortretende Augen, Herzjagen und häufige Durchfälle provozieren.

Siehe auch folgende Diagnose-Karten: **10** Verzögertes Wachstum; **43** Probleme mit dem Wasserlassen; **50** Verzögerte Pubertät.

Nieren und Harnwege

Ein Baby läßt reflexartig Wasser. Eine Kontrolle über Wasserlassen und Blasenschließmuskel erreicht ein Kind erst, wenn es vom Nervensystem her und psychisch-geistig fähig dazu wird (siehe Karte 44). Im übrigen läßt ein Kind wegen seiner kleineren Harnblase häufiger Wasser als ein Erwachsener (siehe *Aufbau der Harnwege*, Diagnose-Karte 43).

SYMPTOME
Schmerzhafter Harndrang und Schmerzen beim Wasserlassen signalisieren eine Entzündung der Nieren oder der ableitenden Harnwege. Bei Mädchen sind Nieren- oder Blasenentzündungen relativ häufig. Ein in seiner Farbe veränderter (rötlicher, rotbrauner) Urin ist ein Warnsignal für eine ernste Nierenerkrankung; unmäßiges Wasserlassen kann auf Diabetes mellitus hinweisen.

Siehe dazu Diagnose-Karte **43** Probleme mit dem Wasserlassen.

Fortpflanzungsorgane

Jungen
Beim männlichen Fetus liegen die Hoden (die männlichen Keimdrüsen) noch im Bauch und steigen erst kurz vor der Geburt in den Hodensack ab. Die männlichen Genitalien reifen zwischen 11 und 17 Jahren – der Penis vergrößert sich, eine Ejakulation von Samen ist möglich.

Die männlichen Genitalien bestehen aus den äußeren Genitalien – Penis, Hodensack mit Hoden – und einigen inneren Organen: Prostata, Samenbläschen und zwei Samenleiter. Jeder Hoden produziert kontinuierlich Samen, der im Nebenhoden gelagert wird, wo er 2–3 Wochen heranreift. Bei einer Ejakulation wird er – gebettet in Prostata- und Samenflüssigkeit – via Harnröhre hinausgeschleudert.

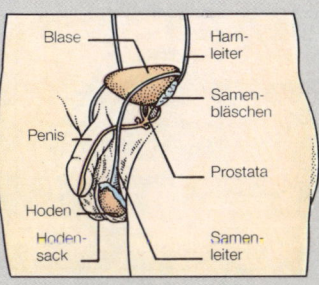

Blase
Harnleiter
Samenbläschen
Penis
Prostata
Hoden
Hodensack
Samenleiter

Mädchen
Die Eierstöcke eines Mädchens enthalten von Anfang an etwa 400 000 unreife Eizellen. Mit der Pubertät stimulieren die weiblichen Sexualhormone den Zyklus der Frau mit Menstruation und Eisprung.

Die weiblichen Genitalien bestehen aus Vagina, Eierstöcken, Eileiter und Gebärmutter (Uterus). Der Uterus wächst erst mit der Pubertät. Die Eierstöcke produzieren die weiblichen Sexualhormone und beherbergen die unreifen Eizellen, von denen jeweils eine in einem Zyklus heranreift und in den Eileiter gelangt. Die Vagina paßt sich dem Penis an und ist auch Teil des Geburtskanals.

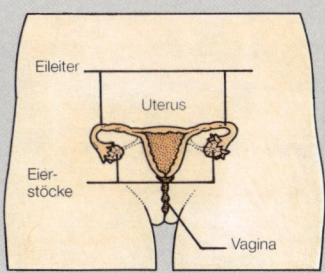

Eileiter
Uterus
Eierstöcke
Vagina

SYMPTOME
Jungen: Schmerzen, Schwellung oder entzündliche Rötung im Genitalbereich müssen immer ärztlich abgeklärt werden – sei eine Harnröhrenentzündung (Symptome: Harndrang, Brennen beim Wasserlassen) oder eine Hodenentzündung die Ursache. Manche Buben haben mit einer zu engen Vorhaut Probleme (Phimose).

Mädchen: Relativ häufig ist eine Entzündung der Vulva (äußere Genitalien), die meist auf einer bakteriellen oder Pilzinfektion (Candida-Mykose) beruht. Harndrang und Schmerzen beim Wasserlassen signalisieren eine Entzündung der Nieren und/oder der ableitenden Harnwege, oft der Harnröhre.
Ursachen einer stark verzögerten Pubertät grundsätzlich abklären.

Siehe auch Diagnose-Karten **43** Probleme mit dem Wasserlassen; **48, 49** Genital-Probleme; **50** Verzögerte Pubertät.

Ihr Körper

Das Skelett

Das Skelett ist das knöcherne Gerüst des Körpers, manchen Organen gibt es direkten Schutz. Das Skelett besteht aus etwa 209 Knochen; es stellt den passiven Bewegungsapparat, einzelne Skeletteile sind durch Gelenke verbunden. Am Skelett greifen die Muskeln mit den Sehnen an und ermöglichen die Bewegungen. Unterstützt wird der Skelettknochen vom Knorpel, einem hochwiderstandsfähigen, elastischen Gewebe, das vor allem die optimale Funktion der Gelenke und, in Form der Bandscheiben, auch die der Wirbelsäule ermöglicht. Der Knochen selbst ist ein hochaktives Gewebe (siehe rechts) – für seine Funktionserfüllung braucht er eine ausreichende Zufuhr von Vitamin D, Calcium und Eiweißen, aber auch ein ständiges Training durch Belastung.

Gelenke

Gelenke verbinden zwei oder mehr Knochen »gelenkig« miteinander, ermöglichen Bewegung zwischen diesen Knochen. Ein Gelenk baut sich aus den mit glattem Knorpel überzogenen Knochenenden und der Gelenkkapsel auf; Gelenkbänder regulieren die Bewegung mit. Gelenkflüssigkeit erleichtert das Gleiten der Knorpelflächen. Die wichtigsten Gelenke sind:

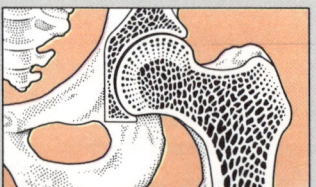

Kugel- und Nußgelenke
Beim Kugelgelenk korrespondieren ein kugeliger Gelenkkopf und eine Pfanne (z. B. Schultergelenk). Es ermöglicht Bewegungen nach allen Richtungen. Beim Nußgelenk (tiefe Pfanne) ist die Bewegung nicht ganz so frei – z. B. beim Hüftgelenk (Abbildung).

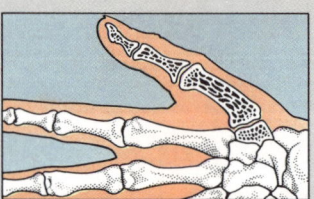

Sattelgelenke
Beim Sattelgelenk ist die Pfanne sattelartig ausgehöhlt, der Kopf sattelartig vorgewölbt. Es läßt Bewegungen in zwei Ebenen (Achsen) zu: vor und zurück, von Seite zu Seite – wie z. B. das Daumengrundgelenk (Abbildung), das den Feingriff der Hand ermöglicht.

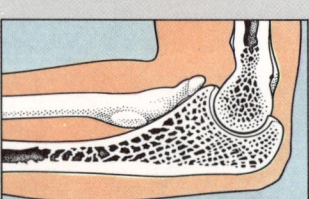

Scharniergelenke
Scharniergelenke gestatten nur die Bewegung in einer Ebene – wie etwa das Gelenk zwischen Oberarmknochen und Elle (Teil des Ellbogengelenks, Abbildung), die Gelenke der Fingerglieder oder das Kniegelenk (erlaubt auch leichte Drehbewegungen).

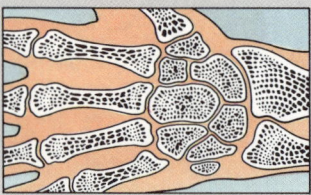

Ei- oder Ellipsoidgelenke
Eigelenke (Ellipsoidgelenke) sind recht bewegliche Gelenke, lassen jedoch keine volle Drehung zu – wie etwa das Handgelenk (Abbildung).
Mit zunehmendem Lebensalter mindert sich die Funktion der Gelenke kontinuierlich (Abnutzungs- und Degenerationserscheinungen).

SYMPTOME
Funktionseinschränkung, Schwellung, Schmerzen und Deformierung sind die Symptome von Gelenkerkrankungen: einer Verstauchung oder Verrenkung, Arthrose (degenerative Gelenkkrankheit) oder Gelenkentzündung (Arthritis). Zu schmerzhaften Funktionsausfällen und Deformationen mehrerer Gelenke führt Rheuma (chronische Polyarthritis). Siehe auch Diagnose-Karten **108** Nackenschmerzen, **112** Gelenkschmerzen, **113** Knieschmerzen.

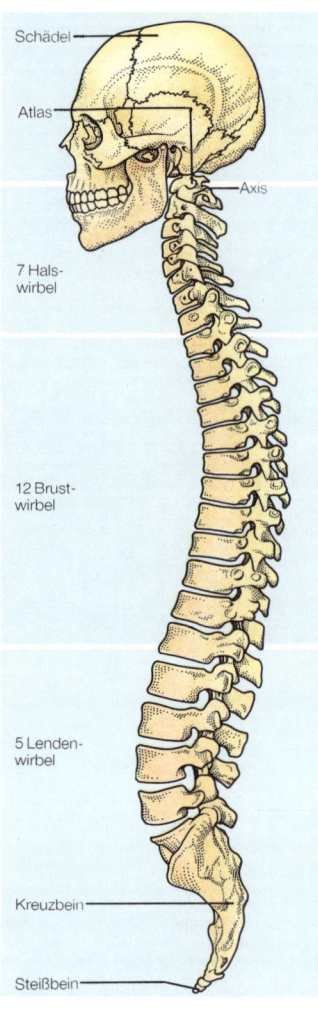

Schädel
Atlas
Axis
7 Hals-
wirbel
12 Brust-
wirbel
5 Lenden-
wirbel
Kreuzbein
Steißbein

Schädel und Wirbelsäule
Die Wirbelsäule ist die bewegliche und stützende Achse des Körpers; ihre Wirbel umgeben schützend das Rückenmark, das im Spinalkanal verläuft. Frei beweglich trägt sie den das Gehirn bergenden Schädel.

SYMPTOME
Häufige Skelettprobleme sind Verstauchungen und Verrenkungen der Gelenke (links), Knochenbrüche und Bandscheibenschäden, im Alter auch Knochenbrüchigkeit (Osteoporose); seltener sind Knocheninfektionen und Knochentumoren sowie Gelenkerkrankungen (links). Wirbelbrüche der Wirbelsäule können zur Querschnittslähmung führen. Schmerzen, Schwellung und Verformung mit Bewegungseinschränkung signalisieren einen Knochenbruch, Rückenschmerzen mit Lähmungserscheinungen einen Bandscheibenschaden.
Siehe Karten **107** Rückenschmerzen bis **113** Knieschmerzen.

Struktur des Knochens
Der harte kompakte Knochen (Kompakta) und der schwammartige lockere Knochen (Spongiosa) mit seinen Kraftleitlinien nehmen die starken Druck-, Zug- oder Drehkräfte bei den Körperbewegungen auf und übertragen sie ihnen. Knochen besteht aus Ossein (Gerüst-Eiweißkörper) und Mineralsalzen, vor allem Calciumsalzen. Knochengewebe erneuert sich ständig (laufender Ab- und Aufbau). Beim Erwachsenen bildet nur noch das Knochenmark der platten Knochen Blutkörperchen und -zellen.

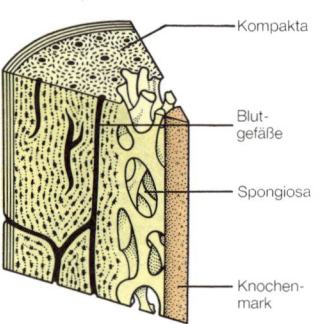

Kompakta
Blutgefäße
Spongiosa
Knochenmark

Muskeln

Jede Bewegung des Körpers und seiner inneren Organe führen Muskeln aus. Ziehen sich die Muskelfasern zusammen, produziert der Muskel Bewegung. Es gibt zwei große Muskelgruppen: die quergestreifte, vom Willen steuerbare Skelettmuskulatur und die unwillkürliche Muskulatur (unten) der Hohlorgane, etwa des Darms und der Gefäße. Der Wechsel zwischen Zusammenziehung und Erschlaffung eines Muskels wird von Nervenimpulsen gesteuert: die Skelettmuskulatur von Impulsen des Zentralnervensystems, die unwillkürliche Muskulatur von Impulsen des vegetativen Nervensystems.
Muskeln profitieren von ihrer Leistung: Muskeltätigkeit verbessert ihre Blutversorgung, läßt sie wachsen und macht sie reif für größere Leistungen. Inaktivität dagegen läßt den Muskel verkümmern.

Unwillkürliche Muskulatur
Die glatten Muskeln der Hohlorgane (Darm, Bronchien etc.) sind nicht durch den Willen steuerbar. Sie arbeiten automatisch und halten so die lebenswichtigen Funktionen der Atmung, der Verdauung, des Blutkreislaufs und des Herzens aufrecht. Der Herzmuskel nimmt eine Sonderstellung zwischen glatter und quergestreifter Skelettmuskulatur ein.

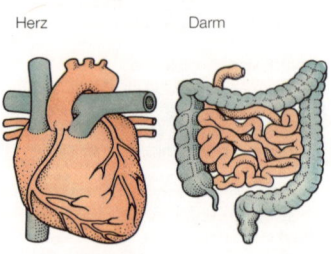

Herz
Darm

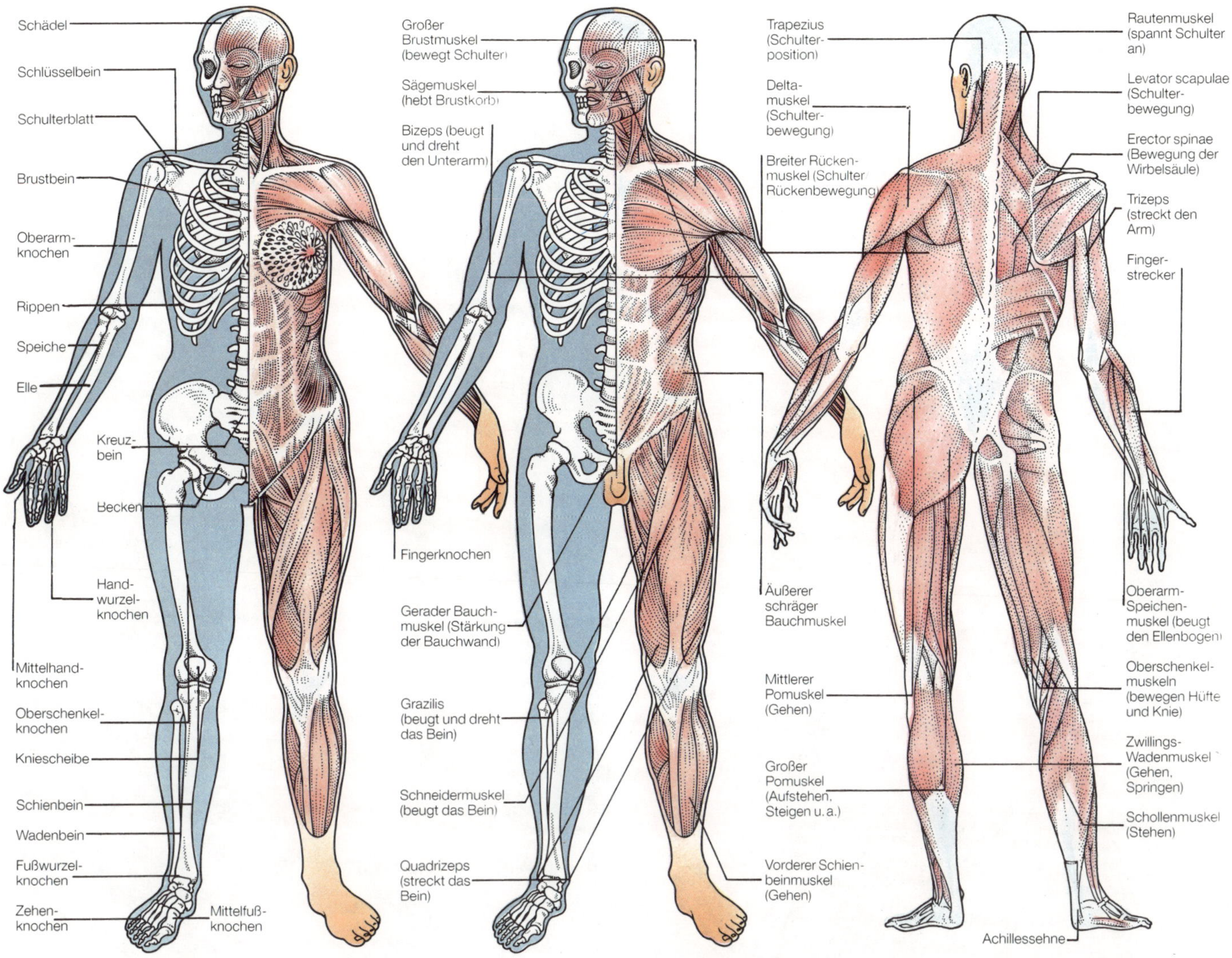

Schädel
Schlüsselbein
Schulterblatt
Brustbein
Oberarmknochen
Rippen
Speiche
Elle
Kreuzbein
Becken
Handwurzelknochen
Mittelhandknochen
Oberschenkelknochen
Kniescheibe
Schienbein
Wadenbein
Fußwurzelknochen
Zehenknochen
Mittelfußknochen

Großer Brustmuskel (bewegt Schulter)
Sägemuskel (hebt Brustkorb)
Bizeps (beugt und dreht den Unterarm)
Fingerknochen
Gerader Bauchmuskel (Stärkung der Bauchwand)
Grazilis (beugt und dreht das Bein)
Schneidermuskel (beugt das Bein)
Quadrizeps (streckt das Bein)

Trapezius (Schulterposition)
Deltamuskel (Schulterbewegung)
Breiter Rückenmuskel (Schulter Rückenbewegung)
Äußerer schräger Bauchmuskel
Mittlerer Pomuskel (Gehen)
Großer Pomuskel (Aufstehen, Steigen u. a.)
Vorderer Schienbeinmuskel (Gehen)

Rautenmuskel (spannt Schulter an)
Levator scapulae (Schulterbewegung)
Erector spinae (Bewegung der Wirbelsäule)
Trizeps (streckt den Arm)
Fingerstrecker
Oberarm-Speichenmuskel (beugt den Ellenbogen)
Oberschenkelmuskeln (bewegen Hüfte und Knie)
Zwillings-Wadenmuskel (Gehen, Springen)
Schollenmuskel (Stehen)
Achillessehne

Skelettmuskeln

Die Skelettmuskeln sind quergestreift (quergestreifte Muskulatur) und unterstehen direkt dem Zentralnervensystem und somit dem Willen. Sie setzen mit Hilfe von Sehnen an den Knochen an und ermöglichen – gesteuert von Nervenimpulsen – die Körperbewegung.

Der Oberarm im Schnitt

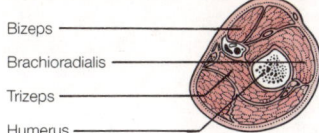

Bizeps
Brachioradialis
Trizeps
Humerus

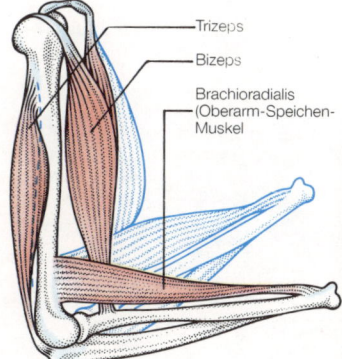

Trizeps
Bizeps
Brachioradialis (Oberarm-Speichen-Muskel)

Wie die Skelettmuskeln arbeiten

Die Skelettmuskeln sind die Maschinen, die aktiven Elemente des Bewegungsapparates. Sie machen fast die Hälfte des Körpergewichtes aus. Energiespender für die Muskelarbeit sind biochemische Substanzen, über Sehnen wird die Muskelkraft auf Knochen und Gelenke übertragen. Die meisten Muskeln arbeiten in Gruppen – wenn sich ein Muskel zusammenzieht, erschlafft ein anderer. Zieht sich der Muskel zusammen, verkürzt er sich um etwa 40 % und bringt seine Ansatzpunkte an zwei oder mehr anliegenden Knochen näher zusammen: Die Knochen bewegen sich – und so auch der Körper. Körperbewegungen basieren demnach in erster Linie auf Zug- und Drehkräften.

Muskelfaser im Ruhezustand

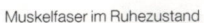
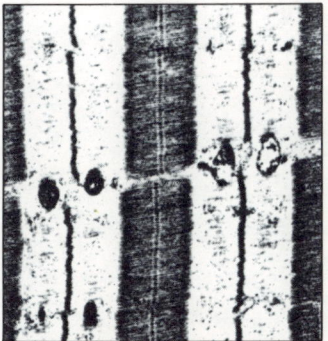

Aktive, zusammengezogene Faser

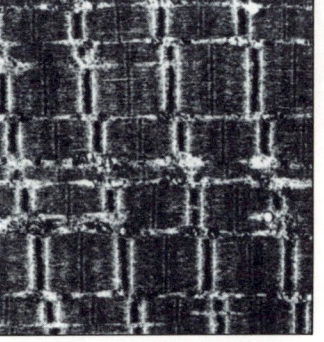

Muskelbiopsien

Eine Muskelbiopsie ist die Laboruntersuchung von Muskelgewebe zur Diagnose von Muskelerkrankungen. Die beiden Fotos zeigen einen ultradünnen Ausschnitt einer Skelettmuskelfaser (8 000fach vergrößert). Jede Faser besteht aus zahlreichen quergestreiften Fäserchen (Myofibrillen). Die Streifen entstehen durch zwei Arten von parallel liegenden Eiweißfäden, den dünnen dunklen Miosin- und den hellen Aktinfilamenten (links im Ruhezustand). Soll sich der Muskel zusammenziehen, gleiten die Fäden teleskopartig aneinander vorbei (die hellen Aktinfilamente sind nicht mehr zu sehen, links darunter).

SYMPTOME

Neben einfachen Muskelverspannungen sind Muskelzerrungen und Risse relativ häufig. Folgen sind Schmerzen, Funktionseinschränkung, Blutergüsse. Selten sind erbliche Muskelkrankheiten. Schäden des versorgenden Nervs führen zu Lähmungen.

Siehe auch die Karten **107** Rückenschmerzen; **108** Nackenschmerzen; **109** Armschmerzen; **113** Knieschmerzen; **110** Bein- und **112** Gelenkschmerzen.

Herz und Kreislauf

Das Herz ist eine muskulöse Doppelpumpe, das Antriebsorgan des Blutkreislaufs. Es besteht aus zwei Empfangs- und Pumpsystemen, der rechten und der linken Herzhälfte, die jeweils eine Kammer und einen Vorhof haben. Erschlafft die Doppelpumpe, empfängt sie Blut vom Körper- und Lungenkreislauf – zieht sich das Herz zusammen, pumpt es Blut in die beiden Kreislaufsysteme (siehe dazu unten). Die Richtung des Blutstroms wird durch Ventile, die Herzklappen, bestimmt.

Das Blut transportiert Sauerstoff und Nährstoffe zu den Körperzellen und führt Kohlendioxid und andere Stoffwechselschlacken von den Organen und Zellen weg (siehe unten). Ein gesunder Blutkreislauf ist unabdingbar für die Gesundheit der Organe – abhängig ist er von einem gesunden Herzen und gesunden Gefäßen.

Grundkrankheit der häufigsten gefäßbedingten Krankheiten, von Herzinfarkt und Schlaganfall (die mehr als ein Drittel aller Todesfälle ausmachen) ist zumeist die *Arteriosklerose* – die krankhafte Veränderung der Arterienwände durch Bluthochdruck, Fettstoffwechselstörungen oder andere Faktoren. Siehe dazu Karte 106.

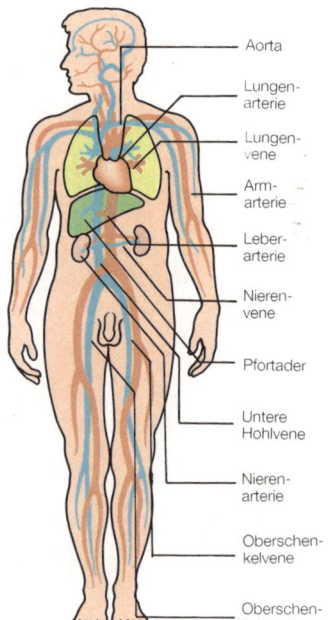

SYMPTOME

Herz- und Kreislaufkrankheiten haben ein breites Spektrum an Symptomen – je nach Ursache und befallener Region: von Herzrhythmusstörungen bis zur Bewußtlosigkeit, von Beklemmungsgefühl und Atemnot bis hin zu Lähmungen.

Siehe dazu die Diagnose-Karten **63** Schwächeanfall und Ohnmacht; **65** Schwindel; **66** Taubheitsgefühl und Kribbeln; **69** Blackouts und Verwirrung; **90** Atemnot; **105** Herzjagen; **106** Beklemmung und Brustschmerzen; **109** Armschmerzen; **110** Beinschmerzen.

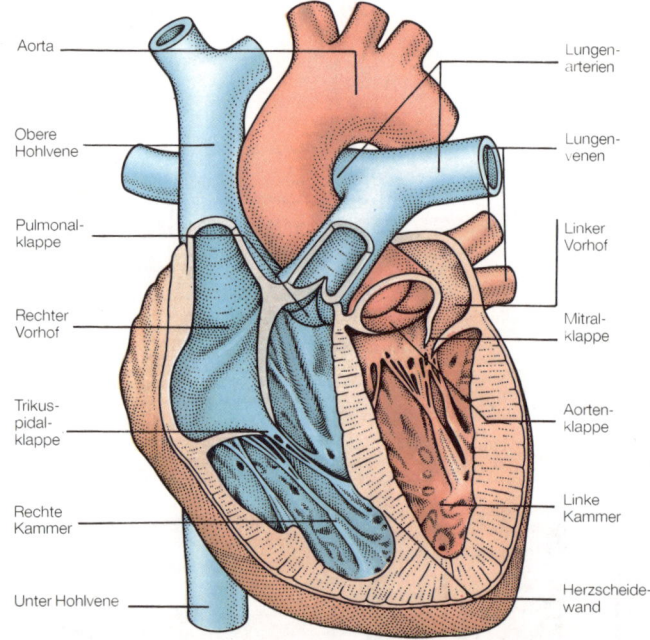

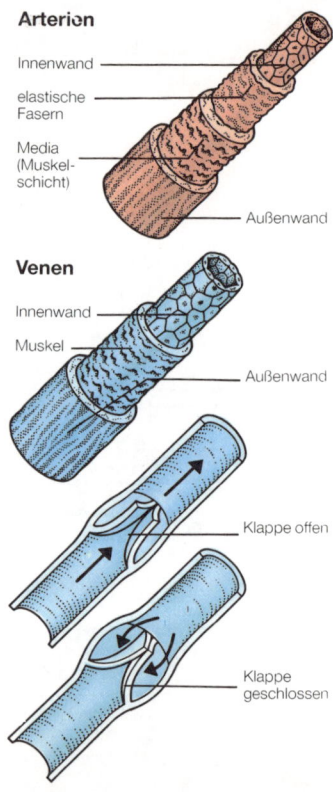

Arterien

Venen

Der Kreislauf

Zentrale des Kreislaufs ist das Herz. Vom *Lungenkreislauf* empfängt es sauerstoffangereichertes Blut über die Lungenvenen und pumpt es über Arterien in den *Körperkreislauf*. Über die Hohlvenen empfängt es das im Körperkreislauf mit Stoffwechselschlacken und Kohlendioxid beladene sauerstoffarme Blut und pumpt es über die Lungenarterien in den Lungenkreislauf.

Arterien, Venen und Kapillaren

Arterien führen das Blut vom Herzen weg, Venen führen es zum Herzen hin. *Arterien* und ihre kleinen Verzweigungen (Arteriolen) sind elastischmuskulöse Gefäße, die dem starken Druck des vom Herzen anströmenden Blutes standhalten. In den nicht so elastisch-muskulösen *Venen* dirigieren Ventile (Venenklappen) die Fließrichtung des Blutes zum Herzen hin. Verbindungsstellen zwischen Arterien und Venen sind die dünnwandigen *Kapillaren*, durch deren Wände der Stoff- und Gasaustausch des Organismus stattfindet.

Lungenkreislauf

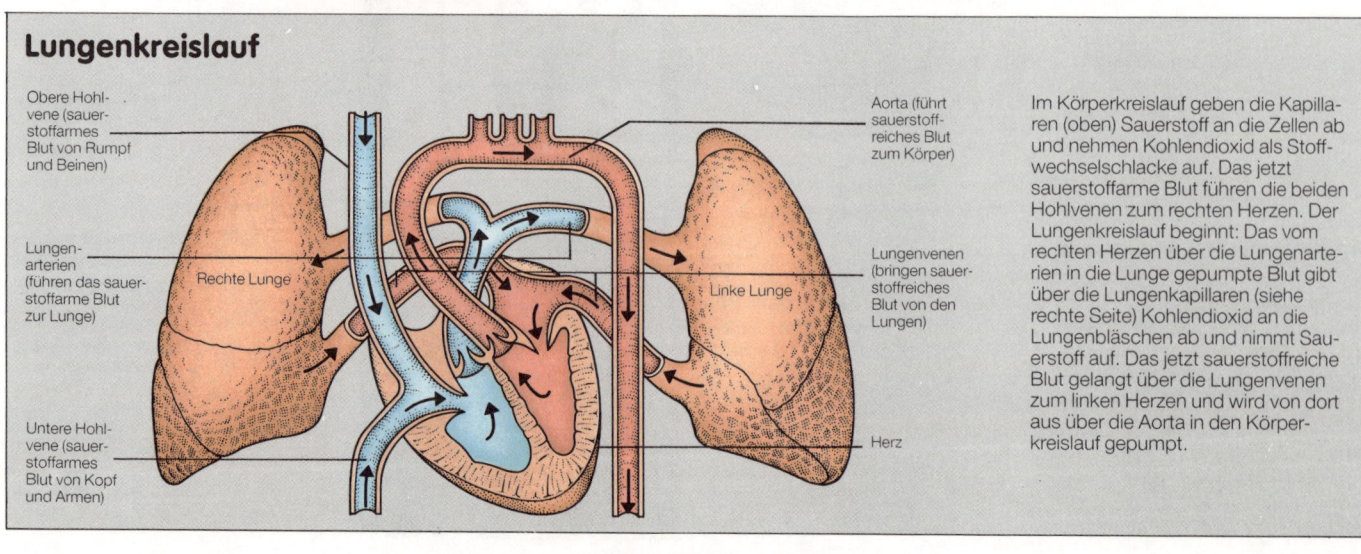

Im Körperkreislauf geben die Kapillaren (oben) Sauerstoff an die Zellen ab und nehmen Kohlendioxid als Stoffwechselschlacke auf. Das jetzt sauerstoffarme Blut führen die beiden Hohlvenen zum rechten Herzen. Der Lungenkreislauf beginnt: Das vom rechten Herzen über die Lungenarterien in die Lunge gepumpte Blut gibt über die Lungenkapillaren (siehe rechte Seite) Kohlendioxid an die Lungenbläschen ab und nimmt Sauerstoff auf. Das jetzt sauerstoffreiche Blut gelangt über die Lungenvenen zum linken Herzen und wird von dort aus über die Aorta in den Körperkreislauf gepumpt.

Atemtrakt

Atmung – der Prozeß des Ein- und Ausatmens von Luft – versorgt einmal durch die Einatmung die Zellen mit Sauerstoff, den sie zur Energiegewinnung brauchen. Zum anderen entsorgt die Ausatmung den Körper von der Energiestoffwechselschlacke Kohlendioxid. Der Atemtrakt besteht neben Nase und Nasenrachenraum aus Luftröhre, Bronchien und Bronchiolen (feinste Bronchien), die in die Gänge der etwa 500 Millionen Lungenbläschen übergehen. Von den Lungenbläschen nehmen die kleinsten Blutgefäße (Kapillaren) der Lunge Sauerstoff auf, andererseits geben die Kapillaren Kohlendioxid an die Lungenbläschen ab. Zum Gasaustausch siehe unten. Die Schleimhaut des Atemtrakts hat zwar eine gute Reinigungsfunktion, kann aber doch durch Luftverschmutzung, starkes Zigarettenrauchen, berufliche Stäube oder durch häufige Infektionen geschädigt werden. Dann drohen chronische Bronchitis und andere Bronchial- und Lungenleiden.

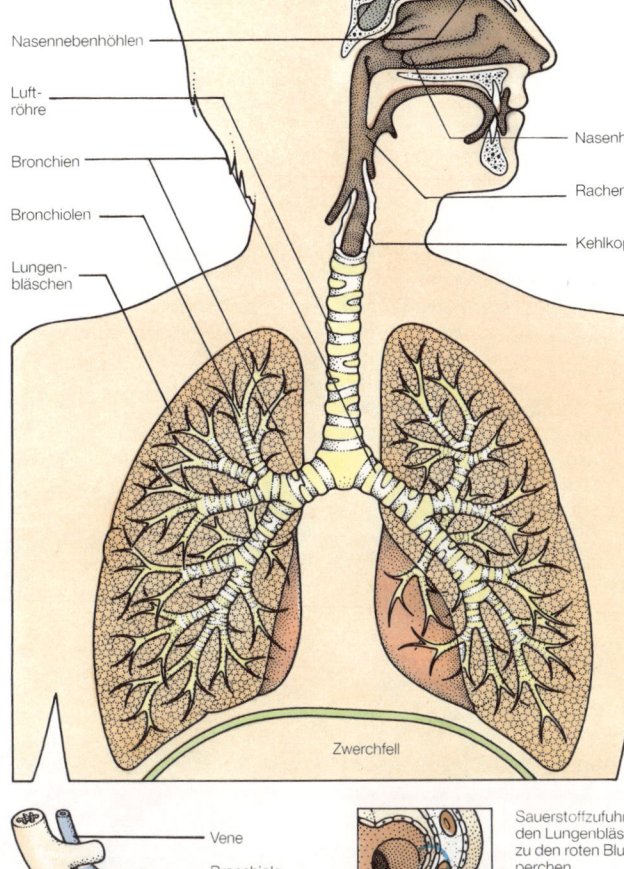

Nasennebenhöhlen
Luft-röhre
Bronchien
Bronchiolen
Lungen-bläschen
Nasenhöhle
Rachen
Kehlkopf
Zwerchfell

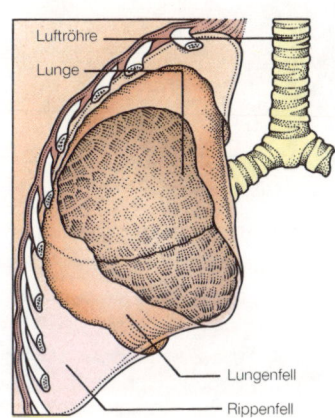

Luftröhre
Lunge
Lungenfell
Rippenfell

Das Brustfell (Pleura)

Jede Lunge ist von einer dünnen, rötlich gefärbten und spiegelglatten Membran umgeben, dem Lungenfell. In einer Umschlagfalte geht das Lungenfell in das Rippenfell über, das an der Brustkorbinnenfläche befestigt ist. Lungen- und Rippenfell bilden zusammen das Brustfell (Pleura). Den schmalen Raum zwischen beiden Membranen füllt eine bernsteinfarbene Flüssigkeit. Die Pleura ermöglicht es der Lunge, sich beim Atmen sanft und gleichmäßig auszudehnen und zusammenzuziehen.

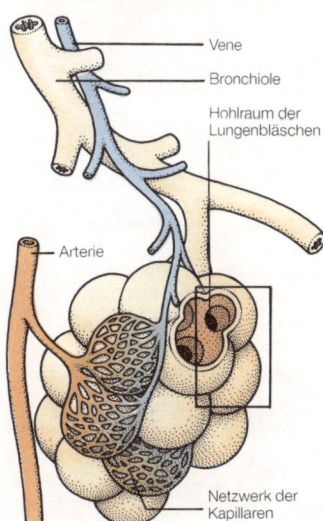

Vene
Bronchiole
Hohlraum der Lungenbläschen
Arterie
Netzwerk der Kapillaren

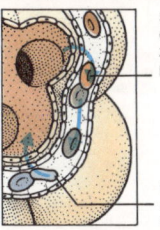

Sauerstoffzufuhr von den Lungenbläschen zu den roten Blutkörperchen
Kohlendioxid wird von den roten Blutkörperchen abgegeben

Brust- und Zwerchfellatmung

Die Luft, die wir einatmen, wird durch die gefäßreiche Schleimhaut der Nasenhöhle erwärmt und angefeuchtet, bevor sie in Luftröhre und Bronchien gelangt. Überdies fängt die Nasenschleimhaut Staub und Partikelchen auf und filtert so die Luft. Beim Einatmen senkt sich das im Ruhestand kuppelförmige Zwerchfell durch Zusammenziehen, gleichzeitig ziehen sich die Zwischenrippenmuskeln zusammen und heben den Brustkorb: Der Brustraum erweitert sich so, die Lungen dehnen sich aus und saugen Luft ein. Beim Erschlaffen von Muskeln und Zwerchfell wird der Brustraum kleiner, die Luft wird aus der Lunge gepreßt: Wir atmen aus.

Gasaustausch in der Lunge

In der schwammartigen Lunge bilden etwa 500 Millionen Lungenbläschen (Alveolen) zusammen eine Fläche von etwa 200 m² für den Gasaustausch. Die Alveolen werden von einem Netzwerk feinster Blutgefäße (Kapillaren) eingesponnen. Aus der eingeatmeten sauerstoffreichen Luft nehmen die Kapillaren über ihre Wände Sauerstoff von den Alveolen auf und geben Kohlendioxid an die Bläschen zur Ausatmung ab.

SYMPTOME

Am häufigsten wird der Atemtrakt von Infektionen mit Erkältungsviren heimgesucht, die zu einer Entzündung der Schleimhaut und vermehrter Schleimproduktion führen. Symptome sind dann Schnupfen, Rachenschmerzen und Husten (wenn die Infektion in die Bronchien aufsteigt). Atemnot signalisiert eine ernste Erkrankung von Bronchien und Lungen.

Siehe dazu die Diagnose-Karten
85 Schnupfen; **86** Halsschmerzen;
87 Heiserkeit oder Stimmverlust;
88 Geräuschvolles Atmen;
89 Husten; **90** Atemnot;
106 Beklemmung und Brustschmerzen.

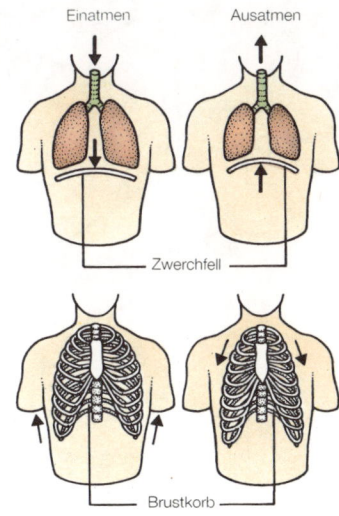

Einatmen
Ausatmen
Zwerchfell
Brustkorb

Bronchiogramm

Ein flüssiges Kontrastmittel, das über den Rachen in die Luftröhre tröpfelt, macht die Bronchien sichtbar.

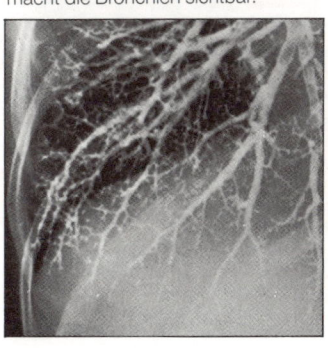

Einblick in die Bronchien

Blick auf die Abzweigung der beiden Hauptbronchien von der Luftröhre – ermöglicht durch die Endoskopie (siehe Diagnose-Karte 92).

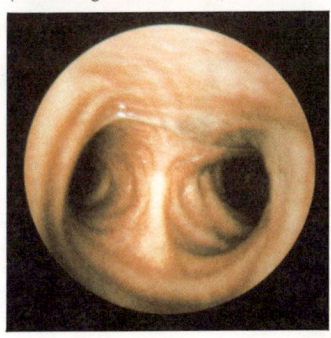

Gehirn und Nervensystem

Gehirn und Nervensystem sind unsere Kontroll-, Schalt- und Informationsstellen für bewußte Aktivitäten – wie Denken oder Bewegung – als auch für unbewußte, unwillkürliche Körperfunktionen wie etwa Atmung oder Verdauung. Über Nervenimpulse sehen, schmecken und riechen wir, empfinden und registrieren wir Berührung, Temperatur oder Schmerz.

Um ihre Funktion zu erfüllen, brauchen die Nervenzellen eine ständige Zufuhr von Nährstoffen und Sauerstoff über das Blut. Eine Unterbrechung der Blutversorgung verursacht schwere Funktionsstörungen oder bleibende Schäden des Nervensystems. Die Nervenzellen eines Hirnareals gehen bereits dann zugrunde, wenn sie länger als 3 Minuten von der Blutversorgung abgeschnitten sind – etwa infolge einer thrombotischen Blockierung einer versorgenden Arterie. Weitere Ursachen von Funktionsstörungen des Gehirns und des Nervensystems sind: Verletzungen, Infektionen, Degeneration, Tumoren, Störung der Hirnchemie.

Das Gehirn

Das Gehirn liegt wohlgeschützt in der harten knöchernen Schädelhöhle. Etwa 13 Milliarden Nervenzellen erfüllen über unzählige Regelkreise mit Hilfe von elektrischen Impulsen und biochemischen Überträgerstoffen (Neurotransmitter) ihre zentrale Funktion des Erkennens, des Speicherns, der Koordination, Information und Entscheidungsfindung. Bis heute konnten Funktion und Leistung der Hirnzellen und einzelner Zentren nur in Ansätzen erkannt werden. Die beiden reliefartigen Großhirnhälften sind der Sitz des Denkens, des Willens und der Gefühle sowie des Gedächtnisses; das motorische Zentrum steuert die Bewegungen, das sensorische interpretiert die Sinnesreize. Das Kleinhirn koordiniert Bewegungen und Gleichgewicht, der Hirnstamm steuert und reguliert vegetative Funktionen wie Atmung, Kreislauf, Blutdruck und Verdauung.

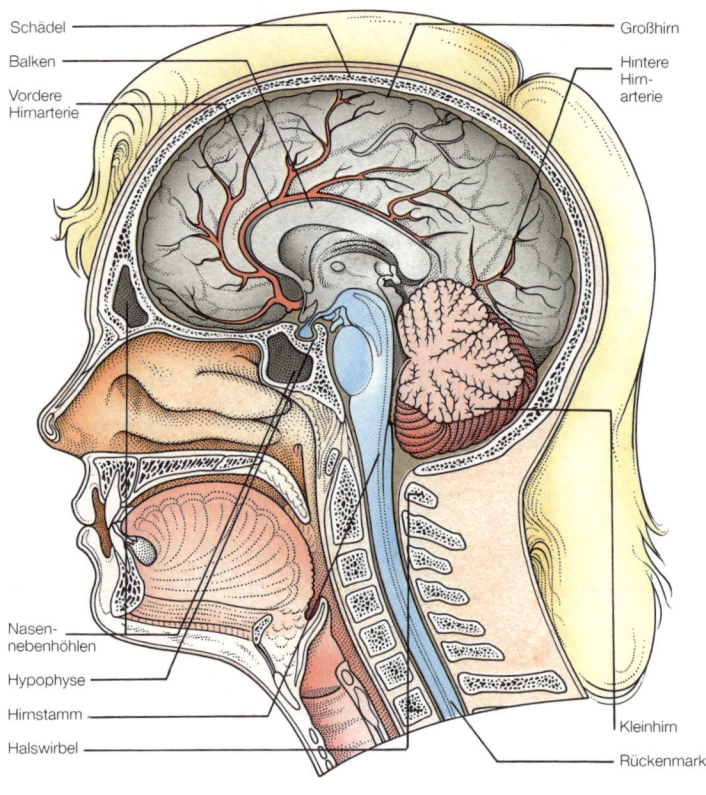

Schädel · Großhirn · Balken · Hintere Hirnarterie · Vordere Hirnarterie · Nasennebenhöhlen · Hypophyse · Hirnstamm · Halswirbel · Kleinhirn · Rückenmark

Das Nervensystem

Zentrale und Peripherie – die Funktion des Nervensystems ist funktionell aufgebaut. Gehirn und Rückenmark bilden das Zentralnervensystem. Direkt vom Gehirn gehen die Hirnnerven (Seh-, Hör- und Gleichgewichtsnerv, Gesichtsnerv u. a.) aus. Das Rückenmark mit seinen motorischen und sensiblen Bahnen fungiert als Vermittler zwischen Gehirn und Peripherie – Nervenfasern stellen die Verbindung vom Rückenmark zur Peripherie her. Unwillkürliche Funktionen des Körpers wie Herzschlag, Atmung und Darmfunktion steuert das *vegetative Nervensystem*.

Das Rückenmark

Das Rückenmark besteht aus Nerven und Nervenbahnen, die einmal Befehle vom Gehirn an die Peripherie (außerhalb des Zentralnervensystems) weiterleiten und zum anderen Informationen von der Peripherie empfangen und ans Gehirn leiten. Vom Rückenmark gehen 31 Paare peripherer Nerven aus.

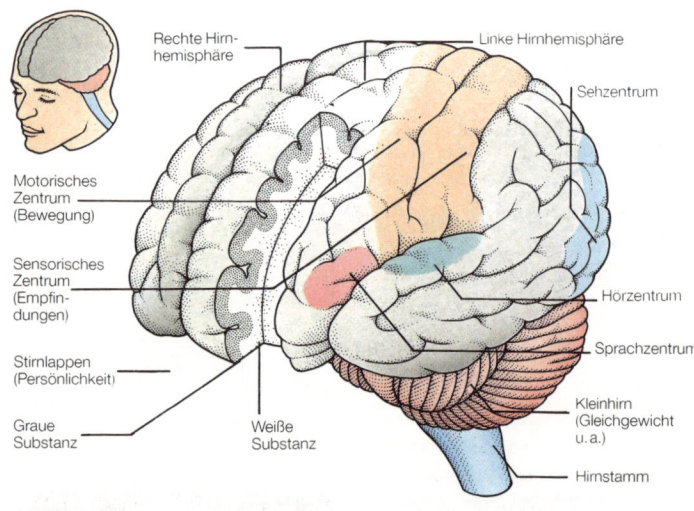

Rechte Hirnhemisphäre · Linke Hirnhemisphäre · Sehzentrum · Motorisches Zentrum (Bewegung) · Sensorisches Zentrum (Empfindungen) · Stirnlappen (Persönlichkeit) · Graue Substanz · Weiße Substanz · Hörzentrum · Sprachzentrum · Kleinhirn (Gleichgewicht u. a.) · Hirnstamm

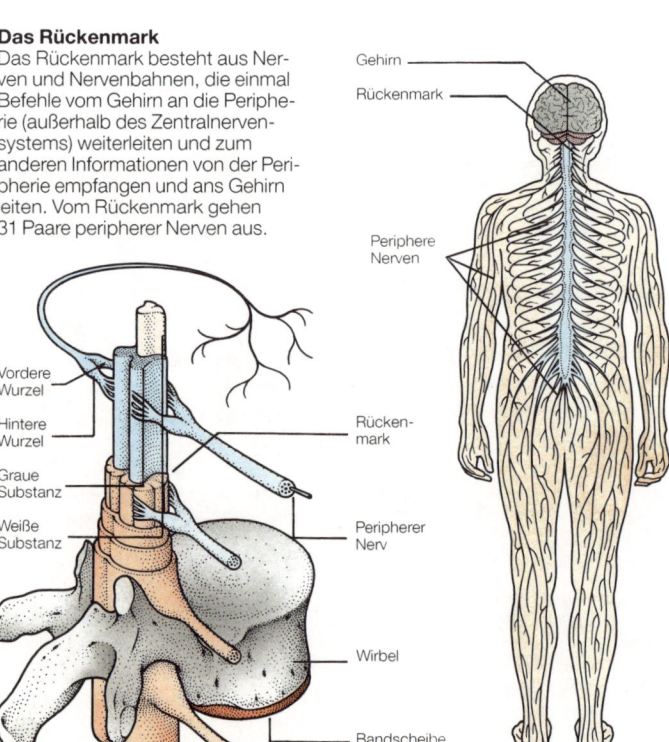

Gehirn · Rückenmark · Periphere Nerven · Vordere Wurzel · Hintere Wurzel · Graue Substanz · Weiße Substanz · Rückenmark · Peripherer Nerv · Wirbel · Bandscheibe

SYMPTOME

Das Nervensystem in seiner Funktionsvielfalt ist relativ störanfällig, wenn auch die meisten Funktionsstörungen (wie das Gros der Kopfschmerzen) harmlos sind. Störungen der Hirnchemie freilich, Verletzungen, Infektionen, Tumoren oder Degenerationen können schwere Persönlichkeitsveränderungen und invalidisierende körperliche Symptome wie Lähmungen bewirken.

Siehe dazu die Diagnose-Karten
63 Schwächeanfall und Ohnmacht;
64 Kopfschmerzen; **65** Schwindel;
66 Taubheitsgefühl und Kribbeln;
67 Zittern und Zucken;
68 Gesichtsschmerzen; **69** Blackouts und Verwirrung; **70** Sprechstörungen; **71** Psychische Störungen;
72 Depressionen; **107** Rückenschmerzen.

Die Sinne

Mit unseren Sinnen nehmen wir die Umwelt wahr, kommunizieren wir mit den Mitmenschen. Fünf oder besser sechs höhere Sinnessysteme registrieren Umweltreize, werten sie aus und reagieren auf sie: der Seh-, Hör-, Gleichgewichts-, Geschmacks-, Geruchs- und Berührungs (Tast)-Sinn. All diese Sinnessysteme setzen sich aus Sinnesorganen (z. B. Auge), Hirnnerven (z. B. Sehnerv) und Hirnzentren (z. B. Sehzentrum) zusammen.

Sehsinn und Augen

Die Augen entwickeln sich beim Embryo von zwei Gehirnknospen aus. Das Linsensystem des Auges entwirft ein Bild der Umwelt auf der lichtempfindlichen Netzhaut. Über den Sehnerv wird dieses Bild in Form von Impulsen an das Sehzentrum im Gehirn vermittelt und dort erkannt. Drei Paare von Augenmuskeln sorgen für den Blick in die gewünschte Richtung. Normales Sehen ist von der Brechkraft (Lichtbrechung) des Linsensystems abhängig.

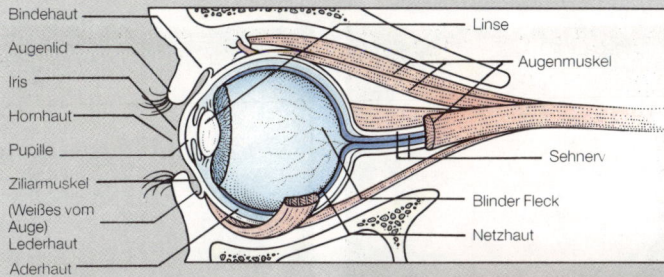

Bindehaut — Linse
Augenlid — Augenmuskel
Iris
Hornhaut
Pupille — Sehnerv
Ziliarmuskel — Blinder Fleck
(Weißes vom Auge)
Lederhaut — Netzhaut
Aderhaut

Die Netzhaut im Augenspiegel

Durch Hell-Dunkel-Kontraste, Lichtintensität und Farben werden die Sinneszellen (Zapfen, Stäbchen) der Netzhaut stimuliert, deren Impulse der Sehnerv an das Sehzentrum im Gehirn weiterleitet. Die Zapfen sind für das farbige Sehen zuständig, die Stäbchen für das Sehen in der Nacht. Der gelbe Fleck unten ist die Sehnervenscheibe (blinder Fleck).

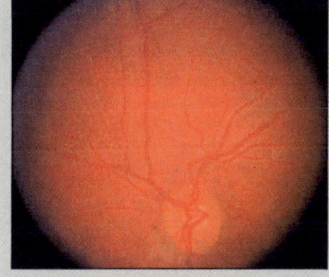

Hör- und Gleichgewichtssinn

Das Innenohr enthält die Sinnesorgane für den Hör- und auch für den Gleichgewichtssinn. Gehörgang und Mittelohr (Trommelfell, Gehörknöchelchen) leiten den Schall; das Hörorgan im Innenohr, die Schnecke, empfindet den geleiteten Schall und wandelt ihn in Impulse um, die über den Hörnerv das Hörzentrum im Gehirn informieren. Die Bogengänge im Innenohr enthalten das Gleichgewichtsorgan. Es fördert die Orientierung im Raum und spricht u. a. auf Geschwindigkeitsänderungen an, seine Informationen laufen über den Gleichgewichtsnerv zum Hirnstamm.

Ohrmuschel und äußerer Gehörgang dirigieren den Schall zum Trommelfell. Zum Aufbau des Ohres siehe auch Karte 82.

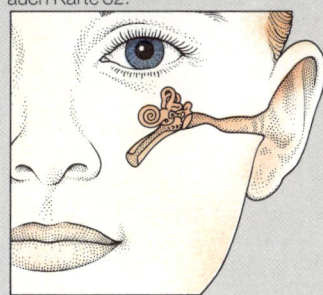

SYMPTOME

Störung, teilweiser oder totaler Verlust eines Sinnes weisen auf eine Erkrankung des jeweiligen Sinnesorgans, des entsprechenden Hirnnervs oder des Hirnzentrums hin. Weiteres Symptom können Schmerzen sein.

Siehe dazu die Diagnose-Karten **65** Schwindel oder Drehschwindel; **66** Taubheitsgefühl und Kribbeln; **80** Augenschmerzen; **81** Sehstörungen; **82** Ohrenschmerzen; **83** Ohrengeräusche; **84** Schwerhörigkeit.

Geruchssinn

Auf Gerüche reagieren die Riechfäden der Riechschleimhaut im obersten Nasengang. Sie geben ihre Informationen an den Riechkolben des Geruchsnervs weiter, von dort ziehen die Impulse zur Hirnrinde. Die Riechfäden absorbieren und analysieren die Moleküle der eingeatmeten Luft. Der Geruchssinn kann durch starkes Rauchen, Erkältungen oder Allergien geschwächt werden. Geruchsverlust signalisiert eine nervale Störung oder Verletzung.

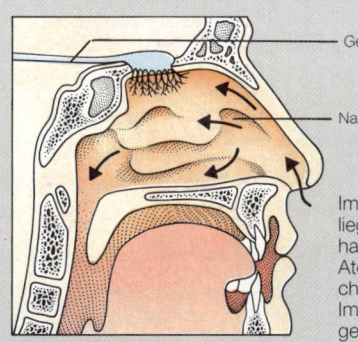

Geruchsnerv
Nasenhöhle

Im obersten Bereich der Nasenhöhle liegt die Riechschleimhaut mit den haarähnlichen Riechfäden, die die Atemluft quasi chemisch untersuchen und ihre Informationen per Impulse an den Geruchsnerv weitergeben.

Geschmackssinn

Die Geschmacksknospen auf der Zunge informieren die Hirnrinde über den Geschmacksnerv über die vier Basisrichtungen: süß, sauer, salzig, bitter. Die Geschmacksknospen liegen in den faden- oder pilzförmigen Papillen (Erhebungen) der Zungenoberfläche. Mit Hilfe des Geruchssinnes empfinden wir ein breiteres Geschmacksspektrum. Ursachen eines Verlustes des Geschmackssinnes können u. a. sein: Verlust des Geruchssinnes, bestimmte Medikamente, Zinkmangel.

Die Zunge

Auf Bitterreize reagieren die Geschmacksknospen an der Zungenbasis, auf Sauerreize die seitlichen, auf Salz und Zucker die vorderen Knospen.

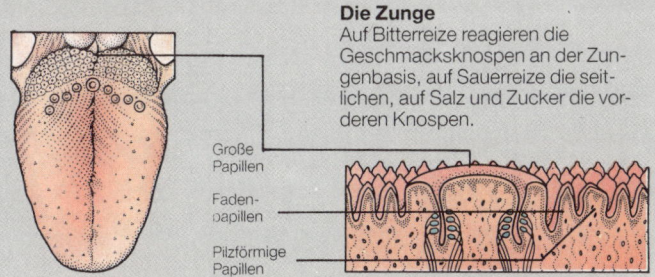

Große Papillen
Faden-papillen
Pilzförmige Papillen

Berührungs- und Tastsinn

Der Tast- und Berührungssinn schließt alle Sinnesqualitäten der Haut ein, also auch die Empfindung für Temperatur, Schmerz oder Vibration. Tastkörperchen oder freie Nervenendungen in der Haut registrieren diese Sinnesqualitäten; sensible Nervenfasern leiten die entsprechenden Impulse zum Rückenmark und weiter zum sensorischen Zentrum des Gehirns (linke Seite). Reich an solchen Rezeptoren sind die Fingerspitzen und der Lippenbereich. Ursachen einer Störung des Tast- und Berührungssinnes können sein: direkte Verletzungen der Nervenendungen, Krankheiten der Nervenfasern (etwa MS), Verletzungen des Rückenmarks oder des Gehirns.

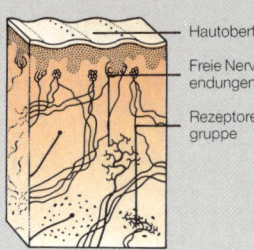

Hautoberfläche
Freie Nervenendungen
Rezeptorengruppe

Auf Berührung oder Tasten reagieren die Tastkörperchen in den Ausbuchtungen der Lederhaut. Andere Rezeptoren, Nervenendapparate oder freie Nervenendungen in der Haut registrieren je nach ihrer speziellen Funktion Druck, Wärme und Kälte, Dehnung, Vibration oder Schmerz. All diese Sinnesqualitäten werden als Impulse über sensible Nervenfasern zum Gehirn geleitet.

Verdauungssystem

Verschiedene Organe leiten den Verdauungsprozeß ein, führen ihn aus und transportieren den Nahrungsbrei. Der Verdauungstrakt reicht vom Mund bis zum After. Die eigentliche Verdauung bewirkt der Dünndarm; über seine Schleimhaut gelangen die Nahrungsmoleküle ins Blut.

Der Mund

Im Mund wird die Nahrung zerkaut und mit Speichel benetzt. Das bereitet die Verdauung vor, Kohlenhydrate werden durch den Mundspeichel vorverdaut. Zunge und Rachenmuskeln befördern die Nahrung in die Speiseröhre, die sie zur Sammlung in den Magen treibt.

Magen und Zwölffingerdarm

Der Magen durchknetet den Speisebrei und verdaut ihn mit dem Magensaft (Hauptbestandteile: Salzsäure und das Enzym Pepsin) vor. Schubweise entleert er den Brei in den Zwölffingerdarm (Anfangsteil des Dünndarmes); dort kommen Darmsäfte, Galle und Bauchspeichel zur Weiterverdauung dazu.

Der Dünndarm

Der Dünndarm vollzieht mit seinen Darmsäften, Galle und Bauchspeichel die endgültige Verdauung: Aufspaltung der Nahrung in Fettsäuren, Aminosäuren und Zuckermoleküle, die über die Darmwand ins Blut gelangen.

Der Dickdarm

Der Dickdarm entzieht dem wässerigen Darmbrei mit den nicht verdauten Nahrungsbestandteilen Wasser und führt es dem Blutstrom zu. Durch rhythmische Bewegungen der Darmmuskeln wird der Darminhalt zum Mastdarm befördert, bei vollem Mastdarm entsteht Stuhldrang.

Die Verdauungsorgane

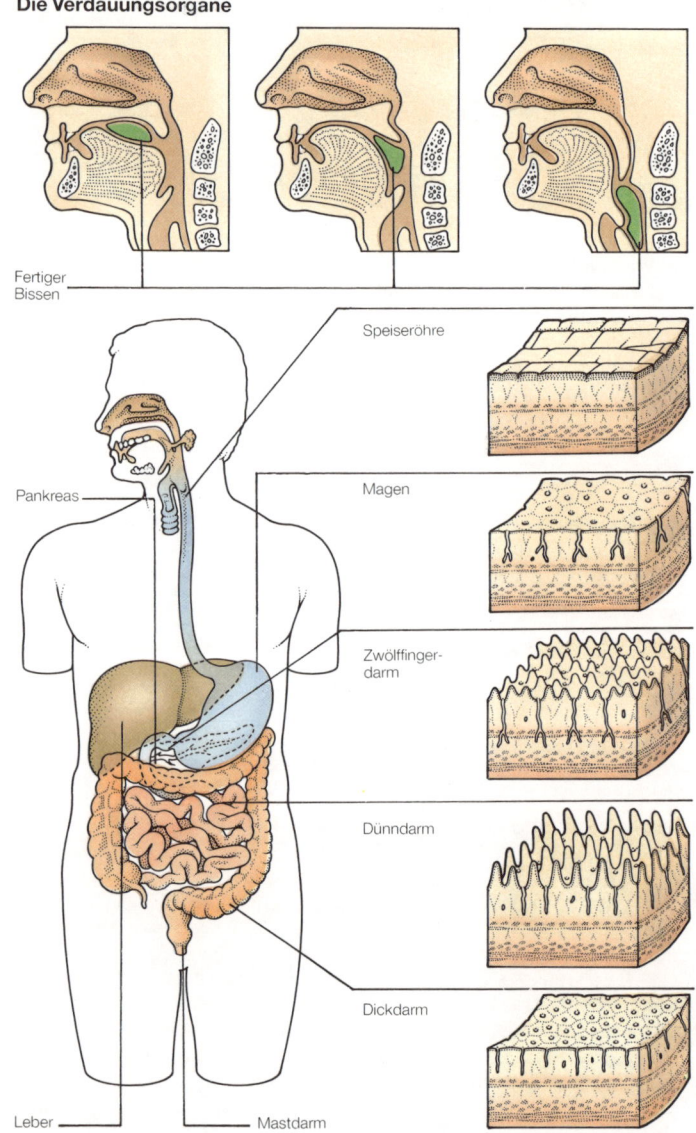

Fertiger Bissen

Speiseröhre

Pankreas

Magen

Zwölffinger-darm

Dünndarm

Dickdarm

Leber — Mastdarm

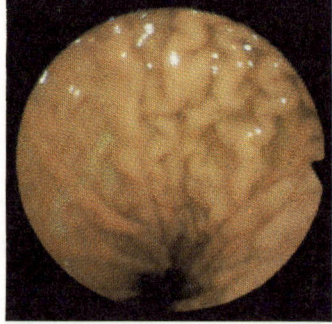

Endoskopie: Magen
Foto der Magenschleimhaut vor dem Magenpförtner (Ausgang zum Zwölffingerdarm); die Magenmuskeln sind zusammengezogen.

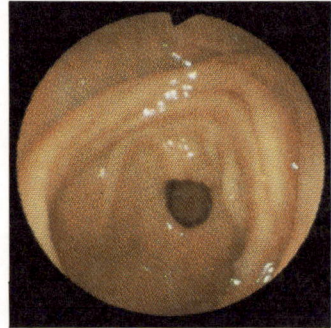

Endoskopie: Zwölffingerdarm
Das Foto zeigt die typischen zirkulären Falten der Schleimhaut des Zwölffingerdarms. Zur *Endoskopie* siehe Diagnose-Karte 92.

Leber

Die Leber liegt im rechten Oberbauch, großenteils unter dem rechten Rippenbogen und ist ganze 1½ kg schwer. Sie ist das größte einzelne Organ im Körper und hat zwei Funktionen: Einmal dient sie dem Verdauungssystem durch die Bildung von Galle, zum anderen ist sie die chemische Fabrik des Körpers, das wichtigste Stoffwechselorgan. Über die Pfortader bekommt sie die Moleküle der verdauten Nahrung, das ankommende Blut entgiftet sie. Ihre Funktionen als chemische Fabrik sind u. a.: Sie dient dem Zuckerstoffwechsel, baut für den Organismus notwendige Eiweißkörper auf, baut Hormone und chemische Substanzen ab, bildet wichtige Faktoren der Blutgerinnung. Überalterte rote Blutkörperchen baut sie ab, aus dem roten Blutfarbstoff bildet sie den Gallenfarbstoff (Bilirubin). Täglich fabriziert die Leber etwa 0,8 l Galle, die in der an der Unterseite der Leber angewachsenen Gallenblase gesammelt und eingedickt wird und von dort bei Bedarf in den Zwölffingerdarm fließt und mit ihren Säuren vor allem der Fettverdauung dient.

SYMPTOME

Die Darmschleimhaut erneuert sich ständig und reagiert schnell auf Erreger mit dem Symptom eines Brechdurchfalls. Schmerzen im Oberbauch können einen Reizmagen oder ein Magengeschwür, im Mittel- und Unterbauch eine Funktionsstörung oder Erkrankung des Darms signalisieren.

Siehe die Karten **56** Gewichtsverlust; **94** Erbrechen; **95** Häufiges Erbrechen; **96** Bauchschmerzen; **97** Chronische Bauchschmerzen; **98** Aufgetriebener Bauch; **99** Blähbauch; **100** Durchfall; **101** Verstopfung; **102** Veränderter Stuhl; **103** After- und Mastdarmprobleme.

SYMPTOME

Gemeinsames Symptom vieler Leber- und Gallenleiden ist die Gelbsucht, eine Gelbfärbung der Haut und der Augen. Weitere Symptome können u. a. sein: Schmerzen unter dem rechten Rippenbogen und Erbrechen (Hepatitis), Koliken im rechten Oberbauch (Gallensteine),

Ödeme und Verwirrtheit (schwere Zirrhose). Eine Fettleber macht dagegen kaum Beschwerden.

Siehe die Karten **55** Schnelle Ermüdbarkeit; **56** Gewichtsverlust; **69** Blackouts; **95** Häufiges Erbrechen; **97** Chronische Bauchschmerzen.

Lymphsystem

Das Lymphsystem ist ein wichtiges System der körpereigenen Abwehr. In den Lymphgefäßen fließt die Lymphe, eine eiweißhaltige Flüssigkeit. Stationen der Gefäßbahnen sind die Lymphknoten, in denen die Retikulumzellen Fremdkörper und Erreger filtern und vernichten. Lymphknoten bilden Lymphozyten, spezielle weiße Blutzellen, die als Strategen des Abwehrsystems wirken, andere Abwehrzellen steuern und Antikörper produzieren. Bei Infektionen können nahegelegene Lymphknoten anschwellen. Ein Teil der verdauten Nahrungsfette gelangt von der Darmwand über Lymphgefäße in die Blutbahn und so zur Leber.

Die Milz

Die Milz ist ein lymphatisches Organ – das sind Organe, die neben den Lymphknoten Lymphozyten bilden, beispielsweise Mandeln, Wurmfortsatz (Blinddarm) oder Lymphfollikel des Darms und der Bronchien. Überdies vernichtet die Milz zusammen mit der Leber alte oder krankhaft veränderte rote Blutkörperchen.

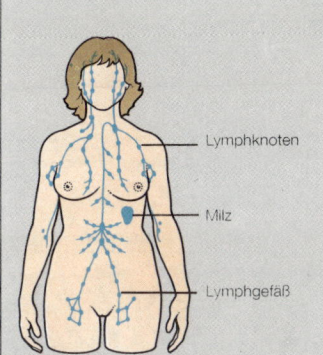

Lymphknoten

Milz

Lymphgefäß

Hormonsystem

Hormone (Antriebsstoffe) werden von den Hormondrüsen ausgeschüttet, um als Botschafter die Funktion der von ihnen abhängigen Systeme und Organe zu steuern. Hormone regeln viele Körperfunktionen, so etwa Stoffwechsel, Sexualfunktionen oder körperliche Aktivität.

Hormondrüsen

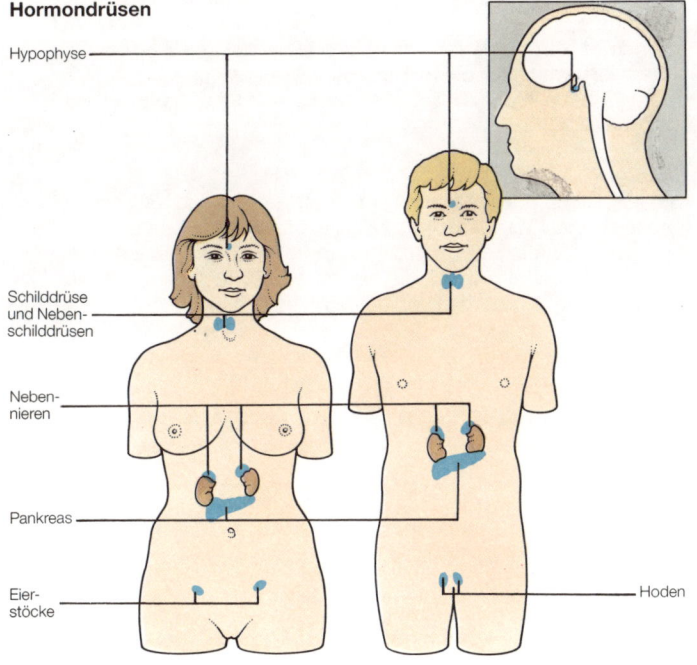

Hypophyse

Schilddrüse und Nebenschilddrüsen

Nebennieren

Pankreas

Eierstöcke

Hoden

Hypophyse (Hirnanhangdrüse)

Die Hypophyse liegt an der Basis des Gehirns (Hirnanhangdrüse) und steuert mit ihren Hormonen vor allem andere Hormondrüsen wie Schilddrüse, Nebennieren oder Keimdrüsen. Bei Kindern reguliert sie mit dem Wachstumshormon das Wachstum. Gesteuert wird sie wiederum durch Hormone des Hypothalamus, einer Hirnregion; ihr Hinterlappen schüttet bestimmte Hypothalamus-Hormone u. a. zur Regulierung des Wasserhaushalts und der Wehen aus.

Schilddrüse

Ihre beiden Hormone steuern den Stoffwechsel und die Entwicklung der körperlichen und geistigen Leistungsfähigkeit. Als Hormonbaustein braucht sie Jod. Jodmangel führt zu einer Schilddrüsenvergrößerung (Kropf).

Nebenschilddrüsen

Die vier winzigen Nebenschilddrüsen sitzen den Polen der schmetterlingsförmigen Schilddrüse auf und kontrollieren mit ihrem Parathormon den Calcium- und Phosphatspiegel – wichtig für gesunde Knochen- und Muskelfunktionen.

Nebennieren

Die Nebennieren sitzen den Nierenpolen auf (außer der Lage haben sie mit den Nieren keine Gemeinsamkeit). Sie bestehen aus zwei Hormondrüsen, der Rinde und dem Mark. Die Nebennierenrinde steuert mit ihren Steroidhormonen (Kortikoide u. a.) den Zucker-, Wasser-, Natrium- und Kaliumhaushalt. Ihr Hormon Kortison hat überdies eine entzündungshemmende Wirkung. Das Nebennierenmark schüttet unter Streßbelastung die »Streßhormone« Adrenalin und Noradrenalin aus, die u. a. die Spannung der Muskulatur beeinflussen und den Blutdruck erhöhen; Adrenalin steigert die Herzfrequenz und den Blutzuckerspiegel.

Bauchspeicheldrüse (Pankreas)

Der Pankreas liegt im hinteren Oberbauch. Zum einen produziert er Verdauungssäfte (Bauchspeichel), die er in den Zwölffingerdarm schüttet. Zum anderen produziert er in speziellen Zellen die Hormone Insulin und den Insulin-Gegenspieler Glukagon, die für den Zuckerhaushalt des Organismus essentiell sind. Insulin sorgt u. a. dafür, daß die Zellen ihre Schleusen für die Zuckermoleküle im Blut öffnen. Glukagon fördert die Zuckerabgabe der Leber ins Blut.

Eierstöcke

Die Eierstöcke sind ein paariges Organ, das die weiblichen Sexualhormone bildet und in dem die Eizellen heranreifen. Von den etwa 400 000 unreifen Eizellen reifen im Leben einer Frau nur etwa 400 befruchtungsfähige Eizellen heran; beim Eisprung wird die reife Eizelle in die Öffnung eines Eileiters geschwemmt.

Hoden

Die paarige männliche Keimdrüse heißt Hoden; die etwa pflaumengroßen Hoden liegen im Hodensack. Die männlichen Sexualhormone (Androgene, vor allem Testosteron) bilden die Hoden in speziellen Zellen, die Samenzellen in den Hodenkanälchen.

Nieren und Harnwege

Die Nieren filtern aus dem Blut Abfallprodukte des Stoffwechsels und überschüssiges Wasser heraus. Bei Nierenversagen ist eine tödliche Vergiftung des Körpers unausweichlich. Stoffwechselschlacken und überschüssiges Wasser werden über die beiden Harnleiter, die Blase und die Harnröhre als Urin ausgeschieden. Die männliche Harnröhre ist etwa 25 cm lang und dient gleichzeitig der Ejakulation, die weibliche Harnröhre dagegen mißt in der Länge nur etwa 2,5–4 cm. Frauen sind infolge ihrer kurzen Harnröhre für Harnwegsinfektionen empfänglicher als Männer.

Wie Nieren und Harnwege arbeiten

Die harnpflichtigen Substanzen werden zusammen mit Wasser von den Nierenkörperchen aus dem Blutstrom als Primärharn gefiltert. Von den Nierenkanälchen werden 99 % des Primärharns wieder zurückgewonnen, hauptsächlich Wasser, Zucker, Mineralsalze und Aminosäuren. Der Restharn gelangt ins Nierenbecken, wird von den beiden Harnleitern in die Blase getrieben und über die Harnröhre ausgeschieden.

Die Harnwege

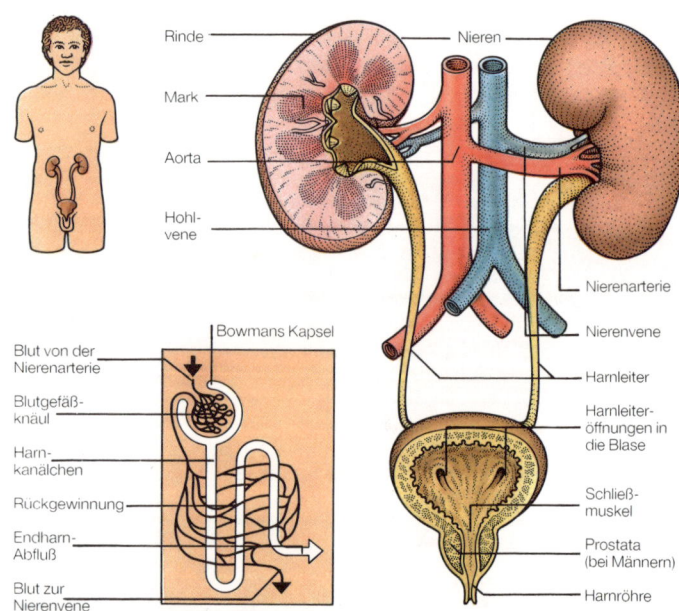

Rinde
Mark
Aorta
Hohl-
vene

Nieren

Nierenarterie
Nierenvene
Harnleiter
Harnleiter-
öffnungen in
die Blase
Schließ-
muskel
Prostata
(bei Männern)
Harnröhre

Bowmans Kapsel
Blut von der
Nierenarterie
Blutgefäß-
knäul
Harn-
kanälchen
Rückgewinnung
Endharn-
Abfluß
Blut zur
Nierenvene

Wie die Nieren das Blut filtern

Die etwa eine Million Nierenkörperchen in der Nierenrinde enthalten kleinste Blutgefäße (Kapillaren), in die von der Nierenarterie aus das Blut fließt. Durch Druckunterschied werden Wasser und kleinmolekulare Stoffe in einen Kapselraum gepreßt und gelangen von dort in die Nierenkanälchen. Blutkörperchen und großmolekulare Eiweißkörper gelangen nicht durch die Poren der Kapillaren.

SYMPTOME

Nieren und ableitende Harnwege (besonders die Blase) sind relativ häufig von über die Harnröhre aufsteigenden Infektionen betroffen, vor allem bei Frauen. Symptome sind u. a. schmerzhafter Harndrang und häufiges Wasserlassen, evtl. Schmerzen im Nierenlager. Brennen beim Wasserlassen ist oft Folge einer sexuell übertragbaren Krankheit – siehe dazu Karten 117 (Männer) und 132 (Frauen). Rotbrauner Urin oder Ödeme können eine ernste Nierenkrankheit signalisieren, Müdigkeit, Durst, Kopfschmerzen und Bewußtlosigkeit ein chronisches Nierenversagen.

Siehe dazu die Karten **104** Harndrang und Schmerzen; **117** Schmerzen beim Wasserlassen (Männer) und **132** (Frauen).

Die männlichen Sexualorgane

Die männlichen Sexualorgane entwickeln sich voll in der Pubertät, bei etwa 14–15jährigen Jugendlichen ist die Entwicklung abgeschlossen. Im Hoden werden die Samenzellen produziert, im Nebenhodenschweif gespeichert; zusammen mit dem Sekret von Prostata und Samenbläschen wird der Samen durch die Harnröhre ejakuliert.

Die Sexualorgane

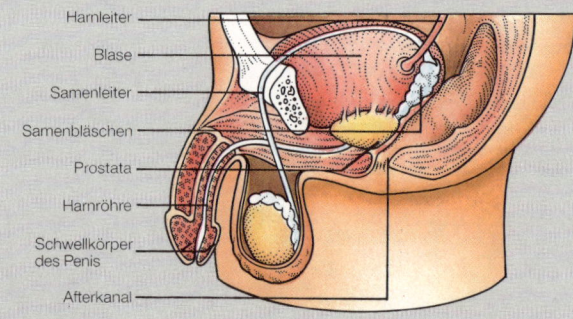

Harnleiter
Blase
Samenleiter
Samenbläschen
Prostata
Harnröhre
Schwellkörper
des Penis
Afterkanal

Querschnitt durch den Penis

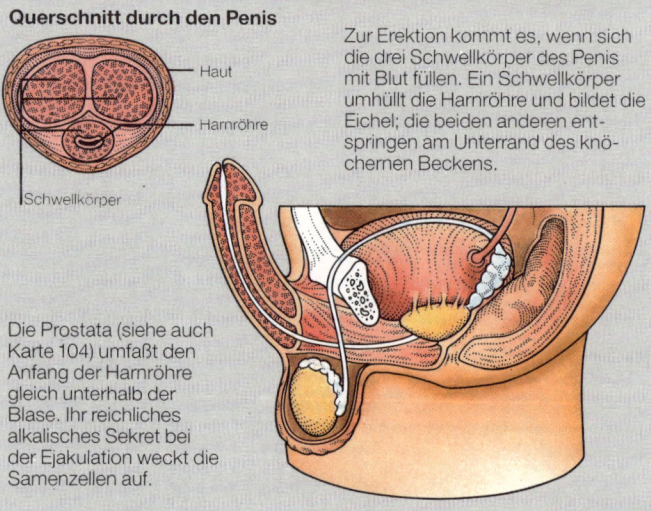

Haut
Harnröhre
Schwellkörper

Zur Erektion kommt es, wenn sich die drei Schwellkörper des Penis mit Blut füllen. Ein Schwellkörper umhüllt die Harnröhre und bildet die Eichel; die beiden anderen entspringen am Unterrand des knöchernen Beckens.

Die Prostata (siehe auch Karte 104) umfaßt den Anfang der Harnröhre gleich unterhalb der Blase. Ihr reichliches alkalisches Sekret bei der Ejakulation weckt die Samenzellen auf.

Erektion des Penis

Bei sexuellem Verlangen erigiert der Penis – ob mit oder ohne manuelle Reizung – dank seiner Schwellkörper (siehe oben); während des Schlafes kommt es etwa dreimal zu einer Erektion. Die Erektion ermöglicht den Koitus. Bei weiterer mechanischer Reizung (Koitus, Masturbation, Fellatio) kommt es zum Samenerguß (Ejakulation).

Hoden

Die Hoden produzieren die Samenzellen, die in den Nebenhoden reifen (siehe Karte 122). Eine weitere wichtige Funktion der Hoden ist die Produktion des männlichen Sexualhormons Testosteron, das die Pubertät einleitet, die männlichen Geschlechtsmerkmale und die Libido ausbildet und aufrechterhält.

SYMPTOME

Ein Ausfluß aus der Harnröhre weist auf eine sexuell übertragbare Krankheit hin (Karte 117). Beim fortgeschrittenen Prostatakrebs kann sich Blut im Samen und im Urin finden. Eine schmerzhafte Anschwellung kann durch eine Hodenstiel-Verdrehung verursacht werden, bei Fieber signalisiert sie eine Hodenentzündung; eine schmerzlose Schwellung ist Zeichen einer Hydrozele, eine bisweilen schmerzhafte Verhärtung ist Signal des seltenen Hodenkrebs. Suchen Sie bei jeder Genitalerkrankung einen Arzt auf.

Siehe dazu die Diagnose-Karten **116** Peniserkrankungen; **115** Hodenerkrankungen

Die Brüste

Die weibliche Brust (Mamma, Mehrzahl: Mammae) besteht aus den 15 bis 20 Gruppen von Milchdrüsen – eingebettet in Binde- und Fettgewebe. Von jeder Drüsengruppe geht ein Milchgang zur Brustwarze (Mamilla) aus und öffnet sich an deren Spitze. Die Brustwarze wird von kleinen Talgdrüsen vor allem des Warzenvorhofs geschmeidig gehalten. Brustwarze und Vorhof (Areola) sind dunkel pigmentiert – das und die Fettpolster geben der Brust ihre erotisch ansprechende Form, unterstützt durch die sehr zarte, glatte Haut. Die Brustwarze hat eine konische oder zylindrische Form (günstig beim Stillen), sie schwillt bei sexueller Erregung an und richtet sich auf. Der Drüsenkörper der Brust baut sich auf dem großen Brustmuskel auf.

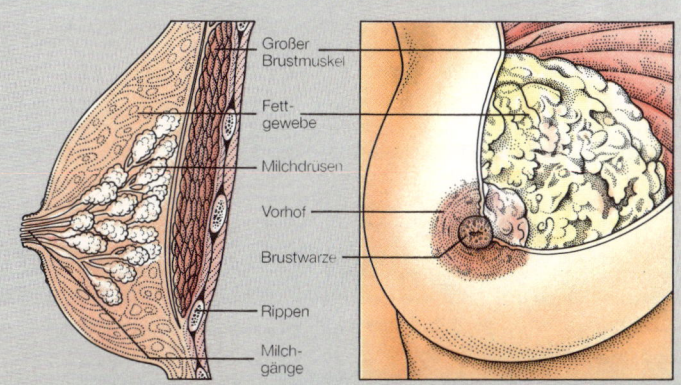

Großer Brustmuskel
Fettgewebe
Milchdrüsen
Vorhof
Brustwarze
Rippen
Milchgänge

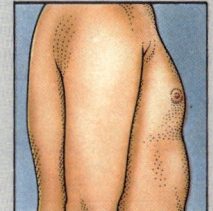
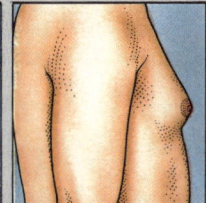
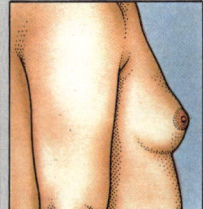
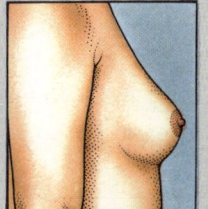
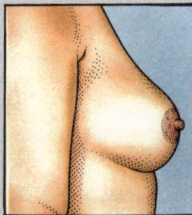

Das Fettgewebe bestimmt die Größe der Brust. Die milchproduzierenden Drüsen bauen sich in Gruppen auf, die Milchgänge führen zur Brustwarze. Beim 10–11jährigen Mädchen, in der frühen Pubertät also, vergrößern sich die Brustwarzen; Milchdrüsen und Fettgewebe wachsen, so daß sich der Vorhof kreisrund abflacht.

Entwicklung der Brüste und Milchproduktion

Die Form der weiblichen Brust ist individuell recht unterschiedlich – groß oder klein, halbkugelig, kegelförmig oder knospig, fester oder hängend.

Während der Schwangerschaft nehmen die Brüste infolge der Einwirkung eines Hormons der Hypophyse (Hirnanhangdrüse) und der Plazenta an Größe zu: Die Milchdrüsen vergrößern sich, der Warzenvorhof wird dunkler, und die Brustwarzen treten stärker hervor. Unmittelbar nach der Entbindung geben die Milchdrüsen bereits die antikörperreiche Vormilch ab, am 3. Tag schießt die endgültige Muttermilch ein. Die Milchproduktion wird durch Prolaktin, das Milchbildungshormon der Hypophyse, angeregt.

Ein Mädchen hat bereits bei seiner Geburt einfache winzige Milchgänge, bisweilen kann es auch infolge der mütterlichen Hormone leicht vergrößerte Brüste haben und sogar etwas Vormilch entladen. In der frühen Pubertät entwickeln sich die typischen Fettpolster der Brüste, später bei regelmäßig werdendem Zyklus auch der Drüsenkörper.

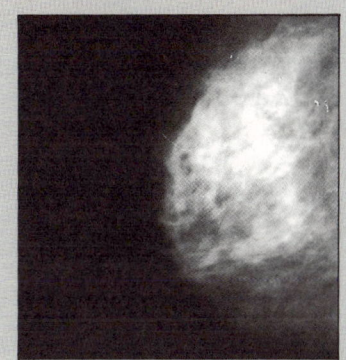

Mammographie

Die Mammographie ist eine spezialisierte Röntgenmethode zur Früherkennung von Brustkrebs. Durch neue Techniken ist ihre Strahlenbelastung relativ gering, doch sollte sie bei unter 50jährigen Frauen nur im Falle von Verdachtsmomenten nach Ultraschall-Diagnose eingesetzt werden.

SYMPTOME

Eine Entzündung der Brustdrüsen zeigt sich durch Rötung der Brüste, Fieber und Schmerzen. Knoten in der Brust sind zwar meist gutartig, eine Abklärung bringt jedoch erst eine Mammographie (unten). Zur Selbstuntersuchung der Brüste siehe Karte 124.

Siehe die Karten **124** Knoten und Schmerzen der Brüste; **146** Probleme beim Stillen.

Die weiblichen Sexualorgane

Zu den äußeren Sexualorganen gehören Schamlippen, Klitoris und Scheidenvorhof, zu den inneren Vagina, Gebärmutterhals, Gebärmutter, Eileiter und Eierstock. Die weibliche Keimdrüse ist der Eierstock, ein paariges Organ, das jeden Monatszyklus (folgende Seite) ein reifes Ei in einen der Eileiter ausstößt.

Die äußeren Sexualorgane (Vulva)

Die äußeren großen Schamlippen bestehen aus Fettpolstern, Bindegewebe und glatten Muskelfasern; es sind zwei größere Hautfalten mit zahlreichen Talgdrüsen. Die kleineren inneren Schamlippen begrenzen den Scheidenvorhof, an dessen Grund der Eingang zur Vagina liegt. Bei sexueller Erregung befeuchten Schleimdrüsen diesen Bereich. Am Fuß des Schamhügels umschließen die kleinen Schamlippen die Klitoris, das Leitorgan für sexuelle Erregung und Orgasmus. Bei Selbstbefriedigung oder Koitus vergrößert sich die hochreaktive (dem Penis entsprechende) Klitoris dank ihrer Schwellkörper.

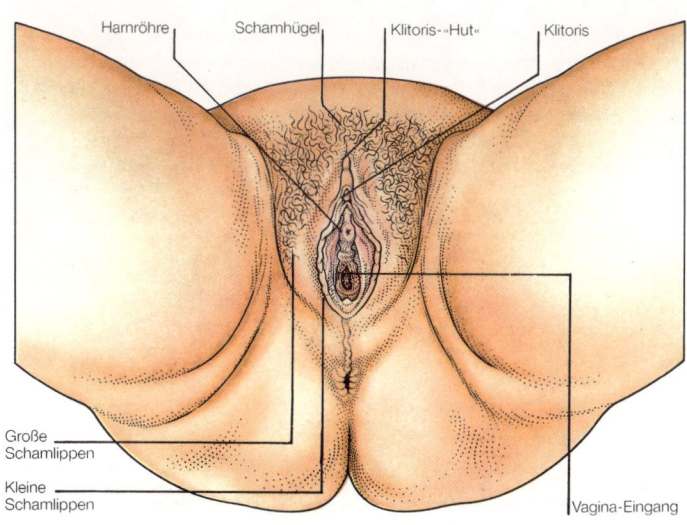

Harnröhre
Schamhügel
Klitoris-»Hut«
Klitoris
Große Schamlippen
Kleine Schamlippen
Vagina-Eingang

Die inneren Sexualorgane

Von den inneren Fortpflanzungsorganen der Frau liegen Eierstock, Eileiter und Gebärmutter geschützt in der Höhle des knöchernen Beckenrings. Gebärmutterhals und Vagina verbinden diese Organe mit der Vulva – sie stellen auch den Geburtskanal.

Vagina

Die etwa 8 – 10 cm lange Vagina (Scheide) ist ein flexibler muskulöser Schleimhaut-Schlauch. Sie paßt sich dem eindringenden Penis an, beim Koitus dehnt sich ihr hinterer Teil aus, der vordere Teil zieht sich mit Vorhof und Schamlipppen um den Penis zusammen (orgastische Manschette). Während der Entbindung kann sich die Vagina als äußerer Teil des Geburtskanals immens dehnen. Das saure, erregend duftende Vaginalsekret wird durch Milchsäurebakterien (Döderlein-Stäbchen) gebildet.

Gebärmutterhals (Zervix)

Der stark muskulöse Gebärmutterhals ist der innere Geburtskanal. Die Zervix ragt kuppenartig in das hintere obere Scheidengewölbe hinein.

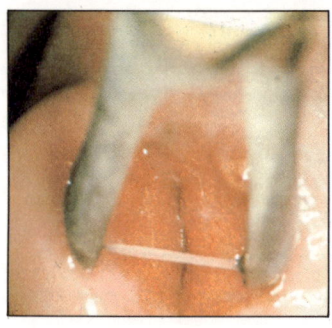

Das Foto zeigt den äußeren Muttermund, die Öffnung des Gebärmutterhalskanals in die Vagina. Zu den gesetzlichen Vorsorgeuntersuchungen für Frauen (kostenlose jährliche Krebsfrüherkennung) gehören auch Zellabstriche aus dem hinteren Scheidengewölbe und vom äußeren Muttermund (neben einer eingehenden Inspektion). Die Zellabstriche werden im Labor auf krankhafte bzw. krebsverdächtige Zellveränderungen hin untersucht (Pap-Test).

Gebärmutter (Uterus)

Die etwa 9 cm lange Gebärmutter liegt hinter der Blase und wird von Muskeln und Bändern des Beckenbodens gehalten. Sie ist ein starker birnenförmiger Hohlmuskel – der stärkste des Körpers – und paßt sich dem Kind im Mutterleib bis zur Entbindung an, danach schrumpft er wieder zur Originalgröße. Die Schleimhaut im Inneren (Endometrium) ist höchst gefäßreich und sorgt für die Einnistung des Keimes. Das reife fertige Baby treibt der Uterus durch den Geburtskanal (Wehen). Ist das Ei nicht befruchtet worden, stößt sich der aufgebaute Teil der Schleimhaut unter Blutungen ab (Menstruation).

Eileiter

Die beiden gut 10 cm langen Eileiter ziehen jeweils von einem oberen Ende der Gebärmutter zu den Eierstöcken. Mit seinem fransenförmigen Trichter empfängt der Eileiter das reife Ei vom Eierstock und treibt es mit Flimmerhärchen seiner Schleimhaut zur Gebärmutter. Im Eileiter findet die Befruchtung der Eizelle mit einer der angelangten Samenzelle statt.

Eierstock

Die beiden Eierstöcke liegen oberhalb der Gebärmutter. Sie enthalten etwa 400 000 unreife Eizellen, von denen nur etwa 400 im Leben einer Frau heranreifen und in die Eileiter (oben) ausgestoßen werden; abwechselnd empfängt in jedem Zyklus einer der Eileiter ein Ei (Eisprung). Die Eierstöcke bilden überdies die weiblichen Sexualhormone Östrogen und Progesteron, die die weiblichen Geschlechtsmerkmale, Menstruation und Schwangerschaft bestimmen.

Querschnitt eines Eierstocks

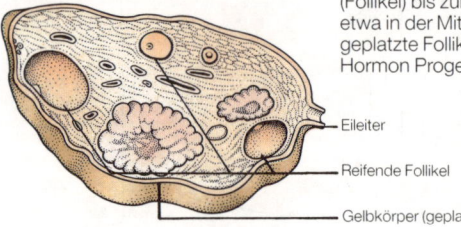

Das Ei reift in einem Eibläschen (Follikel) bis zum Eisprung (oben) etwa in der Mitte eines Zyklus. Der geplatzte Follikel produziert das Hormon Progesteron.

Eileiter

Reifende Follikel

Gelbkörper (geplatzter Follikel)

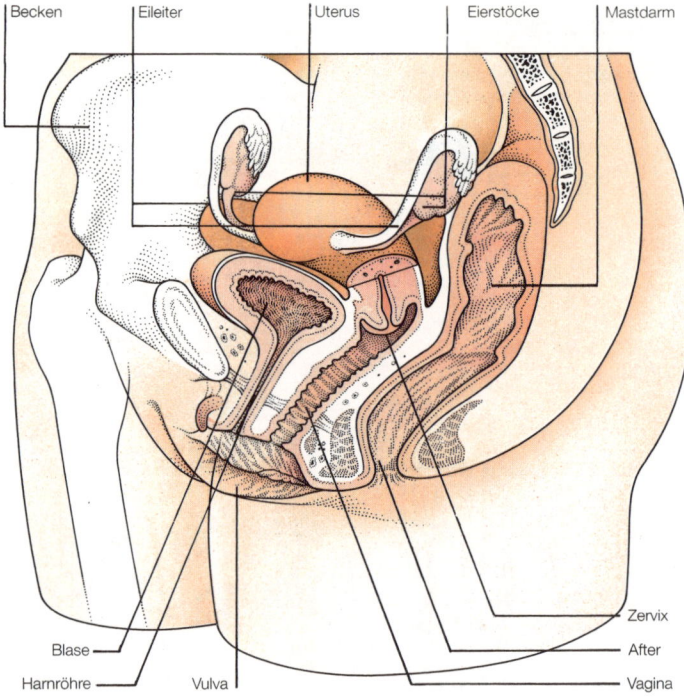

Becken | Eileiter | Uterus | Eierstöcke | Mastdarm

Zervix

Blase

Harnröhre | Vulva

After

Vagina

Der Menstruationszyklus

Die erste Menstruation (Menarche) hat ein Mädchen mit etwa 11 – 13 Jahren. Die Menstruation ist nur ein bemerkbares Signal des Zyklus, der – individuell sehr unterschiedlich – etwa 28 Tage (Mondmonat) andauert. Der erste Tag der Blutung ist der erste Tag des Zyklus. Übergeordnete Leitzentrale des Zyklus ist der Hypothalamus (eine Hirnregion). Mit seinen Hormonen steuert er die Hormonabgabe der Hypophyse, die wiederum mit ihren Hormonen weisungsgemäß die Hormonausschüttung des Eierstocks (Östrogen und Progesteron) reguliert (siehe dazu Karte 125). Etwa in der Mitte des Zyklus erfolgt der Eisprung, zuvor wurde die Gebärmutterschleimhaut zur Einnistung des befruchteten Eis bereit gemacht; kommt es nicht zur Befruchtung, wird die aufgebaute Schleimhaut unter Blutungen abgestoßen (Menstruation). Mit etwa 50 Jahren hat eine Frau ihre letzte Blutung (Menopause, siehe dazu Karte 125).

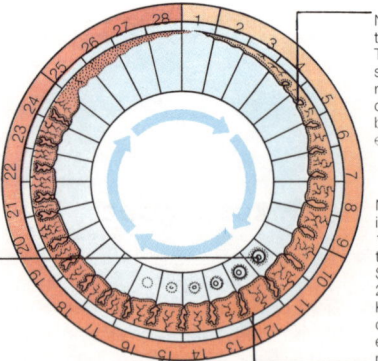

Der etwa 28 Tage andauernde Prozeß der Eireifung, des Eisprungs und des Aufbaus sowie des Abbaus der Gebärmutterschleimhaut heißt Zyklus.

Nach der Menstruation beginnt sich ein Teil der Uterusschleimhaut gefäßreich aufzubauen, um die Einnistung eines befruchteten Eis zu ermöglichen.

Jeden Monat entlassen die Eierstöcke abwechseln ein reifes Ei (Eisprung), das den Eileiter zur Gebärmutter hinunterwandert.

Nach dem Eisprung ist die Eizelle nur etwa 12 Stunden befruchtungsfähig, eine Samenzelle überlebt 2–3 Tage. Bei einem Koitus 2 Tage vor dem Eisprung ist also eine Befruchtung möglich.

SYMPTOME

Beschwerden vor oder während der Monatsblutung sind relativ häufig, ebenso zu starke, verlängerte oder unregelmäßige Blutungen. Das Ausbleiben der erwarteten Blutung kann natürlich (Schwangerschaft, Klimakterium) oder organisch bedingt sein. Suchen Sie bei diesen Symptomen, bei Ausfluß, Hautveränderungen der Vulva, Juckreiz oder Unterleibsschmerzen den Frauenarzt auf.

Siehe dazu die Karten **125** Ausbleiben der Periode; **126** Starke Perioden; **127** Schmerzhafte Perioden; **128** Unregelmäßige Blutungen; **130** Juckreiz und Vulva-Beschwerden; **134** Schmerzen beim Sex; **137** Sterilität.

Schwangerschaft

Schwangerschaft und Geburt sind körperliche Höchstleistungen. Die körperlichen, vegetativen und psychischen Veränderungen in dieser Zeit sind immens – doch gehen zumindest die körperlichen Veränderungen allmählich vor sich. Es ist jedoch allemal gut, Bescheid zu wissen – auch wenn Sie nur unter den üblichen Schwangerschaftsbeschwerden leiden (siehe dazu auch die Diagnose-Karten 138–147). *Wichtig:* Hat Ihr Frauenarzt eine Schwangerschaft bestätigt, sollten Sie keinen der angesetzten Vorsorgetermine versäumen – wenn auch die meisten Schwangerschaften problemlos verlaufen.

Das Ausbleiben der Monatsblutung ist meist klares Signal einer Schwangerschaft. 12 Tage nach Ausbleiben der Regel können Sie einen Urintest (keinen Schnelltest) selbst vornehmen. Letzte Klarheit gibt Ihnen ein Test beim Frauenarzt. Schon früh kann es auch zu Übelkeit und Erbrechen (Reaktion auf den Keim) kommen.

Die Brüste vergrößern sich und können schon recht früh spannen, der Vorhof um die Brustwarzen wird oft dunkler.

Die Gebärmutter (Uterus) dehnt sich erst im 4. Schwangerschaftsmonat aus – die Schwangerschaft wird äußerlich sichtbar. Am Ende des 5. Monats ist der Fetus bereits etwa 35 cm lang und wiegt etwa 800 g. Die sich vergrößernde Gebärmutter kann schon früh auf die Blase drücken, so daß Sie häufig Harndrang verspüren, wenn Sie auch dann nur wenig Wasser lassen müssen. Ende des 6. Monats ist der Uterus bis zum Nabelbereich vorgedrungen – Sie können ihn tasten. Am Ende der Schwangerschaft macht das Gewicht von Uterus, Fetus und Fruchtwasser etwa 6–8 Kilo aus, hinzu kommt die um etwa ein Drittel vermehrte Blutflüssigkeit. Insgesamt sollten Sie aber bis zur 36. Woche nicht mehr als 12 kg zugenommen haben. Die ersten Bewegungen Ihres Babys (Stoßen und Kicken) verspüren Sie etwa in der 20. Schwangerschaftswoche, als Zweitgebärende bereits früher.

Die Haut kann bei manchen Schwangeren im Gesicht gelbbraunfleckig oder im Vulva- und Afterbereich dunkelbraun-fleckig werden. Ein solches *Chloasma* bildet sich auch nach der Schwangerschaft meist nicht zurück. Breite *Schwangerschaftsstreifen* (Striae) der Bauchdecke oder am Po entstehen meist bei anlagebedingter Bindegewebsschwäche durch Überdehnung des Bindegewebes. Zunächst sind sie rötlich-blau, dann blassen sie aus; auch nach Jahren sind sie oft noch nicht völlig verschwunden. Vorbeugung und Behandlung: Schwimmen, Gymnastik, eiweißreiche Kost, leichtes Einreiben mit einem Hautfunktionsöl (z. B. *Weleda*-Massageöl).

Die Anfälligkeit für Karies und Parodontitis kann durch den hohen Progesteronspiegel in der Schwangerschaft erhöht sein. Progesteron macht das Zahnfleisch schwammig und fördert so das Bakterienwachstum. Vorbeugung: gute Zahnhygiene, Meiden von Zucker, calciumreiche Nahrung.

Rückenschmerzen, vor allem Schmerzen im Lendenwirbel- und Kreuzbeinbereich, können durch den hormonell verursachten Festigkeitsverlust der Bänder, die Wirbelgelenke und Wirbelsäule halten, bedingt sein – oft in Kombination mit psychischen Ursachen. In der späteren Schwangerschaft kommt die veränderte

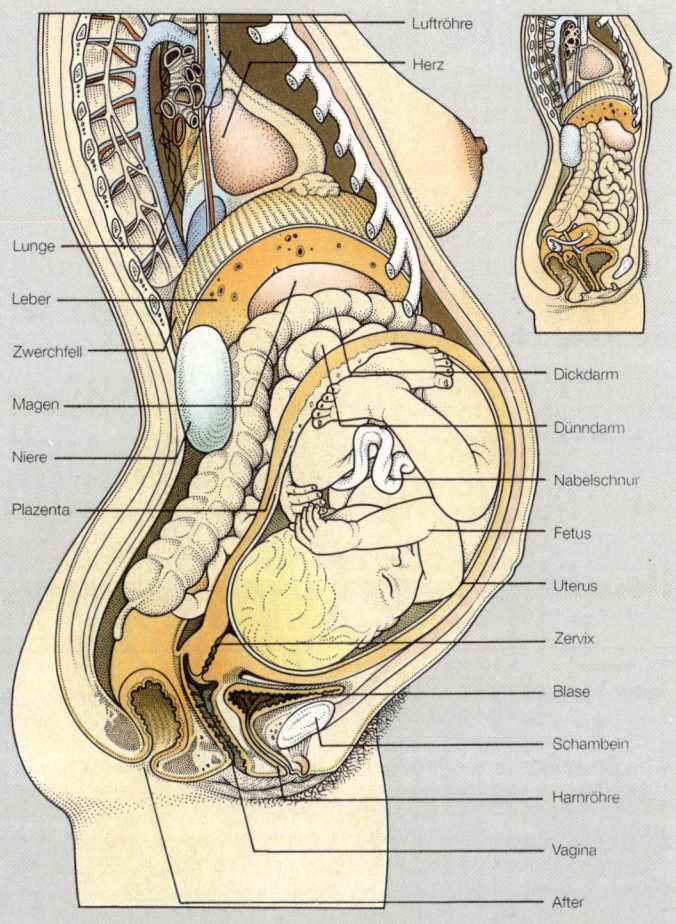

Luftröhre
Herz
Lunge
Leber
Zwerchfell
Magen
Niere
Plazenta
Dickdarm
Dünndarm
Nabelschnur
Fetus
Uterus
Zervix
Blase
Schambein
Harnröhre
Vagina
After

Statik (Bauchlastigkeit) hinzu, die sowohl Wirbelsäule als auch Hüft- und Kniegelenk belastet. Vorbeugung und Behandlung: Schwimmen, Schwangerschaftsgymnastik, Tragen bequemer Schuhe, häufigere Ruhepausen.

Kreislaufbeschwerden und Kurzatmigkeit
Während der Schwangerschaft muß das Herz mehr leisten. Die Blutflüssigkeit nimmt um etwa ein Drittel zu, was zwar durch Weitstellung der Gefäße (bewirkt durch das Schwangerschaftshormon Progesteron) und vermehrte Gefäße (Uterus, Plazenta, Brüste) aufgefangen wird. Doch das Herz muß um etwa 40 % mehr arbeiten, um die größere Blutmenge über den erweiterten Kreislauf zu pumpen. Folge ist ein niedrigerer Blutdruck, der zu Leistungsschwäche, Schwindel und schneller Ermüdbarkeit führt; auch Herzjagen und Herzrhythmusstörungen können die Folge sein, wenngleich eher durch psychosozialen Streß (Karte 73) bedingt. Konsultieren Sie Ihren Frauenarzt und den Hausarzt, vor allem wenn Sie bereits vor der Schwangerschaft bisweilen unter niedrigem Blutdruck und/oder Herzjagen bzw. Herzrhythmusstörungen gelitten haben.

Etwa in der 35./36. Schwangerschaftswoche erreicht die sich dem wachsenden Baby anpassende Gebärmutter Zwerchfell und Rippenbogen. Sie werden kurzatmig, zumal die körperliche Leistungsfähigkeit sowieso schon durch das zusätzliche Körpergewicht eingeschränkt ist.

Zu den Symptomen und Beschwerden während und kurz nach der Schwangerschaft (»Wochenbett«) siehe die Diagnose-Karten 138–147.

SYMPTOME

Übelkeit und Erbrechen in der Frühschwangerschaft evtl. auch Leistungsschwäche und Schwindel, Kreuzschmerzen und Kurzatmigkeit sowie vermehrtes Wasserlassen sind übliche Symptome der Schwangerschaft. Suchen Sie bei Schmerzen im Unterleib und bei jeder Blutung sofort Ihren Frauenarzt auf. Siehe auch Diagnose-Karte 79, den Kasten *Röteln und Schwangerschaft.*

Siehe dazu die Karte **55** Schnelle Ermüdbarkeit, sowie die speziellen Schwangerschafts-Karten: **138** Übelkeit und Erbrechen; **139** Hautveränderungen; **140** Rückenschmerzen; **141** Sodbrennen; **142** Blutungen aus der Vagina; **143** Kurzatmigkeit; **144** Schwellungen der Beine und Hände; **145** Wehen; **146** Probleme beim Stillen; **147** Wochenbett-Depression.

Wie Sie Ihr Kind gesund erhalten

Kinder sind körperlich und psychisch recht widerstandsfähig. Freilich, der grobe Rahmen der elterlichen Fürsorge muß stimmen: gesunde Ernährung, ausreichend altersgemäße körperliche Aktivitäten (Spiel und Sport), Führung bei der Welterfahrung (Sicherheitsmaßnahmen, Vorbeugen von Unfällen), elterliche und ärztliche Betreuung bei Krankheiten sowie medizinische Vorsorge. Ängstliche Überbehütung und autoritäre Zwänge sind allerdings ebenso falsch wie eine zu lasche Führung oder gar Vernachlässigung.

Gesunde Ernährung

Ein Kind, das gesund ernährt wird, entwickelt sich körperlich altersgemäß, ist widerstandsfähiger gegen Infektionen und erholt sich schneller von Erkrankungen. Gesunde Ernährung bedeutet abwechslungsreiche und nicht einseitige Ernährung. So versorgen Sie Ihr Kind ausreichend mit den wichtigen Nährstoffen (Eiweiß, Kohlenhydrate, Fett), Vitaminen und Mineralstoffen (siehe dazu auch die Tafel auf der rechten Seite). Eine gesunde und richtige Ernährung ist gleichzeitig Ernährungs-Schulung: Das Kind wird sich später auch als Erwachsener in etwa an die Ernährungsrichtlinien des Elternhauses halten. Grundsätzlich gilt:

- Überfüttern Sie Ihr Kind nicht, zwingen Sie es nicht, seinen Teller leer zu essen. Kinder haben noch ein intaktes Appetit- und Sättigungsgefühl. Übrigens: Dicke Kinder sind anfälliger gegen Infektionen und weniger leistungsfähig.
- Mästen Sie Ihr Kind nicht mit Süßigkeiten und hochausgemahlenen Mehlen. Solche leeren Kohlenhydrate sind Dickmacher, auch schaden sie der Gesundheit der Zähne.
- Einem möglichen leichten Mangel an B-Vitaminen beugen Sie mit Vollkornprodukten (Vollkornbrot, Naturreis, Hirse, Vollkornnudeln) vor; tischen Sie viel Obst und Gemüse (Vitamine) und Milchprodukte (calciumreich; Calcium ist wichtig für das Wachstum von Knochen und Zähnen) auf.

Beispiele einer gesunden Ernährung

Frühstück
Ein Vollkorn-Müsli mit Nüssen, Früchten und Milch versorgt Ihr Kind mit Eiweiß, Vitaminen, Calcium und Ballaststoffen (wichtig für die Darmgesundheit). Alternativen: Ein Glas Milch, ein Ei, Vollkorn-Toast, Butter (Margarine) und Marmelade oder Honig, Käse, Fruchtquark, Joghurt.

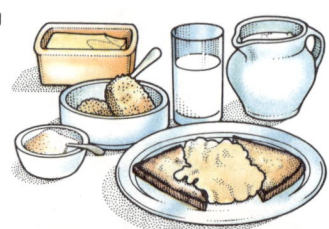

Mittagessen
Je nach familiären Eßgewohnheiten sind Mittag- und Abendessen austauschbar. Vollkornbrot und Brötchen (zur Abwechslung), Käse, Wurst oder ein Ei, evtl. Erdnußcreme, Tomaten bzw. Paprikaschoten oder Radieschen (Vitamine), Fruchtquark.

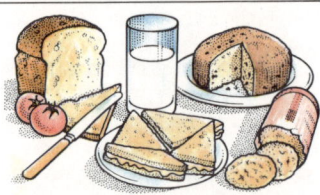

Abendessen
Je nach familiären Gewohnheiten sind Mittag- und Abendessen austauschbar. Kartoffeln, Naturreis, Hirse oder Vollkornnudeln – Fisch, Fleisch oder Käse – Gemüse (etwa Brokkoli oder Bohnen) oder Salate – Fruchtjoghurt oder Obst. Wichtig ist die Kombination von eiweiß-, vitamin- und mineralstoffreichen Nahrungsmitteln.

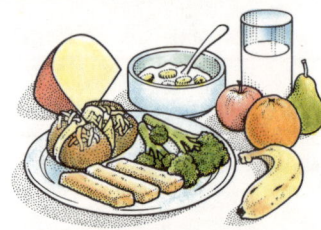

Zwischenmahlzeiten
Snacks können protein- und mineralstoffreich (Nüsse) oder vitaminreich (Obst) sein. Geben Sie zum Pausenbrot (Käse bevorzugen) auch Obst mit.

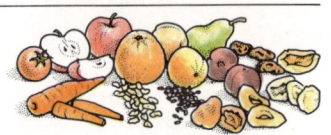

Spiel und Sport

Körperliche Aktivität ist für die gesunde psychische und körperliche Entwicklung eines Kindes unabdingbar. Im Spiel mit Gleichaltrigen mißt das Kind seine Kräfte und Fähigkeiten und lernt sozial. Bewegung fördert die Entwicklung der Muskeln, stärkt Herz, Kreislauf und Lunge. Lassen Sie bereits das Baby nach Herzenslust krabbeln und spielen, fördern Sie das Spiel Ihres Kleinkindes mit Gleichaltrigen, ermuntern Sie Ihr Schulkind zu sportlicher Aktivität (Schwimmen, Turnen, Reiten, Mannschaftsspiel).

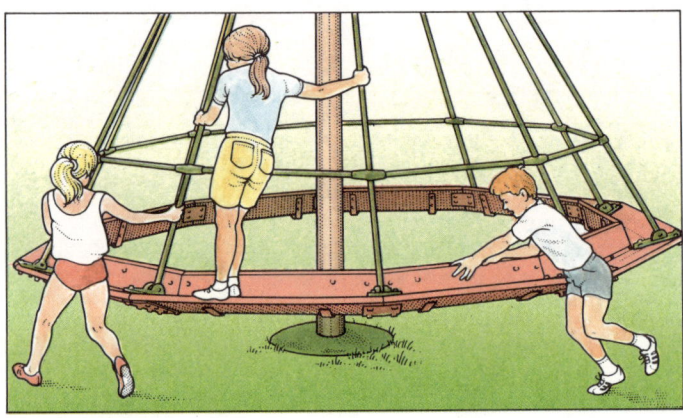

Gesundheitsvorsorge
Bereits in der Klinik wird Ihr Baby medizinisch gecheckt. Je früher eine Krankheit, etwa eine erbliche Stoffwechselstörung wie PKU (Phenylketonurie) erkannt wird, desto erfolgreicher kann sie behandelt werden. Das gilt auch für mögliche Entwicklungsstörungen im Baby- und Kleinkindalter. Bringen Sie Ihr Kind zu jeder der insgesamt 8 Vorsorgeuntersuchungen im Baby- und Kleinkindalter.

Besprechen Sie mit dem Kinderarzt die möglichen Schutzimpfungen für Ihr Kind. Einen Impfkalender bekommen Sie bereits auf der Entbindungsstation.

Verhütung von Unfällen

Die Umwelt ist der größte Risikofaktor für die Gesundheit des Kindes. Gegen die Luftverschmutzung, die einen besorgniserregenden Anstieg an Bronchialleiden verursacht, können Sie kaum etwas tun – es sei denn die Wahl des Wohnortes; rauchen Sie bei Kleinkindern auch nicht in der Wohnung. Unfällen und schweren Verletzungen des Kindes in Haus bzw. Wohnung oder auf der Straße können Sie jedoch vorbeugen:

- Medikamente und Reinigungsmittel dürfen für Kinder nicht erreichbar sein.
- Steckdosen mit einer Kindersicherung versehen.
- Während des Krabbelalters Treppen mit Gittern absichern, Sturzgitter an Fenstern anbringen.
- Während des Kochens das Kind nie unbeaufsichtigt lassen.
- Im Auto gehören Kinder immer angeschnallt auf den Rücksitz. Kaufen Sie einen TÜV-geprüften Kindersitz.
- An Silvester und in der Faschingszeit den Umgang mit Feuerwerks- bzw. Knallkörpern kontrollieren.
- Bei jeder Sportart auf Schutzmöglichkeiten achten (etwa beim Skateboardfahren Schutzhelm und Knieschutz); Schwimmen sollte das Kind schon früh lernen.
- Frühzeitige Verkehrserziehung.
- Das Kind rechtzeitig vor Giftpflanzen warnen.

Achten Sie auf Ihre Gesundheit

Ihre Gesundheit bzw. Ihre Empfänglichkeit für Krankheiten und Ihre Lebenserwartung sind zum Teil durch Ihre Erbanlagen determiniert, teilweise verantworten Sie sie selbst durch Ihre Lebensweise, drittens werden sie durch Umwelteinflüsse (berufliche Schadstoffbelastung, Umweltverschmutzung) mit gesteuert. Wie dem auch sei, Sie selbst können zu einem großen Teil Gesundheitsrisiken ausschalten: durch gesunde Ernährung, Aufgabe des Zigarettenrauchens, Reduzierung des Alkoholkonsums und regelmäßige körperliche Aktivität. Und noch etwas: Achten Sie auf Ihre psychosoziale Gesundheit, lernen Sie, psychosozialen Streß zu lösen und zu verarbeiten – die psychisch-geistige Gesundheit minimiert viele Gesundheitsrisiken.

Körperliche Aktivität

Bewegung, körperliche Aktivität, Sport (kein Leistungssport) fördern Ihre psychische und körperliche Gesundheit immens. Siehe dazu die beiden folgenden Seiten. Körperliche Aktivität (nicht zuletzt auch Sex) steigert die Lebensfreude und Leistungsfähigkeit, entspannt und beugt vielen Krankheiten vor. Auch können Sie mit ihr Übergewicht vermeiden oder überflüssige Pfunde in Kombination mit einer sanften Diät wegbekommen. Siehe dazu Diagnose-Karte 57.

Übergewicht vorbeugen

Prüfen Sie anhand der Gewichtskarten im Informationsteil am Ende des Buches, ob und inwieweit Sie übergewichtig sind. Ein größeres Übergewicht erhöht das Risiko einer Arteriosklerose, der Grundkrankheit von Herzinfarkt und Schlaganfall, aber auch das Risiko anderer Krankheiten (Diabetes mellitus Typ II, Arthrose). Bedenken Sie: Aus einem leichten Übergewicht wird allzuschnell ein starkes – und die überflüssigen Pfunde bekommen Sie dann nur unter Mühen und Entbehrungen wieder weg. Zur Gewichtsreduzierung und Vorbeugung eines Übergewichts siehe Diagnose-Karte 57.

Rauchen und Alkohol

Die beiden Drogen Nikotin und Alkohol können Ihre Gesundheit wie jede andere Droge auch gefährden.

Wenn Sie mehr als 5 Zigaretten täglich rauchen, besonders aber als starker Raucher, erhöhen Sie die Risiken einer chronischen Bronchitis, eines Bronchialkrebses und einer Arteriosklerose. Denn: Zum Nikotin kommen im Zigarettenrauch als Schadstoffe vor allem Teer, Kohlenmonoxid, Kadmium und radioaktive Substanzen hinzu. Mit jeder Zigarette können Sie bis zu fünf Minuten von Ihrer Lebenserwartung verpaffen. Siehe dazu *Gefahren des Zigarettenrauchens* auf der Diagnose-Karte 89. Wenn Sie das Rauchen aufgeben, sinkt Ihr Gesundheitsrisiko mit jedem rauchfreien Jahr beträchtlich.

In Maßen genossen hat Alkohol dagegen durchaus positive Wirkungen auf die Gesundheit: eine gewisse Vorbeugung von Arteriosklerose, Steigerung der intellektuellen Leistungsfähigkeit und Kontaktfreudigkeit bei älteren Menschen. Jahrelanger Alkoholmißbrauch dagegen führt unweigerlich zur psychischen und körperlichen Abhängigkeit, zu schweren Schäden der Leber, des Gehirns und des peripheren Nervensystems, zu Persönlichkeitsveränderungen und sozialem Abstieg. Siehe dazu Diagnose-Karte 54.

Wichtig: Alkoholmißbrauch und Zigarettenrauchen gefährden das Kind im Mutterleib (Karten 54 und 89).

Gesunde Ernährung

Die richtige, gesunde Ernährung spielt eine fundamentale Rolle für unsere Gesundheit. In unserer Gesellschaft ist eine Mangelernährung selten, wenn auch ein leichter Mangel an B-Vitaminen um sich greift (Vorbeugung: Vollkornprodukte, Naturreis). Häufig dagegen ist jedoch eine Überernährung, die zu Übergewicht mit all seinen Risiken führt. Gesunde Ernährung bedeutet in erster Linie: Bringen Sie Abwechslung und ein breites Spektrum an Nahrungsmitteln auf den Tisch, essen Sie nicht zuviel, verhalten Sie sich wie ein Feinschmecker, nicht wie ein Vielfraß. Meiden Sie auch eine »Kohlenhydrat-Mast«, das heißt die übermäßige Aufnahme leerer Kohlenhydrate (Zucker, hochausgemahlene Mehle). Die Kohlenhydrat-Mast (auch in Form von Alkoholika) ist die Hauptursache von Übergewicht, Fettleber und Arteriosklerose (nicht etwa Fette).

Eiweiße (Proteine)

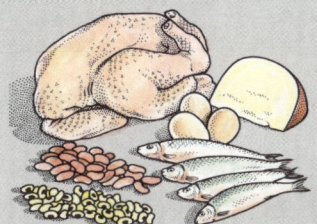

Proteine sind für den Aufbau körpereigener Eiweiße notwendig, so u. a. für Wachstum und Reparatursystem. Eiweißreich sind Fleisch, Fisch, Eier, Milchprodukte, Hülsenfrüchte, Getreide und Nüsse.
Ernährungshinweis: Vollkornprodukte und Milchprodukte sollten den größten Teil Ihrer Eiweißspender ausmachen. Übrigens: Kartoffeln enthalten zwar weniger, dafür aber leicht verwertbares Eiweiß und überdies das wichtige Kalium.

Fette

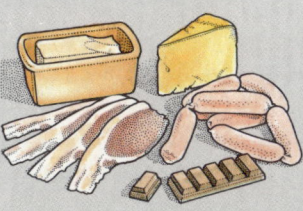

Fette (Lipide), ob tierischer oder pflanzlicher Art, sind hohe Energiespender – neben anderen Bestimmungen.
Ernährungshinweis: Übermäßiger Fettverzehr *gleich welcher Art* nach dem 40. Lebensjahr kann neben einer Kohlenhydratmast (oben) das Arterioseserisiko erhöhen. Auch hochungesättigte pflanzliche Fettsäuren sind in Übermenge nicht gesund.

Mineralstoffe

Mineralsalze (Eisen, Calcium, Magnesium, Natriumchlorid = Kochsalz u. a.) sind unverzichtbar für den Organismus. Sind Sie mit Kochsalz sparsam, verwenden Sie jodiertes Kochsalz.

Kohlenhydrate

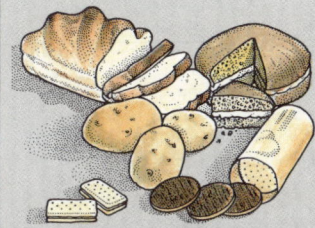

Kohlenhydrate sind u. a. Trauben- und Fruchtzucker, Haushaltszucker und Stärke (wie in Getreide, Hülsenfrüchten und Kartoffeln). Kohlenhydrate liefern schnell Energie.
Ernährungshinweis: Bevorzugen Sie kohlenhydrathaltige Nahrungsmittel, die auch Proteine, Mineralstoffe, Vitamine und Ballaststoffe enthalten (Vollkornprodukte, Naturreis, Kartoffeln). Meiden Sie leere Kohlenhydrate (Zucker, hochausgemahlene Mehle).

Ballaststoffe

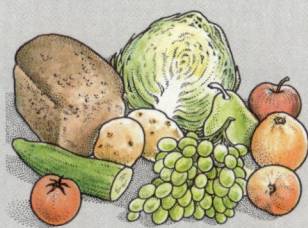

Pflanzliche Cellulosefasern (Ballaststoffe) sind unverdaubar, aber wichtig für die gesunde Darmfunktion.
Ernährungshinweis: Ballaststoffe sind vor allem in Vollkornprodukten, Naturreis, Hirse und Gemüse enthalten.

Vitamine

Vitamine sind lebenswichtige organische Substanzen, die jeweils spezifische Wirkungen im Zellstoffwechsel erfüllen. Sie sind in Lebensmitteln tierischer und pflanzlicher Herkunft enthalten.
Ernährungshinweis: Bei abwechslungsreicher Kost (Vollkornprodukte, Fleisch, Gemüse) gibt es keine Vitaminmangelerscheinungen.

Fitneß und Aktivität

Regelmäßige körperliche Aktivität, Bewegung und Sport laden uns immer wieder mit vitaler Energie auf, bringen klare Vorteile für unsere Gesundheit: Wir schlafen besser und erwachen frischer, fühlen uns entspannt und können so Streß günstiger bewältigen, wir können uns besser konzentrieren und sind körperlich, aber auch psychisch-geistig leistungsfähiger. Selbstsicherheit und Lebensfreude wachsen, eine Neigung zu Depressionen vermindert sich. Körperliche Aktivität hilft uns, Übergewicht vorzubeugen oder es zu reduzieren (Karten 56 und 57), das Risiko eines Herzinfarkts oder eines Diabetes mellitus vom Typ II zu vermindern.

Wirkung auf Organsysteme
Regelmäßige körperliche Aktivität hat auf verschiedene Organe und Systeme eine günstige, Krankheiten vorbeugende Wirkung.

Herz, Kreislauf, Arterien
Aktive Muskeln brauchen mehr Sauerstoff: Sie atmen tiefer durch und das Herz fördert mehr Blut. Herz und Lunge werden mit der Zeit leistungsfähiger – das Herz bekommt die Leistungsreserve, die es gegenüber allfälligen Belastungen wappnet; die Arterien erweitern sich, der Blutdruck sinkt. So mindern sich die Risiken einer Thrombose, eines Schlaganfalls und eines Herzinfarkts. Zumindest beim Leistungssport erhöhen sich auch spezielle Bluteiweißkörper, die eine Fettablagerung in den Arterien hemmen, also auch das Arteriosklerose-Risiko mindern.

Gelenke und Bänder bleiben kräftig und funktionstüchtig. Das Arthrose-Risiko ist vermindert (außer bei manchen Hochleistungssportarten).

Muskelaktivität fördert Herz- und Lungenfunktion. Training der Rückenmuskeln entlastet die Wirbelsäule.

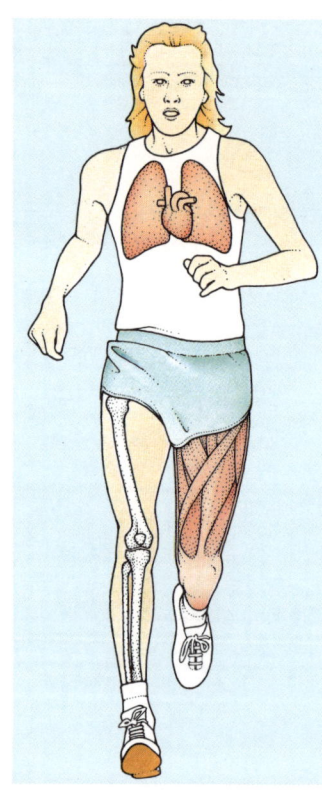

Ihr Trainingsprogramm

Trainieren Sie in regelmäßigen Abständen mindestens dreimal pro Woche gut 20 Minuten lang. Trainieren Sie so intensiv, daß Sie schwitzen, atemlos sind und Ihr Herz klopfen hören – aber nie bis in die Nähe eines Schwäche- oder Schwindelanfalls. Messen Sie direkt nach dem Programm Ihren Puls.
Regel: 180 Pulsschläge pro Minute minus Alter dürfen nicht überschritten werden.
Verkürzen Sie Intensität und Dauer des Trainings, wenn Sie Schwindel, Übelkeit oder Brustbeklemmung bemerken.

Was Sie beachten sollten
- Sind Sie nicht zu ehrgeizig, fangen Sie sachte an – die Steigerung kommt von selbst. Pulsmessen (oben) nicht vergessen.
- Informieren Sie sich über die passende Kleidung und Ausrüstung (siehe rechte Seite).
- Vergessen Sie nie Aufwärm- und Lockerungsübungen (rechts) – sonst riskieren Sie Muskelzerrungen, Verrenkungen oder gar Knochenbrüche.
- Meiden Sie in den ersten Wochen Fitneß-Pfade – ungewohnte, unrhythmische Bewegungen fördern Verletzungen.
- Beenden Sie die Übung sofort, wenn Sie Schmerzen oder eine Funktionseinschränkung verspüren.

Warnung

Bevor Sie zum ersten Mal mit einem ungewohnten Fitneßtraining beginnen, sollten Sie Ihren Arzt konsultieren, wenn Sie

- über 50 Jahre alt, starker Zigarettenraucher oder stark übergewichtig (siehe Gewichtskarten im Informationsteil am Ende des Buches) sind,
- an einer Herzkrankheit, an hohem Blutdruck, Diabetes mellitus, Asthma, Staublunge oder einer Nierenkrankheit leiden.

Was jedoch nur bedeutet, daß der Hausarzt Ihnen nach eingehender Untersuchung und Beratung gewisse Einschränkungen und Vorsichtsmaßnahmen empfehlen wird – vor allem nach einem Herzinfarkt (Karte 106).

Aufwärmübungen

Aufwärm-, Lockerungs- und Dehnungsübungen dienen der Vorbereitung der Muskeln, Gelenke und Bänder auf ein Fitneßtraining oder eine sportliche Aktivität. Führen Sie diese Übungen etwa 15 Minuten lang in Wiederholung durch, nach dem Training noch einmal 5 Minuten lang. Übrigens fördern diese Übungen auch sonst eine gewisse »all-round fitness« – machen Sie sie bei Gelegenheit zwischendurch.

Kopf und Nacken (1)
Bewegen Sie Ihren Kopf langsam im Kreis – beim hinteren Halbkreis Hals und Nacken nach hinten gebeugt, beim vorderen nach vorne. Versuchen Sie, die Kopf- und Nackenmuskeln dabei zu entspannen.

Schultern und Brust (2)
Beide Arme waagrecht nach vorne, dann über den Kopf (Handflächen aneinander) – schließlich gestreckt seitlich waagrecht halten.

Bein- und Rückenmuskeln (3)
Aufrecht hinstellen, die Beine auseinander. Beugen Sie sich bei gestreckten Beinen nach vorne und versuchen Sie, mit den Fingern den Boden zu berühren.

Rumpf (4)
Stellen Sie sich aufrecht hin – die Füße schulterbreit auseinander. Beugen Sie sich seitlich nach rechts und gleiten Sie mit der rechten Hand den Oberschenkel außen bis unters Knie hinunter. Auf der linken Seite wiederholen.

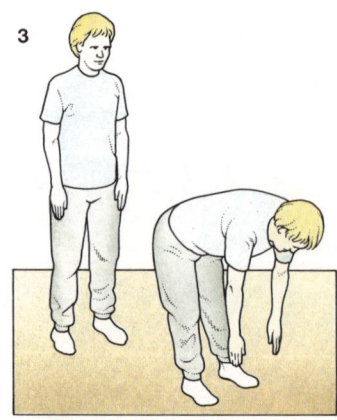

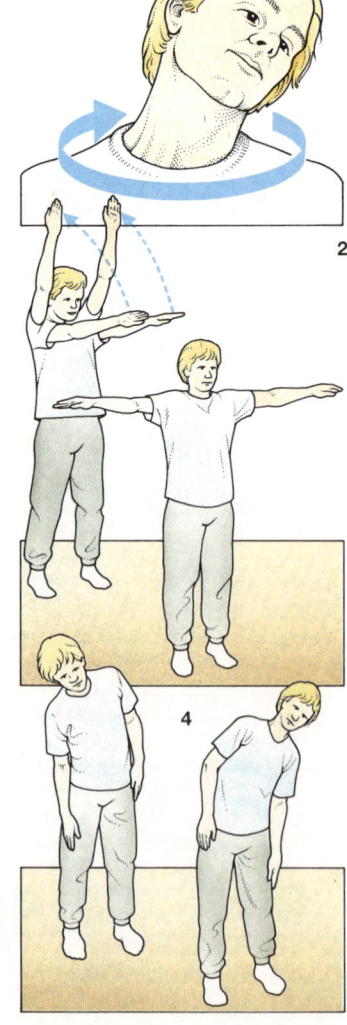

Wahl der Sportart und Ausrüstung

Selbst 50- oder 60jährige, die seit ihrer Jugend keinen Sport mehr getrieben haben, können durch ein regelmäßiges Fitneßtraining nur gewinnen – vor allem durch rhythmische Sportarten wie Schwimmen, Radfahren, Skilanglauf, Eislaufen oder auch Tennis, Squash oder Jogging. Ja sogar Mitmenschen, die einen Herzinfarkt erlitten haben, können durch Sport einem zweiten Herzinfarkt vorbeugen, wenn auch ein solches Herz- und Gefäßtraining in einer »Herzinfarkt-Sportgruppe« unter ärztlicher Kontrolle geschehen sollte.

Immer aber gilt: Hüten Sie sich vor falschem Ehrgeiz – sonst riskieren Sie Verletzungen, Gesundheitsschäden, möglicherweise auch einen Herzinfarkt (wenn Sie von Trainingsbeginn an das Herz »über die Hürden hetzten«). Informieren Sie sich genau über die Risiken der möglichen Sportarten, konsultieren Sie gegebenenfalls Ihren Hausarzt (siehe auch *Warnung* auf der linken Seite); informieren Sie sich auch über die richtige Ausrüstung, Kleidung und nicht zuletzt über das angemessene Schuhwerk. Wählen Sie dann nach reiflicher Abwägung die für Sie richtige Sportart, die Ihnen vor allem auch Freude macht.

Sicherheitsausrüstung

Bei manchen Sportarten ist eine Sicherheitsausrüstung angezeigt, die vor Verletzungen bewahrt – so etwa beim Fußballspielen Schienbeinschützer, bei Squash ein Augenschutz, beim Reiten ein Reiterhut usw. Informieren Sie sich im Sportgeschäft oder bei Ihrem Sportverein und halten Sie sich strikt an die bewährten Sicherheitsvorkehrungen.

Kleidung

Wählen Sie eine komfortable Kleidung, die Bewegungen nicht behindert und sich für den jeweiligen Sport bewährt hat. Informieren Sie sich im Sportgeschäft. Grundsätzlich sollten Sie Kleidung aus natürlichen Fasern, in erster Linie aus Baumwolle tragen. Natürliche Fasern fördern vor allem die Luftzirkulation und nehmen auch Schweiß auf. Wechseln und waschen Sie Ihre Sportkleidung frühzeitig und regelmäßig, um Haut-Irritationen oder Pilzinfektionen zu vermeiden.

Schuhwerk

Informieren Sie sich im Sportgeschäft über das passende Schuhwerk – das gilt vor allem für Tennis und Jogging. Joggingschuhe beispielsweise sollten leicht sein, eine flexible Sohle, Luftpolster und eine Fersenstütze haben. Achten Sie darauf, daß die Schuhe nicht zu klein bzw. zu eng sind – die Zehen müssen einen Bewegungsspielraum haben. Wenn möglich sollten Sie Obermaterial aus Leder Schuhen mit Kunststoffen vorziehen.

Sport und Schwangerschaft

Wenn Sie an regelmäßige sportliche Aktivität gewohnt sind, brauchen und sollten Sie auch während der Schwangerschaft nicht darauf verzichten. Selbst Hochleistungssport können Sie bis etwa zum 7. Monat weiterführen – ab diesem Zeitpunkt setzen Leibesumfang und eine gewisse Kurzatmigkeit eine natürliche Grenze. Freilich sind Sportarten, wie etwa das Reiten oder Skifahren, die das Risiko eines Sturzes bringen, nicht unbedingt zu empfehlen – doch das bleibt Ihrer persönlichen Risikobereitschaft überlassen.

Neigen Sie allerdings zu Fehlgeburten oder droht eine Fehlgeburt, wird Ihnen Ihr Frauenarzt lediglich die sanfte Sportart Schwimmen empfehlen (in Einzelfällen kann auch Bettruhe notwendig werden). Das gilt auch für die Gefahr einer Frühgeburt.

Ansonsten beugt jede Sportart den Herz- und Kreislaufbeschwerden während der Schwangerschaft vor. Und Schwimmen ist die beste Vorbeugung gegen Kreuzschmerzen und Schwangerschaftsstreifen.

Sportverletzungen

Abschürfungen, Hautblasen und Muskelkater sind die häufigsten Verletzungen bzw. Beschwerden bei einem Fitneßtraining. Rechnen müssen Sie jedoch auch mit Muskelkrämpfen, Muskelzerrungen, Verstauchungen und Verrenkungen – möglicherweise gar mit Muskelrissen, Streßfrakturen oder Ermüdungsbrüchen, im schlimmsten Falle langfristig mit einer Arthrose.

Freilich lassen sich all diese Schäden auf individuelle Fehler zurückführen. Hautblasen an den Füßen bekommen Sie nur bei schlecht passendem oder ungeeignetem Schuhwerk. Ernstere Schäden drohen, wenn Sie Bänder, Gelenke, Knochen und Muskeln durch rigoroses Training überbeanspruchen oder Aufwärm- und Lockerungsübungen vor dem Training vernachlässigen. Viele Verrenkungen oder Knochenbrüche beim Skifahren sind durch Kaltstarts bedingt.

Muskelkrämpfe, -zerrungen und -risse

Der harmlose Muskelkater entsteht durch die Anhäufung vor allem von Milchsäure (Schlacke des Muskel-Energiestoffwechsels) bei Überbeanspruchung oder ungewohnter Muskelaktivität. Stärkere Überanstrengung kann zu einer krampfartigen Verhärtung des Muskels führen. Einen solchen *Muskelkrampf* können Sie durch Massage mit einem Hautfunktionsöl lindern. Ein plötzlicher starker Schmerz weist auf eine *Muskelzerrung* hin, oft verbunden mit einer Schwellung. Behandlung: schmerzlindernde und abschwellende Sportgels, Ruhigstellung. Schmerzen und totaler Verlust der Muskelfunktion signalisieren einen Muskelriß. Behandlung: operative Muskelnaht.

Verstauchungen und Verrenkungen

Eine Zerrung der Gelenkkapselbänder, meist mit einem Bluterguß durch Überbeugung des Gelenks, erkennen Sie an Schmerzen, Schwellungen und eingeschränkter Beweglichkeit. Schwerwiegender als eine solche *Verstauchung* (Distorsion) ist eine *Verrenkung* (Luxation): Die Knochenenden des Gelenks sind verschoben, eine Zerreißung der Gelenkkapsel und ihrer Bänder (Bänderriß) ist möglich. Eine Verrenkung fällt neben der Anschwellung meist durch eine Fehlhaltung und totale Bewegungseinschränkung auf. Zur Behandlung siehe Karte 112.

Streßfrakturen, Ermüdungsbrüche

Knochen, die konstant überbeansprucht werden (meist bei bestimmten Leistungssportarten), können Haarrisse (Streßfrakturen) oder einen Ermüdungsbruch erleiden. Bei Haarrissen sind die Schmerzen nur leichterer Art. Behandlung: Nach Röntgenaufnahme Verband und Ruhigstellung der Gliedmaße.

Arthrosen

Arthrosen sind degenerative Gelenkveränderungen, die mit der Zeit zu schweren Schmerzen und Funktionseinbußen des Gelenks führen: Der Gelenkknorpel fasert auf und wird aufgerieben, der Gelenkspalt verschmälert sich. Betroffen sind meist Hüft- und Kniegelenke. Eine Arthrose entsteht meist durch das Mißverhältnis zwischen anlagebedingter Leistungsschwäche und Überbeanspruchung des Gelenks bei über 50jährigen Menschen. Bei jüngeren Menschen können Arthrosen durch ständige Überbeanspruchung beim Hochleistungssport oder als Folge von Gelenkverletzungen (durch Sport- oder Verkehrsunfälle) provoziert werden. Siehe dazu Karte 112.

Hinweise zu den Diagnose-Karten

Die 147 Diagnose-Karten dieses Buches sind so aufgebaut, daß Sie problemlos die möglichen Ursachen für bestimmte Krankheitssymptome aufdecken können. Jede Karte erläutert eine spezielle Symptom-Gruppe – beispielsweise Kopfschmerzen, Erbrechen oder Hautausschlag – und stellt dann spezifische Diagnosen. Um die mögliche Ursache herauszufinden, müssen Sie lediglich eine Reihe von Fragen mit JA oder NEIN beantworten. Ihre Antworten führen Sie schließlich zu einem Ziel-Textblock, der Ihre Symptome differentialdiagnostisch auffächert und Ihnen sagt, was zu tun ist: ob eine Selbstbehandlung ausreicht, wann ein Arzt zu konsultieren ist, welche Diagnosemethoden oder Therapien wahrscheinlich angezeigt sind, oder ob ein Notfall vorliegt. Nach welchem Prinzip die Diagnose-Karten aufgebaut sind, können Sie aus den unten abgebildeten Beispiel-Karten und den Erläuterungstexten ersehen. Beachten

Sie besonders die unterschiedlichen Dringlichkeitsstufen hinsichtlich medizinischer Hilfe auf der rechten Seite.

Die Karten sind numeriert und mit einem Karten-Titel der entsprechenden Symptom-Gruppe überschrieben. Ein Vorspanntext gibt nähere Erläuterungen zum Themenbereich der Karte. Lesen Sie diesen Text genau durch, damit Sie sicher sein können, den günstigsten Suchmodus zur Analyse Ihres Problems gefunden zu haben: Dann erst folgen Sie, mit der ersten Frage beginnend, entsprechend Ihren Antworten den Pfeilen. Auf vielen Karten liefern Rahmenartikel zusätzliche Informationen über spezielle Diagnosen oder Behandlungsverfahren. Auch diese Rahmenartikel sollten Sie sorgfältig lesen (es sei denn, ein Notfall erfordert rasches Handeln). Informationen zur Karten-Wahl finden Sie auf den folgenden Seiten.

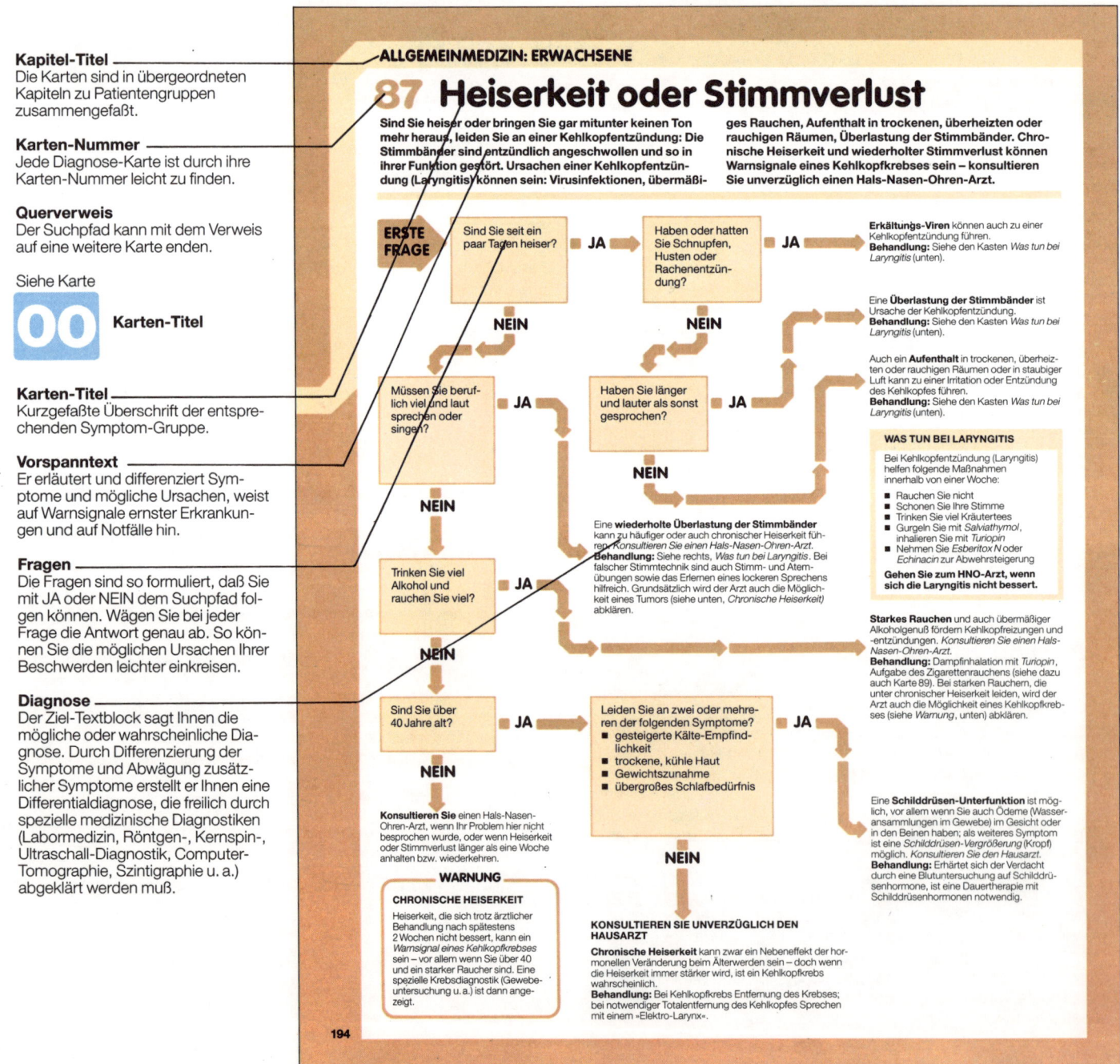

Kapitel-Titel
Die Karten sind in übergeordneten Kapiteln zu Patientengruppen zusammengefaßt.

Karten-Nummer
Jede Diagnose-Karte ist durch ihre Karten-Nummer leicht zu finden.

Querverweis
Der Suchpfad kann mit dem Verweis auf eine weitere Karte enden.

Siehe Karte

00 Karten-Titel

Karten-Titel
Kurzgefaßte Überschrift der entsprechenden Symptom-Gruppe.

Vorspanntext
Er erläutert und differenziert Symptome und mögliche Ursachen, weist auf Warnsignale ernster Erkrankungen und auf Notfälle hin.

Fragen
Die Fragen sind so formuliert, daß Sie mit JA oder NEIN dem Suchpfad folgen können. Wägen Sie bei jeder Frage die Antwort genau ab. So können Sie die möglichen Ursachen Ihrer Beschwerden leichter einkreisen.

Diagnose
Der Ziel-Textblock sagt Ihnen die mögliche oder wahrscheinliche Diagnose. Durch Differenzierung der Symptome und Abwägung zusätzlicher Symptome erstellt er Ihnen eine Differentialdiagnose, die freilich durch spezielle medizinische Diagnostiken (Labormedizin, Röntgen-, Kernspin-, Ultraschall-Diagnostik, Computer-Tomographie, Szintigraphie u. a.) abgeklärt werden muß.

ALLGEMEINMEDIZIN: ERWACHSENE

87 Heiserkeit oder Stimmverlust

Sind Sie heiser oder bringen Sie gar mitunter keinen Ton mehr heraus, leiden Sie an einer Kehlkopfentzündung: Die Stimmbänder sind entzündlich angeschwollen und so in ihrer Funktion gestört. Ursachen einer Kehlkopfentzündung (Laryngitis) können sein: Virusinfektionen, übermäßiges Rauchen, Aufenthalt in trockenen, überheizten oder rauchigen Räumen, Überlastung der Stimmbänder. Chronische Heiserkeit und wiederholter Stimmverlust können Warnsignale eines Kehlkopfkrebses sein – konsultieren Sie unverzüglich einen Hals-Nasen-Ohren-Arzt.

ERSTE FRAGE

Sind Sie seit ein paar Tagen heiser? **JA** → Haben oder hatten Sie Schnupfen, Husten oder Rachenentzündung? **JA** →

Erkältungs-Viren können auch zu einer Kehlkopfentzündung führen.
Behandlung: Siehe den Kasten *Was tun bei Laryngitis* (unten).

NEIN ... **NEIN**

Müssen Sie beruflich viel und laut sprechen oder singen? **JA** → Haben Sie länger und lauter als sonst gesprochen? **JA** →

Eine **Überlastung der Stimmbänder** ist Ursache der Kehlkopfentzündung.
Behandlung: Siehe den Kasten *Was tun bei Laryngitis* (unten).

Auch ein **Aufenthalt** in trockenen, überheizten oder rauchigen Räumen oder in staubiger Luft kann zu einer Irritation oder Entzündung des Kehlkopfes führen.
Behandlung: Siehe den Kasten *Was tun bei Laryngitis* (unten).

NEIN

WAS TUN BEI LARYNGITIS

Bei Kehlkopfentzündung (Laryngitis) helfen folgende Maßnahmen innerhalb von einer Woche:

- Rauchen Sie nicht
- Schonen Sie Ihre Stimme
- Trinken Sie viel Kräutertees
- Gurgeln Sie mit *Salviathymol*, inhalieren Sie mit *Turiopin*
- Nehmen Sie *Esberitox N* oder *Echinacin* zur Abwehrsteigerung

Gehen Sie zum HNO-Arzt, wenn sich die Laryngitis nicht bessert.

Trinken Sie viel Alkohol und rauchen Sie viel? **JA** →

Eine **wiederholte Überlastung der Stimmbänder** kann zu häufiger oder auch chronischer Heiserkeit führen. Konsultieren Sie einen Hals-Nasen-Ohren-Arzt.
Behandlung: Siehe rechts, *Was tun bei Laryngitis*. Bei falscher Stimmtechnik sind auch Stimm- und Atemübungen sowie das Erlernen eines lockeren Sprechens hilfreich. Grundsätzlich wird der Arzt auch die Möglichkeit eines Tumors (siehe unten, *Chronische Heiserkeit*) abklären.

NEIN

Sind Sie über 40 Jahre alt? **JA** → Leiden Sie an zwei oder mehreren der folgenden Symptome?
- gesteigerte Kälte-Empfindlichkeit
- trockene, kühle Haut
- Gewichtszunahme
- übergroßes Schlafbedürfnis

JA →

Starkes Rauchen und auch übermäßiger Alkoholgenuß fördern Kehlkopfreizungen und -entzündungen. Konsultieren Sie einen Hals-Nasen-Ohren-Arzt.
Behandlung: Dampfinhalation mit *Turiopin*, Aufgabe des Zigarettenrauchens (siehe dazu auch Karte 89). Bei starken Rauchern, die unter chronischer Heiserkeit leiden, wird der Arzt auch die Möglichkeit eines Kehlkopfkrebses (siehe *Warnung*, unten) abklären.

Eine **Schilddrüsen-Unterfunktion** ist möglich, vor allem wenn Sie aus Ödeme (Wasseransammlungen im Gewebe) im Gesicht oder in den Beinen haben; als weiteres Symptom ist eine Schilddrüsen-Vergrößerung (Kropf) möglich. Konsultieren Sie den Hausarzt.
Behandlung: Erhärtet sich der Verdacht durch eine Blutuntersuchung auf Schilddrüsenhormone, ist eine Dauertherapie mit Schilddrüsenhormonen notwendig.

NEIN

Konsultieren Sie einen Hals-Nasen-Ohren-Arzt, wenn Ihr Problem hier nicht besprochen wurde, oder wenn Heiserkeit oder Stimmverlust länger als eine Woche anhalten bzw. wiederkehren.

WARNUNG

CHRONISCHE HEISERKEIT

Heiserkeit, die sich trotz ärztlicher Behandlung nach spätestens 2 Wochen nicht bessert, kann ein *Warnsignal eines Kehlkopfkrebses* sein – vor allem wenn Sie über 40 und ein starker Raucher sind. Eine spezielle Krebsdiagnostik (Gewebeuntersuchung u. a.) ist dann angezeigt.

NEIN

KONSULTIEREN SIE UNVERZÜGLICH DEN HAUSARZT

Chronische Heiserkeit kann zwar ein Nebeneffekt der hormonellen Veränderung beim Älterwerden sein – doch wenn die Heiserkeit immer stärker wird, ist ein Kehlkopfkrebs wahrscheinlich.
Behandlung: Bei Kehlkopfkrebs Entfernung des Krebses; bei notwendiger Totalentfernung des Kehlkopfes Sprechen mit einem »Elektro-Larynx«.

194

WICHTIG: Bei leichteren Beschwerden ist meist eine Selbstbehandlung bzw. Selbstmedikation sinnvoll – folgen Sie den im Buch gegebenen Ratschlägen, aber auch den eventuellen Warnungen. Wenn Sie irgendwelche Zweifel haben, *sollten Sie grundsätzlich einen Arzt aufsuchen*.

Diagnose-Hinweise

NOTFALL

SOFORT EINWEISUNG IN EINE KLINIK

Es besteht die Gefahr einer lebensbedrohlichen Erkrankung oder einer bleibenden Schädigung, deshalb ist sofort ärztliche Hilfe nötig. Am schnellsten geht es mit dem Notarztwagen. Je nach Situation kann es aber manchmal auch besser sein, den Hausarzt zu rufen oder den Patienten selbst in die Klinik zu fahren.

RUFEN SIE UNVERZÜGLICH IHREN HAUSARZT

Die Beschwerden lassen auf eine mögliche ernstere Erkrankung schließen, die rasche ärztliche Behandlung, vielleicht sogar die Einweisung in eine Klinik erforderlich macht. Rufen Sie deshalb sofort Hausarzt oder ärztlichen Notdienst an, die dann über das weitere Vorgehen entscheiden. Ist Ihr Arzt innerhalb einer Stunde nicht erreichbar, gegebenenfalls einen Notarztwagen rufen.

KONSULTIEREN SIE UNVERZÜGLICH IHREN ARZT

Ihre Beschwerden sind ernsterer Natur und machen eine baldige ärztliche Untersuchung (innerhalb der nächsten 24 Stunden) erforderlich. Lassen Sie sich möglichst noch am selben Tag einen Termin geben.

Konsultieren Sie einen Arzt
Je nach Art der Behandlung wird Ihnen im Antworttext nahegelegt, die Symptome mit Ihrem Hausarzt oder einem Facharzt zu besprechen. Eine leichte Verzögerung des Arztbesuchs hat keine ernsthaften Folgen.

RAHMENARTIKEL

Die meisten Diagnose-Karten enthalten eingerahmte Artikel mit wichtigen zusätzlichen Informationen über bestimmte Diagnosen, Behandlungsarten oder Selbsthilfemaßnahmen.

WARNUNG

Symptome, die ernste Erkrankungen anzeigen, sind durch solche Kästen hervorgehoben. Wo erforderlich, werden mögliche Hilfsmaßnahmen bis zum Eintreffen ärztlicher Hilfe erläutert.

ERSTE HILFE

Bei Fällen, in denen Erste Hilfe notwendig ist, finden Sie in Rahmenartikeln die erforderlichen Notfall-Maßnahmen erläutert.

INFORMATIONEN

Diese Kästen enthalten zusätzliche Informationen über mögliche Diagnosen und Behandlungsarten bei bestimmten Symptom-Gruppen. Einige erklären beispielsweise bestimmte medizinische Behandlungs- oder Diagnosetechniken, in manchen Fällen auch mögliche Selbsthilfemaßnahmen.

SELBSTHILFE

Sind bei bestimmten Symptomen Selbsthilfemaßnahmen sinnvoll, dann finden Sie die erforderlichen Informationen dazu in solchen Kästen.

GERÄUSCHVOLLES ATMEN

88 Geräuschvolles Atmen

Atemgeräusche sind aufschlußreiche Hinweise für eine Erkrankung der Bronchien und der Lunge – der Arzt hört sie über das Stethoskop. Freilich sind bereits bei einer starken Bronchitis feuchte oder trockene Rasselgeräusche bzw. ein Ziehen, Brummen oder Pfeifen auch so hörbar. Ein extrem ziehendes Geräusch bei Ausatmung kommt bei Asthma vor, der Asthmaanfall ist durch eine bedrohliche Keuchatmung mit Atemnot gekennzeichnet. Alle starken Atemgeräusche, vor allem bei Atemnot (siehe Karte 90), sollten unverzüglich ärztlich abgeklärt werden.

ERSTE FRAGE

Setzten die Atemgeräusche vor ein paar Stunden ein? → **JA** → Husten Sie einen schaumig-blutigen Auswurf heraus? → **JA**

RUFEN SIE SOFORT DEN HAUSARZT
Sie scheinen ein **Lungenödem**, eine bedrohliche Flüssigkeitsansammlung im Lungengewebe (vor allem in den Lungenbläschen), zu haben. Ursache ist meist eine Schwäche bzw. Erkrankung des linken Herzmuskels, der das von der Lungenvene kommende, sauerstoffangereicherte Blut nicht schnell genug in die Aorta pumpen kann. So kommt es zu einem Blutstau in der Lunge und schließlich zum Ödem.
Behandlung: Nach Einweisung in eine Klinik künstliche Beatmung, Sekretabsaugung, entwässernde Medikamente, danach Behandlung der Herzschwäche.

(Husten Sie ...) **NEIN**

(Setzten die Atemgeräusche ...) **NEIN**

NOTFALL
RUFEN SIE SOFORT EINEN ARZT

Ein **schwerer Asthmaanfall** ist anzunehmen, vor allem wenn Ihr Brustkorb aufgebläht ist. Zur Ersten Hilfe siehe unten.
Behandlung: Der Arzt wird ein Asthmamittel inhalieren lassen und die künftige Asthmatherapie besprechen. Nur in sehr schweren Fällen ist die Einweisung in eine Klinik erforderlich, in Extremfällen auch eine künstliche Beatmung. Siehe auch rechts und unten.

Haben Sie eine Keuchatmung bei schwerer Atemnot? → **JA**

NEIN

Ein **leichterer Asthmaanfall** ist möglich. *Konsultieren Sie den Hausarzt.*
Behandlung: Ergibt die Diagnose Asthma, verordnet Ihnen der Arzt Asthmamittel und bespricht mit Ihnen die künftige Asthmatherapie. Er verschreibt auch einen speziellen Inhalator, mit dem Sie bei einem erneuten Anfall eine Medikamentenkombination im Sprühnebel inhalieren können (Aerosoltherapie). Da den Asthmaanfällen allermeist eine allergische Reaktion zugrunde liegt, überweist Sie der Arzt an einen Allergologen, der durch Tests die allergieauslösende Substanz bestimmt. Meiden Sie dann dieses Allergen (etwa Hausstaub mit Milbenkot oder Tierhärchen) so weit wie möglich – das ist die beste Vorbeugung erneuter Anfälle. Siehe dazu auch unten.

Haben Sie erhöhte Temperatur oder Fieber?

	°C
102	39
101	
100	38

→ **JA** →

Sie haben eine **akute Bronchitis** (Symptome: Schmerzen hinter dem Brustbein und Auswurf). *Rufen Sie den Hausarzt an.*
Behandlung: Auswurffördernde Medikamente, abwehrsteigernde pflanzliche Mittel (*Esberitox N, Echinacin* u. a.); trinken Sie viel (Kräutertees, Fruchtsäfte), um den Schleim zu verflüssigen; evtl. Antibiotika.

NEIN

Haben Sie fast immer leichtere Atemgeräusche? → **JA**

Husten Sie an fast allen Tagen einen grauen oder gelblichen Auswurf hervor? → **JA**

KONSULTIEREN SIE UNVERZÜGLICH DEN HAUSARZT
Sie haben eine **chronische Bronchitis**, eine chronische Schwellung und fortschreitende Umstrukturierung der Bronchialschleimhaut mit häufigen bakteriellen Entzündungen. Durch Schleimhalden und Bronchialkrämpfe kommt es nach langen Jahren zur Schleimverstopfung mit Luftnot, in einigen Fällen auch zum **Lungenemphysem** (Blählunge).
Behandlung: Antibiotika, schleimverflüssigende Medikamente. Wichtig ist die Ausschaltung der Ursache (etwa Zigarettenrauchen), denn sonst kann die Erkrankung bis zur Invalidisierung fortschreiten. Siehe auch *Staublunge*, Karte 90.

NEIN (Haben Sie fast immer ...) **NEIN** (Husten Sie an fast allen Tagen ...)

Konsultieren Sie den Hausarzt. Siehe dazu auch die Karten 89, *Husten* und 90, *Atemnot.*

ASTHMAANFÄLLE – ENTSTEHUNG, BEHANDLUNG UND ERSTE HILFE

Asthma bedeutet anfallsartige Atemnot, bedingt durch eine Funktionsstörung der Bronchien: Die Bronchialmuskulatur krampft, die feinen Bronchien verengen sich und werden mit Schleim verstopft. Asthmaanfälle entstehen durch eine allergische Reaktion auf inhalative Allergene wie Hausstaub mit Milbenkot, Tierhärchen, Blütenpollen oder berufliche Stäube (etwa Mehlstaub); bisweilen werden sie auch durch psychosozialen Streß ausgelöst.
Behandlung: Meiden der individuellen Allergene – was oft nur in Grenzen möglich ist; Mittel, die Bronchialkrämpfe lösen und die Bronchien erweitern; schleimverflüssigende und entzündungshemmende Medikamente; bei Bedarf Antibiotika; Atemgymnastik.

Erste Hilfe bei einem Anfall
Inhalation der verschriebenen Medikamentenkombination per Inhalator. Setzen Sie sich umgekehrt auf einen Stuhl – die Ellbogen aufgestützt. Das hebt und stabilisiert den Brustkorb, die Brustmuskeln können so das Ausatmen wirkungsvoll unterstützen.

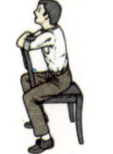

195

So finden Sie die richtige Karte

Sie haben drei Möglichkeiten, die richtige Diagnose-Karte mit Titel und Nummer zu finden: Bei den *Schmerzlokalisationen - Übersichtstafeln* (für Kinder auf der Tafel *Wo tut es weh?*), im *Suchsystem: Diagnose-Karten* oder im *Index der Diagnose-Karten*, je nach Art des Symptoms, nach Körperstelle oder -system und nach der Möglichkeit, das Symptom klar zu beschreiben.

1 Schmerzlokalisationen - Übersichtstafel

Wenn irgendwo am Körper Schmerzen auftreten, dann finden Sie die richtige Diagnose-Karte am schnellsten auf den Übersichtstafeln für Schmerzlokalisationen.

2 Suchsystem: Diagnose-Karten

Falls Sie zwar das betroffene Organsystem kennen, das Symptom aber nicht beschreiben können, dann sehen Sie bitte im Suchsystem für Diagnose-Karten nach.

3 Index der Diagnose-Karten

Können Sie das Symptom ohne Schwierigkeiten benennen, dann benutzen Sie am besten den Index der Diagnose-Karten. Treten mehrere unterschiedliche Symptome gleichzeitig auf, konzentrieren Sie sich auf das auffälligste oder unangenehmste Symptom.

1 Kinder: Wo tut es weh?

Ziehen Sie diese Übersicht zu Rate, wenn Ihr Kind an irgendeinem Körperteil oder Organsystem über Schmerzen klagt. Die Zeichnungen unten verdeutlichen mögliche Schmerzlokalisationen; sie sind mit den Titeln und Nummern der entsprechenden Diagnose-Karten versehen.

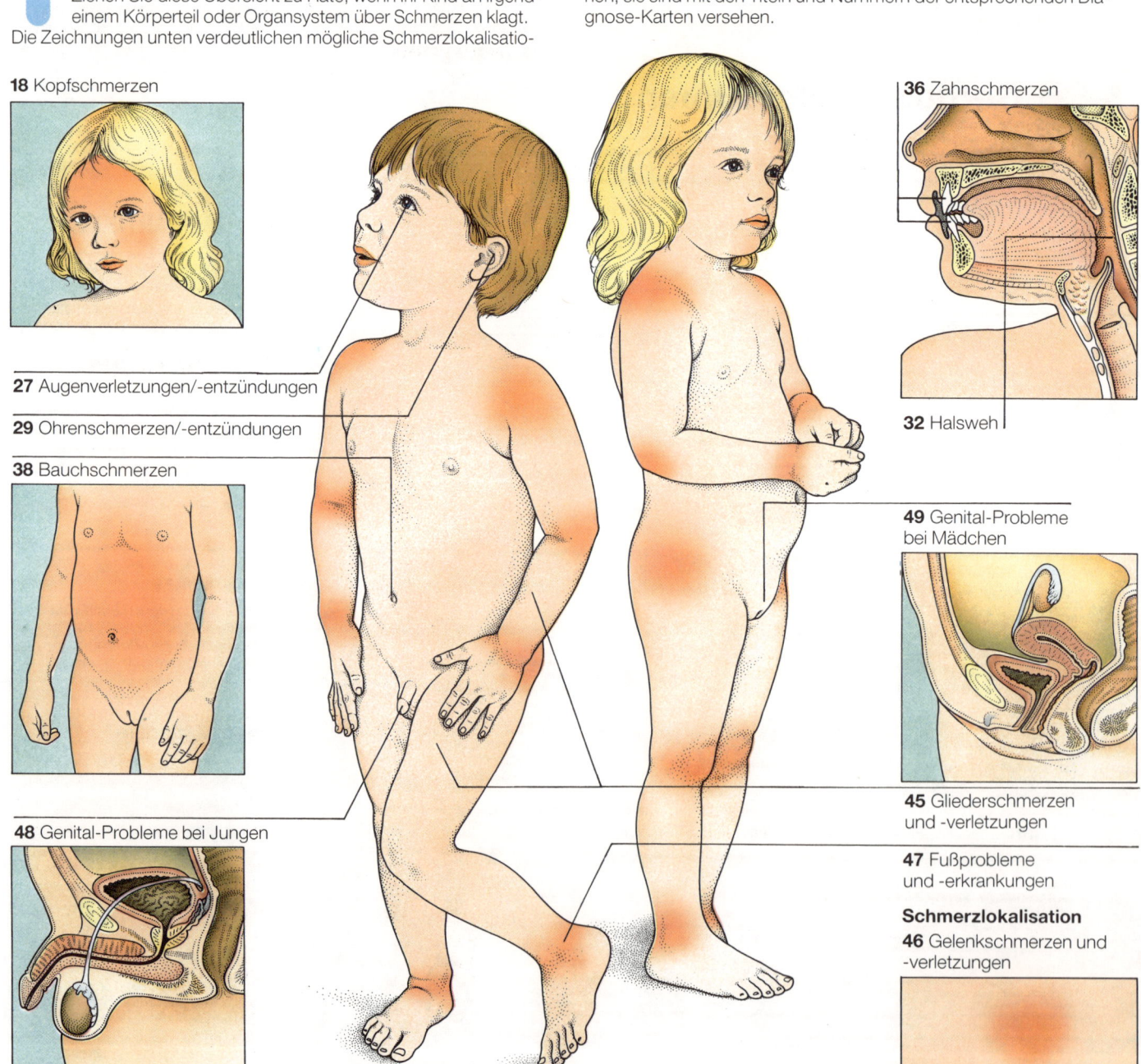

18 Kopfschmerzen

27 Augenverletzungen/-entzündungen

29 Ohrenschmerzen/-entzündungen

38 Bauchschmerzen

48 Genital-Probleme bei Jungen

36 Zahnschmerzen

32 Halsweh

49 Genital-Probleme bei Mädchen

45 Gliederschmerzen und -verletzungen

47 Fußprobleme und -erkrankungen

Schmerzlokalisation
46 Gelenkschmerzen und -verletzungen

2 Suchsystem: Diagnose-Karten für Kinder

Wenn es klar ist, welcher Körperteil oder welches Organsystem die Symptome zeigt, sehen Sie unter der entsprechenden Hauptüberschrift mit den aufgelisteten Diagnose-Karten nach. Wählen Sie die Karte aus, die am ehesten zu den Symptomen paßt, die Ihr Kind zeigt.

Symptome

Babys
1 Langsame Gewichtszunahme
2 Schlafstörungen beim Baby
3 Das Baby hat Fieber
5 Wenn das Baby schreit
6 Gewichts-Probleme

Kinder
9 Ihr Kind fühlt sich unwohl
10 Verzögertes Wachstum
11 Übergewicht und Fettsucht
12 Schlafprobleme
13 Schläfrigkeit, Benommenheit
14 Fieber
15 Geschwollene Lymphknoten

Jugendliche
50 Verzögerte Pubertät
53 Anorexie und Übergewicht

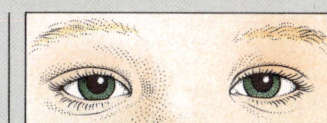
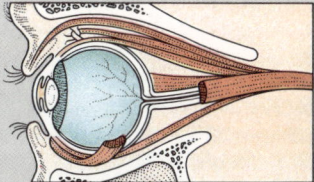

Augen und Sehstörungen

27 Augenverletzungen und -entzündungen
28 Sehstörungen

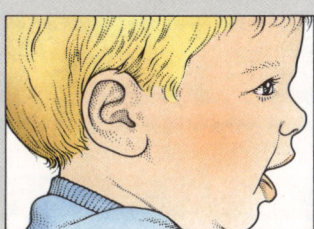

Ohren und Schwerhörigkeit

29 Ohrenschmerzen
30 Schwerhörigkeit, Taubheit

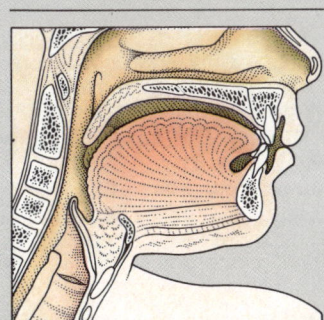

Mund, Zunge und Hals

32 Halsweh
36 Zahnschmerzen

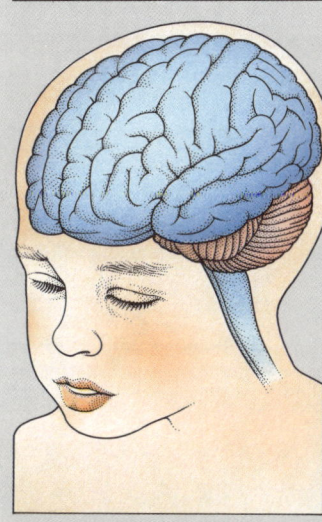

Nervensystem, Psyche und Verhalten

Kinder
13 Schläfrigkeit und Benommenheit
17 Ohnmacht, Schwindel und Anfälle
18 Kopfschmerzen
19 Bewegungsstörungen
20 Verwirrungszustände
21 Sprachstörungen
22 Verhaltensstörungen
23 Lernschwierigkeiten

Jugendliche
51 Verhaltensprobleme und -störungen
53 Anorexie und Übergewicht

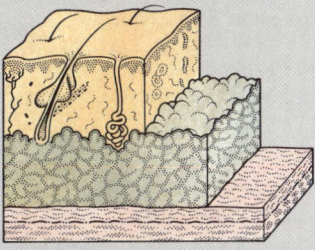

Haut, Haare und Nägel

Babys
4 Hautprobleme bei Babys

Kinder
16 Juckreiz
25 Hautausschlag, Warzen und Furunkel
26 Ausschlag mit Fieber

Jugendliche
52 Hautprobleme

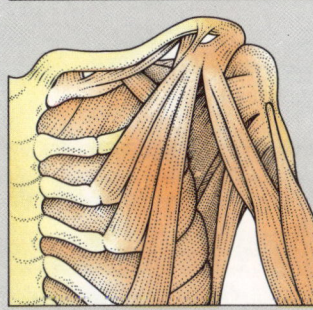

Muskeln, Knochen und Gelenke

45 Gliederschmerzen
46 Gelenkschmerzen
47 Fußprobleme

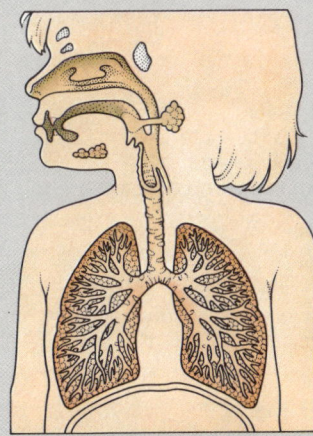

Erkrankungen der Atemwege

31 Schnupfen, verstopfte Nase
32 Halsweh
33 Husten
34 Schnelles Atmen, Atemnot
35 Geräuschvolles Atmen

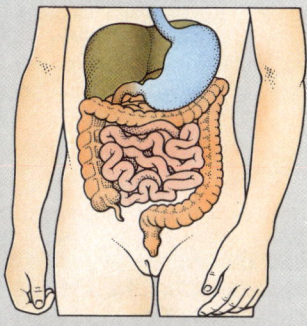

Magen- und Darmerkrankungen

Babys
7 Wenn das Baby erbricht
8 Durchfall bei Babys

Kinder: Alle Altersstufen
37 Erbrechen
38 Bauchschmerzen
39 Appetit-Verlust
40 Durchfall
41 Verstopfung
42 Eigenartiger Stuhl

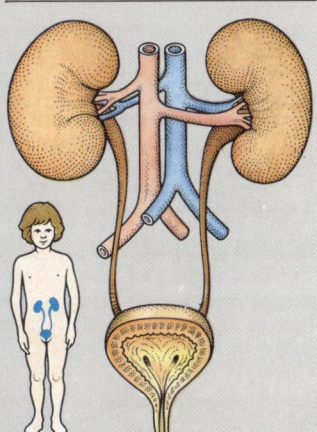

Harnwege

43 Probleme mit Wasserlassen
44 Sauberkeit und Bettnässen

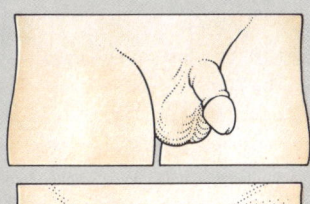
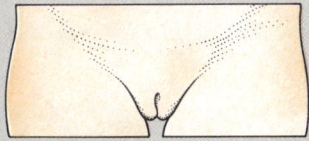

Genitalien

48 Genital-Probleme, Jungen
49 Genital-Probleme, Mädchen

3 Kinder: Index der Diagnose-Karten

Konsultieren Sie diesen Index, wenn Sie die richtige Bezeichnung für ein Symptom zu kennen glauben und das Symptom klar ist. Die Titel der Diagnose-Karten sind zusammen mit ihren Nummern in alphabetischer Reihenfolge aufgelistet. Dabei wur-den unterschiedliche Suchwörter berücksichtigt: Die Karte »Aus-schlag mit Fieber« z. B. ist unter dem Stichwort »Ausschlag« und »Fieber« zu finden. Der Index enthält darüber hinaus auch wichtige Rahmenartikel.

1 Schmerzlokalisationen – Übersichtstafel für Männer

Jeder Schmerz ist ein Warnsignal Ihres Körpers, daß etwas nicht in Ordnung ist. Schmerzen können ausstrahlen, das heißt, der Ursprungsort kann an einer anderen Körperstelle liegen als der Ort der Schmerzempfindung. In keinem Fall darf ein länger anhaltender Schmerz ignoriert oder durch wahllose Einnahme von Schmerzmitteln unterdrückt werden. Auf der Übersicht finden Sie die richtige Diagnose-Karte, wenn Sie in einem bestimmten Körperteil oder Organsystem Schmerzen verspüren. Auf den Zeichnungen finden Sie mögliche Schmerzlokalisationen sowie Titel und Nummern der entsprechenden Diagnose-Karten.

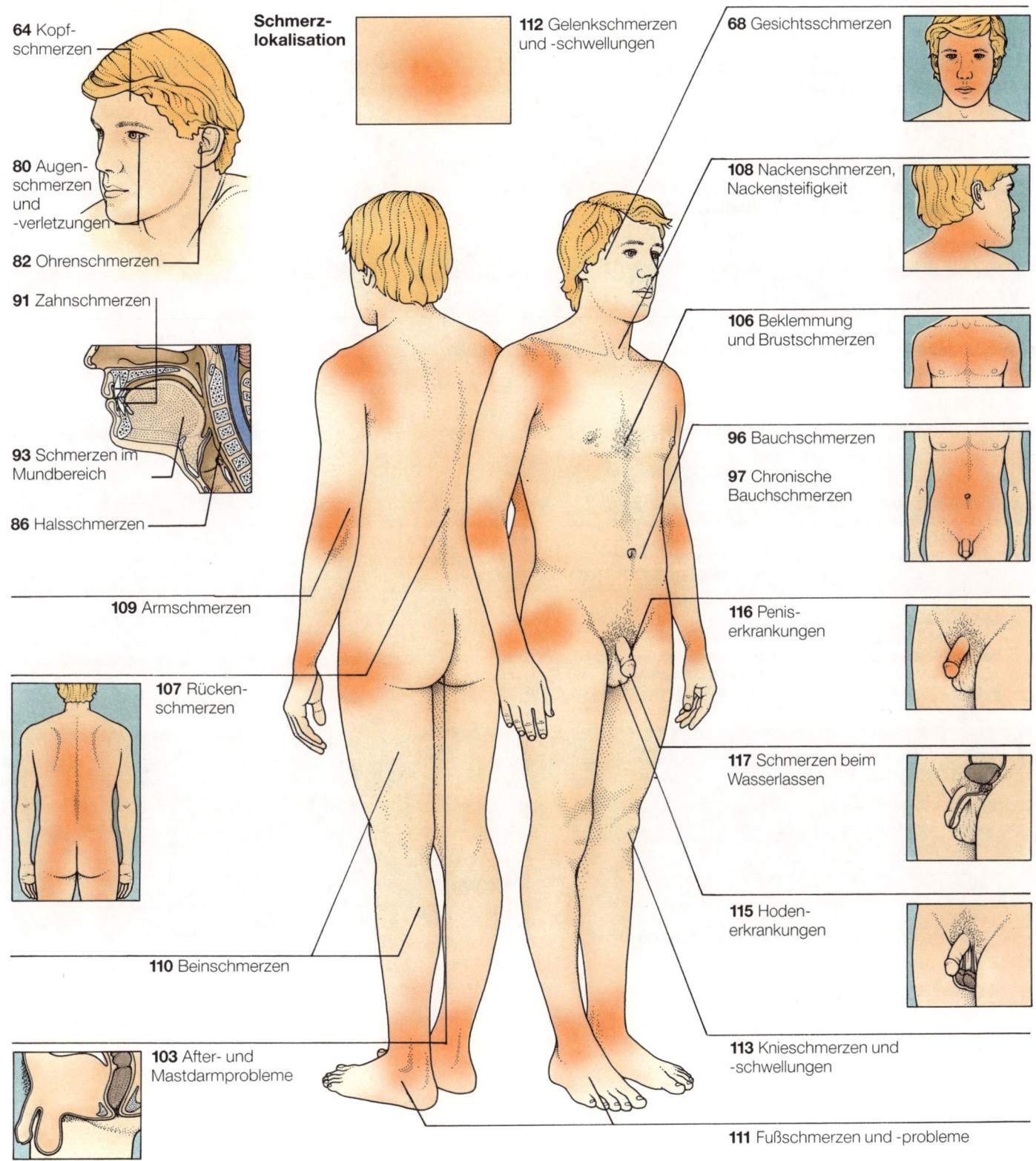

64 Kopf-schmerzen

80 Augen-schmerzen und -verletzungen

82 Ohrenschmerzen

91 Zahnschmerzen

93 Schmerzen im Mundbereich

86 Halsschmerzen

109 Armschmerzen

107 Rücken-schmerzen

110 Beinschmerzen

103 After- und Mastdarmprobleme

Schmerz-lokalisation

112 Gelenkschmerzen und -schwellungen

68 Gesichtsschmerzen

108 Nackenschmerzen, Nackensteifigkeit

106 Beklemmung und Brustschmerzen

96 Bauchschmerzen

97 Chronische Bauchschmerzen

116 Penis-erkrankungen

117 Schmerzen beim Wasserlassen

115 Hoden-erkrankungen

113 Knieschmerzen und -schwellungen

111 Fußschmerzen und -probleme

2 Suchsystem: Diagnose-Karten für Männer

Wenn es klar ist, welcher Körperteil oder welches Organsystem die Symptome zeigt, sehen Sie unter der entsprechenden Hauptüberschrift mit den aufgelisteten Diagnose-Karten nach. Wählen Sie die Karte aus, die am ehesten zu Ihren Symptomen paßt.

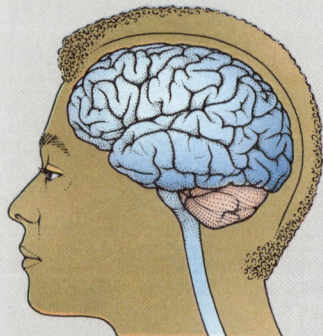

Nervensystem, Psyche und Verhalten

63 Schwächeanfall und Ohnmacht
64 Kopfschmerzen
65 Schwindel oder Drehschwindel
66 Taubheitsgefühl und Kribbeln
67 Zittern und Zucken
68 Gesichtsschmerzen
69 Blackouts und Verwirrung
70 Sprechstörungen
71 Psychische Störungen
72 Depressionen
73 Angstzustände

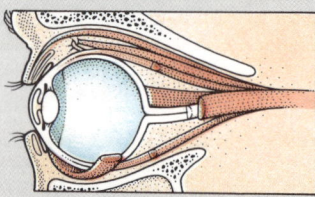

Augen und Sehstörungen

80 Augenschmerzen und -verletzungen
81 Sehstörungen

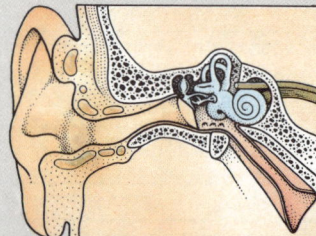

Ohren und Schwerhörigkeit

82 Ohrenschmerzen
83 Ohrengeräusche
84 Schwerhörigkeit

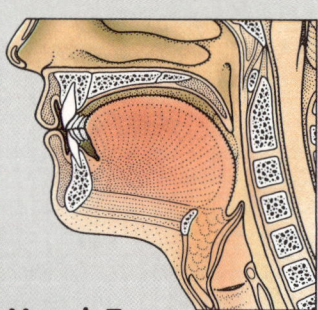

Mund, Zunge und Hals

86 Halsschmerzen
91 Zahnschmerzen
92 Schluckbeschwerden
93 Schmerzen im Mundbereich

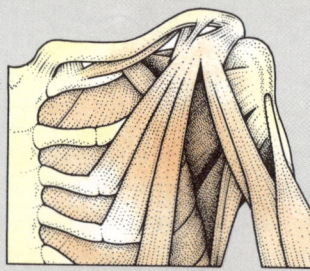

Muskeln, Knochen und Gelenke

107 Rückenschmerzen
108 Nackenschmerzen
109 Armschmerzen
110 Beinschmerzen
111 Fußschmerzen/-probleme
112 Gelenkschmerzen
113 Knieschmerzen

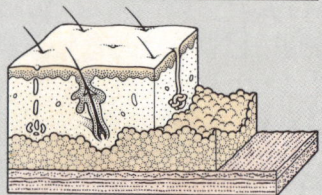

Haut, Haare und Nägel

60 Übermäßiges Schwitzen
61 Juckreiz
62 Knoten unter der Haut
75 Finger- und Zehennägel
76 Hautprobleme
77 Hautausschlag
78 Warzen und andere Hautgeschwülste
79 Hautausschlag mit Fieber
114 Haarausfall und Glatze

Symptome

54 Gestörtes Allgemeinbefinden
55 Schnelle Ermüdbarkeit
56 Gewichtsverlust
57 Übergewicht
58 Schlafstörungen
59 Fieber

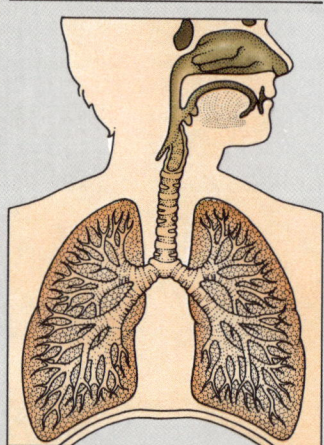

Erkrankungen der Atemwege

85 Schnupfen
86 Halsschmerzen
87 Heiserkeit oder Stimmverlust
88 Geräuschvolles Atmen
89 Husten
90 Atemnot
106 Beklemmung und Brustschmerzen

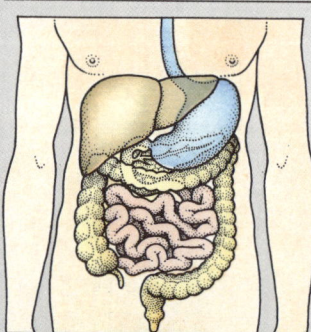

Magen- und Darmerkrankungen

94 Erbrechen
95 Häufiges Erbrechen
96 Bauchschmerzen
97 Chronische Bauchschmerzen
98 Aufgetriebener Bauch
99 Blähbauch und Winde
100 Durchfall
101 Verstopfung
102 Veränderter und/oder blutiger Stuhl
103 After- und Mastdarmprobleme

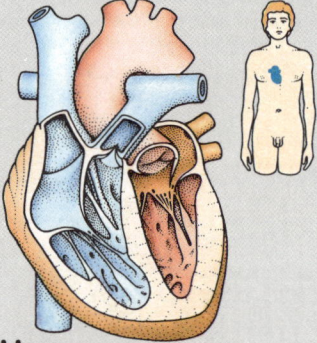

Herz

105 Herzrhythmusstörungen
106 Beklemmung und Brustschmerzen

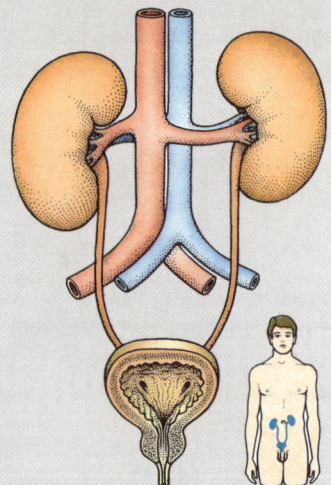

Harnwege

104 Harndrang und Schmerzen
117 Schmerzen beim Wasserlassen

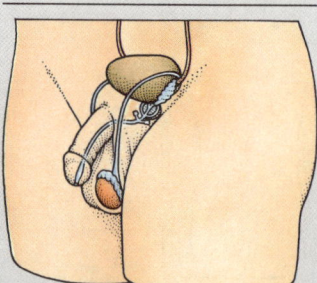

Genitalien

115 Hodenerkrankungen
116 Peniserkrankungen

Sexualität

118 Erektionsstörungen
119 Vorzeitige Ejakulation
120 Verzögerte Ejakulation
121 Mangelndes Sex-Interesse
122 Sterilität
123 Empfängnisverhütung

3 Männer: Index der Diagnose-Karten

Konsultieren Sie diesen Index, wenn Sie die richtige Bezeichnung für ein Symptom zu kennen glauben und das Symptom klar ist. Die Titel der Diagnose-Karten sind alphabetisch mit unterschiedlichen Suchwörtern aufgelistet: Die Karte »Hautausschlag mit Fieber« z. B. ist unter den Stichworten »Hautausschlag« und »Fieber« zu finden. Der Index enthält darüber hinaus auch wichtige Rahmenartikel.

1 Schmerzlokalisationen – Übersichtstafel für Frauen

Jeder Schmerz ist ein Warnsignal Ihres Körpers, daß etwas nicht in Ordnung ist. Schmerzen können ausstrahlen, das heißt, der Ursprungsort kann an einer anderen Körperstelle liegen als der Ort der Schmerzempfindung. In keinem Fall darf ein länger anhaltender Schmerz ignoriert oder durch wahllose Einnahme von Schmerzmitteln unterdrückt werden. Auf der Übersicht finden Sie die richtige Diagnose-Karte, wenn Sie in einem bestimmten Körperteil oder Organsystem Schmerzen verspüren. Auf den Zeichnungen finden Sie mögliche Schmerzlokalisationen sowie Titel und Nummern der entsprechenden Diagnose-Karten.

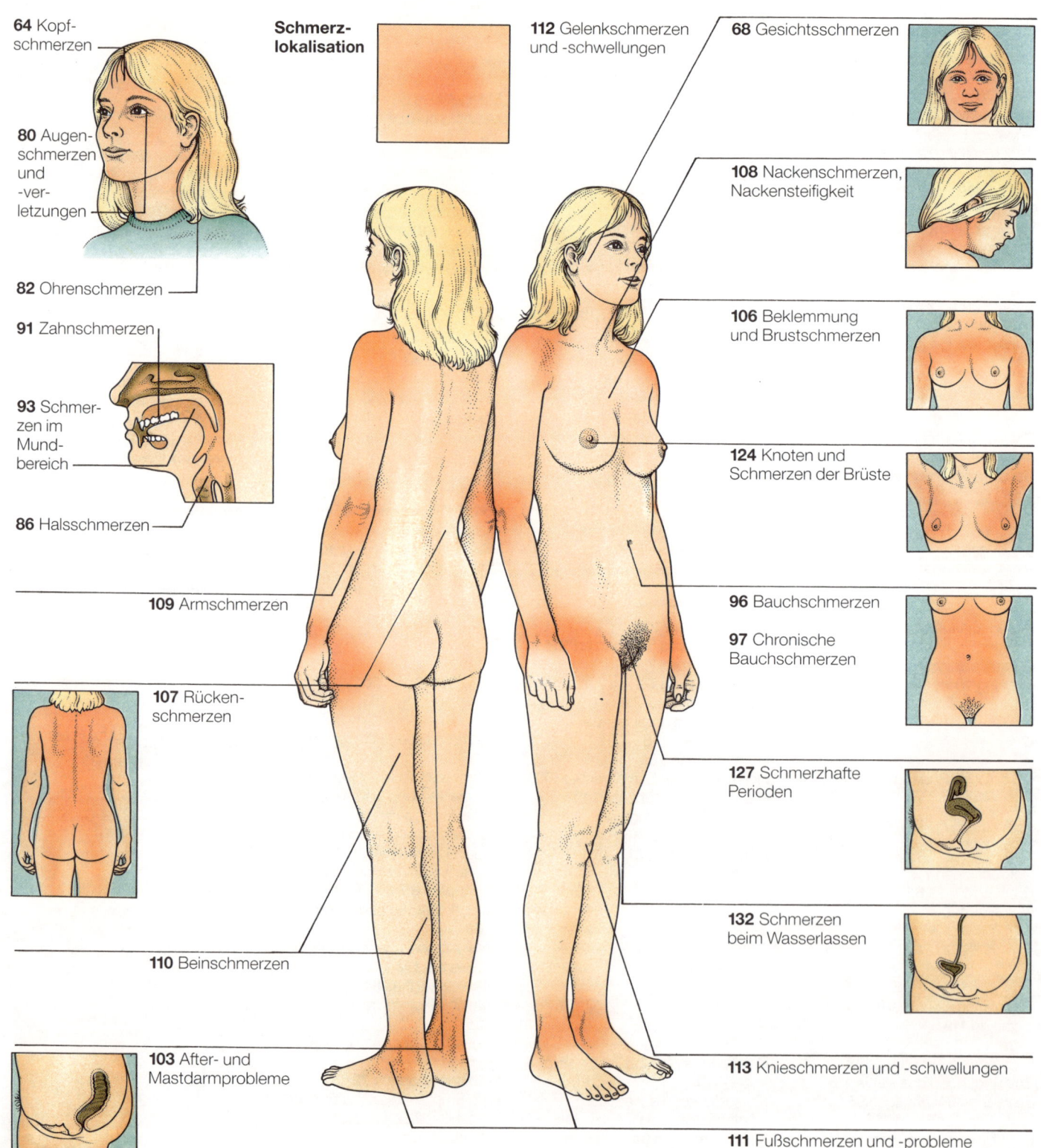

64 Kopfschmerzen

80 Augenschmerzen und -verletzungen

82 Ohrenschmerzen

91 Zahnschmerzen

93 Schmerzen im Mundbereich

86 Halsschmerzen

109 Armschmerzen

107 Rückenschmerzen

110 Beinschmerzen

103 After- und Mastdarmprobleme

Schmerzlokalisation

112 Gelenkschmerzen und -schwellungen

68 Gesichtsschmerzen

108 Nackenschmerzen, Nackensteifigkeit

106 Beklemmung und Brustschmerzen

124 Knoten und Schmerzen der Brüste

96 Bauchschmerzen

97 Chronische Bauchschmerzen

127 Schmerzhafte Perioden

132 Schmerzen beim Wasserlassen

113 Knieschmerzen und -schwellungen

111 Fußschmerzen und -probleme

2 Suchsystem: Diagnose-Karten für Frauen

Wenn es klar ist, welcher Körperteil oder welches Organsystem die Symptome zeigt, sehen Sie unter der entsprechenden Hauptüberschrift mit den aufgelisteten Diagnose-Karten nach.

Symptome

54 Gestörtes Allgemeinbefinden
55 Schnelle Ermüdbarkeit
56 Gewichtsverlust
57 Übergewicht
58 Schlafstörungen
59 Fieber

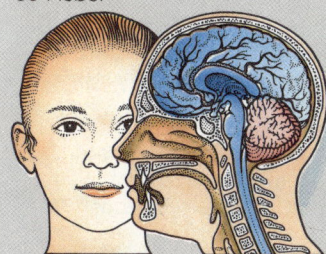

Nervensystem, Psyche und Verhalten

63 Schwächeanfall und Ohnmacht
64 Kopfschmerzen
65 Schwindel oder Drehschwindel
66 Taubheitsgefühl und Kribbeln
67 Zittern und Zucken
68 Gesichtsschmerzen
69 Blackouts und Verwirrung
70 Sprechstörungen
71 Psychische Störungen
72 Depressionen
73 Angstzustände
147 Wochenbett-Depression

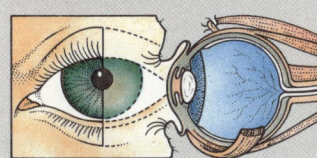

Augen und Sehstörungen

80 Augenschmerzen und -verletzungen
81 Sehstörungen

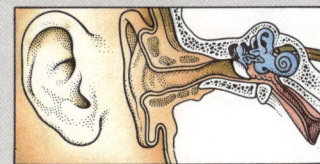

Ohren und Schwerhörigkeit

82 Ohrenschmerzen
83 Ohrengeräusche
84 Schwerhörigkeit

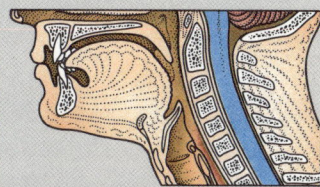

Mund, Zunge und Hals

86 Halsschmerzen
91 Zahnschmerzen
92 Schluckbeschwerden
93 Schmerzen im Mundbereich

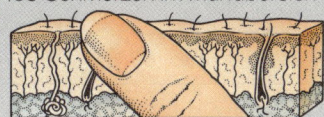

Haut, Haare und Nägel

60 Übermäßiges Schwitzen
61 Juckreiz
62 Knoten unter der Haut
75 Finger- und Zehennägel
76 Hautprobleme
77 Hautausschlag
78 Warzen und andere Hautgeschwülste
79 Hautausschlag mit Fieber
139 Hautveränderungen

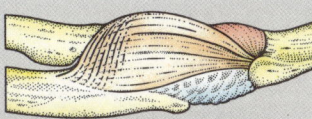

Muskeln, Knochen und Gelenke

107 Rückenschmerzen
108 Nackenschmerzen
109 Armschmerzen
110 Beinschmerzen
111 Fußschmerzen/-probleme
112 Gelenkschmerzen
113 Knieschmerzen
144 Schwellungen der Beine und Hände

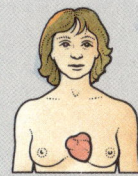 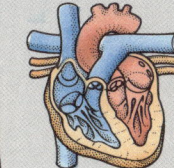

Herz

105 Herzrhythmusstörungen
106 Brustschmerzen

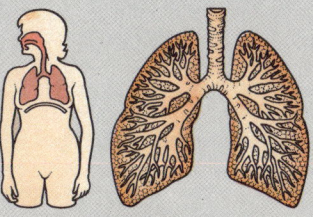

Erkrankungen der Atemwege

85 Schnupfen
86 Halsschmerzen
87 Heiserkeit oder Stimmverlust
88 Geräuschvolles Atmen
89 Husten
90 Atemnot
106 Beklemmung und Brustschmerzen

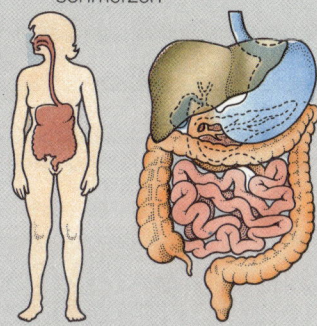

Magen- und Darmerkrankungen

94 Erbrechen
95 Häufiges Erbrechen
96 Bauchschmerzen
97 Chronische Bauchschmerzen
98 Aufgetriebener Bauch
99 Blähbauch und Winde
100 Durchfall
101 Verstopfung
102 Veränderter und/oder blutiger Stuhl
103 After- und Mastdarmprobleme
138 Übelkeit und Erbrechen
141 Sodbrennen

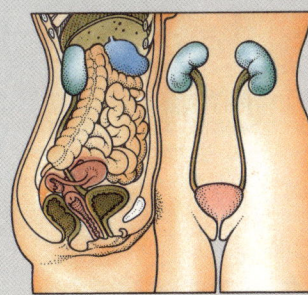

Harnwege

131 Reizblase
132 Schmerzen beim Wasserlassen
133 Harndrang

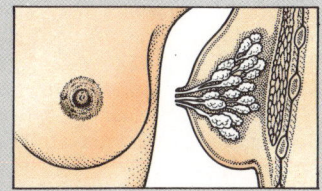

Brüste

124 Schmerzen der Brüste
146 Probleme beim Stillen

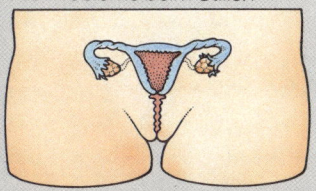

Frauenkrankheiten

125 Ausbleiben der Periode
126 Starke Perioden
127 Schmerzhafte Perioden
128 Unregelmäßige Blutungen
129 Ungewöhnlicher Ausfluß
130 Juckreiz und Vulva-Beschwerden

Sexualität

134 Schmerzen beim Sex
135 Mangelndes Sex-Interesse
136 Empfängnisverhütung
137 Sterilität

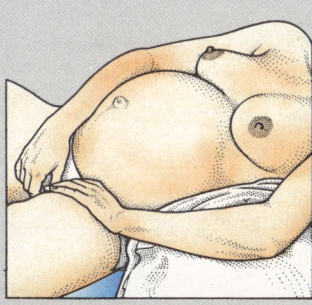

Schwangerschaft und Geburt

138 Übelkeit und Erbrechen
139 Hautveränderungen
140 Rückenschmerzen
141 Sodbrennen
142 Blutungen aus der Vagina
143 Kurzatmigkeit
144 Schwellungen der Beine und Hände
145 Wehen
146 Probleme beim Stillen
147 Wochenbett-Depression

3 Frauen: Index der Diagnose-Karten

Konsultieren Sie diesen Index, wenn Sie die richtige Bezeichnung für ein Symptom zu kennen glauben und das Symptom klar ist. Die Titel der Diagnose-Karten sind alphabetisch mit unterschiedlichen Suchwörtern aufgelistet: Die Karte »Hautausschlag mit Fieber« z. B. ist unter den Stichworten »Hautausschlag« und »Fieber« zu finden. Der Index enthält darüber hinaus auch wichtige Rahmenartikel.

1

Kinder-Karten

Babys

Alle Altersstufen

Jugendliche

1 Ihr Baby nimmt zu langsam an Gewicht zu

Bei den Vorsorgeuntersuchungen für Babys und später für Kleinkinder wird der Kinderarzt auch die Zunahme von Größe, Kopfumfang und Gewicht des Kindes kontrollieren, um Krankheiten und Entwicklungsstörungen rechtzeitig zu erkennen. Ein gesundes Baby entwickelt sich körperlich jedoch recht rasant – nach 12 Monaten hat es sein Geburtsgewicht etwa verdreifacht.

So ist es allemal günstig, wenn Sie Kopfumfang und Gewicht des Babys jede Woche überprüfen, und zwar

anhand der Wachstumskarten im Informationsteil am Schluß des Buches; tragen Sie Woche für Woche die Werte ein. Doch keine Sorge, wenn das Baby nicht genau der jeweiligen Durchschnittskurve folgt – jedes Kind gedeiht recht individuell. Größere Abweichungen sollten Sie freilich mit dem Kinderarzt besprechen (vergleichen Sie die unten stehenden Wachstumsmuster). Erste Aufschlüsse über ein verzögertes Wachstum Ihres Babys gibt Ihnen die Diagnose-Karte auf der rechten Seite.

Für über einjährige Kinder siehe Karte 10.

WACHSTUMSMUSTER VON KINDERN

Die Wachstumskarten im Informationsteil dienen zur Kontrolle von Kopfumfang und Gewicht Ihres Babys. Tragen Sie, ausgehend von den Werten bei der Geburt, Woche für Woche die neuen Werte ein. Die Kurven für kleinere, durchschnittlich große und große Babys sind nur Anhaltspunkte – jedes Baby gedeiht individuell und nach seinen Erbanlagen. Kopfumfang

und Gewicht stehen jedoch in enger Beziehung: Folgt der Kopfumfang in etwa der jeweiligen Wachstumskurve, das Gewicht aber nicht (siehe die beiden unteren Wachstumsmuster, *Verzögerte Gewichtszunahme* und *Exzessive Gewichtszunahme*), sollten Sie die möglichen Ursachen mit dem Kinderarzt besprechen.

Kleine Mutter und großer Vater
Eine kleine Mutter bekommt meist auch ein kleines Baby. Ist jedoch der Vater groß und das Kind hat die Erbanlagen seines Vaters, kann das Baby in den ersten Monaten seines Lebens schnell an Kopfumfang und Gewicht zunehmen.

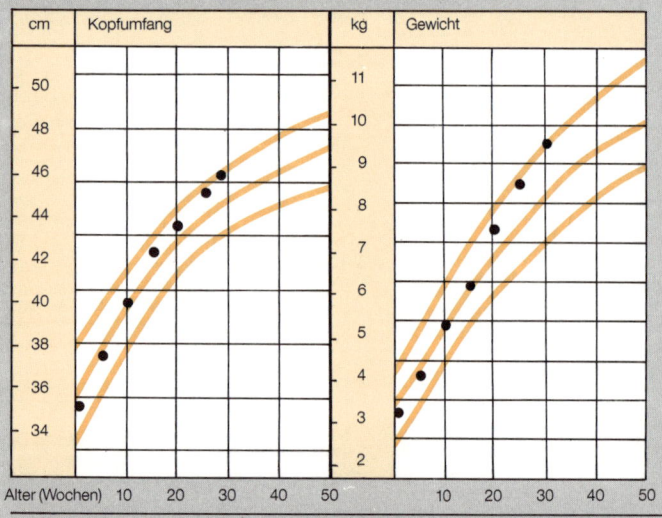

Große Mutter und kleiner Vater
Eine große Mutter bekommt meist auch ein großes Baby. Ist jedoch der Vater von kleiner Statur und das Baby hat die Erbanlagen vom Vater, nimmt es an Kopfumfang und Gewicht langsamer zu, als es seine Geburtswerte erwarten ließen.

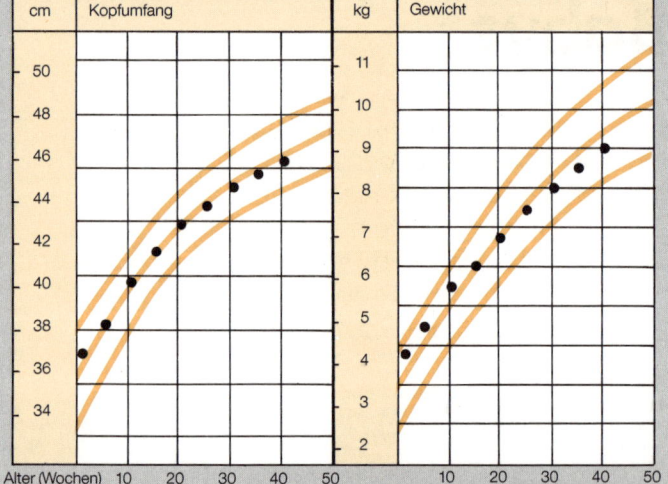

Verzögerte Gewichtszunahme
Das untenstehende Wachstumsmuster ist das eines Babys, das nach etwa 20 Wochen nur noch extrem verzögert an Gewicht zunimmt; der Kopfumfang folgt jedoch weiter dem durchschnittlichen Wachstumsmuster. Gehen Sie die Diagnose-Karte rechts durch.

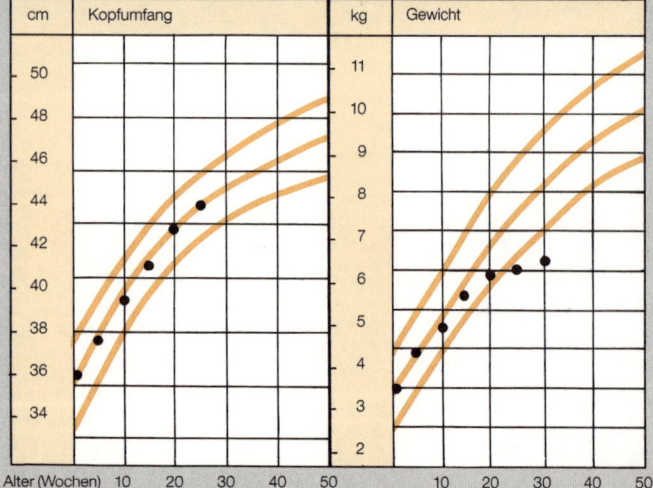

Exzessive Gewichtszunahme
Bei der Geburt hatte das Baby einen durchschnittlichen Kopfumfang und durchschnittliches Gewicht, ab etwa dem 15. Lebensmonat nimmt es überdurchschnittlich an Gewicht zu. Gehen Sie in diesem Fall die Diagnose-Karte 11, *Übergewicht und Fettsucht*, durch.

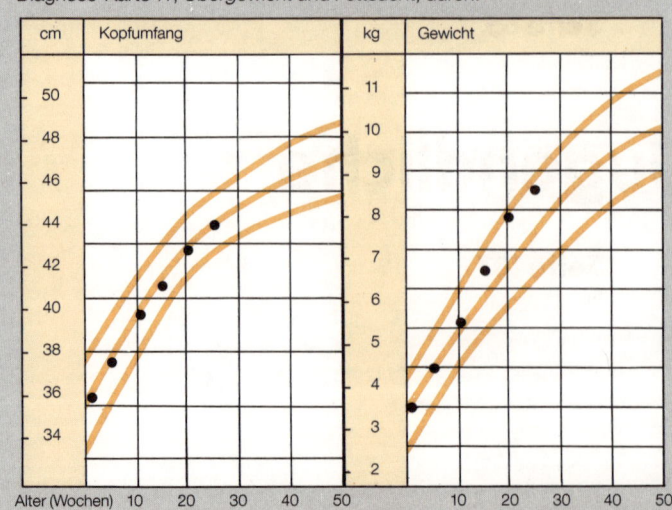

ERSTE FRAGE →

Scheint sich Ihr Baby nicht wohl zu fühlen, quengelt es – läßt es sich etwa nicht stillen bzw. füttern, ist es lethargisch oder unruhig?

JA →

Möglicherweise ist Ihr Baby krank. *Konsultieren Sie den Kinderarzt.*

NEIN

Geben Sie dem Baby die Brust, wenn es schreit?

JA →

Wahrscheinlich haben Sie zu wenig Milch – das Baby wird unterernährt. *Konsultieren Sie den Kinderarzt.* Er wird eine zusätzliche Flaschen-Nahrung empfehlen; ist das Baby älter als 3 Monate, braucht es möglicherweise auch schon zusätzlich Gemüse- und Getreidebrei.

NEIN

Unterernährung kann dann die Ursache der verzögerten Gewichtszunahme sein.
Was Sie tun können: Durch Schreien drückt das Baby oft seinen Hunger aus. Wenn Sie das Stillen nach starren zeitlichen Regeln festlegen, bekommt das Baby nicht immer die notwendige Menge Muttermilch – auch kann eine solche Regelung Ihre Milchproduktion vermindern (siehe dazu *Stillen*, Karte 6). Bieten Sie Ihrem Baby deshalb immer die Brust, wenn es schreit (auch wenn es sie dann bisweilen verschmäht). Nimmt das Baby nach 2 Wochen nicht an Gewicht zu, *konsultieren Sie den Kinderarzt.*

Stillen Sie ohne zusätzliche Fläschchennahrung?

JA →

Geben Sie das Fläschchen, wenn das Baby schreit?

JA →

Fügen Sie vielleicht beim Mixen der Fläschchen-Nahrung zuviel Wasser hinzu?

JA →

NEIN

Unterernährung kann die Ursache der verzögerten Gewichtszunahme sein.
Was Sie tun können: Durch Schreien drückt das Baby oft seinen Hunger aus. Wenn Sie das Fläschchen nach starren zeitlichen Regeln geben, bekommt das Baby nicht immer die notwendige Menge. Füttern Sie Ihr Baby deshalb immer, wenn es schreit (auch wenn es sich dann bisweilen weigert zu trinken). Nimmt das Baby nach 2 Wochen nicht an Gewicht zu, *konsultieren Sie den Kinderarzt.*

NEIN

NEIN

Bekommt das Baby nur Fläschchen-Nahrung?

JA →

Trinkt Ihr Baby immer das Fläschchen bis zum letzten Tropfen leer?

JA →

NEIN

NEIN

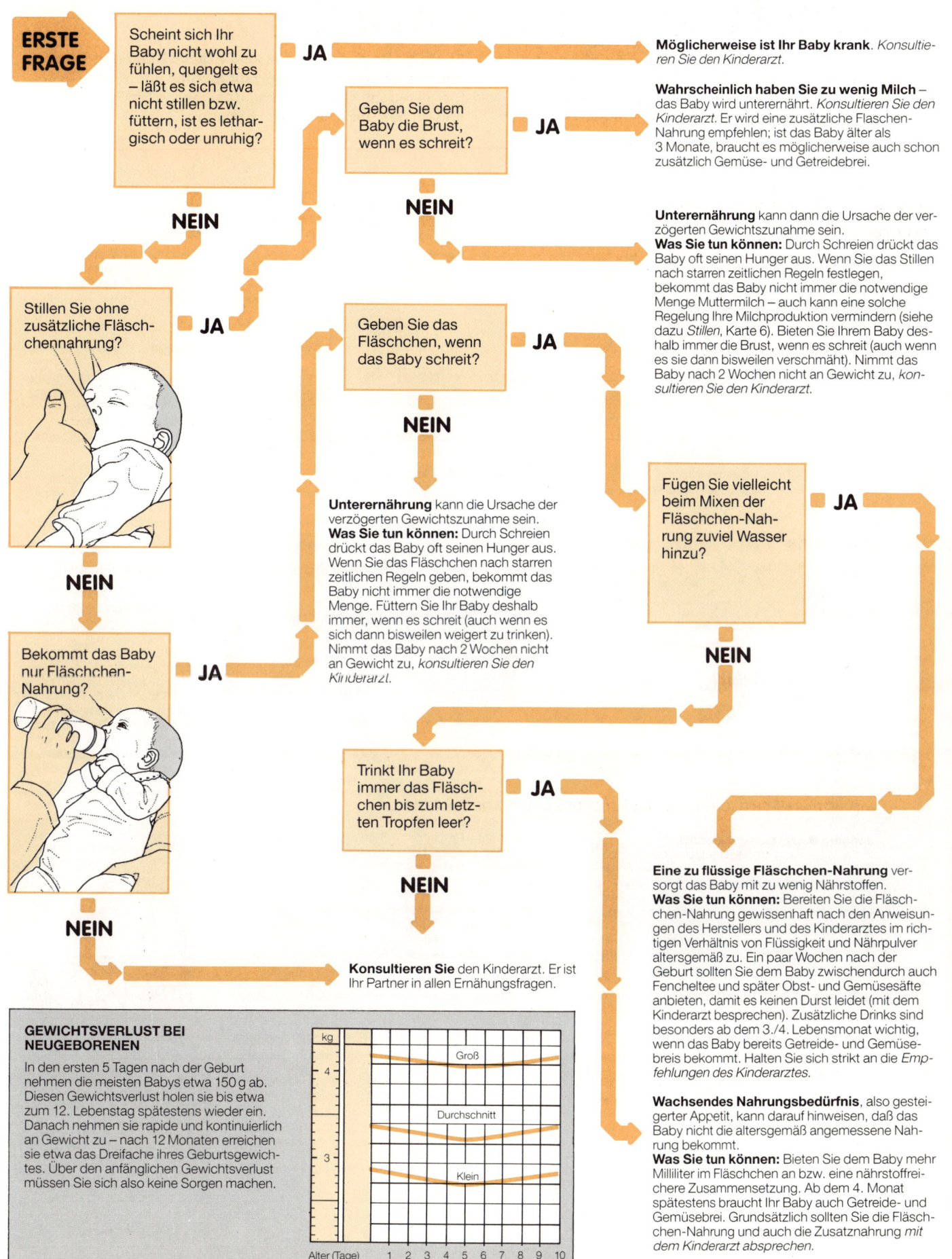

Konsultieren Sie den Kinderarzt. Er ist Ihr Partner in allen Ernährungsfragen.

Eine zu flüssige Fläschchen-Nahrung versorgt das Baby mit zu wenig Nährstoffen.
Was Sie tun können: Bereiten Sie die Fläschchen-Nahrung gewissenhaft nach den Anweisungen des Herstellers und des Kinderarztes im richtigen Verhältnis von Flüssigkeit und Nährpulver altersgemäß zu. Ein paar Wochen nach der Geburt sollten Sie dem Baby zwischendurch auch Fencheltee und später Obst- und Gemüsesäfte anbieten, damit es keinen Durst leidet (mit dem Kinderarzt besprechen). Zusätzliche Drinks sind besonders ab dem 3./4. Lebensmonat wichtig, wenn das Baby bereits Getreide- und Gemüsebrei bekommt. Halten Sie sich strikt an die *Empfehlungen des Kinderarztes.*

Wachsendes Nahrungsbedürfnis, also gesteigerter Appetit, kann darauf hinweisen, daß das Baby nicht die altersgemäß angemessene Nahrung bekommt.
Was Sie tun können: Bieten Sie dem Baby mehr Milliliter im Fläschchen an bzw. eine nährstoffreichere Zusammensetzung. Ab dem 4. Monat spätestens braucht Ihr Baby auch Getreide- und Gemüsebrei. Grundsätzlich sollten Sie die Fläschchen-Nahrung und auch die Zusatznahrung *mit dem Kinderarzt absprechen.*

GEWICHTSVERLUST BEI NEUGEBORENEN

In den ersten 5 Tagen nach der Geburt nehmen die meisten Babys etwa 150 g ab. Diesen Gewichtsverlust holen sie bis etwa zum 12. Lebenstag spätestens wieder ein. Danach nehmen sie rapide und kontinuierlich an Gewicht zu – nach 12 Monaten erreichen sie etwa das Dreifache ihres Geburtsgewichtes. Über den anfänglichen Gewichtsverlust müssen Sie sich also keine Sorgen machen.

kg

Groß

Durchschnitt

Klein

4

3

Alter (Tage)   1 2 3 4 5 6 7 8 9 10

2 Schlafstörungen beim Baby

Das Schlaf-Wach-Muster eines Babys wird nicht zuletzt von seinem individuellen Nahrungsbedürfnis gesteuert. Weckt es Sie deshalb durch Schreien ein- bis zweimal nachts auf, reglementieren Sie es nicht, sondern erfüllen Sie seine Bedürfnisse. Lesen Sie diese Diagnose-Karte auch durch, wenn das Baby momentan noch keine Probleme macht, vor allem aber dann, wenn Sie Probleme haben, das Baby nachts zu beruhigen.

Für über einjährige Kinder siehe Karte 12.

ERSTE FRAGE → Ist Ihr Baby nicht älter als 3 Monate?

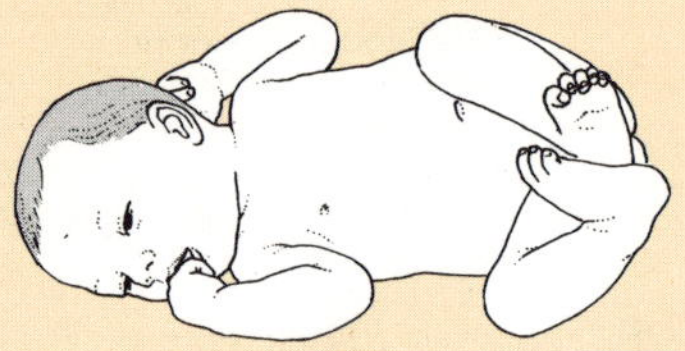

JA → Schreit Ihr Baby und ist es besonders abends schwer zu beruhigen?

JA → **Abendliche Koliken** (Bauchkrämpfe) können die Ursache sein.

Siehe Karte **5** Wenn das Baby schreit

NEIN (unter erster Frage)

NEIN (unter zweiter Frage)

Stillen Sie das Baby bzw. geben Sie das Fläschchen, wenn das Baby nachts aufwacht?

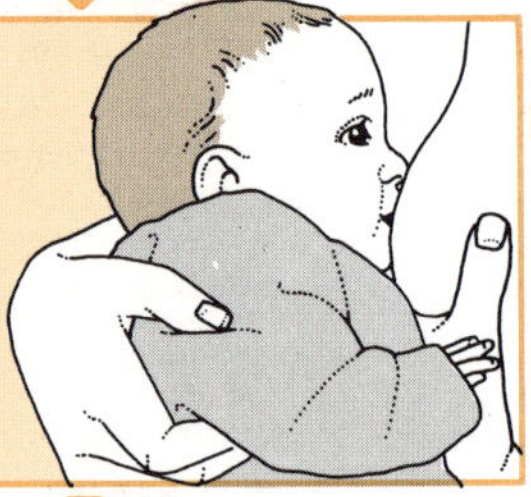

Schläft es nach dem Trinken wieder wohlig ein?

JA → **Hunger** war sicherlich die Ursache des nächtlichen Aufwachens – das ist in diesem Alter normal. Siehe dazu *Frequenz des Fütterns* auf Karte 6.
Was Sie tun können: Versuche, das Baby zu reglementieren (etwa durch mehr Inhalt im abendlichen Fläschchen), bleiben meist erfolglos. Besser ist es denn auch, sich auf die nächtliche Ruhestörung gelassen vorzubereiten und sie zu akzeptieren. Richten Sie als Mutter Ihre eigene Routine nach dem Baby aus und spannen Sie auch den Partner ein (siehe unten). Wenn Sie dennoch infolge der gestörten Nächte gesundheitliche Störungen erleiden (etwa Herzjagen, Schwindel, Kopfschmerzen) oder auch bereits Ressentiments gegenüber dem Baby empfinden, sollten Sie sich vertrauensvoll an den *Kinderarzt und an den Hausarzt wenden.* Sprechen Sie auch mit dem Partner eingehend darüber.

JA (nächtliches Stillen)

NEIN

JA (Schläft wieder ein)

NEIN

Hunger ist die wahrscheinlichste Ursache.
Was Sie tun können: Stillen Sie Ihr Baby bzw. geben Sie ihm das Fläschchen, dann schläft es wieder ein. Siehe auch *Hunger* (rechts oben).

WIE SIE DAS NÄCHTLICHE SCHLAFMUSTER DES BABYS ÄNDERN KÖNNEN

Jüngere Babys (unter 4 Monate)
In den ersten 3, 4 Monaten schlafen die meisten Babys dann, wenn sie satt sind und sich wohlfühlen, wenn die Basisbedürfnisse Nahrung, Wärme und wohlige Umgebung erfüllt sind. Das Schlaf-Wach-Muster der Babys ist recht individuell, vor allem nachts. Wenn möglich, sollten Sie Ihre Schlafgewohnheiten denen des Babys anpassen, um einer Ermüdung durch schlafgestörte Nächte vorzubeugen:

- Machen auch Sie einen Nachmittagsschlaf, wenn das Baby schläft.
- Wechseln Sie sich mit Ihrem Partner in der Betreuung des Babys ab, wenn es nachts schreit.
- Stillen Sie das Baby, dann halten Sie abgepumpte Muttermilch vorrätig, so daß Ihr Partner bei seiner Nachtwache Fläschchen geben kann.
- Das Baby sollte so früh wie möglich (spätestens ab dem 6. Monat) in einem eigenen Raum schlafen.

Ältere Babys (4 bis 12 Monate alt)
Die meisten Babys, bei denen das nächtliche Nahrungsbedürfnis aufgehört hat, profitieren von einem Gutenacht-Ritual bei geregelter Schlafenszeit. Ein Kind, das sich im ersten Lebensjahr an eine routinemäßige Schlafenszeit gewöhnt hat, wird auch später meist ohne Probleme zu Bett gehen. Doch geben Sie dem Baby allemal das sichere Gefühl, daß es keine Strafe ist, wenn es ins Bett und sich von Ihnen trennen muß:

- Dazu verhilft ein zeitlich geordnetes Ritual – etwa Abendessen, ruhige Spielzeit, Baden, Stillen, Gutenacht-Lied.
- Vermeiden Sie Hektik und Lärm vor der Schlafenszeit.
- Gestalten Sie das Kinderzimmer babygemäß, im Bettchen ein Kuscheltierchen, ein weiches Schmusetuch und Sachen zum Greifen sein.
- Stecken Sie ein Nachtlicht in die Steckdose.
- Machen Sie sich nicht verrückt damit, bei jedem Geräusch aus dem Kinderzimmer zum Baby zu eilen.
- Doch lassen Sie es nicht zu lange warten, wenn es schreit. Mit der Zeit bekommen Sie ein Gefühl dafür, warum das Baby schreit. Geben Sie ihm dann etwa Fencheltee (abends vorbereiten und warmhalten) zu trinken, oder nehmen Sie es überdies in den Arm, wenn es Bauchweh hat. Doch spielen Sie nicht mit ihm (Gewöhnungseffekt vermeiden).

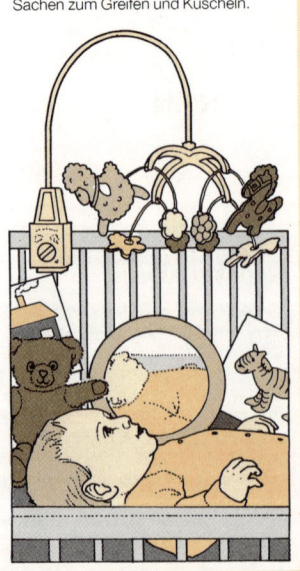

Damit sich das Baby nicht allein im Bettchen fühlt und langweilt, braucht es Sachen zum Greifen und Kuscheln.

Fortsetzung rechte Seite

Fortsetzung der linken Seite

Hat Ihr Baby zuvor nachts gut geschlafen?

JA →

Fühlt sich das Baby irgendwie nicht wohl – hat es etwa erhöhte Temperatur oder gar Fieber (ab 38 °C)?

JA →

Eine **Krankheit** bzw. eine *Infektion* läßt das Baby nicht schlafen. Siehe dazu auch die Diagnose-Karten 3, 4, 7. *Konsultieren Sie den Kinderarzt.*

NEIN

NEIN

Schreit Ihr Baby und können Sie es kaum beruhigen?

JA

NEIN

Schläft das Baby in Ihrem Schlafzimmer?

JA →

Schlafen im selben Raum mit dem Baby ist meist für Sie, aber auch für das Baby ungünstig. Etwa, wenn Sie mit Ihrem Partner schlafen, oder einfach deshalb, weil Sie auf jedes Geräusch vom Baby-Bettchen her achten und sich so in ein nicht erholsames Schlafmuster begeben. Viele Babys schlafen recht unruhig, aber das ist nicht weiter aufregend, denn nach unruhigen Phasen fallen sie auch wieder in Tiefschlaf.
Was Sie tun können: Wenn möglich, stellen Sie das Kinderbettchen in den Nebenraum oder in ein eigenes Kinderzimmer (Türe offen lassen). Keine Sorge, ein Aufmerksamkeit heischendes Schreien des Babys hören Sie allemal.

Ohrenschmerzen, meist eine Mittelohrentzündung, aber auch eine andere Erkrankung können zugrunde liegen. *Konsultieren Sie den Kinderarzt.*

Siehe Karte

29 **Ohrenschmerzen und -entzündungen**

NEIN

Ist es im Kinderzimmer des Nachts zu kühl (unter 19 °C)? Oder strampelt das Baby nachts immer die Zudecken weg?

JA →

Dem Baby ist es zu kühl.
Was Sie tun können: Halten Sie die Temperatur im Kinderzimmer auf etwa 19–20 °C. Stecken Sie das Baby in ein Schlafsäckchen.

NEIN

Gab es für das Baby in letzter Zeit eine häusliche Veränderung oder einen anderen Grund für eine Verängstigung – etwa eine längere Abwesenheit der Mutter oder des Vaters?

JA →

Das Baby ist verängstigt. Bereits kleine Veränderungen der häuslichen Routine können bei Babys zu Schlafstörungen führen.
Was Sie tun können: Es kann Tage dauern, bis sich Ihr Baby den Veränderungen angepaßt hat. Sorgen Sie während dieser Zeit dafür, daß es nicht durch weitere Veränderungen der täglichen Routine beunruhigt wird. Wacht das Baby nachts auf, geben Sie ihm etwas zu trinken oder auch einen Schnuller. Aber nehmen Sie es nicht aus dem Bettchen (siehe dazu linke Seite, unten).

NEIN

Das Bedürfnis nach Wohligkeit und Ihrer Allgegenwart ist die häufigste Ursache des nächtlichen Wachseins eines über 4 Monate alten Babys (bis zu diesem Zeitpunkt wachen sie auch aufgrund eines Hungergefühls auf). Möglicherweise bekommt das über 6 Monate alte Baby auch die ersten Zähnchen (siehe dazu Karte 36).
Was Sie tun können: Vermitteln Sie dem Baby tagsüber Sicherheit und Wohlgefühl, halten Sie sich an ein striktes abendliches Ritual (siehe linke Seite, unten). Wacht das Baby nachts auf, nehmen Sie es auch nachts nicht aus dem Bettchen, aber vermitteln Sie ihm Geborgenheit. Schreit es noch, wenn Sie das Zimmer verlassen, gehen Sie nicht gleich zurück – das Baby beruhigt sich meist von selbst und schläft wieder ein.

SCHLAFMUSTER EINES BABYS

Das Schlafmuster eines jeden Babys ist höchst individuell, ebenso das Schlafbedürfnis. Sorgen Sie sich deshalb nicht, wenn das Baby Ihrer Freundin mehr schläft oder nachts durchschläft. Die unten in Form einer Tagesuhr angegebenen Schlafmuster eines Babys sind lediglich Durchschnittswerte. Grundsätzlich gilt nur: Während das Baby in den ersten Lebensmonaten noch den Tag verschläft, paßt sich ein 5, 6 Monate altes Baby allmählich dem Routine-Rhythmus der Eltern an, bis es mit etwa 10, 12 Monaten nachts durchschläft.

Neugeborene
Ein neugeborenes Baby verschläft die meiste Zeit – nur etwa alle 3 Stunden wacht es vor Hunger auf. Nach den ersten 3, 4 Lebensmonaten wachen viele Babys nur noch einmal in der Nacht auf, tagsüber sind sie dafür länger wach.

6 Monate alte Babys
Die meisten Babys schlafen ab dem 6. Monat nachts durch – höchstens, daß sie in den frühen Morgenstunden kurz etwas trinken wollen. Tagsüber schlafen sie nur noch vormittags und nachmittags für jeweils etwa 2 Stunden.

12 Monate alte Babys
Ab etwa dem 12. Lebensmonat schläft das Baby gewöhnlich nachts durch – etwa 10, 11 Stunden lang. Jetzt braucht es auch nur noch seinen kurzen Nachmittagsschlaf.

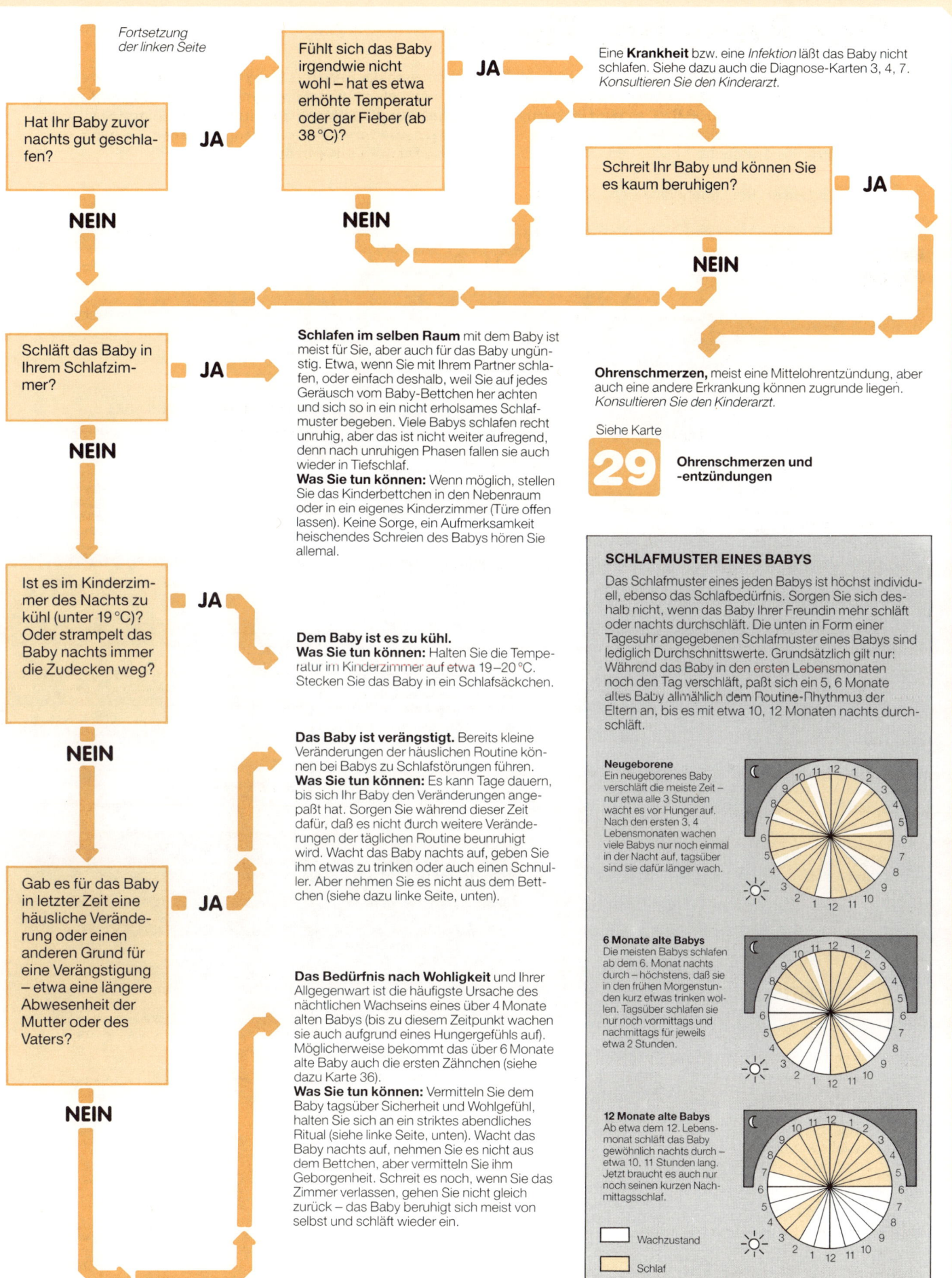

☐ Wachzustand

☐ Schlaf

3 Das Baby hat Fieber

Die normale Temperatur des Babys variiert zwischen 36,5 bis 37,5 °C, ab 37,6 bis 37,9 °C spricht man von erhöhter Temperatur. Fieber beginnt ab 38,0 °C, es wird in den meisten Fällen durch eine bakterielle oder virale Infektion (siehe dazu Karte 9) verursacht.

Wenn sich die Stirn des Babys heiß anfühlt, wenn es mehr schwitzt als gewöhnlich, wenn es sich nicht wohl zu fühlen scheint und apathisch oder irritiert ist, sollten Sie unbedingt seine Temperatur messen. Arbeiten Sie dann auch diese Diagnose-Karte durch.

Für Kinder ab dem ersten Lebensjahr siehe Karte 14.

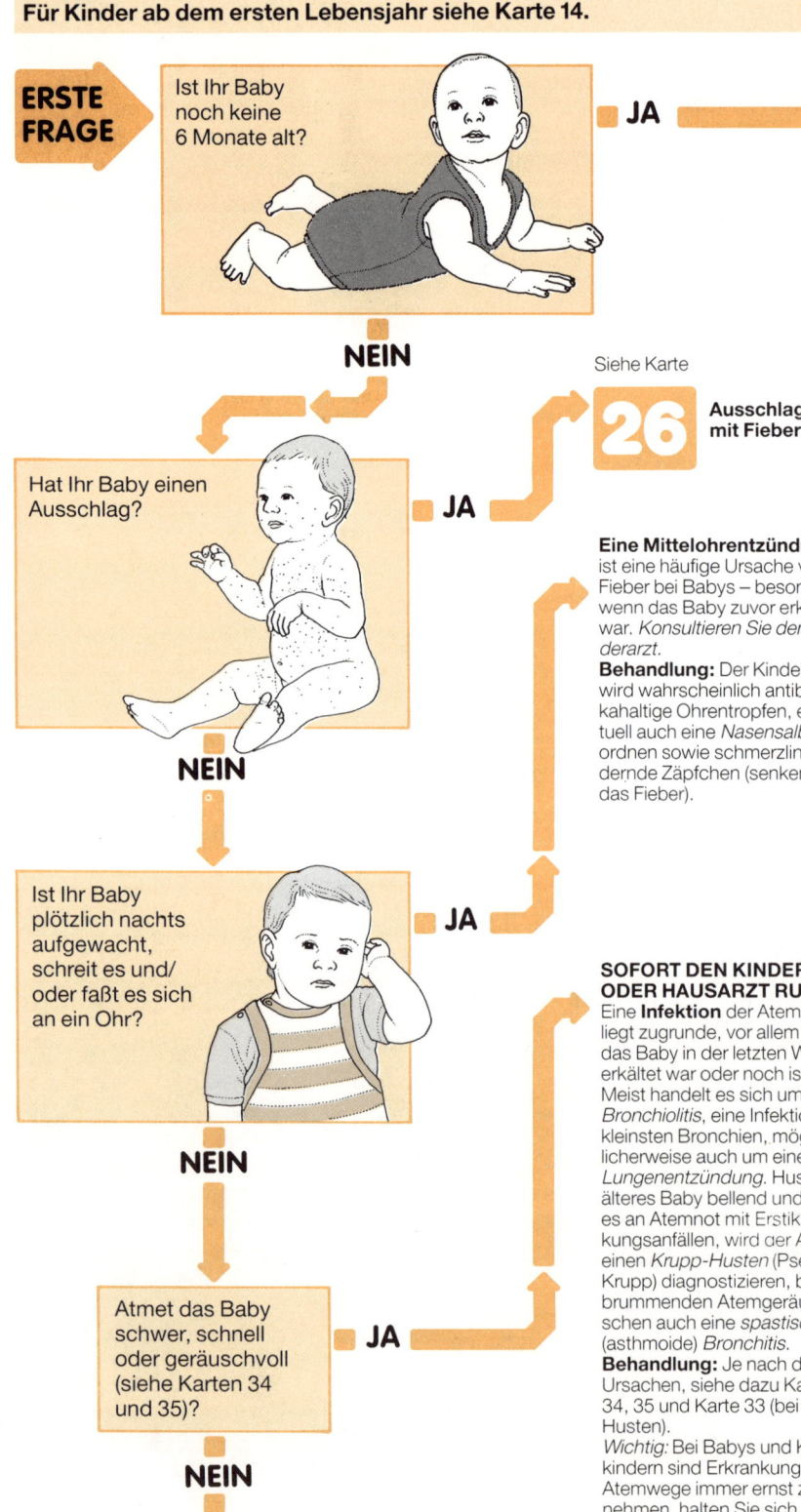

ERSTE FRAGE → Ist Ihr Baby noch keine 6 Monate alt? **JA**

NEIN

Hat Ihr Baby einen Ausschlag? **JA**

Siehe Karte **26** **Ausschlag mit Fieber**

NEIN

Ist Ihr Baby plötzlich nachts aufgewacht, schreit es und/oder faßt es sich an ein Ohr? **JA**

NEIN

Atmet das Baby schwer, schnell oder geräuschvoll (siehe Karten 34 und 35)? **JA**

NEIN

Fortsetzung rechte Seite

WARNUNG

HOHES FIEBER

Steigt die Temperatur des Babys über 39,5 °C, rufen Sie den Kinderarzt. Denn bei manchen Kindern kann höheres Fieber Fieberkrämpfe (siehe unten) provozieren. Die meisten Kinder vertragen jedoch auch Fieber von 40 °C noch gut.

RUFEN SIE SOFORT DEN ARZT

Infektionen in diesem Alter sind ungewöhnlich und oft ernster Art.
Behandlung: Bis der Arzt eintrifft, versuchen Sie, das Fieber zu senken (siehe *Pflege eines kranken Kindes* im Informationsteil). Der Kinderarzt wird das Baby untersuchen (siehe Karte 9), die Diagnose stellen und eine Behandlungsmethode festlegen (bei bakteriellen Infektionen eventuell mit *Antibiotika*), wenn nötig auch eine Einweisung in die Kinderklinik veranlassen (bleiben Sie dort bei Ihrem Baby).

Eine Mittelohrentzündung ist eine häufige Ursache von Fieber bei Babys – besonders wenn das Baby zuvor erkältet war. *Konsultieren Sie den Kinderarzt.*
Behandlung: Der Kinderarzt wird wahrscheinlich antibiotikahaltige Ohrentropfen, eventuell auch eine *Nasensalbe* verordnen sowie schmerzlindernde Zäpfchen (senken auch das Fieber).

SOFORT DEN KINDER- ODER HAUSARZT RUFEN
Eine **Infektion** der Atemwege liegt zugrunde, vor allem wenn das Baby in der letzten Woche erkältet war oder noch ist. Meist handelt es sich um eine *Bronchiolitis*, eine Infektion der kleinsten Bronchien, möglicherweise auch um eine *Lungenentzündung*. Hustet ein älteres Baby bellend und leidet es an Atemnot mit Erstickungsanfällen, wird der Arzt einen *Krupp-Husten* (Pseudo-Krupp) diagnostizieren, bei brummenden Atemgeräuschen auch eine *spastische* (asthmoide) *Bronchitis*.
Behandlung: Je nach den Ursachen, siehe dazu Karten 34, 35 und Karte 33 (bei Husten).
Wichtig: Bei Babys und Kleinkindern sind Erkrankungen der Atemwege immer ernst zu nehmen, halten Sie sich an die Anweisungen des Arztes.

FIEBERKRÄMPFE

Manche Babys und auch noch einige Kleinkinder haben eine Neigung zu Fieberkrämpfen, wenn ihre Temperatur über 39 °C oder 39,5 °C ansteigt. Anzeichen: Arme und Beinchen des Kindes schütteln unkontrolliert, bisweilen läuft das Baby blau im Gesicht an. Solche Anfälle dauern einige Sekunden oder länger an.

Was Sie tun können
Erleidet Ihr Kind einen Fieberkrampf, rufen Sie unverzüglich den Kinderarzt an. Legen Sie das Baby auf den Bauch und schieben Sie ein Kissen unter die Magengegend, um einem Schock vorzubeugen. Bis der Arzt eintrifft, versuchen Sie, die Temperatur des Babys zu senken: Kleiden Sie es aus und legen Sie einen in lauwarmes Wasser getauchten Waschlappen auf seine Stirn (siehe dazu *Pflege eines kranken Kindes* im Informationsteil). Wenn das Baby erbricht, wischen Sie seine Mundhöhle mit dem Finger aus. Auch wenn das Baby sich nach wenigen Sekunden vom Anfall erholt hat, sollten Sie den Kinderarzt rufen, damit eine zugrundliegende Erkrankung diagnostiziert und behandelt werden kann. Nötigenfalls wird der Kinderarzt auch neurologische Untersuchungen, etwa ein EEG (Karte 17), veranlassen.

AUSLANDSREISEN

Wenn Ihr Baby nach einer Reise in ein subtropisches oder tropisches Land eine fiebrige Erkrankung hat, rufen Sie den Kinderarzt und berichten Sie ihm von der Reise, damit er schnell die richtige Diagnose treffen kann. Übrigens: Längere Reisen und Flugreisen sollten Sie einem Baby noch nicht zumuten.

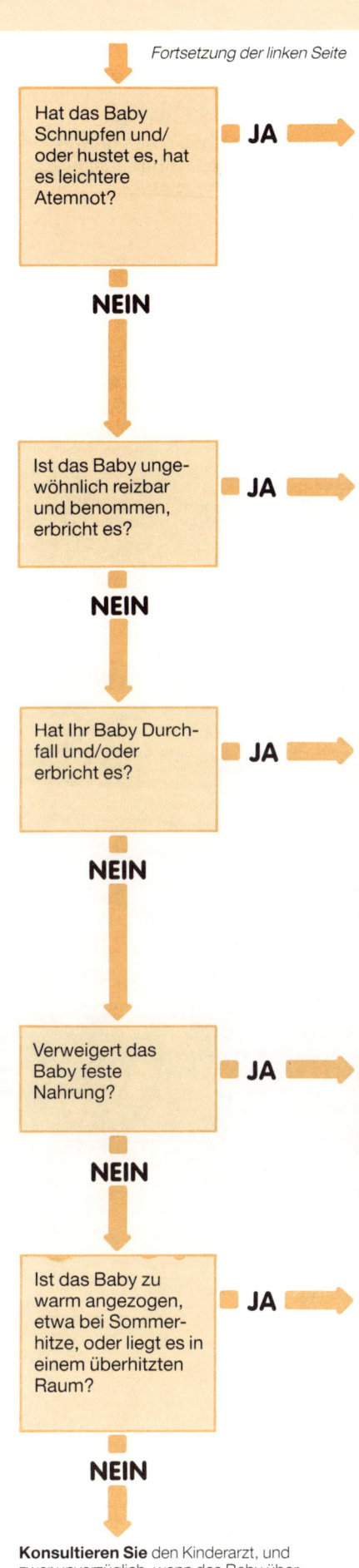

Fortsetzung der linken Seite

Hat das Baby Schnupfen und/oder hustet es, hat es leichtere Atemnot? — **JA**

Eine **Bronchiolitis**, eine virale Infektion der kleinsten Bronchien, ist wahrscheinlich. *Rufen Sie den Kinder- oder Hausarzt.* Atemwegserkrankungen bei Babys und Kleinkindern müssen grundsätzlich ärztlich diagnostiziert und behandelt werden. Mögliche Ursachen können bei älteren Babys auch ein *Krupp-Husten* (meist mit starker Atemnot bzw. Erstickungsanfällen verbunden) oder eine *Lungenentzündung* sein (siehe dazu Karte 35). Bei bereits 12 Monate alten Babys (Grenze zum Kleinkind-Alter) könnte in seltenen Fällen auch eine *Masern*-Infektion vorliegen – das Baby bekommt dann in den nächsten Tagen einen Hautausschlag (siehe Karte 26).
Behandlung: Je nach den Ursachen, siehe dazu Karte 33 und Karte 26.

NEIN

Ist das Baby ungewöhnlich reizbar und benommen, erbricht es? — **JA**

RUFEN SIE SOFORT DEN KINDER- ODER HAUSARZT

Eine **Hirnhautentzündung** könnte diesen Symptomen zugrunde liegen, wenn sie auch im Babyalter selten ist (siehe dazu Diagnose-Karte 13). Weitere Symptome einer Hirnhautentzündung sind: Das Kind weigert sich, den Kopf nach vorne zu beugen, und hat offensichtlich Schmerzen.
Behandlung: Der Kinderarzt wird das Kind wahrscheinlich in eine *Kinderklinik einweisen.* Bleiben Sie beim Baby – die meisten Kinderkliniken sehen heute diese Möglichkeit vor.

NEIN

Hat Ihr Baby Durchfall und/oder erbricht es? — **JA**

RUFEN SIE DEN KINDER- ODER HAUSARZT

Eine **Infektion des Magen-Darm-Trakts** ist wahrscheinlich, die durch Viren oder Bakterien verursacht wird, seltener durch eine falsche Ernährung. Möglich sind auch seltene erbliche Krankheiten wie etwa *Zöliakie* (Allergie auf Getreideeiweiß).
Behandlung: Siehe auf Karte 7, *Magen-Darm-Infektion beim Baby.*

NEIN

Verweigert das Baby feste Nahrung? — **JA**

Eine **Rachen-** oder **Mundschleimhaut-Infektion** ist die häufigste Ursache dieses Symptoms. *Konsultieren Sie den Kinderarzt.* Sehr häufig kann bei Babys eine *Candida-Mykose* (Soor-Mykose) die Ursache sein, eine Pilzinfektion, die zur Entzündung der Mundschleimhaut mit weißlichen Belägen und oberflächlichen kleinen Geschwüren führt. Siehe dazu und zur virusbedingten Rachenentzündung Karte 32.
Behandlung: Zur einfachen Rachenentzündung siehe Karte 32, bei einer Candida-Mykose wird der Arzt pilztötende Mittel verordnen.

NEIN

Ist das Baby zu warm angezogen, etwa bei Sommerhitze, oder liegt es in einem überhitzten Raum? — **JA**

Das Baby ist überhitzt. Sei es, daß es zu warm angezogen draußen im Garten bei Sommerhitze im Wägelchen gelegen hat. Sei es, daß es – ebenfalls zu warm angezogen – in einem überhitzten Raum liegt. So kann die Körpertemperatur ansteigen.
Was Sie tun können: Im allgemeinen werden Babys oft zu warm angezogen, auch genügt ihnen eine Raumtemperatur, die 20 °C nicht übersteigen sollte; nachts reichen etwa 17 °C. Stellen Sie das Babybettchen nie in die Nähe eines Heizkörpers, den Kinderwagen nie in die pralle Sonne. Ist Ihr Baby überhitzt, ziehen Sie es leichter an und bringen es an einen kühleren und schattigeren Platz. Sinkt die Körpertemperatur des Babys in einer Stunde nicht, *rufen Sie den Arzt an.*

NEIN

Konsultieren Sie den Kinderarzt, und zwar unverzüglich, wenn das Baby über 39 °C Fieber hat.

WIE SIE DIE TEMPERATUR DES BABYS MESSEN

Am zuverlässigsten ist die Fiebermessung im Mastdarm, Sie können aber auch beim Baby in der Achselhöhle messen (Abbildungen).

1 Schütteln Sie das Thermometer mit der Spitze nach unten, bis die Anzeige unter den Normalwert gegangen ist.

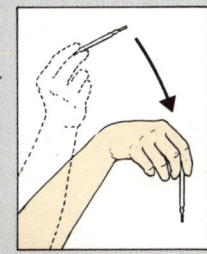

2 Nehmen Sie das Baby in den Schoß und legen Sie die Spitze des Thermometers in die Achselhöhle. Das Ärmchen des Babys drücken Sie an.

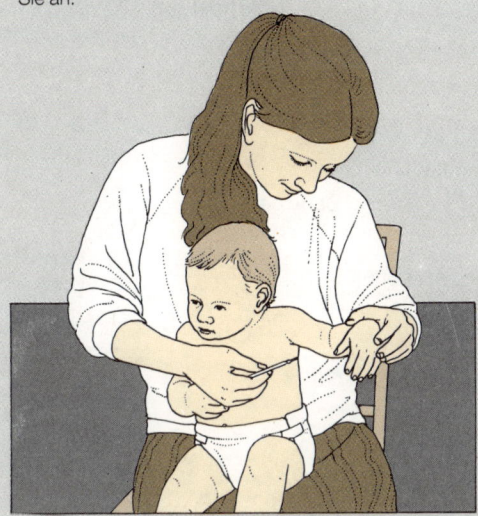

3 Halten Sie das Ärmchen. Das Thermometer muß 5 Minuten verbleiben (im Po nur drei Minuten; Spitze vor dem Einführen einfetten).

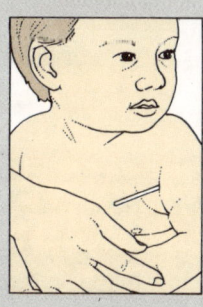

4 Beim Achselhöhlenwert beginnt Fieber ab 38,0 °C. Die Messung im Po ergibt einen Wert, der 0,5 °C über dem in der Achselhöhle liegt. Ziehen Sie deshalb bei den im Po gemessenen Werten jeweils 0,5 °C ab. Übrigens: Für Babys und Kleinkinder gibt es spezielle Thermometer für die Messung im Po.

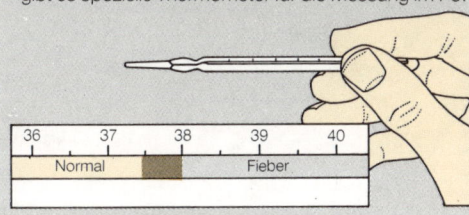

36	37	38	39	40
Normal			Fieber	

Fieber-Meßstreifen
Neuerdings gibt es auch Fieber-Meßstreifen, die die Körpertemperatur an der Stirne messen. Fügen Sie hier 0,5 °C hinzu, denn um soviel liegt der Stirnwert unter dem Achselhöhlenwert.

Normaltemperatur und Fieber beim Baby
36,5–37,5 °C: Normaltemperatur
37,6–37,9 °C: Erhöhte Temperatur
38,0–39,5 °C: Mäßiges Fieber
39,5–40,5 °C: Hohes Fieber
über 40,5 °C: Sehr hohes Fieber

4 Hautprobleme bei Babys

Die zarte Babyhaut kann leicht irritiert werden und sich leicht entzünden – etwa durch Überhitzung, besonders aber, wenn sie längere Zeit durch Urin, Stuhl, Schweiß in ihrer Funktion beeinträchtigt wird. Am häufigsten leiden so Babys unter dem Windel-Ausschlag (Windel-Dermatitis), dem Sie aber vorbeugen können (siehe Kasten »Baby-pflege« auf der rechten Seite). Hat Ihr Baby einen grindigen, schuppigen, fleckigen oder knotigen Hautausschlag oder eine andere beunruhigende Hauterscheinung, suchen Sie mit ihm den Kinderarzt auf.

ERSTE FRAGE

Ist Ihr Baby noch keine 3 Monate alt? → **JA** →

Hat das Baby fettige, gelbe Schuppenfelder auf entzündlich geröteter Haut an verschiedenen Körperstellen, so etwa
- im Nacken,
- hinter den Ohren,
- im Gesicht oder
- in der Armbeuge?

→ **JA** →

NEIN ↓

Hat Ihr Baby gelbliche, fettige Schuppenkrusten am behaarten Kopf? → **JA** →

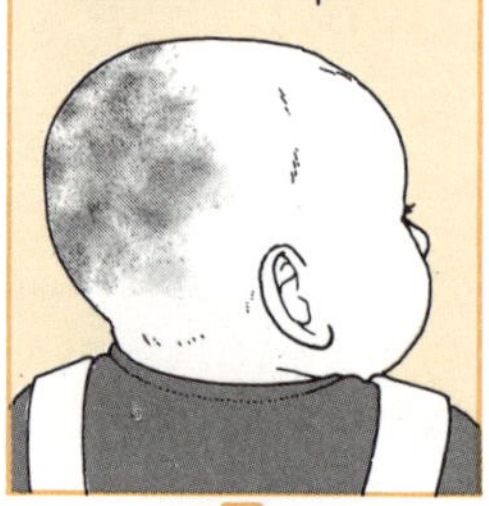

NEIN

NEIN

Hat Ihr Baby eine entzündliche Schuppung mit Bläschenbildung im Gesicht, an Armen und Beinen? → **JA** →

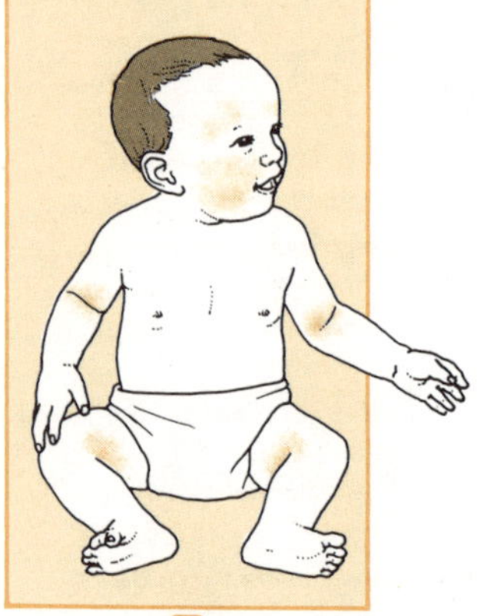

NEIN

Ein **seborrhoisches Ekzem** (Gneis) ist die wahrscheinliche Ursache. Dieses Ekzem entsteht infolge einer vermehrten Talgdrüsenproduktion und einer leicht vermehrten Hornbildung der obersten Hautschicht. Gneis ist anlagebedingt, nach ein paar Wochen oder Monaten verschwindet er spontan von selbst.
Was Sie tun können: In milden Fällen ist keine spezielle Behandlung notwendig – nur sollten Sie die Auflagerungen sanft mit einem Babyöl entfernen. Waschen Sie das Baby auch nie mit Seife oder Babybad, sondern fügen Sie dem Waschwasser ein paar Tropfen *Lindos* bei (siehe *Babypflege*, rechte Seite unten). In schweren Fällen *konsultieren Sie den Kinderarzt.*

Das Baby hat **Gneis** (seborrhoisches Ekzem), eine anlagebedingte Erscheinung, die Sie nicht beunruhigen muß (siehe oben rechts).
Was Sie tun können: Weichen Sie die Krusten mit Babyöl auf und entfernen Sie sie mit warmem Wasser (siehe oben rechts). Nach ein paar Wochen oder Monaten verschwindet diese Anlage zur fettigen Schuppenkrustenbildung von selbst. *Konsultieren Sie den Kinderarzt.*

Ihr Baby hat **Milchschorf**, ein *frühkindliches Ekzem* – das ist eine anlagebedingte, möglicherweise allergische Kondition; oft hatten dann auch andere Familienmitglieder Allergien (etwa Heuschnupfen). Dieses Ekzem ist sehr hartnäckig: Die entzündliche Rötung und Schuppung zeigt sich zuerst an Wangen und im Scheitelbereich, später am ganzen Kopf, in den Ellbeugen, Kniekehlen und oft auch am Rumpf. Die entzündlichen Herde können Krusten bilden und schmerzhaft jucken. Nach Monaten kann Milchschorf spontan abheilen, aber auch in wenigen Fällen in ein *endogenes Ekzem* übergehen.
Was Sie tun können: *Konsultieren Sie sofort den Kinderarzt.* Grundsätzlich gilt bei Milchschorf: Waschen Sie Ihr Baby nie mit Seife, setzen Sie beim Baden nie Babybad-Schaumbäder hinzu, sondern nur wenige Tropfen einer öligen Bademilch (*Lindos* u. a.). In schweren Fällen verordnet der Kinderarzt kortison- und antibiotikahaltige Salben sowie juckreizstillende Mittel (Anweisungen des Arztes streng beachten).

GEBURTSMALE

Jedes Baby hat ein paar Muttermale, braun pigmentierte Fleckchen (Pigment-Nävi), oder Leberflecke, das sind kleine, braune Hautwucherungen. Alarmiert sind Eltern vor allem aber bei roten Feuermalen und Blutschwämmen, doch bilden sich diese Geburtsmale oft in den nächsten Jahren zurück.

Blutschwämme (Hämangiome)
Hämangiome sind rötliche, schwamm- oder erdbeerartige Geschwulste, die vor allem im Gesichtsbereich entstellend wirken können. Diese Gefäßgeschwulste können in den ersten Lebensmonaten noch wachsen, bilden sich jedoch in vielen Fällen bis zum 7. Lebensjahr oft vollkommen zurück. Eine Entfernung ist vor allem dann angeraten, wenn sie nahe am Auge (Gesichtsfeld-Einschränkung) oder im Lippenbereich liegen.

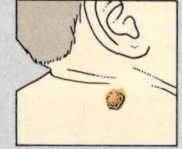

Feuermale
Feuermale sind flammend rötliche Flecken über der Nasenwurzel, an der Stirn, im Nacken oder auch an Gliedmaßen. Im Gesichtsbereich bilden sich die Male innerhalb der nächsten Jahre meist zurück. Ansonsten können sie mit Make-up überdeckt werden. Eine chirurgische Entfernung (evtl. mit Laserstrahl) ist möglich. Sprechen Sie mit dem Kinderarzt darüber.

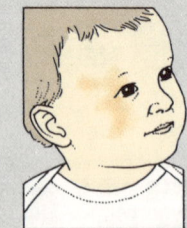

Große Pigmentflecken
Große Muttermale (Café au lait-Flecken) verblassen kaum, hier kann ein Make-up hilfreich sein.

Kopfblutgeschwulst
Bei einer langwierigen Geburt kann ein Bluterguß zwischen knöchernem Schädel und Knochenhaut entstehen. Er bildet sich nach einigen Monaten zurück.

Fortsetzung rechte Seite

Fortsetzung der linken Seite

Sind Po- und Genitalbereich des Babys rot entzündet, bilden sich nässende Knötchen und Krusten?

JA →

Ist der Ausschlag auf den Afterbereich beschränkt?

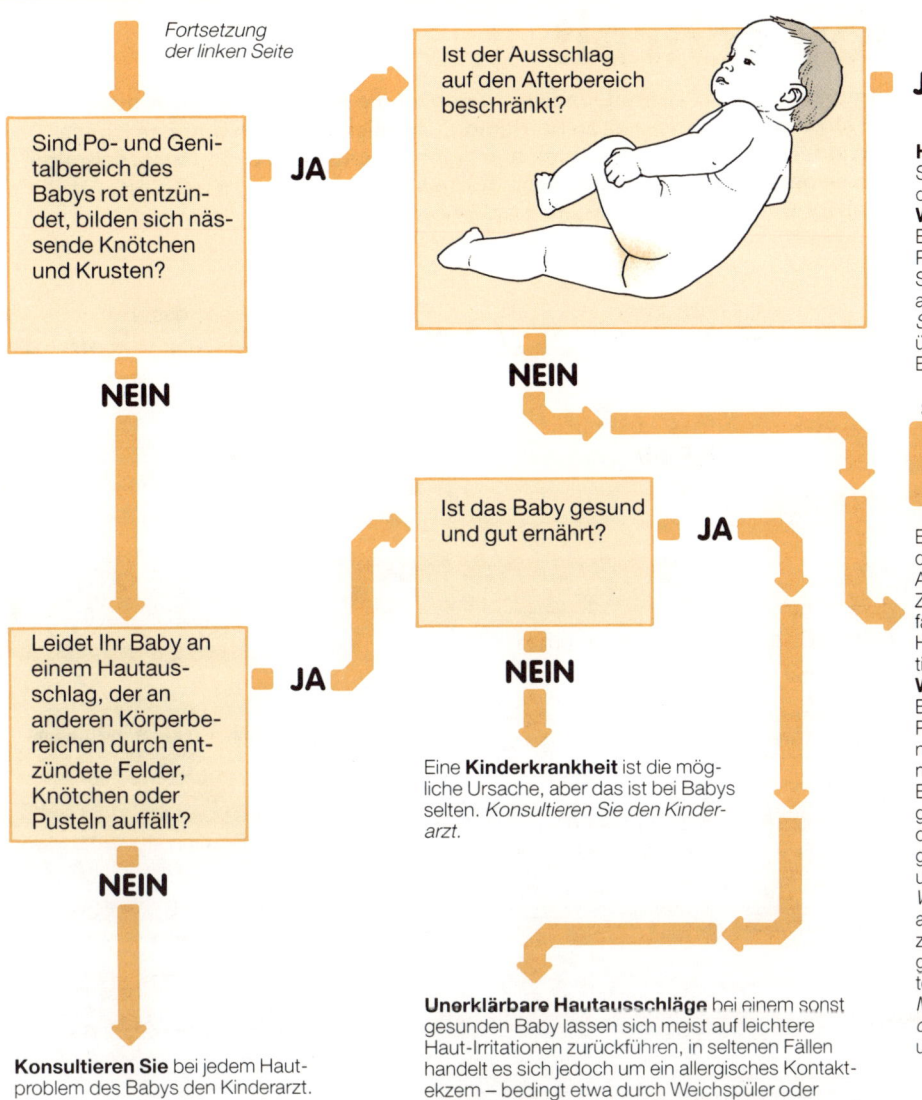

JA →

Häufiger Durchfall, der verschiedene irritierende Substanzen mit sich bringt, kann den Afterbereich des Babys entzündet haben.
Was Sie tun können: Wechseln Sie die Windeln des Babys nach jedem Stuhlgang. Säubern Sie den Pobereich mit Babyöl und warmem Wasser, tragen Sie eine schützende Creme (etwa *Penaten*-Creme) auf. Siehe dazu auch *Babypflege*, unten. *Konsultieren Sie grundsätzlich den Kinderarzt,* wenn das Baby über Tage hinweg Durchfall hat und trotz Pflege die Entzündung weiterbesteht.

NEIN

Siehe Karte

8

Durchfall bei Babys

NEIN

Ist das Baby gesund und gut ernährt?

JA

Ein **Windel-Ausschlag** (Windel-Dermatitis) kann bei der empfindlichen Babyhaut infolge des aggressiven Ammoniaks entstehen, das sich durch bakterielle Zersetzung des Urins bildet, aber auch durch Durchfälle (siehe Karte 8), Scheuerreizungen, Irritation der Haut durch Seife, aber auch bei Wärme- und Feuchtigkeitsstauung.
Was Sie tun können: Wechseln Sie die Windeln des Babys nach Bedarf mehrmals täglich, reinigen Sie Po-und Genitalbereich des Babys vor Anlegen der neuen Windel gründlich zuerst mit Babyöl und warmem Wasser. Tragen Sie dann eine schützende Baby-Creme auf (etwa *Penaten*-Creme). Wenn es geht, lassen Sie das Baby auch mal ein paar Stunden ohne Windel – so kommt Luft an die Haut, Nässungen verschwinden (siehe dazu auch *Babypflege*, unten).
Wichtig: Verschwindet der Windel-Ausschlag trotz aller Pflegemaßnahmen nicht innerhalb einer Woche, zeigen sich Schuppungen und weißlich-trübe Auflagerungen oder Pusteln (Eiterbläschen) auf entzündeter Haut, hat Ihr Baby eine zusätzliche *Candida-Mykose*, eine Pilzinfektion. *Suchen Sie dann den Kinderarzt auf,* der eine pilztötende Salbe verschreiben und Ihnen möglicherweise zu Stoffwindeln raten wird.

NEIN

Leidet Ihr Baby an einem Hautausschlag, der an anderen Körperbereichen durch entzündete Felder, Knötchen oder Pusteln auffällt?

JA

NEIN

Eine **Kinderkrankheit** ist die mögliche Ursache, aber das ist bei Babys selten. *Konsultieren Sie den Kinderarzt.*

NEIN

Konsultieren Sie bei jedem Hautproblem des Babys den Kinderarzt.

Unerklärbare Hautausschläge bei einem sonst gesunden Baby lassen sich meist auf leichtere Haut-Irritationen zurückführen, in seltenen Fällen handelt es sich jedoch um ein allergisches Kontaktekzem – bedingt etwa durch Weichspüler oder Baby-Pflegeartikel. *Konsultieren Sie den Kinderarzt.*

BABYPFLEGE – SCHÜTZEN SIE DIE HAUT IHRES BABYS

Die zarte Haut eines Babys braucht Schutz vor strenger Kälte, Hitze, starkem Sonnenlicht (UV-B-Strahlen) und auch chemischen Substanzen, wie sie in Waschmitteln, aber auch noch in manchen Baby-Pflegeartikeln vorkommen. Andernfalls entzündet sich die Babyhaut. Ebenso notwendig ist freilich ein prompter Wechsel der Windeln, damit sich die Haut des Babys nicht durch Ammoniak-Bildung entzündet (siehe Mitte rechts).

Waschen und Baden
Halten Sie die Haut Ihres Babys immer sauber, vor allem im Po- und Genitalbereich, aber auch im Mundbereich. Baden Sie Ihr Baby täglich, am besten immer abends. Halten Sie sich beim Baden des Babys an folgende Empfehlungen:

- Vergewissern Sie sich, daß das Wasser die richtige Temperatur (etwa 36 °C hat; prüfen Sie die Temperatur mit dem Ellenbogen oder einem Badethermometer.
- Benutzen Sie keine Seife, sondern ein öliges Babybad; hat das Baby trockene Haut oder neigt es zu Ekzemen, fügen Sie dem Wasser nur eine ölige Bademilch (etwa *Lindos*) hinzu.
- Waschen Sie die Haare des Babys nur einmal pro Woche mit einem sehr milden Babyshampoo, ansonsten nur mit warmem Wasser beim Baden.
- Trocknen Sie das Baby gut ab.
- Reiben Sie nach dem Baden ein paar Tropfen Babyöl streichelnd in die Haut des Babys.

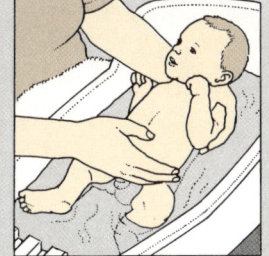
Halten Sie das Baby beim Baden sicher fest.

Windeln
Welche Art von Windeln – ob Stoffwindeln (mit Vlieseinlage) oder Einmal-Windeln (*Pampers* oder andere) – Sie bevorzugen, bleibt Ihnen überlassen. Baumwollwindeln müssen Sie gut säubern und bei 90 °C waschen (keinen Weichspüler benutzen). Wichtig ist nur der häufige Windelwechsel.

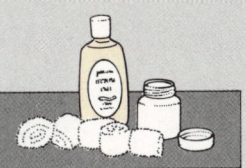

Windelwechsel
Wechseln Sie die Windel mehrmals am Tag je nach Bedarf, denn Urin und Stuhl reizen die empfindliche Babyhaut. Zersetzungsprodukte (Ammoniak u. a.) können zu einem quälenden Hautausschlag führen. Säubern Sie Po- und Genitalbereich des Babys mit Watte (Babyöl drauftröpfeln) gewissenhaft.

Bevor Sie dem Baby eine neue Windel anlegen, tragen Sie auf Po- und Genitalbereich eine schützende Babycreme (*Penaten* oder andere) auf.

Wenn es irgendwie möglich ist, lassen Sie das Baby wenigstens einmal am Tag für eine Stunde ohne Windel – das beugt einem Windel-Ausschlag vor und fördert dank der Belüftung bei einem bestehenden Ausschlag die Heilung. Übrigens: Bei jedem Hautausschlag des Babys den Kinderarzt konsultieren.

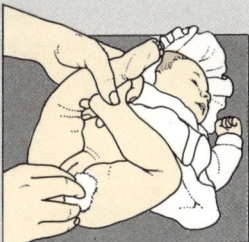
Säubern Sie Po- und Genitalbereich des Babys mit Watte, auf die Sie Babyöl geträufelt haben.

5 Wenn das Baby schreit

Schreien ist das einzige und wirksamste Kommunikationsmittel eines jüngeren Babys. So schreien alle Babys bisweilen – etwa weil sie Hunger haben, weil die Windel naß ist, weil sie sich nicht wohlfühlen oder Schmerzen haben. Die meisten Eltern erkennen mit der Zeit, warum ihr Baby schreit, und vermögen so die Bedürfnisse des Kindes schnell zu befriedigen. Freilich scheinen manche Babys häufiger auch aus nicht ersichtlichen Gründen zu schreien. Diese Diagnose-Karte soll Ihnen helfen, die Gründe für unerklärliches Schreien zu erkennen.

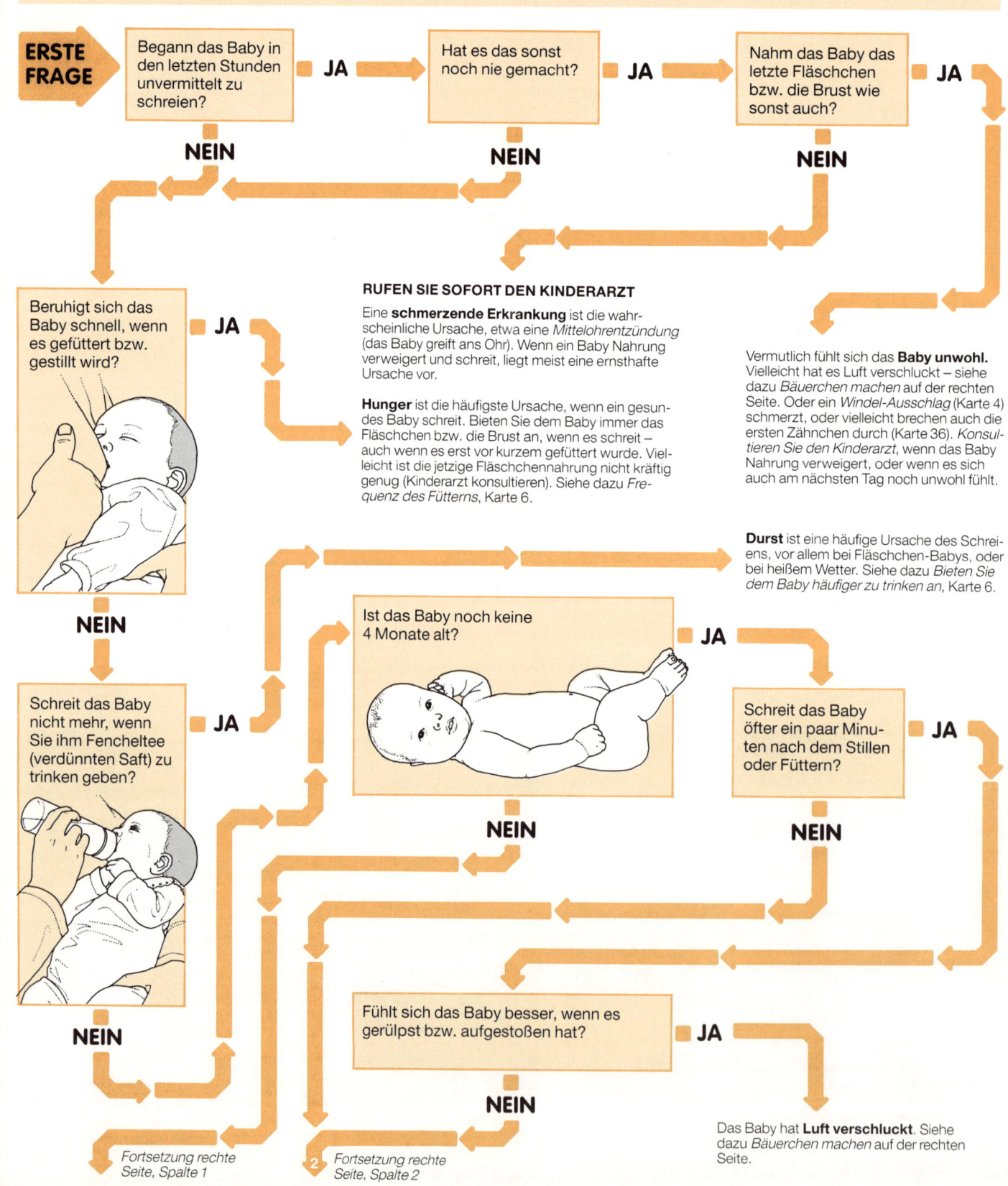

ERSTE FRAGE

Begann das Baby in den letzten Stunden unvermittelt zu schreien? **JA** → Hat es das sonst noch nie gemacht? **JA** → Nahm das Baby das letzte Fläschchen bzw. die Brust wie sonst auch? **JA**

NEIN / **NEIN** / **NEIN**

Beruhigt sich das Baby schnell, wenn es gefüttert bzw. gestillt wird? **JA**

RUFEN SIE SOFORT DEN KINDERARZT

Eine **schmerzende Erkrankung** ist die wahrscheinliche Ursache, etwa eine *Mittelohrentzündung* (das Baby greift ans Ohr). Wenn ein Baby Nahrung verweigert und schreit, liegt meist eine ernsthafte Ursache vor.

Hunger ist die häufigste Ursache, wenn ein gesundes Baby schreit. Bieten Sie dem Baby immer das Fläschchen bzw. die Brust an, wenn es schreit – auch wenn es erst vor kurzem gefüttert wurde. Vielleicht ist die jetzige Fläschchennahrung nicht kräftig genug (Kinderarzt konsultieren). Siehe dazu *Frequenz des Fütterns*, Karte 6.

Vermutlich fühlt sich das **Baby unwohl**. Vielleicht hat es Luft verschluckt – siehe dazu *Bäuerchen machen* auf der rechten Seite. Oder ein *Windel-Ausschlag* (Karte 4) schmerzt, oder vielleicht brechen auch die ersten Zähnchen durch (Karte 36). *Konsultieren Sie den Kinderarzt*, wenn das Baby Nahrung verweigert, oder wenn es sich auch am nächsten Tag noch unwohl fühlt.

Durst ist eine häufige Ursache des Schreiens, vor allem bei Fläschchen-Babys, oder bei heißem Wetter. Siehe dazu *Bieten Sie dem Baby häufiger zu trinken an*, Karte 6.

NEIN

Schreit das Baby nicht mehr, wenn Sie ihm Fencheltee (verdünnten Saft) zu trinken geben? **JA**

Ist das Baby noch keine 4 Monate alt? **JA** → Schreit das Baby öfter ein paar Minuten nach dem Stillen oder Füttern? **JA**

NEIN / **NEIN**

Fühlt sich das Baby besser, wenn es gerülpst bzw. aufgestoßen hat? **JA**

NEIN

NEIN

Das Baby hat **Luft verschluckt**. Siehe dazu *Bäuerchen machen* auf der rechten Seite.

Fortsetzung rechte Seite, Spalte 1

2 *Fortsetzung rechte Seite, Spalte 2*

1 *Fortsetzung der linken Seite, Spalte 1*

2 *Fortsetzung der linken Seite, Spalte 2*

Ist das Baby tagsüber meist zufrieden, schreit es aber häufiger abends und in der Nacht?

JA

Die sogenannte **3-Monate-Kolik** liegt meist dieser Art des Schreiens zugrunde. Das bedeutet: In den ersten 3 Monaten haben die meisten Babys abendliche und bisweilen auch nächtliche Bauchkrämpfe. Diese Koliken beginnen etwa in der 6. Lebenswoche und hören in der Regel mit Ablauf des 3. Lebensmonates auf. Sie erkennen die Kolik daran, daß Ihr Baby die Beinchen krampfhaft an den Bauch zieht. **Was Sie tun können:** Geben Sie dem Baby abends beruhigenden und krampflösenden Fencheltee zu trinken. *Konsultieren Sie den Kinderarzt*, er wird dem Baby ein krampflösendes pflanzliches Mittel, ein Karminativum, verordnen. Sicherlich werden Sie als Mutter durch das abendliche und oft auch nächtliche Schreien und Wachsein des Babys gestreßt. Holen Sie sich deshalb durch ein Nachmittagsschläfchen Kraft und besprechen Sie mit dem Partner eine Arbeitsteilung (siehe dazu auch Karte 2).

NEIN

Hört das Baby auf zu schreien, wenn Sie es in den Arm nehmen?

JA

Das **Bedürfnis** nach körperlicher Nähe und Kommunikation mit Mutter und Vater, das Bedürfnis, beachtet zu werden, liegt wahrscheinlich dem Schreien zugrunde. Diese Bedürfnisse sind bei jedem Baby individuell ausgeprägt – manche Babys brauchen die Allgegenwart der Eltern mehr als andere. **Was Sie tun können:** Drücken und herzen Sie ein unter 4 Monate altes Baby so oft, wie es das zu brauchen scheint. In diesem Alter besteht noch keine Gefahr der Verwöhnung. Ihr Baby ist dann einfach glücklicher und fühlt sich sicherer. Günstig ist es beispielsweise auch, wenn Sie das Baby in einem Tragetuch mit sich herumtragen – so brauchen Sie die alltäglichen Verrichtungen nicht zu vernachlässigen. Ein älteres Baby ist dagegen zufrieden, wenn es Ihnen aus dem Laufställchen heraus, oder besser auf Kissen liegend, oder später auch krabbelnd bei der Arbeit zuschauen kann.

NEIN

Fühlen Sie sich ermüdet, angespannt oder gab es eine häusliche Veränderung?

JA

Ein **Baby ist hochsensibel** und bemerkt häusliche Veränderungen, besonders fühlt es auch Anspannung und Ermüdung der Mutter. Es wird dann unsicher, unruhig und neigt zum unerklärlichen Schreien. **Was Sie tun können:** An eine häusliche Veränderung – etwa durch Umzug, andere Möbel oder Änderung der täglichen Routine bedingt – gewöhnt sich das Baby nach einigen Tagen. Ebenso paßt es sich der An- oder Abwesenheit des Vaters an. Nur, schenken Sie dem Baby in dieser Zeit mehr Aufmerksamkeit, verwöhnen Sie es ruhig – so fühlt es sich sicherer. Sind Ihre Anspannung und Ermüdung die Ursache, dann versuchen Sie, Lösungen zu finden. Sprechen Sie mit Ihrem Partner über die Probleme – eventuell auch mit dem Kinderarzt oder einem Psychologen, wenn Sie merken, daß Sie bereits Ressentiments gegenüber dem Baby empfinden. So lassen sich Wege finden, unkontrollierten Handlungen (etwa Anschreien, Schütteln oder Schlagen des Babys) vorzubeugen.

NEIN

Konsultieren Sie den Kinderarzt, gegebenenfalls auch einen Psychologen oder eine Beratungsstelle.

»BÄUERCHEN MACHEN«

Junge Babys verschlucken oft Luft während der Nahrungsaufnahme – besonders jene eifrigen Genießer, die zumindest anfangs übergierig saugen und schlucken. Übermäßiger Wind im Magen-Darm-Trakt führt zum Aufstoßen von Nahrungsbrei, das Baby fühlt sich nicht wohl, auch Bauchkrämpfe können die Folge sein. Nur Rülpsen bringt dann Erleichterung. Helfen Sie dem Baby, ein Bäuerchen zu machen.

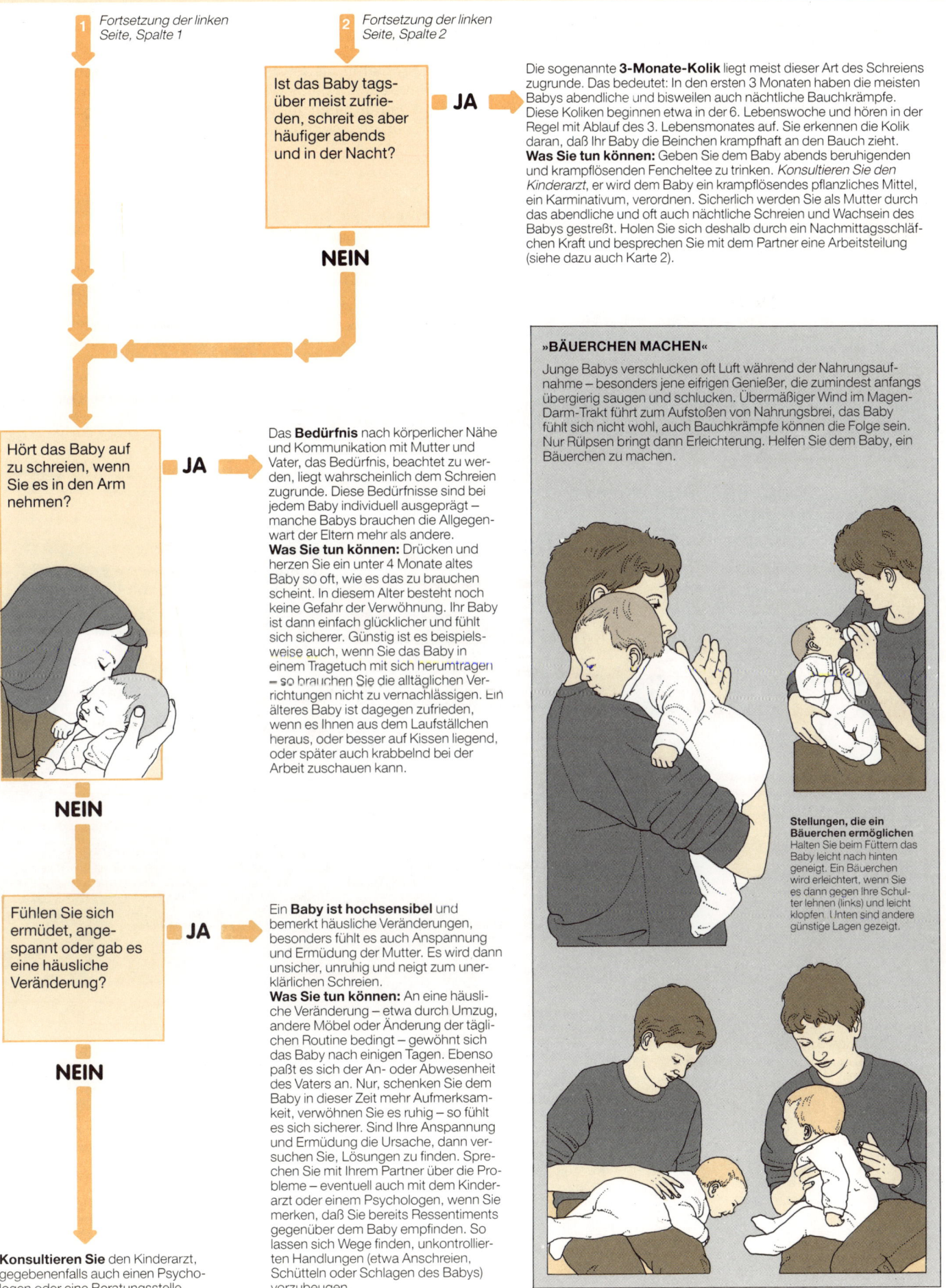

Stellungen, die ein Bäuerchen ermöglichen
Halten Sie beim Füttern das Baby leicht nach hinten geneigt. Ein Bäuerchen wird erleichtert, wenn Sie es dann gegen Ihre Schulter lehnen (links) und leicht klopfen. Unten sind andere günstige Lagen gezeigt.

6 Ernährungs-Probleme

Das Füttern eines Babys ist nicht immer unproblematisch. Kommt es zu Problemen, fühlen sich vor allem jüngere Babys schnell irritiert – sie schreien dann; aber oft wissen auch die Eltern nicht mehr, was sie machen sollen. Spezielle Probleme wiederum haben freilich auch Mütter, die das Baby stillen. Diese Diagnose-Karte mit den umfangreichen Erläuterungen soll Ihnen helfen, »Ernährungs-Probleme« zu bewältigen.

Für über einjährige Kinder siehe Karte 39.

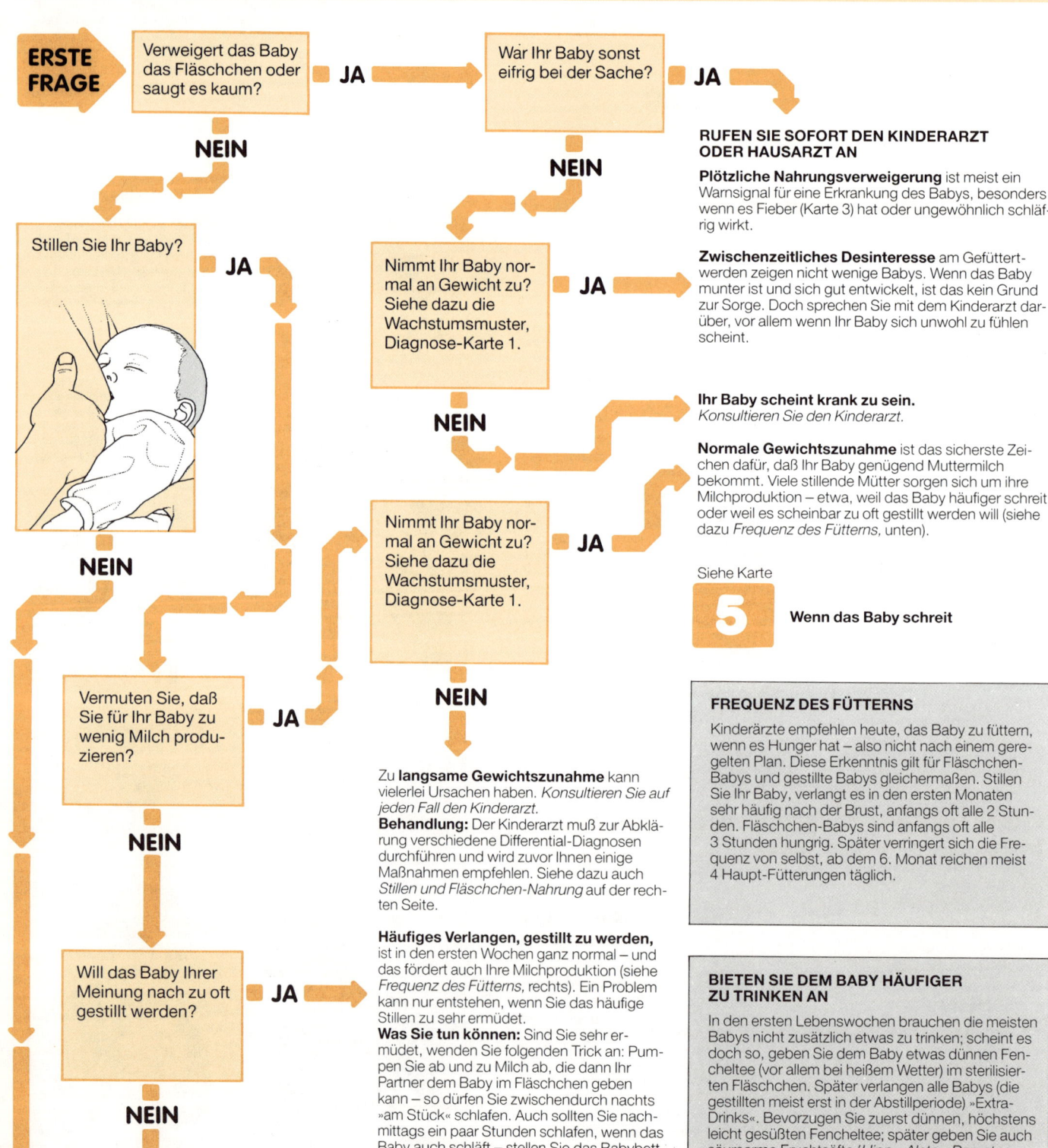

ERSTE FRAGE

Verweigert das Baby das Fläschchen oder saugt es kaum?

JA →

War Ihr Baby sonst eifrig bei der Sache?

JA →

NEIN ↓

NEIN ↓

Stillen Sie Ihr Baby?

JA →

Nimmt Ihr Baby normal an Gewicht zu? Siehe dazu die Wachstumsmuster, Diagnose-Karte 1.

JA →

NEIN ↓

NEIN ↓

Vermuten Sie, daß Sie für Ihr Baby zu wenig Milch produzieren?

JA →

Nimmt Ihr Baby normal an Gewicht zu? Siehe dazu die Wachstumsmuster, Diagnose-Karte 1.

JA →

NEIN ↓

NEIN ↓

Will das Baby Ihrer Meinung nach zu oft gestillt werden?

JA →

NEIN ↓

1 Fortsetzung rechte Seite, Spalte 1

2 Fortsetzung rechte Seite, Spalte 2

RUFEN SIE SOFORT DEN KINDERARZT ODER HAUSARZT AN

Plötzliche Nahrungsverweigerung ist meist ein Warnsignal für eine Erkrankung des Babys, besonders wenn es Fieber (Karte 3) hat oder ungewöhnlich schläfrig wirkt.

Zwischenzeitliches Desinteresse am Gefüttertwerden zeigen nicht wenige Babys. Wenn das Baby munter ist und sich gut entwickelt, ist das kein Grund zur Sorge. Doch sprechen Sie mit dem Kinderarzt darüber, vor allem wenn Ihr Baby sich unwohl zu fühlen scheint.

Ihr Baby scheint krank zu sein. *Konsultieren Sie den Kinderarzt.*

Normale Gewichtszunahme ist das sicherste Zeichen dafür, daß Ihr Baby genügend Muttermilch bekommt. Viele stillende Mütter sorgen sich um ihre Milchproduktion – etwa, weil das Baby häufiger schreit oder weil es scheinbar zu oft gestillt werden will (siehe dazu *Frequenz des Fütterns,* unten).

Siehe Karte

5 Wenn das Baby schreit

Zu **langsame Gewichtszunahme** kann vielerlei Ursachen haben. *Konsultieren Sie auf jeden Fall den Kinderarzt.*
Behandlung: Der Kinderarzt muß zur Abklärung verschiedene Differential-Diagnosen durchführen und wird zuvor Ihnen einige Maßnahmen empfehlen. Siehe dazu auch *Stillen und Fläschchen-Nahrung* auf der rechten Seite.

Häufiges Verlangen, gestillt zu werden, ist in den ersten Wochen ganz normal – und das fördert auch Ihre Milchproduktion (siehe *Frequenz des Fütterns,* rechts). Ein Problem kann nur entstehen, wenn Sie das häufige Stillen zu sehr ermüdet.
Was Sie tun können: Sind Sie sehr ermüdet, wenden Sie folgenden Trick an: Pumpen Sie ab und zu Milch ab, die dann Ihr Partner dem Baby im Fläschchen geben kann – so dürfen Sie zwischendurch nachts »am Stück« schlafen. Auch sollten Sie nachmittags ein paar Stunden schlafen, wenn das Baby auch schläft – stellen Sie das Babybettchen neben Ihr Bett. *Konsultieren Sie den Arzt,* wenn Sie sich immer ermüdet fühlen.

FREQUENZ DES FÜTTERNS

Kinderärzte empfehlen heute, das Baby zu füttern, wenn es Hunger hat – also nicht nach einem geregelten Plan. Diese Erkenntnis gilt für Fläschchen-Babys und gestillte Babys gleichermaßen. Stillen Sie Ihr Baby, verlangt es in den ersten Monaten sehr häufig nach der Brust, anfangs oft alle 2 Stunden. Fläschchen-Babys sind anfangs oft alle 3 Stunden hungrig. Später verringert sich die Frequenz von selbst, ab dem 6. Monat reichen meist 4 Haupt-Fütterungen täglich.

BIETEN SIE DEM BABY HÄUFIGER ZU TRINKEN AN

In den ersten Lebenswochen brauchen die meisten Babys nicht zusätzlich etwas zu trinken; scheint es doch so, geben Sie dem Baby etwas dünnen Fencheltee (vor allem bei heißem Wetter) im sterilisierten Fläschchen. Später verlangen alle Babys (die gestillten erst in der Abstillperiode) »Extra-Drinks«. Bevorzugen Sie zuerst dünnen, höchstens leicht gesüßten Fencheltee; später geben Sie auch säurearme Fruchtsäfte (Hipp-, Alete-, Demeter-Säfte für Babys) – immer verdünnt. Sprechen Sie mit dem Kinderarzt über die Drinks.

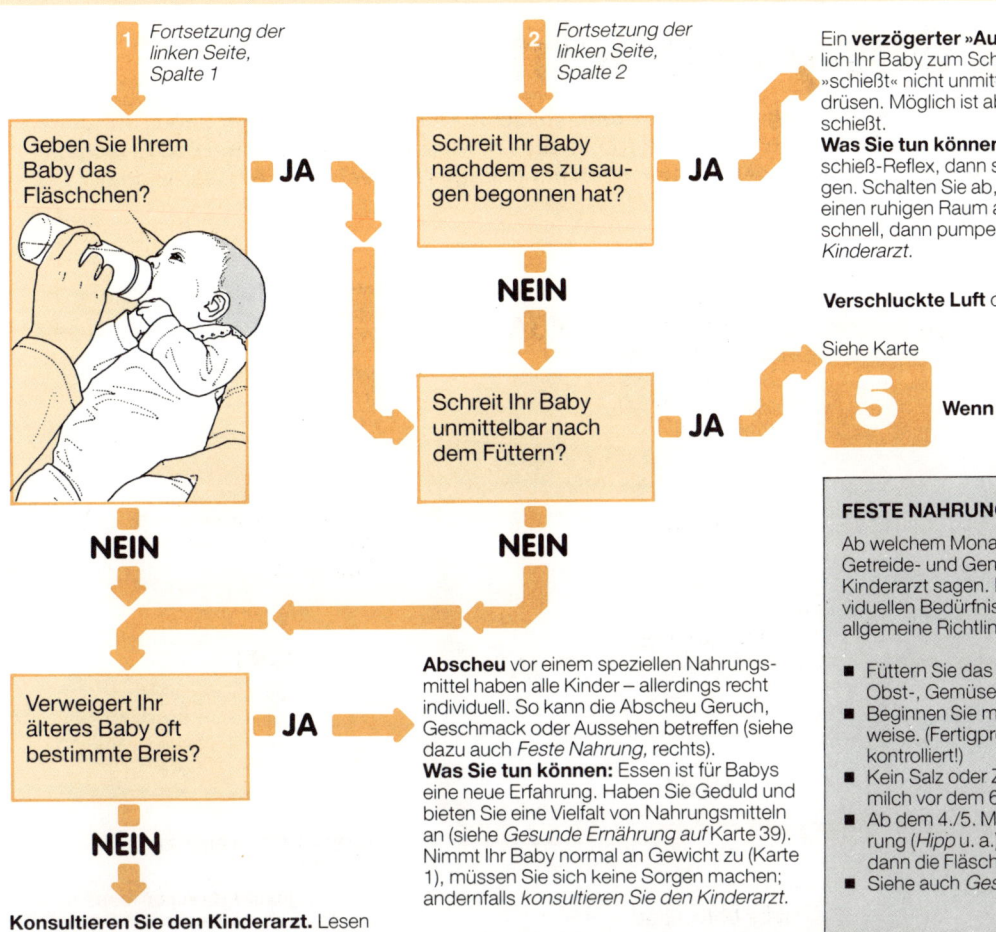

1 Fortsetzung der linken Seite, Spalte 1

2 Fortsetzung der linken Seite, Spalte 2

Geben Sie Ihrem Baby das Fläschchen?

JA

Schreit Ihr Baby nachdem es zu saugen begonnen hat?

JA

NEIN

Schreit Ihr Baby unmittelbar nach dem Füttern?

JA

NEIN

NEIN

Ein **verzögerter »Ausschieß«-Reflex** provoziert wahrscheinlich Ihr Baby zum Schreien. Das bedeutet: Die Muttermilch »schießt« nicht unmittelbar nach dem Saugreiz aus den Milchdrüsen. Möglich ist aber auch, daß die Milch zu gewaltig ausschießt.

Was Sie tun können: Vermuten Sie einen verzögerten Ausschieß-Reflex, dann sollten Sie für absolute Entspannung sorgen. Schalten Sie ab, gehen Sie möglicherweise mit dem Baby in einen ruhigen Raum abseits allen Lärms. Schießt Ihre Milch zu schnell, dann pumpen Sie zuvor etwas ab. *Konsultieren Sie den Kinderarzt.*

Verschluckte Luft oder *Durst* sind Erklärungen dafür.

Siehe Karte **5**

Wenn das Baby schreit

Verweigert Ihr älteres Baby oft bestimmte Breis?

JA

NEIN

Konsultieren Sie den Kinderarzt. Lesen Sie auch die Empfehlungen unten durch.

Abscheu vor einem speziellen Nahrungsmittel haben alle Kinder – allerdings recht individuell. So kann die Abscheu Geruch, Geschmack oder Aussehen betreffen (siehe dazu auch *Feste Nahrung,* rechts).
Was Sie tun können: Essen ist für Babys eine neue Erfahrung. Haben Sie Geduld und bieten Sie eine Vielfalt von Nahrungsmitteln an (siehe *Gesunde Ernährung* auf Karte 39). Nimmt Ihr Baby normal an Gewicht zu (Karte 1), müssen Sie sich keine Sorgen machen; andernfalls *konsultieren Sie den Kinderarzt.*

FESTE NAHRUNG

Ab welchem Monat Sie Ihr Baby mit fester Nahrung, also mit Getreide- und Gemüsebrei, füttern können, wird Ihnen der Kinderarzt sagen. Er richtet seine Empfehlungen auf die individuellen Bedürfnisse des Babys aus. Hier sollen deshalb nur allgemeine Richtlinien angegeben werden:

- Füttern Sie das Baby nicht vor der 10. Lebenswoche mit Obst-, Gemüse- oder Getreidebrei.
- Beginnen Sie mit diesem Brei langsam und nur teelöffelweise. (Fertigprodukte verwenden – sie sind rückstandskontrolliert!)
- Kein Salz oder Zucker hinzufügen, keine normale Kuhmilch vor dem 6. Monat.
- Ab dem 4./5. Monat verträgt das Baby pürierte Fertignahrung (*Hipp* u. a.), eventuell mit Fleisch. Reduzieren Sie dann die Fläschchen-Nahrung!
- Siehe auch *Gesunde Ernährung* auf Diagnose-Karte 39.

STILLEN UND FLÄSCHCHEN-NAHRUNG

Stillen

Stillen ist der natürliche und daher auch beste Weg, ein jüngeres Baby zu ernähren. Muttermilch enthält alle Nährstoffe, Vitamine und Mineralstoffe in der günstigsten Zusammensetzung; auch ist sie bestens verdaubar. Sie ist immer richtig temperiert, keimfrei und enthält überdies Antikörper, die das Baby vor Infektionen schützen.

Nahezu jede Frau kann stillen, anfängliche Schwierigkeiten können mit Geduld überwunden werden. Zumindest sollten Sie 4 Monate stillen – jedoch nicht abrupt abstillen. (Empfehlungen des Kinderarztes beachten.)

Wunde Brustwarzen

In den ersten Tagen des Stillens können die Brustwarzen wund werden. Beachten Sie zur Vorbeugung folgende Ratschläge:

- Legen Sie das Baby beim Stillen günstig an (siehe rechts).
- Vermeiden Sie übervolle Brüste (siehe rechts).
- Trocknen Sie die Brustwarzen nach dem Stillen gut ab.
- Sind die Brustwarzen wund, schützen Sie sie mit einer heilenden Salbe oder Emulsion (Frauenarzt fragen).
- Reißen Brustwarzen und Hof ein, helfen ebenfalls Emulsionen. Konsultieren Sie den Frauenarzt.

Sicherung der Milchproduktion

Die meisten Mütter produzieren genau die richtige Menge Milch, die ihr Baby braucht. Sprechen Sie mit Frauen- und Kinderarzt über das Stillen und Ihre eigene Ernährung während dieser Zeit. Hier nur ein paar allgemeine Empfehlungen:

- Essen Sie nährstoffreicher als sonst, trinken Sie mehr als üblich (Mineralwasser, Kräutertees); vermeiden Sie Alkohol, geben Sie das Rauchen auf (oder schränken Sie es zumindest stark ein).
- Hüten Sie sich vor Streß und Übermüdung.
- Pumpen Sie Milch ab, wenn Sie gerade nicht stillen können; geben Sie diese Milch dem Baby später. Übrigens: Der Saugreiz des Babys stimuliert die Milchproduktion.

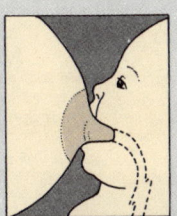
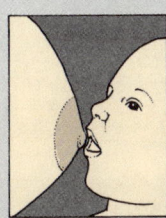

Anlegen des Babys
Wenn Sie Ihr Baby an die Brust legen, darauf achten, daß es Brustwarze und Vorhof (farbig abgesetzt) vollständig in den Mund nimmt (ganz links), sonst werden Ihre Brustwarzen wund. Sind Ihre Brüste übervoll, vorher etwas Milch abdrücken, sonst gibt es mit dem Anlegen Probleme (links).

Übervolle Brüste

Übervolle Brüste können für Sie und das Baby recht unangenehm sein; das Baby vermag dann die Brustwarze kaum mit dem Mund zu erfassen.

- Legen Sie zur Vorbeugung das Baby häufig an und ermutigen Sie es zum Saugen.
- Wird das Anlegen des Babys schwierig, drücken Sie zuvor etwas Milch aus, im Extremfall pumpen Sie Milch ab.

Fläschchen-Nahrung

Muttermilch ist die beste Ernährung für das Baby. Freilich, wenn Sie nicht stillen können oder sich dagegen entschieden haben: Die heutige Fertigmilch (Formel-Milch) ist eine befriedigende Alternative.

Verwenden Sie die Fertigmilch, die das Baby in der Klinik bekommen hat – und zwar genau nach den Angaben des Herstellers. Bereiten Sie das Pulver nur mit abgekochtem Wasser zu. (Am besten nitratarmes Quellwasser; der Nitratgehalt sollte weit unter 10 mg/l liegen.) Zubereitetes Fläschchen im Kühlschrank aufbewahren. (Nach maximal 24 Stunden verbrauchen.) Halten Sie sich strikt an die Anweisungen des Kinderarztes, auch bei der Umstellung auf eine nährstoffreichere Milch. Sprechen Sie mit dem Kinderarzt, wenn das Baby auf eine neue Milch Durchfall bekommt, zu viel oder zu wenig an Gewicht zunimmt.

Wichtig: Fläschchen und Sauger müssen immer steril sein – konsultieren Sie dazu den Kinderarzt.

7 Wenn das Baby erbricht

Erbrechen ist das stoßweise Hervorschießen von Magen-inhalt. Manche Eltern freilich halten es bereits für Erbre-chen, wenn das jüngere Baby während des Trinkens oder kurz danach kleine Mengen Milch wieder hervorbringt. Gelegentliches richtiges Erbrechen ist bei Babys nicht sel-ten, doch nur häufiges Erbrechen ist ein Warnsignal.

Für über einjährige Kinder siehe Karte 37.

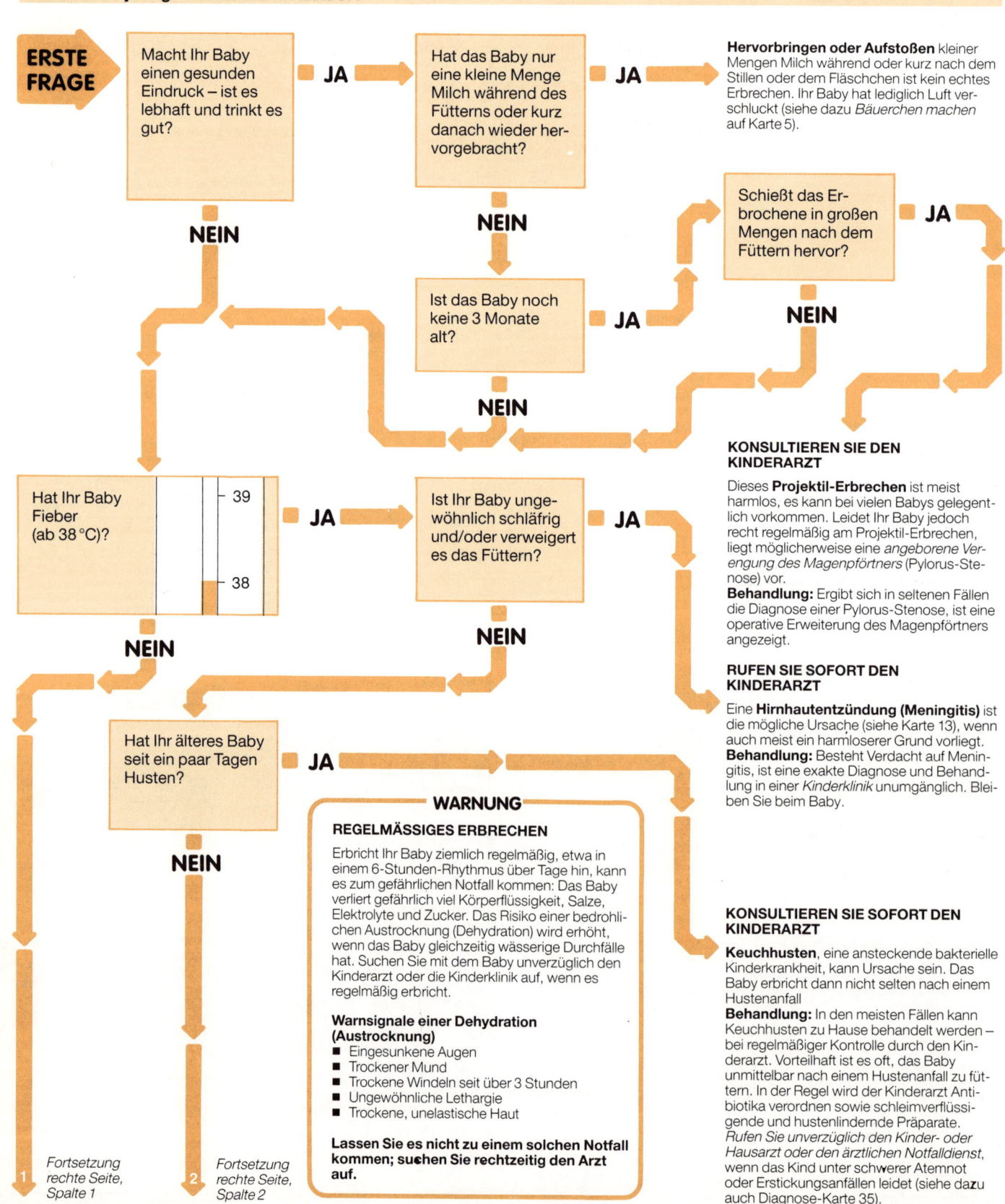

ERSTE FRAGE

Macht Ihr Baby einen gesunden Eindruck – ist es lebhaft und trinkt es gut?

JA →

Hat das Baby nur eine kleine Menge Milch während des Fütterns oder kurz danach wieder her-vorgebracht?

JA →

Hervorbringen oder Aufstoßen kleiner Mengen Milch während oder kurz nach dem Stillen oder dem Fläschchen ist kein echtes Erbrechen. Ihr Baby hat lediglich Luft ver-schluckt (siehe dazu *Bäuerchen machen* auf Karte 5).

NEIN ↓

Ist das Baby noch keine 3 Monate alt?

JA →

Schießt das Er-brochene in großen Mengen nach dem Füttern hervor?

JA →

NEIN

NEIN ↓

NEIN

Hat Ihr Baby Fieber (ab 38 °C)?

| | 39 |
| | 38 |

JA →

Ist Ihr Baby unge-wöhnlich schläfrig und/oder verweigert es das Füttern?

JA →

NEIN ↓

NEIN ↓

Hat Ihr älteres Baby seit ein paar Tagen Husten?

JA →

NEIN ↓

KONSULTIEREN SIE DEN KINDERARZT

Dieses **Projektil-Erbrechen** ist meist harmlos, es kann bei vielen Babys gelegent-lich vorkommen. Leidet Ihr Baby jedoch recht regelmäßig am Projektil-Erbrechen, liegt möglicherweise eine *angeborene Ver-engung des Magenpförtners* (Pylorus-Ste-nose) vor.
Behandlung: Ergibt sich in seltenen Fällen die Diagnose einer Pylorus-Stenose, ist eine operative Erweiterung des Magenpförtners angezeigt.

RUFEN SIE SOFORT DEN KINDERARZT

Eine **Hirnhautentzündung (Meningitis)** ist die mögliche Ursache (siehe Karte 13), wenn auch meist ein harmloserer Grund vorliegt.
Behandlung: Besteht Verdacht auf Menin-gitis, ist eine exakte Diagnose und Behand-lung in einer *Kinderklinik* unumgänglich. Blei-ben Sie beim Baby.

KONSULTIEREN SIE SOFORT DEN KINDERARZT

Keuchhusten, eine ansteckende bakterielle Kinderkrankheit, kann Ursache sein. Das Baby erbricht dann nicht selten nach einem Hustenanfall
Behandlung: In den meisten Fällen kann Keuchhusten zu Hause behandelt werden – bei regelmäßiger Kontrolle durch den Kin-derarzt. Vorteilhaft ist es oft, das Baby unmittelbar nach einem Hustenanfall zu füt-tern. In der Regel wird der Kinderarzt Anti-biotika verordnen sowie schleimverflüssi-gende und hustenlindernde Präparate. *Rufen Sie unverzüglich den Kinder- oder Hausarzt oder den ärztlichen Notfalldienst,* wenn das Kind unter schwerer Atemnot oder Erstickungsanfällen leidet (siehe dazu auch Diagnose-Karte 35).

WARNUNG

REGELMÄSSIGES ERBRECHEN

Erbricht Ihr Baby ziemlich regelmäßig, etwa in einem 6-Stunden-Rhythmus über Tage hin, kann es zum gefährlichen Notfall kommen: Das Baby verliert gefährlich viel Körperflüssigkeit, Salze, Elektrolyte und Zucker. Das Risiko einer bedroh-lichen Austrocknung (Dehydration) wird erhöht, wenn das Baby gleichzeitig wässerige Durchfälle hat. Suchen Sie mit dem Baby unverzüglich den Kinderarzt oder die Kinderklinik auf, wenn es regelmäßig erbricht.

Warnsignale einer Dehydration (Austrocknung)
■ Eingesunkene Augen
■ Trockener Mund
■ Trockene Windeln seit über 3 Stunden
■ Ungewöhnliche Lethargie
■ Trockene, unelastische Haut

Lassen Sie es nicht zu einem solchen Notfall kommen; suchen Sie rechtzeitig den Arzt auf.

1 Fortsetzung rechte Seite, Spalte 1

2 Fortsetzung rechte Seite, Spalte 2

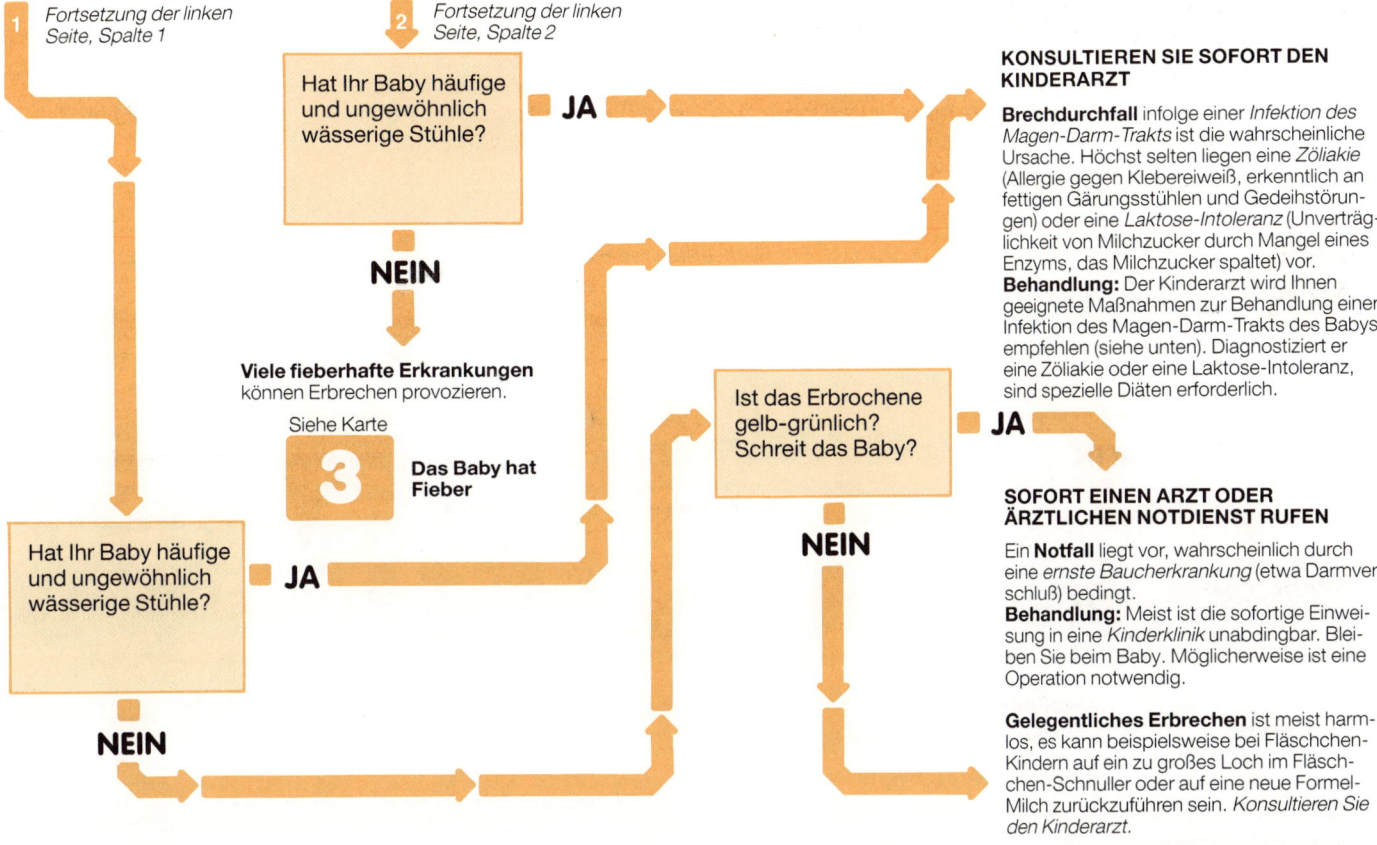

1 Fortsetzung der linken Seite, Spalte 1

2 Fortsetzung der linken Seite, Spalte 2

Hat Ihr Baby häufige und ungewöhnlich wässerige Stühle?

JA →

NEIN

Viele fieberhafte Erkrankungen können Erbrechen provozieren.

Siehe Karte

3 Das Baby hat Fieber

Hat Ihr Baby häufige und ungewöhnlich wässerige Stühle?

JA

NEIN

Ist das Erbrochene gelb-grünlich? Schreit das Baby?

JA

NEIN

KONSULTIEREN SIE SOFORT DEN KINDERARZT

Brechdurchfall infolge einer *Infektion des Magen-Darm-Trakts* ist die wahrscheinliche Ursache. Höchst selten liegen eine *Zöliakie* (Allergie gegen Klebereiweiß, erkenntlich an fettigen Gärungsstühlen und Gedeihstörungen) oder eine *Laktose-Intoleranz* (Unverträglichkeit von Milchzucker durch Mangel eines Enzyms, das Milchzucker spaltet) vor.
Behandlung: Der Kinderarzt wird Ihnen geeignete Maßnahmen zur Behandlung einer Infektion des Magen-Darm-Trakts des Babys empfehlen (siehe unten). Diagnostiziert er eine Zöliakie oder eine Laktose-Intoleranz, sind spezielle Diäten erforderlich.

SOFORT EINEN ARZT ODER ÄRZTLICHEN NOTDIENST RUFEN

Ein **Notfall** liegt vor, wahrscheinlich durch eine *ernste Baucherkrankung* (etwa Darmverschluß) bedingt.
Behandlung: Meist ist die sofortige Einweisung in eine *Kinderklinik* unabdingbar. Bleiben Sie beim Baby. Möglicherweise ist eine Operation notwendig.

Gelegentliches Erbrechen ist meist harmlos, es kann beispielsweise bei Fläschchen-Kindern auf ein zu großes Loch im Fläschchen-Schnuller oder auf eine neue Formel-Milch zurückzuführen sein. *Konsultieren Sie den Kinderarzt.*

MAGEN-DARM-INFEKTIONEN BEIM BABY – WAS SIE TUN KÖNNEN

Bei einem langdauernden, heftigen Brechdurchfall des Babys kann eine Behandlung in einer Kinderklinik notwendig werden. Bestehen Sie dann darauf, in den Tagen der Behandlung beim Baby zu bleiben (ist heute in vielen Kinderkliniken möglich). In weniger ernsten Fällen wird der Kinderarzt gern einer Behandlung zu Hause zustimmen. Entsprechend den vorliegenden Symptomen wird er Ihnen dann eine bestimmte Behandlung empfehlen. Richten Sie sich gewissenhaft nach den Anordnungen des Kinderarztes, besprechen Sie auch mit dem Arzt, ob und wie der Mineralsalzverlust des Babys ausgeglichen werden soll. Im folgenden sollen nur allgemeine Richtlinien aufgezeigt werden, wie Sie den Flüssigkeitsverlust und den Zuckerverlust des Babys ausgleichen können.

Kalkulieren Sie den Flüssigkeitsbedarf des Babys
Leidet Ihr Baby an einem schweren Brechdurchfall, verliert es große Mengen an Flüssigkeit, Zucker und Mineralsalzen. Diese Verluste können u. a. zu einer lebensbedrohenden Austrocknung (Dehydration) führen. Anhand der Tabelle unten links können Sie den Flüssigkeitsbedarf des Babys feststellen.

Wie Sie eine Traubenzucker-Lösung herstellen
Flüssigkeits- und Zuckerverluste können Sie mit einer Traubenzucker-Lösung ausgleichen. Zum Mineralsalzverlust des Babys befragen Sie den Kinderarzt, er wird Ihnen entsprechende Maßnahmen empfehlen. Zur Traubenzucker-Lösung nehmen Sie 3 Teelöffel Traubenzucker auf 200 ml (0,2 Liter) abgekochten Wassers.

Wenn Sie Ihr Baby stillen
Stillen Sie in den ersten 24 Stunden des Brechdurchfalls nicht (Anweisungen des Kinderarztes beachten), geben Sie in dieser Zeit die zubereitete Traubenzuckerlösung (siehe oben) in regelmäßigen Intervallen. Ein 5 kg schweres Baby braucht in diesen 24 Stunden etwa eine Menge von 750 ml (0,75 Liter) – siehe dazu die Tabelle links. Reduzieren Sie an den folgenden Tagen die Traubenzuckerlösung pro Tag um ⅕, am 6. Tag stillen Sie wieder normal und geben keine Lösung mehr. Vom 2. bis zum 5. Tag einschließlich stillen Sie das Baby immer erst nach Verabreichung der Lösung.

Wenn das Baby bereits feste Nahrung bekommt
Bekommt das Baby sonst bereits Obst-, Gemüse- und Getreidebreis neben dem Stillen oder dem Fläschchen, dann geben Sie ihm jetzt am 1. Tag weder Milch noch Breis, sondern nur die Traubenzuckerlösung (siehe oben). Erst vom 2. Tag an verabreichen Sie dem Baby abgestuft bis zum 5. Tag einschließlich langsam steigende Mengen (teelöffelweise) an Breis – die Traubenzuckerlösung reduzieren Sie pro Tag um ⅕.

Fläschchen-Babys

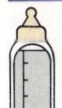
1. Tag
Keine Milchzubereitung, dafür in regelmäßigen Intervallen Traubenzuckerlösung.

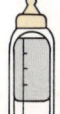
2. Tag
Mischung von einem Teil Milchzubereitung und 4 Teilen Traubenzuckerlösung.

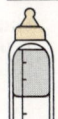
3. Tag
Mischung von 2 Teilen Milchzubereitung und 3 Teilen Traubenzuckerlösung.

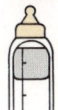
4. Tag
Mischung von 3 Teilen Milchzubereitung und 2 Teilen Traubenzuckerlösung.

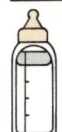
5. Tag
Nur noch ein Teil Traubenzuckerlösung auf 4 Teile Milchzubereitung.

6. Tag
Übliche Fütterung.

Wichtig: Kehrt der Brechdurchfall wieder, rufen Sie den Kinderarzt.

Gewicht des Babys	Flüssigkeitsbedarf/Tag
kg	ml
unter 3,5	525
4,0	600
4,5	675
5,0	750
5,5	825
6,0	900
6,5	975
7,0	1050
7,5	1125
8,0	1200
8,5	1275
9,0	1350
9,5	1425
über 10,0	1500

8 Durchfall bei Babys

Durchfall – sehr häufige wässerige oder dünne Stühle – ist oft mit Erbrechen verbunden (Brechdurchfall) und kann zu einem gefährlichen Verlust an Körperflüssigkeit, Blutzucker und Mineralsalzen führen. Meist werden Durchfälle durch eine Magen-Darm-Infektion, seltener durch eine falsche Ernährung verursacht.

Für über einjährige Kinder siehe Karte 40.

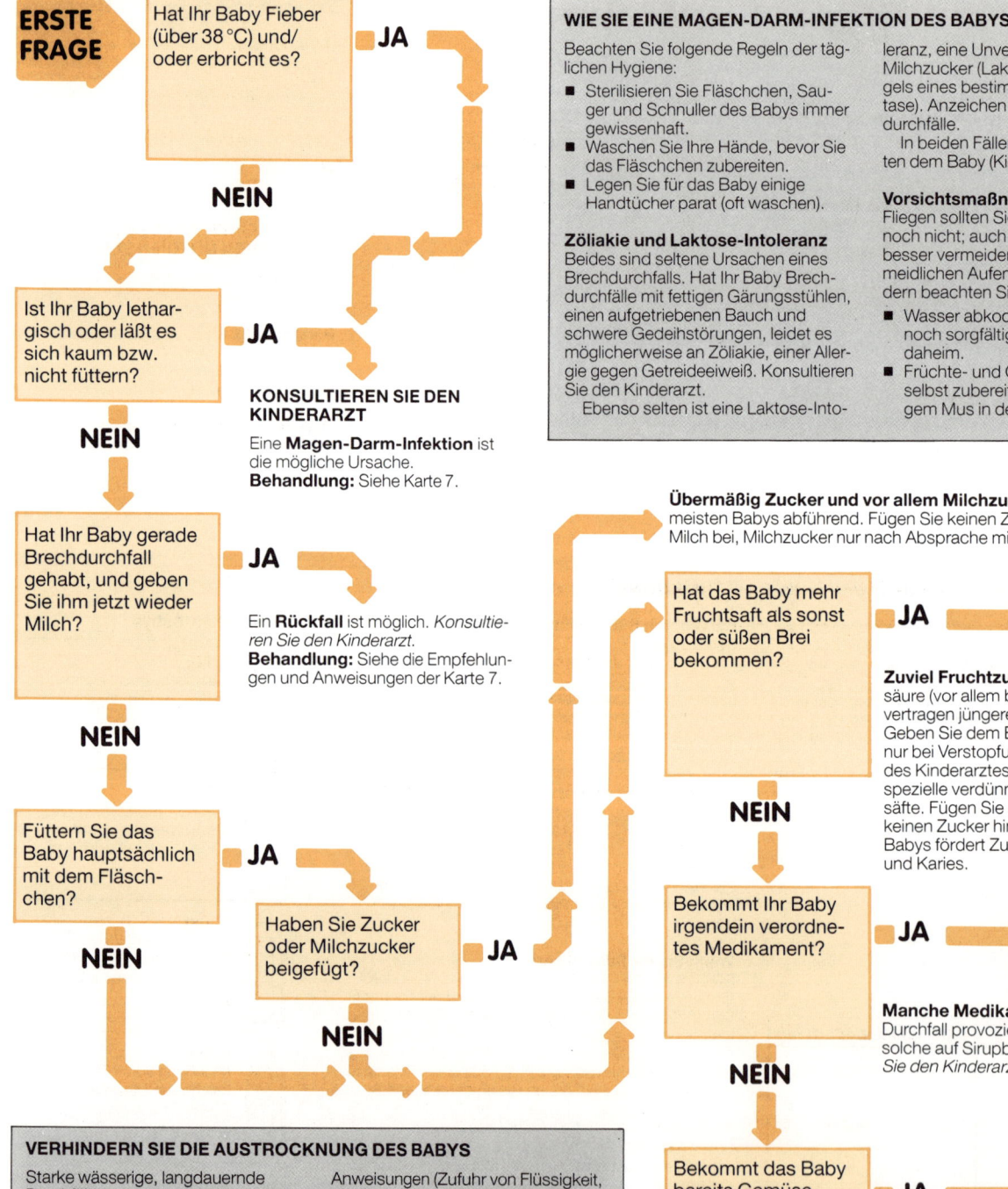

ERSTE FRAGE

Hat Ihr Baby Fieber (über 38 °C) und/ oder erbricht es?

NEIN · **JA**

Ist Ihr Baby lethargisch oder läßt es sich kaum bzw. nicht füttern?

NEIN · **JA**

KONSULTIEREN SIE DEN KINDERARZT

Eine **Magen-Darm-Infektion** ist die mögliche Ursache.
Behandlung: Siehe Karte 7.

Hat Ihr Baby gerade Brechdurchfall gehabt, und geben Sie ihm jetzt wieder Milch?

NEIN · **JA**

Ein **Rückfall** ist möglich. *Konsultieren Sie den Kinderarzt.*
Behandlung: Siehe die Empfehlungen und Anweisungen der Karte 7.

Füttern Sie das Baby hauptsächlich mit dem Fläschchen?

NEIN · **JA**

Haben Sie Zucker oder Milchzucker beigefügt?

NEIN · **JA**

Übermäßig Zucker und vor allem Milchzucker wirken bei den meisten Babys abführend. Fügen Sie keinen Zucker der Formel-Milch bei, Milchzucker nur nach Absprache mit dem Kinderarzt.

Hat das Baby mehr Fruchtsaft als sonst oder süßen Brei bekommen?

NEIN · **JA**

Zuviel Fruchtzucker und Fruchtsäure (vor allem bei Orangensaft) vertragen jüngere Babys noch nicht. Geben Sie dem Baby Orangensaft nur bei Verstopfung auf Anweisung des Kinderarztes, ansonsten nur spezielle verdünnte Fertig-Babysäfte. Fügen Sie auch Obstbrei etc. keinen Zucker hinzu – bei älteren Babys fördert Zucker Übergewicht und Karies.

Bekommt Ihr Baby irgendein verordnetes Medikament?

NEIN · **JA**

Manche Medikamente können Durchfall provozieren, vor allem solche auf Sirupbasis. *Konsultieren Sie den Kinderarzt.*

Bekommt das Baby bereits Gemüse-Fleisch-Breis?

NEIN · **JA**

Ungewohnte Nahrung kann bei Babys zu vorübergehenden Verdauungsstörungen führen. Achten Sie bei der Gläschen-Nahrung auf die Empfehlungen der Hersteller. *Konsultieren Sie den Kinderarzt,* besonders wenn das Baby nur bei einer bestimmten Nahrung Durchfall bekommt.

Konsultieren Sie den Kinderarzt bei jedem Durchfall des Babys.

WIE SIE EINE MAGEN-DARM-INFEKTION DES BABYS VERMEIDEN

Beachten Sie folgende Regeln der täglichen Hygiene:

- Sterilisieren Sie Fläschchen, Sauger und Schnuller des Babys immer gewissenhaft.
- Waschen Sie Ihre Hände, bevor Sie das Fläschchen zubereiten.
- Legen Sie für das Baby einige Handtücher parat (oft waschen).

Zöliakie und Laktose-Intoleranz
Beides sind seltene Ursachen eines Brechdurchfalls. Hat Ihr Baby Brechdurchfälle mit fettigen Gärungsstühlen, einen aufgetriebenen Bauch und schwere Gedeihstörungen, leidet es möglicherweise an Zöliakie, einer Allergie gegen Getreideeiweiß. Konsultieren Sie den Kinderarzt.

Ebenso selten ist eine Laktose-Intoleranz, eine Unverträglichkeit von Milchzucker (Laktose) infolge des Mangels eines bestimmten Enzyms (Laktase). Anzeichen sind explosive Brechdurchfälle.

In beiden Fällen helfen spezielle Diäten dem Baby (Kinderarzt konsultieren).

Vorsichtsmaßnahmen bei Reisen
Fliegen sollten Sie mit einem Baby noch nicht; auch längere Autoreisen besser vermeiden. Bei einem unvermeidlichen Aufenthalt in südlichen Ländern beachten Sie folgende Regeln:

- Wasser abkochen, Fläschchen etc. noch sorgfältiger sterilisieren als daheim.
- Früchte- und Gemüsebrei nicht selbst zubereiten – Gläser mit fertigem Mus in der Apotheke kaufen.

VERHINDERN SIE DIE AUSTROCKNUNG DES BABYS

Starke wässerige, langdauernde Durchfälle, noch dazu, wenn sie mit Erbrechen verbunden sind, verursachen einen gefährlichen Verlust an Körperflüssigkeit und damit auch an Blutzucker, Mineralsalzen und Elektrolyten. Beim Baby kann es so schnell zu einer bedrohlichen Austrocknung (Dehydration) kommen. Bei jedem Brechdurchfall und bei langdauernden Durchfällen des Babys sollten Sie deshalb unverzüglich den Kinderarzt konsultieren und dessen

Anweisungen (Zufuhr von Flüssigkeit, Traubenzucker u. a.) exakt beachten. Siehe dazu auch Diagnose-Karte 7.

Warnsignale einer Dehydration
- Eingesunkene Augen
- Trockener Mund
- Trockene Windeln seit über 3 Stunden
- Ungewöhnliche Lethargie oder Reizbarkeit
- Trockene, nicht mehr elastische Haut

Kinder: alle Altersstufen

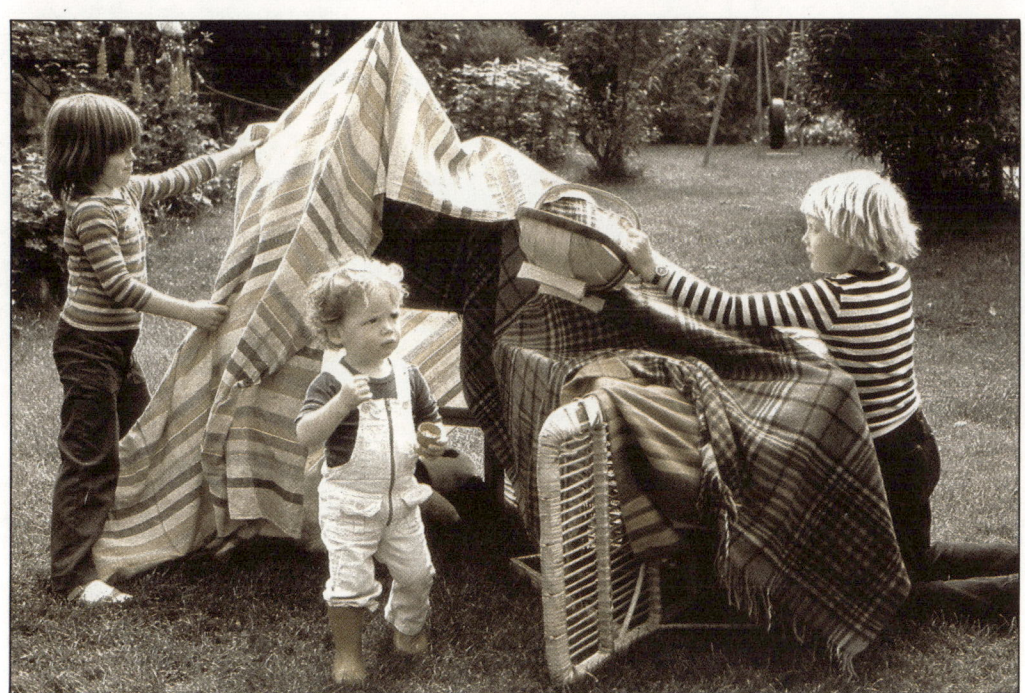

9 Ihr Kind fühlt sich allgemein unwohl

Kinder fühlen sich häufiger einmal unwohl, ohne daß sie Ihnen einen direkten Hinweis über den Grund geben können. Oder Sie vermuten, daß Ihr Kleinkind nicht gesund ist, weil es weniger lebhaft und nicht so aktiv scheint wie sonst und irgendwie reizbar ist. In beiden Fällen kann Ihnen diese Diagnose-Karte helfen; bei Kleinkindern siehe den Kasten auf dieser Seite. Konsultieren Sie bei Kleinkindern immer den Kinderarzt.

Bei ungewöhnlicher Schläfrigkeit siehe Karte 13.

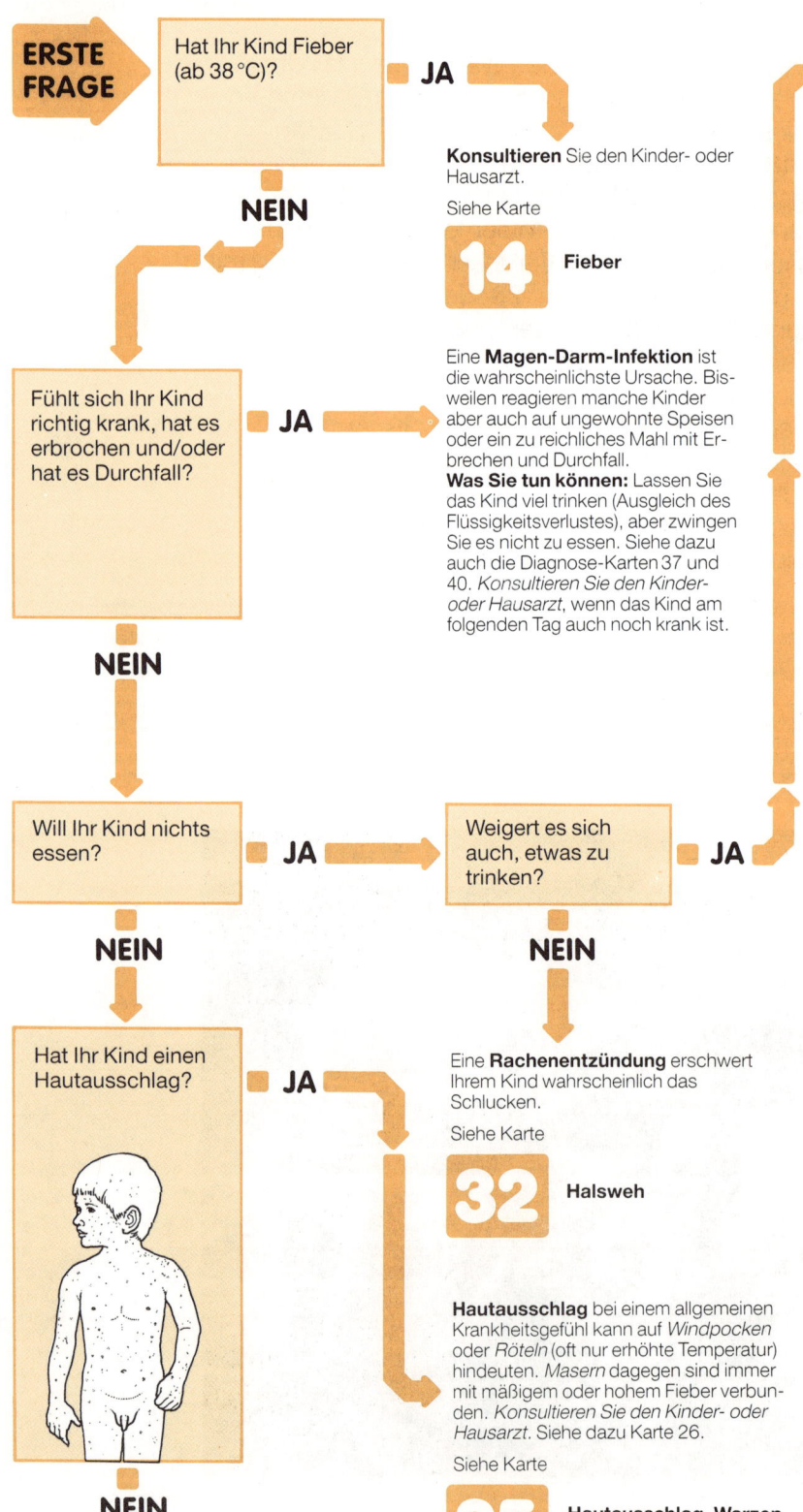

ERSTE FRAGE

Hat Ihr Kind Fieber (ab 38 °C)?

JA

Konsultieren Sie den Kinder- oder Hausarzt.

Siehe Karte

14 Fieber

NEIN

Fühlt sich Ihr Kind richtig krank, hat es erbrochen und/oder hat es Durchfall?

JA

Eine **Magen-Darm-Infektion** ist die wahrscheinlichste Ursache. Bisweilen reagieren manche Kinder aber auch auf ungewohnte Speisen oder ein zu reichliches Mahl mit Erbrechen und Durchfall.
Was Sie tun können: Lassen Sie das Kind viel trinken (Ausgleich des Flüssigkeitsverlustes), aber zwingen Sie es nicht zu essen. Siehe dazu auch die Diagnose-Karten 37 und 40. *Konsultieren Sie den Kinder- oder Hausarzt*, wenn das Kind am folgenden Tag auch noch krank ist.

NEIN

Will Ihr Kind nichts essen?

JA

Weigert es sich auch, etwas zu trinken?

JA

NEIN

NEIN

Hat Ihr Kind einen Hautausschlag?

JA

Eine **Rachenentzündung** erschwert Ihrem Kind wahrscheinlich das Schlucken.

Siehe Karte

32 Halsweh

NEIN

Fortsetzung rechte Seite

Hautausschlag bei einem allgemeinen Krankheitsgefühl kann auf *Windpocken* oder *Röteln* (oft nur erhöhte Temperatur) hindeuten. *Masern* dagegen sind immer mit mäßigem oder hohem Fieber verbunden. *Konsultieren Sie den Kinder- oder Hausarzt*. Siehe dazu Karte 26.

Siehe Karte

25 Hautausschlag, Warzen und Furunkel

RUFEN SIE SOFORT DEN KINDER- ODER HAUSARZT AN

Weigert sich das Kind zu essen und zu trinken, und liegen noch andere Krankheitszeichen, wie Mattigkeit, vor – dann ist eine schnelle ärztliche Untersuchung angezeigt.

KLEINKINDER

Als Kleinkinder gelten Kinder bis zum 4. Lebensjahr (im ersten Lebensjahr spricht man von Säuglingen oder Babys). Ihnen dürfte es nicht schwer fallen zu erkennen, wann sich Ihr Kleinkind nicht wohlfühlt oder krank ist: Das Kind ist nicht so aktiv wie sonst, es ist reizbar und schreit anders als sonst. Doch Erkrankungen schreiten bei Kleinkindern oft schnell voran – und das Kind kann Ihnen dann nicht mehr genau sagen oder bedeuten, wo es wehtut. Und manche Erkrankungen im Kleinkindalter können recht bedrohlich werden – so etwa der immer häufigere Krupp-Husten (Karte 34, 35). Konsultieren Sie deshalb immer *sofort* den Kinderarzt, wenn folgende Warnsignale für eine Erkrankung vorliegen (abends rufen Sie den Hausarzt an, nachts und am Wochenende den ärztlichen Notdienst):

- Schläfrigkeit – das Kind ist kaum oder nicht ansprechbar
- Fieber über 39 °C
- Wiederholtes Erbrechen und/oder über einen Tag andauernde Durchfälle
- Auffallend schnelles Atmen (Karte 34) oder lärmend-brummendes Atmen (Karte 35)
- Erstickungsanfälle (Karte 35) – Hausarzt oder ärztlichen Notdienst anrufen

VIRALE UND BAKTERIELLE INFEKTIONEN

Infektionskrankheiten werden hauptsächlich von zwei Arten von Erregern verursacht: von Bakterien und Viren; hinzu kommen Pilzinfektionen. Jede Erregerart hat ihre Besonderheiten und spricht auf andere Therapien an. Die typischen Kinderkrankheiten werden durch virale (Röteln, Masern, Mumps, Kinderlähmung) oder bakterielle Infektionen (Keuchhusten, Scharlach, Diphtherie) ausgelöst. Erkrankt Ihr Kind an einer Kinderkrankheit, entwickelt es eine lebenslange Immunität. Gegen die genannten Kinderkrankheiten gibt es Schutzimpfungen.

Bakterien
Bakterien sind einzellige Erreger, die sich in Körperflüssigkeiten vermehren; unter dem Mikroskop sind sie zu sehen. In der Regel wird der Körper nicht immun gegen sie (Ausnahmen sind u. a. Keuchhusten, Diphtherie, Scharlach). Seit der Antibiotika-Ära können fast alle bakteriellen Infektionen gut therapiert werden.

Viren
Viren sind nur unter dem Elektronenmikroskop sichtbar. Sie vermehren sich nicht selbst, sondern mit Hilfe der Zellen. Im allgemeinen entwickelt das körpereigene Abwehrsystem nach einer viralen Infektion eine lebenslange Immunität gegen das Virus (Ausnahmen sind bei manchen Menschen u. a. Herpes- und Warzen-Viren). Auf Antibiotika sprechen Viren nicht an, dagegen auf spezielle Virostatika und bestimmte pflanzliche Substanzen.

Fortsetzung der linken Seite

War Ihr Kind in den letzten 3 Wochen mit einem Kind zusammen, das eine Kinderkrankheit hat?

JA

Viele **Kinderkrankheiten,** wie Röteln, Windpocken oder Masern, kündigen sich zuerst mit Mattigkeit und Unwohlsein an. Der jeweils typische Ausschlag kommt erst ein paar Tage später und erleichtert dann die Diagnose (siehe dazu Karte 26). *Konsultieren Sie den Kinder- oder Hausarzt,* wenn es dem Kind am folgenden Tag nicht besser geht.

NEIN

Klagt das Kind über Bauchweh? (Babys und einjährige Kinder ziehen bei Bauchweh meist die Beinchen an den Bauch und schreien.)

JA

Bauchweh kann bei Kindern sehr verschiedene Ursachen haben.

Siehe Karte

38 Bauchschmerzen

NEIN

Gibt es Gründe, warum das Kind zu Hause bleiben möchte — etwa weil es Schwierigkeiten im Kindergarten oder in der Schule haben könnte, oder weil es von Ihnen mehr beachtet werden möchte?

JA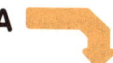

Probleme in Kindergarten oder Schule, auch *mangelnde Zuwendung* zu Hause führen bei Kindern oft zu einem Krankheitsgefühl.
Was Sie tun können: Lassen Sie das Kind einen Tag zu Hause und wenden Sie sich ihm vermehrt zu. Geht es ihm auch am nächsten Tag schlecht, suchen Sie mit ihm den Arzt auf. Weigert sich Ihr Kind häufiger, in Kindergarten bzw. Schule zu gehen, sprechen Sie mit Kindergärtnerin oder Lehrkräften — eventuell auch mit einem *Psychologen.*

Siehe Karte

23 Lernschwierigkeiten und Schulprobleme

NEIN

Konsultieren Sie Kinder- oder Hausarzt, wenn das Kind am folgenden Tag immer noch matt und krank ist.

ÄRZTLICHE UNTERSUCHUNG

Ein Kind, das sich unwohl fühlt, wird der Kinder- oder Hausarzt routinemäßig untersuchen: Er fragt nach der Vorgeschichte, beurteilt das äußere Aussehen, fühlt den Puls und untersucht dann Lymphknoten, Rachen, Mund, Ohren, Atmung und Herzfunktion sowie den Bauch.

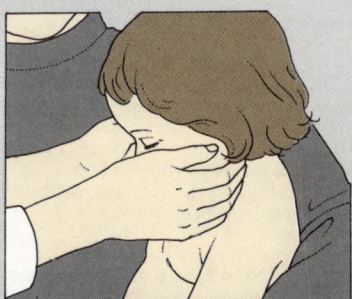

Lymphknoten
Der Arzt befühlt die Lymphknoten in Kieferwinkel und Halsbereich, in der Achselhöhle und Leistengegend, um Schwellungen festzustellen, die auf eine Infektion hindeuten.

Mund und Rachen
Mit hölzerner Spatel und einer kleinen Stabtaschenlampe untersucht der Arzt Mundschleimhaut, Mandeln und Rachen. So kann er etwa Geschwüren (Aphthen), eitrige Mandeln oder eine Angina erkennen.

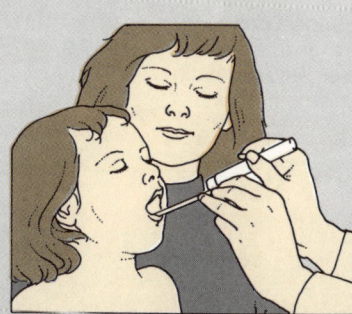

Herz- und Lungenfunktion
Der Arzt überprüft die Atmung und hört Atemgeräusche und Herzfunktion per Stethoskop ab (siehe unten).

Ohren
Zur Untersuchung der Ohren (Gehörgang und Trommelfell sowie Mittelohr) siehe Karte 29.

Bauchorgane
Den Bauchbereich tastet der Arzt ab (Palpieren), um eine eventuelle Schwellung oder Entzündung der Bauchorgane zu erkennen.

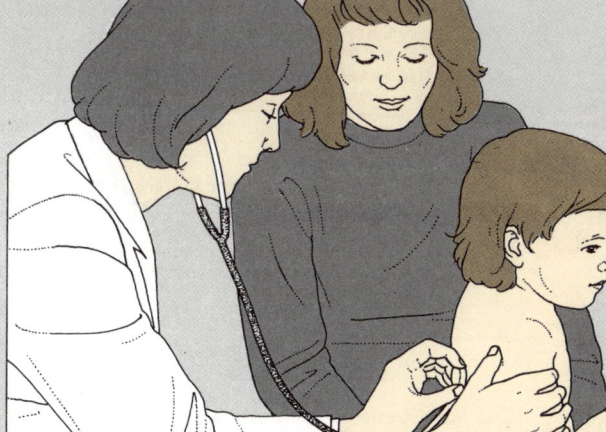

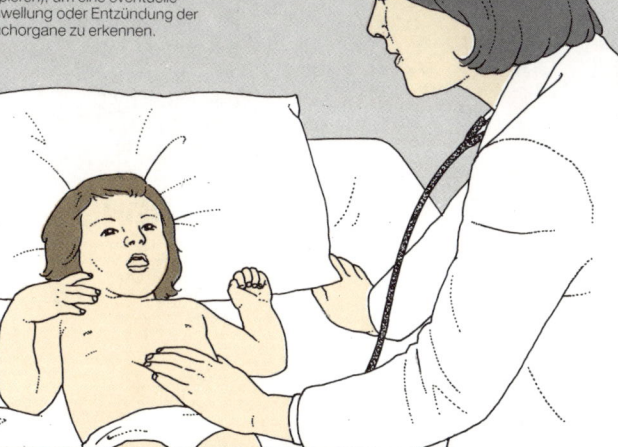

10 Verzögertes Wachstum

Viele Eltern sorgen sich, daß ihr Kind zu klein oder zu mager ist. Doch Minderwuchs oder leichtes Untergewicht hängen meist von erblichen oder anderen Einflußfaktoren ab, selten liegen ernste krankhafte Wachstumsstörungen zugrunde. Machen Sie sich deshalb keine unnötigen Sorgen – gut ist es freilich, Wachstum und Gewichtszunahme des Kindes ständig anhand der Wachstumskarten im Informationsteil zu verfolgen (tragen Sie dort die jeweiligen Werte für Körpergröße und Gewicht ein). Auf der rechten Seite finden Sie spezielle Wachstumsmuster zum Vergleich. Konsultieren Sie den Kinder- oder Hausarzt bei auffallenden Wachstumsabweichungen.

Bei Babys siehe Karte 1.

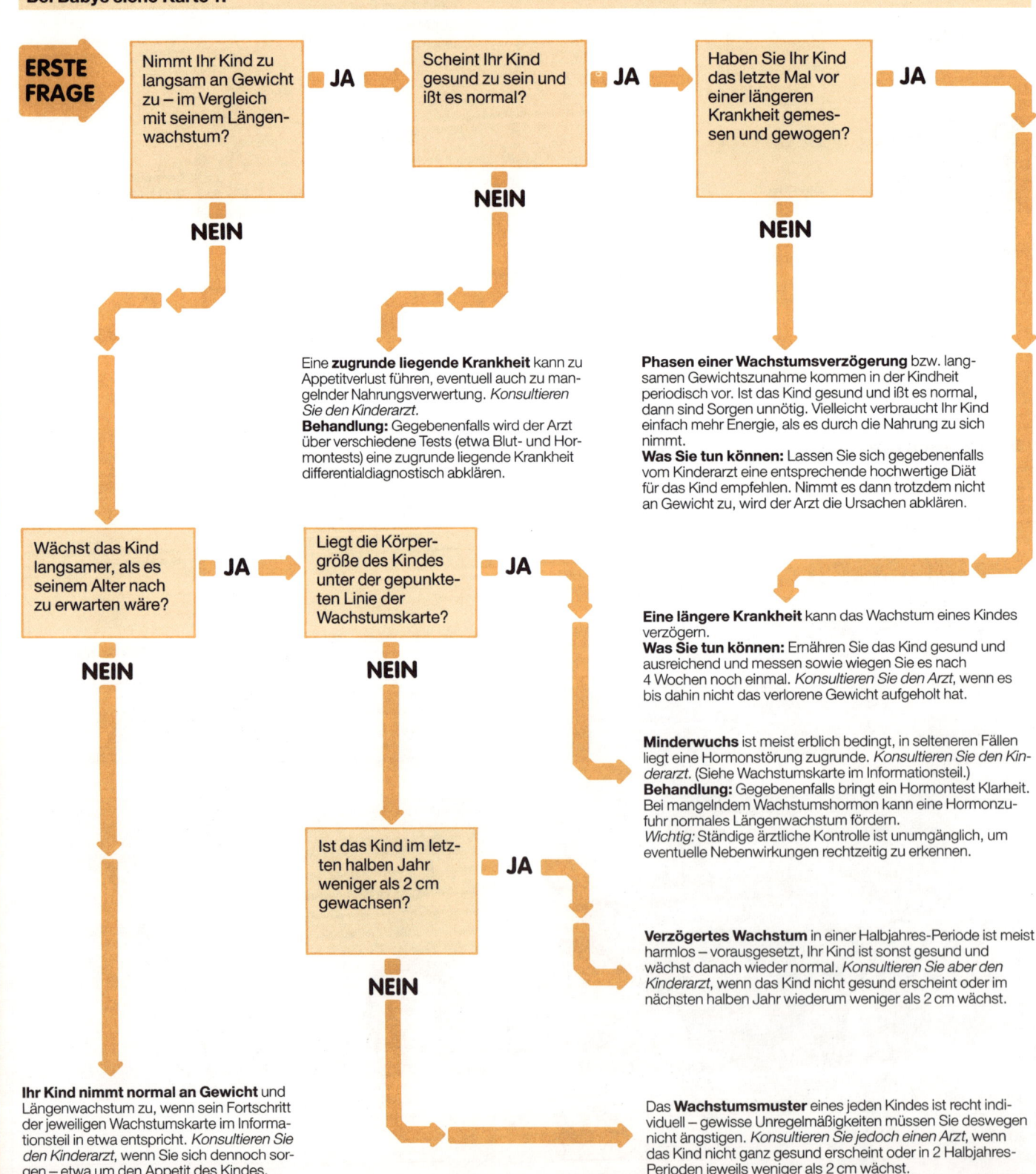

ERSTE FRAGE

Nimmt Ihr Kind zu langsam an Gewicht zu – im Vergleich mit seinem Längenwachstum? — **JA** → Scheint Ihr Kind gesund zu sein und ißt es normal? — **JA** → Haben Sie Ihr Kind das letzte Mal vor einer längeren Krankheit gemessen und gewogen? — **JA**

NEIN (unter Frage 1)

NEIN (unter Frage 2)

NEIN (unter Frage 3)

Eine **zugrunde liegende Krankheit** kann zu Appetitverlust führen, eventuell auch zu mangelnder Nahrungsverwertung. *Konsultieren Sie den Kinderarzt.*
Behandlung: Gegebenenfalls wird der Arzt über verschiedene Tests (etwa Blut- und Hormontests) eine zugrunde liegende Krankheit differentialdiagnostisch abklären.

Phasen einer Wachstumsverzögerung bzw. langsamen Gewichtszunahme kommen in der Kindheit periodisch vor. Ist das Kind gesund und ißt es normal, dann sind Sorgen unnötig. Vielleicht verbraucht Ihr Kind einfach mehr Energie, als es durch die Nahrung zu sich nimmt.
Was Sie tun können: Lassen Sie sich gegebenenfalls vom Kinderarzt eine entsprechende hochwertige Diät für das Kind empfehlen. Nimmt es dann trotzdem nicht an Gewicht zu, wird der Arzt die Ursachen abklären.

Wächst das Kind langsamer, als es seinem Alter nach zu erwarten wäre? — **JA** → Liegt die Körpergröße des Kindes unter der gepunkteten Linie der Wachstumskarte? — **JA**

NEIN (unter "Wächst das Kind langsamer")

NEIN (unter "Liegt die Körpergröße")

Eine längere Krankheit kann das Wachstum eines Kindes verzögern.
Was Sie tun können: Ernähren Sie das Kind gesund und ausreichend und messen sowie wiegen Sie es nach 4 Wochen noch einmal. *Konsultieren Sie den Arzt*, wenn es bis dahin nicht das verlorene Gewicht aufgeholt hat.

Minderwuchs ist meist erblich bedingt, in selteneren Fällen liegt eine Hormonstörung zugrunde. *Konsultieren Sie den Kinderarzt.* (Siehe Wachstumskarte im Informationsteil.)
Behandlung: Gegebenenfalls bringt ein Hormontest Klarheit. Bei mangelndem Wachstumshormon kann eine Hormonzufuhr normales Längenwachstum fördern.
Wichtig: Ständige ärztliche Kontrolle ist unumgänglich, um eventuelle Nebenwirkungen rechtzeitig zu erkennen.

Ist das Kind im letzten halben Jahr weniger als 2 cm gewachsen? — **JA**

NEIN (unter "Ist das Kind im letzten halben Jahr")

Verzögertes Wachstum in einer Halbjahres-Periode ist meist harmlos – vorausgesetzt, Ihr Kind ist sonst gesund und wächst danach wieder normal. *Konsultieren Sie aber den Kinderarzt*, wenn das Kind nicht gesund erscheint oder im nächsten halben Jahr wiederum weniger als 2 cm wächst.

Ihr Kind nimmt normal an Gewicht und Längenwachstum zu, wenn sein Fortschritt der jeweiligen Wachstumskarte im Informationsteil in etwa entspricht. *Konsultieren Sie den Kinderarzt*, wenn Sie sich dennoch sorgen – etwa um den Appetit des Kindes.

Das **Wachstumsmuster** eines jeden Kindes ist recht individuell – gewisse Unregelmäßigkeiten müssen Sie deswegen nicht ängstigen. *Konsultieren Sie jedoch einen Arzt*, wenn das Kind nicht ganz gesund erscheint oder in 2 Halbjahres-Perioden jeweils weniger als 2 cm wächst.

WACHSTUMSMUSTER IN DER KINDHEIT

Im Informationsteil am Schluß des Buches finden Sie Wachstumskarten mit standardisierten Wachstumskurven für große, mittelgroße und kleine Kinder. Tragen Sie Gewicht und Körpergröße kontinuierlich in die Karten ein – die jeweilige Kurve dient dann als Anhaltspunkt für normales Wachstum. Typische Abweichungen von den standardisierten Wachstumskurven sehen Sie auf den graphischen Darstellungen dieser Seite.

Schlanke Kinder

Manche Kinder sind von den Erbanlagen her schlank und bleiben es auch. Das ist kein Grund zur Beunruhigung, wenn das Kind gesund ist. Die beiden Karten zeigen das Wachstum eines gesunden Kindes, das überdurchschnittlich groß ist, aber nur ein durchschnittliches Gewicht hat – und zwar über Jahre hin.

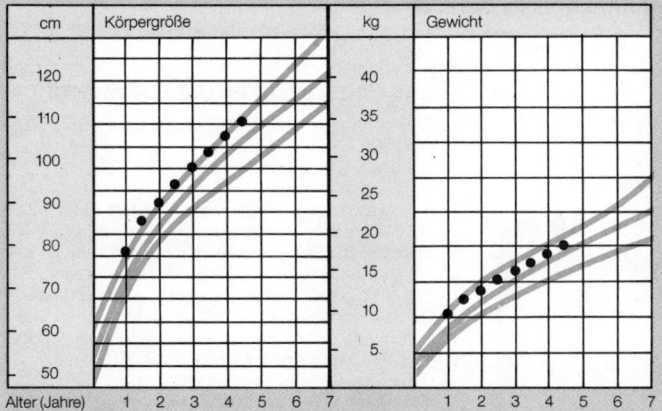

Verlust überflüssiger Pfunde

Manche übergewichtige Kinder verlieren irgendwann die überflüssigen Pfunde und erreichen ein normales Wachstumsmuster: Die Karten zeigen ein durchschnittlich großes Kind. Bis zum 2. Geburtstag war es jedoch überdurchschnittlich schwer, danach pendelte es sich auf ein Durchschnittsgewicht ein.

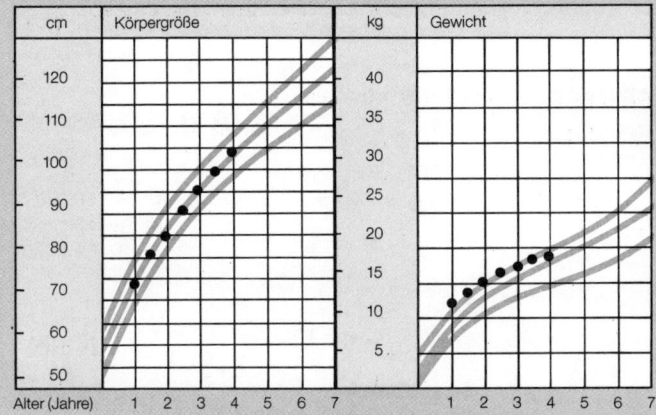

Ein Kind magert ab

Die Karten zeigen das Wachstumsmuster eines Kindes, das über die Jahre hin überdurchschnittlich groß bleibt, ab dem 3. Lebensjahr jedoch zusehends abmagert. Konsultieren Sie bei jeder auffallenden Abmagerung des Kindes den Kinderarzt.

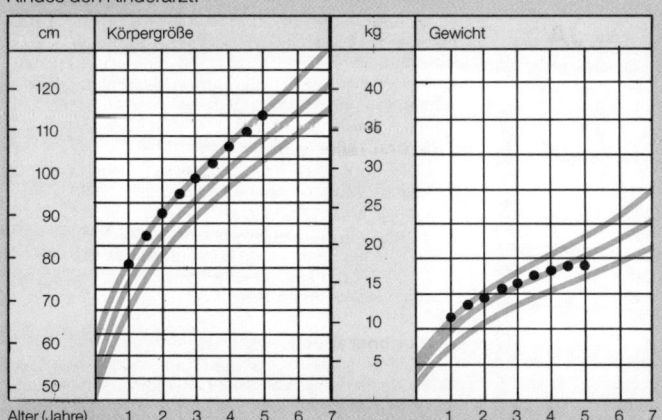

Das Kind wächst zu langsam und nimmt kaum zu

Die Wachstumskarten dieses Kindes zeigen eindeutig: Ab dem 3. Lebensjahr wächst das sowieso schon kleine Kind zu langsam, auch seine Gewichtskurve weicht auffallend nach unten ab. Konsultieren Sie in einem solchen Fall den Kinderarzt.

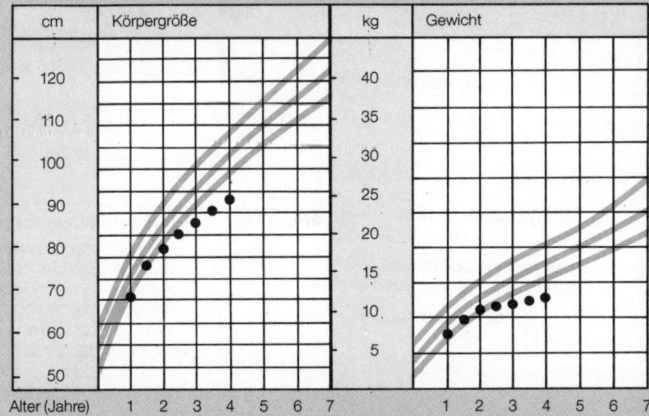

Übergewicht

Dieses Beispiel zeigt: Das Kind ist durchschnittlich groß und bleibt es, ab dem 3. Lebensjahr nimmt es jedoch exzessiv an Gewicht zu. Wenn sie bei Ihrem Kind einen stetigen Hang zur Übergewichtigkeit feststellen, suchen Sie mit ihm den Kinderarzt auf. Siehe dazu auch die folgende Diagnose-Karte 11.

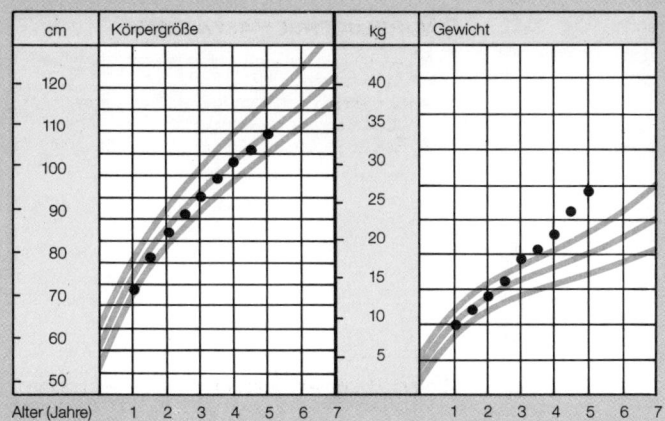

Verzögerte Pubertät

Manche Kinder kommen später in die Pubertät – diese Anlage ist oft an einem leicht verzögerten Längenwachstum und auch an einer verlangsamten Gewichtszunahme zu erkennen. Anlaß zur Sorge gibt diese Anlage kaum. Siehe dazu auch die Diagnose-Karte 50, *Verzögerte Pubertät* bei Jugendlichen.

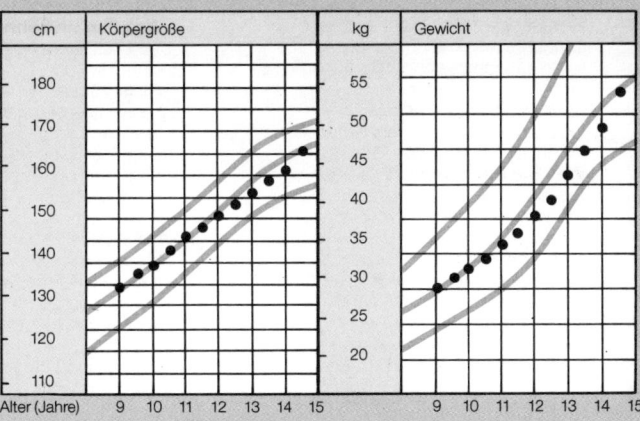

11 Übergewicht und Fettsucht

Aus dicken Kindern werden auch dicke Erwachsene – diese banale Erfahrung trifft meist dann zu, wenn einem starken Übergewicht bzw. einer Fettsucht erbte Anlagen oder hormonelle Störungen zugrunde liegen, aber auch dann, wenn Kindern falsche Eß- und Ernährungsgewohnheiten anerzogen werden. Allerdings gelingt es in dem Fall vielen Kindern, den Teufelskreis spätestens in der Pubertät oder im frühen Erwachsenenalter zu durchbrechen und sich auf ein Normalgewicht einzupendeln. Exzessives

Übergewicht bringt auch im Kindesalter Gesundheitsrisiken und psychosoziale Probleme mit sich. Die Verantwortung, die Sie als Eltern für die Gesundheit des Kindes haben, sollten Sie auch beim Gewichtsproblem ernst nehmen: Kontrollieren Sie Gewichtszunahme und Längenwachstum des Kindes regelmäßig anhand der Wachstumskurven im Informationsteil am Schluß des Buches. Konsultieren Sie bei auffallend abweichender Gewichtszunahme den Kinderarzt.

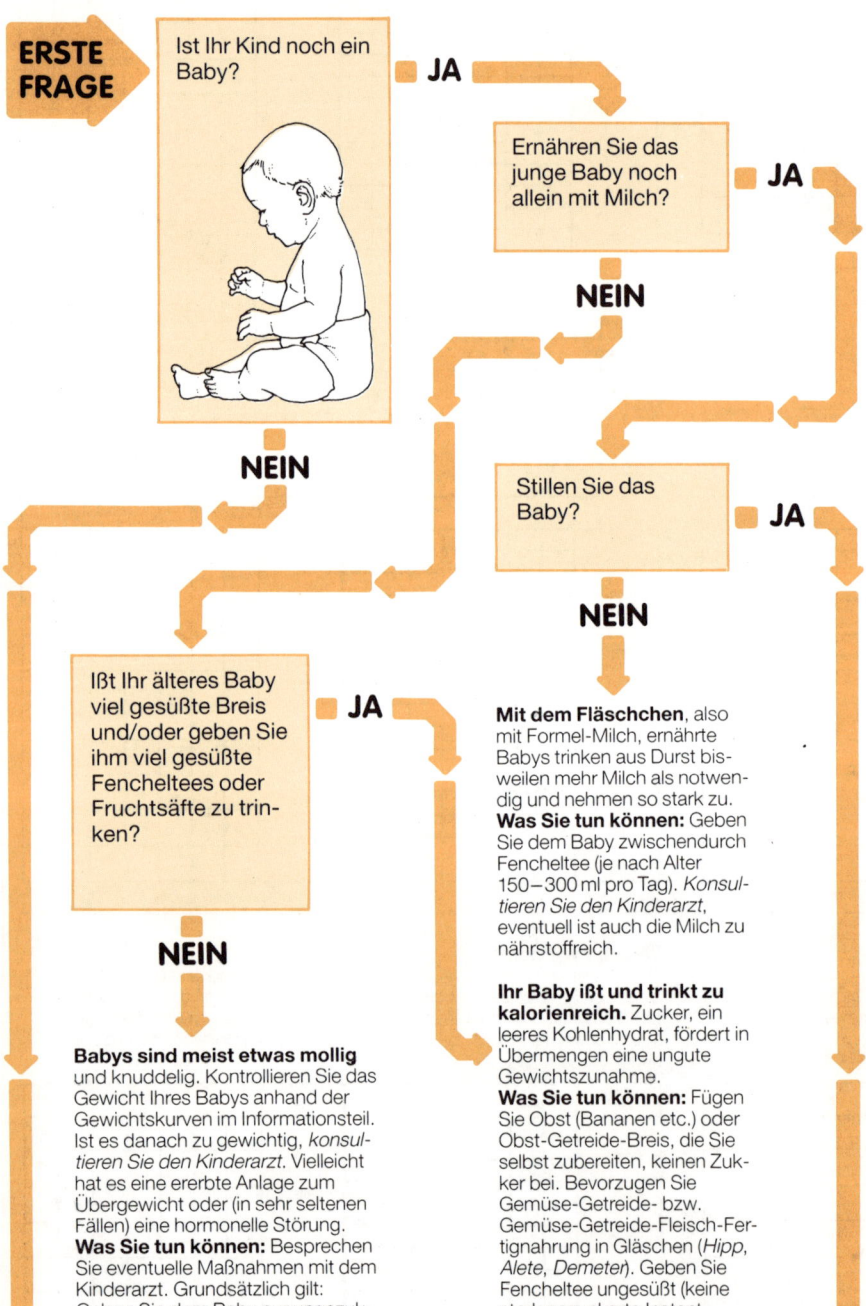

ERSTE FRAGE

Ist Ihr Kind noch ein Baby?

JA

Ernähren Sie das junge Baby noch allein mit Milch?

JA

NEIN

NEIN

Stillen Sie das Baby?

JA

NEIN

Ißt Ihr älteres Baby viel gesüßte Breis und/oder geben Sie ihm viel gesüßte Fencheltees oder Fruchtsäfte zu trinken?

JA

Mit dem Fläschchen, also mit Formel-Milch, ernährte Babys trinken aus Durst bisweilen mehr Milch als notwendig und nehmen so stark zu.
Was Sie tun können: Geben Sie dem Baby zwischendurch Fencheltee (je nach Alter 150–300 ml pro Tag). *Konsultieren Sie den Kinderarzt*, eventuell ist auch die Milch zu nährstoffreich.

NEIN

Ihr Baby ißt und trinkt zu kalorienreich. Zucker, ein leeres Kohlenhydrat, fördert in Übermengen eine ungute Gewichtszunahme.
Was Sie tun können: Fügen Sie Obst (Bananen etc.) oder Obst-Getreide-Breis, die Sie selbst zubereiten, keinen Zucker bei. Bevorzugen Sie Gemüse-Getreide- bzw. Gemüse-Getreide-Fleisch-Fertignahrung in Gläschen (*Hipp, Alete, Demeter*). Geben Sie Fencheltee ungesüßt (keine stark gezuckerte Instant-Mischung verwenden), handelsübliche Fruchtsäfte (*Alete* u. a.) nur verdünnt. *Konsultieren Sie den Kinderarzt.*

Babys sind meist etwas mollig und knuddelig. Kontrollieren Sie das Gewicht Ihres Babys anhand der Gewichtskurven im Informationsteil. Ist es danach zu gewichtig, *konsultieren Sie den Kinderarzt*. Vielleicht hat es eine ererbte Anlage zum Übergewicht oder (in sehr seltenen Fällen) eine hormonelle Störung.
Was Sie tun können: Besprechen Sie eventuelle Maßnahmen mit dem Kinderarzt. Grundsätzlich gilt: Geben Sie dem Baby nur ungezuckerten Fencheltee und ungezuckerte Fruchtsäfte zu trinken, verdünnen Sie deshalb Baby-Fruchtsäfte (*Alete* u. a.). Zuckern Sie keine Getreidebreis, bevorzugen Sie Gemüse-Getreide-(Fleisch-)Breis.

Fortsetzung rechte Seite

URSACHEN STARKEN ÜBERGEWICHTS

Die meisten dicken Kinder haben sich ihre überflüssigen Pfunde angegessen: Sie nehmen mehr Energie zu sich, als sie verbrauchen; überschüssige Nahrungsenergie wird in Fettpolster umgewandelt. Im allgemeinen paßt ein Kind seine Nahrungsaufnahme seinem Energieverbrauch an. Die natürlichen Mechanismen, die Appetit und Nahrungsaufnahme steuern, können jedoch durch verschiedene Faktoren gelähmt werden – etwa durch familiäre Eßgewohnheiten oder durch psychosozialen Streß. Einer Fettsucht (mehr als 30 % Übergewicht) jedoch liegen meist hormonelle Störungen zugrunde.

Familiäre Eß- und Ernährungsgewohnheiten
Neigen Eltern und Geschwister zur Völlerei, so erlernt auch das Kleinkind durch Nachahmung mehr zu essen, als sein Körper an Energie verbraucht. In vielen Familien bestehen überdies falsche Ernährungsgewohnheiten: Dickmachende leere Kohlenhydrate (Zucker, hochausgemahlene Mehle) werden im Übermaß genossen, noch dazu wird das Kind mit Süßigkeiten belohnt bzw. verwöhnt. In diesem Fall ist einem dicken Kind nur zu helfen, wenn die ganze Familie bewußt zu gesunden Eß- und Ernährungsgewohnheiten findet.

Iß den Teller leer!
Der Zwang, den Teller leer zu essen, auch wenn es keinen Hunger mehr hat, provoziert ebenfalls ein Übergewicht des Kindes. Ein braves Kind ißt seinen Teller dann immer gewohnheitsmäßig leer, etwa, um seinen Eltern einen Gefallen zu tun. Folglich gilt: Der Teller muß nicht leergegessen werden, lassen auch Sie Reste im Teller.

Kummerspeck
Kummerspeck gibt es auch bei Kindern. Manche Kinder verlangen gewohnheitsmäßig Süßigkeiten oder essen mehr, wenn sie unter Streß oder Ängsten leiden.

Ererbte Anlagen und hormonelle Störungen
Ererbte Anlagen zum Übergewicht sind gar nicht so selten, wie man noch vor Jahren meinte (gute Futterverwerter). Bei Fettsucht sollten hormonelle Störungen als mögliche Ursachen ärztlich abgeklärt werden.

VORBEUGENDE MASSNAHMEN

- Achten Sie auf eine gesunde Ernährung der ganzen Familie (siehe Karte 39).
- Lassen Sie sich vom Appetit des Kindes leiten, üben Sie keinen Zwang aus.
- Belohnen Sie das Kind nicht mit Süßwaren.

Babys, die gestillt werden, nehmen oft zwischen dem 2. und 4. Monat schnell an Gewicht zu – das ist normal und kein Grund zur Besorgnis.

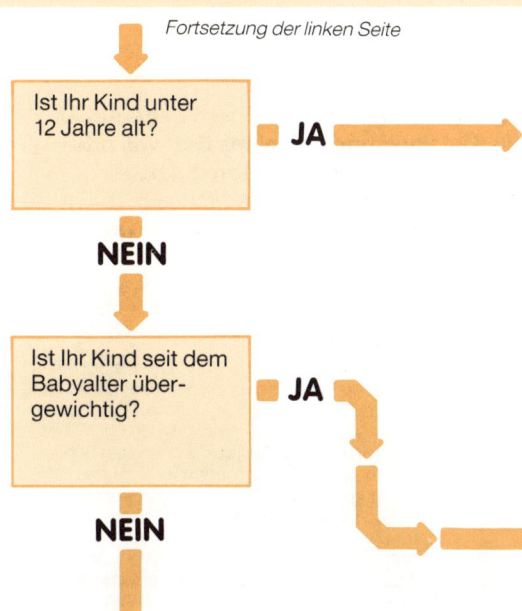

Fortsetzung der linken Seite

Ist Ihr Kind unter 12 Jahre alt? → **JA**

NEIN ↓

Ist Ihr Kind seit dem Babyalter übergewichtig? → **JA**

NEIN ↓

Familiäre Eß- und Ernährungsgewohnheiten sind bei dicken Kindern bis in die frühe Pubertät hinein wichtige Auslösefaktoren eines Übergewichts. Bei exzessivem Übergewicht oder gar bei Fettsucht (mehr als 30 % Übergewicht) spielen freilich auch ererbte Anlagen, in seltenen Fällen auch hormonelle Störungen eine Rolle. Siehe dazu *Ursachen starken Übergewichts* auf der linken Seite.
Was Sie tun können: Halten Sie sich an die unten angegebenen Empfehlungen. *Wichtig* ist freilich: Nur ganz allmählicher Gewichtsabbau hat auf Dauer Erfolg, ein schnelles Abnehmen belastet nur den Organismus des Kindes und führt u. a. zur Leistungsminderung. Im Wachstumsalter reicht es vollkommen, wenn Sie Ihr Kind vor weiterer relativer Gewichtszunahme bewahren. Ist Ihr Kind fettsüchtig, *konsultieren Sie den Arzt.*

Ungesunde Eßgewohnheiten – in der frühen Kindheit erlernt – werden oft verinnerlicht und so bis ins Jugend- oder gar Erwachsenenalter mitgetragen. Siehe dazu *Ursachen starken Übergewichts* auf der linken Seite.
Was Sie tun können: Bei einem exzessiven Übergewicht oder gar Fettsucht Ihres Kindes den *Hausarzt konsultieren.* Helfen Sie Ihrem Kind, das Gewichtsproblem, unter dem es bereits leidet, zu meistern (siehe unten). Verdrängen Sie Ihren möglichen Anteil an der Entstehung des Übergewichts nicht. Schlagen Sie Ihrem Kind – in Kooperation mit dem Hausarzt – eine allmähliche Gewichtsreduzierung vor, warnen Sie es vor jeder Super-Diät.

Eine Gewichtszunahme in der Pubertät ist nicht selten, vor allem bei Mädchen. Eine leichtere Gewichtszunahme deutet lediglich auf hormonelle Veränderungen hin. Eine stärkere Gewichtszunahme kann emotionale Unsicherheit signalisieren, die das Kind durch übermäßige Nahrungszufuhr zu kompensieren versucht.
Was Sie tun können: Beachten Sie die nebenstehenden Empfehlungen zum Abbau eines Übergewichts. Versuchen Sie, die zugrunde liegenden psychosozialen Ursachen eines stärkeren Übergewichts herauszufinden (Probleme in der Familie, in der Schule oder im Freundeskreis). Vermitteln Sie Ihrem Kind Selbstvertrauen und stärken Sie sein Ich.

WIE SIE IHREM KIND HELFEN, ÜBERGEWICHT ABZUBAUEN

Diät
Das wichtigste Prinzip zur Vermeidung oder Reduzierung von Übergewicht ist der Verzicht auf eine Kohlenhydrat-Mast. Denn die sogenannten leeren Kohlenhydrate wie Zucker oder hochausgemahlene Mehle sind die eigentlichen Dickmacher: Übersteigt ihre Zufuhr den Energiebedarf des Körpers, werden sie von der Leber umgewandelt und als Fettpolster gespeichert. Deshalb gilt:

- Morgens sollte das Kind reine Milch und keine Instant-Kakaos (enthalten ca. 70 % Zucker) trinken.
- Verzichten Sie weitgehend auf Brötchen, Weißbrot und Kuchen sowie auf normale Teigwaren und polierten Reis; bevorzugen Sie Vollkornbrot, Vollkornteigwaren, Kartoffeln und Naturreis.
- Anstelle süßer Limonaden (Cola, Orangenlimonade u. a.) sollte Ihr Kind ungesüßte Fruchtsäfte und Mineralwasser trinken, anstelle von Pudding und süßen Breis Früchte als Nachtisch essen; auch sonstige Süßigkeiten sind verboten.
- Nur eine langsame Gewichtsreduzierung hat auf Dauer Erfolg.
- Leiten Sie das Kind zum langsamen Essen an – so ist es früher satt.

- Verabreichen Sie ballaststoffreiche Nahrung (Ballaststoffe sind pflanzliche Fasern, enthalten in Vollkornprodukten, Naturreis, Gemüsen und Salaten); den Fettverzehr brauchen Sie nur gering einzuschränken, verzichten Sie nur weitgehend auf fettreiche Wurstsorten (Mettwurst, Leberwurst, Lyoner).

Körperliche Aktivität
Bewegung und Sport verbrauchen Energie, helfen Übergewicht zu vermeiden und abzubauen. Fördern Sie bereits bei Kleinkindern bewegungsintensive Spiele im Freien mit Spielkameraden (etwa Fangen, Verstecken, Ballspiele u. a.), gehen Sie mit dem Kind spazieren und wandern sowie schwimmen. Fördern Sie bei älteren übergewichtigen Kindern vor allem Radfahren und Schwimmen.

Psychische Unterstützung
Erhalten Sie die Lebensfreude des Kindes, vermeiden Sie Zwänge. Die obengenannten Diätvorschläge gelten für die ganze Familie – machen Sie das Kind nicht zum Außenseiter, versichern Sie es Ihrer Liebe und stärken Sie sein Selbstbewußtsein.

Machen Sie das Kind nicht zum Außenseiter – die vorgeschlagene Diät tut der ganzen Familie gut.

GEFAHREN EINES EXZESSIVEN ÜBERGEWICHTS

Gesundheitsrisiken
»Dicke Kinder werden auch zu dicken Erwachsenen« stimmt zwar nicht immer, aber falsche Eß- und Ernährungsgewohnheiten in der Kindheit werden meist verinnerlicht und so auch ins Erwachsenenalter hineingetragen. Jedenfalls haben stark übergewichtige Erwachsene ein größeres Risiko, Herz-Kreislauf-Krankheiten, Diabetes mellitus vom Typ II, Gicht und Gelenkschäden zu erleiden als normalgewichtige Mitmenschen. Aber bereits einem dicken Kind drohen Gesundheitsrisiken. Dicke Kinder scheinen anfälliger für Infektionen zu sein, auch leiden sie häufiger unter Karies (direkte Auswirkung übermäßigen Zuckerkonsums). Insgesamt sind sie weniger leistungsfähig, Herz und Kreislauf sowie Gelenke werden mehr belastet. Fettsüchtige Kinder (Arzt konsultieren) haben eine deutlich geringere Lebenserwartung als normalgewichtige.

Psychosoziale Nachteile
Sehr dicke Kinder werden oft von anderen Kindern gehänselt und sozial isoliert – eine leidvolle Erfahrung, die Selbstvertrauen und Selbstbewußtsein untergräbt. Besonders in der Pubertät, wenn die Selbstsicherheit sowieso oft am Tiefpunkt steht und das Bedürfnis nach Anerkennung in einer Gruppe am größten ist, kann Isolation zu psychischen Störungen führen.

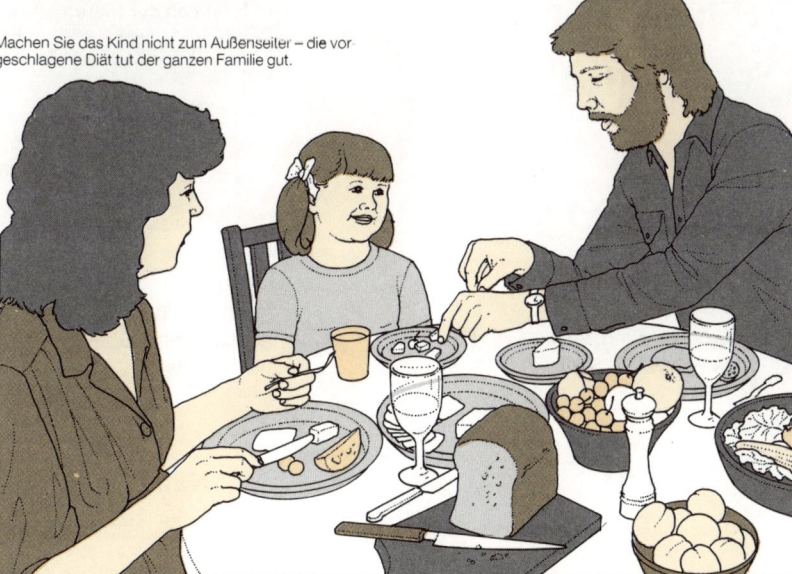

12 Schlafprobleme

Die meisten Kinder schlafen nach dem Babyalter nachts ohne Unterbrechung durch. Das Schlafbedürfnis variiert nach Alter, aber auch recht individuell, zwischen 12 und 8 Stunden; ein 4jähriges Kind schläft ca. 10 bis 11 Stunden, ein 10jähriges meist nur 8 bis 10 Stunden. Kurze Nächte zwischendurch beeinträchtigen weder Wachstum noch Entwicklung des Kindes. Streß für die Eltern bedeutet es allemal, wenn ein Kleinkind noch nicht ins Bett will oder nachts aufwacht. Die ursächlichen Faktoren solcher Schlafprobleme können sehr unterschiedlich sein (etwa Krankheiten oder psychische Störungen) – diese Diagnose-Karte soll Ihnen helfen, sie zu erkennen.

Für Babys siehe Karte 2.

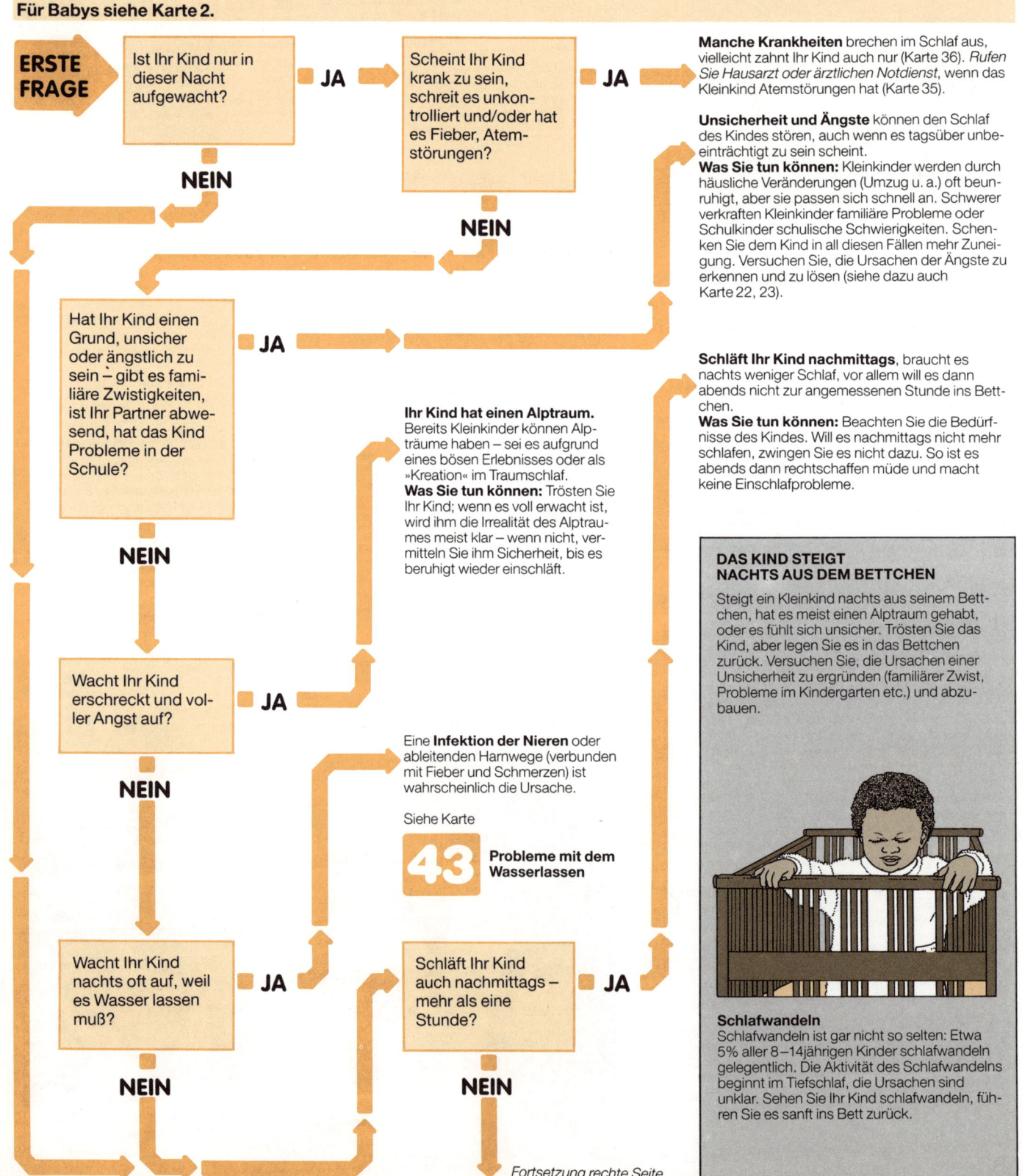

ERSTE FRAGE

Ist Ihr Kind nur in dieser Nacht aufgewacht?

JA →

Scheint Ihr Kind krank zu sein, schreit es unkontrolliert und/oder hat es Fieber, Atemstörungen?

JA →

Manche Krankheiten brechen im Schlaf aus, vielleicht zahnt Ihr Kind auch nur (Karte 36). *Rufen Sie Hausarzt oder ärztlichen Notdienst*, wenn das Kleinkind Atemstörungen hat (Karte 35).

NEIN

NEIN

Unsicherheit und Ängste können den Schlaf des Kindes stören, auch wenn es tagsüber unbeeinträchtigt zu sein scheint.
Was Sie tun können: Kleinkinder werden durch häusliche Veränderungen (Umzug u. a.) oft beunruhigt, aber sie passen sich schnell an. Schwerer verkraften Kleinkinder familiäre Probleme oder Schulkinder schulische Schwierigkeiten. Schenken Sie dem Kind in all diesen Fällen mehr Zuneigung. Versuchen Sie, die Ursachen der Ängste zu erkennen und zu lösen (siehe dazu auch Karte 22, 23).

Hat Ihr Kind einen Grund, unsicher oder ängstlich zu sein – gibt es familiäre Zwistigkeiten, ist Ihr Partner abwesend, hat das Kind Probleme in der Schule?

JA →

Schläft Ihr Kind nachmittags, braucht es nachts weniger Schlaf, vor allem will es dann abends nicht zur angemessenen Stunde ins Bettchen.
Was Sie tun können: Beachten Sie die Bedürfnisse des Kindes. Will es nachmittags nicht mehr schlafen, zwingen Sie es nicht dazu. So ist es abends dann rechtschaffen müde und macht keine Einschlafprobleme.

Ihr Kind hat einen Alptraum.
Bereits Kleinkinder können Alpträume haben – sei es aufgrund eines bösen Erlebnisses oder als »Kreation« im Traumschlaf.
Was Sie tun können: Trösten Sie Ihr Kind; wenn es voll erwacht ist, wird ihm die Irrealität des Alptraumes meist klar – wenn nicht, vermitteln Sie ihm Sicherheit, bis es beruhigt wieder einschläft.

NEIN

DAS KIND STEIGT NACHTS AUS DEM BETTCHEN

Steigt ein Kleinkind nachts aus seinem Bettchen, hat es meist einen Alptraum gehabt, oder es fühlt sich unsicher. Trösten Sie das Kind, aber legen Sie es in das Bettchen zurück. Versuchen Sie, die Ursachen einer Unsicherheit zu ergründen (familiärer Zwist, Probleme im Kindergarten etc.) und abzubauen.

Wacht Ihr Kind erschreckt und voller Angst auf?

JA

Eine **Infektion der Nieren** oder ableitenden Harnwege (verbunden mit Fieber und Schmerzen) ist wahrscheinlich die Ursache.

Siehe Karte

NEIN

43 **Probleme mit dem Wasserlassen**

Wacht Ihr Kind nachts oft auf, weil es Wasser lassen muß?

JA →

Schläft Ihr Kind auch nachmittags – mehr als eine Stunde?

JA →

Schlafwandeln
Schlafwandeln ist gar nicht so selten: Etwa 5% aller 8–14jährigen Kinder schlafwandeln gelegentlich. Die Aktivität des Schlafwandelns beginnt im Tiefschlaf, die Ursachen sind unklar. Sehen Sie Ihr Kind schlafwandeln, führen Sie es sanft ins Bett zurück.

NEIN

NEIN

Fortsetzung rechte Seite

Fortsetzung der linken Seite

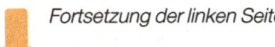

Schreit Ihr Kleinkind oft, wenn Sie abends sein Zimmer verlassen?

JA

NEIN

Wacht das Kleinkind nachts ohne ersichtlichen Grund auf, hat es das Bedürfnis kultiviert, von Ihnen auch nachts beachtet und umsorgt zu sein.
Was Sie tun können: Bemühen Sie sich um ein regelmäßiges Einschlaf-Ritual, gewöhnen Sie das Kind an geregelte Schlafenszeiten. Siehe dazu den Kasten unten *Wie Sie Schlafproblemen des Kindes vorbeugen und sie bewältigen.* Innerhalb von ein, zwei Wochen hat Ihr Kind die neue Form voll akzeptiert und fühlt sich sicher.

Ihr Kind hat Angst, alleingelassen zu werden – es muß sich noch Ihrer Gegenwart versichern. Deshalb will es abends nicht ins Bett oder es will wieder hinaus zu Ihnen.
Was Sie tun können: Gewöhnen Sie das Kleinkind daran, abends von allein in sein Bettchen zu wollen, in sein »eigenes Reich«. Schicken Sie es nicht zu früh ins Bett, singen Sie ihm etwas vor und/oder erzählen Sie ihm etwas – lassen Sie ein Steckdosen-Licht brennen (siehe unten).

WIE SIE SCHLAFPROBLEMEN DES KINDES VORBEUGEN UND SIE BEWÄLTIGEN

Die meisten Kleinkinder brauchen ein regelmäßiges Einschlaf-Ritual, eine feste Form, um gut ein- und gut durchzuschlafen. Was zum Einschlaf-Ritual bei Babys (siehe Karte 2) empfohlen wurde, hat auch noch für Kleinkinder Gültigkeit. Doch selbst bei einem kindgemäßen Einschlaf-Ritual entwickeln nicht wenige Kleinkinder vor allem Einschlafprobleme: So wollen Sie partout nicht einschlafen, steigen aus dem Bettchen heraus und stehen plötzlich wieder im Wohnzimmer. Durchschlafprobleme sind seltener. Sicher mögen solche Probleme durch Veränderungen der Routine (etwa im Urlaub oder

durch einen Krankenhausaufenthalt) bedingt sein, meist jedoch liegt kein ersichtlicher Grund vor. Wie dem auch sei, Ihnen bleibt nichts anderes übrig, als nach einem angemesseneren Einschlafmuster zu suchen.

Einschlafprobleme
Wollen Sie Einschlafprobleme des Kindes meistern, müssen Sie sich mit Ihrem Partner über Methoden und Verhalten einigen – sonst unterminiert einer von Ihnen jeglichen Fortschritt. Die beiden im folgenden empfohlenen Methoden sind nicht unproblematisch – das Kind wird sich

wehren und schreien, bis es sich nach ein, zwei Wochen angepaßt hat. Zuerst jedoch sollten Sie den Nachmittagsschlaf abschaffen (mit 3–4 Jahren sträubt sich das Kind sowieso gegen den nachmittäglichen Schlaf), dann ist das Kind nach aktivem Spiel abends rechtschaffen müde. Und bringen Sie das Kind nicht zu früh ins Bett, vor allem nicht im Sommer (das Kind möchte abends auch noch eine gewisse Zeit mit beiden Eltern zusammen sein).

Plötzlicher Entzug
Verlassen Sie das Kinderzimmer, wenn Sie das Kind zu Bett gebracht und ihm etwas erzählt haben, und kehren Sie nicht zurück, wenn das Kind zu schreien anfängt. Bringen Sie es sofort wieder ins Bett, wenn es im Wohnzimmer erscheint. Erneutes Schreien beachten Sie nicht. Freilich, diese Methode streßt Sie mehr als das Kind – doch nach einer Woche stellt sich der Erfolg ein.

Allmählicher Entzug
Lassen Sie das Kind etwa 5 Minuten schreien, wenn Sie das Zimmer verlassen haben. Kehren Sie dann zurück und trösten Sie das Kind kurz. Kommt es ins Wohnzimmer, lassen Sie es kurz da und vermitteln ihm Liebe und Sicherheit, dann bringen Sie es wieder ins Bett. Der »Rein und Raus«-Streß kann sich an den ersten Abenden gut viermal wiederholen, nach etwa 10 Tagen hat sich das Kind angepaßt.

Nächtliches Wachsein
Schreit Ihr Kleinkind in der Nacht, sollten Sie sich grundsätzlich erst vergewissern, ob es nicht einen Alptraum hat oder erkrankt ist (auf Atemstörungen achten, siehe Karte 35). Ist alles in Ordnung, geben Sie dem Kind etwas Fencheltee (abends zurechtmachen), trösten es und verlassen den Raum. Erscheint das Kind bei Ihnen, bringen Sie es wieder ins Bett zurück. Schreit es weiter (ohne krank zu sein), lassen Sie es 5 Minuten schreien, bis Sie wieder zu ihm gehen – im Sinne eines *allmählichen Entzugs* (siehe oben). Meist schreit sich das Kind nach dem zweiten Mal in den Schlaf.
Wichtig: Lassen Sie ein Kind ab dem 3. Lebensjahr nachmittags nicht mehr schlafen, wenn es gewohnheitsmäßig nachts aufwacht, und sorgen Sie für aktive Spiele während des Nachmittags.

Hilfe durch Medikamente
Kommen Sie mit den Schlafproblemen des Kindes nicht zurecht, konsultieren Sie den Kinderarzt. Eventuell wird er dann pflanzliche Einschlafmittel verordnen.
Warnung: Keine chemischen Schlafmittel einsetzen, die Nebenwirkungen können bei Kindern immens sein.

Das Kinderzimmer
Richten Sie das Kinderzimmer, in dem das Kind auch schläft, kindgemäß ein, so daß sich Ihr Kind wohlfühlt.

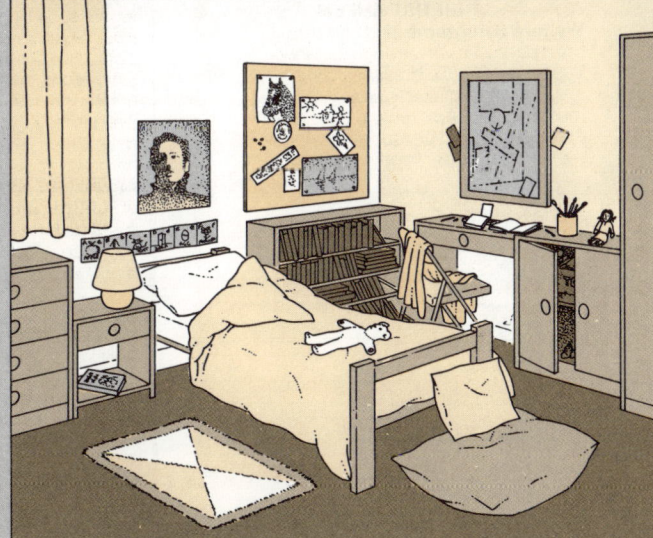

Einschlaf-Ritual
Die feste Form des Einschlaf-Rituals ist für Kleinkinder sehr wichtig – etwa Spielzeit, Bad, Geschichte erzählen, Märchen vorlesen (unten).

Kuscheltierchen
Fast alle Kleinkinder fixieren sich auf einen Gegenstand, der das Alleinsein im Bettchen erleichtert – etwa auf ein Schmusetuch oder ein Kuscheltierchen (unten rechts).

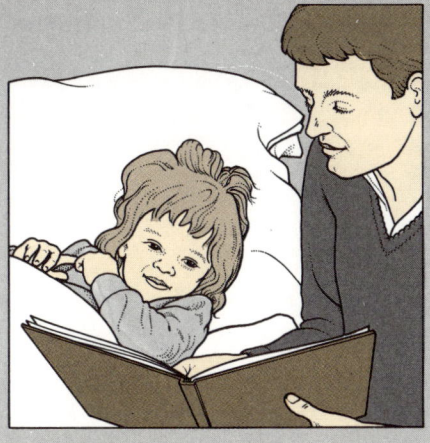

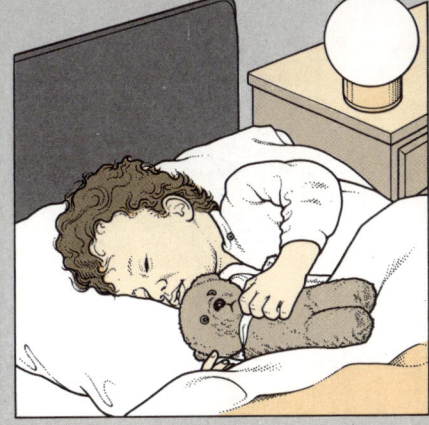

13 Schläfrigkeit und Benommenheit

In der überwiegenden Zahl der Fälle ist Schläfrigkeit die natürliche Antwort eines Kindes auf Schlafmangel, beispielsweise durch spätes Zubettgehen in der vorangegangenen Nacht. Auch wenn sich ein Kind nicht wohl fühlt oder eine Infektionskrankheit hat, wird es mehr als gewöhnlich schlafen. Schläfrigkeit und Benommenheit können aber auch ernste Warnsignale sein, vor allem wenn sie mit Kopfschmerzen und Erbrechen verbunden sind.

 ERSTE FRAGE

Leidet Ihr Kind unter einem oder mehreren der folgenden Symptome?
- Fieber (38 °C und darüber)
- Erbrechen ohne Durchfall
- Nackensteifigkeit (das Kind weigert sich, den Kopf nach vorne zu beugen)
- Kopfschmerzen

JA

RUFEN SIE SOFORT DEN KINDER- ODER HAUSARZT

Hirnhautentzündung (Meningitis) oder *Hirnentzündung* können solche Symptome verursachen (Fieber kann fehlen). Mögliches weiteres Symptom ist Lichtscheu.
Behandlung: Im allgemeinen wird der Arzt das Kind in eine Kinderklinik überweisen, wo eine exakte Diagnose der Erreger (Viren, Bakterien oder Pilze) möglich ist – meist durch eine *Lumbal-Punktur* (Entnahme von Hirn-Rückenmarks-Flüssigkeit im Lendenwirbelbereich mittels dünner Nadel). Die Behandlung richtet sich nach dem Erreger.

NEIN

Könnte es sein, daß Ihr Kind eine für es giftige Substanz genommen hat?
- etwa ein nicht für es gedachtes Medikament bzw. eine Überdosis
- Alkohol oder
- giftige Pflanzen bzw. Beeren

JA

NOTFALL SOFORT HAUSARZT UND RETTUNGSDIENST RUFEN

Weitere Symptome sind oft Erbrechen und/oder Verwirrungszustände. Versuchen Sie, die Ursache schnell festzustellen – giftige Pflanze, Medikament etc. dem Arzt zeigen. Zur *Ersten Hilfe* siehe unter *Vergiftungen* im Informationsteil und *wichtige Adressen*.

NEIN

Siehe Karte

25 Hautausschlag, Warzen und Furunkel

Hat Ihr Kind einen Ausschlag irgendwo am Körper?

JA

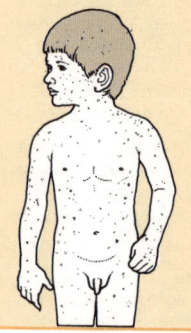

NEIN

Hat sich Ihr Kind den Kopf schwer angestoßen, ist es hart auf den Kopf gefallen?

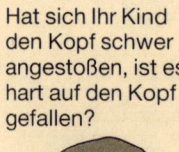

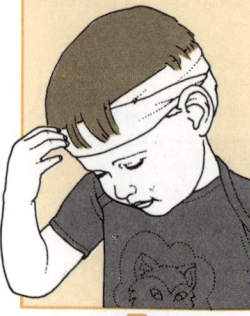

NEIN

Fortsetzung rechte Seite

 **NOTFALL SOFORT HAUSARZT UND RETTUNGSDIENST RUFEN**

Eine **Gehirnerschütterung** könnte die Folge sein. Bei einer schweren Gehirnerschütterung können Benommenheit, Schwindel und Kopfschmerzen tagelang anhalten.
Warnung: Kommt es Stunden oder Tage nach dem Unfall zu starker Benommenheit (meist aber zu Bewußtlosigkeit), kann das ein Warnsignal für eine *Hirnblutung* sein. *Rufen Sie dann sofort Hausarzt und Notarztwagen.*

JA

GEHIRNERSCHÜTTERUNG

Eine Gehirnerschütterung (commotio cerebri) ist eine rein funktionelle Betriebsstörung des Gehirns. Verursacht wird sie durch eine stumpfe Gewalteinwirkung auf den knöchernen Schädel (Aufprall, Schlag etc.) und durch die so entstehenden Druckwellen.

Grundsätzlich gilt: Auch bei einer vermeintlich leichten Gehirnerschütterung des Kindes sollten Sie *immer* den Hausarzt rufen. Er entscheidet dann, ob eine eingehende Untersuchung in einem Krankenhaus notwendig ist. Nur in offensichtlich leichten Fällen wird er auf eine Einweisung verzichten, Ihnen aber dringend empfehlen, 1–2 Tage lang auf eine strenge Bettruhe des Kindes zu achten.

Anzeichen einer Gehirnerschütterung
- Kurze Bewußtlosigkeit
- Kopfschmerz und Benommenheit
- Oft auch Erbrechen

War das Kind nach dem Unfall länger als ein paar Minuten bewußtlos, ist eine *Hirnprellung* oder *Hirnquetschung* anzunehmen. Rufen Sie dann *sofort* Hausarzt und Notarztwagen an. Denn nur die rechtzeitige Untersuchung in der Klinik durch Röntgenaufnahmen (bei Verdacht auf Schädelbrüche) und Computer-Tomographie (Karte 20), um eine eventuelle *Hirnblutung* zu erkennen, und eine rechtzeitige Behandlung sind Garanten dafür, daß keine bleibenden Beschwerden oder gar Schäden zurückbleiben.

Fortsetzung der linken Seite

Hat Ihr Kind seit Tagen Durchfall?

→ **JA** →

SOFORT DEN KINDER- ODER HAUS-ARZT RUFEN

Austrocknung (Dehydration) aufgrund lang dauernder Durchfälle kann die Folge sein, vor allem wenn das Kind auch noch häufig erbricht. Ursache solcher Durchfälle ist in der Regel eine bakterielle oder virale Magen-Darm-Infektion (siehe dazu Karten 7 und 8).
Behandlung: Die Einweisung des Kindes in eine Klinik ist meist unumgänglich; dort bekommt das Kind verlorengegangene Flüssigkeit und Blutzucker per intravenösem Tropf ersetzt.

NEIN ↓

Ist Ihr Kind in letzter Zeit ungewöhnlich durstig?

→ **JA** →

Muß Ihr Kind oft und viel Wasser lassen?

→ **JA** →

MIT DEM KIND DEN HAUSARZT AUFSUCHEN

Vermutlich hat Ihr Kind **Diabetes mellitus** vom Typ I, der meist schon bei Kindern und Jugendlichen zum Ausbruch kommt. Anzeichen dieses »insulinpflichtigen« Diabetes sind neben vermehrtem Wasserlassen, übermäßigem Durst und Gewichtsabnahme auch Müdigkeit und Benommenheit. Ursache ist eine Stoffwechsel-Entgleisung infolge Insulinmangels (das Hormon Insulin kontrolliert den Zuckerhaushalt).
Diagnose und Behandlung: Nach exakter Diagnose in einer Klinik wird das Kind auf Insulin eingestellt. Es lernt, sich selbst die richtige Menge Insulin zu spritzen.

NEIN ↓

NEIN ↓

Hat Ihr Kind stark abgenommen und fühlt es sich seit ein paar Wochen sehr müde und abgeschlagen?

→ **JA** →

NEIN ↓

Bestimmte Medikamente – etwa Präparate gegen Juckreiz (Antihistaminika) oder Allergien – können zu einer milden Benommenheit und Abgeschlagenheit führen. *Konsultieren Sie den Arzt*, besonders bei stärkerer Müdigkeit des Kindes.

Muß Ihr Kind bestimmte verordnete Medikamente einnehmen?

→ **JA** →

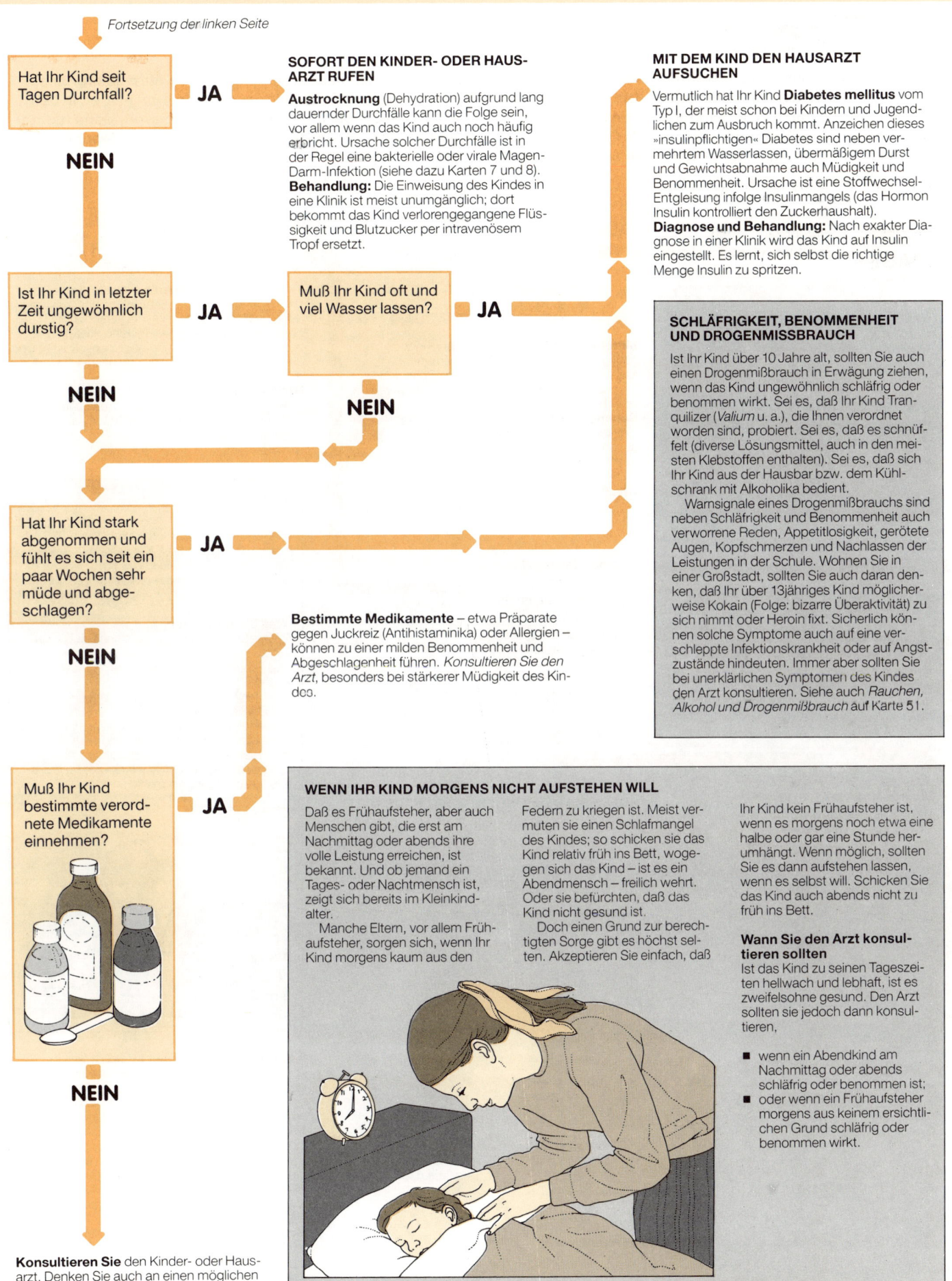

NEIN ↓

Konsultieren Sie den Kinder- oder Hausarzt. Denken Sie auch an einen möglichen Drogenmißbrauch.

SCHLÄFRIGKEIT, BENOMMENHEIT UND DROGENMISSBRAUCH

Ist Ihr Kind über 10 Jahre alt, sollten Sie auch einen Drogenmißbrauch in Erwägung ziehen, wenn das Kind ungewöhnlich schläfrig oder benommen wirkt. Sei es, daß Ihr Kind Tranquilizer (*Valium* u. a.), die Ihnen verordnet worden sind, probiert. Sei es, daß es schnüffelt (diverse Lösungsmittel, auch in den meisten Klebstoffen enthalten). Sei es, daß sich Ihr Kind aus der Hausbar bzw. dem Kühlschrank mit Alkoholika bedient.

Warnsignale eines Drogenmißbrauchs sind neben Schläfrigkeit und Benommenheit auch verworrene Reden, Appetitlosigkeit, gerötete Augen, Kopfschmerzen und Nachlassen der Leistungen in der Schule. Wohnen Sie in einer Großstadt, sollten Sie auch daran denken, daß Ihr über 13jähriges Kind möglicherweise Kokain (Folge: bizarre Überaktivität) zu sich nimmt oder Heroin fixt. Sicherlich können solche Symptome auch auf eine verschleppte Infektionskrankheit oder auf Angstzustände hindeuten. Immer aber sollten Sie bei unerklärlichen Symptomen des Kindes den Arzt konsultieren. Siehe auch *Rauchen, Alkohol und Drogenmißbrauch* auf Karte 51.

WENN IHR KIND MORGENS NICHT AUFSTEHEN WILL

Daß es Frühaufsteher, aber auch Menschen gibt, die erst am Nachmittag oder abends ihre volle Leistung erreichen, ist bekannt. Und ob jemand ein Tages- oder Nachtmensch ist, zeigt sich bereits im Kleinkindalter.

Manche Eltern, vor allem Frühaufsteher, sorgen sich, wenn Ihr Kind morgens kaum aus den Federn zu kriegen ist. Meist vermuten sie einen Schlafmangel des Kindes; so schicken sie das Kind relativ früh ins Bett, wogegen sich das Kind – ist es ein Abendmensch – freilich wehrt. Oder sie befürchten, daß das Kind nicht gesund ist.

Doch einen Grund zur berechtigten Sorge gibt es höchst selten. Akzeptieren Sie einfach, daß Ihr Kind kein Frühaufsteher ist, wenn es morgens noch etwa eine halbe oder gar eine Stunde herumhängt. Wenn möglich, sollten Sie es dann aufstehen lassen, wenn es selbst will. Schicken Sie das Kind auch abends nicht zu früh ins Bett.

Wann Sie den Arzt konsultieren sollten
Ist das Kind zu seinen Tageszeiten hellwach und lebhaft, ist es zweifelsohne gesund. Den Arzt sollten sie jedoch dann konsultieren,

- wenn ein Abendkind am Nachmittag oder abends schläfrig oder benommen ist;
- oder wenn ein Frühaufsteher morgens aus keinem ersichtlichen Grund schläfrig oder benommen wirkt.

14 Fieber

Fieber ist gewöhnlich eine Abwehrreaktion des Organismus gegen Bakterien oder Viren (siehe Karte 9); von Fieber spricht man ab einer Körpertemperatur von 38 °C und darüber. Eine erhöhte Temperatur (37,5–37,9 °C) kann das Kind auch bekommen, wenn es sich beim Spielen im prallen Sonnenschein überhitzt. Eine heiße Stirn des Kindes, Unwohlsein und Schüttelfrost signalisieren Fieber. In dem Fall sollten Sie bei Ihrem Kind Fieber messen, siehe rechte Seite. Doch meist vertragen Kinder mäßiges Fieber (bis 39 °C) recht gut.

Zu Fieber bei Babys siehe Karte 3.

ERSTE FRAGE

Hat Ihr Kind einen Hautausschlag?

JA → Siehe Karte **26** Ausschlag mit Fieber

NEIN

Klagt Ihr Kind über Ohrenschmerzen und/oder langt es immer wieder an ein Ohr?

JA →

Mittelohrentzündung kommt bei Kindern häufig vor und ist oft mit Fieber verbunden. Meist hat dann das Kind eben eine Erkältung durchgemacht. *Konsultieren Sie den Kinder- oder Hausarzt.*
Behandlung: Der Hausarzt wird meist antibiotikahaltige Ohrentropfen und auch abschwellende Nasentropfen verordnen, eventuell auch schmerzstillende Zäpfchen. Siehe dazu auch auf Karte 29, *Linderung des Ohrenwehs.*

NEIN

Hustet Ihr Kind?

JA →

Atmet das Kind schwer und geräuschvoll, ist es heiser, hat es eventuell auch Erstickungsanfälle?

JA →

NEIN

NEIN

Atmet Ihr Kind abnorm schnell und brummend bei starker Verschleimung?

JA →

RUFEN SIE DEN KINDER- ODER HAUSARZT

Ihr Kind hat eine **Bronchiolitis**, eine Entzündung der feinsten Bronchien – bedingt etwa durch einen absteigenden Schnupfen (Virusinfektion). Bei einem typischen Nasenflügelatmen ist auch eine *Lungenentzündung* zu vermuten (Fieber kann auch nur mäßig sein).
Behandlung: Der Arzt wird schleimverflüssigende und auswurffördernde Medikamente verordnen, eventuell auch Antibiotika (bei drohender bakterieller Superinfektion). Wichtig ist, daß das Kind zur Schleimverflüssigung viel trinkt. Eine Klinik-Einweisung kann bei schwerer Lungenentzündung angezeigt sein.

NEIN

Hat Ihr Kind neben Fieber und Husten auch Schnupfen?

JA →

NEIN

Ihr Kind hat einen **fieberhaften grippalen Infekt**, vielleicht auch *akute Bronchitis. Konsultieren Sie den Kinder- oder Hausarzt.* Siehe auch rechts (grippaler Infekt).

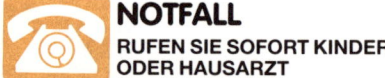

NOTFALL
RUFEN SIE SOFORT KINDER- ODER HAUSARZT

Ihr Kind hat **Krupp-Husten** (Pseudo-Krupp), dem eine entzündliche Schwellung und so Verengung des Kehlkopfes und eine Verschleimung der Luftröhre zugrunde liegen. Ihr Kind hustet dann bellend, atmet schwer und geräuschvoll, ist heiser und leidet vor allem abends und nachts bisweilen auch an Erstickungsanfällen.
Behandlung: Bis der Arzt eintrifft, dem Kind mit heißem Wasserdampf das Atmen erleichtern. Der Arzt verabreicht *Prednison* zur Abschwellung der Verengung (Karte 35).

FIEBERKRÄMPFE

Manche Kleinkinder (Kinder unter 5 Jahren) neigen zu Fieberkrämpfen, vor allem bei hohem Fieber (ab 39,5 °C): Arme und Beine krampfen, bisweilen läuft das Kind blau im Gesicht an. Meist dauern die Krämpfe nur einige Sekunden, nicht selten jedoch länger.

Was Sie tun sollten
Legen Sie das Kind flach auf den Bauch (den Kopf seitlich). Erbricht das Kind, wischen Sie das Erbrochene mit dem Finger aus dem Mund.
Rufen Sie sofort den Kinder- oder Hausarzt an. Bis der Arzt kommt, versuchen Sie, das Fieber des Kindes zu senken (siehe dazu *Pflege eines kranken Kindes* im Informationsteil). Bisweilen ist eine neurologische Abklärung der Neigung zu Fieberkrämpfen mittels EEG (Karte 17) zu empfehlen.

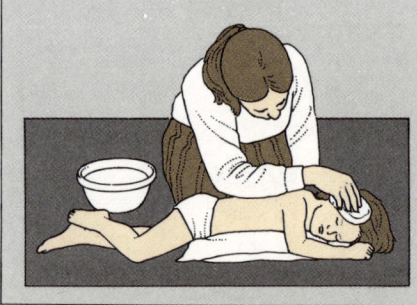

Ein **fieberhafter grippaler Infekt** ist die Ursache, vor allem wenn Kopf- und Gliederschmerzen hinzukommen. In Epidemiezeiten ist auch an eine *echte Grippe* zu denken, die im Erscheinungsbild jedoch meist stärker ist. Ursache ist eine Infektion mit Erkältungs- bzw. Grippeviren. Ist das Kind nicht gegen Masern geimpft, können die Symptome auch auf beginnende *Masern* hindeuten (weiße Stippchen mit rotem Saum an der Wangenschleimhaut); der typische Masern-Ausschlag beginnt erst Tage später. *Rufen Sie den Arzt.*
Behandlung: Der Arzt wird meist pflanzliche Heilmittel zur Steigerung der Selbstheilungskräfte, bei hohem Fieber fiebersenkende Zäpfchen verordnen; auch empfiehlt er, dem Kind viel zu trinken zu geben.

Fortsetzung rechte Seite

Fortsetzung der linken Seite

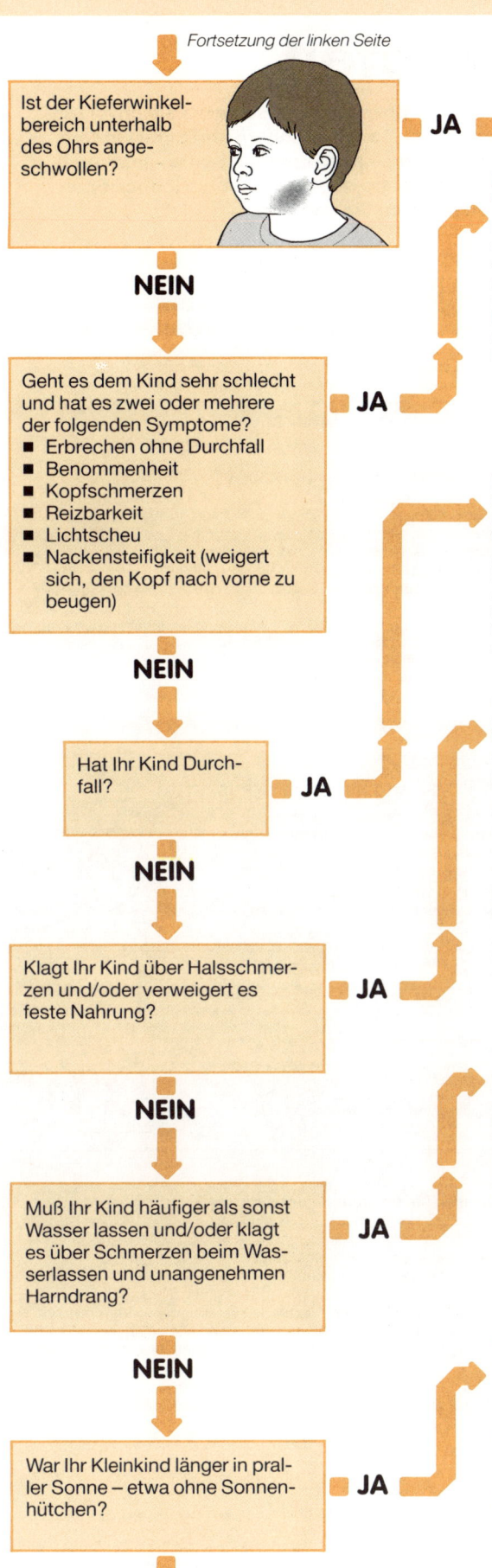

Ist der Kieferwinkelbereich unterhalb des Ohrs angeschwollen?

JA →

Ihr Kind hat höchstwahrscheinlich **Mumps**, eine ansteckende Virus-Infektionskrankheit, bei der die Ohrspeicheldrüsen (im Kieferwinkelbereich) entzündlich-eitrig anschwellen (siehe dazu Karte 26). *Rufen Sie den Kinder- oder Hausarzt.*
Behandlung: Der Arzt verordnet schmerzlindernde und fiebersenkende Zäpfchen, pflanzliche Heilmittel zur Steigerung der Abwehrkräfte und viele Getränke (Mineralwasser, Fruchtsäfte, Kräutertees).

NEIN

Geht es dem Kind sehr schlecht und hat es zwei oder mehrere der folgenden Symptome?
- Erbrechen ohne Durchfall
- Benommenheit
- Kopfschmerzen
- Reizbarkeit
- Lichtscheu
- Nackensteifigkeit (weigert sich, den Kopf nach vorne zu beugen)

JA

RUFEN SIE SOFORT DEN KINDER- ODER HAUSARZT
Eine **Hirnhautentzündung** (Meningitis) oder eine *Hirnentzündung* (Enzephalitis) sind mögliche Ursachen. Erreger sind meist Viren, nicht so häufig Bakterien und seltener Pilze.
Behandlung: Zur Abklärung der Erreger und zur Behandlung wird der Arzt das Kind meist ins Krankenhaus einweisen.

NEIN

Hat Ihr Kind Durchfall?

JA

Eine **schwere Magen-Darm-Infektion** ist wahrscheinlich, vor allem wenn Ihr Kind auch erbricht.
Was Sie tun können: Siehe dazu *Behandlung eines Durchfalls* auf Karte 40. *Konsultieren Sie den Kinder- oder Hausarzt* grundsätzlich bei Kleinkindern; bei älteren Kindern dann, wenn das Kind länger als 12 Stunden wiederholt erbricht.

NEIN

Klagt Ihr Kind über Halsschmerzen und/oder verweigert es feste Nahrung?

JA

Eine **Rachen- oder Mandelentzündung** kann die Ursache sein.
Was Sie tun können: Versuchen Sie Mandeln, Gaumen und Rachen des Kindes zu inspizieren. *Konsultieren Sie immer den Kinder- oder Hausarzt* bei schwerer Symptomatik. Geben Sie dem Kind viel zu trinken und Eis zu essen. Bei einer schweren eitrigen Mandelentzündung wird der Arzt meist Antibiotika verordnen, bei einer Rachenentzündung (Virusinfektion) dagegen nur antiseptische Gurgelmittel bzw. Lutschtabletten ohne Lokalantibiotika. Mandeln werden heute nur in Extremfällen entfernt.

NEIN

Muß Ihr Kind häufiger als sonst Wasser lassen und/oder klagt es über Schmerzen beim Wasserlassen und unangenehmen Harndrang?

JA

Eine **Entzündung der Nieren**, der *Harnleiter* und/oder der *Blase* können solche Symptome verursachen. *Konsultieren Sie den Kinder- oder Hausarzt.*
Behandlung: Zur Diagnose der Erreger braucht der Arzt Mittelstrom-Urin (Karte 43) des Kindes. Daraufhin wird er spezielle Antibiotika verordnen. Zur Vorbeugung siehe Karte 43.

NEIN

War Ihr Kleinkind länger in praller Sonne – etwa ohne Sonnenhütchen?

JA

Überhitzung in praller Sonne kann zur erhöhten Temperatur führen. Ein Kleinkind sollte in praller Sonne immer ein Sonnenhütchen tragen. Lassen Sie das Kind lieber im Halbschatten spielen.
Was Sie tun können: Legen Sie das Kind in den Schatten, entfernen Sie überflüssige Kleidung. Befeuchten Sie die Stirn des Kindes mit lauwarmem Wasser. *Konsultieren Sie den Arzt*, wenn die Temperatur nicht innerhalb einer Stunde sinkt.

NEIN →

Konsultieren Sie den Arzt. Es gibt eine Reihe seltener Ursachen von Fieber.

FIEBER MESSEN

Für Kleinkinder gibt es spezielle Fieberthermometer, für Schulkinder können Sie die üblichen Thermometer benutzen. Bei Kleinkindern messen Sie am besten im After, eventuell auch in der Achselhöhle (siehe Karte 3), bei Schulkinder im After oder unter der Zunge.

Fieber messen unter der Zunge

1 Schütteln Sie das Thermometer mit der Spitze nach unten, bis die Anzeige unterhalb der Normalmarke ist.

2 Führen Sie die Spitze des Thermometers unter die Zunge des Kindes. Dort muß sie für 3 Minuten verbleiben.

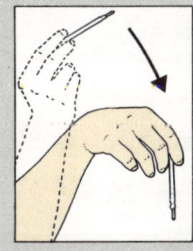 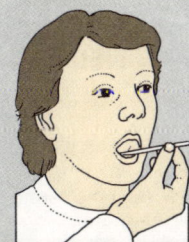

3 Lesen Sie die Höhe der Temperatur ab. Verwenden Sie diese Methode, hat Ihr Kind ab 38 °C Fieber. Im Po liegt die Temperatur meist um 0,2–0,3 °C höher – ein exakterer Wert. Bei Fieber des Kindes grundsätzlich einen Arzt konsultieren. Siehe auch *Pflege eines kranken Kindes* im Informationsteil.

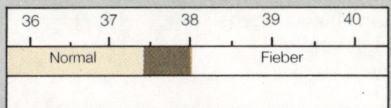

36	37	38	39	40
Normal			Fieber	

Fieber-Meßstreifen
Zu dieser schnellen, aber ungenauen Methode siehe Karte 3.

AUSLANDSREISEN

Waren Sie mit dem Kind in einem subtropischen oder tropischen Land, und bekommt das Kind kurz nach der Heimkehr Fieber, konsultieren Sie unverzüglich einen Arzt und informieren Sie ihn über die Auslandsreise, um die Diagnose zu erleichtern (mögliche, hierzulande seltene Krankheit).

15 Geschwollene Lymphknoten

Lymphknoten sind Zentralen des Lymphsystems (siehe unten). Sind sie mit einer Infektion beschäftigt, schwellen sie an, oft leicht schmerzhaft. Zu sehen und zu tasten sind geschwollene Lymphknoten vor allem im Hals-, Leisten- und Achselhöhlenbereich. Bemerken Sie bei Babys geschwollene Lymphknoten, konsultieren Sie unverzüglich den Kinderarzt. Bei Kleinkindern und Schulkindern signalisieren sie jede – auch unbedeutende – Infektion. Besteht die Schwellung der Lymphknoten jedoch über Wochen, konsultieren Sie den Arzt.

ERSTE FRAGE

Hat das Kind eine Schwellung im Kieferwinkelbereich unter dem Ohr?

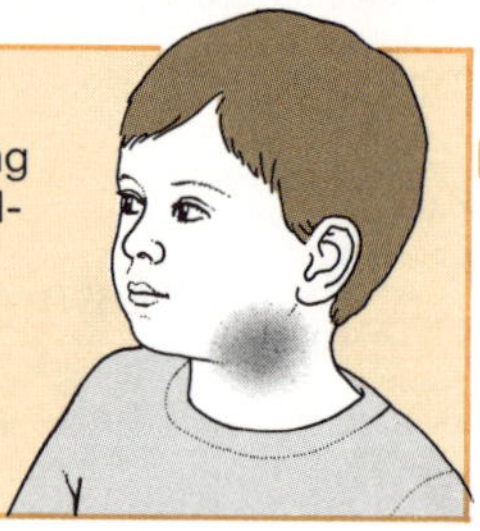

JA → Vermutlich hat sich Ihr Kind mit **Mumps**-Viren angesteckt. Anzeichen von Mumps: Fieber, nacheinander schwellen die Ohrspeicheldrüsen (im Kieferwinkelbereich) entzündlich-schmerzhaft an, Behinderung des Mundöffnens (siehe dazu Karte 26 und Karte 32). *Rufen Sie den Hausarzt.*
Behandlung: Der Arzt verordnet schmerzlindernde und fiebersenkende Zäpfchen, pflanzliche Heilmittel zur Steigerung der Selbstheilungskräfte und reichlich Getränke (Mineralwasser, Fruchtsäfte, Kräutertees).

NEIN

Sind die Lymphknoten an zwei oder an allen folgenden Stellen geschwollen?
■ Halsbereich
■ Achselhöhlen
■ Leistenbeugen

JA → Ihr Kind hat eine **Virus-Infektion** (etwa *Röteln*, rechts) oder eine *Infektion mit Toxoplasmen* (Einzellern). Die Toxoplasmose kann einen grippeähnlichen Verlauf nehmen. Die *infektiöse Mononukleose* (Pfeiffer-Drüsenfieber, Kußkrankheit) kommt in der Regel nur bei über 12jährigen Kindern und Jugendlichen vor. Weitere Anzeichen: hohes Fieber, Kopfschmerzen, Mandelentzündung. *Konsultieren Sie den Arzt.*
Behandlung: Nach einer exakten Diagnose (Blutuntersuchung u. a.) je nach Ursache. Allgemein wird der Arzt schmerzlindernde, eventuell auch abwehrsteigernde Mittel und reichlich Getränke verordnen.

Möglicherweise hat Ihr Kind **Röteln** oder eine andere leichte Virusinfektion. Anzeichen von Röteln sind erhöhte Temperatur oder mäßiges Fieber, leichter Schnupfen, Lymphknotenschwellungen zuerst im Nacken, dann auch in Kieferwinkel, Leistenbeugen und Achselhöhlen, danach kleiner rosaroter Hautausschlag (siehe dazu Karte 26). *Rufen Sie den Hausarzt.*
Was Sie tun können: Geben Sie dem Kind kein fiebersenkendes Mittel (Fieber bis 39,5 °C hält Viren in Schach), jedoch viel zu trinken. Hat das Kind Röteln, sollte eine schwangere Frau, die in der Kindheit keine Röteln hatte oder nicht gegen Röteln geimpft ist, vom Kind fernhalten (mögliche Schädigung des Embryos bei einer Röteln-Infektion).

NEIN

Sind die Lymphknoten im oberen Nackenteil geschwollen?

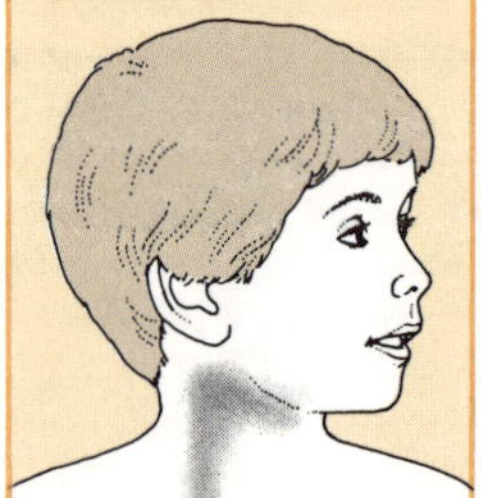

JA →

Klagt Ihr Kind über Halsschmerzen und/oder will es nichts essen?

JA →

NEIN

Sind die Lymphknoten im seitlichen Halsbereich geschwollen?

JA →

Gibt es im Einzugsbereich des geschwollenen Lymphknotens einen Furunkel, eine Wunde oder einen Insektenstich?

JA →

NEIN

Konsultieren Sie den Arzt. Unerklärliche Lymphknotenschwellungen im Halsbereich können bei Kindern anlagebedingt sein, bedürfen jedoch einer exakten Diagnose.

LYMPHKNOTEN UND LYMPHSYSTEM

Das Lymphsystem besteht aus Lymphknoten, die gleichsam Zentralen sind, und verbindenden Lymphgefäßen sowie der Milz. In den Lymphknoten wird der größte Teil der Lymphozyten (Strategen des Abwehrsystems) gebildet. Lymphknoten wirken als Filter des Abwehrsystems. Sind sie mit Erregern beschäftigt, schwellen sie entzündlich an.

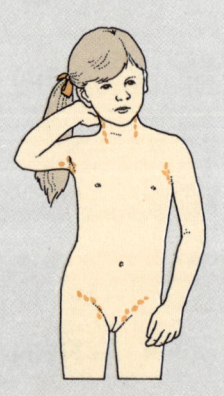

Lymphknoten nahe der Hautoberfläche
Die Zeichnung (rechts) zeigt die Lymphknoten, deren entzündliche Anschwellung sicht- und fühlbar wird: im Halsbereich, in den Achselhöhlen, in den Leistenbeugen.

Ihr Kind hat eine **Mandelentzündung** (Tonsillitis) oder *Rachenentzündung* (Pharyngitis, Halsentzündung). Eine Rachenentzündung wird in der Regel durch Viren, eine Mandelentzündung durch Bakterien verursacht. In beiden Fällen schwellen die Lymphknoten im Halsbereich meist an. *Konsultieren Sie den Arzt.*
Was Sie tun können: Versuchen Sie Mandeln, Gaumen und Rachen des Kindes zu inspizieren – bei einem schweren Erscheinungsbild und Fieber *immer den Arzt rufen*. Bei einer schweren eitrigen Mandelentzündung (Tonsillitis, Angina) verordnet der Arzt meist Antibiotika, bei einer Rachenentzündung nur antiseptische Gurgelmittel bzw. Lutschtabletten ohne Lokalantibiotika (siehe dazu Karte 32).

Von einer **lokalen Infektion** (Furunkel, Wunde, Katzen-Kratzer, Insektenstich) können Erreger in regionale Lymphgefäße und -knoten verschleppt werden und dort zu einer *Lymphangitis* (Lymphgefäßentzündung, signalisiert durch rote Streifen etwa auf dem Arm hinauf zur Achselhöhle) oder *Lymphadenitis* (Lymphknotenentzündung) führen. *Konsultieren Sie sofort einen Arzt.* Er wird eine hohe Dosis Penizillin injizieren. Zu *Furunkeln* siehe Karte 25.

16 Juckreiz

Juckreiz kann sehr quälend sein und vielerlei Ursachen haben: Ekzeme, Allergien und spezielle Hauterkrankungen (etwa bei parasitischen Milben: Krätze). Juckreiz kann den ganzen Körper befallen oder nur spezielle Regionen (etwa den Afterbereich bei Madenwürmern). Kratzen führt unter Umständen zu bakteriellen Infektionen. Suchen Sie zur Abklärung der Ursache einen Kinderarzt auf. Erste Hinweise kann diese Diagnose-Karte geben.

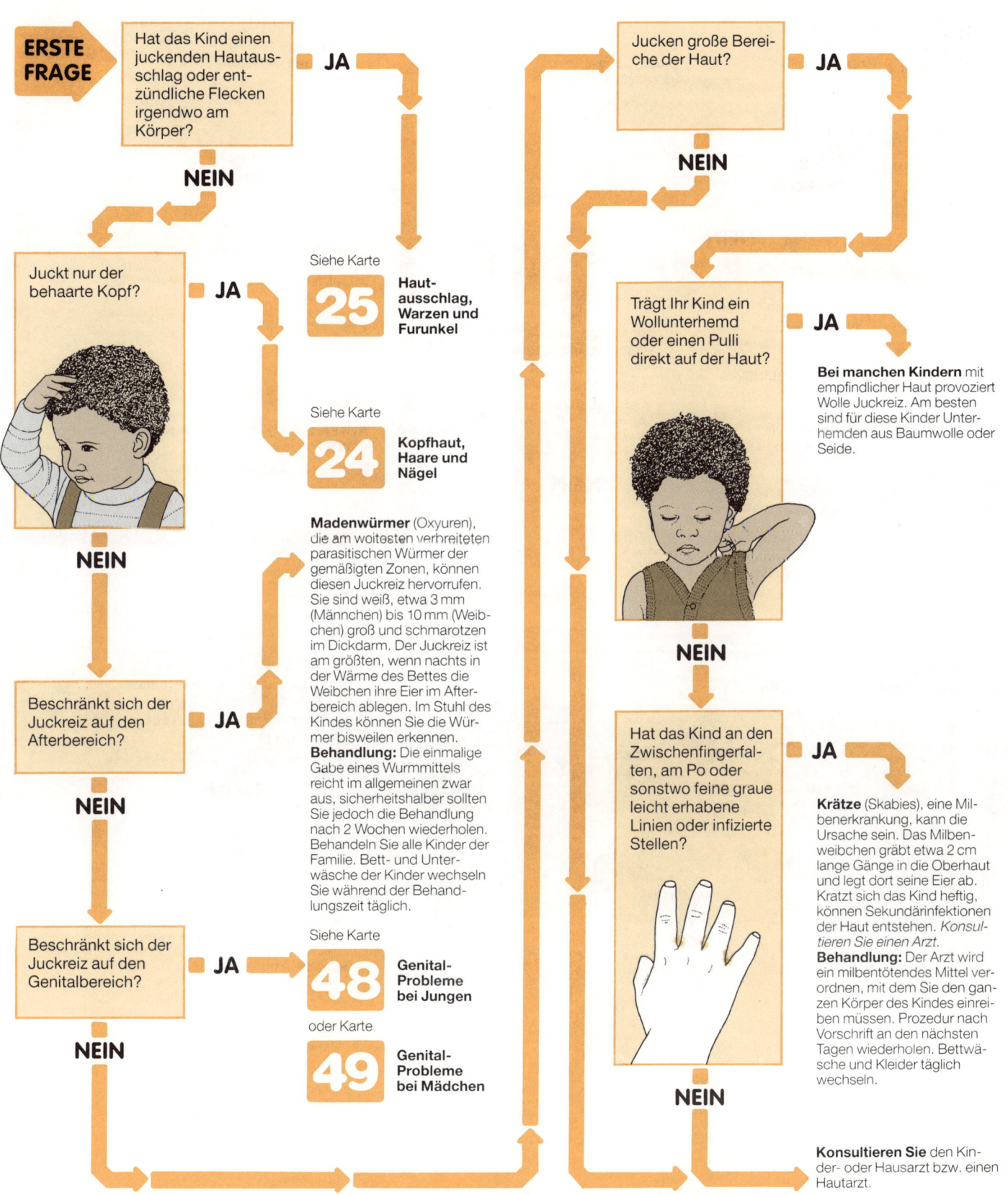

ERSTE FRAGE

Hat das Kind einen juckenden Hautausschlag oder entzündliche Flecken irgendwo am Körper? — **JA**

Siehe Karte **25** Hautausschlag, Warzen und Furunkel

NEIN

Juckt nur der behaarte Kopf? — **JA**

Siehe Karte **24** Kopfhaut, Haare und Nägel

NEIN

Beschränkt sich der Juckreiz auf den Afterbereich? — **JA**

Madenwürmer (Oxyuren), die am weitesten verbreiteten parasitischen Würmer der gemäßigten Zonen, können diesen Juckreiz hervorrufen. Sie sind weiß, etwa 3 mm (Männchen) bis 10 mm (Weibchen) groß und schmarotzen im Dickdarm. Der Juckreiz ist am größten, wenn nachts in der Wärme des Bettes die Weibchen ihre Eier im Afterbereich ablegen. Im Stuhl des Kindes können Sie die Würmer bisweilen erkennen.
Behandlung: Die einmalige Gabe eines Wurmmittels reicht im allgemeinen zwar aus, sicherheitshalber sollten Sie jedoch die Behandlung nach 2 Wochen wiederholen. Behandeln Sie alle Kinder der Familie. Bett- und Unterwäsche der Kinder wechseln Sie während der Behandlungszeit täglich.

NEIN

Beschränkt sich der Juckreiz auf den Genitalbereich? — **JA**

Siehe Karte **48** Genital-Probleme bei Jungen

oder Karte **49** Genital-Probleme bei Mädchen

NEIN

Jucken große Bereiche der Haut? — **JA**

NEIN

Trägt Ihr Kind ein Wollunterhemd oder einen Pulli direkt auf der Haut? — **JA**

Bei manchen Kindern mit empfindlicher Haut provoziert Wolle Juckreiz. Am besten sind für diese Kinder Unterhemden aus Baumwolle oder Seide.

NEIN

Hat das Kind an den Zwischenfingerfalten, am Po oder sonstwo feine graue leicht erhabene Linien oder infizierte Stellen? — **JA**

Krätze (Skabies), eine Milbenerkrankung, kann die Ursache sein. Das Milbenweibchen gräbt etwa 2 cm lange Gänge in die Oberhaut und legt dort seine Eier ab. Kratzt sich das Kind heftig, können Sekundärinfektionen der Haut entstehen. *Konsultieren Sie einen Arzt.*
Behandlung: Der Arzt wird ein milbentötendes Mittel verordnen, mit dem Sie den ganzen Körper des Kindes einreiben müssen. Prozedur nach Vorschrift an den nächsten Tagen wiederholen. Bettwäsche und Kleider täglich wechseln.

NEIN

Konsultieren Sie den Kinder- oder Hausarzt bzw. einen Hautarzt.

17 Ohnmacht, Schwindel und Anfälle

Gar nicht so wenige Kinder leiden bisweilen an Ohnmachtsanfällen, anderen kurzen Bewußtseinsstörungen oder Schwindel. Ohnmachtsanfälle sind in der Regel nicht weiter besorgniserregend. Sie deuten lediglich auf einen kurzfristigen Blutdruckabfall hin. Eine längere Bewußtlosigkeit mit verlangsamter oder unregelmäßiger Atmung, Drehschwindel und epileptische Anfälle müssen jedoch ärztlich abgeklärt werden.

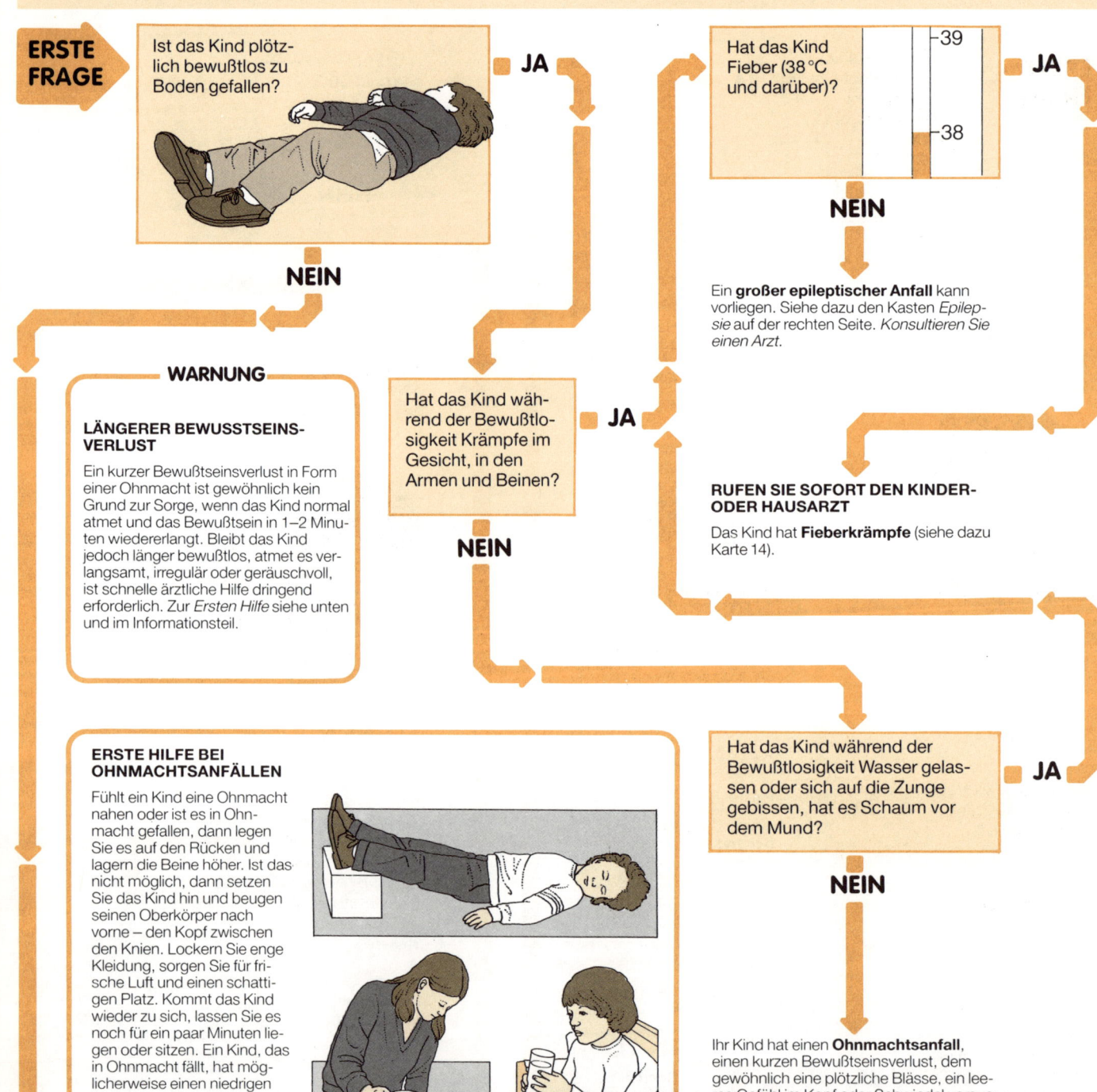

ERSTE FRAGE

Ist das Kind plötzlich bewußtlos zu Boden gefallen?

JA

NEIN

Hat das Kind Fieber (38 °C und darüber)?

–39

–38

JA

NEIN

Ein **großer epileptischer Anfall** kann vorliegen. Siehe dazu den Kasten *Epilepsie* auf der rechten Seite. *Konsultieren Sie einen Arzt.*

WARNUNG

LÄNGERER BEWUSSTSEINS-VERLUST

Ein kurzer Bewußtseinsverlust in Form einer Ohnmacht ist gewöhnlich kein Grund zur Sorge, wenn das Kind normal atmet und das Bewußtsein in 1–2 Minuten wiedererlangt. Bleibt das Kind jedoch länger bewußtlos, atmet es verlangsamt, irregulär oder geräuschvoll, ist schnelle ärztliche Hilfe dringend erforderlich. Zur *Ersten Hilfe* siehe unten und im Informationsteil.

Hat das Kind während der Bewußtlosigkeit Krämpfe im Gesicht, in den Armen und Beinen?

JA

NEIN

RUFEN SIE SOFORT DEN KINDER-ODER HAUSARZT

Das Kind hat **Fieberkrämpfe** (siehe dazu Karte 14).

ERSTE HILFE BEI OHNMACHTSANFÄLLEN

Fühlt ein Kind eine Ohnmacht nahen oder ist es in Ohnmacht gefallen, dann legen Sie es auf den Rücken und lagern die Beine höher. Ist das nicht möglich, dann setzen Sie das Kind hin und beugen seinen Oberkörper nach vorne – den Kopf zwischen den Knien. Lockern Sie enge Kleidung, sorgen Sie für frische Luft und einen schattigen Platz. Kommt das Kind wieder zu sich, lassen Sie es noch für ein paar Minuten liegen oder sitzen. Ein Kind, das in Ohnmacht fällt, hat möglicherweise einen niedrigen Blutzuckerspiegel (wenn es länger nichts gegessen hat). Bieten Sie ihm deshalb ein süßes Getränk an und eine Kleinigkeit zu essen, wenn es wieder zu sich gekommen ist.

Wenn ein Kind ohnmächtig ist
Legen Sie das Kind auf den Rücken. Beine hoch lagern (oben). Oder setzen Sie es hin, den Kopf gesenkt. Nach der Ohnmacht ein süßes Getränk anbieten.

Hat das Kind während der Bewußtlosigkeit Wasser gelassen oder sich auf die Zunge gebissen, hat es Schaum vor dem Mund?

JA

NEIN

Ihr Kind hat einen **Ohnmachtsanfall**, einen kurzen Bewußtseinsverlust, dem gewöhnlich eine plötzliche Blässe, ein leeres Gefühl im Kopf oder Schwindel vorausgehen. Das ist kein Grund zur Beunruhigung, wenn das Kind sonst gesund ist. Einer Ohnmacht liegt meist ein plötzlicher Blutdruckabfall (etwa bei Angstzuständen) zugrunde oder ein niedriger Blutzuckerspiegel (wenn das Kind länger nichts gegessen hat).
Was Sie tun können: Zur *Ersten Hilfe* siehe links. *Rufen Sie den Arzt sofort,* wenn das Kind länger als eine Minute bewußtlos bleibt oder langsam bzw. irregulär atmet, aber auch, wenn sich ein kurzer Anfall wiederholt.

Fortsetzung rechte Seite

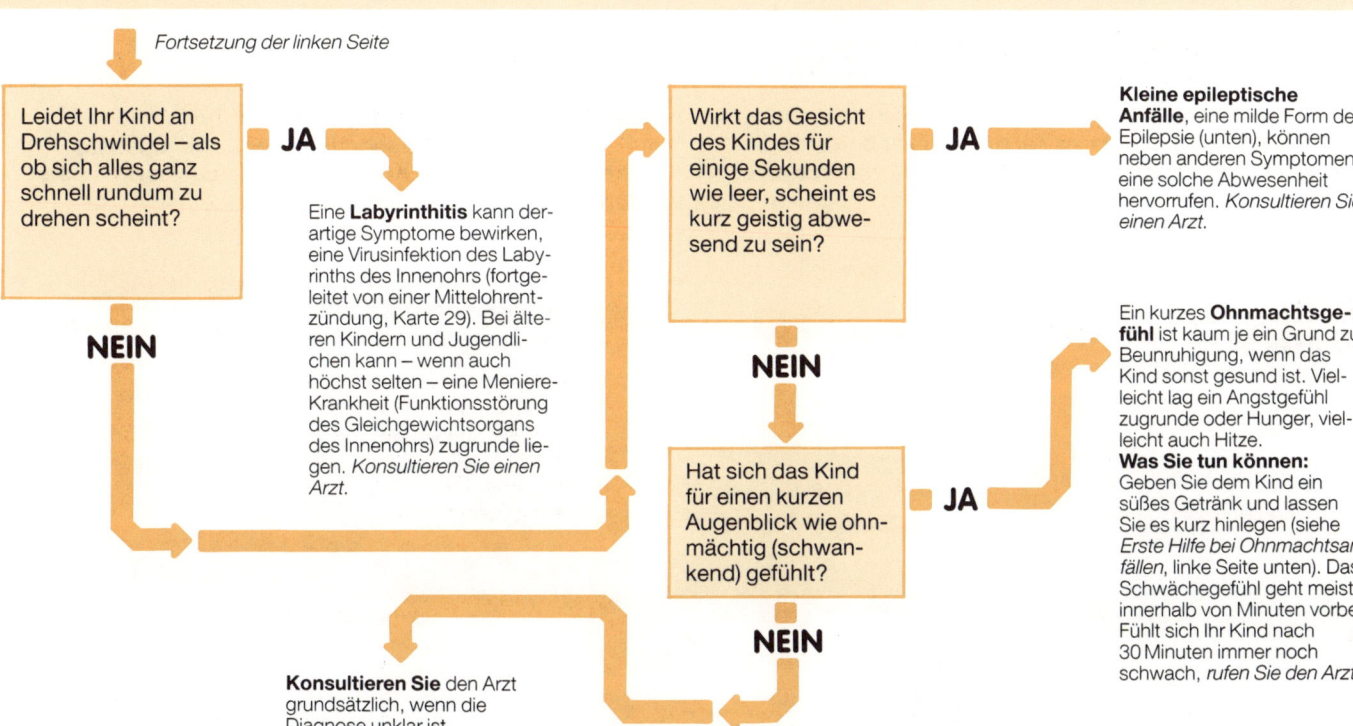

Fortsetzung der linken Seite

Leidet Ihr Kind an Drehschwindel – als ob sich alles ganz schnell rundum zu drehen scheint?

JA

Eine **Labyrinthitis** kann derartige Symptome bewirken, eine Virusinfektion des Labyrinths des Innenohrs (fortgeleitet von einer Mittelohrentzündung, Karte 29). Bei älteren Kindern und Jugendlichen kann – wenn auch höchst selten – eine Meniere-Krankheit (Funktionsstörung des Gleichgewichtsorgans des Innenohrs) zugrunde liegen. *Konsultieren Sie einen Arzt.*

NEIN

Wirkt das Gesicht des Kindes für einige Sekunden wie leer, scheint es kurz geistig abwesend zu sein?

JA

Kleine epileptische Anfälle, eine milde Form der Epilepsie (unten), können neben anderen Symptomen eine solche Abwesenheit hervorrufen. *Konsultieren Sie einen Arzt.*

NEIN

Hat sich das Kind für einen kurzen Augenblick wie ohnmächtig (schwankend) gefühlt?

JA

Ein kurzes **Ohnmachtsgefühl** ist kaum je ein Grund zur Beunruhigung, wenn das Kind sonst gesund ist. Vielleicht lag ein Angstgefühl zugrunde oder Hunger, vielleicht auch Hitze.
Was Sie tun können:
Geben Sie dem Kind ein süßes Getränk und lassen Sie es kurz hinlegen (siehe *Erste Hilfe bei Ohnmachtsanfällen*, linke Seite unten). Das Schwächegefühl geht meist innerhalb von Minuten vorbei. Fühlt sich Ihr Kind nach 30 Minuten immer noch schwach, *rufen Sie den Arzt.*

NEIN

Konsultieren Sie den Arzt grundsätzlich, wenn die Diagnose unklar ist.

EPILEPSIE

Epilepsie, im Volksmund »Fallsucht« genannt, ist die Neigung zu Bewußtseinsstörungen und Krampfanfällen. Zugrunde liegt eine erblich bedingte gesteigerte Anfallsbereitschaft, eine sich wiederholende Störung der Impulsübertragung im Gehirn. Die eigentliche Ursache ist noch unklar. Die meisten Epilepsien beginnen in Kindheit oder Jugend; wie häufig und wie stark die Anfälle sind, hängt u. a. von der Natur der abnormen Impulse ab. Viele Epileptiker erleiden nur selten Anfälle. Es gibt zwei Hauptformen der Anfälle:

Großer epileptischer Anfall (grand mal)
Zu Beginn des Anfalls schreit der Kranke oft und stürzt dann plötzlich bewußtlos zu Boden; die gesamte Körpermuskulatur krampft, der Betroffene hat Schaum vor dem Mund. Die Anfälle dauern meist nur wenige Minuten, danach fällt der Kranke in einen tiefen Schlaf.

Kleiner epileptischer Anfall (petit mal)
Der Kranke verliert für etwa 10—15 Minuten das Bewußtsein, stürzt aber nicht zu Boden; zu Krämpfen kommt es nicht (oder sie sind unbedeutend). Manchmal fällt auch nur eine kurze geistige Abwesenheit bei leerem Gesicht auf. Bei Epileptikern, die nur zu kleinen Anfällen neigen, verschwinden die Anfälle oft nach der Jugendzeit vollkommen.

Diagnose und Behandlung
Hat der Kinder- oder Hausarzt den Verdacht, daß Ihr Kind an einer Form von Epilepsie leidet, wird er das Kind an einen Neurologen überweisen. Der Neurologe wird mit Hilfe eines *Elektroenzephalogramms* (EEG, rechts) die Form der Epilepsie exakt abklären und entsprechend das Kind genau medikamentös einstellen (richtiges Medikament, richtige Dosis). Die bei weitem meisten Epileptiker könnten durch das richtige Medikament und die richtige Dosis auf Dauer anfallsfrei sein. Der Neurologe wird Sie anweisen, wie Sie sich bei einem dennoch möglichen Anfall des Kindes verhalten sollen und er wird Ihnen u. a. einige Vorsichtsmaßnahmen bei körperlichen Aktivitäten des Kindes – etwa beim Schwimmen oder Radfahren – empfehlen.

Wie Sie sich bei epileptischen Anfällen verhalten
Legen Sie bei den ersten Warnsignalen eines großen Anfalls das Kind in eine seitliche Bauchlage, der Kopf ist zur Seite gewandt. Räumen Sie harte Gegenstände weg, aber behindern Sie das Kind nicht bei seinen Bewegungen. Die seitliche Kopflage schützt das Kind davor, eventuell Erbrochenes zu inhalieren. Schieben Sie ihm nichts zwischen die Zähne (Gefahr der Verletzung von Gesichtsmuskeln). Lassen Sie das Kind nach dem Anfall ungestört schlafen. Mischen Sie sich auch bei einem kleinen Anfall nicht ein.

Elektroenzephalographie
Das Elektroenzephalogramm (EEG) mißt die Hirnströme, die elektrische Aktivität des Gehirns. Es erlaubt eine genaue Diagnose einer Epilepsie und anderer Störungen der Impulsvermittlung im Gehirn. Mehrere Elektroden werden auf dem Kopf plaziert (rechts), die empfangenen Signale werden von einem Empfänger aufgezeichnet.

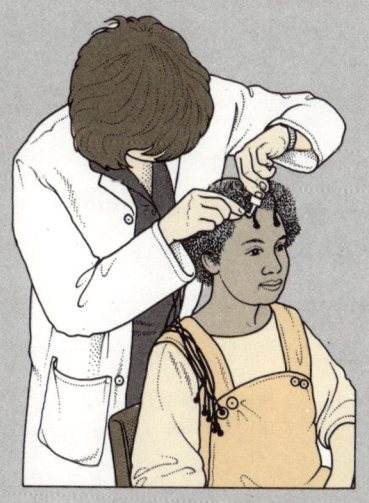

Während eines großen epileptischen Anfalls
Bei den ersten Anzeichen eines großen Anfalls legen Sie das Kind in eine seitliche Bauchlage – den Kopf zur Seite gewandt (unten). Harte Gegenstände räumen Sie aus dem Weg. Behindern Sie das Kind nicht bei seinen Bewegungen.

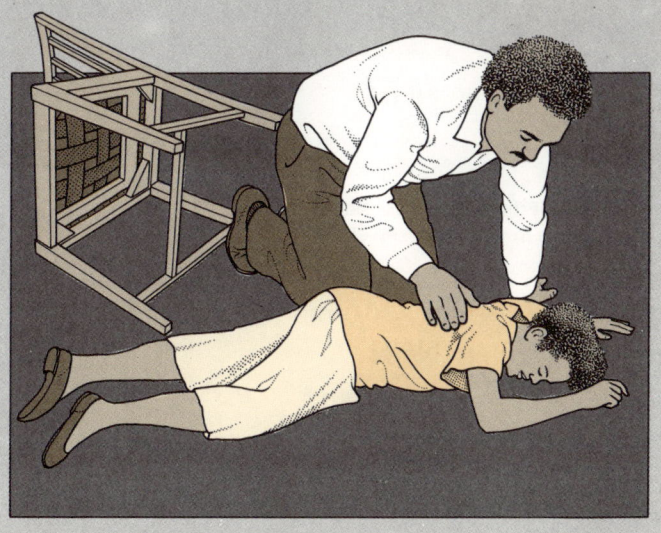

18 Kopfschmerzen

Nur Kinder unter 3 Jahren werden so gut wie nicht von Kopfschmerzen geplagt – es sei denn, sie haben sich den Kopf angestoßen. Später stellen sie das am weitesten verbreitete Schmerzbild: Sie können dumpf oder pochend- bohrend sein, den ganzen Kopf oder nur Teilbereiche befallen; sie können anlagebedingt sein, aber auch auf Krankheiten hinweisen. Konsultieren Sie bei starken oder wiederkehrenden Kopfschmerzen immer einen Arzt.

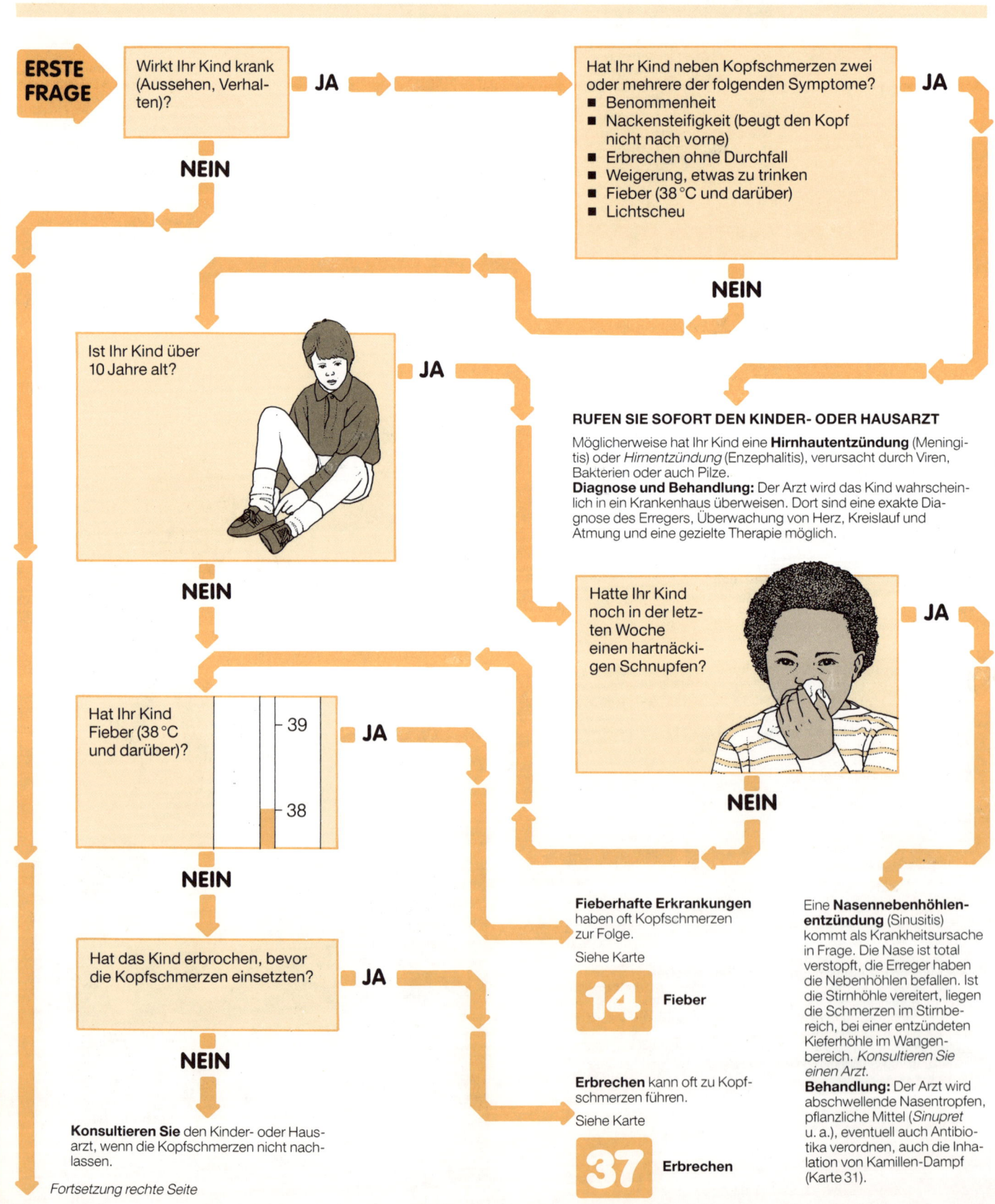

ERSTE FRAGE

Wirkt Ihr Kind krank (Aussehen, Verhalten)?

JA

Hat Ihr Kind neben Kopfschmerzen zwei oder mehrere der folgenden Symptome?
- Benommenheit
- Nackensteifigkeit (beugt den Kopf nicht nach vorne)
- Erbrechen ohne Durchfall
- Weigerung, etwas zu trinken
- Fieber (38 °C und darüber)
- Lichtscheu

JA

NEIN

Ist Ihr Kind über 10 Jahre alt?

JA

NEIN

RUFEN SIE SOFORT DEN KINDER- ODER HAUSARZT

Möglicherweise hat Ihr Kind eine **Hirnhautentzündung** (Meningitis) oder *Hirnentzündung* (Enzephalitis), verursacht durch Viren, Bakterien oder auch Pilze.
Diagnose und Behandlung: Der Arzt wird das Kind wahrscheinlich in ein Krankenhaus überweisen. Dort sind eine exakte Diagnose des Erregers, Überwachung von Herz, Kreislauf und Atmung und eine gezielte Therapie möglich.

Hatte Ihr Kind noch in der letzten Woche einen hartnäckigen Schnupfen?

JA

NEIN

Hat Ihr Kind Fieber (38 °C und darüber)?

39

38

JA

NEIN

Hat das Kind erbrochen, bevor die Kopfschmerzen einsetzten?

JA

NEIN

Konsultieren Sie den Kinder- oder Hausarzt, wenn die Kopfschmerzen nicht nachlassen.

Fortsetzung rechte Seite

Fieberhafte Erkrankungen haben oft Kopfschmerzen zur Folge.

Siehe Karte

14 Fieber

Erbrechen kann oft zu Kopfschmerzen führen.

Siehe Karte

37 Erbrechen

Eine **Nasennebenhöhlen- entzündung** (Sinusitis) kommt als Krankheitsursache in Frage. Die Nase ist total verstopft, die Erreger haben die Nebenhöhlen befallen. Ist die Stirnhöhle vereitert, liegen die Schmerzen im Stirnbereich, bei einer entzündeten Kieferhöhle im Wangenbereich. *Konsultieren Sie einen Arzt.*
Behandlung: Der Arzt wird abschwellende Nasentropfen, pflanzliche Mittel (*Sinupret* u. a.), eventuell auch Antibiotika verordnen, auch die Inhalation von Kamillen-Dampf (Karte 31).

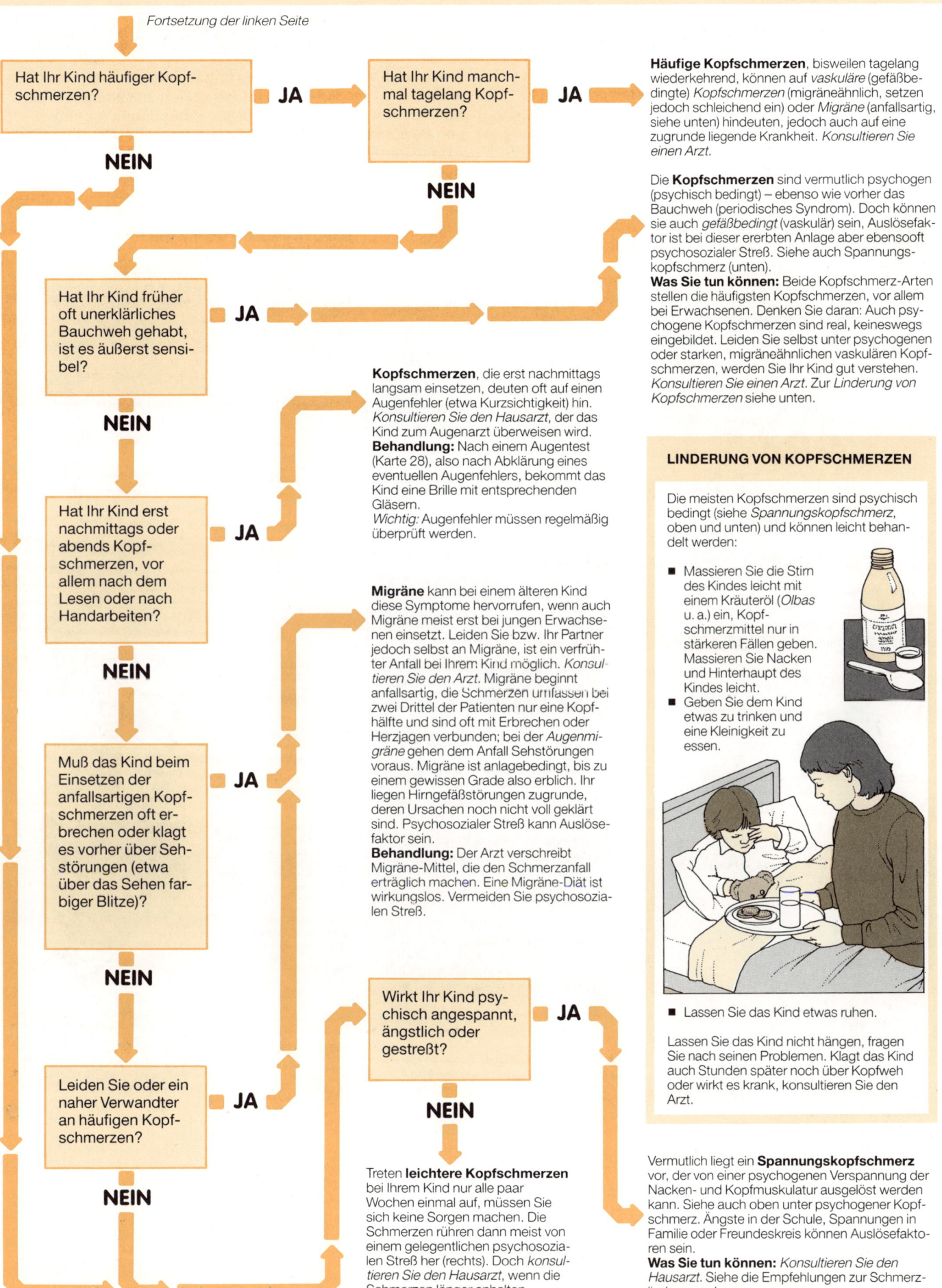

Fortsetzung der linken Seite

Hat Ihr Kind häufiger Kopfschmerzen?

JA →

Hat Ihr Kind manchmal tagelang Kopfschmerzen?

JA →

Häufige Kopfschmerzen, bisweilen tagelang wiederkehrend, können auf *vaskuläre* (gefäßbedingte) *Kopfschmerzen* (migräneähnlich, setzen jedoch schleichend ein) oder *Migräne* (anfallsartig, siehe unten) hindeuten, jedoch auch auf eine zugrunde liegende Krankheit. *Konsultieren Sie einen Arzt.*

NEIN

NEIN

Die **Kopfschmerzen** sind vermutlich psychogen (psychisch bedingt) – ebenso wie vorher das Bauchweh (periodisches Syndrom). Doch können sie auch *gefäßbedingt* (vaskulär) sein, Auslösefaktor ist bei dieser ererbten Anlage aber ebensooft psychosozialer Streß. Siehe auch Spannungskopfschmerz (unten).
Was Sie tun können: Beide Kopfschmerz-Arten stellen die häufigsten Kopfschmerzen, vor allem bei Erwachsenen. Denken Sie daran: Auch psychogene Kopfschmerzen sind real, keineswegs eingebildet. Leiden Sie selbst unter psychogenen oder starken, migräneähnlichen vaskulären Kopfschmerzen, werden Sie Ihr Kind gut verstehen. *Konsultieren Sie einen Arzt.* Zur *Linderung von Kopfschmerzen* siehe unten.

Hat Ihr Kind früher oft unerklärliches Bauchweh gehabt, ist es äußerst sensibel?

JA →

NEIN

Kopfschmerzen, die erst nachmittags langsam einsetzen, deuten oft auf einen Augenfehler (etwa Kurzsichtigkeit) hin. *Konsultieren Sie den Hausarzt*, der das Kind zum Augenarzt überweisen wird.
Behandlung: Nach einem Augentest (Karte 28), also nach Abklärung eines eventuellen Augenfehlers, bekommt das Kind eine Brille mit entsprechenden Gläsern.
Wichtig: Augenfehler müssen regelmäßig überprüft werden.

Hat Ihr Kind erst nachmittags oder abends Kopfschmerzen, vor allem nach dem Lesen oder nach Handarbeiten?

JA →

NEIN

Migräne kann bei einem älteren Kind diese Symptome hervorrufen, wenn auch Migräne meist erst bei jungen Erwachsenen einsetzt. Leiden Sie bzw. Ihr Partner jedoch selbst an Migräne, ist ein verfrühter Anfall bei Ihrem Kind möglich. *Konsultieren Sie den Arzt.* Migräne beginnt anfallsartig, die Schmerzen umfassen bei zwei Drittel der Patienten nur eine Kopfhälfte und sind oft mit Erbrechen oder Herzjagen verbunden; bei der *Augenmigräne* gehen dem Anfall Sehstörungen voraus. Migräne ist anlagebedingt, bis zu einem gewissen Grade also erblich. Ihr liegen Hirngefäßstörungen zugrunde, deren Ursachen noch nicht voll geklärt sind. Psychosozialer Streß kann Auslösefaktor sein.
Behandlung: Der Arzt verschreibt Migräne-Mittel, die den Schmerzanfall erträglich machen. Eine Migräne-Diät ist wirkungslos. Vermeiden Sie psychosozialen Streß.

Muß das Kind beim Einsetzen der anfallsartigen Kopfschmerzen oft erbrechen oder klagt es vorher über Sehstörungen (etwa über das Sehen farbiger Blitze)?

JA →

NEIN

Wirkt Ihr Kind psychisch angespannt, ängstlich oder gestreßt?

JA →

NEIN

Leiden Sie oder ein naher Verwandter an häufigen Kopfschmerzen?

JA →

NEIN

Treten **leichtere Kopfschmerzen** bei Ihrem Kind nur alle paar Wochen einmal auf, müssen Sie sich keine Sorgen machen. Die Schmerzen rühren dann meist von einem gelegentlichen psychosozialen Streß her (rechts). Doch *konsultieren Sie den Hausarzt*, wenn die Schmerzen länger anhalten.

LINDERUNG VON KOPFSCHMERZEN

Die meisten Kopfschmerzen sind psychisch bedingt (siehe *Spannungskopfschmerz*, oben und unten) und können leicht behandelt werden:

- Massieren Sie die Stirn des Kindes leicht mit einem Kräuteröl (*Olbas* u. a.) ein, Kopfschmerzmittel nur in stärkeren Fällen geben. Massieren Sie Nacken und Hinterhaupt des Kindes leicht.
- Geben Sie dem Kind etwas zu trinken und eine Kleinigkeit zu essen.

- Lassen Sie das Kind etwas ruhen.

Lassen Sie das Kind nicht hängen, fragen Sie nach seinen Problemen. Klagt das Kind auch Stunden später noch über Kopfweh oder wirkt es krank, konsultieren Sie den Arzt.

Vermutlich liegt ein **Spannungskopfschmerz** vor, der von einer psychogenen Verspannung der Nacken- und Kopfmuskulatur ausgelöst werden kann. Siehe auch oben unter psychogener Kopfschmerz. Ängste in der Schule, Spannungen in Familie oder Freundeskreis können Auslösefaktoren sein.
Was Sie tun können: *Konsultieren Sie den Hausarzt.* Siehe die Empfehlungen zur Schmerzlinderung, oben.

19 Bewegungsstörungen, Tolpatschigkeit

Kleinkinder variieren recht individuell in ihrer Geschicklichkeit, sich etwa selbst auszuziehen, Bewegungen zu koordinieren, Gegenstände zu halten und zu manipulieren. Manche Kinder sind Spätentwickler, sie lernen erst recht spät, sich etwa die Schuhe zu binden; andere sind bereits frühzeitig außerordentlich geschickt. Manche Menschen haben zeitlebens zwei »linke Hände« oder stolpern über alles – Tolpatsche wird es immer geben. In seltenen Fällen können einer Bewegungsstörung jedoch Schädigungen von Hirnbereichen zugrunde liegen (etwa bei CP-Kindern) – dann kann eine frühzeitige Behandlung bleibende Störungen verhindern.

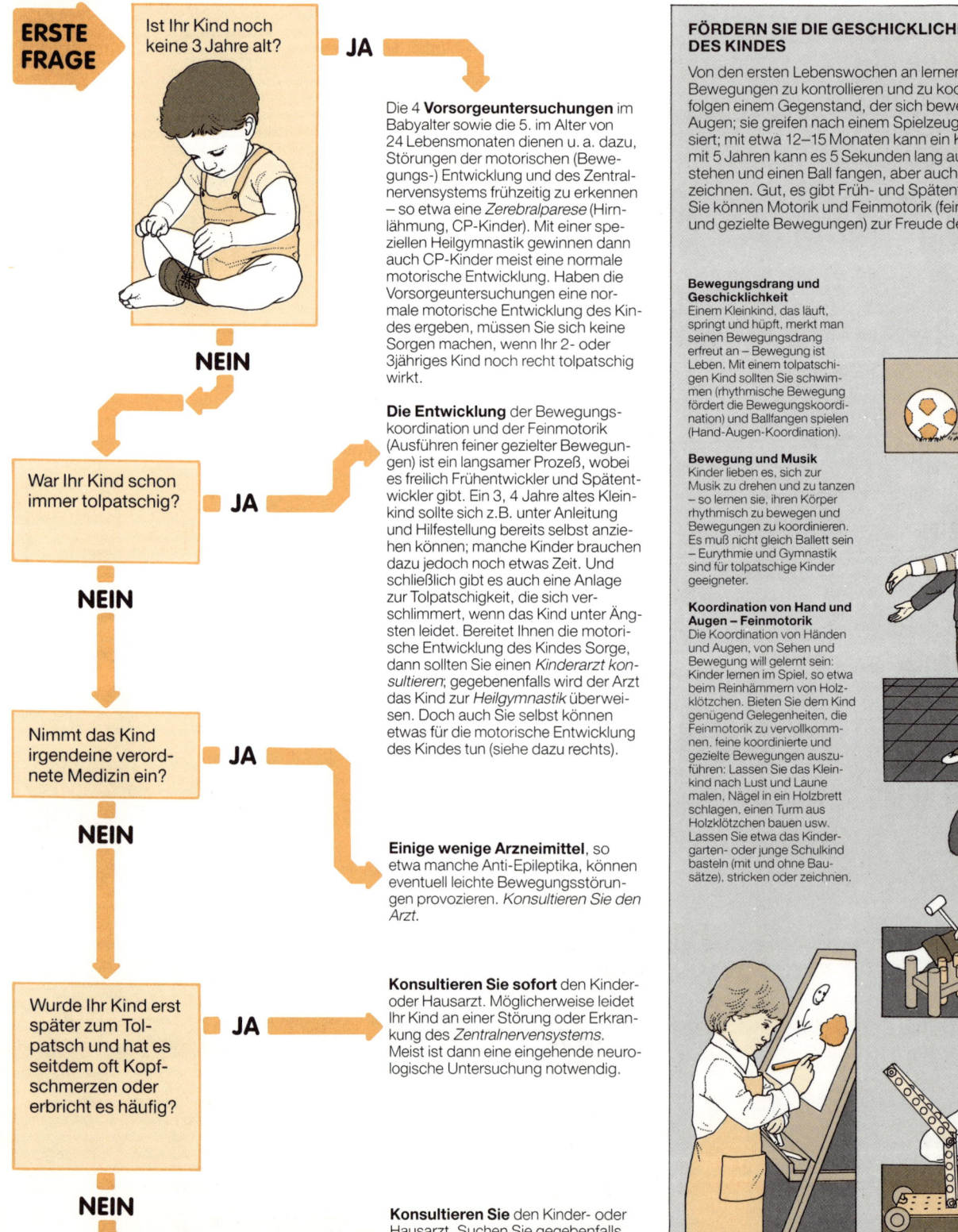

ERSTE FRAGE

Ist Ihr Kind noch keine 3 Jahre alt? — **JA**

Die 4 **Vorsorgeuntersuchungen** im Babyalter sowie die 5. im Alter von 24 Lebensmonaten dienen u. a. dazu, Störungen der motorischen (Bewegungs-) Entwicklung und des Zentralnervensystems frühzeitig zu erkennen – so etwa eine *Zerebralparese* (Hirnlähmung, CP-Kinder). Mit einer speziellen Heilgymnastik gewinnen dann auch CP-Kinder meist eine normale motorische Entwicklung. Haben die Vorsorgeuntersuchungen eine normale motorische Entwicklung des Kindes ergeben, müssen Sie sich keine Sorgen machen, wenn Ihr 2- oder 3jähriges Kind noch recht tolpatschig wirkt.

NEIN

War Ihr Kind schon immer tolpatschig? — **JA**

Die Entwicklung der Bewegungskoordination und der Feinmotorik (Ausführen feiner gezielter Bewegungen) ist ein langsamer Prozeß, wobei es freilich Frühentwickler und Spätentwickler gibt. Ein 3, 4 Jahre altes Kleinkind sollte sich z.B. unter Anleitung und Hilfestellung bereits selbst anziehen können; manche Kinder brauchen dazu jedoch noch etwas Zeit. Und schließlich gibt es auch eine Anlage zur Tolpatschigkeit, die sich verschlimmert, wenn das Kind unter Ängsten leidet. Bereitet Ihnen die motorische Entwicklung des Kindes Sorge, dann sollten Sie einen *Kinderarzt konsultieren*; gegebenenfalls wird der Arzt das Kind zur *Heilgymnastik* überweisen. Doch auch Sie selbst können etwas für die motorische Entwicklung des Kindes tun (siehe dazu rechts).

NEIN

Nimmt das Kind irgendeine verordnete Medizin ein? — **JA**

Einige wenige Arzneimittel, so etwa manche Anti-Epileptika, können eventuell leichte Bewegungsstörungen provozieren. *Konsultieren Sie den Arzt.*

NEIN

Wurde Ihr Kind erst später zum Tolpatsch und hat es seitdem oft Kopfschmerzen oder erbricht es häufig? — **JA**

Konsultieren Sie sofort den Kinder- oder Hausarzt. Möglicherweise leidet Ihr Kind an einer Störung oder Erkrankung des *Zentralnervensystems*. Meist ist dann eine eingehende neurologische Untersuchung notwendig.

NEIN

Konsultieren Sie den Kinder- oder Hausarzt. Suchen Sie gegebenenfalls auch einen *Kinderpsychologen* auf.

FÖRDERN SIE DIE GESCHICKLICHKEIT DES KINDES

Von den ersten Lebenswochen an lernen Kinder, ihre Bewegungen zu kontrollieren und zu koordinieren: Sie folgen einem Gegenstand, der sich bewegt, mit den Augen; sie greifen nach einem Spielzeug, das sie interessiert; mit etwa 12–15 Monaten kann ein Kind allein gehen, mit 5 Jahren kann es 5 Sekunden lang auf einem Bein stehen und einen Ball fangen, aber auch ein Männchen zeichnen. Gut, es gibt Früh- und Spätentwickler – aber Sie können Motorik und Feinmotorik (feine koordinierte und gezielte Bewegungen) zur Freude des Kindes fördern.

Bewegungsdrang und Geschicklichkeit
Einem Kleinkind, das läuft, springt und hüpft, merkt man seinen Bewegungsdrang erfreut an – Bewegung ist Leben. Mit einem tolpatschigen Kind sollten Sie schwimmen (rhythmische Bewegung fördert die Bewegungskoordination) und Ballfangen spielen (Hand-Augen-Koordination).

Bewegung und Musik
Kinder lieben es, sich zur Musik zu drehen und zu tanzen – so lernen sie, ihren Körper rhythmisch zu bewegen und Bewegungen zu koordinieren. Es muß nicht gleich Ballett sein – Eurythmie und Gymnastik sind für tolpatschige Kinder geeigneter.

Koordination von Hand und Augen – Feinmotorik
Die Koordination von Händen und Augen, von Sehen und Bewegung will gelernt sein: Kinder lernen im Spiel, so etwa beim Reinhämmern von Holzklötzchen. Bieten Sie dem Kind genügend Gelegenheiten, die Feinmotorik zu vervollkommnen, feine koordinierte und gezielte Bewegungen auszuführen: Lassen Sie das Kleinkind nach Lust und Laune malen, Nägel in ein Holzbrett schlagen, einen Turm aus Holzklötzchen bauen usw. Lassen Sie etwa das Kindergarten- oder junge Schulkind basteln (mit und ohne Bausätze), stricken oder zeichnen.

20 Verwirrungszustände

Kinder, die aufgrund einer Erkrankung des Zentralnervensystems oder Drogenmißbrauchs geschädigt sind, zeigen ein verwirrtes oder erregtes Verhalten, sind wie benommen oder haben Illusionen.

ERSTE FRAGE

Hat Ihr Kind in den letzten Tagen oder Stunden eine stumpfe Kopfverletzung (Schlag, Stoß, Fall) erlitten?

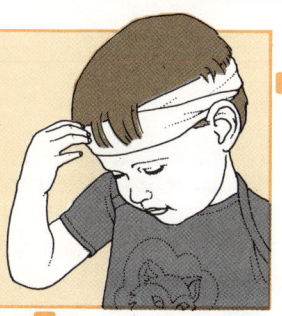

JA →

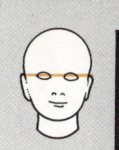

NOTFALL
RUFEN SIE HAUSARZT UND RETTUNGSDIENST

Ist Ihr Kind bewußtlos oder hat es schwere Atemstörungen, rufen Sie den *Notarztwagen.* Wahrscheinlich hat das Kind aufgrund eines Schädelbruchs oder einer Hirnprellung eine *Hirnblutung.* Meist kommt ein Kind nach einer mittelschweren Schädel-Hirnverletzung wieder zu sich und klagt nur über starke Kopfschmerzen.
Diagnose und Behandlung: Röntgenaufnahme und Computer-Tomographie (unten), Medikamente und möglicherweise Operation.

NEIN

Hat Ihr Kind hohes Fieber (über 39,5 °C)?

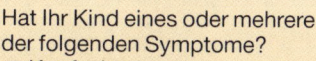
-39
-38

JA →

RUFEN SIE SOFORT DEN HAUSARZT

Hohes Fieber bis 40,5 °C vertragen Kinder im allgemeinen besser als Erwachsene, doch manche Kinder entwickeln bereits bei etwa 39,5 °C *Fieberkrämpfe* (Karte 14) und *deliriumähnliche Zustände.*
Behandlung: Fiebersenkung. Siehe auch *Pflege eines kranken Kindes* im Informationsteil.

Siehe Karte

14 Fieber

NEIN

Hat Ihr Kind eines oder mehrere der folgenden Symptome?
- Kopfschmerzen
- Erbrechen ohne Durchfall
- Nackensteifigkeit (beugt den Kopf nicht nach vorne)
- Lichtscheu

JA →

RUFEN SIE SOFORT DEN KINDER- ODER HAUSARZT

Eine **Hirnhautentzündung** oder **Hirnentzündung,** verursacht durch Viren, Bakterien oder Pilze, sind die möglichen Ursachen.
Diagnose und Behandlung: Der Arzt wird das Kind wahrscheinlich in eine Klinik überweisen; dort sind eine exakte Diagnose des Erregers, Überwachung von Herz, Kreislauf und Atmung sowie eine gezielte Therapie möglich.

NEIN

Hat Ihr Kind irgendein Medikament eingenommen oder nimmt es über längere Zeit verordnete Medikamente (etwa gegen spastische Bronchitis) ein?

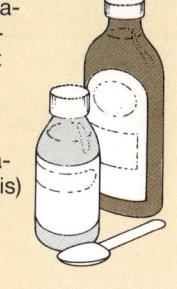

JA →

KONSULTIEREN SIE DEN ARZT

Bestimmte Medikamente können beim Kind ein erregtes Verhalten provozieren, etwa *Asthmamittel* (verordnet bei spastischer bzw. asthmoider Bronchitis); manche Reisemittel führen zu Benommenheit. Überprüfen Sie auch, ob das Kind sich aus dem Arzneischrank bedient hat – etwa mit *Valium,* einem Migränemittel etc.). Überprüfen Sie bei Verdacht einen möglichen *Drogenmißbrauch* (Karte 51).

Konsultieren Sie einen Arzt. Siehe auch *Drogenmißbrauch* (Karte 51).

NEIN →

COMPUTER-TOMOGRAPHIE (CT)

CT ist ein spezielles computerisiertes Röntgenverfahren, das klare Schichtaufnahmen weichen Körpergewebes (etwa des Gehirns) liefert. Mit Hunderten von Röntgenstrahlen wird der zu untersuchende Bereich von unterschiedlichen Aufnahmepunkten aus fotografiert. Vom Computer zusammengesetzt, entstehen zweidimensionale Schnitt- bzw. Schichtbilder in verschiedenen Ebenen. Spezialisten erkennen so klar beispielsweise Lage und Ausdehnung eines Hirntumors oder einer Hirnblutung.

CT des Gehirns
Für ein CT des Gehirns liegt der Patient auf einer beweglichen Liege – mit dem Kopf innerhalb des Computer-Tomographen. Der Patient darf sich während der Aufnahmen nicht bewegen (Verwackelungsgefahr).

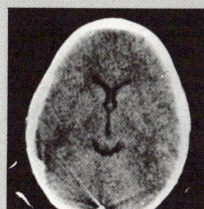

CT in Augenebene
Das Computer-Tomogramm (CT) links zeigt einen Querschnitt in Augenhöhe (Stirnseite ist beim CT oben): weiße Flächen = Knochen, graue = Weichgewebe, schwarz = luftgefüllte Hohlräume (hier Kieferhöhlen).

CT in mittlerer Stirnhöhe
Dieses CT in mittlerer Stirnhöhe zeigt Gehirngewebe (grau) und flüssigkeitsgefüllte Hirnkammern (schwarz).

21 Sprachstörungen

Viele Eltern von Kleinkindern sorgen sich über eine verzögerte Sprachentwicklung, Lautbildungsfehler oder Stottern des Kindes. Die meisten Sprachstörungen legen sich mit der Zeit zwar von selbst, doch bei manchen Kindern ist eine gezielte Sprachtherapie nötig und hilfreich. Befragen Sie diese Diagnose-Karte.

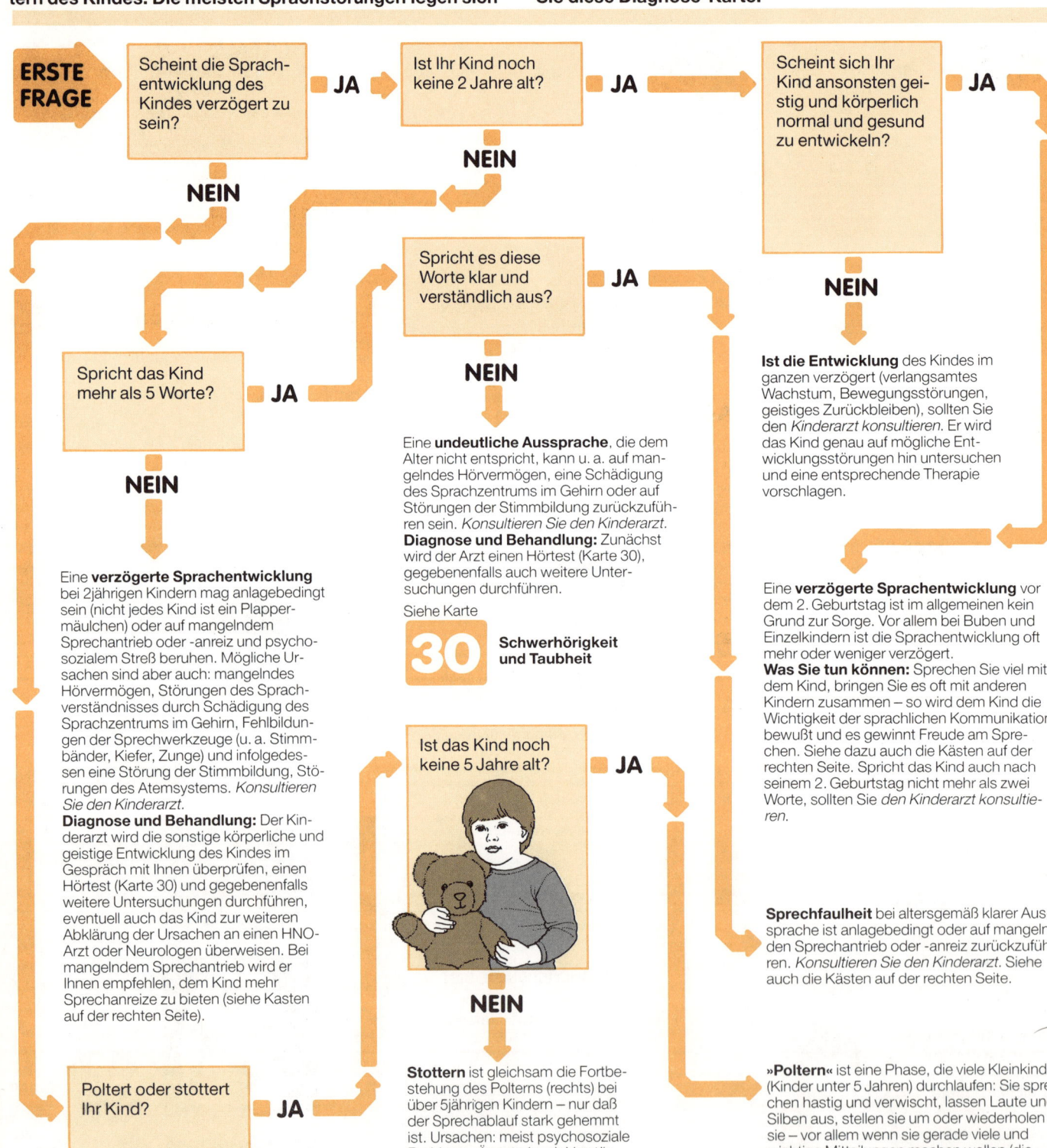

ERSTE FRAGE

Scheint die Sprachentwicklung des Kindes verzögert zu sein? — **JA** →

Ist Ihr Kind noch keine 2 Jahre alt? — **JA** →

Scheint sich Ihr Kind ansonsten geistig und körperlich normal und gesund zu entwickeln? — **JA**

NEIN (Scheint die Sprachentwicklung...)

NEIN (Ist Ihr Kind noch keine 2 Jahre...)

Spricht es diese Worte klar und verständlich aus? — **JA**

NEIN (geistig und körperlich normal...)

Spricht das Kind mehr als 5 Worte? — **JA**

NEIN (Spricht es diese Worte klar...)

NEIN (Spricht das Kind mehr als 5 Worte?)

Ist die Entwicklung des Kindes im ganzen verzögert (verlangsamtes Wachstum, Bewegungsstörungen, geistiges Zurückbleiben), sollten Sie den *Kinderarzt konsultieren.* Er wird das Kind genau auf mögliche Entwicklungsstörungen hin untersuchen und eine entsprechende Therapie vorschlagen.

Eine **undeutliche Aussprache**, die dem Alter nicht entspricht, kann u. a. auf mangelndes Hörvermögen, eine Schädigung des Sprachzentrums im Gehirn oder auf Störungen der Stimmbildung zurückzuführen sein. *Konsultieren Sie den Kinderarzt.*
Diagnose und Behandlung: Zunächst wird der Arzt einen Hörtest (Karte 30), gegebenenfalls auch weitere Untersuchungen durchführen.

Siehe Karte

30 Schwerhörigkeit und Taubheit

Eine **verzögerte Sprachentwicklung** bei 2jährigen Kindern mag anlagebedingt sein (nicht jedes Kind ist ein Plappermäulchen) oder auf mangelndem Sprechantrieb oder -anreiz und psychosozialem Streß beruhen. Mögliche Ursachen sind aber auch: mangelndes Hörvermögen, Störungen des Sprachverständnisses durch Schädigung des Sprachzentrums im Gehirn, Fehlbildungen der Sprechwerkzeuge (u. a. Stimmbänder, Kiefer, Zunge) und infolgedessen eine Störung der Stimmbildung, Störungen des Atemsystems. *Konsultieren Sie den Kinderarzt.*
Diagnose und Behandlung: Der Kinderarzt wird die sonstige körperliche und geistige Entwicklung des Kindes im Gespräch mit Ihnen überprüfen, einen Hörtest (Karte 30) und gegebenenfalls weitere Untersuchungen durchführen, eventuell auch das Kind zur weiteren Abklärung der Ursachen an einen HNO-Arzt oder Neurologen überweisen. Bei mangelndem Sprechantrieb wird er Ihnen empfehlen, dem Kind mehr Sprechanreize zu bieten (siehe Kasten auf der rechten Seite).

Eine **verzögerte Sprachentwicklung** vor dem 2. Geburtstag ist im allgemeinen kein Grund zur Sorge. Vor allem bei Buben und Einzelkindern ist die Sprachentwicklung oft mehr oder weniger verzögert.
Was Sie tun können: Sprechen Sie viel mit dem Kind, bringen Sie es oft mit anderen Kindern zusammen — so wird dem Kind die Wichtigkeit der sprachlichen Kommunikation bewußt und es gewinnt Freude am Sprechen. Siehe dazu auch die Kästen auf der rechten Seite. Spricht das Kind auch nach seinem 2. Geburtstag nicht mehr als zwei Worte, sollten Sie *den Kinderarzt konsultieren.*

Ist das Kind noch keine 5 Jahre alt? — **JA**

NEIN (Ist das Kind noch keine 5 Jahre alt?)

Sprechfaulheit bei altersgemäß klarer Aussprache ist anlagebedingt oder auf mangelnden Sprechantrieb oder -anreiz zurückzuführen. *Konsultieren Sie den Kinderarzt.* Siehe auch die Kästen auf der rechten Seite.

Poltert oder stottert Ihr Kind? — **JA** →

NEIN (Poltert oder stottert Ihr Kind?)

Stottern ist gleichsam die Fortbestehung des Polterns (rechts) bei über 5jährigen Kindern — nur daß der Sprechablauf stark gehemmt ist. Ursachen: meist psychosoziale Probleme, Ängste (auch Verstärkereffekt durch die Angst, wieder zu stottern), Atemstörungen.
Behandlung: Sprachschulung (logopädische Therapie), Atemschulung, Anleitung zum rhythmischen Sprechen, Spieltherapie, eventuell später auch Psychotherapie. In seltenen Fällen kann eine frühkindliche Hirnschädigung zugrunde liegen.

»Poltern« ist eine Phase, die viele Kleinkinder (Kinder unter 5 Jahren) durchlaufen: Sie sprechen hastig und verwischt, lassen Laute und Silben aus, stellen sie um oder wiederholen sie — vor allem wenn sie gerade viele und wichtige Mitteilungen machen wollen (die Ideen kommen dem Kind schneller, als es sprechen kann).
Was Sie tun können: Lassen Sie das Kind ausreden, unterbrechen Sie es nicht. Poltert das Kind auch nach dem 4. Geburtstag noch beängstigend oft, *konsultieren Sie den Kinderarzt.*
Behandlung: Ab dem 4. Jahr: Atemschulung, Anleitung zum langsamen Sprechen.

Fortsetzung rechte Seite

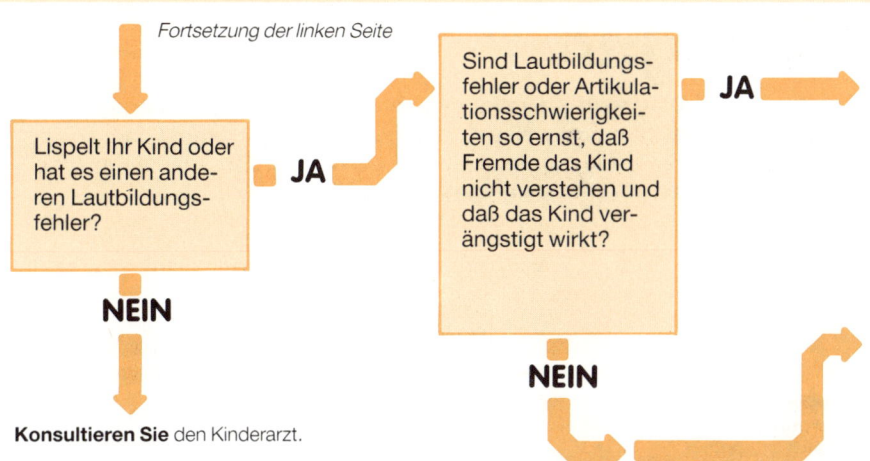

Fortsetzung der linken Seite

Lispelt Ihr Kind oder hat es einen anderen Lautbildungsfehler?

JA →

Sind Lautbildungsfehler oder Artikulationsschwierigkeiten so ernst, daß Fremde das Kind nicht verstehen und daß das Kind verängstigt wirkt?

JA →

Lautbildungsfehler schwerer Art – etwa Lispeln (falsche Bildung der S-Laute) und/oder falsche Bildung der G-, K- und L-Laute – sollten *kinderärztlich abgeklärt* und behandelt werden, wenn sie bei 5jährigen Kindern noch weiterbestehen (zuvor sind sie bei nicht wenigen Kindern anlagebedingt normal).
Diagnose und Behandlung: Hörtest (Karte 30), Untersuchung der Sprechwerkzeuge; *Sprachschulung* (Logopädie).

NEIN

NEIN

Geringere oder nur gelegentliche **Lautbildungsfehler** (siehe oben) sind auch noch manchen 7jährigen Kindern eigen – mit 8 oder spätestens 10 Jahren überwinden auch diese Kinder ihre Probleme mit schwierigen Lauten. Korrigieren Sie Ihr Kind nicht schulmeisterlich, sprechen Sie nur selbst so klar wie möglich. Leidet das Kind unter den Problemen, ist eine *Sprachschulung* anzuraten.

Konsultieren Sie den Kinderarzt.

SPRACHENTWICKLUNG

Im 1. Lebensjahr

Ein Baby kommuniziert bereits mit seiner Umgebung, bevor es die ersten Worte spricht: Von Anfang an lauscht es den Stimmen von Mutter und Vater. Mit diesen Stimmen assoziiert es Wohligkeit und Sicherheit, mit etwa 6 Wochen lächelt es die Mutter schon richtig an. Mit 12 Wochen lacht es mitunter wohlig, wenn es die körperliche Nähe der Mutter spürt, es brabbelt, gurrt und kann vor Vergnügen quietschen – das sind seine ersten Laute, die sich vom 6. Monat an als rhythmische Silbenketten aufbauen: »da-da«, »ga-ga«. Das Baby ahmt Rhythmus und Klangfarbe der Stimmen nach. Mit gut 9 Monaten sagt es »Mama«, später auch »Papa« – die erste Ansprache mit gezielten Worten. Mit 10–12 Monaten versteht es einige Worte und Aufforderungen (etwa »gib mir«), jetzt spricht es auch meist mehr als nur zwei erkennbare Worte.

Im 2. Lebensjahr

In den ersten Monaten seines 2. Lebensjahres steigt der Wortschatz des Kleinkindes auf etwa 20–60 Worte; noch viele andere Worte versteht es, ohne sie freilich aussprechen zu können – der Großteil seiner Konversation ist noch ein rhythmisches Brabbeln. Mit etwa 16–18 Lebensmonaten drückt es Beobachtungen, Aufforderungen oder Bedürfnisse in Zweiwort-Sätzen aus: »da Wauwau«, »Mama gomm«, »Papa adda«. Sein Sprachverständnis wächst rapide, auch baut es ein Basiswissen von Satzbau und Grammatik auf.

Im 3. Lebensjahr

Kurz nach seinem 2. Geburtstag, also mit Beginn seines 3. Lebensjahres, hat das Kind bereits einen Wortschatz von etwa 250 Worten, der sich bis zu seinem 3. Geburtstag auf etwa 700 Worte vergrößert. Das grammatikalische Basiswissen konsolidiert sich und wächst, die Zweiworte-Sätze werden differenzierter. Mit einem nie enden wollenden Strom von Fragen überfällt das Kind die Erwachsenen und baut sich so Wortschatz, Sprachvertrauen und Weltverständnis auf; es bezeichnet sich selbst als »ich« – das soziale Lernen beginnt. Es teilt Gedanken und bald auch Gefühle mit und unterhält sich gern mit Ihnen – aber bitte nicht zu abstrakt.

WIE SIE DIE SPRACHENTWICKLUNG IHRES KINDES FÖRDERN

Der Sprechantrieb entwickelt sich beim Kind mit dem Sprechanreiz, und zwar von den ersten Lebenswochen an: Es hört zu, wenn Mutter und Vater mit ihm sprechen und nach einigen Monaten schon brabbelt es rhythmische Silbenketten. Geben Sie also Ihrem Kind viel Sprechanreiz, so ermutigen Sie es, durch Sprechen zu kommunizieren:

- Sprechen Sie mit dem Kind von der Geburt an.
- Schauen Sie das Kind an, wenn Sie mit ihm sprechen – Gesichtsausdruck und Lippenbewegungen helfen ihm, die Bedeutung der Worte zu verstehen.
- Gebrauchen Sie Gestik und Bewegungen, deuten Sie auf Gegenstände, so daß das Kind Worte mit Gegenständen und Ereignissen assoziieren kann.
- Babyreime und einfache Bilderbücher verhelfen dem Kind zu einem Basiswortschatz. Die Wiederholung wichtiger Worte verhilft dem Kind zu Sprachvertrauen.
- Lassen Sie das Kind viel mit anderen Kindern, Oma, Opa und Erwachsenen zusammen sein.
- Korrigieren Sie das Kind nicht schulmeisterlich, wenn es spricht – das untergräbt sein Sprachvertrauen. Sprechen Sie selbst klar und deutlich.

Sorgen Sie sich nicht, wenn Ihr Kind beim Sprechen ein Spätentwickler ist (Diagnose-Liste durchgehen) – es bildet beim Zuhören dennoch seinen Basiswortschatz und holt später Frühentwickler wieder ein. Sprechen Sie mit dem Kinderarzt darüber.

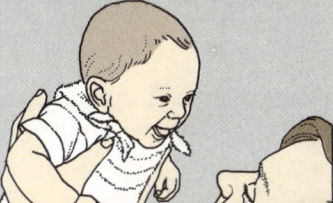

Sprechen Sie viel mit dem Kind

Assoziationen verhelfen zum Sprachverständnis

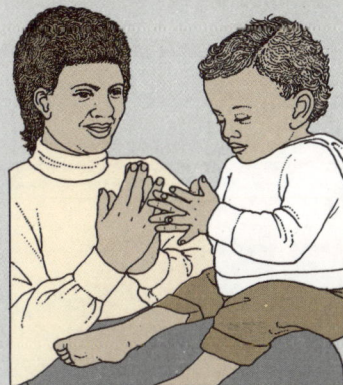

Sprachvertrauen bildet sich durch Wiederholung

Lassen Sie das Kind viel mit anderen Kindern spielen

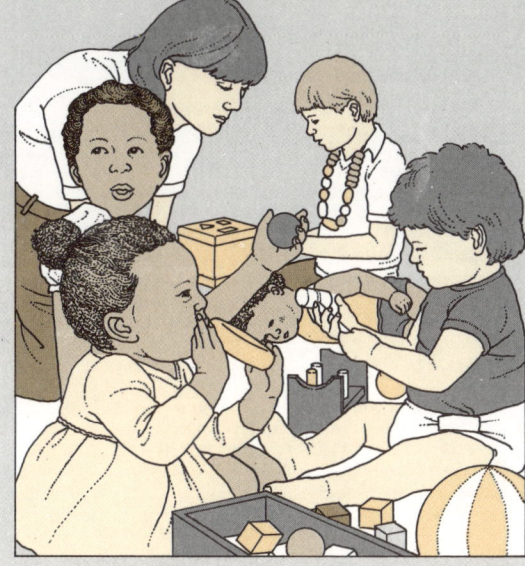

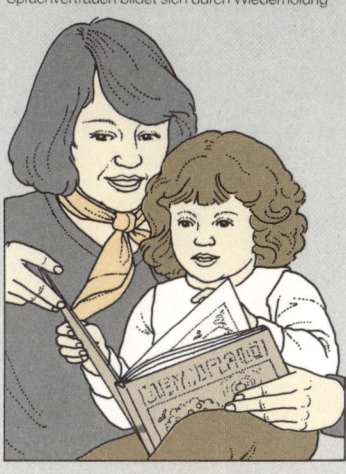

22 Verhaltensstörungen

Kinder, die im ständigen Konflikt mit ihrem sozialen Umfeld leben, nennt man verhaltensgestört. Ob ein Kind verhaltensgestört ist, hängt nicht zuletzt von der individuellen Auffassung der Eltern oder der Lehrkräfte ab. Diese Diagnose-Karte kann nicht alle Verhaltensstörungen beziehungsweise deren Ursachen aufdecken, sondern nur Hinweise geben, wann Sie den Kinderarzt oder einen Kinderpsychologen konsultieren sollten.

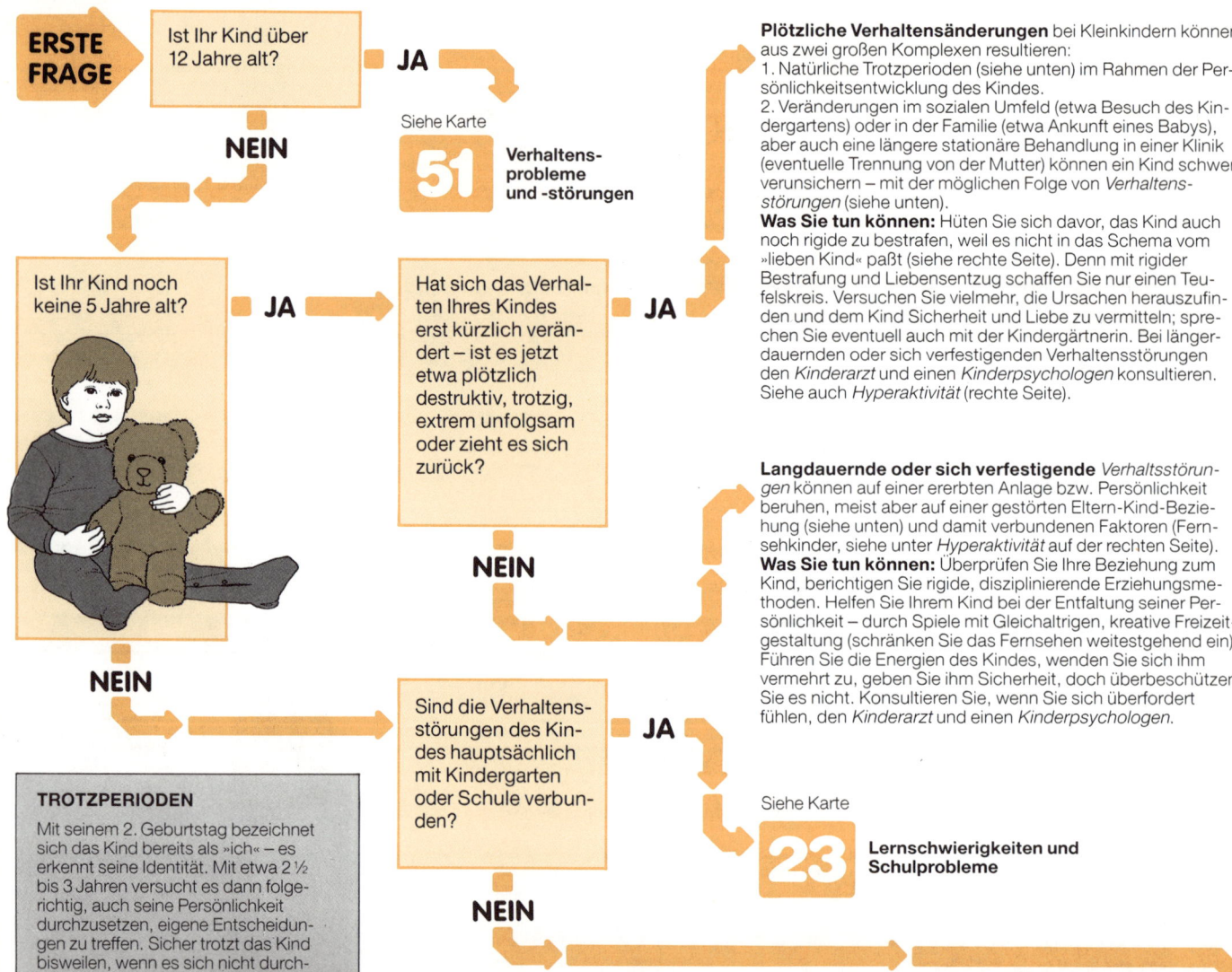

ERSTE FRAGE

Ist Ihr Kind über 12 Jahre alt?

JA

Siehe Karte

51 Verhaltensprobleme und -störungen

NEIN

Ist Ihr Kind noch keine 5 Jahre alt?

JA

Hat sich das Verhalten Ihres Kindes erst kürzlich verändert – ist es jetzt etwa plötzlich destruktiv, trotzig, extrem unfolgsam oder zieht es sich zurück?

JA

NEIN

NEIN

Sind die Verhaltensstörungen des Kindes hauptsächlich mit Kindergarten oder Schule verbunden?

JA

Siehe Karte

23 Lernschwierigkeiten und Schulprobleme

NEIN

Plötzliche Verhaltensänderungen bei Kleinkindern können aus zwei großen Komplexen resultieren:
1. Natürliche Trotzperioden (siehe unten) im Rahmen der Persönlichkeitsentwicklung des Kindes.
2. Veränderungen im sozialen Umfeld (etwa Besuch des Kindergartens) oder in der Familie (etwa Ankunft eines Babys), aber auch eine längere stationäre Behandlung in einer Klinik (eventuelle Trennung von der Mutter) können ein Kind schwer verunsichern – mit der möglichen Folge von *Verhaltensstörungen* (siehe unten).
Was Sie tun können: Hüten Sie sich davor, das Kind auch noch rigide zu bestrafen, weil es nicht in das Schema vom »lieben Kind« paßt (siehe rechte Seite). Denn mit rigider Bestrafung und Liebesentzug schaffen Sie nur einen Teufelskreis. Versuchen Sie vielmehr, die Ursachen herauszufinden und dem Kind Sicherheit und Liebe zu vermitteln; sprechen Sie eventuell auch mit der Kindergärtnerin. Bei längerdauernden oder sich verfestigenden Verhaltensstörungen den *Kinderarzt* und einen *Kinderpsychologen* konsultieren. Siehe auch *Hyperaktivität* (rechte Seite).

Langdauernde oder sich verfestigende *Verhaltsstörungen* können auf einer ererbten Anlage bzw. Persönlichkeit beruhen, meist aber auf einer gestörten Eltern-Kind-Beziehung (siehe unten) und damit verbundenen Faktoren (Fernsehkinder, siehe unter *Hyperaktivität* auf der rechten Seite).
Was Sie tun können: Überprüfen Sie Ihre Beziehung zum Kind, berichtigen Sie rigide, disziplinierende Erziehungsmethoden. Helfen Sie Ihrem Kind bei der Entfaltung seiner Persönlichkeit – durch Spiele mit Gleichaltrigen, kreative Freizeitgestaltung (schränken Sie das Fernsehen weitestgehend ein). Führen Sie die Energien des Kindes, wenden Sie sich ihm vermehrt zu, geben Sie ihm Sicherheit, doch überbeschützen Sie es nicht. Konsultieren Sie, wenn Sie sich überfordert fühlen, den *Kinderarzt* und einen *Kinderpsychologen*.

TROTZPERIODEN

Mit seinem 2. Geburtstag bezeichnet sich das Kind bereits als »ich« – es erkennt seine Identität. Mit etwa 2 ½ bis 3 Jahren versucht es dann folgerichtig, auch seine Persönlichkeit durchzusetzen, eigene Entscheidungen zu treffen. Sicher trotzt das Kind bisweilen, wenn es sich nicht durchsetzen konnte, und der natürliche Wechsel zwischen Selbstbewußtsein und Unsicherheit mag viele Eltern nerven; auch kann sich das »Trotzen« bei temperamentvollen Kindern bis zum »Rappel« steigern. Doch nicht zuletzt hängt das Verhalten des Kindes in dieser Zeit von der richtigen Führung der Eltern ab.

Wie Sie das Kind führen
Zeigen Sie Teilnahme und Freude an seinem Entwicklungsschritt – so fühlt sich das Kind sicher. Brechen Sie seinen Willen nicht, lassen Sie es auch mal etwas durchsetzen; engen Sie das Kind nicht durch dauernde Verbote ein. Versucht es, seine Grenzen auszuloten, reagieren Sie bestimmt, aber mit einer altersgemäßen Erklärung. So wird die Trotzphase kaum je extrem; fühlen Sie sich dennoch überfordert, konsultieren Sie einen Kinderpsychologen.

VERHALTENSSTÖRUNGEN

Aggressivität und Unfolgsamkeit
Sich selbst zu behaupten, Durchsetzungswille und Unabhängigkeit auf der einen, Achtung des anderen und Kompromißfähigkeit auf der anderen Seite sind Eckpfeiler des sozialen Lernens. Ist das soziale Lernen jedoch beeinträchtigt, etwa aufgrund einer ererbten Anlage oder einer minimalen Hirnfunktionsstörung, oft aber infolge einer gestörten Eltern-Kind-Beziehung, kann das Kind bei entsprechendem Temperament zu einem unkontrollierten, aggressiven Verhalten neigen, zumindest aber zur Unfolgsamkeit, vor allem bei starr disziplinierenden Eltern. Solche Kinder fühlen sich unsicher und ständig bedroht, immer suchen sie nach Freiräumen, aber auch nach Anerkennung und Beachtung. Manche Forscher führen Aggressivität und Hyperaktivität (rechte Seite) zum Teil auch auf eine Überversorgung mit Phosphaten (Wurstwaren, Cola) und die Umweltverschmutzung mit Schwermetallen zurück.

Stehlen
Beruht ebenfalls auf einer Beeinträchtigung des sozialen Lernens (siehe unter *Aggressivität*, oben). Die Kinder suchen vor allem Zuwendung und Beachtung.

Rückzug in sich selbst
Zieht sich ein älteres Kind, das sich vorher normal verhalten hat, plötzlich von sozialen Kontakten in seine eigene Welt zurück, liegen meist Angstzustände und Depressionen zugrunde. Suchen Sie mit dem Kind Haus- oder Kinderarzt und einen Kinderpsychologen auf. Siehe dazu auch *Autismus* (rechte Seite).

Fortsetzung rechte Seite

Fortsetzung der linken Seite

Ist das Verhalten Ihres Kindes seit kurzem
- aggressiv,
- destruktiv,
- zurückgezogen, in sich versunken
- oder auffallend unfolgsam?

 JA

Trat die Verhaltensstörung nach einer familiären Veränderung ein, etwa nach der Geburt eines Babys oder nach der Scheidung der Eltern?

JA

Fühlt sich ein Kind unsicher und unglücklich, flieht es oft in eine Verhaltensstörung – als Ausdruck der Unzufriedenheit mit sich selbst, mit den Eltern oder mit der Umwelt. Jede *Verhaltensstörung* (siehe linke Seite) eines Kindes ist als Hilferuf nach Geborgenheit und Liebe zu werten.

Was Sie tun können: Überprüfen Sie, inwieweit Ihr Verhalten gegenüber dem Kind durch die familiäre Veränderung anders geworden ist. Vermitteln Sie Ihrem Kind Geborgenheit und Sicherheit: Üben Sie Geduld, aber nicht zu viel Nachsicht (siehe unten); widmen Sie dem Kind jeden Tag eine gewisse Zeit, in der Sie sich nur mit ihm beschäftigen. Ist der Familiennachwuchs angekommen, lassen Sie das Kind an Obhut und Pflege des Babys teilhaben; zeigen Sie dem Kind, daß Sie es noch genauso lieben. Auch nach Trennung und Scheidung braucht ein Kind beide Eltern, treffen Sie mit dem Partner von Anfang an eine einvernehmliche Besuchszeitenregelung (Umgangsrecht). *Konsultieren Sie einen Kinderpsychologen*, wenn Sie sich überfordert fühlen. Teilen Sie auch dem (der) Klassenlehrer(in) die Veränderung mit.

NEIN

NEIN

Verhaltensstörungen bei über 5jährigen Kindern können eine ganze Palette von Ursachen haben, grob zusammengefaßt: erbte Anlage, minimale Hirnfunktionsstörung (Minimal Brain Dysfunction), Störungen der Eltern-Kind-Beziehung, Schwierigkeiten in der Schule (bzw. im Kindergarten oder im Freundeskreis). Ist das Vertrauen des Kindes zu den Eltern gestört, wird es sich seinen Eltern auch nicht mitteilen – vor allem wenn es Schwierigkeiten in der Schule (siehe Karte 23), im Freundeskreis (etwa Einschüchterung und Drogenmißbrauch) oder sonstwo (sexuelle Erlebnisse älterer Kinder) hat. Siehe auch *Verhaltensstörungen* auf der linken Seite.

Was Sie tun können: Versuchen Sie, die Energien des Kindes zu kanalisieren – etwa in eine sportliche Betätigung innerhalb eines Vereins (Schwimmen, Reiten, Turnen etc.), in künstlerische (Malen, Lernen eines Instrumentes) oder handwerkliche (Basteln, Holzarbeiten, Modellflugzeugbauen etc.). Sprechen Sie auch mit den Lehrern bzw. der Lehrerin über die Problematik. Überprüfen Sie Ihre Beziehung zum Kind – suchen Sie, wenn Sie sich überfordert fühlen, einen *Kinderpsychologen* bzw. *Familientherapeuten* auf.

Vermuten Sie, daß Ihr älteres Kind raucht oder Drogen mißbraucht, wie
- Alkohol,
- Lösungsmittel,
- Hasch, Medikamente, Kokain, Heroin u. a.?

JA

NEIN

Konsultieren Sie den Kinder- oder Hausarzt, am besten auch einen Kinder- und Familientherapeuten.

Siehe dazu den Kasten *Rauchen, Alkohol und Drogenmißbrauch* (Karte 51).

AUTISMUS

Wirkt Ihr Kind von den ersten Lebensmonaten an in sich selbst zurückgezogen, sind Gesichtsausdruck und Gestik teilnahmslos, ist später auch die Sprachentwicklung verzögert, verweigert es jede normale Kommunikation – dann ist Ihr Kind möglicherweise autistisch. Etwa 3 von 10 000 Kindern leiden unter Autismus (auf sich selbst zurückziehendes Verhalten).

Die Ursachen des Autismus sind weitgehend ungeklärt. Spezialisten nehmen an, daß der großen Verweigerung autistischer Kinder erblich bedingte Faktoren zugrunde liegen, möglicherweise auch eine minimale Hirnfunktionsstörung (Minimal Brain Dysfunction). Nur mit Hilfe einer oft langjährigen Psychotherapie gelingt es, die Kinder aus ihrer geheimnisvollen Erstarrung zu lösen. Ab etwa dem 10. Lebensjahr bessert sich das kommunikative Verhalten der Kinder meist von selbst.

HYPERAKTIVITÄT

Hyperaktive Kinder fallen durch eine schier rastlose körperliche und geistige Aktivität auf – kleine Energiebündel, die wenig Schlaf brauchen, zu Impulsivität und verstärkten Trotzreaktionen neigen und sich kaum je richtig konzentrieren können. Ein hyperaktives Kind erfordert viel Geduld und Zuwendung.

Sicherlich ist ein anlagebedingtes Temperament Hauptursache der Hyperaktivität, die dann lediglich als das eine Ende des Spektrums normalen Verhaltens einzustufen wäre. Doch können andere Faktoren einen Verstärkereffekt haben, der vor allem Konzentrationsschwäche und aggressives Verhalten provoziert: etwa eine minimale Hirnfunktionsstörung (Minimal Brain Dysfunction), übermäßiger Phosphatverzehr (in Wurstwaren), Umweltgifte in der Ernährung, besonders aber häufiges Fernsehen (aggressivüberzogene Kindersendungen).

Freilich scheint es auch Ansichtssache zu sein, ab wann ein Kind als hyperaktiv einzustufen ist. Denn zunächst sind es eher phlegmatische Erwachsene, die gestreßt auf ein temperamentvoll-impulsives Kind reagieren. Konsultieren Sie im Zweifelsfall Kinderarzt und Kinderpsychologen.

EIN KIND BRAUCHT FÜHRUNG – REGELN UND SOZIALES LERNEN

Erziehung bedeutet: Führen Sie das Kind – zur Entwicklung einer eigenen Persönlichkeit im Rahmen des sozialen Umfelds, zur Entfaltung seiner Möglichkeiten und zur Welterfahrung.

Jedes Kind profitiert von einem guten Regelsystem, von klaren Formen des sozialen Miteinanders – freilich nur, wenn Sie ihm Regeln und Formen altersgemäß erklären und vorleben. Regeln und Formen, die das Kind versteht und als gut erfahren hat, geben ihm Halt und Basis für Persönlichkeitsentwicklung, soziales Lernen und das Abenteuer Welterfahrung. Das soziale Lernen eines Kindes vollzieht sich schrittweise: Es lernt sich durchzusetzen, aber auch Kompromisse zu schließen, zu agieren und zu reagieren, auf andere einzugehen und zu kooperieren – sicher, nicht nur in der Familie, sondern auch im Kindergarten und später in der Schule. Geführt wird es ebenso nicht nur von Ihnen, sondern auch von Kindergärtnerin und Lehrkräften. Aber am entscheidensten ist immer die Führung durch die Eltern.

Führungsschwächen

Fehler, zu denen Eltern beim Führen eines Kindes immer wieder neigen, sind:

- eine starre, autoritäre Erziehung,
- eine zu lasche, inkonsequente Führung,
- Überbeschützung.

Die rigiden Regeln und Formen einer autoritären Erziehung wird ein ichstärkeres Kind immer wieder brechen, was Sie zur Bestrafung zwingt

und in einen Dauerstreß versetzt. Bei einem ichschwächeren, lieben Kind unterminieren Sie Selbstbewußtsein und Selbstbehauptung. Führen Sie zu lasch, fühlt sich ein Kind nicht geborgen. Sie nehmen ihm die sichere Basis, von der aus es die Welt erfahren kann. Überbeschützen Sie ein Kind, rauben Sie ihm viel an eigener Erfahrung – Sie machen es ängstlich und unsicher.

Freiraum und Bestrafung

Die Regeln und Formen, die Sie aufstellen, sollten einem Kind den Freiraum zu eigenen Entscheidungen und Erfahrungen lassen – sonst untergraben Sie die Kreativität und Initiative, Selbstvertrauen und Persönlichkeitsentwicklung des Kindes. Doch bleiben Sie konsequent in der altersgemäßen Festlegung der Grenzen, jedoch nie ohne Erklärung, wenn das Kind ausufert (etwa in egozentrisches Verhalten oder in Konsumdenken). Gehen Sie (wenn angemessen) auch Kompromisse ein. Und denken Sie daran: Ihr Kind ist ein eigener Mensch; verwechseln Sie Liebe nicht mit Besitzergreifung und Kontrolle. Nur so gewinnen Sie sein Vertrauen. Folgerichtig ist jegliche Bestrafung unwürdig.

Vermeiden Sie vor allem körperliche Gewalt, und lassen Sie nicht Druck bzw. psychosozialen Streß, den Sie erleiden, am Kind (das schwächste Glied der sozialen Kette) aus. Konsultieren Sie einen Kinderpsychologen und einen Familientherapeuten, wenn Sie Aggressionen gegen das Kind entwickeln.

23 Lernschwierigkeiten und Schulprobleme

Lassen die schulischen Leistungen Ihres Kindes zu wünschen übrig, kann Ihnen die Diagnose-Karte auf dieser Doppelseite erste Anhaltspunkte für mögliche Ursachen geben. Schwachen Schulleistungen können drei Ursachenkomplexe zugrunde liegen: anlagebedingte Lernschwierigkeiten, etwa eine Lese- und Rechtschreibschwä-

che, Krankheiten und psychosoziale Probleme in Schule oder Elternhaus. Nicht wenige Kinder entwickeln auch psychisch-vegetative Störungen infolge des Schulstresses. Besprechen Sie die jeweilige Problematik mit dem Lehrer Ihres Kindes. Konsultieren Sie gegebenenfalls auch den Hausarzt sowie einen Kinderpsychologen.

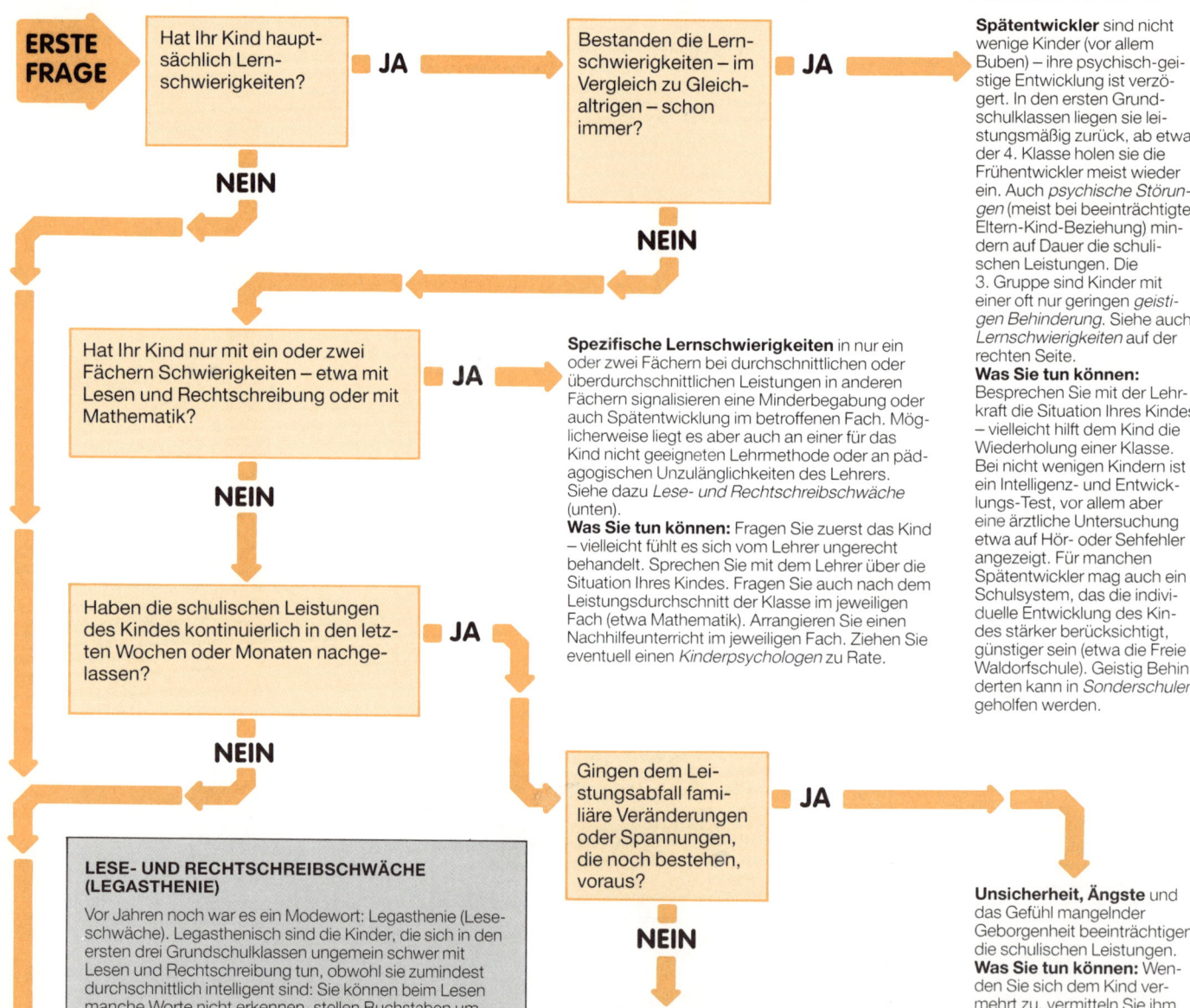

ERSTE FRAGE

Hat Ihr Kind hauptsächlich Lernschwierigkeiten?

JA →

Bestanden die Lernschwierigkeiten – im Vergleich zu Gleichaltrigen – schon immer?

JA →

Spätentwickler sind nicht wenige Kinder (vor allem Buben) – ihre psychisch-geistige Entwicklung ist verzögert. In den ersten Grundschulklassen liegen sie leistungsmäßig zurück, ab etwa der 4. Klasse holen sie die Frühentwickler meist wieder ein. Auch *psychische Störungen* (meist bei beeinträchtigter Eltern-Kind-Beziehung) mindern auf Dauer die schulischen Leistungen. Die 3. Gruppe sind Kinder mit einer oft nur geringen *geistigen Behinderung*. Siehe auch *Lernschwierigkeiten* auf der rechten Seite.
Was Sie tun können: Besprechen Sie mit der Lehrkraft die Situation Ihres Kindes – vielleicht hilft dem Kind die Wiederholung einer Klasse. Bei nicht wenigen Kindern ist ein Intelligenz- und Entwicklungs-Test, vor allem aber eine ärztliche Untersuchung etwa auf Hör- oder Sehfehler angezeigt. Für manchen Spätentwickler mag auch ein Schulsystem, das die individuelle Entwicklung des Kindes stärker berücksichtigt, günstiger sein (etwa die Freie Waldorfschule). Geistig Behinderten kann in *Sonderschulen* geholfen werden.

NEIN ↓

NEIN ↓

Hat Ihr Kind nur mit ein oder zwei Fächern Schwierigkeiten – etwa mit Lesen und Rechtschreibung oder mit Mathematik?

JA →

Spezifische Lernschwierigkeiten in nur ein oder zwei Fächern bei durchschnittlichen oder überdurchschnittlichen Leistungen in anderen Fächern signalisieren eine Minderbegabung oder auch Spätentwicklung im betroffenen Fach. Möglicherweise liegt es aber auch an einer für das Kind nicht geeigneten Lehrmethode oder an pädagogischen Unzulänglichkeiten des Lehrers. Siehe dazu *Lese- und Rechtschreibschwäche* (unten).
Was Sie tun können: Fragen Sie zuerst das Kind – vielleicht fühlt es sich vom Lehrer ungerecht behandelt. Sprechen Sie mit dem Lehrer über die Situation Ihres Kindes. Fragen Sie auch nach dem Leistungsdurchschnitt der Klasse im jeweiligen Fach (etwa Mathematik). Arrangieren Sie einen Nachhilfeunterricht im jeweiligen Fach. Ziehen Sie eventuell einen *Kinderpsychologen* zu Rate.

NEIN ↓

Haben die schulischen Leistungen des Kindes kontinuierlich in den letzten Wochen oder Monaten nachgelassen?

JA →

NEIN ↓

Gingen dem Leistungsabfall familiäre Veränderungen oder Spannungen, die noch bestehen, voraus?

JA →

Unsicherheit, Ängste und das Gefühl mangelnder Geborgenheit beeinträchtigen die schulischen Leistungen.
Was Sie tun können: Wenden Sie sich dem Kind vermehrt zu, vermitteln Sie ihm Geborgenheit. Versuchen Sie, die Spannungen (etwa mit dem Partner) zu lösen. Erklären Sie dem Kind die Unumgänglichkeit der Veränderung – etwa einer Scheidung oder der Tatsache, daß Sie wieder arbeiten müssen. Sprechen Sie auch mit dem Lehrer über die Situation, damit er auf das Kind eingehen und es fördern kann. *Konsultieren Sie einen Kinderpsychologen*, wenn das Kind die neue Situation weiter nicht zu verkraften scheint.

NEIN ↓

Einem **plötzlichen Abfall** der schulischen Leistungen, der nicht auf familiäre Spannungen oder Veränderungen zurückzuführen ist, können Krankheiten, Hör- oder Sehfehler, aber auch psychosoziale Probleme in der Schule oder im Freundeskreis zugrunde liegen.
Was Sie tun können: Versuchen Sie, im Gespräch mit dem Kind die Ursache herauszufinden. *Konsultieren Sie gegebenenfalls einen Arzt*, der das Kind eingehend untersuchen wird. Besprechen Sie die Situation mit den Lehrkräften, wenn sich das Kind ungerecht behandelt fühlt oder Probleme in der Klassengemeinschaft hat. Denken Sie auch an Probleme im Freundeskreis des Kindes, an Liebeskummer oder an Drogenmißbrauch (Karte 51). Suchen Sie nötigenfalls mit dem Kind einen *Psychologen* auf.

LESE- UND RECHTSCHREIBSCHWÄCHE (LEGASTHENIE)

Vor Jahren noch war es ein Modewort: Legasthenie (Leseschwäche). Legasthenisch sind die Kinder, die sich in den ersten drei Grundschulklassen ungemein schwer mit Lesen und Rechtschreibung tun, obwohl sie zumindest durchschnittlich intelligent sind: Sie können beim Lesen manche Worte nicht erkennen, stellen Buchstaben um oder verwechseln sie – so lesen sie etwa Bahn statt Baum; beim Schreiben sind Umstellungsfehler, Wortverstümmelungen oder Verwechslungen von Buchstaben recht häufig (etwa Bien statt Bein, Blid statt Bild).

Ursachen und Behandlung
Die Ursachen der Legasthenie sind nicht voll geklärt. Glaubte man vor Jahren noch, daß meist leichte Störungen der Hirnfunktionen zugrunde liegen, vermuten Spezialisten heute eher eine verzögerte Persönlichkeitsentwicklung des Kindes. Dafür spricht, daß die Kinder mit dem 4. Grundschuljahr ihre Legasthenie weitgehend ablegen. Die Reifung für den Umgang mit der Schrift läßt sich jedoch durch eine spezielle Förderung beschleunigen. Konsultieren Sie Lehrer und Kinderpsychologen.

Fortsetzung rechte Seite

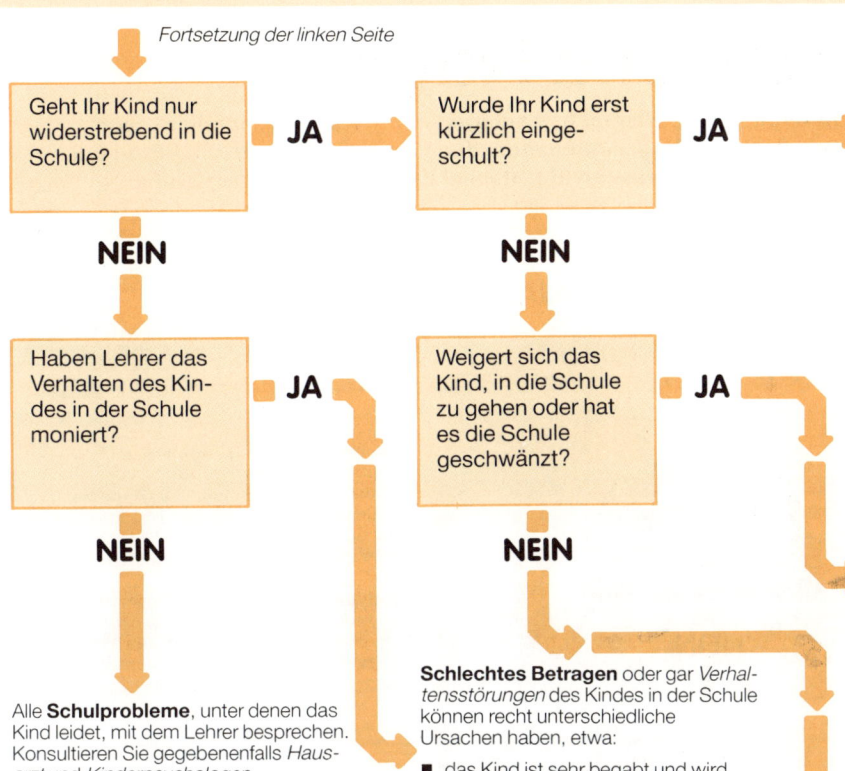

Fortsetzung der linken Seite

Geht Ihr Kind nur widerstrebend in die Schule? — **JA** → **Wurde Ihr Kind erst kürzlich eingeschult?** — **JA** →

NEIN ↓   **NEIN** ↓

Haben Lehrer das Verhalten des Kindes in der Schule moniert? — **JA** → **Weigert sich das Kind, in die Schule zu gehen oder hat es die Schule geschwänzt?** — **JA** →

NEIN ↓   **NEIN** ↓

Angst vor der Schule ist bei Erstklässlern in den ersten Wochen oder Monaten nach der Einschulung nicht selten, vor allem wenn sie keinen Kindergarten besucht haben oder zu Hause überbeschützt werden (dann sind sie es meist nicht gewohnt, von der Mutter mehrere Stunden getrennt zu sein). Sie kann aber auch auftreten, wenn Sie dem Kind im Kindergartenalter Angst vor der Schule gemacht haben (»Warte nur, bis du in die Schule mußt«). Manche Erstklässler werden allerdings auch in der Schule von Mitschülern oder älteren Schülern geplagt und entwickeln so Ängste.
Was Sie tun können: Überdenken Sie die möglichen Gründe, sprechen Sie mit Ihrem Kind darüber; sagen Sie ihm, daß Sie es noch genauso lieben und daß Sie sich mit ihm freuen über das, was es jetzt lernen kann. Sprechen Sie auch mit dem Lehrer, konsultieren Sie eventuell einen *Kinderpsychologen*.

Die **Weigerung, in die Schule zu gehen**, oder gar Schulschwänzen sind immer ernste Signale. Möglicherweise wird Ihr Kind von Mitschülern oder älteren Schülern gehänselt, unterdrückt oder gar geschlagen. Oder es fühlt sich von Lehrkräften sehr ungerecht behandelt, vielleicht glaubt es sich in der jeweiligen Schule auch am falschen Platz. Oder es ist schlechten Einflüssen von Freunden unterlegen. Seltener sind mögliche Ängste vor häuslichen Veränderungen (Folgen eines Ehestreits etc.).
Was Sie tun können: Versuchen Sie die Gründe im vertraulichen und liebevollen Gespräch mit dem Kind herauszufinden, konsultieren Sie eventuell auch einen *Kinderpsychologen*. Sprechen Sie mit dem Klassenlehrer über das Problem.

Alle **Schulprobleme**, unter denen das Kind leidet, mit dem Lehrer besprechen. Konsultieren Sie gegebenenfalls *Hausarzt* und *Kinderpsychologen*.

Schlechtes Betragen oder gar *Verhaltensstörungen* des Kindes in der Schule können recht unterschiedliche Ursachen haben, etwa:

- das Kind ist sehr begabt und wird vom Unterricht nicht gefordert, es langweilt sich (links unten);
- die Anforderungen sind für das Kind zu hoch, es versucht, durch Clownerien oder aggressives Verhalten Aufmerksamkeit zu gewinnen;
- es fühlt sich vom Lehrer ungerecht behandelt und weiß sich nicht anders zu wehren;
- es hat Konflikte mit Klassenkameraden;
- die pädagogischen Fähigkeiten des Lehrers sind nicht angemessen, vor allem nicht für ältere Kinder und Jugendliche, die autoritäres Gehabe ablehnen (Karte 51);
- Ihr Kind hat *Verhaltensstörungen* (Karte 22).

Was Sie tun können: Sprechen Sie mit dem Kind eingehend, aber ohne Drohung über das Problem – gegebenenfalls danach noch einmal mit dem Lehrer. Siehe dazu auch *Ein Kind braucht Führung*, Karte 22. Appellieren Sie an die pädagogischen Fähigkeiten des Lehrers. Ziehen Sie in schwierigen Fällen einen *Kinderpsychologen* hinzu.

Geht Ihr Kind nur widerstrebend in die Schule, können dieselben Gründe vorliegen wie bei der strikten Weigerung (siehe dazu oben) – bloß hat das Kind den Schritt zur großen Verweigerung oder gar zum Schulschwänzen noch nicht unternommen.
Was Sie tun können: Gewinnen Sie das Vertrauen des Kindes, sprechen Sie ohne jede Drohung oder Herabwürdigung (»Aus dir wird mal nichts«) mit dem Kind über seine Beweggründe und Ängste. Sprechen Sie auch mit dem Klassenlehrer, vielleicht hat er eine Lösung parat (etwa ein ernstes Gespräch mit den Mitschülern bzw. deren Eltern, einen Klassenwechsel oder gegebenenfalls auch Schulwechsel). Suchen Sie in schwierigen Fällen mit dem Kind einen *Kinderpsychologen* auf.

BEGABTE KINDER

Hochbegabte Kinder – ob sie nun speziell für ein Fach oder generell talentiert sind – brauchen schon sehr früh eine spezielle Förderung. Sie sind schnell gelangweilt und frustriert, wenn sie sich dem durchschnittlichen Lernpensum und -tempo einer Klasse unterordnen müssen. Daraus können auch Verhaltensprobleme entstehen.

Vermuten Sie bei Ihrem Kind diese Zusammenhänge, sollten Sie mit ihm eingehend die Problematik besprechen. Konsultieren Sie dann den Klassenlehrer bzw. die Fachlehrkräfte. Die Lehrer werden sich gegebenenfalls bemühen, das Kind entsprechend zu fördern und auszulasten – durch ein spezielles Lern- und Aufgabenprogramm.

Je nach spezieller Begabung des Kindes werden die Lehrer möglicherweise auch einen Schulwechsel vorschlagen – etwa in ein Gymnasium, wo es in Fremdsprachen, Mathematik oder Naturwissenschaften besser gefördert werden kann.

Doch vermeiden Sie es, daß Ihr Kind zum Fachidioten oder einseitigen Streber wird. Achten Sie darauf, daß sein soziales und psychosoziales Lernen mit der Förderung seines intellektuellen »Ausgelastetseins« Schritt hält. Auch ein hochbegabtes, ehrgeiziges Kind braucht Spiel, Freizeit und Entspannung. Fördern Sie Spiele und Freundschaften mit gleichaltrigen Kindern, lenken Sie die Energien Ihres Kindes auch auf handwerklich-künstlerische Tätigkeiten, Hobbys und sportliche Aktivitäten.

LERNSCHWIERIGKEITEN

Nachahmen, Ausprobieren, Tun – dies sind die Basisprozesse des Lernens, der Welterfahrung eines Kindergarten-Kindes. Im Einschulungsalter lernt das Kind bereits komplexer: Es bildet Systeme, Konzepte, Kategorien und Strategien – wenn auch eher auf der Basis einer kreativen Gestaltung. Die abstrakte Intellektualität Erwachsener formt sich erst allmählich ab etwa dem 12. Lebensjahr.

In den Grundschulklassen wird diesem Entwicklungsprozeß kaum Rechnung getragen – es ist zuviel Intellektualität drin, die Kreativität bleibt auf der Strecke. Lernschwierigkeiten (vor allem die *Lese-Rechtschreibschwäche*, linke Seite) werden so bei vielen Kindern programmiert, ebenso psychische Störungen durch den Schulstreß.

Doch Lernschwierigkeiten sind nicht nur schulgemacht. Grundvoraussetzungen für ein altersgemäßes Lernen des Kindes sind seine normale Intelligenz und körperliche Gesundheit (kein unbehandelter Hör- und Sehfehler, keine chronische Krankheit). Nicht zuletzt ist das Lernen auch von der kindgemäßen Förderung und Führung im Elternhaus abhängig. Nur ein Beispiel: Exzessives Fernsehen beeinträchtigt Kreativität und Konzentrationsvermögen des Kindes.

Besprechen Sie Lernschwierigkeiten Ihres Kindes immer zuerst mit den Lehrkräften. Die Kooperation zwischen Eltern und Pädagogen bei der Führung des Kindes ist heute wichtiger denn je. Konsultieren Sie gegebenenfalls auch Hausarzt und Kinderpsychologen.

24 Kopfhaut, Haare und Nägel

Gehen Sie diese Diagnose-Karte durch, wenn Kopfhaut, Haare oder Nägel des Kindes erkrankt sind oder aus dem einen oder anderen Grund Probleme bereiten. Meist sind die Ursachen anlagebedingt (Gneis oder Milchschorf, Nägelkauen etc.), doch auch Infektionen mit Pilzen oder Parasiten (Kopfläuse) können eine Rolle spielen.

ERSTE FRAGE

Bekommt Ihr Kind plötzlich kahle Stellen am behaarten Kopf?

JA → Ist das Kind noch kein Jahr alt?

JA → **Ist das Baby** erst einige Wochen alt, verliert es mit der Zeit seine ersten Härchen, vor allem durch Reibung. Neue, stärkere Haare wachsen nach. In sehr seltenen Fällen kann eine angeborene herdförmige Kahlköpfigkeit vorliegen.

Ihr Kind hat eine **Pilzinfektion** der Kopfhaut, bei entzündlicher Rötung eine *Trichophytie*, bei feiner Schuppung der kahlen Stelle eine *Mikrosporie* (hier finden sich unter der Schuppung abgebrochene Haarstümpfe). *Konsultieren Sie den Hausarzt oder einen Hautarzt.*
Behandlung: Der Arzt verordnet pilztötende Salben (bei Mikrosporie meist auch die Einnahme eines pilztötenden Mittels). Beide Infektionen sind sehr ansteckend. Waschen Sie die Haare des Kindes gründlich. Nach der Behandlung wachsen die Haare wieder nach.

NEIN

Ist das Haar des Kindes schütter geworden?

JA

NEIN

Ist die kahle Stelle entzündlich gerötet oder fein geschuppt?

JA →

NEIN

Ein **kreisrunder Haarausfall** (Alopecia areata) liegt vor, wenn der kahle Bereich weder schuppig noch entzündet ist; dieser Haarausfall ist anlagebedingt. *Konsultieren Sie den Hautarzt.* Eine eher diffus ausgebreitete Haarlichtung kann auch bei chronischen Krankheiten oder nach Schocks entstehen, doch wachsen hier die Haare immer nach.
Behandlung: In vielen Fällen wachsen beim kreisrunden Haarausfall die Haare wieder nach, in anderen Fällen kann sich der kahle Bezirk erweitern. Eine Behandlung mit Kortison-Präparaten erst nach längerer Wartezeit erwägen (Nebenwirkungen).

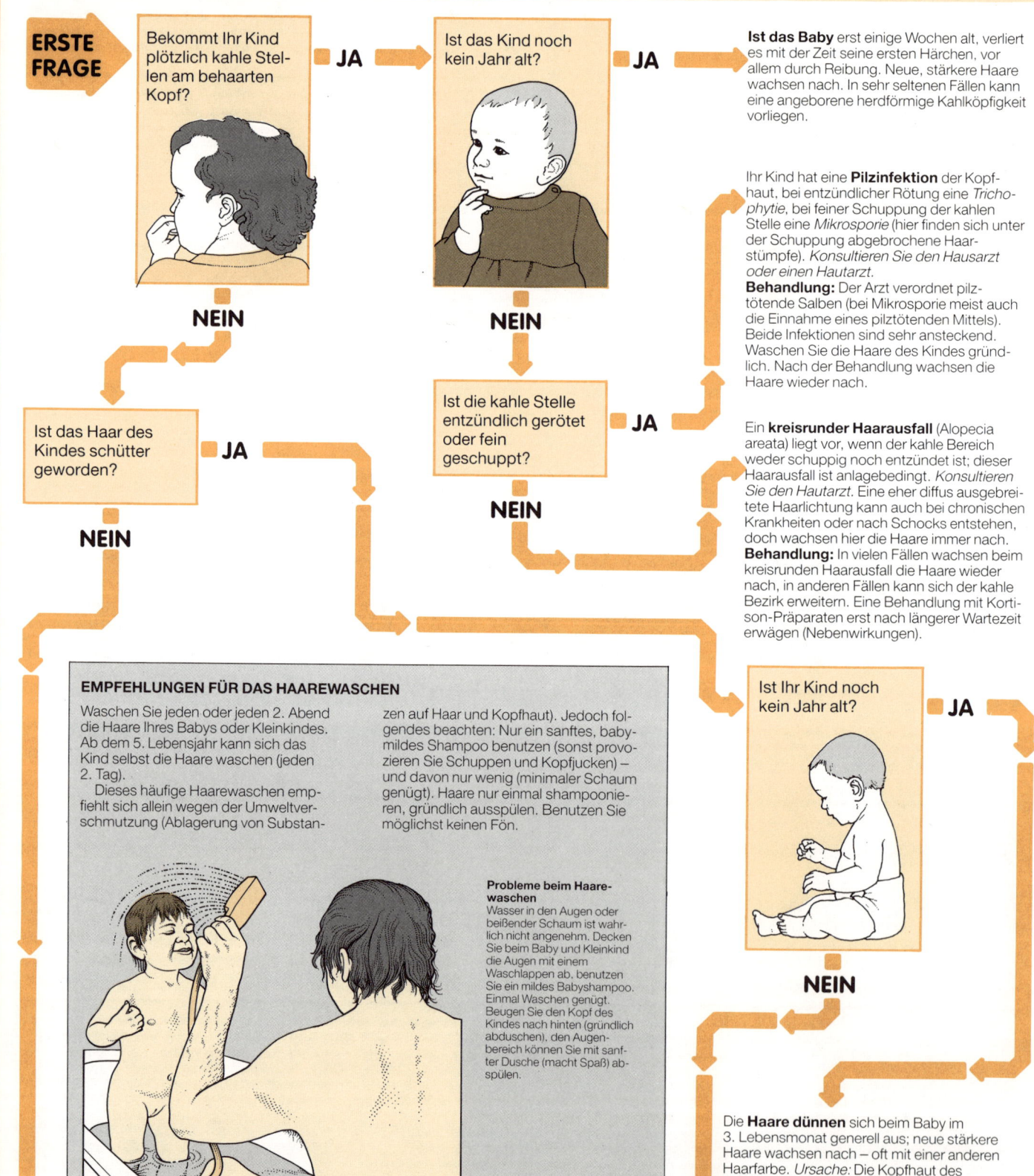

EMPFEHLUNGEN FÜR DAS HAAREWASCHEN

Waschen Sie jeden oder jeden 2. Abend die Haare Ihres Babys oder Kleinkindes. Ab dem 5. Lebensjahr kann sich das Kind selbst die Haare waschen (jeden 2. Tag).

Dieses häufige Haarewaschen empfiehlt sich allein wegen der Umweltverschmutzung (Ablagerung von Substanzen auf Haar und Kopfhaut). Jedoch folgendes beachten: Nur ein sanftes, babymildes Shampoo benutzen (sonst provozieren Sie Schuppen und Kopfjucken) — und davon nur wenig (minimaler Schaum genügt). Haare nur einmal shampoonieren, gründlich ausspülen. Benutzen Sie möglichst keinen Fön.

Probleme beim Haarewaschen

Wasser in den Augen oder beißender Schaum ist wahrlich nicht angenehm. Decken Sie beim Baby und Kleinkind die Augen mit einem Waschlappen ab, benutzen Sie ein mildes Babyshampoo. Einmal Waschen genügt. Beugen Sie den Kopf des Kindes nach hinten (gründlich abduschen), den Augenbereich können Sie mit sanfter Dusche (macht Spaß) abspülen.

Ist Ihr Kind noch kein Jahr alt?

JA

NEIN

Die **Haare dünnen** sich beim Baby im 3. Lebensmonat generell aus; neue stärkere Haare wachsen nach — oft mit einer anderen Haarfarbe. *Ursache:* Die Kopfhaut des Babys dehnt sich stark aus.

1 *Fortsetzung rechte Seite, Spalte 1*

2 *Fortsetzung rechte Seite, Spalte 2*

1 Fortsetzung der linken Seite, Spalte 1

Juckt die Kopfhaut des Kindes? — **JA**

NEIN

Hat Ihr Kind eine fettig-gelbe Schuppung mit Krustenbildung und Einrissen? — **JA**

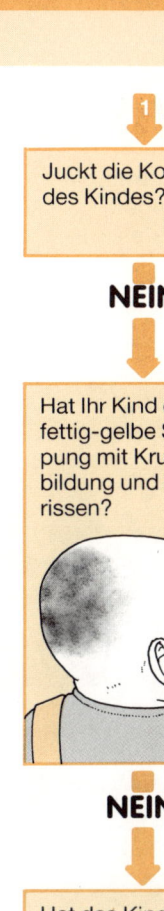

NEIN

Hat das Kind Schuppen am behaarten Kopf? — **JA**

NEIN

Konsultieren Sie den Kinderarzt oder auch einen Hautarzt.

Hört der Juckreiz nach dem Haarewaschen oft für ein, zwei Tage auf? — **JA**

NEIN

Vielleicht hat Ihr Kind **Kopfläuse**. Anzeichen sind: Hautauschlag am Hinterkopf und im Nacken (Läuseekzem), Juckreiz, fest an das Haar geklebte Nissen (Eier). Diese Parasiten nehmen wieder zu, vor allem beim Spiel im Kindergarten und in der Schule wandern sie leicht von Kind zu Kind. Ein Befall hat nichts mit mangelnder Hygiene zu tun. Informieren Sie Kindergärtnerin oder Lehrer. *Konsultieren Sie den Hausarzt.*
Behandlung: Läusetötende Emulsion nach Anweisung des Arztes anwenden (auch Beipackzettel lesen).

Unter **Gneis**, einer Form des *seborrhoischen Ekzem* (Karte 25), leiden nicht wenige Babys. *Konsultieren Sie den Kinderarzt.*
Behandlung: Entfernen Sie krustige Auflagerungen sanft mit einem Babyöl (Öl über Nacht einwirken lassen). In schweren Fällen verordnet der Kinderarzt spezielle Lotionen oder Shampoos. Ansonsten waschen Sie die Haare des Babys häufiger mit einem sehr milden Babyshampoo (siehe dazu linke Seite).

Einfache **Kopfschuppen** (rechts) können der Grund sein. Siehe auch *Milchschorf* (Karte 4), bei älteren Kindern könnte auch *Psoriasis* (Schuppenflechte) vorliegen.

---

 2 Fortsetzung der linken Seite, Spalte 2

Nimmt Ihr Kind irgendein verordnetes Medikament ein? — **JA**

NEIN

Haarausfall und Haarlichtungen bei Kindern können verschiedene Ursachen zugrunde liegen: etwa chronische Krankheiten, Schocks (nach Unfällen oder Operationen), schwere Hauterkrankungen – dann wachsen die Haare meist irgendwann wieder nach. Gegen eine angeborene bzw. erblich bedingte spärliche Behaarung ist dagegen nichts zu machen. Überdies kann Haarausfall mechanisch entstehen, durch Zug und Druck – etwa bei einem zu straffen Pferdeschwanz oder speziellen Stylings. Auch harte Bürsten können das Haar schädigen, ebenso Dauerwellen. Konsultieren Sie den Friseur, in ernsten Fällen *Hausarzt* und *Hautarzt*.

Bestimmte Medikamente können zu einem vorübergehenden Haarausfall führen. Besprechen Sie das Problem mit dem verordnenden Arzt.

Ihr Kind hat wahrscheinlich einfache **Kopfschuppen**, die oft durch ein austrocknendes Shampoo provoziert werden. Zur entzündlichen Schuppung eines Babys siehe *Milchschorf* (Karte 4), zur fettig-gelben, krustigen Schuppung siehe *Gneis*, links.
Behandlung: Zum Haarewaschen ein babymildes Shampoo benutzen, kein Shampoo gegen Schuppen.

NAGELPFLEGE

Nägel von Babys und auch älteren Kindern sollten immer kurz gehalten werden – bei Babys, um Kratzwunden zu vermeiden, und bei älteren Kindern vor allem zur Vorbeugung des Nägelkauens und als Schutz vor Infektionen infolge der Trauerränder.

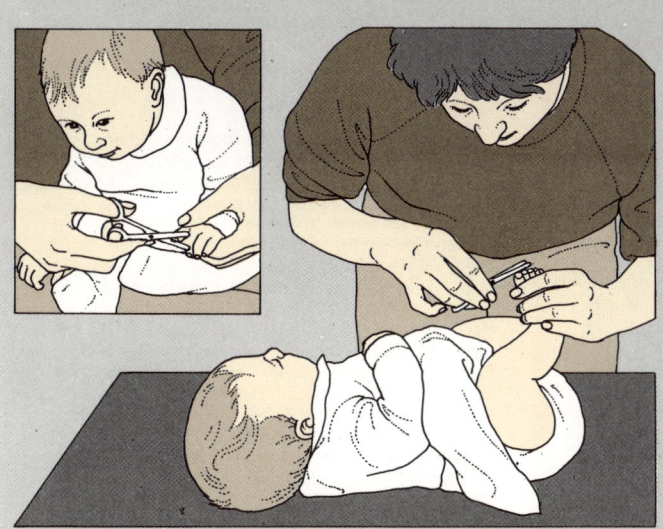

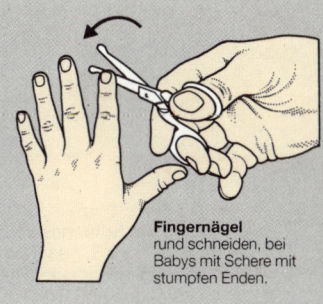

Fingernägel
rund schneiden, bei Babys mit Schere mit stumpfen Enden.

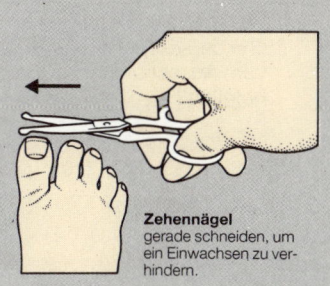

Zehennägel
gerade schneiden, um ein Einwachsen zu verhindern.

Nägelkauen

Nägelkauen ist eine nervöse Angewohnheit bei vielen Kindern der Grundschulklassen – zugrunde liegen können psychosoziale Probleme, bisweilen auch nur Nachahmung. Extremes Kauen kann zum Wundsein des Nagelbettes führen. Wenden Sie sich Ihrem Kind vermehrt zu und ermutigen Sie es zur Freude an schönen Nägeln. Lassen Sie es beispielsweise einen Nagel mit farbigem Lack anstreichen, die anderen mit einem Klarlack. Demütigen Sie Ihr Kind nicht mit bitterschmeckenden und auf Dauer wirkungslosen Anstrichen. Im übrigen hören die meisten Kinder während der Pubertät von selbst mit dem Nägelkauen auf.

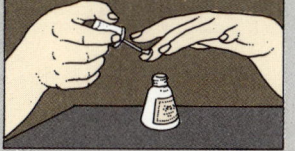

25 Hautausschlag, Warzen und Furunkel

Rötliche Flecken oder Knötchen, Pusteln (Eiterbläschen), Bläschen, entzündete Hautbereiche mit und ohne Schuppenbildung, entzündliche Schwellungen, Juckreiz oder keiner – das Erscheinungsbild eines Hautausschlages ist ebenso verwirrend wie die möglichen Ursachen: Infektionen mit Viren, Bakterien oder Pilzen, ererbte Anlagen, Allergien. Konsultieren Sie bei jedem Ausschlag des Kindes den Haus- oder Hautarzt.

Für Babys siehe Karte 4.

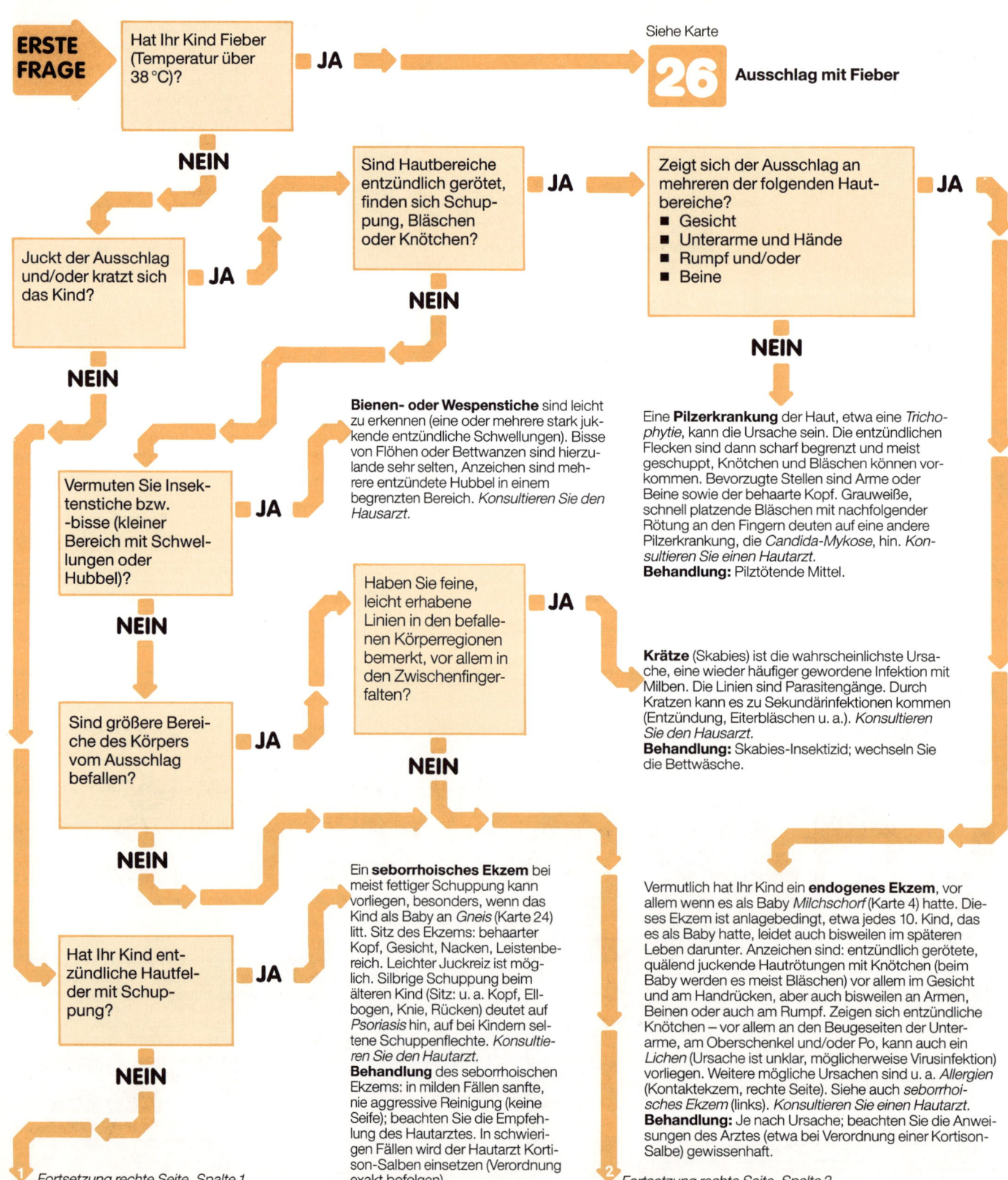

ERSTE FRAGE

Hat Ihr Kind Fieber (Temperatur über 38 °C)?

JA → Siehe Karte **26** **Ausschlag mit Fieber**

NEIN

Juckt der Ausschlag und/oder kratzt sich das Kind?

Sind Hautbereiche entzündlich gerötet, finden sich Schuppung, Bläschen oder Knötchen?

JA

JA

Zeigt sich der Ausschlag an mehreren der folgenden Hautbereiche?
- Gesicht
- Unterarme und Hände
- Rumpf und/oder
- Beine

JA

NEIN

NEIN

Vermuten Sie Insektenstiche bzw. -bisse (kleiner Bereich mit Schwellungen oder Hubbel)?

Bienen- oder Wespenstiche sind leicht zu erkennen (eine oder mehrere stark juckende entzündliche Schwellungen). Bisse von Flöhen oder Bettwanzen sind hierzulande sehr selten, Anzeichen sind mehrere entzündete Hubbel in einem begrenzten Bereich. *Konsultieren Sie den Hausarzt.*

JA

Eine **Pilzerkrankung** der Haut, etwa eine *Trichophytie*, kann die Ursache sein. Die entzündlichen Flecken sind dann scharf begrenzt und meist geschuppt, Knötchen und Bläschen können vorkommen. Bevorzugte Stellen sind Arme oder Beine sowie der behaarte Kopf. Grauweiße, schnell platzende Bläschen mit nachfolgender Rötung an den Fingern deuten auf eine andere Pilzerkrankung, die *Candida-Mykose*, hin. *Konsultieren Sie einen Hautarzt.*
Behandlung: Pilztötende Mittel.

NEIN

Sind größere Bereiche des Körpers vom Ausschlag befallen?

Haben Sie feine, leicht erhabene Linien in den befallenen Körperregionen bemerkt, vor allem in den Zwischenfingerfalten?

JA

JA

Krätze (Skabies) ist die wahrscheinlichste Ursache, eine wieder häufiger gewordene Infektion mit Milben. Die Linien sind Parasitengänge. Durch Kratzen kann es zu Sekundärinfektionen kommen (Entzündung, Eiterbläschen u. a.). *Konsultieren Sie den Hausarzt.*
Behandlung: Skabies-Insektizid; wechseln Sie die Bettwäsche.

NEIN

NEIN

Hat Ihr Kind entzündliche Hautfelder mit Schuppung?

JA

Ein **seborrhoisches Ekzem** bei meist fettiger Schuppung kann vorliegen, besonders wenn das Kind als Baby an *Gneis* (Karte 24) litt. Sitz des Ekzems: behaarter Kopf, Gesicht, Nacken, Leistenbereich. Leichter Juckreiz ist möglich. Silbrige Schuppung beim älteren Kind (Sitz: u. a. Kopf, Ellbogen, Knie, Rücken) deutet auf *Psoriasis* hin, auf bei Kindern seltene Schuppenflechte. *Konsultieren Sie den Hautarzt.*
Behandlung des seborrhoischen Ekzems: in milden Fällen sanfte, nie aggressive Reinigung (keine Seife); beachten Sie die Empfehlung des Hautarztes. In schwierigen Fällen wird der Hautarzt Kortison-Salben einsetzen (Verordnung exakt befolgen).

Vermutlich hat Ihr Kind ein **endogenes Ekzem**, vor allem wenn es als Baby *Milchschorf* (Karte 4) hatte. Dieses Ekzem ist anlagebedingt, etwa jedes 10. Kind, das es als Baby hatte, leidet auch bisweilen im späteren Leben darunter. Anzeichen sind: entzündlich gerötete, quälend juckende Hautrötungen mit Knötchen (beim Baby werden es meist Bläschen) vor allem im Gesicht und am Handrücken, aber auch bisweilen an Armen, Beinen oder auch am Rumpf. Zeigen sich entzündliche Knötchen – vor allem an den Beugeseiten der Unterarme, am Oberschenkel und/oder Po, kann auch ein *Lichen* (Ursache ist unklar, möglicherweise Virusinfektion) vorliegen. Weitere mögliche Ursachen sind u. a. *Allergien* (Kontaktekzem, rechte Seite). Siehe auch *seborrhoisches Ekzem* (links). *Konsultieren Sie einen Hautarzt.*
Behandlung: Je nach Ursache; beachten Sie die Anweisungen des Arztes (etwa bei Verordnung einer Kortison-Salbe) gewissenhaft.

NEIN

¹ *Fortsetzung rechte Seite, Spalte 1*

² *Fortsetzung rechte Seite, Spalte 2*

Fortsetzung der linken Seite, Spalte 1

Hat das Kind kleine rosarote Flecken im Gesicht und bald danach am ganzen Körper?

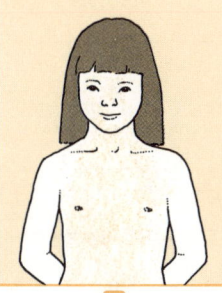

JA →

Wahrscheinlich hat Ihr Kind **Röteln**, vor allem wenn auch die Lymphknoten im Nacken und in den Kieferwinkeln angeschwollen sind. Der Ausschlag verschwindet nach etwa 3 Tagen wieder, die Lymphknotenschwellung erst Tage später. Die Körpertemperatur ist bei Kindern meist nur erhöht (bis 38 °C). *Konsultieren Sie den Kinder- oder Hausarzt* zur Abklärung der Diagnose – vor allem bei Mädchen, oder wenn Sie schwanger sind und noch keine Röteln hatten. (Röteln in der Schwangerschaft können den Embryo gefährden). **Behandlung** siehe Karte 26.

NEIN ↓

Hat Ihr Kind Bläschen oder schlaffe Blasen im Gesicht oder am Rumpf, die bald gelb verkrusten?

JA →

Vermutlich liegt eine **Eiterflechte** (Impetigo) vor, die durch eitererregende Bakterien verursacht wird – nicht zu verwechseln mit *Fieberbläschen* im Lippenbereich (Herpes-Viren), die bräunlich eintrocknen. *Konsultieren Sie den Hausarzt.*
Behandlung: Antibiotika-Salbe bei Impetigo (Handtuch und Waschlappen wechseln). Fieberbläschen heilen von selbst ab, Linderung durch spezielle Salben ist möglich.

NEIN ↓

Leidet Ihr über 12jähriges Kind an einem oder mehreren der folgenden Symptome?
- Pubertätspickel
- Eiterpustel mit umliegender Entzündung
- Schmerzende Abszesse

JA →

Akne ist bei Jugendlichen weit verbreitet, freilich meist nur in einer milden Form (Pubertätspickel).
Siehe Karte

52 Hautprobleme

NEIN ↓

Hat Ihr Kind mehrere entzündete, erhabene Hautstellen (Quaddeln)?

JA →

Dieses Symptom nennt man **Urtikaria** (Nesselsucht). Zugrunde liegt eine *Allergie* – etwa auf Nahrungsmittel (Milch, Stachelbeeren usw.), auf Medikamente, Blütenstaub. Das Symptom tritt auch bei Kontakten mit individuell allergieauslösenden Substanzen auf, etwa bei Primeln oder Hundehaaren (dieses *Kontaktekzem* macht sich bisweilen auch durch entzündete Knötchen oder Bläschen bemerkbar). Eine Urtikaria juckt meist quälend. Kommt es einige Tage nach dem Spritzen von Medikamenten (etwa Penizillin) zur Urtikaria mit Fieber und Kopfschmerzen *(Serumkrankheit)*, rufen Sie den Arzt. Wird die Injektion innerhalb eines Jahres wiederholt, kann ein *anaphylaktischer Schock* (Symptome: Brennen der Zunge, Atemnot, Kreislaufschock u. a.) auftreten – dann sofort den *Notarztwagen* rufen.
Diagnose und Behandlung: Allergietest und Meiden der auslösenden Substanzen; ansonsten Antihistaminika (stillen Juckreiz), eventuell auch Kortison.

NEIN ↓

 Fortsetzung der linken Seite, Spalte 2

WARZEN UND FURUNKEL

Warzen
Warzen sind Knoten der Haut, meist erscheinen sie zerklüftet und verhornt; immer werden sie durch bestimmte Viren verursacht. Sie können am ganzen Körper sitzen, bevorzugen jedoch Hände und Gesicht. Die einfache »gemeine Warze« ist stark verhornt, an den Fußsohlen kann sie sehr schmerzhaft sein (*Dornwarze*). Daneben gibt es *flache Warzen* (Handrücken und Gesicht) und *Feigwarzen* im Genital- und Afterbereich.

Behandlung
Im allgemeinen verschwinden Warzen irgendwann von selbst. Stören Sie kosmetisch oder tun sie weh (Dornwarzen), können sie durch Vereisung oder elektrochirurgisch entfernt werden – bisweilen wachsen sie wieder nach. Die meisten Warzenmittel sind kaum erfolgreich, bisweilen lohnt sich ein Versuch mit *Echinacin* oder *Thuja oligoplex* (tragen Sie diese pflanzlichen Mittel, die Viren hemmen können, direkt auf die Warzen auf). Suchen Sie bei Feigwarzen mit dem Kind grundsätzlich einen Hautarzt auf.

Furunkel
Ein Furunkel (entzündlicher Buckel in der Haut mit eitriger, zentraler Einschmelzung) entsteht, wenn eitererregende Bakterien, vor allem Staphylokokken, einen Haarbalg, dessen Talgdrüse und umliegendes

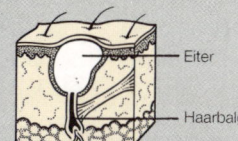

Die Entstehung eines Furunkels
Haarbalg und Umgebung entzünden sich durch Eitererreger – es kommt zur eitrigen Einschmelzung.

Eiter

Haarbalg

Gewebe infizieren. Konsultieren Sie den Hausarzt. Im Normalfall wird der Eiterpfropf eines reifen Furunkels von selbst abgestoßen, die Haut heilt. *Warnung:* Versuchen Sie nie einen Furunkel auszudrücken, sonst besteht die Gefahr der Streuung der Bakterien in Lymph- und Blutbahnen. Antiseptische Salben können die Heilung fördern. Einen größeren Furunkel oder einen Karbunkel (mehrere zusammenfließende Furunkel) kurz vor dem Aufbrechen wird der Arzt unter Antibiotika-Schutz aufschneiden, um die Heilung zu beschleunigen.

Verschiedene Medikamente können zu einem Hautauschlag (meist am ganzen Körper) führen, etwa in Form von Knötchen. Nicht immer liegt dann eine Allergie (siehe links unter *Urtikaria*) vor.

Nimmt Ihr Kind irgendwelche Medikamente?

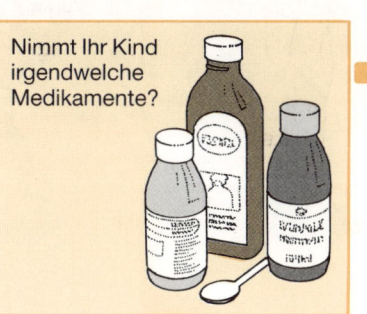

JA

NEIN ↓

Es gibt eine Vielzahl von Hauterkrankungen, die hier nicht angesprochen werden konnten. Konsultieren Sie bei jedem Hautausschlag einen Arzt.

26 Ausschlag mit Fieber

Hautausschlag mit Fieber signalisiert in der Regel eine der bekannten Kinderkrankheiten: Windpocken, Masern, 3-Tage-Fieber, Röteln. Allesamt werden sie durch Viren verursacht, allein das in den letzten Jahren wieder häufiger auftretende Scharlach ist eine bakterielle Infektion. In jedem Fall, besonders aber, wenn Ihr Kind noch kein Jahr alt ist, sollten Sie bei einem Fieber mit Hautausschlag Ihren Hausarzt konsultieren.

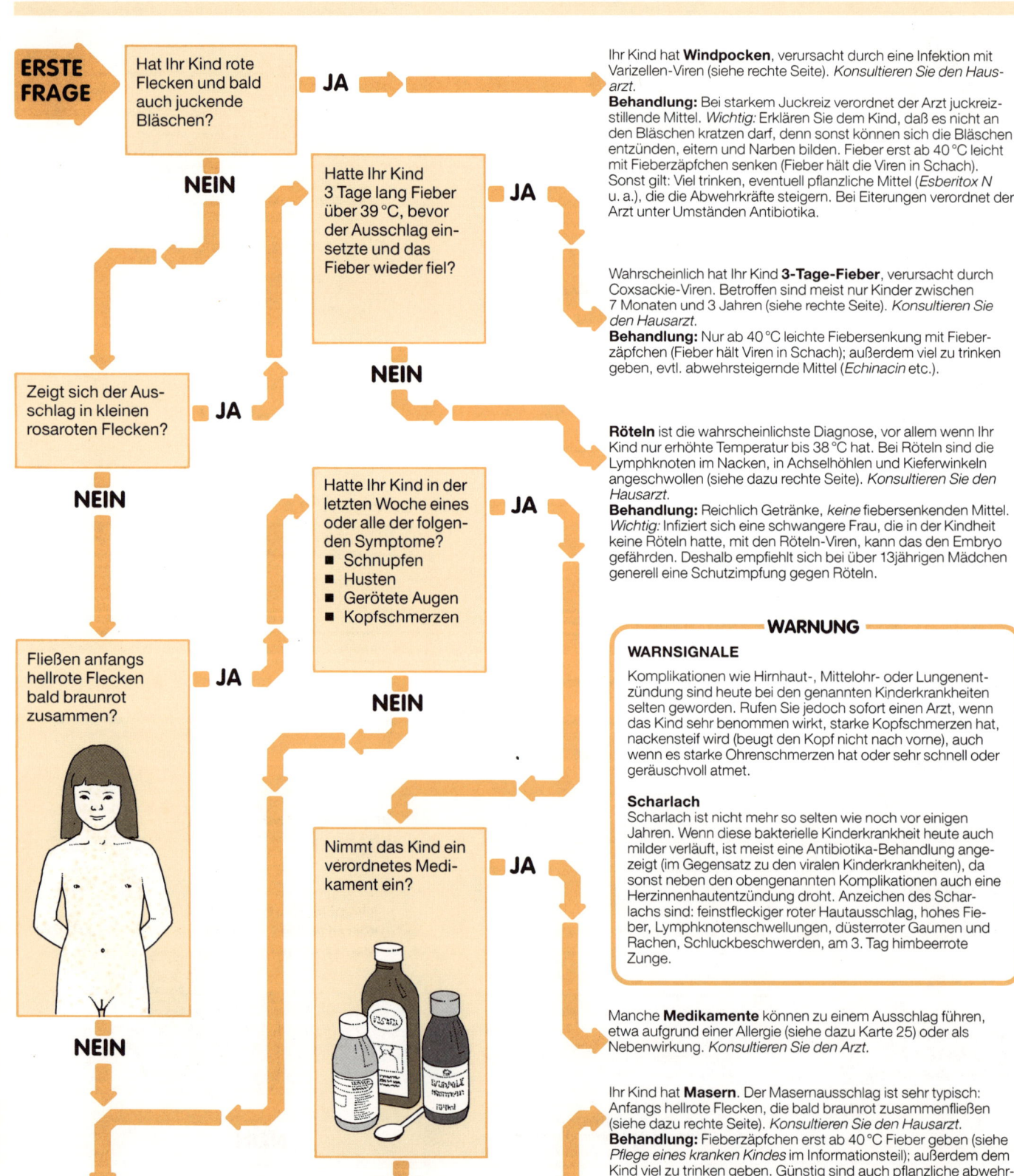

ERSTE FRAGE

Hat Ihr Kind rote Flecken und bald auch juckende Bläschen?

JA →

Ihr Kind hat **Windpocken**, verursacht durch eine Infektion mit Varizellen-Viren (siehe rechte Seite). *Konsultieren Sie den Hausarzt.*
Behandlung: Bei starkem Juckreiz verordnet der Arzt juckreizstillende Mittel. *Wichtig:* Erklären Sie dem Kind, daß es nicht an den Bläschen kratzen darf, denn sonst können sich die Bläschen entzünden, eitern und Narben bilden. Fieber erst ab 40 °C leicht mit Fieberzäpfchen senken (Fieber hält die Viren in Schach). Sonst gilt: Viel trinken, eventuell pflanzliche Mittel (*Esberitox N* u. a.), die die Abwehrkräfte steigern. Bei Eiterungen verordnet der Arzt unter Umständen Antibiotika.

NEIN

Hatte Ihr Kind 3 Tage lang Fieber über 39 °C, bevor der Ausschlag einsetzte und das Fieber wieder fiel?

JA

Wahrscheinlich hat Ihr Kind **3-Tage-Fieber**, verursacht durch Coxsackie-Viren. Betroffen sind meist nur Kinder zwischen 7 Monaten und 3 Jahren (siehe rechte Seite). *Konsultieren Sie den Hausarzt.*
Behandlung: Nur ab 40 °C leichte Fiebersenkung mit Fieberzäpfchen (Fieber hält Viren in Schach); außerdem viel zu trinken geben, evtl. abwehrsteigernde Mittel (*Echinacin* etc.).

Zeigt sich der Ausschlag in kleinen rosaroten Flecken?

JA

NEIN

NEIN

Hatte Ihr Kind in der letzten Woche eines oder alle der folgenden Symptome?
■ Schnupfen
■ Husten
■ Gerötete Augen
■ Kopfschmerzen

JA

Röteln ist die wahrscheinlichste Diagnose, vor allem wenn Ihr Kind nur erhöhte Temperatur bis 38 °C hat. Bei Röteln sind die Lymphknoten im Nacken, in Achselhöhlen und Kieferwinkeln angeschwollen (siehe dazu rechte Seite). *Konsultieren Sie den Hausarzt.*
Behandlung: Reichlich Getränke, *keine* fiebersenkenden Mittel. *Wichtig:* Infiziert sich eine schwangere Frau, die in der Kindheit keine Röteln hatte, mit den Röteln-Viren, kann das den Embryo gefährden. Deshalb empfiehlt sich bei über 13jährigen Mädchen generell eine Schutzimpfung gegen Röteln.

Fließen anfangs hellrote Flecken bald braunrot zusammen?

JA

NEIN

┌─ **WARNUNG** ─┐

WARNSIGNALE

Komplikationen wie Hirnhaut-, Mittelohr- oder Lungenentzündung sind heute bei den genannten Kinderkrankheiten selten geworden. Rufen Sie jedoch sofort einen Arzt, wenn das Kind sehr benommen wirkt, starke Kopfschmerzen hat, nackensteif wird (beugt den Kopf nicht nach vorne), auch wenn es starke Ohrenschmerzen hat oder sehr schnell oder geräuschvoll atmet.

Scharlach

Scharlach ist nicht mehr so selten wie noch vor einigen Jahren. Wenn diese bakterielle Kinderkrankheit heute auch milder verläuft, ist meist eine Antibiotika-Behandlung angezeigt (im Gegensatz zu den viralen Kinderkrankheiten), da sonst neben den obengenannten Komplikationen auch eine Herzinnenhautentzündung droht. Anzeichen des Scharlachs sind: feinstfleckiger roter Hautausschlag, hohes Fieber, Lymphknotenschwellungen, düsterroter Gaumen und Rachen, Schluckbeschwerden, am 3. Tag himbeerrote Zunge.

Nimmt das Kind ein verordnetes Medikament ein?

JA

Manche **Medikamente** können zu einem Ausschlag führen, etwa aufgrund einer Allergie (siehe dazu Karte 25) oder als Nebenwirkung. *Konsultieren Sie den Arzt.*

NEIN

NEIN

Ihr Kind hat **Masern**. Der Masernausschlag ist sehr typisch: Anfangs hellrote Flecken, die bald braunrot zusammenfließen (siehe dazu rechte Seite). *Konsultieren Sie den Hausarzt.*
Behandlung: Fieberzäpfchen erst ab 40 °C Fieber geben (siehe *Pflege eines kranken Kindes* im Informationsteil); außerdem dem Kind viel zu trinken geben. Günstig sind auch pflanzliche abwehrsteigernde Mittel wie etwa *Infludo*, *Echinacin* oder *Esberitox N*, bei Husten etwa *Melrosum*. Siehe auch oben unter *WARNUNG*.

Konsultieren Sie den Hausarzt bei jedem Hautausschlag mit Fieber. Siehe auch *Scharlach* (rechts).

VERGLEICH DER HÄUFIGSTEN KINDERKRANKHEITEN

KRANKHEIT	SYMPTOME	ÄUSSERE SIGNALE	TYPISCHER VERLAUF
Masern (Inkubationszeit* 9–12 Tage)	Mattigkeit, dann Fieber, Husten, Schnupfen, Augenbindehautentzündung, weiße Stippchen an der Wangenschleimhaut; Fieberabfall am 2. Tag. 3 Tage später wieder Fieberanstieg; Masernausschlag im Gesicht, nach 2 Tagen am Rumpf – anfangs hellrote Flecken, die braunrot zusammenfließen. Krankheitsdauer: etwa 10 Tage. *Ansteckungsgefahr:* Von den ersten Symptomen bis 5 Tage nach Beginn des Ausschlags.	Ausschlag	Symptome: Husten / Schnupfen/Augenbindehautentzündung / Ausschlag. Temperatur 40, 39, 38. Tage 1–9.
Röteln (Inkubationszeit 12–21 Tage)	Zuerst erhöhte Temperatur (bis 38 °C) und leichter Schnupfen; 2 Tage später kleine rosarote Flecken (fließen *nicht* wie bei Masern zusammen), zuerst hinter dem Ohr, dann über den ganzen Körper; Lymphknotenschwellungen. Krankheitsdauer: Etwa 8–12 Tage. *Ansteckungsgefahr:* Beginnt 7 Tage vor dem Ausschlag und hört mit ihm auf.	Ausschlag / Schwellung der Lymphknoten	Symptome: Ausschlag / Geschwollene Lymphknoten. Temperatur 40, 39, 38. Tage 1–9.
Windpocken (Inkubationszeit 12–21 Tage)	Fieber um 39 °C; 1, 2 Tage später rote Flecken, die zu juckenden Knötchen und Bläschen (zuerst hell, dann trüb) werden; zuerst am Kopf, dann am ganzen Körper; die Bläschen verkrusten und fallen etwa vom 6. Tag an kontinuierlich ab. Krankheitsdauer: Etwa 10 Tage. *Ansteckungsgefahr:* 5 Tage vor dem Ausschlag bis zur Verkrustung aller Bläschen.	Ausschlag	Symptome: Flecken, Knötchen, Bläschen / Krusten. Temperatur 40, 39, 38. Tage 1–9.
3-Tage-Fieber (Inkubationszeit variabel)	3 Tage hohes Fieber. am 4. Tag Fieberabfall; jetzt erscheinen hellrote Flecken am Rumpf. Lymphknoten schwellen an. Der Ausschlag bleibt nur 2 Tage bestehen. Krankheitsdauer: 6 Tage. *Ansteckungsgefahr:* Von Erkrankungsbeginn an etwa 5 Tage.	Ausschlag / Schwellung der Lymphknoten	Symptome: Ausschlag / Geschwollene Lymphknoten. Temperatur 40, 39, 38. Tage 1–9.
Mumps (Inkubationszeit 12–21 Tage)	Schwellung der einen, dann auch der anderen Ohrspeicheldrüse. Fieber, Ohrenschmerzen, Rachenschmerzen, Behinderung des Mundöffnens. Krankheitsdauer: Etwa 8 Tage. *Ansteckungsgefahr:* 3 Tage vor Ausbruch der Speicheldrüsenschwellung bis 7 Tage nach Rückgang der Schwellung.	Schwellung der Ohrspeicheldrüse	Symptome: Speicheldrüsenschwellung. Temperatur 40, 39. Tage 1–9.

*Inkubationszeit: Einnistungszeit, Zeit zwischen Infektion und Entwicklung der Symptome.

SCHUTZIMPFUNGEN

Aktive Schutzimpfungen machen spezifisch gegen die jeweilige Infektionskrankheit immun. Sie regen das Abwehrsystem an, spezifische Antikörper zu bilden – mit Hilfe von entgifteten Bakteriengiften (Tetanus-, Diphtherie-Impfstoffe u. a.) oder abgeschwächten Erregern (»Lebendimpfstoffe« gegen Kinderlähmung, Masern, Mumps u. a.). Vertrauen Sie dem Kinderarzt und konsultieren Sie ihn, ob und wann er Ihr Kind gegen eine bestimmte Infektionskrankheit impft (Kriterien sind beispielsweise Gesundheitszustand des Kindes, Neigung zu Fieberkrämpfen, Impfrisiko und -nutzen). Grundsätzlich sollten Sie Ihr Kind nur gegen Diphtherie, Tetanus und Kinderlähmung impfen lassen, gegebenenfalls auch gegen Masern und Mumps. Impfungen gegen Keuchhusten und Tuberkulose sind nur in Einzelfällen angezeigt. Nicht wenige Kinderärzte wenden sich gegen eine *generelle* Masernimpfung, denn Masern scheinen die Persönlichkeitsentwicklung zu fördern und das Abwehrsystem gegen Viren zu schulen (Kinderkrankheiten sind nicht nur ein lästiges Übel).

TYPISCHES IMPFSCHEMA

Alter	Krankheit	Methode
3–6 Monate	Diphtherie. Tetanus. (Keuchhusten)	Injektion
3–6 Monate	Kinderlähmung	Schluckimpfung
6–8 Monate	Diphtherie. Tetanus. (Keuchhusten)	Injektion
6–8 Monate	Kinderlähmung	Schluckimpfung
10–14 Monate	Diphtherie. Tetanus. (Keuchhusten)	Injektion
10–14 Monate	Kinderlähmung	Schluckimpfung
13–24 Monate	Masern. Mumps	Injektion
5 Jahre	Diphtherie. Tetanus	Injektion
5 Jahre	Kinderlähmung	Schluckimpfung
10–13 Jahre	Tuberkulose (Risiko-Nutzen-Abwägung)	Injektion
ab 13 Jahre	Röteln (nur bei Mädchen)	Injektion

27 Augenverletzungen und -entzündungen

Befragen Sie diese Diagnose-Karte, wenn Augen oder Augenlider des Kindes entzündet sind, bei Fremdkörpern im Auge oder bei Augenverletzungen (zur Ersten Hilfe siehe rechte Seite). Außer bei kleinen Fremdkörpern auf dem Augapfel (keinesfalls Fremdkörper über Iris und Pupille oder Fremdobjekte wie Metallspäne), die Sie selbst entfernen können, sollten Sie in allen Fällen einen Augenarzt konsultieren.

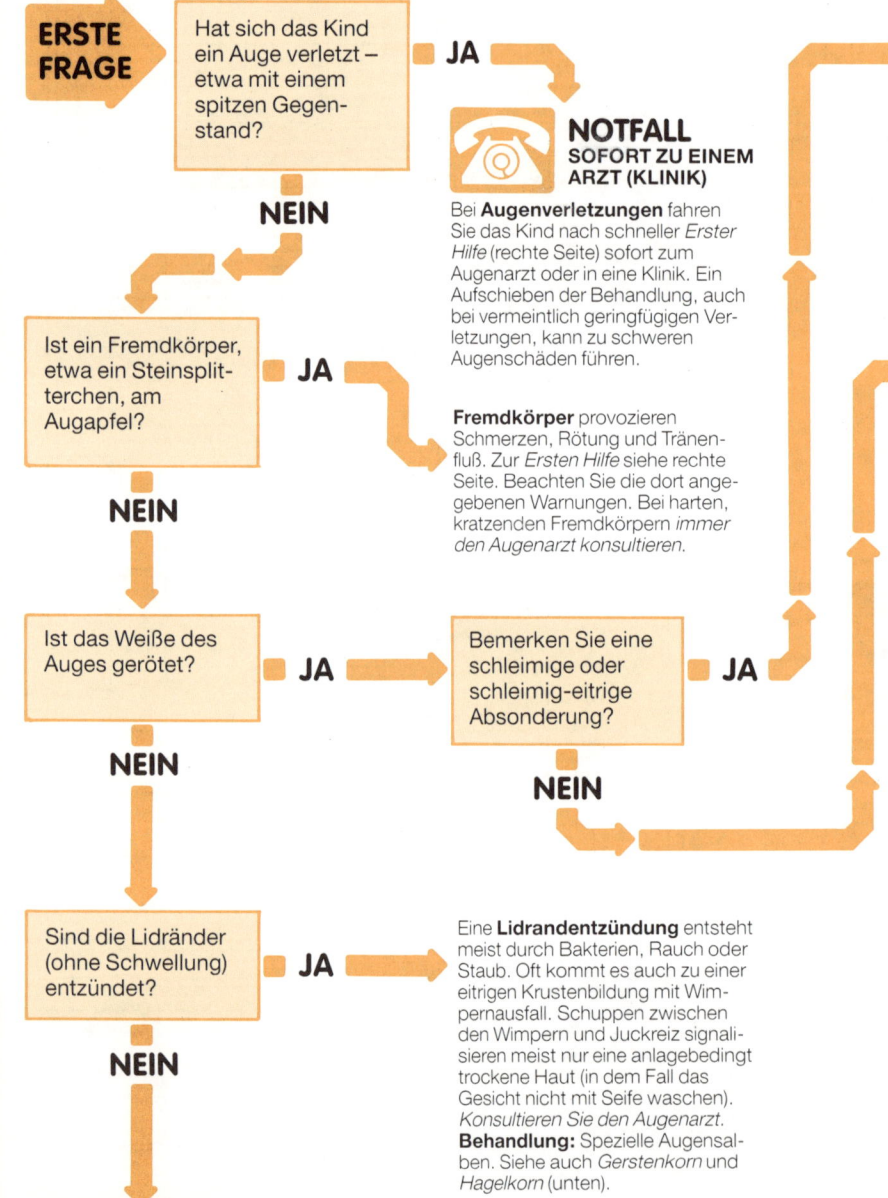

ERSTE FRAGE

Hat sich das Kind ein Auge verletzt – etwa mit einem spitzen Gegenstand?

JA →

☎ NOTFALL
SOFORT ZU EINEM ARZT (KLINIK)

Bei **Augenverletzungen** fahren Sie das Kind nach schneller *Erster Hilfe* (rechte Seite) sofort zum Augenarzt oder in eine Klinik. Ein Aufschieben der Behandlung, auch bei vermeintlich geringfügigen Verletzungen, kann zu schweren Augenschäden führen.

NEIN ↓

Ist ein Fremdkörper, etwa ein Steinsplitterchen, am Augapfel?

JA →

Fremdkörper provozieren Schmerzen, Rötung und Tränenfluß. Zur *Ersten Hilfe* siehe rechte Seite. Beachten Sie die dort angegebenen Warnungen. Bei harten, kratzenden Fremdkörpern *immer den Augenarzt konsultieren*.

NEIN ↓

Ist das Weiße des Auges gerötet?

JA →

Bemerken Sie eine schleimige oder schleimig-eitrige Absonderung?

JA →

NEIN ↓

Sind die Lidränder (ohne Schwellung) entzündet?

JA →

Eine **Lidrandentzündung** entsteht meist durch Bakterien, Rauch oder Staub. Oft kommt es auch zu einer eitrigen Krustenbildung mit Wimpernausfall. Schuppen zwischen den Wimpern und Juckreiz signalisieren meist nur eine anlagebedingt trockene Haut (in dem Fall das Gesicht nicht mit Seife waschen). *Konsultieren Sie den Augenarzt.*
Behandlung: Spezielle Augensalben. Siehe auch *Gerstenkorn* und *Hagelkorn* (unten).

NEIN ↓

Ist ein Lid entzündlich geschwollen?

JA →

Ihr Kind hat ein **Gerstenkorn** oder **Hagelkorn**. Ein Gerstenkorn ist eine eitrige bakterielle Entzündung der Schweißdrüsen der Augenlider. Ein Hagelkorn ist eine Sekretstauung von Talgdrüsen, ein schmerzfreier großer Knoten innerhalb des Lidknorpels; entzündet es sich, schwillt das Lid schmerzlich an.
Was Sie tun können: Ein Gerstenkorn entläßt den Eiter nach etwa 5 Tagen und heilt dann ab (Eiter mit Wattebausch und abgekochtem Wasser sauber entfernen). Hartnäckige Gerstenkörner wird der Augenarzt eröffnen, ebenso größere Hagelkörner, die nicht spontan nach etwa 5 Wochen verschwinden.

NEIN ↓

Fortsetzung rechte Seite

Eine **Bindehautentzündung des Auges** (Konjunktivitis) ist wahrscheinlich. Sind Viren oder UV-Strahlen (Solarium) die Ursache, ist die Absonderung der entzündlich geschwollenen Bindehaut schleimig-wässrig, bei bakterieller Infektion schleimig-eitrig. *Konsultieren Sie einen Augenarzt.*
Behandlung: Bei einer bakteriellen Bindehautentzündung verordnet der Arzt antibiotikahaltige Augentropfen oder Salben. Reinigen Sie die Augen regelmäßig und nach ärztlicher Vorschrift. Eine Virus-Konjunktivitis heilt von selbst ab.

Reizzustände der Bindehaut durch Rauch, Chemikalien (etwa Chlor im Wasser von Schwimmbädern) oder UV-Strahlen (Solarien) können die Ursache sein. Möglich sind auch eine Allergie auf Blütenstaub (*Pollenallergie*) oder eine *Virus-Konjunktivitis* (siehe oben). *Konsultieren Sie einen Augenarzt.*
Was Sie tun können: Vermeiden Sie künftig, daß Ihr Kind mit den Irritantien in Berührung kommt. Ein zigarettenrauch-verqualmtes Zimmer etwa schädigt auch die Bronchien des Kindes. Eine Pollenallergie kann bei Kindern oft durch Desensibilisierung geheilt werden; *konsultieren Sie den Hautarzt*. Übrigens: Bei Allergien auf Lidschatten, Wimperntusche etc. hilft nur ein Verzicht auf diese Kosmetika (mitunter auch der Wechsel auf eine andere Marke). Bei einer Virus-Konjunktivitis sollte das Kind nur Einmal-Papierhandtücher zum Abtrocknen des Gesichts verwenden.

HERABHÄNGENDES OBERLID

Bei einigen wenigen Kindern hängt eines der Oberlider seit der Geburt herab und bedeckt den Augapfel teilweise oder fast vollständig (*Ptosis* in der Fachsprache). Selten sind beide Lider betroffen. Ursache ist eine angeborene Schwäche des Lidheber-Muskels. Eine Ptosis kann sich aber auch später in der Kindheit entwickeln – etwa wenn der Nerv, der den Muskel dirigiert, oder der Muskel selbst geschädigt oder in ihrer Funktion geschwächt sind. Meist wird die Ptosis im Laufe des Tages stärker.

Risiken
In schweren Fällen mindert sich die Sehkraft des Auges kontinuierlich. Auch das ästhetisch-kosmetische Problem ist zu beachten.

Behandlung
In manchen Fällen kann eine muskelstraffende Operation helfen, bei mangelnden Impulsen des Lidheber-Nervs (*Myasthenia gravis*) auch ein Medikament. Mitunter hilft auch das Trainieren des »faulen« Muskels durch Abdecken des gesunden Auges mit einer Augenklappe.

Herabhängendes Oberlid bei einem Kind

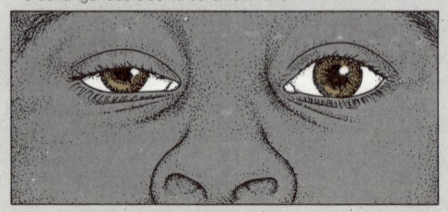

Fortsetzung der linken Seite

Hat Ihr Kind ständig ein nasses Auge – träufeln Tränen?

JA

Ist Ihr Kind noch kein Jahr alt?

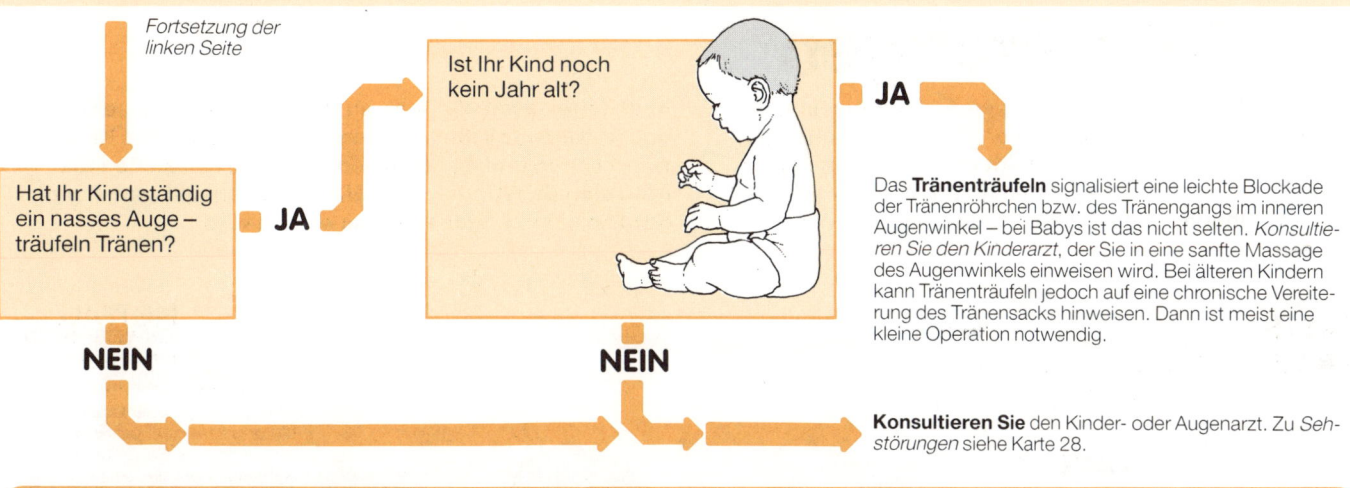

JA

Das **Tränenträufeln** signalisiert eine leichte Blockade der Tränenröhrchen bzw. des Tränengangs im inneren Augenwinkel – bei Babys ist das nicht selten. *Konsultieren Sie den Kinderarzt*, der Sie in eine sanfte Massage des Augenwinkels einweisen wird. Bei älteren Kindern kann Tränenträufeln jedoch auf eine chronische Vereiterung des Tränensacks hinweisen. Dann ist meist eine kleine Operation notwendig.

NEIN　　　　　　　　　**NEIN**

Konsultieren Sie den Kinder- oder Augenarzt. Zu *Sehstörungen* siehe Karte 28.

ERSTE HILFE BEI AUGENVERLETZUNGEN

Hat sich Ihr Kind am Auge verletzt, etwa durch einen Stecken oder einen schnellenden Zweig, bringen Sie es nach schneller Erster Hilfe sofort zum Augenarzt oder in die nächste Klinik. Das gilt auch für steckengebliebene Fremdkörper (rechts).

Schnitt- oder Kratzverletzungen

Bedecken Sie das verletzte Auge sanft und ohne jeglichen Druck mit Verbandwatte und Mullbinde. Fahren Sie dann das Kind sofort ins Krankenhaus.

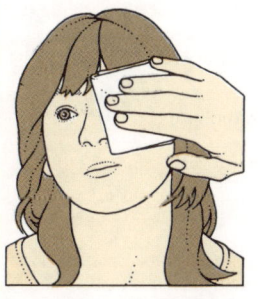
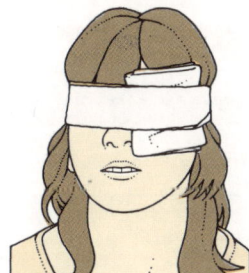

Prellung des Augenbereichs

Legen Sie eine kalte Kompresse auf das Auge. Suchen Sie bei schwereren Prellungen den Augenarzt auf.

Verätzungen des Auges

Gerät eine aggressive Flüssigkeit ins Auge des Kindes, etwa ein scharfes oder ätzendes Reinigungsmittel, spülen Sie das Auge sofort mit handwarmem Wasser aus – bis zu 20 Minuten lang. Drehen Sie den Kopf des Kindes so, daß das verletzte Auge seitlich nach unten kommt. Halten Sie die Augenlider gespreizt (siehe unten) und decken Sie das gesunde Auge ab.

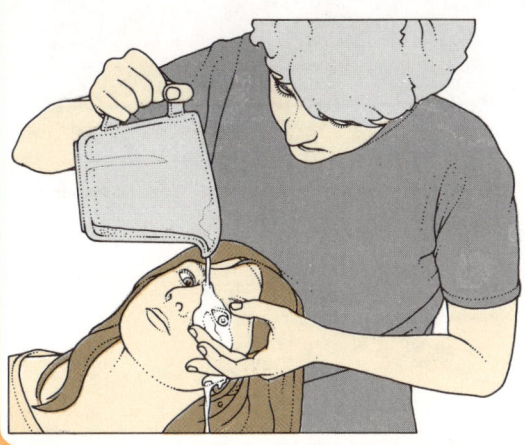

Fremdkörper im Auge

Warnung: *Versuchen Sie nie*, folgende Fremdkörper aus dem Auge des Kindes zu entfernen:

- einen steckengebliebenen Fremdkörper;
- einen Metallspan;
- einen Fremdkörper über Iris und Pupille.

Decken Sie in all diesen Fällen beide Augen steril ab (siehe links) und fahren Sie das Kind schnell zum Augenarzt oder in eine Klinik.

Andere Fremdkörper (Staubkörnchen) können Sie nach der Anweisung unten entfernen. *Wichtig:* Stein- oder Holzsplitterchen können zu Kratzern auf der Hornhaut führen.

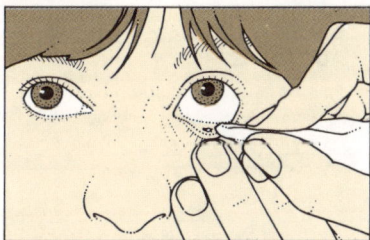
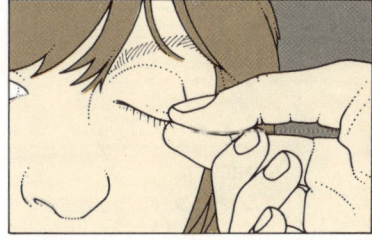

1 Sehen Sie den Fremdkörper am Weißen des Auges oder auf der Lidinnenseite, wischen Sie ihn mit dem angefeuchteten Zipfel eines sauberen Papiertaschentuchs heraus.

2 Wenn Sie den Fremdkörper nicht sehen, fassen Sie die Wimpern und ziehen das Ober- über das Unterlid (kurz so halten); das läßt den Fremdkörper etwas wandern.

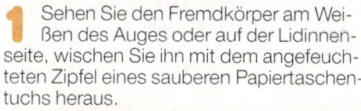

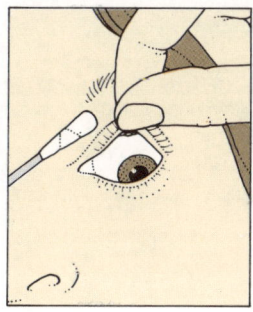
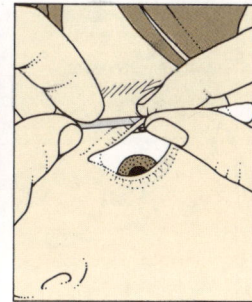
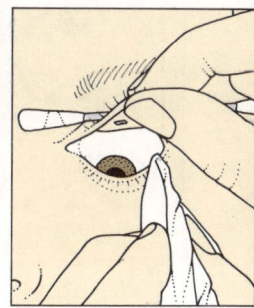

3 Scheint der Fremdkörper innen am Oberlid zu sein, soll das Kind nach unten blicken. Die Wimpern fassen und das Lid nach außen ziehen.

4 Legen Sie ein Wattestäbchen oder ein Streichholz auf das Oberlid und klappen Sie das Lid über das Stäbchen nach außen und oben.

5 Wenn Sie den Fremdkörper jetzt sehen, herauswischen. Wichtig: Fremdkörper immer in Richtung Augeninnenwinkel entfernen.

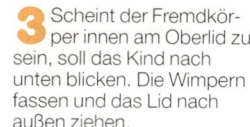

Können Sie den Fremdkörper nicht entfernen, das Auge sanft mit Verbandmull abdecken und mit dem Kind einen Augenarzt aufsuchen. Grundsätzlich einen Augenarzt auch nach der Entfernung von Stein- oder Holzsplitterchen konsultieren (Gefahr von Kratzern auf der Hornhaut).

28 Sehstörungen

Bei Babys und Kleinkindern werden Augenfehler in der Regel bei den routinemäßigen Vorsorgeuntersuchungen erkannt, der nächste Sehtest folgt bei der Einschulung. Später fallen oft den Lehrkräften Augenfehler des Kindes auf – oder Ihnen, wenn Sie etwa bemerken, wie nah Ihr Kind beim Lesen ein Buch an die Augen hält. Diese Diagnose-Karte soll Ihnen helfen, Sehstörungen des Kindes zu erkennen und einzuordnen. In jedem Fall sollten Sie frühzeitig den Kinder- oder Hausarzt konsultieren, der das Kind an einen Augenarzt überweisen wird.

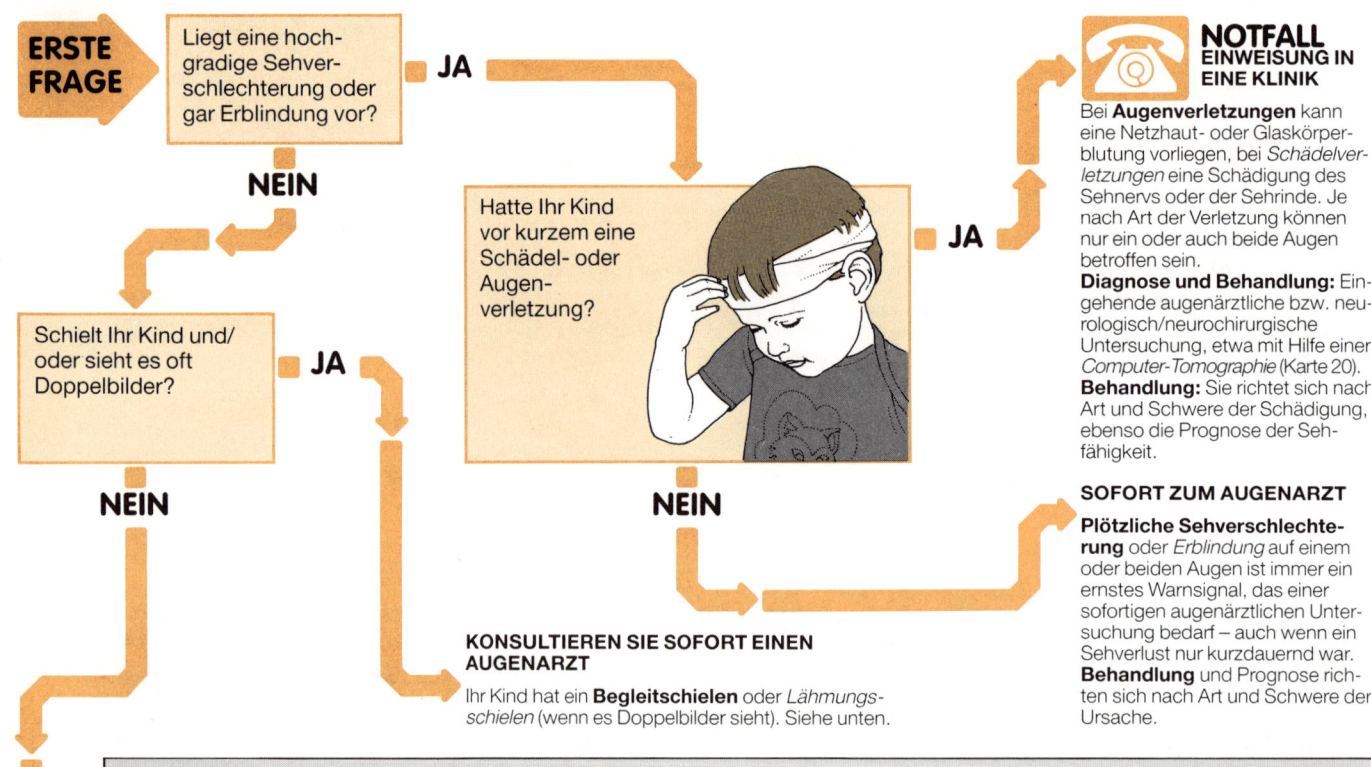

ERSTE FRAGE

Liegt eine hochgradige Sehverschlechterung oder gar Erblindung vor?

JA → **NEIN**

Hatte Ihr Kind vor kurzem eine Schädel- oder Augenverletzung?

Schielt Ihr Kind und/oder sieht es oft Doppelbilder?

JA

NEIN

NEIN

JA

NOTFALL
EINWEISUNG IN EINE KLINIK

Bei **Augenverletzungen** kann eine Netzhaut- oder Glaskörperblutung vorliegen, bei *Schädelverletzungen* eine Schädigung des Sehnervs oder der Sehrinde. Je nach Art der Verletzung können nur ein oder auch beide Augen betroffen sein.
Diagnose und Behandlung: Eingehende augenärztliche bzw. neurologisch/neurochirurgische Untersuchung, etwa mit Hilfe einer *Computer-Tomographie* (Karte 20).
Behandlung: Sie richtet sich nach Art und Schwere der Schädigung, ebenso die Prognose der Sehfähigkeit.

SOFORT ZUM AUGENARZT

Plötzliche Sehverschlechterung oder *Erblindung* auf einem oder beiden Augen ist immer ein ernstes Warnsignal, das einer sofortigen augenärztlichen Untersuchung bedarf – auch wenn ein Sehverlust nur kurzdauernd war.
Behandlung und Prognose richten sich nach Art und Schwere der Ursache.

KONSULTIEREN SIE SOFORT EINEN AUGENARZT

Ihr Kind hat ein **Begleitschielen** oder *Lähmungsschielen* (wenn es Doppelbilder sieht). Siehe unten.

SCHIELEN

Etwa 4 % aller Kinder schielen, die meisten nur mit einem Auge, manche aber auch abwechselnd mit beiden Augen. Das schielende Auge bewegt sich in alle Blickrichtungen begleitend mit (*Begleitschielen*). In den ersten 6 Lebensmonaten sind unkoordinierte Augenbewegungen mit zeitweiligem Schielen natürlich, denn die Fusion (Vermögen, die Bilder beider Augen auf der Netzhaut zu einem Bild zu vereinigen) ist noch nicht voll entwickelt. Auch später kann ein Kleinkind gelegentlich bei fieberhaften Erkrankungen oder Übermüdung schielen (geschwächte Fusionskraft).

Ursache
Die Ursache eines ständigen Begleitschielens ist immer eine Störung des Augenmuskelgleichgewichts, etwa durch eine Muskelanomalie oder durch Weit-, seltener Kurzsichtigkeit, verstärkt meist durch angeborene oder (oft infolge von Infektionskrankheiten) erworbene Fusionsschwäche. Um Doppelbilder zu vermeiden, unterdrückt das schielende Auge dauernd sein Bild – mit der Zeit wird es so bleibend sehschwach.

Selten ist das *Lähmungsschielen*, signalisiert durch permanente Doppelbilder; Ursache ist meist eine Lähmung des Augenmuskelnervs.

Behandlung des Begleitschielens
Es gilt, durch frühe Behandlung eine Schwachsichtigkeit des schielenden Auges zu verhindern – so durch wechselndes Abdunkeln eines Auges, durch Brille (Korrektur der Weitsichtigkeit), durch Sehtraining. Oft ist auch eine rechtzeitige Operation notwendig, um die Augen »geradezustellen«.

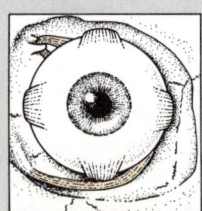

Augenmuskeln
Die Bewegungen des Augapfels werden von drei Muskelpaaren kontrolliert und gesteuert, die fest mit dem Augapfel (links) und der knöchernen Augenhöhle (darunter) verbunden sind. Jedes Muskelpaar ist für Bewegungen in bestimmte Richtungen zuständig (unten).

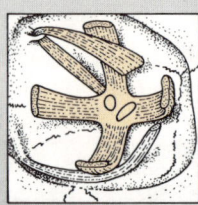

1 Die vertikalen Muskeln bewegen den Augapfel nach oben und unten,
2 die horizontalen Muskeln nach rechts oder links,
3 die »Schräg-Muskeln« lassen ihn rotieren.

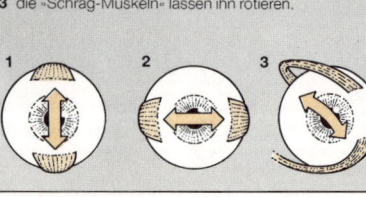

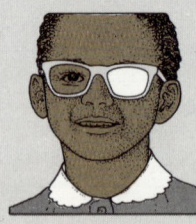

Um die Entwicklung einer Schwachsichtigkeit des schielenden Auges zu verhindern, wird das sehtüchtige Auge immer wieder für einen bestimmten Zeitraum abgedunkelt. Schielt das Kind mit beiden Augen, werden sie im Wechsel abgedunkelt.

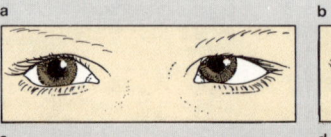

a   b

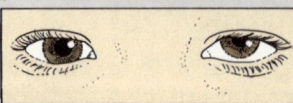

c   d

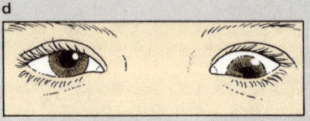

Arten des Schielens
Am häufigsten ist das Einwärtsschielen (a), meist Folge einer Weitsichtigkeit – Auswärtsschielen (c) dagegen einer Kurzsichtigkeit. Selten ist das Schielen nach oben (b) oder unten (d). Nur wenige Kinder schielen abwechselnd mit beiden Augen (alternierendes Schielen).

Fortsetzung rechte Seite

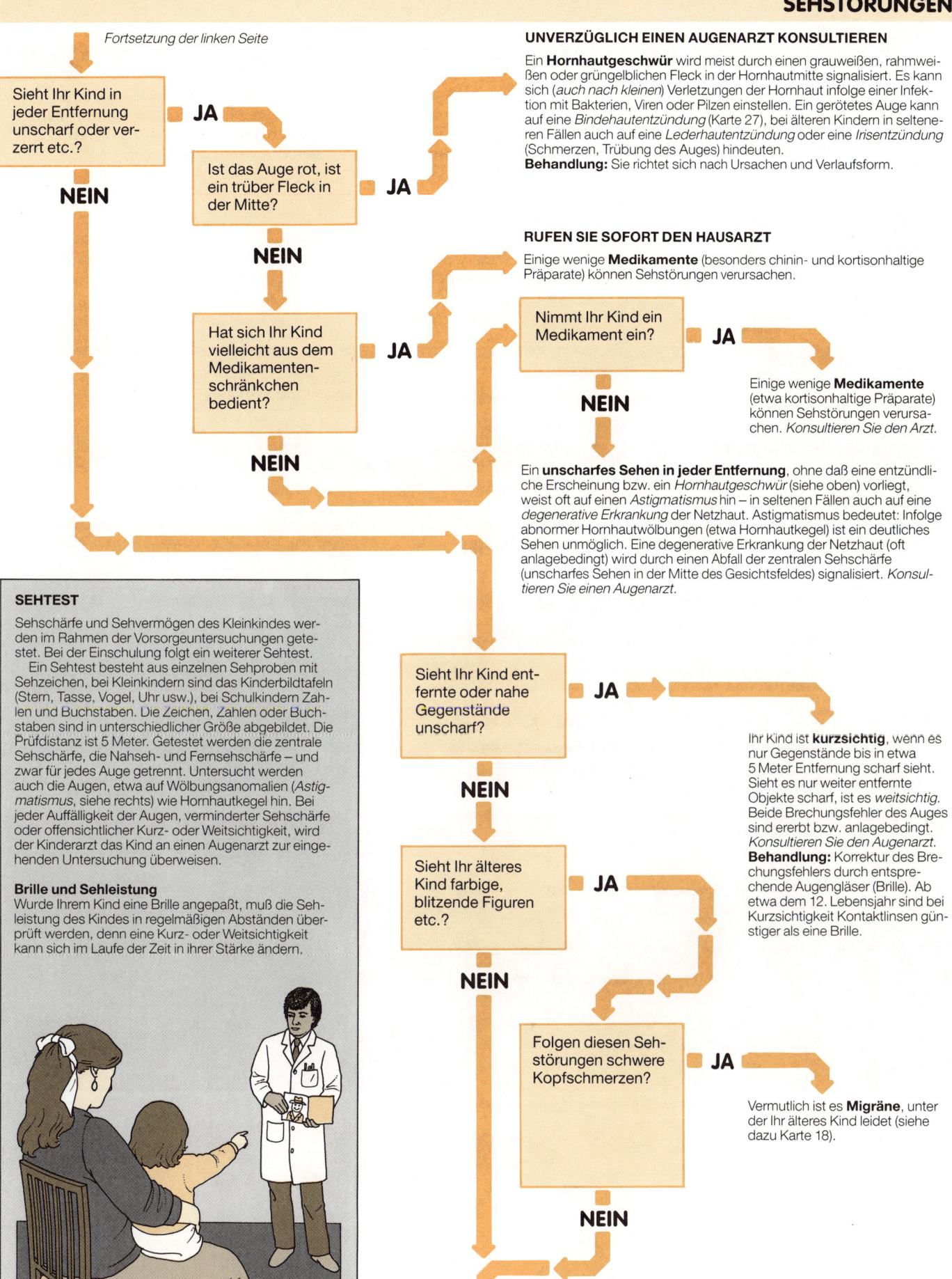

Fortsetzung der linken Seite

Sieht Ihr Kind in jeder Entfernung unscharf oder verzerrt etc.?

JA

NEIN

Ist das Auge rot, ist ein trüber Fleck in der Mitte?

JA

NEIN

Hat sich Ihr Kind vielleicht aus dem Medikamentenschränkchen bedient?

JA

NEIN

UNVERZÜGLICH EINEN AUGENARZT KONSULTIEREN

Ein **Hornhautgeschwür** wird meist durch einen grauweißen, rahmweißen oder grüngelblichen Fleck in der Hornhautmitte signalisiert. Es kann sich (*auch nach kleinen*) Verletzungen der Hornhaut infolge einer Infektion mit Bakterien, Viren oder Pilzen einstellen. Ein gerötetes Auge kann auf eine *Bindehautentzündung* (Karte 27), bei älteren Kindern in selteneren Fällen auch auf eine *Lederhautentzündung* oder eine *Irisentzündung* (Schmerzen, Trübung des Auges) hindeuten.
Behandlung: Sie richtet sich nach Ursachen und Verlaufsform.

RUFEN SIE SOFORT DEN HAUSARZT

Einige wenige **Medikamente** (besonders chinin- und kortisonhaltige Präparate) können Sehstörungen verursachen.

Nimmt Ihr Kind ein Medikament ein?

JA

NEIN

Einige wenige **Medikamente** (etwa kortisonhaltige Präparate) können Sehstörungen verursachen. *Konsultieren Sie den Arzt.*

Ein **unscharfes Sehen in jeder Entfernung**, ohne daß eine entzündliche Erscheinung bzw. ein *Hornhautgeschwür* (siehe oben) vorliegt, weist oft auf einen *Astigmatismus* hin – in seltenen Fällen auch auf eine *degenerative Erkrankung* der Netzhaut. Astigmatismus bedeutet: Infolge abnormer Hornhautwölbungen (etwa Hornhautkegel) ist ein deutliches Sehen unmöglich. Eine degenerative Erkrankung der Netzhaut (oft anlagebedingt) wird durch einen Abfall der zentralen Sehschärfe (unscharfes Sehen in der Mitte des Gesichtsfeldes) signalisiert. *Konsultieren Sie einen Augenarzt.*

SEHTEST

Sehschärfe und Sehvermögen des Kleinkindes werden im Rahmen der Vorsorgeuntersuchungen getestet. Bei der Einschulung folgt ein weiterer Sehtest.
Ein Sehtest besteht aus einzelnen Sehproben mit Sehzeichen, bei Kleinkindern sind das Kinderbildtafeln (Stern, Tasse, Vogel, Uhr usw.), bei Schulkindern Zahlen und Buchstaben. Die Zeichen, Zahlen oder Buchstaben sind in unterschiedlicher Größe abgebildet. Die Prüfdistanz ist 5 Meter. Getestet werden die zentrale Sehschärfe, die Nahseh- und Fernsehschärfe – und zwar für jedes Auge getrennt. Untersucht werden auch die Augen, etwa auf Wölbungsanomalien (*Astigmatismus*, siehe rechts) wie Hornhautkegel hin. Bei jeder Auffälligkeit der Augen, verminderter Sehschärfe oder offensichtlicher Kurz- oder Weitsichtigkeit, wird der Kinderarzt das Kind an einen Augenarzt zur eingehenden Untersuchung überweisen.

Brille und Sehleistung
Wurde Ihrem Kind eine Brille angepaßt, muß die Sehleistung des Kindes in regelmäßigen Abständen überprüft werden, denn eine Kurz- oder Weitsichtigkeit kann sich im Laufe der Zeit in ihrer Stärke ändern.

Sieht Ihr Kind entfernte oder nahe Gegenstände unscharf?

JA

NEIN

Ihr Kind ist **kurzsichtig**, wenn es nur Gegenstände bis in etwa 5 Meter Entfernung scharf sieht. Sieht es nur weiter entfernte Objekte scharf, ist es *weitsichtig*. Beide Brechungsfehler des Auges sind ererbt bzw. anlagebedingt. *Konsultieren Sie den Augenarzt.*
Behandlung: Korrektur des Brechungsfehlers durch entsprechende Augengläser (Brille). Ab etwa dem 12. Lebensjahr sind bei Kurzsichtigkeit Kontaktlinsen günstiger als eine Brille.

Sieht Ihr älteres Kind farbige, blitzende Figuren etc.?

JA

NEIN

Folgen diesen Sehstörungen schwere Kopfschmerzen?

JA

NEIN

Vermutlich ist es **Migräne**, unter der Ihr älteres Kind leidet (siehe dazu Karte 18).

Konsultieren Sie bei jeder Sehstörung den Augenarzt. Er beugt einer bleibenden Sehschwäche vor.

29 Ohrenschmerzen und -entzündungen

Babys und Kleinkinder leiden relativ häufig unter Ohrenschmerzen. Für die Eltern bedeutet das allemal Streß, vor allem bei Babys, die wegen der Schmerzen wiederholt nachts aufwachen und kaum zu beruhigen sind. Langt ein schreiendes Baby oft zum Ohr, ist das als Hinweis für Ohrenschmerzen zu werten. Meist liegt den Schmerzen eine Infektion zugrunde. Konsultieren Sie bei Ohrenschmerzen des Kindes frühzeitig einen Arzt.

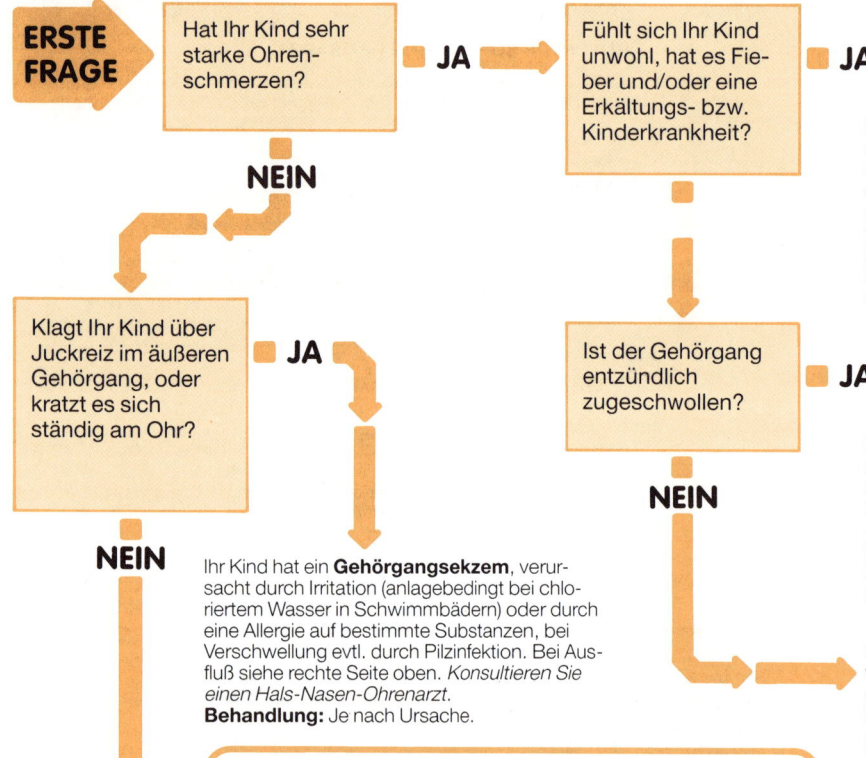

ERSTE FRAGE

Hat Ihr Kind sehr starke Ohrenschmerzen? → **JA** → Fühlt sich Ihr Kind unwohl, hat es Fieber und/oder eine Erkältungs- bzw. Kinderkrankheit? → **JA** →

Eine **akute Mittelohrentzündung** ist die mögliche Ursache, provoziert durch Erreger, die vom Nasen-Rachen-Raum über die Ohrtrompete ins Mittelohr aufgestiegen sind, etwa bei einer Erkältung, einem grippalen Infekt oder bei einer Kinderkrankheit. Anzeichen sind: stechende und klopfende Schmerzen im Ohr, Fieber, Kopfschmerzen, Schwerhörigkeit. *Konsultieren Sie den Kinder- oder Hausarzt.* **Behandlung:** Antibiotika, schmerzstillende Mittel, abschwellende Nasentropfen.

NEIN

Klagt Ihr Kind über Juckreiz im äußeren Gehörgang, oder kratzt es sich ständig am Ohr? → **JA** →

Ist der Gehörgang entzündlich zugeschwollen? → **JA** →

Ein **Furunkel im äußeren Gehörgang** kann die Ursache sein. Meist ist dann auch bei starken »äußeren« Ohrenschmerzen die Ohrmuschel geschwollen und das Hörvermögen leicht herabgesetzt. *Konsultieren Sie einen Hals-Nasen-Ohrenarzt.* **Behandlung:** Antibiotika- und Kortisonsalben; in schweren Fällen eröffnet der Ohrenarzt den Furunkel unter Antibiotika-Schutz.

NEIN

Ihr Kind hat ein **Gehörgangsekzem**, verursacht durch Irritation (anlagebedingt bei chloriertem Wasser in Schwimmbädern) oder durch eine Allergie auf bestimmte Substanzen, bei Verschwellung evtl. durch Pilzinfektion. Bei Ausfluß siehe rechte Seite oben. *Konsultieren Sie einen Hals-Nasen-Ohrenarzt.* **Behandlung:** Je nach Ursache.

Eine **Gehörgangsentzündung**, durch Bakterien oder Pilze verursacht, kann vorliegen, wenn der äußere Gehörgang des Kindes (soweit Sie Einblick haben) bei gleichmäßiger leichter Anschwellung gerötet ist. *Konsultieren Sie einen Hals-Nasen-Ohrenarzt.* **Behandlung:** Antibiotikahaltige oder pilztötende Ohrentropfen, schmerzstillende Mittel. Unbehandelt kann sich ein *Furunkel* (siehe oben) ausbilden.

NEIN

ERSTE HILFE BEI FREMDKÖRPERN IM GEHÖRGANG

Manche Kleinkinder neigen dazu, sich bisweilen Gegenstände in den äußeren Gehörgang zu stecken – zum Beispiel Erbsen oder Glasperlen. Klemmt das »Spielzeug« noch am Eingang des Gehörganges, können Sie es sanft, etwa mit einer Pinzette, entfernen. Tieferliegende Fremdkörper jedoch erreichen Sie kaum, auch kann der Versuch, sie zu entfernen, die zarte Auskleidung des Gehörgangs schädigen – oder sie stoßen den Gegenstand sogar noch tiefer in den Gehörgang und verletzen das Trommelfell. Bei tiefer liegenden Fremdkörpern deshalb grundsätzlich einen Arzt aufsuchen.

Insekten im Gehörgang

Hat sich ein Insekt im Gehörgang des Kindes versteckt, können Sie es meist mit lauwarmem Wasser ausspülen. Ziehen Sie beim Gießen das Ohrläppchen des Kindes sanft nach hinten oben, um den Gehörgang zu begradigen. Mißlingt der Versuch, konsultieren Sie den Hausarzt.

LINDERUNG DES OHRENWEHS

Der Kinder- oder Hausarzt wird meist antibiotikahaltige Ohrentropfen verordnen, wenn das Kind Ohrenschmerzen hat, überdies auch schmerzstillende Mittel (bei Kleinkindern Zäpfchen), da die Ohrentropfen erst nach gut einem Tag wirken. Halten Sie die Dosis der verordneten Mittel exakt ein. Das gilt vor allem für antibiotikahaltige Ohrentropfen, die Sie über den verordneten Zeitraum geben sollten, auch wenn das Kind nach kurzer Zeit keine Schmerzen mehr verspürt. Lindernd wirkt übrigens auch ein mit heißem Wasser getränktes Tuch, das Sie auf das schmerzende Ohr legen. Doch grundsätzlich gilt: Hat Ihr Kind Ohrenschmerzen, konsultieren Sie unverzüglich den Kinder- oder Hausarzt.

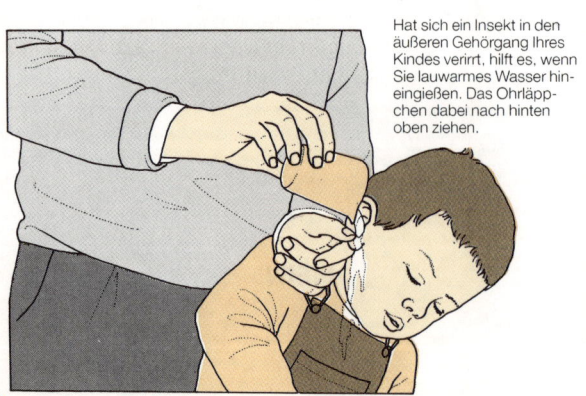

Hat sich ein Insekt in den äußeren Gehörgang Ihres Kindes verirrt, hilft es, wenn Sie lauwarmes Wasser hineingießen. Das Ohrläppchen dabei nach hinten oben ziehen.

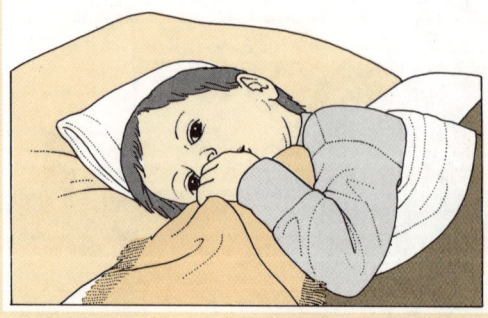

Fortsetzung rechte Seite

Fortsetzung der linken Seite

Kommt ein Ausfluß aus dem Gehörgang?

JA →

NEIN ↓

Wird der Schmerz stärker, wenn Sie das Kind an Ohrläppchen und Ohrmuschel ziehen?

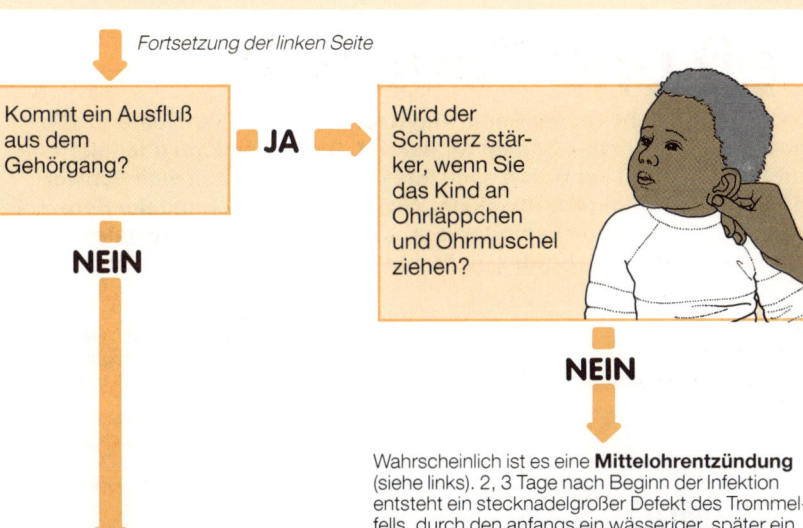

JA

NEIN ↓

Eine **Gehörgangsentzündung** bzw. *-ekzem* der nässenden Form ist wahrscheinlich der Auslöser. Ist der Ausfluß schmierig-eitrig, können Bakterien die Ursache sein, bei nur schmierigem Ausfluß auch Pilze (dazu kommt meist Juckreiz). Bei einer schleimig-eitrigen Sekretion kann zusätzlich ein Trommelfelldefekt im Fall einer *chronischen Mittelohrentzündung* vorliegen. *Konsultieren Sie einen Hals-Nasen-Ohrenarzt.*
Behandlung: Antibiotika oder pilztötende Mittel, je nach Ursache.

Wahrscheinlich ist es eine **Mittelohrentzündung** (siehe links). 2, 3 Tage nach Beginn der Infektion entsteht ein stecknadelgroßer Defekt des Trommelfells, durch den anfangs ein wässeriger, später ein schleimig-eitriger Ausfluß in den Gehörgang wandert – der Defekt wächst meist schnell wieder zu. In seltenen Fällen kann es auch zu einem bleibenden Defekt und einer chronischen Mittelohrentzündung kommen. *Konsultieren Sie einen Hals-Nasen-Ohrenarzt.*
Behandlung: Antibiotika, schmerzstillende Mittel, abschwellende Nasentropfen (wenn ein aufsteigender Schnupfen die Ursache ist). Eine *Trommelfellplastik* (Karte 30) wird nur bei bleibendem Defekt notwendig.

OHRENSPIEGELUNG UND HÖRPRÜFUNG

Hat Ihr Kind Ohrenschmerzen, wird der Hals-Nasen-Ohrenarzt äußeren Gehörgang und Mittelohr (Trommelfell und die Gehörknöchelchen, die durchscheinen) mit einem Otoskop inspizieren (Abbildung). Ein Otoskop (Ohrenspiegel) enthält neben einem Spiegel auch eine Beleuchtungsquelle. Die Untersuchung ist normalerweise nicht schmerzhaft, es sei denn, der äußere Gehörgang ist bei einer Entzündung angeschwollen. Bei längerdauernder Schwerhörigkeit Ihres älteren Kindes wird der Arzt auch mit elektroakustischen Meßgeräten das Gehör Ihres Kindes prüfen (Audiometrie). Zur *Hörprüfung für Babys und Kleinkinder* siehe Karte 30.

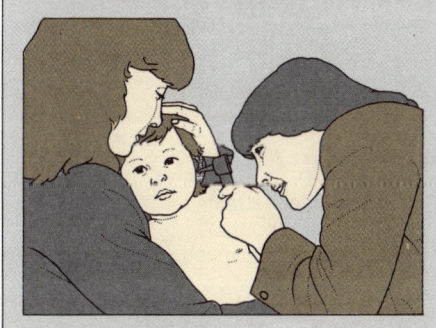

Klagt Ihr Kind auf einer Flugreise beim oder nach dem Landeanflug über Ohrenschmerzen?

JA →

NEIN ↓

Ihr Kind hat ein **Barotrauma**: Beim Landeanflug erhöht sich der Druck in der Außenluft und im Nasen-Rachen-Raum gegenüber dem Mittelohr. Ein Druckausgleich wird erschwert, da die Ohrtrompete durch die Druckerhöhung zusammengepreßt wird.
Was Sie tun können: Zur Vorbeugung sollte das Kind beim Landeanflug schlucken – das bewirkt einen Druckausgleich. Einem Baby können Sie das Fläschchen geben, einem älteren Kind eine Süßigkeit. Hat Ihr Kind Schnupfen, ist ein Barotrauma fast vorprogrammiert: Vermeiden Sie deshalb in dieser Zeit mit dem Kind eine Flugreise. Nach spätestens 2 Stunden verspürt Ihr Kind keine Schmerzen (Druck, Rauschen etc.) mehr, es hört wieder normal – wenn nicht, dann *konsultieren Sie einen Arzt.*

Konsultieren Sie einen Hals-Nasen-Ohrenarzt, wenn Ihr Kind Ohrenschmerzen hat. Siehe auch Karte 30.

BAU UND LEISTUNG DES OHRS

Das Ohr besteht aus 3 Hauptbereichen, die Leitung und Empfindung des Schalls ermöglichen – die primäre Voraussetzung für das Hören:
   Das äußere Ohr sammelt den Schall durch die Ohrmuschel und leitet ihn verstärkt über den etwa 3,5 cm langen äußeren Gehörgang zum Trommelfell, dem äußeren Teil des Mittelohrs.
   Das Mittelohr leitet den Schall vom entsprechend vibrierenden Trommelfell über die Gehörknöchelchen zum Innenohr. Die Schwingungen des Trommelfells werden von den Gehörknöchelchen (Hammer, Amboß, Steigbügel) transformiert. Ins Mittelohr (Paukenhöhle) mündet die Ohrtrompete, die das Mittelohr im Sinne eines Druckausgleichs mit dem Nasen-Rachen-Raum verbindet.
   Das Innenohr im Felsenbein wird von der knöchernen Schnecke, die das Hörorgan beherbergt, und den knöchernen Bogengängen, in denen das Gleichgewichtsorgan arbeitet, gebildet. Der Steigbügel überträgt die transformierten Schwingungen über ein Fenster auf die Flüssigkeit des Innenohrs. Das Hörorgan in der Schnecke wandelt die mechanischen Impulse in elektrische Impulse für den Hörnerv um. Im Hörzentrum des Gehirns werden die Impulse (also Töne) registriert und unterschieden.

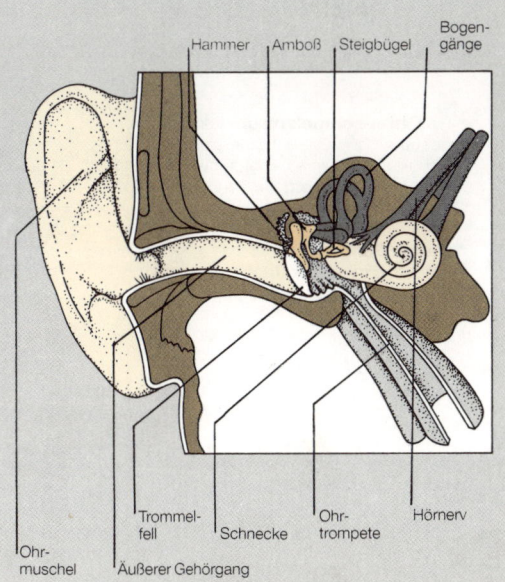

Hammer Amboß Steigbügel Bogengänge
Trommelfell Schnecke Ohrtrompete Hörnerv
Ohrmuschel Äußerer Gehörgang

30 Schwerhörigkeit und Taubheit

Haben Sie ein Baby, sollten Sie alle 6 Vorsorgeuntersuchungen für Babys wahrnehmen – nur so kann eine eventuell angeborene Schwerhörigkeit oder gar Taubheit frühzeitig diagnostiziert und behandelt werden. Machen Sie sich Sorgen um das Gehör des Babys, weil es beispielsweise auf Laute (wie das Bimmeln eines Glöckchens,

siehe rechte Seite) kaum reagiert, dann konsultieren Sie rechtzeitig einen Kinderarzt. Beim Kleinkind oder älteren Kind kann sich nach Infektionskrankheiten eine Schwerhörigkeit entwickeln. Wichtig: Eine unbehandelte Schwerhörigkeit behindert Sprachentwicklung und soziales Lernen des Kindes, später auch die schulischen Leistungen.

ERSTE FRAGE

Ist das Kind erst seit kurzem schwerhörig?

JA → **Hat das Kind Ohrenschmerzen oder hatte es vor Tagen welche?**

JA →

Eine **Entzündung** des äußeren Gehörgangs (vielleicht ein Furunkel) ist die mögliche Ursache, wenn der Gehörgang zugeschwollen ist (Karte 29). Andernfalls können ein *akuter Tuben-Mittelohr-Katarrh* (siehe unten) oder ein *chronischer Mittelohr-Erguß* (siehe unten), oft aber eine *Mittelohrentzündung* (Karte 29) vorliegen. Bei der akuten Mittelohrentzündung entsteht nach 3 Tagen ein Trommelfelldefekt, durch den zuerst ein wässeriger, dann ein eitriger Ausfluß zur Öffnung des Gehörgangs wandert. Mit dem Ausfluß bessern sich die Ohrenschmerzen oder hören auf.
Behandlung: Bei Mittelohr- oder Gehörgangsentzündung Antibiotika.

NEIN (unter erster Frage)

NEIN (unter zweiter Frage)

Wurde das Kind auf einer Flugreise beim oder nach dem Landeanflug schwerhörig?

JA →

Ihr Kind hat ein **Barotrauma**: Beim Landeanflug erhöht sich der Druck in der Außenluft und im Nasen-Rachen-Raum gegenüber dem Mittelohr. Ein Druckausgleich wird erschwert, da die Ohrtrompete (Karte 29) durch die Druckerhöhung zusammengepreßt wird.
Was Sie tun können: Zur Vorbeugung sollte das Kind beim Landeanflug schlucken – das bewirkt einen Druckausgleich. Einem Baby können Sie das Fläschchen geben, einem älteren Kind eine Süßigkeit. Hat Ihr Kind Schnupfen, ist ein Barotrauma fast vorprogrammiert: Vermeiden Sie deshalb in dieser Zeit eine Flugreise. Nach spätestens 2 Stunden lassen Druck oder Rauschen im Ohr nach, das Kind hört wieder normal – wenn nicht, dann *konsultieren Sie einen Arzt.*

NEIN

Hat oder hatte das Kind Schnupfen und/oder niest es ständig?

JA →

Eine **zugeschwollene Ohrtrompete** (Tube, siehe Karte 29) und dadurch ein akuter *Tuben-Mittelohr-Katarrh* oder ein *Mittelohr-Erguß* (siehe nebenstehenden Kasten) als Folge eines Schnupfens oder eines Heuschnupfens (Pollenallergie) ist die wahrscheinliche Ursache. *Konsultieren Sie einen Hals-Nasen-Ohrenarzt.*
Behandlung: Abschwellende Nasentropfen, bei Heuschnupfen antiallergische Mittel; in hartnäckigen Fällen siehe nebenstehenden Kasten.

NEIN

Ein **Ohrenschmalzpfropf** kann der Grund für eine behinderte Schalleitung sein – eventuell auch ein Fremdkörper im äußeren Gehörgang. *Konsultieren Sie einen Hals-Nasen-Ohrenarzt.*
Behandlung: Ohrenwachserweichende Ohrentropfen; in hartnäckigen Fällen wird der Arzt den Gehörgang mit einer Spritze spülen; einen Fremdkörper wird er entfernen.
Wichtig: Ein Ohrenschmalzpfropf entsteht meist durch falsche Reinigungsmethoden. Reinigen Sie mit einem Wattestäbchen nur den Eingang zum Gehörgang, fahren Sie nicht weiter hinein.

DRAINAGE DER PAUKENHÖHLE

Nicht selten kann es bei Kindern im Verlauf eines Schnupfens zu Ohrenschmerzen und einer Schwerhörigkeit kommen. Einmal kann eine *akute Mittelohrentzündung* (siehe oben) als Folge der aufsteigenden Erreger vorliegen, aber auch ein akuter *Tuben-Mittelohr-Katarrh*, eine Flüssigkeitsansammlung im Mittelohr, hervorgerufen durch eine zugeschwollene Tube (Ohrtrompete, Karte 29). Die Tube ist die Verbindung zwischen Nasen-Rachen-Raum und Mittelohr. Unter Umständen kann es dann zu einem *chronischen Mittelohr-Erguß* (»Leimohr«) mit beträchtlicher Schwerhörigkeit kommen.

Behandlung eines Mittelohr-Ergusses
Versuch, die Tube per Durchblasung und abschwellende Nasentropfen zu öffnen. Gelingt das nicht, wird der Arzt das Trommelfell durchbohren und die künstliche Öffnung durch ein Kunststoffröhrchen offen halten: So wird das Mittelohr (Pauke) vom Gehörgang her belüftet, und der Erguß verschwindet mit der Zeit. Der Defekt verschließt sich nach Monaten, das Röhrchen fällt heraus.

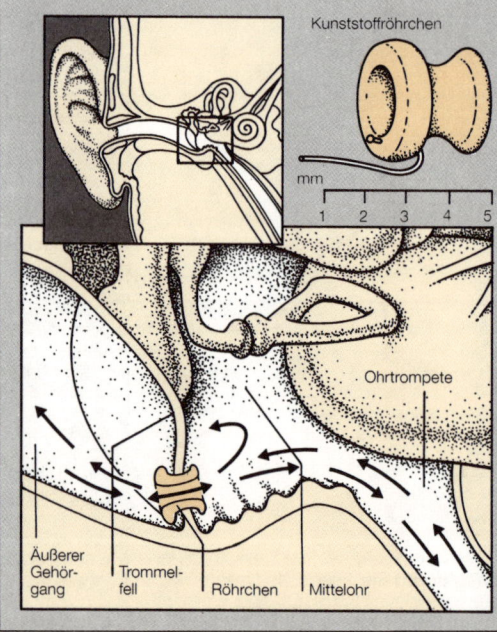

Kunststoffröhrchen

mm
1 2 3 4 5

Äußerer Gehörgang | Trommelfell | Röhrchen | Mittelohr

Ohrtrompete

WARNUNG

INFEKTIONSKRANKHEITEN – SCHWERHÖRIGKEIT

In seltenen Fällen können Kinderkrankheiten wie Masern, Mumps und Scharlach sowie deren mögliche Komplikation, Meningitis, zur Schwerhörigkeit führen. Wird Ihr Kind nach diesen Krankheiten schwerhörig, konsultieren Sie unverzüglich einen Ohrenarzt.

Fortsetzung rechte Seite

Fortsetzung der linken Seite

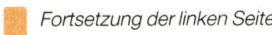

Gingen der Schwer-
hörigkeit Ohren-
schmerzen voraus?

JA

NEIN

Erlitt Ihr Kind einen
Geburtsschaden,
oder hatten Sie in
der frühen Schwan-
gerschaft Röteln?

JA

NEIN

Ein **chronischer Mittelohr-Erguß** (siehe Kasten linke Seite) kann eine mögliche Ursache sein, oder eine *Schädigung des Mittelohrs* (etwa Trommelfelldefekt) und/oder des Innenohrs als seltene Folge einer Kinderkrankheit (Masern, Mumps, Scharlach) oder Hirnhautentzündung. *Konsultieren Sie Kinder- und Hals-Nasen-Ohrenarzt.*
Behandlung: Zum Mittelohr-Erguß siehe linke Seite; bei Schädigung des Mittelohrs bessern Operationen (etwa eine Trommelfellplastik) die Schwerhörigkeit, bei Innenohrschädigung spezielle Hörgeräte und Hörtraining.

Jede Art von **Schwerhörigkeit**, auch wenn es ein leichterer Fall zu sein scheint, muß *unverzüglich vom Ohrenarzt abgeklärt werden.* Ernstere Ursachen können sein: ererbte Schwerhörigkeit, Mißbildungen von Mittel- oder Innenohr (Medikamente in der Schwangerschaft?), Innenohrvergiftung durch Medikamente, Lärmtrauma, Trommelfellverletzungen (Streichholz, Schläge aufs Ohr etc.), Schädel-Hirn-Trauma (auch ohne Schädelbruch).
Diagnose und Behandlung: Siehe nebenstehende Spalte.

Erlitt Ihr Kind einen Geburtsschaden, gilt es als *Risikokind*, das heißt, es wird nach der Geburt und im ganzen Babyalter in kurzen Intervallen auf mögliche Folgen der Komplikationen bei oder nach der Geburt hin untersucht. Als Risikokind wird es auch eingestuft, wenn Sie zwischen der 4. und 12. Schwangerschaftswoche eine *Röteln-* oder *Toxoplasmose-Infektion* (sehr selten) hatten. Geburtstraumen können sein: mechanische Geburtsschäden (evtl. Gehirnblutung), Sauerstoffmangel, Atemdepression oder schwere Gelbsucht bei Rhesusfaktor-Unverträglichkeit. In all diesen Fällen kann es mitunter zu einer Schwerhörigkeit (höchst selten auch Taubheit) des Kindes kommen.
Diagnose und Behandlung: Ziel ist es, eine mögliche Schwerhörigkeit bei den Risikokindern früh zu erkennen – durch den Ablenkungs-Hörtest (*Reflexaudiometrie*, siehe unten) beim Baby und die *Spielaudiometrie* (unten) ab dem 2. und 3. Lebensjahr, sowie gegebenenfalls durch spezielle Hörtests. Mitgeprüft wird jeweils auch die Sprachentwicklung (verzögerte Sprachentwicklung kann Schwerhörigkeit signalisieren). Ergeben die Tests eine entsprechende Schwerhörigkeit, bekommt das Kind nach dem ersten Lebensjahr ein Hörgerät und sein Gehör wird trainiert. In Einzelfällen kann der Hals-Nasen-Ohrenarzt auch eine hörverbessernde Operation erwägen. Bei starker Schwerhörigkeit oder gar Taubheit wird dem Kind in einer Schwerhörigen- oder Gehörlosenschule geholfen.

HÖRPRÜFUNGEN FÜR BABYS UND KLEINKINDER

Bei den Vorsorgeuntersuchungen für Babys und Kleinkinder wird der Kinderarzt auch das Gehör überprüfen, bei Babys vor allem im Rahmen der 6. Untersuchung (im 10. Lebensmonat), bei Kleinkindern um den 2. und 4. Geburtstag.

Bei Babys ist die Hörprüfung eine *Ablenkungsaudiometrie* (Reflexaudiometrie): Der Kinderarzt läutet

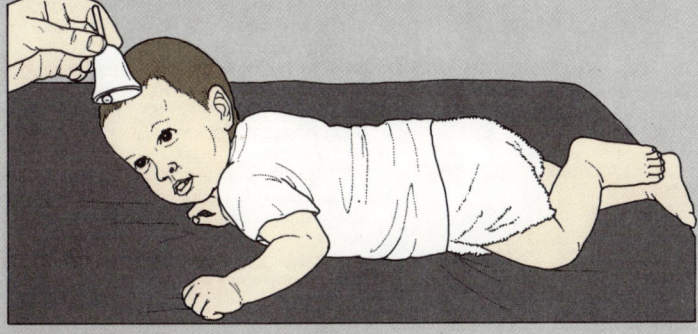

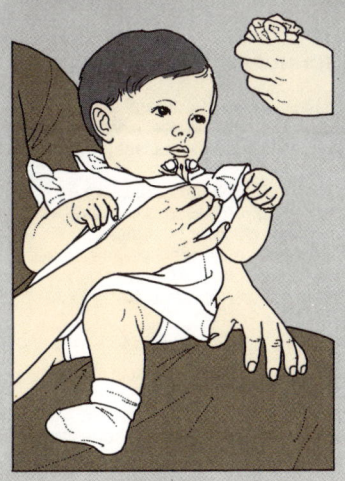

mit einem Glöckchen (beim älteren Baby raschelt er vielleicht mit Papier) – das Baby wendet den Kopf oder den Blick zur Schallquelle.

Kleinkinder werden durch die *Spielaudiometrie* geprüft: Beim Hören eines Tones dürfen sie ein Holzklötzchen zum anderen legen oder ein neues Märchen-Dia einschalten (»Peep-Show«). Erkennt der Kinderarzt beim Kleinkind eine Schwerhörigkeit, wird er das Kind zur eingehenden Untersuchung an einen Hals-Nasen-Ohrenarzt überweisen.

Bei Schulkindern werden mancherorts in Reihenuntersuchungen die wichtigsten Frequenzen überprüft (Screening). In Verdachtsfällen wird dann ein Hals-Nasen-Ohrenarzt Art und Grad der Schwerhörigkeit abklären.

SCHWERHÖRIGKEIT PER KOPFHÖRER UND ROCKMUSIK

Besuchen Sie als erwachsener Rock-Freak mal ein Rock-Konzert, bemerken Sie in den Pausen und ein paar Minuten nach dem Konzert ein gewisses Taubheitsgefühl in den Ohren, eventuell auch leichte Ohrgeräusche. Den Lärmpegel, vor allem eines »heavy metal«-Rocks mit rund 110 dB (A), sind Sie nicht gewohnt. Doch keine Sorge: Das Innenohr, das den Schall empfindet, ist für ein paar Stunden anpassungsfähig.

Lärmschwerhörigkeit

Wirkt allerdings ein Lärmpegel ab etwa 90 dB (A) beinahe jeden Tag über mehrere Stunden auf das Ohr ein, werden die Sinneszellen des Innenohrs mit der Zeit geschädigt – es kommt zur *Lärmschwerhörigkeit*, signalisiert vor allem durch einen Hörverlust bei hohen Tönen.

Gefährdet sind so auch diejenigen älteren Kinder, die täglich Musik per Kopfhörer bei extremem Volumen (Lautstärke) genießen. Extrem bedeutet: Andere Menschen im selben Raum können die Musik auch ohne Kopfhörer mithören. Erklären Sie dem Kind das Risiko (»Die Feinheiten hörst Du bei geringerem Volumen sogar noch besser«), auch das Risiko im Straßenverkehr, wenn es mit Kopfhörer flaniert oder radfährt.

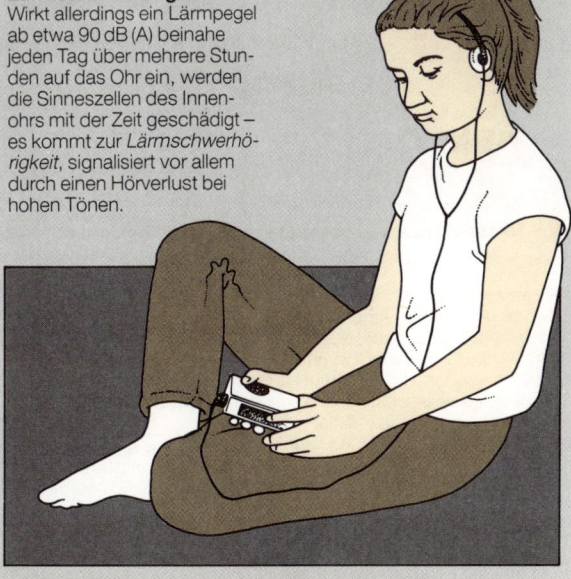

31 Schnupfen und verstopfte Nase

Die Virusinfektion Schnupfen ist die häufigste Erkrankung überhaupt – jedes Kind läuft hin und wieder mit einem Rotznäschen herum. Neben dem banalen Schnupfen kann eine laufende Nase auch Begleitsymptom eines grippalen Infekts, Vorbote von Röteln oder Symptom einer Pollenallergie (»Heuschnupfen«) sein. Eine verstopfte Nase ist meist schnupfenbedingt, mag aber unter anderem auch auf Nasenpolypen hindeuten.

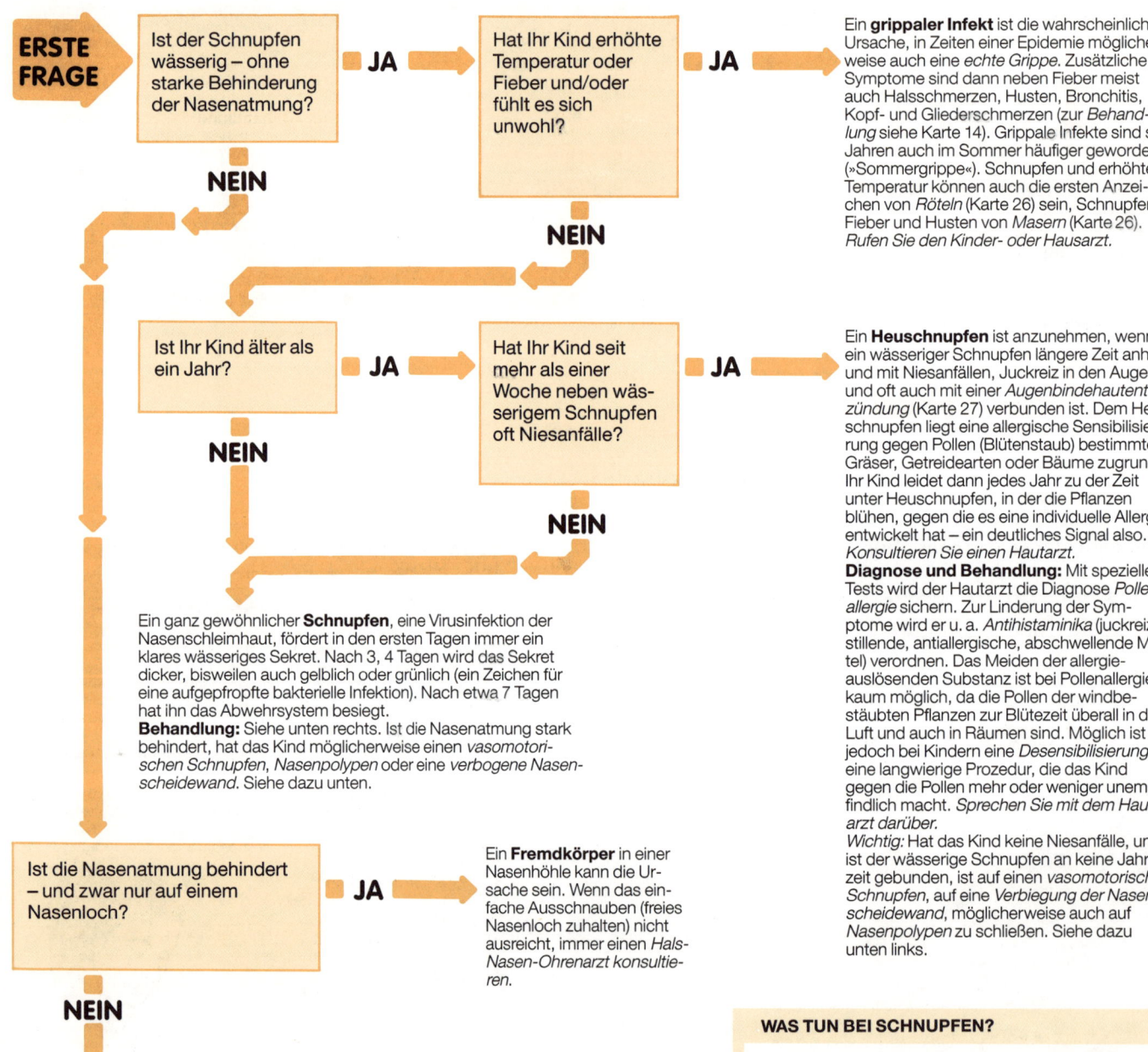

ERSTE FRAGE

Ist der Schnupfen wässerig – ohne starke Behinderung der Nasenatmung?

JA → Hat Ihr Kind erhöhte Temperatur oder Fieber und/oder fühlt es sich unwohl?

JA →

NEIN

NEIN

Ist Ihr Kind älter als ein Jahr?

JA → Hat Ihr Kind seit mehr als einer Woche neben wässerigem Schnupfen oft Niesanfälle?

JA →

NEIN

NEIN

Ein **grippaler Infekt** ist die wahrscheinliche Ursache, in Zeiten einer Epidemie möglicherweise auch eine *echte Grippe*. Zusätzliche Symptome sind dann neben Fieber meist auch Halsschmerzen, Husten, Bronchitis, Kopf- und Gliederschmerzen (zur *Behandlung* siehe Karte 14). Grippale Infekte sind seit Jahren auch im Sommer häufiger geworden (»Sommergrippe«). Schnupfen und erhöhte Temperatur können auch die ersten Anzeichen von *Röteln* (Karte 26) sein, Schnupfen, Fieber und Husten von *Masern* (Karte 26). *Rufen Sie den Kinder- oder Hausarzt.*

Ein **Heuschnupfen** ist anzunehmen, wenn ein wässeriger Schnupfen längere Zeit anhält und mit Niesanfällen, Juckreiz in den Augen und oft auch mit einer *Augenbindehautentzündung* (Karte 27) verbunden ist. Dem Heuschnupfen liegt eine allergische Sensibilisierung gegen Pollen (Blütenstaub) bestimmter Gräser, Getreidearten oder Bäume zugrunde. Ihr Kind leidet dann jedes Jahr zu der Zeit unter Heuschnupfen, in der die Pflanzen blühen, gegen die es eine individuelle Allergie entwickelt hat – ein deutliches Signal also. *Konsultieren Sie einen Hautarzt.*
Diagnose und Behandlung: Mit speziellen Tests wird der Hautarzt die Diagnose *Pollenallergie* sichern. Zur Linderung der Symptome wird er u. a. *Antihistaminika* (juckreizstillende, antiallergische, abschwellende Mittel) verordnen. Das Meiden der allergieauslösenden Substanz ist bei Pollenallergie kaum möglich, da die Pollen der windbestäubten Pflanzen zur Blütezeit überall in der Luft und auch in Räumen sind. Möglich ist jedoch bei Kindern eine *Desensibilisierung* – eine langwierige Prozedur, die das Kind gegen die Pollen mehr oder weniger unempfindlich macht. *Sprechen Sie mit dem Hautarzt darüber.*
Wichtig: Hat das Kind keine Niesanfälle, und ist der wässerige Schnupfen an keine Jahreszeit gebunden, ist auf einen *vasomotorischen Schnupfen*, auf eine *Verbiegung der Nasenscheidewand*, möglicherweise auch auf *Nasenpolypen* zu schließen. Siehe dazu unten links.

Ein ganz gewöhnlicher **Schnupfen**, eine Virusinfektion der Nasenschleimhaut, fördert in den ersten Tagen immer ein klares wässeriges Sekret. Nach 3, 4 Tagen wird das Sekret dicker, bisweilen auch gelblich oder grünlich (ein Zeichen für eine aufgepfropfte bakterielle Infektion). Nach etwa 7 Tagen hat ihn das Abwehrsystem besiegt.
Behandlung: Siehe unten rechts. Ist die Nasenatmung stark behindert, hat das Kind möglicherweise einen *vasomotorischen Schnupfen*, *Nasenpolypen* oder eine *verbogene Nasenscheidewand*. Siehe dazu unten.

Ist die Nasenatmung behindert – und zwar nur auf einem Nasenloch?

JA → Ein **Fremdkörper** in einer Nasenhöhle kann die Ursache sein. Wenn das einfache Ausschnauben (freies Nasenloch zuhalten) nicht ausreicht, immer einen *Hals-Nasen-Ohrenarzt konsultieren.*

NEIN

Ist die **Nasenatmung auf beiden Nasenlöchern behindert** (verstopfte Nase), können verschiedene Ursachen zugrunde liegen:

- Beim *festsitzenden Schnupfen* wird bisweilen ein dickes gelb-grünliches Sekret ausgeschneuzt. *Wichtig:* Treten Schmerzen in einer oder beiden Kieferhöhlen (beiderseits der Nase) oder in der Stirnhöhle (oberhalb der Nasenwurzel) auf, liegt eine *Nasennebenhöhlenentzündung* (Karte 18) vor.
- Stark behinderte Nasenatmung bei einem über 10 Tage andauernden wässerigen Schnupfen weist oft auf einen *vasomotorischen Schnupfen* hin, eine psychisch-vegetative Überempfindlichkeitsreaktion.
- *Wichtig:* Die Nasenatmung kann auch durch eine *verbogene Nasenscheidewand* (angeboren oder verletzungsbedingt) oder *Nasenpolypen* (Schleimhautwucherungen) behindert sein. Nasenpolypen wiederum entstehen nicht selten bei einem chronischen vasomotorischen Schnupfen oder bei einem Heuschnupfen (rechts). Eine verbogene Nasenscheidewand provoziert oft Schnupfen und auch Nasennebenhöhlenentzündungen (Karte 18). Bei jeder länger blockierten Nasenatmung des Kindes *einen Arzt konsultieren.*

WAS TUN BEI SCHNUPFEN?

- Bei Babys und Kleinkindern Kinderarzt aufsuchen – bei Schulkindern dann, wenn der Schnupfen länger als 8 Tage anhält und die Nasenatmung stark blockiert ist.
- Zur Linderung des Schnupfens nur die vom Arzt verordnete abschwellende Nasensalbe (bzw. -tropfen) verwenden, und zwar höchstens 6 Tage, da sonst die Nasenschleimhaut irritiert wird.
- Zeigen Sie dem älteren Kind, daß es beim Schneuzen immer abwechselnd ein Nasenloch zuhalten soll.
- Bei verstopfter Nase Kamillendampf einatmen.

Kommt es im Verlauf des Schnupfens zu ernsteren Symptomen wie *Fieber* (Karte 14), *Hautausschlag* (Karte 26) und/oder *Husten* mit geräuschvoller Atmung oder gar *Atemnot* (Karte 33, 34), konsultieren Sie sofort den Kinder- oder Hausarzt.

32 Halsweh

Jedes Kind leidet hin und wieder an »Halsweh«, an Halsentzündung: Die Schleimhaut von Gaumen und Rachen brennt, Schlucken ist schmerzhaft. Einmal kann eine Virusinfektion der Schleimhaut zugrunde liegen, zum anderen eine bakterienbedingte Mandelentzündung (Angina). Schmerzen beim Kauen und Ohrenschmerzen hat das Kind bei Mumps. Konsultieren Sie in jedem Fall den Kinder- oder Hausarzt.

ERSTE FRAGE

Hat Ihr Kind Fieber (ab 38 °C) und/oder fühlt es sich sehr krank?

— 39
— 38

JA → Hat Ihr Kind eine starke Schwellung im Kieferwinkelbereich und Schmerzen beim Kauen sowie Ohrenschmerzen?

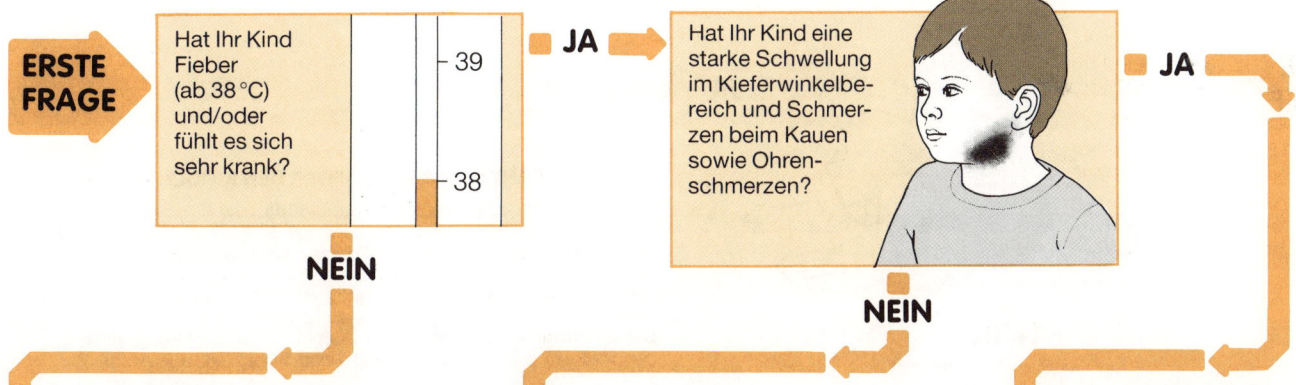

JA

NEIN

NEIN

WAS TUN BEI HALSWEH?

- Konsultieren Sie den Kinder- oder Hausarzt.
- Geben Sie dem Kind viel zu trinken und Eis zu essen. Kräutertees lindern die Schluckbeschwerden und wirken sanft desinfizierend.
- Abwehrsteigernde pflanzliche Mittel, wie etwa Esberitox N-Tropfen, wirken günstig (Arzt konsultieren).

Eine **Mandelentzündung** (Angina, Tonsillitis) wird durch starkes Halsweh mit Schluckbeschwerden und Fieber signalisiert. Mitunter hat ein Kind aber auch bei einer *Rachenentzündung* hohes Fieber, meist im Rahmen eines grippalen Infekts. Ein Blick auf die Mandeln (rötlich geschwollen, oft mit kleinen weißgelblichen Flecken) oder in den Rachen (entzündliche Rötung) des Kindes deckt die Ursache der Beschwerden auf. *Konsultieren Sie Kinder- oder Hausarzt.*
Behandlung: Bei der bakteriell bedingten Mandelentzündung verordnet der Arzt meist Antibiotika, bei der virusbedingten Rachenentzündung antibiotikafreie Lutschtabletten, Gurgelmittel (ab dem 8. Lebensjahr) oder pflanzliche Mittel in Tropfenform (bei unter 3jährigen Kindern). Siehe auch links und unten.

Mumps, eine virusbedingte Kinderkrankheit, verursacht solche Beschwerden. Die Mumpsviren befallen die Ohrspeicheldrüsen, die im Kieferwinkelbereich zum äußeren Gehörgang hin liegen. Zuerst schwillt in der Regel die eine, später auch die andere Ohrspeicheldrüse entzündlich an (siehe dazu Karte 26). Ab dem 12. Lebensjahr ist eine Hodenentzündung als Komplikation möglich. *Rufen Sie den Kinder- oder Hausarzt.*
Behandlung: Siehe Karte 26; bei Hodenentzündung Kortison.

Eine virusbedingte **Rachenentzündung** (Pharyngitis) tritt bei Kindern nicht selten im Verlauf eines Schnupfens auf. Beim älteren Baby merken Sie die Rachenentzündung oft erst, wenn es quengelt und Breis aufgrund der Schluckbeschwerden verweigert. Für Sie genügt ein Blick: Gaumen und Rachen des Kindes sind entzündlich gerötet. *Konsultieren Sie Kinder- oder Hausarzt.*
Behandlung: Siehe mittlere und linke Spalte, sowie *Was tun bei Schnupfen* (linke Seite, unten).

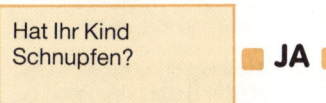
Hat Ihr Kind Schnupfen?

JA

NEIN

GAUMENMANDELN

Die Gaumenmandeln liegen links und rechts vom Racheneingang in den Taschenfalten des Gaumenbogens. Sie gehören wie die Lymphknoten zum lymphatischen Gewebe und bilden wie diese Lymphozyten, die Dirigenten des Abwehrsystems. Während des infektgefährdeten Kleinkindalters werden diese Wächter immer größer, um ihre Aufgabe zu erfüllen und Erreger vom Nasen-Rachen-Raum und den Bronchien abzuwehren. Später schwinden Sie wieder etwas. Die Graphik zeigt entzündlich geschwollene Gaumenmandeln, die einer Infektion kaum Herr werden.

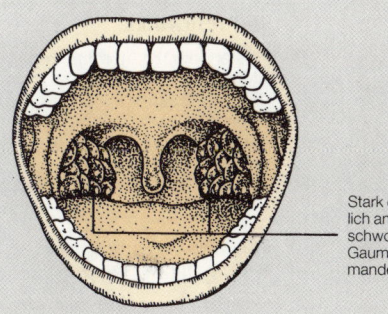

Stark entzündlich angeschwollene Gaumenmandeln

Eine einfache **Rachenentzündung** (siehe oben) ist die eine Möglichkeit (sie muß vor allem bei älteren Kindern nicht fieberhaft sein), oder Ihr Kind hat eine *Candida-Mykose* der Mundschleimhaut (Karte 3), vielleicht auch *Aphthen. Konsultieren Sie den Kinder- oder Hausarzt.*
Wichtig: Geben Sie dem Kind nur die vom Arzt verordneten Mittel – antibiotikahaltige Halstabletten etwa können eine Candida-Mykose beim Kind provozieren.

CHRONISCHE MANDELENTZÜNDUNG UND ENTFERNUNG DER MANDELN

Leidet ein Kind wiederholt an einer akuten Mandelentzündung, kann sich eine chronische Mandelentzündung entwickeln (bisweilen auch nur aufgrund einer Anlage): Die Mandeln sind dann stark vergrößert, die Gaumenbögen gerötet, die Mandelkrypten voller Eiter. Heute neigen Spezialisten dazu, die Mandeln nicht wegzuoperieren, sondern zu erhalten – vorausgesetzt, jede akute und erst recht jede chronische Mandelentzündung wird effektiv behandelt. Droht aber trotz Antibiotika eine Herdinfektion (eitererregende Bakterien gelangen von den Mandeln etwa zum Herzen und provozieren dort eine Herzinnenhautentzündung), oder sind die Mandeln unmäßig vergrößert, ist die operative Entfernung im Krankenhaus angezeigt.

Die Mandeloperation wird heute bei Vollnarkose durchgeführt. Innerhalb von 2 Wochen heilen die Wunden ab. Bisweilen werden bei der Operation auch die Rachenmandeln, wenn sie den Nasen-Rachen-Raum verlegen, mit entfernt (Karte 33).

33 Husten

Husten signalisiert bei Kindern meist eine infektionsbedingte Verschleimung oder Reizzustände des Atemtraktes, eine individuelle Allergie mit Bronchialkrämpfen und Verschleimung, seltener auch Fremdkörper. Husten ist bei Kindern grundsätzlich als ernstes Symptom zu werten, vor allem dann, wenn Ihr Kind schnell oder geräuschvoll atmet oder gar unter Atemnot leidet (Karte 34, 35). Konsultieren Sie deshalb immer frühzeitig den Kinder- oder Hausarzt, um einer Schädigung der noch zarten Bronchien des Kindes vorzubeugen.

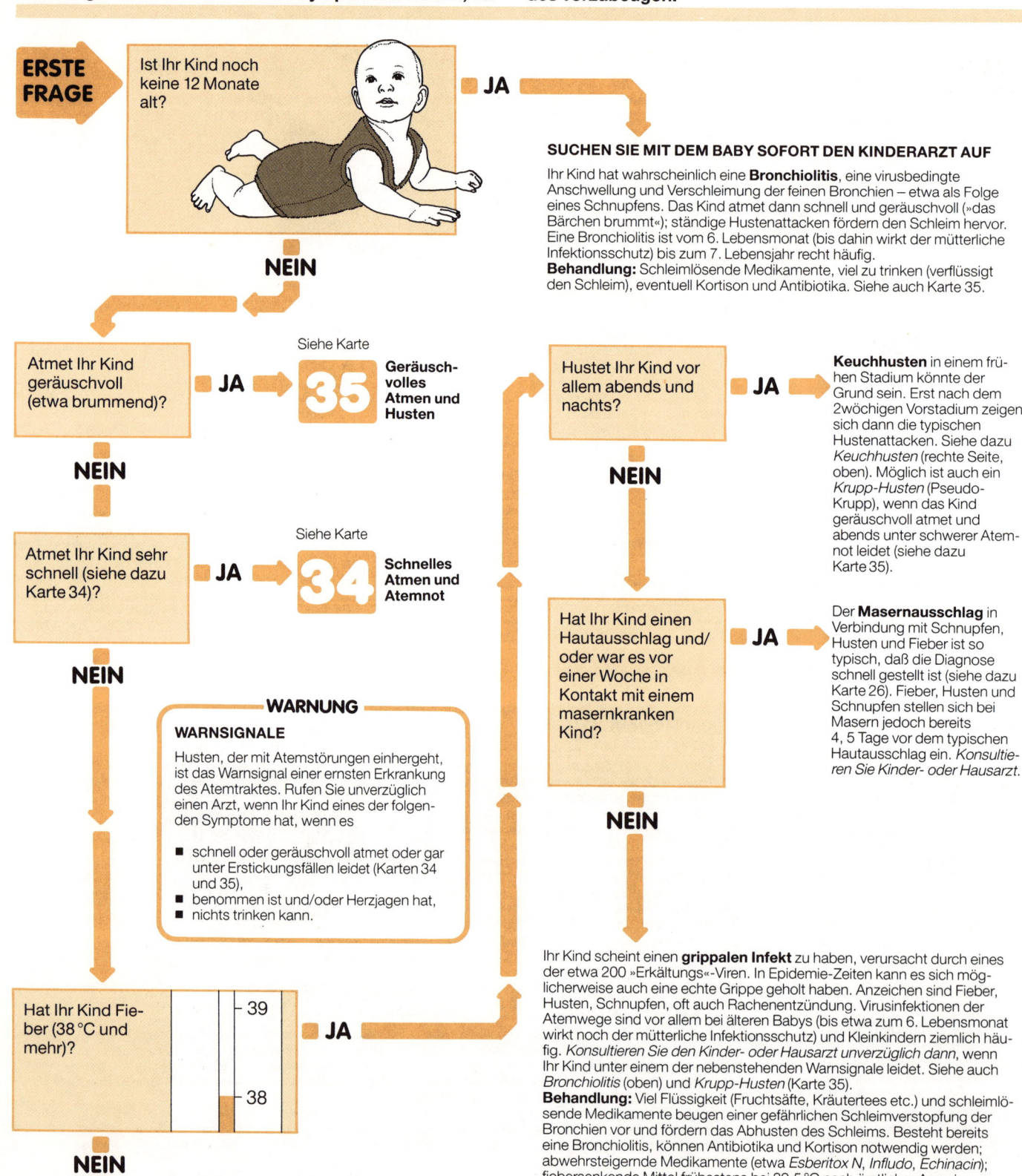

ERSTE FRAGE

Ist Ihr Kind noch keine 12 Monate alt?

JA

SUCHEN SIE MIT DEM BABY SOFORT DEN KINDERARZT AUF

Ihr Kind hat wahrscheinlich eine **Bronchiolitis**, eine virusbedingte Anschwellung und Verschleimung der feinen Bronchien – etwa als Folge eines Schnupfens. Das Kind atmet dann schnell und geräuschvoll (»das Bärchen brummt«); ständige Hustenattacken fördern den Schleim hervor. Eine Bronchiolitis ist vom 6. Lebensmonat (bis dahin wirkt der mütterliche Infektionsschutz) bis zum 7. Lebensjahr recht häufig.
Behandlung: Schleimlösende Medikamente, viel zu trinken (verflüssigt den Schleim), eventuell Kortison und Antibiotika. Siehe auch Karte 35.

NEIN

Atmet Ihr Kind geräuschvoll (etwa brummend)?

JA → Siehe Karte **35** Geräuschvolles Atmen und Husten

NEIN

Atmet Ihr Kind sehr schnell (siehe dazu Karte 34)?

JA → Siehe Karte **34** Schnelles Atmen und Atemnot

NEIN

Hustet Ihr Kind vor allem abends und nachts?

JA

Keuchhusten in einem frühen Stadium könnte der Grund sein. Erst nach dem 2wöchigen Vorstadium zeigen sich dann die typischen Hustenattacken. Siehe dazu *Keuchhusten* (rechte Seite, oben). Möglich ist auch ein *Krupp-Husten* (Pseudo-Krupp), wenn das Kind geräuschvoll atmet und abends unter schwerer Atemnot leidet (siehe dazu Karte 35).

NEIN

Hat Ihr Kind einen Hautausschlag und/oder war es vor einer Woche in Kontakt mit einem masernkranken Kind?

JA

Der **Masernausschlag** in Verbindung mit Schnupfen, Husten und Fieber ist so typisch, daß die Diagnose schnell gestellt ist (siehe dazu Karte 26). Fieber, Husten und Schnupfen stellen sich bei Masern jedoch bereits 4, 5 Tage vor dem typischen Hautausschlag ein. *Konsultieren Sie Kinder- oder Hausarzt.*

NEIN

WARNUNG

WARNSIGNALE

Husten, der mit Atemstörungen einhergeht, ist das Warnsignal einer ernsten Erkrankung des Atemtraktes. Rufen Sie unverzüglich einen Arzt, wenn Ihr Kind eines der folgenden Symptome hat, wenn es

- schnell oder geräuschvoll atmet oder gar unter Erstickungsfällen leidet (Karten 34 und 35),
- benommen ist und/oder Herzjagen hat,
- nichts trinken kann.

Hat Ihr Kind Fieber (38 °C und mehr)?

— 39
— 38

JA

Ihr Kind scheint einen **grippalen Infekt** zu haben, verursacht durch eines der etwa 200 »Erkältungs«-Viren. In Epidemie-Zeiten kann es sich möglicherweise auch eine echte Grippe geholt haben. Anzeichen sind Fieber, Husten, Schnupfen, oft auch Rachenentzündung. Virusinfektionen der Atemwege sind vor allem bei älteren Babys (bis etwa zum 6. Lebensmonat wirkt noch der mütterliche Infektionsschutz) und Kleinkindern ziemlich häufig. *Konsultieren Sie den Kinder- oder Hausarzt unverzüglich dann*, wenn Ihr Kind unter einem der nebenstehenden Warnsignale leidet. Siehe auch *Bronchiolitis* (oben) und *Krupp-Husten* (Karte 35).
Behandlung: Viel Flüssigkeit (Fruchtsäfte, Kräutertees etc.) und schleimlösende Medikamente beugen einer gefährlichen Schleimverstopfung der Bronchien vor und fördern das Abhusten des Schleims. Besteht bereits eine Bronchiolitis, können Antibiotika und Kortison notwendig werden; abwehrsteigernde Medikamente (etwa *Esberitox N*, *Infludo*, *Echinacin*); fiebersenkende Mittel frühestens bei 39,5 °C nach ärztlicher Anweisung einsetzen (siehe *Pflege eines kranken Kindes* im Informationsteil).

NEIN

Fortsetzung rechte Seite

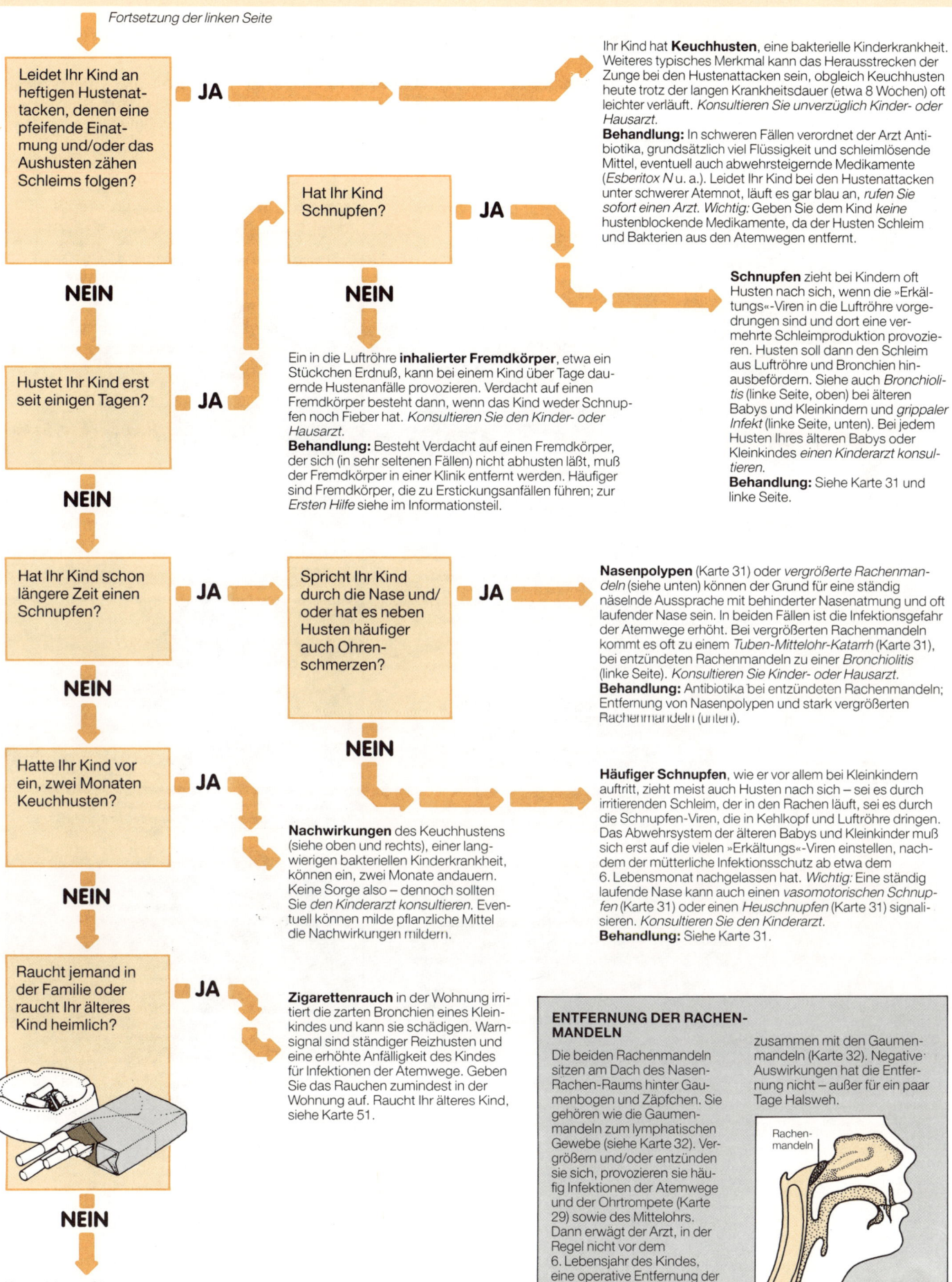

Fortsetzung der linken Seite

Leidet Ihr Kind an heftigen Hustenattacken, denen eine pfeifende Einatmung und/oder das Aushusten zähen Schleims folgen?

JA →

Ihr Kind hat **Keuchhusten**, eine bakterielle Kinderkrankheit. Weiteres typisches Merkmal kann das Herausstrecken der Zunge bei den Hustenattacken sein, obgleich Keuchhusten heute trotz der langen Krankheitsdauer (etwa 8 Wochen) oft leichter verläuft. *Konsultieren Sie unverzüglich Kinder- oder Hausarzt.*
Behandlung: In schweren Fällen verordnet der Arzt Antibiotika, grundsätzlich viel Flüssigkeit und schleimlösende Mittel, eventuell auch abwehrsteigernde Medikamente (*Esberitox N* u. a.). Leidet Ihr Kind bei den Hustenattacken unter schwerer Atemnot, läuft es gar blau an, *rufen Sie sofort einen Arzt. Wichtig:* Geben Sie dem Kind *keine* hustenblockende Medikamente, da der Husten Schleim und Bakterien aus den Atemwegen entfernt.

NEIN ↓

Hat Ihr Kind Schnupfen?

JA →

Schnupfen zieht bei Kindern oft Husten nach sich, wenn die »Erkältungs«-Viren in die Luftröhre vorgedrungen sind und dort eine vermehrte Schleimproduktion provozieren. Husten soll dann den Schleim aus Luftröhre und Bronchien hinausbefördern. Siehe auch *Bronchiolitis* (linke Seite, oben) bei älteren Babys und Kleinkindern und *grippaler Infekt* (linke Seite, unten). Bei jedem Husten Ihres älteren Babys oder Kleinkindes *einen Kinderarzt konsultieren.*
Behandlung: Siehe Karte 31 und linke Seite.

NEIN ↓

Hustet Ihr Kind erst seit einigen Tagen?

JA →

Ein in die Luftröhre **inhalierter Fremdkörper**, etwa ein Stückchen Erdnuß, kann bei einem Kind über Tage dauernde Hustenanfälle provozieren. Verdacht auf einen Fremdkörper besteht dann, wenn das Kind weder Schnupfen noch Fieber hat. *Konsultieren Sie den Kinder- oder Hausarzt.*
Behandlung: Besteht Verdacht auf einen Fremdkörper, der sich (in sehr seltenen Fällen) nicht abhusten läßt, muß der Fremdkörper in einer Klinik entfernt werden. Häufiger sind Fremdkörper, die zu Erstickungsanfällen führen; zur *Ersten Hilfe* siehe im Informationsteil.

NEIN ↓

Hat Ihr Kind schon längere Zeit einen Schnupfen?

JA →

Spricht Ihr Kind durch die Nase und/oder hat es neben Husten häufiger auch Ohrenschmerzen?

JA →

Nasenpolypen (Karte 31) oder *vergrößerte Rachenmandeln* (siehe unten) können der Grund für eine ständig näselnde Aussprache mit behinderter Nasenatmung und oft laufender Nase sein. In beiden Fällen ist die Infektionsgefahr der Atemwege erhöht. Bei vergrößerten Rachenmandeln kommt es oft zu einem *Tuben-Mittelohr-Katarrh* (Karte 31), bei entzündeten Rachenmandeln zu einer *Bronchiolitis* (linke Seite). *Konsultieren Sie Kinder- oder Hausarzt.*
Behandlung: Antibiotika bei entzündeten Rachenmandeln; Entfernung von Nasenpolypen und stark vergrößerten Rachenmandeln (unten).

NEIN ↓

Hatte Ihr Kind vor ein, zwei Monaten Keuchhusten?

JA →

Nachwirkungen des Keuchhustens (siehe oben und rechts), einer langwierigen bakteriellen Kinderkrankheit, können ein, zwei Monate andauern. Keine Sorge also – dennoch sollten Sie *den Kinderarzt konsultieren.* Eventuell können milde pflanzliche Mittel die Nachwirkungen mildern.

Häufiger Schnupfen, wie er vor allem bei Kleinkindern auftritt, zieht meist auch Husten nach sich – sei es durch irritierenden Schleim, der in den Rachen läuft, sei es durch die Schnupfen-Viren, die in Kehlkopf und Luftröhre dringen. Das Abwehrsystem der älteren Babys und Kleinkinder muß sich erst auf die vielen »Erkältungs«-Viren einstellen, nachdem der mütterliche Infektionsschutz ab etwa dem 6. Lebensmonat nachgelassen hat. *Wichtig:* Eine ständig laufende Nase kann auch einen *vasomotorischen Schnupfen* (Karte 31) oder einen *Heuschnupfen* (Karte 31) signalisieren. *Konsultieren Sie den Kinderarzt.*
Behandlung: Siehe Karte 31.

NEIN ↓

Raucht jemand in der Familie oder raucht Ihr älteres Kind heimlich?

JA →

Zigarettenrauch in der Wohnung irritiert die zarten Bronchien eines Kleinkindes und kann sie schädigen. Warnsignal sind ständiger Reizhusten und eine erhöhte Anfälligkeit des Kindes für Infektionen der Atemwege. Geben Sie das Rauchen zumindest in der Wohnung auf. Raucht Ihr älteres Kind, siehe Karte 51.

NEIN ↓

Konsultieren Sie den Kinder- oder Hausarzt. Siehe auch Diagnose-Karten 34, 35.

ENTFERNUNG DER RACHEN-MANDELN

Die beiden Rachenmandeln sitzen am Dach des Nasen-Rachen-Raums hinter Gaumenbogen und Zäpfchen. Sie gehören wie die Gaumenmandeln zum lymphatischen Gewebe (siehe Karte 32). Vergrößern und/oder entzünden sie sich, provozieren sie häufig Infektionen der Atemwege und der Ohrtrompete (Karte 29) sowie des Mittelohrs. Dann erwägt der Arzt, in der Regel nicht vor dem 6. Lebensjahr des Kindes, eine operative Entfernung der Rachenmandeln – bisweilen zusammen mit den Gaumenmandeln (Karte 32). Negative Auswirkungen hat die Entfernung nicht – außer für ein paar Tage Halsweh.

Rachenmandeln

109

34 Schnelles Atmen und Atemnot

Die Atemfrequenz zeigt die Schwere einer Erkrankung der oberen Atemwege, also von Luftröhre und Bronchien, an. Liegt die Atemfrequenz höher als die entsprechende Rate im Kasten unten auf dieser Seite, ist das ein ernstes Warn-signal – besonders wenn Ihr Kind noch keine 5 Jahre alt ist und die Atemnot in Erstickungsanfällen gipfelt. Sollte dieser Fall eintreten, rufen Sie dann unverzüglich den Kinder- oder Hausarzt.

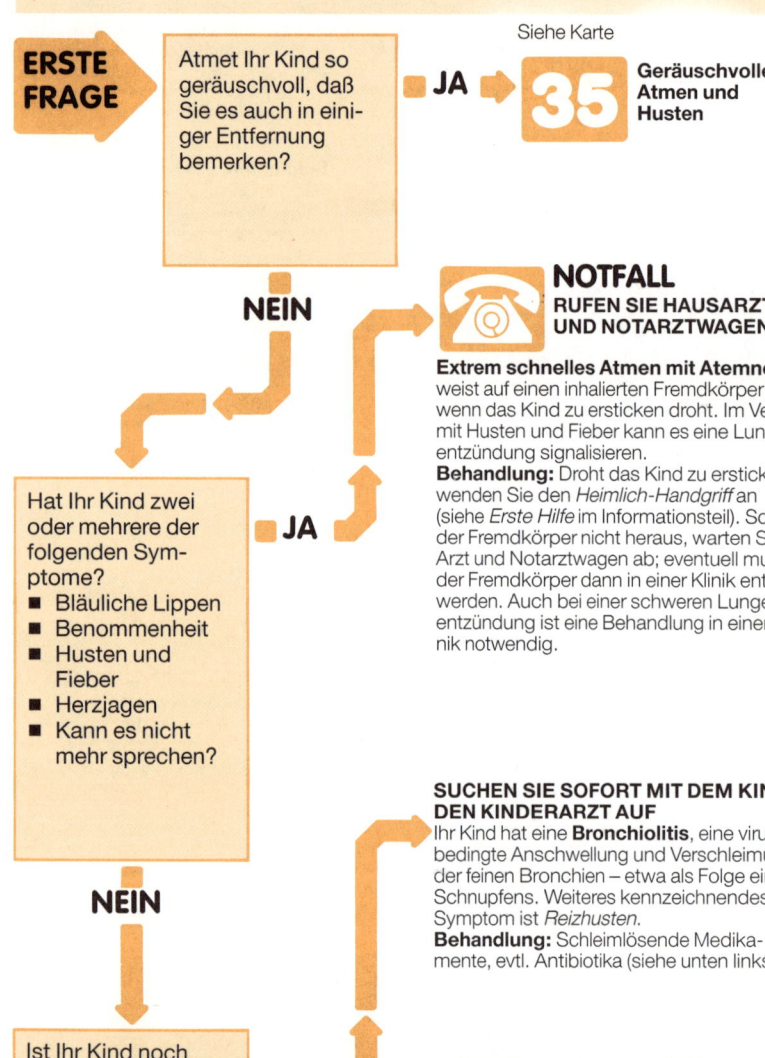

ERSTE FRAGE → Atmet Ihr Kind so geräuschvoll, daß Sie es auch in einiger Entfernung bemerken?

JA → Siehe Karte **35** Geräuschvolles Atmen und Husten

NEIN

Hat Ihr Kind zwei oder mehrere der folgenden Symptome?
- Bläuliche Lippen
- Benommenheit
- Husten und Fieber
- Herzjagen
- Kann es nicht mehr sprechen?

JA →

NOTFALL
RUFEN SIE HAUSARZT UND NOTARZTWAGEN

Extrem schnelles Atmen mit Atemnot weist auf einen inhalierten Fremdkörper hin, wenn das Kind zu ersticken droht. Im Verein mit Husten und Fieber kann es eine Lungen-entzündung signalisieren.
Behandlung: Droht das Kind zu ersticken, wenden Sie den *Heimlich-Handgriff* an (siehe *Erste Hilfe* im Informationsteil). Schießt der Fremdkörper nicht heraus, warten Sie Arzt und Notarztwagen ab; eventuell muß der Fremdkörper dann in einer Klinik entfernt werden. Auch bei einer schweren Lungen-entzündung ist eine Behandlung in einer Klinik notwendig.

NEIN

Ist Ihr Kind noch keine 2 Jahre alt?

JA →

SUCHEN SIE SOFORT MIT DEM KIND DEN KINDERARZT AUF
Ihr Kind hat eine **Bronchiolitis**, eine virus-bedingte Anschwellung und Verschleimung der feinen Bronchien – etwa als Folge eines Schnupfens. Weiteres kennzeichnendes Symptom ist *Reizhusten*.
Behandlung: Schleimlösende Medika-mente, evtl. Antibiotika (siehe unten links).

NEIN

KONSULTIEREN SIE SOFORT DEN KINDER- ODER HAUSARZT

Ihr Kind hat eine **Bronchiolitis**, eine virus-bedingte Anschwellung und Verschleimung der feinen Bronchien – meist als Folge eines Schnupfens, vor allem, wenn es auch Reiz-husten hat. Kommen Fieber, evtl. auch Herz-jagen als Symptome hinzu, ist eine *Lungen-entzündung* möglich (siehe auch Karte 35).
Behandlung: Diagnostiziert der Arzt eine Bronchiolitis, wird er schleimlösende Medika-mente, reichlich Getränke, pflanzliche Mittel, Antibiotika und evtl. auch Kortison verordnen. Bei einer Lungenentzündung sind Antibiotika und abwehrsteigernde pflanzliche Mittel (etwa *Echinacin*) angezeigt. Bei einer schwe-ren Lungenentzündung kann die Einweisung in eine Klinik notwendig sein.

ATMET IHR KIND ZU SCHNELL?

Die Atemfrequenz (Zahl der Atemzüge pro Minute) fällt bis zum 5. Lebensjahr schnell, danach langsam auf die etwa 18 Atemzüge/min. des Erwachsenen ab. Das Diagramm zeigt die Frequenz pro 30 Sekunden. Übersteigt die Atemfre-quenz Ihres ruhig dasitzenden Kindes in dieser Zeit die altersgemäße Frequenz des Diagramms, konsultieren Sie unver-züglich einen Kinderarzt.

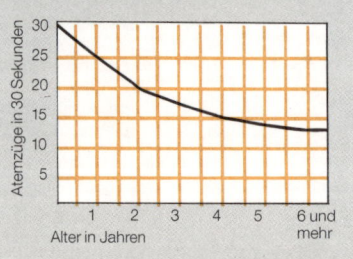

Atemzüge in 30 Sekunden | Alter in Jahren (1 2 3 4 5 6 und mehr)

ASTHMA UND SPASTISCHE BRONCHITIS

Asthma bedeutet häufige, meist anfallsartige Atemnot – bedingt durch eine Funktionsstörung der Bronchiolen, der feinen Bronchien: Die Bronchialmuskulatur krampft, die Bronchialschleimhaut schwillt an und ihre Schleim-produktion ist erhöht. Folge ist eine Verengung oder teilweise Schleimverstopfung der Bronchiolen. Ursachen der Funktionsstörung sind

- eine allergische Reaktion auf ein individuelles Aller-gen (allergieauslösende Substanz) wie Hausstaub mit Milbenkot, Blütenpollen oder Tierhärchen;
- eine anlagebedingte Überempfindlichkeit der Bron-chiolen gegen Infekte der Atemwege (Infektallergie), chemische Reizstoffe (auch Zigarettenrauch), psy-chischen oder körperlichen Streß und Wetter-umschwünge.

Beim Asthmaanfall ist infolge der Verengung und Schleimverstopfung der Bronchiolen die Lunge über-bläht, signalisiert durch ein ziehendes, »giemendes« Geräusch beim Ausatmen (bei Kleinkindern »brummt das Bärchen«). Hustenattacken, besonders nächtlicher Reizhusten (Schleimverstopfung) kommen hinzu. Starke Anfälle sind durch Keuchatmung, aufgeblähten Brust-korb, prallgestaute Hals- und Zungenvenen und schwer-ste Atemnot (bläuliche Haut) gekennzeichnet – im Extremfall sind sie lebensbedrohend.
Kinder haben meist ein leichteres Asthma, oft mit saisonbedingten Anfällen (im Winter bei Infektallergie, im Frühling und Frühsommer bei Pollenallergie), die sich jedoch über Tage hinziehen. Beim schweren Asthma treten die Anfälle oft jede Woche auf, auch ein Dauer-asthma ohne Anfallsspitzen ist bei Kindern und Erwach-senen möglich.

Spastische Bronchitis
Asthma scheint zwar kein Erbleiden zu sein, vererbt werden können jedoch die Allergiebereitschaft sowie die Neigung der Bronchiolen zu Krämpfen. So bekommen Kinder, die an Heuschnupfen leiden, nicht selten Asthma. Die häufigen Virusinfektionen im Kindesalter können die Anlagen zum Durchbruch bringen.
Dem leichteren Asthma bei kleineren Kindern – auch spastische oder asthmoide Bronchitis genannt – liegt meist eine Infektallergie zugrunde; bei konsequenter Behandlung werden die Kinder etwa im 7. Lebensjahr ihr Asthma los. Bei anderen Asthma-Ursachen klingt die asthmatische Reaktionsbereitschaft oft mit Ablauf der Pubertät ab, bei effektiver Behandlung früher.

Behandlung
- Der Arzt verschreibt eine Kombination verschiedener Medikamente: So Mittel, die die Bronchialkrämpfe lösen und die Bronchien erweitern (*Theophyllin-retard*-Präparate), Mittel, die die Überempfindlichkeit der Bronchiolen mindern (*Ketotifen*), die schleimver-flüssigend wirken (*Mucosolvan* u. a.), die entzün-dungshemmend sind (pflanzliche Mittel im Intervall mit Kortison) und die allfälligen Atemwegsinfektionen bekämpfen (pflanzliche Mittel, evtl. auch Antibiotika). Grundsätzlich verschreibt der Arzt auch ein Inhala-tionsgerät, mit dem das Kind einige dieser Medika-mente im Sprühnebel inhaliert.
- Zusätzlich empfiehlt der Arzt Atemgymnastik (bei einer Krankengymnastin), Klimatherapie (Bran-dungszone, Hochgebirge), evtl. auch Psycho-therapie.
- Die Vermeidung eines Allergens ist nur beschränkt möglich. Oft lohnt sich bei Kindern jedoch die De- bzw. Hyposensibilisierung gegen das ursächliche Allergen: In einer freilich langwierigen Behandlung versucht ein Allergiespezialist, das Kind gegen das Allergen unempfindlich zu machen.

35 Geräuschvolles Atmen und Husten

Infektionen der Atemwege sind bei Kindern recht häufig. Grundsätzlich sollten Sie bei jeder Atemwegs-Infektion eines unter einjährigen Kindes den Kinder- oder Hausarzt aufsuchen, besonders wenn es einen quälenden Reizhusten hat. Gehen Sie diese Diagnose-Karte durch, wenn das Kind so geräuschvoll atmet, daß Sie es in einiger Entfer-nung hören, wenn es heiser ist und/oder unter offensicht-licher Atemnot leidet. Atmet das Kind nur ungewöhnlich schnell, siehe Diagnose-Karte 34. Stark geräuschvolles Atmen mit Atemnot kann bei Kleinkindern einen Krupp-Husten (Pseudo-Krupp), aber auch beginnendes Asthma signalisieren. Rufen Sie dann sofort einen Arzt.

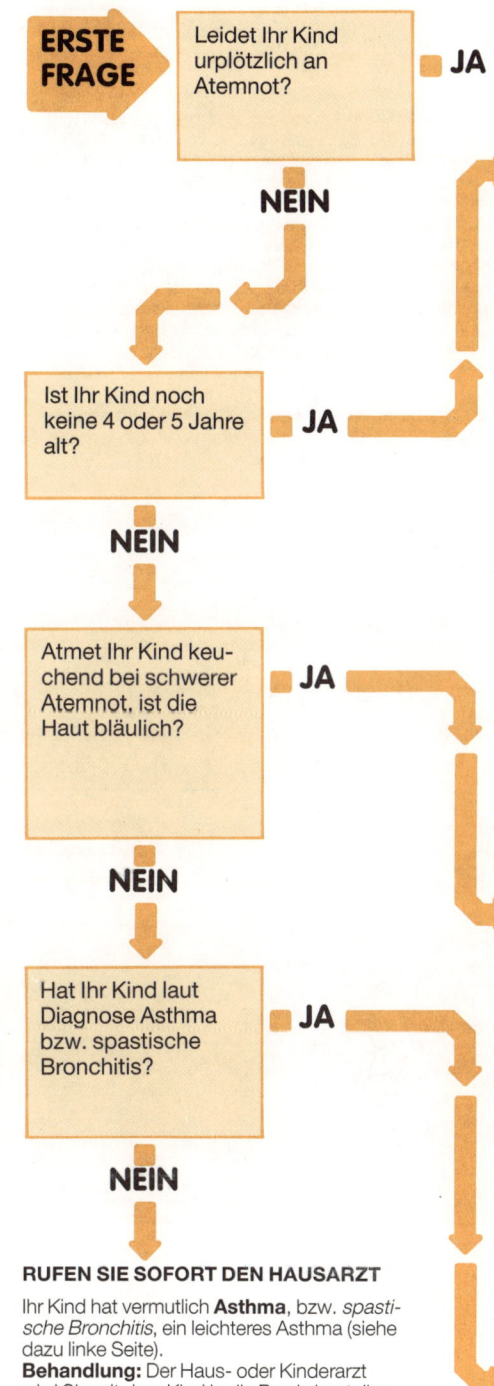

ERSTE FRAGE

Leidet Ihr Kind urplötzlich an Atemnot?

JA →

NEIN

Ist Ihr Kind noch keine 4 oder 5 Jahre alt?

NEIN

Atmet Ihr Kind keu-chend bei schwerer Atemnot, ist die Haut bläulich?

NEIN

Hat Ihr Kind laut Diagnose Asthma bzw. spastische Bronchitis?

NEIN

Ist das Kind heiser, hustet es bellend und leidet es plötz-lich am späten Abend an schwerer Atemnot?

NEIN

KOSULTIEREN SIE SOFORT DEN KINDER- ODER HAUSARZT

Ihr Kind hat eine **Bronchiolitis**, eine virus-bedingte Anschwellung und Verschleimung der feinen Bronchien – meist als Folge eines Schnupfens, vor allem wenn es auch Reiz-husten hat, oder eine *spastische Bronchitis*, eine leichtere Form von Asthma (siehe Karte 34). Kommen Fieber, evtl. auch Herz-jagen als Symptome hinzu, ist eine *Lungen-entzündung* möglich. Siehe auch *Krupp-Husten*, rechts.
Behandlung: Diagnostiziert der Arzt eine Bronchiolitis, wird er schleimlösende Medi-kamente, reichlich Getränke, pflanzliche Mit-tel, Antibiotika und evtl. auch Kortison ver-ordnen. Bei einer Lungenentzündung sind Antibiotika und abwehrsteigernde pflanzli-che Mittel (etwa *Echinacin*) angezeigt. Bei einer schweren Lungenentzündung kann die Einweisung in eine Klinik notwendig sein.

 ### NOTFALL
RUFEN SIE SOFORT DEN HAUSARZT

Ein **schwerer Asthmaanfall** ist möglich, vor allem wenn der Brustkorb gebläht wirkt (siehe dazu linke Seite).
Behandlung: Bis der Arzt eintrifft, beruhi-gen Sie Ihr Kind. Lassen Sie es umgekehrt auf einem Stuhl sitzen, den Oberkörpfer gegen die Lehne gebeugt – das erleichtert die Atmung. Öffnen Sie das Fenster. Der Arzt wird das Kind Asthmamittel inhalieren lassen und mit Ihnen die künftige Asthma-therapie besprechen (siehe linke Seite). Nur in sehr schweren Fällen ist die Einweisung in die Klinik erforderlich, wo das Kind über eine Maske Sauerstoff und Medikamente ein-atmet.

Ihr Kind hat einen erneuten **Asthmaanfall**. Spastische Bronchitis bedeutet ein leichte-res Asthma (siehe dazu linke Seite).
Was Sie tun können: Beruhigen Sie Ihr Kind, geben Sie ihm die verordneten Medi-kamente laut Anweisung. Lassen Sie es die Medikamente, die inhaliert werden sollen, per Inhalationsgerät im Sprühnebel inhalie-ren. Bessert sich der Zustand Ihres Kindes in den nächsten 4 Stunden nicht, *konsultieren Sie den verordnenden Arzt*. Zur weiteren Information siehe linke Seite.

JA →

JA →

JA →

JA →

JA →

 ### NOTFALL
RUFEN SIE SOFORT ARZT UND NOTARZTWAGEN

Ihr Kind hat einen **Fremdkörper** in die Luft-röhre verschluckt – das ist die wahrschein-lichste Erklärung für eine plötzliche Atemnot.
Behandlung: Droht das Kind zu ersticken, wenden Sie den *Heimlich-Handgriff* an (siehe *Erste Hilfe* im Informationsteil). Schießt der Fremdkörper dann nicht heraus, warten Sie Arzt und Notarztwagen ab. Eventuell muß der Fremdkörper dann in einer Klinik entfernt werden. *Wichtig:* Auch wenn es Ihnen dank des wirkungsvollen Heimlich-Handgriffs gelungen ist, den Fremdkörper zu entfernen, sollte Ihr Kind anschließend in einer Klinik untersucht werden.

NOTFALL
RUFEN SIE SOFORT DEN HAUSARZT

Ihr Kind hat **Krupp-Husten** (Pseudo-Krupp), eine virusbedingte Entzündung und Schwellung der Kehlkoptschleimhaut mit starker Verschleimung der Luftröhre. Krupp entsteht im Lauf eines grippalen Infekts oder eines Schnupfens, wenn die »Erkältungs«-Viren in Kehlkopf und Luftröhre eindringen. Krupp ist in letzter Zeit bei 1–5jährigen Kin-dern immer häufiger geworden – die Luftver-schmutzung aber auch rauchgeschwän-gerte Wohnzimmer scheinen als verstär-kende Faktoren zu wirken.
Prägen Sie sich die Anzeichen eines Krupp-Hustens gut ein: schwere, geräusch-volle Atmung, Heiserkeit (bisweilen Verlust der Stimme), bellender Husten, Fieber. Meist am späten Abend kommt es dann – sowie die Kehlkopfschleimhaut mehr anschwillt – zu Attacken schwerer Atemnot, oft auch zu Erstickungsanfällen. Ist das Kind bereits ein-geschlafen, wacht es voller Angst auf.
Behandlung: Trösten Sie das Kind, bis der *Arzt* eintrifft. Bringen Sie es ins Bad und lassen Sie heißes Wasser aus der Dusche laufen, der Dampf erleichtert dem Kind das Atmen. Der Arzt wird dem Kind ein *Predni-son*-Zäpfchen geben, in schweren Fällen wird er Prednison spritzen. Dadurch klingt die entzündliche Schwellung des Kehlkopfes rasch ab. Das Kind bekommt wieder Luft. Überdies verordnet der Arzt ein schleimver-flüssigendes, auswurfförderndes und den Hustenreiz linderndes Medikament (etwa *Sedotussin expectorans*). Geben Sie dem Kind viel zu trinken – das verflüssigt den Schleim weiter. Günstig sind auch abwehr-steigernde Mittel (*Echinacin* oder *Esberi-tox N*). Der Arzt wird Ihnen Prednison-Zäpf-chen dalassen. Hat das Kind am nächsten Abend wieder eine schwere Atemnot, geben Sie ihm nach Vorschrift ein Zäpfchen. Am 3. Tag klingt der Krupp bereits ab.

NEIN

RUFEN SIE SOFORT DEN HAUSARZT

Ihr Kind hat vermutlich **Asthma**, bzw. *spasti-sche Bronchitis*, ein leichteres Asthma (siehe dazu linke Seite).
Behandlung: Der Haus- oder Kinderarzt wird Sie mit dem Kind in die Praxis bestellen oder im ernsteren Fall sofort kommen. Beru-higen Sie Ihr Kind. Lassen Sie es umgekehrt auf einem Stuhl sitzen, den Oberkörper gegen die Lehne gebeugt. Der Arzt wird das Kind mit Asthmamitteln behandeln, ein Inha-lationsgerät und Medikamente verordnen und mit Ihnen die künftige Asthmatherapie besprechen (siehe dazu linke Seite).

36 Zahnschmerzen

Zähne sind lebende Strukturen – ihr hartes Erscheinungsbild signalisiert nur ihre Funktion. Ständig sind sie durch unsere zuckerreiche und weiche Ernährung bedroht: Im bakteriellen Zahnbelag vergären Bakterien Zucker zu Säuren, die Zahnschmelz und Zahnbein angreifen. Die Folge ist Karies, die häufigste Erkrankung überhaupt – auch bei

Kindern. Karies führt erst zu Schmerzen, wenn sie infektiös-zerstörend ins Zahnmark vordringt. Lassen Sie es nicht so weit kommen, leiten Sie Ihr Kind zur gewissenhaften Zahnpflege an (mindestens zweimal täglich die Zähne putzen) und sorgen Sie für eine regelmäßige zahnärztliche Kontrolle (alle 6 Monate).

ERSTE FRAGE

Hat Ihr Kind eines der folgenden Symptome?
- Permanente Zahnschmerzen
- Eine dicke Backe, evtl. mit Fieber

JA

KONSULTIEREN SIE UNVERZÜGLICH DEN ZAHNARZT.

Eine **Wurzeleiterung** (Eiterzahn, Zahngranulom) ist wahrscheinlich. Ursache: Ein Kariesloch ist bis in die Zahnwurzel vorgedrungen, die Wurzelhaut eitert und der umgebende Kieferknochen ist eitrig eingeschmolzen.
Behandlung: Es gilt den Zahn noch zu retten – durch eine Wurzelbehandlung mit Ausräumung der eitrigen Einschmelzung und späterer Füllung; meist sind mehrere Behandlungen notwendig. Bei schwerer Zerstörung der Krone wird der Zahnarzt eine künstliche Krone aufsetzen. Nur in weit fortgeschrittenen Fällen muß der Zahn gezogen werden.

NEIN

Hat das Kind immer wiederkehrende pochende Zahnschmerzen, oder ist ein Zahn extrem kälte- oder hitzeempfindlich und hält der Temperaturschmerz einige Minuten an?

JA

Fortgeschrittene Karies, eventuell auch im Bereich einer alten, tiefen Füllung, hat das Zahnmark mit Nerv und Blutgefäßen entzündet.
Behandlung: Der Zahnarzt wird den kariösen Bereich, gegebenenfalls auch die alte Füllung entfernen. Liegt der Nerv bloß, ist eine Wurzelbehandlung notwendig, um den Zahn zu retten. Liegt das Zahnmark nicht bloß, macht der Zahnarzt eine provisorische Füllung, um die Entzündung zu stoppen. Ein paar Wochen später folgt die Dauerfüllung. Eventuell ist auch eine Wurzelbehandlung notwendig; nur in Extremfällen muß der Zahn gezogen werden.

NEIN

Hat Ihr Kind in den letzten Wochen einige Zahnfüllungen bekommen?

JA

Schmerzt der Zahn nur, wenn das Kind auf ihn beißt?

JA

NEIN

Nach einer **tiefen Füllung** ist der Zahn oft einige Zeit schmerzempfindlich, vor allem gegen kalte Getränke oder Luft – doch dauert der Schmerz jeweils nur einige Sekunden an. Wird die Schmerzempfindung allerdings intensiver, oder wird der Zahn auch hitzeempfindlich, *konsultieren Sie unverzüglich den Zahnarzt* zur Revision der Füllung.

NEIN

Fortsetzung rechte Seite

Eine **unebene oder »hohe« Füllung** kann weh tun. Der Zahnarzt wird die Füllung zurechtschleifen.

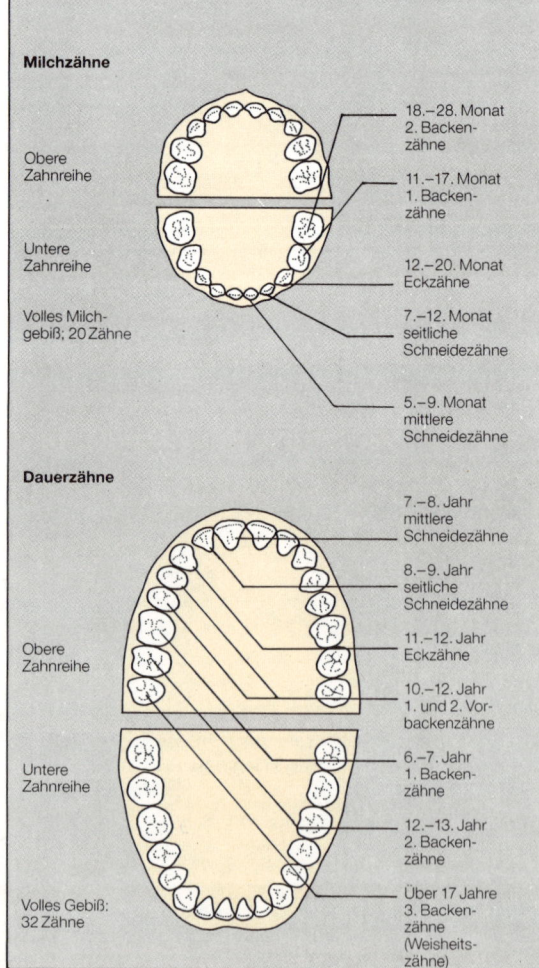

MILCH- UND DAUERZÄHNE

Wann die ersten Milchzähne erscheinen (Zahnen), variiert von Baby zu Baby recht individuell. In seltenen Fällen mag ein Baby bereits bei der Geburt ein Schneidezähnchen haben, bei anderen Babys erscheint es erst im 10. Lebensmonat. Wichtiger als das Erscheinungsdatum ist die Reihenfolge des Erscheinens. Konsultieren Sie den Kinderarzt, wenn Sie sich Sorgen machen.

Das Milchgebiß besteht nur aus 20 Zähnen. Als erste Dauerzähne sollten beim 6–7jährigen Kind die 1. Molaren (erste hintere Backenzähne, siehe Abbildung) erscheinen; danach werden kontinuierlich die 20 Milchzähne nach ihrem Ausfallen durch Dauerzähne ersetzt. Beim 12–13jährigen Kind brechen dann die 2. Molaren als Dauerzähne durch, so daß das Erwachsenengebiß vollständig ist – bis auf die Weisheitszähne (3. Molaren), die bei manchen Menschen nicht oder nicht vollständig erscheinen. Gelegentlich müssen Milchzähne frühzeitig entfernt werden, um den nachrückenden Dauerzähnen die richtige Position zu ermöglichen.

Milchzähne

Obere Zahnreihe

Untere Zahnreihe

Volles Milchgebiß; 20 Zähne

18.–28. Monat 2. Backenzähne

11.–17. Monat 1. Backenzähne

12.–20. Monat Eckzähne

7.–12. Monat seitliche Schneidezähne

5.–9. Monat mittlere Schneidezähne

Dauerzähne

Obere Zahnreihe

Untere Zahnreihe

Volles Gebiß; 32 Zähne

7.–8. Jahr mittlere Schneidezähne

8.–9. Jahr seitliche Schneidezähne

11.–12. Jahr Eckzähne

10.–12. Jahr 1. und 2. Vorbackenzähne

6.–7. Jahr 1. Backenzähne

12.–13. Jahr 2. Backenzähne

Über 17 Jahre 3. Backenzähne (Weisheitszähne)

Fortsetzung der linken Seite

Schmerzt der Zahn nur, wenn das Kind kalte oder süße Sachen ißt (Eis oder Schokolade), und hört der Schmerz nach wenigen Sekunden auf?

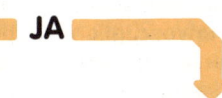 **JA**

NEIN

Karies unter einer alten Füllung, ein *Sprung im Zahn* oder einer *kaputten Füllung*, oft aber auch ein infolge Parodontitis oder Zahnfleischrezession *freigelegter Zahnhals* können die Ursachen der Schmerzen sein. *Konsultieren Sie den Zahnarzt.*
Behandlung: Neue Füllung; bei freigelegten Zahnhälsen schützende Versiegelung und/oder Benutzung einer Zahncreme gegen empfindliche Zähne; zur *Paradontitis* siehe unten.

Schmerzt der Zahn nur, wenn das Kind darauf beißt oder kaut?

 **JA**

NEIN

Eine **kaputte Füllung**, ein *gesprungener Zahn* oder ein fast *loser Milchzahn* (Zahnwechsel) können die Ursachen sein. *Konsultieren Sie den Zahnarzt.*
Behandlung: Neue Füllung; ist das nicht mehr möglich, Wurzelbehandlung und Aufsetzen einer Krone; bei einem tiefen Sprung muß der Zahn evtl. gezogen werden. Die oberen Backenzähne können auch bei einer *Kieferhöhlenentzündung* schmerzen (Hausarzt konsultieren). Einen fast losen Milchzahn können Sie selbst mit einer leichten Drehbewegung entfernen.

Ein **Kariesloch** ist wahrscheinlich die Ursache. Suchen Sie mit dem Kind den *Zahnarzt* auf.
Behandlung: Entfernung des kariösen Bereichs und Füllung.

LINDERUNG VON ZAHNSCHMERZEN

Bei starken Zahnschmerzen unverzüglich einen Zahnarzt aufsuchen. Bei leichteren Zahnschmerzen können Sie dem Kind Zahnschmerztabletten (Dosis beachten) zum Schlucken geben, wenn es nicht sofort einen Termin bekommt; manchmal hilft auch das Kauen einer Gewürznelke. Zahnt ein Baby, können Sie ihm mit einem Beißring und lindernder Salbe (*Ventinox*) helfen.

ZAHNFLEISCHENTZÜNDUNG UND PARODONTITIS

Ist das Zahnfleisch Ihres Kindes rot, teilweise angeschwollen und blutet es beim Zähneputzen häufiger? Ihr Kind leidet an einer Zahnfleischentzündung – wie etwa zwei Drittel aller über 7jährigen Kinder. Bleibt die Zahnfleischentzündung unbehandelt und wird einer erneuten Entzündung nicht durch regelmäßiges Zähneputzen vorgebeugt, steigt das Risiko einer Parodontitis im späteren Leben immens. Parodontitis (oft unrichtig »Parodontose« genannt) bedeutet das Übergreifen der Entzündung vom Zahnfleischkragen auf die gesamte Zahnumgebung (Parodont), also auf die Wurzelhaut und den umgebenden Kieferknochen. Schwindet dadurch der Knochen, lockert sich schließlich der Zahn in seinem Bett. Ab etwa dem 40. Lebensjahr gehen mehr Zähne durch Parodontitis als durch Karies verloren.

Die Ursache
Ursache der Zahnfleischentzündung (Gingivitis) und der Parodontitis ist der bakterielle Zahnbelag (Plaque). Über verschiedene Mechanismen provoziert die Plaque die Entzündungen. Vorbeugung bedeutet also in erster Linie: gründliches, regelmäßiges Zähneputzen (siehe rechts) und damit regelmäßige Entfernung der sich bildenden Plaque. Suchen Sie bei jeder Zahnfleischentzündung des Kindes mit ihm den Zahnarzt auf.

VORBEUGUNG VON KARIES UND PARODONTITIS

Gründliche Reinigung der Zähne
Ziel der Zahnreinigung ist die gründliche Entfernung des bakteriellen Zahnbelags (Plaque). Die Plaque ist ein weicher, zäher, klebriger und fast farbloser Belag, der sich ständig neu bildet – verstärkt zum Zahnfleischrand hin und in den Zahnzwischenräumen. Plaque ist die Ursache von Karies und Parodontitis (siehe unten).

Ihr Kind sollte sich mindestens zweimal täglich die Zähne putzen: morgens nach dem Frühstück und abends vor dem Schlafengehen – am besten nach jedem Essen (auch von Süßigkeiten).

Reinigen Sie bereits die ersten Zähnchen Ihres Babys nach jeder Mahlzeit mit einem weichen Papiertaschentuch. Ist Ihr Kind ein Jahr alt, putzen Sie ihm die erschienenen Zähnchen mit einer weichen Kinderzahnbürste und ein klein wenig Kinderzahncreme. Ein 4jähriges Kind kann sich dann bereits unter Anleitung selbst die Zähne putzen. Achten Sie auf die Einhaltung einer Putzzeit von etwa 2½ Minuten (bunte Sanduhr aufstellen) – gehen Sie mit gutem Beispiel voran. Mit einer speziellen Paste können Sie noch verbliebene Plaque zur Kontrolle sichtbar machen. Ein 8jähriges Kind vermag sich dann auch die Zahnzwischenräume mit Zahnseide zu reinigen.

Kariesvorbeugung durch Fluoride
Fluoride (Fluorsalze), wie etwa Natriumfluorid, sind natürliche Mineralsalze, die den Zahnschmelz härten und ihn widerstandsfähiger gegen Säuren machen, die bei den zuckerauflösenden Prozessen im bakteriellen Zahnbelag entstehen; überdies hemmen Fluoride die Säurebildung. So eignen sie sich bestens zur Vorbeugung von Karies. Fluoride gibt es in Form von Tabletten (mit Kalk) für 1–4jährige Kinder, Lösungen (für ältere Kinder) und als Versiegelung der Zähne; überdies sind sie in den meisten Zahncremes enthalten. Lassen Sie sich dazu vom Zahnarzt beraten. Vor jeglicher Überdosierung von Fluoriden sei jedenfalls gewarnt, denn sie können nach Ansicht mancher Forscher mit einer Erhöhung des Krebsrisikos und anderer Gesundheitsschäden erkauft werden – deshalb wird in der BR Deutschland die in anderen Ländern zum Teil übliche Fluoridisierung des Trinkwassers abgelehnt.

Vor Zucker sei gewarnt
Zucker ist der eigentliche Nährboden für die Bildung von Plaque, und die Plaquebakterien vergären ihn zu Säuren, die Zahnschmelz und Dentin angreifen und so Karies provozieren. Geben Sie deshalb Ihrem Kind nicht zu viele Süßigkeiten (einschließlich Limonaden) bzw. weisen Sie es an, nach Schleckereien die Zähne zu putzen. *Warnung:* Ein süßer Nachttrunk für Kleinkinder nach dem Zähneputzen ist Gift für die Zähne; stellen Sie dem Kind nur ein Glas Mineralwasser auf den Nachttisch.

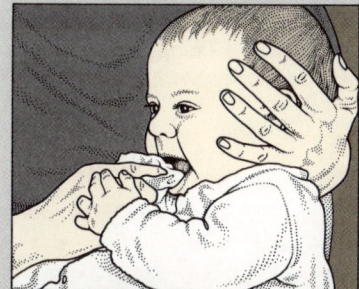 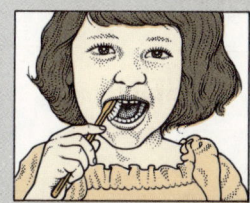 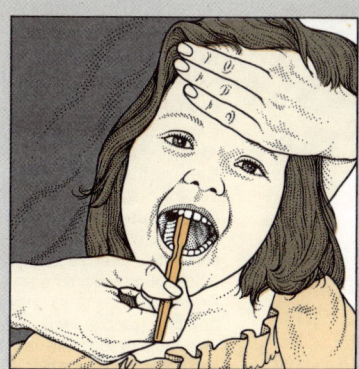 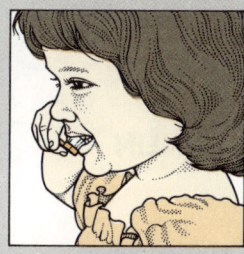

Reinigen Sie beim Baby bereits die ersten Zähnchen regelmäßig mit einem Papiertaschentuch.

Richtiges Zähneputzen: Lehren Sie das Kind, nicht nur die Kau-, sondern auch die nach innen und außen weisenden Zahnflächen (Zahnbürste im 45°-Winkel aufsetzen) zu putzen.

37 Erbrechen

Erbrechen ist ein anfallsartiges Ausstoßen von Mageninhalt – voran geht der Brechreiz, ausgelöst vom Brechzentrum des Gehirns. Manche Kinder erbrechen bei fast jeder körperlichen oder psychischen Belastung. Häufigste Ursache des Erbrechens ist jedoch eine Magen-Darm-Infektion, signalisiert durch Brechdurchfall. Seltener liegt eine ernste oder gar lebensbedrohliche Erkrankung zugrunde, die eine unverzügliche ärztliche Behandlung erfordert – beachten Sie die Warnsignale (siehe Kasten). Ungeachtet der Ursache kann häufiges Erbrechen zu einem gefährlichen Wasser- und Mineralsalzverlust des Körpers führen (siehe rechte Seite, unten).

Für Babys siehe Karte 7.

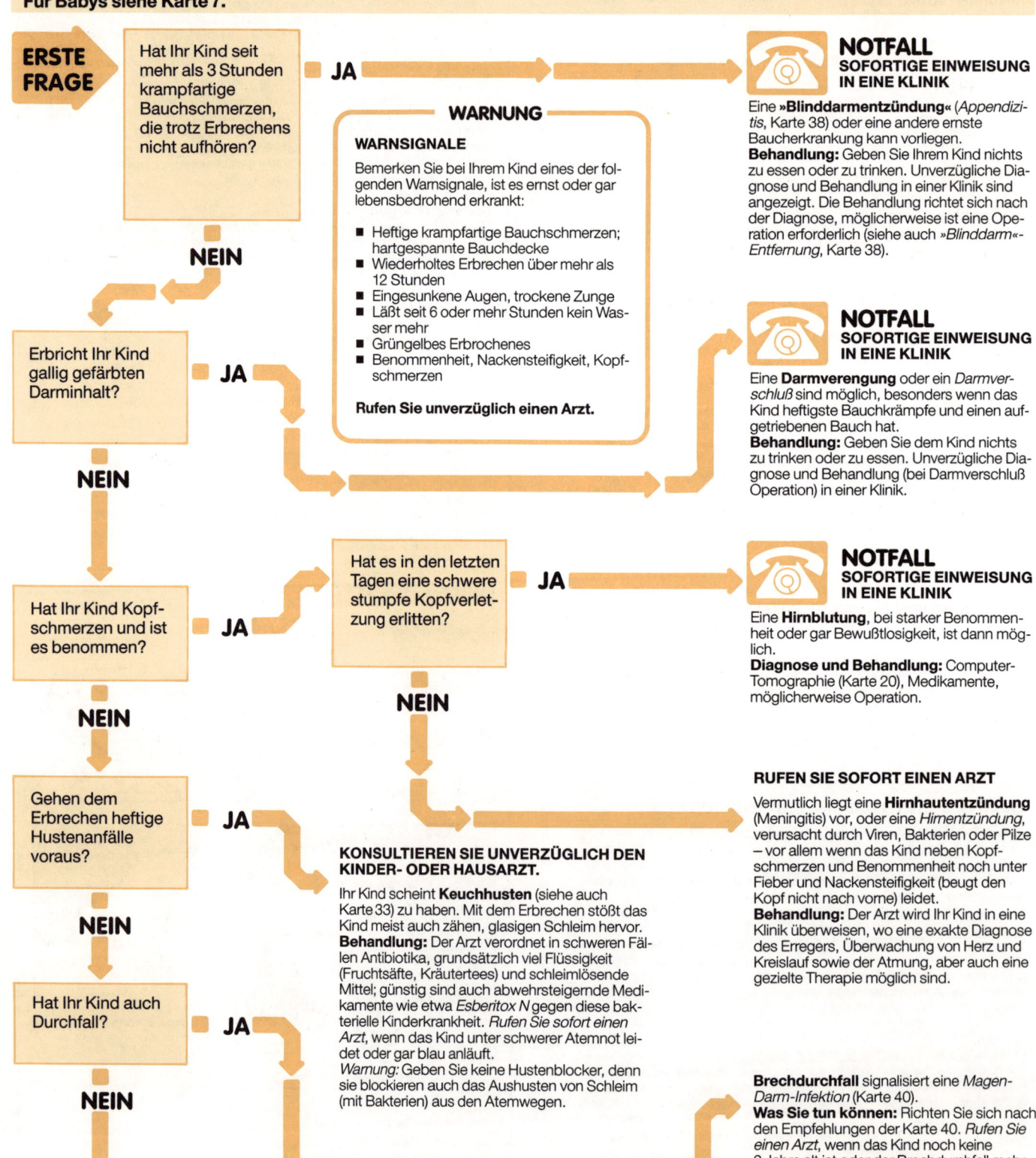

ERSTE FRAGE

Hat Ihr Kind seit mehr als 3 Stunden krampfartige Bauchschmerzen, die trotz Erbrechens nicht aufhören?

JA →

NOTFALL
SOFORTIGE EINWEISUNG IN EINE KLINIK

Eine »**Blinddarmentzündung**« (*Appendizitis*, Karte 38) oder eine andere ernste Baucherkrankung kann vorliegen.
Behandlung: Geben Sie Ihrem Kind nichts zu essen oder zu trinken. Unverzügliche Diagnose und Behandlung in einer Klinik sind angezeigt. Die Behandlung richtet sich nach der Diagnose, möglicherweise ist eine Operation erforderlich (siehe auch »*Blinddarm*«-Entfernung, Karte 38).

NEIN ↓

Erbricht Ihr Kind gallig gefärbten Darminhalt?

JA

WARNUNG

WARNSIGNALE

Bemerken Sie bei Ihrem Kind eines der folgenden Warnsignale, ist es ernst oder gar lebensbedrohlich erkrankt:

- Heftige krampfartige Bauchschmerzen; hartgespannte Bauchdecke
- Wiederholtes Erbrechen über mehr als 12 Stunden
- Eingesunkene Augen, trockene Zunge
- Läßt seit 6 oder mehr Stunden kein Wasser mehr
- Grüngelbes Erbrochenes
- Benommenheit, Nackensteifigkeit, Kopfschmerzen

Rufen Sie unverzüglich einen Arzt.

NOTFALL
SOFORTIGE EINWEISUNG IN EINE KLINIK

Eine **Darmverengung** oder ein *Darmverschluß* sind möglich, besonders wenn das Kind heftigste Bauchkrämpfe und einen aufgetriebenen Bauch hat.
Behandlung: Geben Sie dem Kind nichts zu trinken oder zu essen. Unverzügliche Diagnose und Behandlung (bei Darmverschluß Operation) in einer Klinik.

NEIN ↓

Hat Ihr Kind Kopfschmerzen und ist es benommen?

JA →

Hat es in den letzten Tagen eine schwere stumpfe Kopfverletzung erlitten?

JA →

NOTFALL
SOFORTIGE EINWEISUNG IN EINE KLINIK

Eine **Hirnblutung**, bei starker Benommenheit oder gar Bewußtlosigkeit, ist dann möglich.
Diagnose und Behandlung: Computer-Tomographie (Karte 20), Medikamente, möglicherweise Operation.

NEIN ↓

NEIN ↓

Gehen dem Erbrechen heftige Hustenanfälle voraus?

JA →

RUFEN SIE SOFORT EINEN ARZT

Vermutlich liegt eine **Hirnhautentzündung** (Meningitis) vor, oder eine *Hirnentzündung*, verursacht durch Viren, Bakterien oder Pilze – vor allem wenn das Kind neben Kopfschmerzen und Benommenheit noch unter Fieber und Nackensteifigkeit (beugt den Kopf nicht nach vorne) leidet.
Behandlung: Der Arzt wird Ihr Kind in eine Klinik überweisen, wo eine exakte Diagnose des Erregers, Überwachung von Herz und Kreislauf sowie der Atmung, aber auch eine gezielte Therapie möglich sind.

NEIN ↓

KONSULTIEREN SIE UNVERZÜGLICH DEN KINDER- ODER HAUSARZT.

Ihr Kind scheint **Keuchhusten** (siehe auch Karte 33) zu haben. Mit dem Erbrechen stößt das Kind meist auch zähen, glasigen Schleim hervor.
Behandlung: Der Arzt verordnet in schweren Fällen Antibiotika, grundsätzlich viel Flüssigkeit (Fruchtsäfte, Kräutertees) und schleimlösende Mittel; günstig sind auch abwehrsteigernde Medikamente wie etwa *Esberitox N* gegen diese bakterielle Kinderkrankheit. *Rufen Sie sofort einen Arzt*, wenn das Kind unter schwerer Atemnot leidet oder gar blau anläuft.
Warnung: Geben Sie keine Hustenblocker, denn sie blockieren auch das Aushusten von Schleim (mit Bakterien) aus den Atemwegen.

Hat Ihr Kind auch Durchfall?

JA →

Brechdurchfall signalisiert eine *Magen-Darm-Infektion* (Karte 40).
Was Sie tun können: Richten Sie sich nach den Empfehlungen der Karte 40. *Rufen Sie einen Arzt*, wenn das Kind noch keine 2 Jahre alt ist oder der Brechdurchfall mehr als 24 Stunden andauert.

NEIN ↓

Fortsetzung rechte Seite

Fortsetzung der linken Seite

Leidet Ihr Kind an zwei oder mehreren der folgenden Symptome?
- Fieber
- Schmerzen im Nierenbereich
- Schmerzhafter Harndrang (evtl. Bettnässen)
- Schmerzen beim Wasserlassen

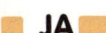 **JA**

Eine schwere **Infektion der Nieren** und/oder der *ableitenden Harnwege* (Harnleiter, Blase Harnröhre) kann bei Kindern in manchen Fällen mit Erbrechen verbunden sein – besonders bei einer *Glomerulonephritis* (GN, Entzündung der Nierenkörperchen), signalisiert durch rotbraunen Urin, Kopfschmerzen und angeschwollenes Gesicht. *Konsultieren Sie Kinderarzt und Urologen.* Siehe auch Karte 43.

NEIN

Wirkt Ihr Kind sehr erregt, hat es Angst vor etwas – z.B. vor dem ersten Schultag oder einer Veränderung? Steht es sonstwie unter Streß?

JA

Stehen Kinder unter **psychosozialem Streß** (z.B. eine Veränderung in der Familie oder eine Prüfung), neigen vor allem die vegetativ sensiblen unter ihnen bisweilen zu Erbrechen. Mit der Zeit können Sie unschwer zwischen einem psychisch und einem krankheitsbedingten Erbrechen Ihres Kindes unterscheiden.
Was Sie tun können: Helfen Sie dem Kind ruhig und liebevoll (siehe unten), wenden Sie sich ihm vermehrt zu und besprechen Sie mit ihm altersgemäß die Streßsituation. Sprechen Sie bei Streßsituationen in der Schule mit dem Lehrer.

Siehe Karte

 **23** **Lernschwierigkeiten und Schulprobleme**

NEIN

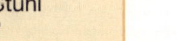

Ist der Urin des Kindes dunkelbraun und der Stuhl fahlgelb?

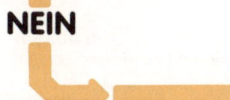 **JA**

Eine **virusbedingte Leberentzündung** (Hepatitis) kann solche Symptome verursachen, und zwar die anfängliche grippale Phase mit Erbrechen – vor allem dann wenn sich bereits eine Gelbsucht eingestellt hat und wenn das Kind an Schmerzen unter dem rechten Rippenbogen leidet. Das Symptom Gelbsucht fehlt bei Kindern oft. *Konsultieren Sie unverzüglich Kinder- oder Hausarzt.*
Behandlung: Jede Hepatitis muß ständig ärztlich überwacht werden, in den ersten Wochen am besten in einer Klinik. Anfangs bekommt das Kind Zucker-Infusionen, eine ursächliche Behandlung gegen Hepatitis-Viren gibt es nicht. Bis sich die Laborwerte bessern, muß Ihr Kind das Bett hüten. Ist das Kind zu Hause, achten Sie auf peinlichste Hygiene, um eine Ansteckung anderer Familienmitglieder zu vermeiden. Eine Schutzimpfung für Infektionsgefährdete ist möglich.

NEIN

Gelegentliches Erbrechen ist bei Kindern normal, vor allem bei psychosozialem Streß (siehe oben), oder als Reisekrankheit (oben). Helfen Sie Ihrem Kind (unten). Bei jedem unerklärlichen oder häufigen Erbrechen des Kindes den *Kinder- oder Hausarzt konsultieren.*

REISEKRANKHEIT

Übelkeit und Erbrechen bei Reisen mit Auto, Bus oder Bahn sowie besonders bei Flug- oder Seereisen signalisieren eine Bewegungskrankheit: Die Impulse des Gleichgewichtssinns, vor allem im Mechanismus des Gleichgewichtsorgans im Innenohr, werden durch die ungewohnte Bewegung gestört. Besonders Kleinkinder sind da meist noch viel sensitiver als Erwachsene. Beachten Sie zur Vorbeugung einer Reisekrankheit folgende Ratschläge:

- Vor oder während der Reise sollte das Kind nur wenig essen.
- Erklären Sie dem sensibilisierten Kind, daß es nicht aus dem Fenster (des Autos etc.) schauen soll. Geben Sie ihm Spielzeug oder ein Buch zur Zerstreuung.
- Einer Übererregtheit des Kindes vorbeugen.
- Rauchen Sie nicht während der Reise; öffnen Sie die Lüftung beim Auto; halten Sie bei großer Hitze ein oder zwei Fenster einen Spalt offen; schützen Sie das Kind vor übermäßiger Sonne durch Zuhängen des Fensters.
- Machen Sie bei längerer Autofahrt dem Kind zuliebe häufiger eine Pause; legen Sie den größten Teil der Strecke nachts zurück.
- Beachten Sie die Warnsignale der Reisekrankheit: Das Kind ist blaß und still. Halten Sie dann sofort an.
- Fragen Sie den Arzt nach einem Medikament gegen Reisekrankheit für das Kind.

WAS TUN, WENN IHR KIND ERBRICHT

Brechreiz und Erbrechen verängstigen vor allem Kleinkinder. Helfen Sie dann Ihrem Kind liebevoll und ohne Hektik. Legen Sie ihm während des Erbrechens Ihre Hand auf die Stirn, wischen Sie ihm nach dem Erbrechen das Gesicht mit kaltem Wasser und einem Waschlappen kühlend ab, lassen Sie es mit Wasser den Mund ausspülen und geben Sie ihm danach etwas kaltes Wasser zu trinken. Wenn möglich, sollte das Kind dann anschließend ein wenig schlafen.

Erbricht das Kind in den nächsten 24 Stunden häufiger, verliert es viel Flüssigkeit und Mineralsalze, vor allem wenn es *Brechdurchfall* (Karte 40) hat. Geben Sie ihm in dieser Zeit deshalb viel zu trinken (mindestens einen Liter), am besten zuckerhaltige Fruchtsaftgetränke – und zwar jeweils in kleinen Mengen, dafür aber häufiger. Siehe dazu Karte 40, *Behandlung eines Durchfalls.* Konsultieren Sie den Arzt, wenn das Kind am 2. Tag auch noch erbricht.

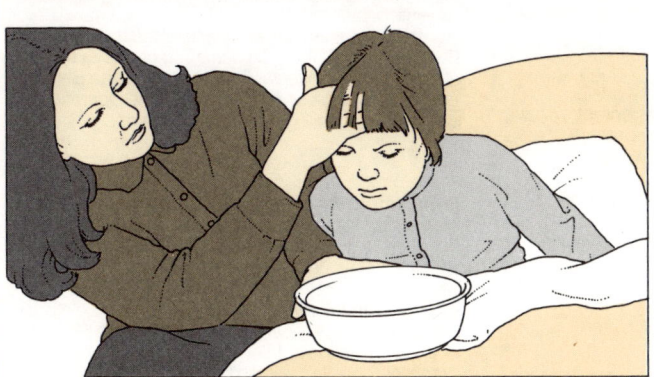

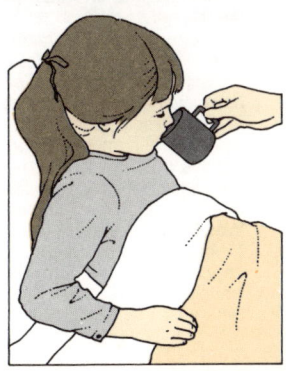

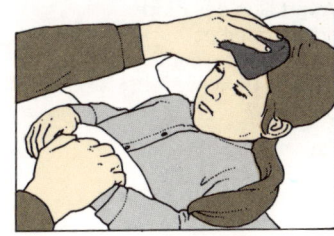

Legen Sie Ihre Hand auf die Stirn des Kindes, wenn es erbricht – das beruhigt. Geben Sie ihm nach Ausspülen des Mundes ein kühles Getränk oder kaltes Wasser (keine Milch); säubern und kühlen Sie das Gesicht des Kindes mit einem nassen Waschlappen.

38 Bauchschmerzen

Kinder leiden ziemlich oft an Bauchschmerzen (»Bauchweh«), also an Schmerzen zwischen den Rippenbögen und der Leistengegend. Bauchweh ist recht vieldeutig und kann die unterschiedlichsten Ursachen haben, körperlicher, oft aber psychischer Art. Meist verschwindet es von selbst, auch ohne Behandlung.

Jedoch: Prägen Sie sich die untenstehenden Warnsignale einer ernsten Baucherkrankung ein und rufen Sie in einem solchen Fall unverzüglich einen Arzt. Dann können Sie das »übliche« Bauchweh gelassener angehen (siehe auch Diagnose-Karten 37 und 40). Zu Bauchschmerzen bei Babys siehe Karten 5, 7 und 8.

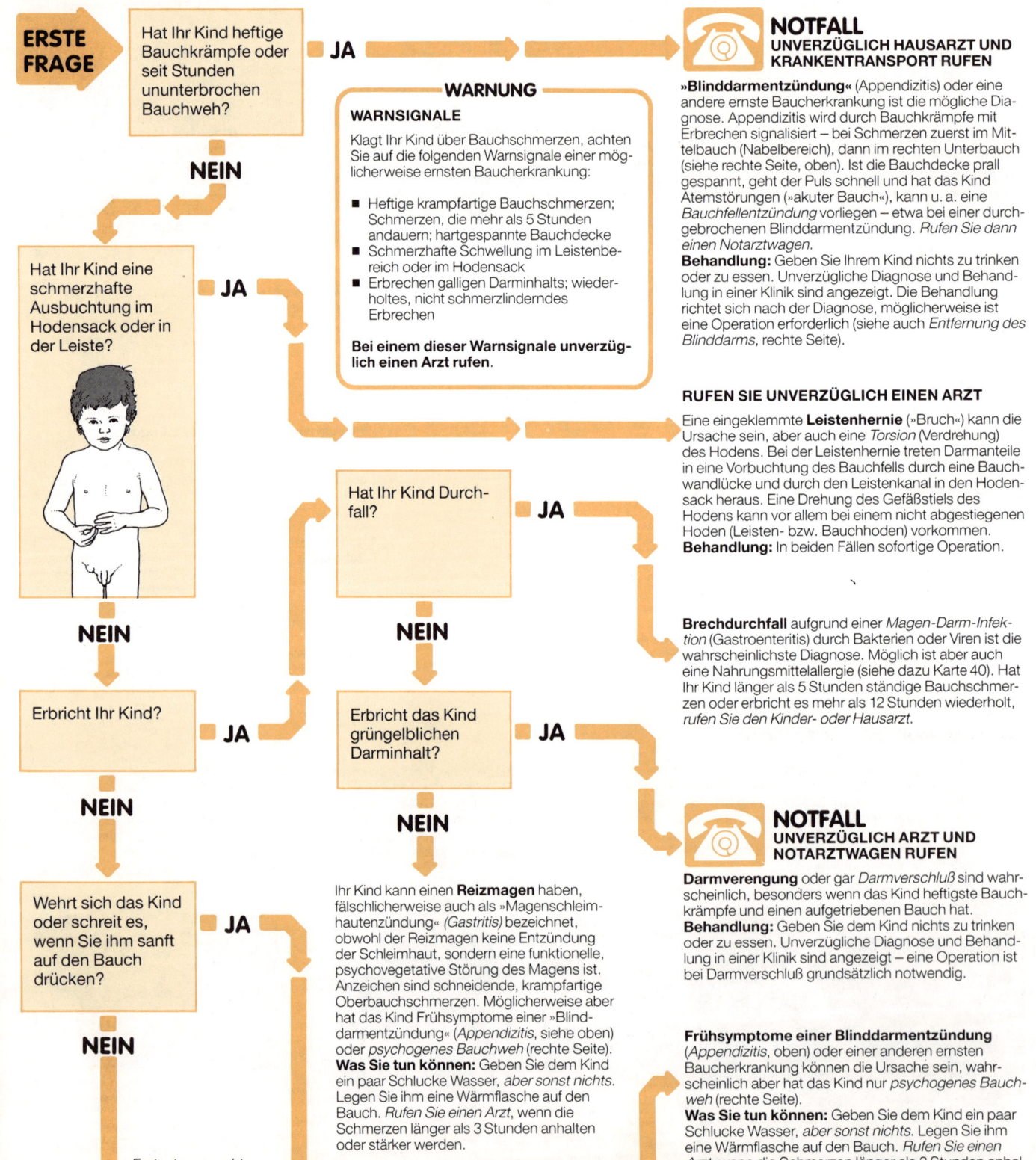

ERSTE FRAGE

Hat Ihr Kind heftige Bauchkrämpfe oder seit Stunden ununterbrochen Bauchweh?

JA →

Hat Ihr Kind eine schmerzhafte Ausbuchtung im Hodensack oder in der Leiste?

JA →

NEIN

Erbricht Ihr Kind?

NEIN

Wehrt sich das Kind oder schreit es, wenn Sie ihm sanft auf den Bauch drücken?

JA →

NEIN

Fortsetzung rechte Seite

Hat Ihr Kind Durchfall?

JA →

NEIN

Erbricht das Kind grüngelblichen Darminhalt?

JA →

NEIN

WARNUNG

WARNSIGNALE

Klagt Ihr Kind über Bauchschmerzen, achten Sie auf die folgenden Warnsignale einer möglicherweise ernsten Baucherkrankung:

- Heftige krampfartige Bauchschmerzen; Schmerzen, die mehr als 5 Stunden andauern; hartgespannte Bauchdecke
- Schmerzhafte Schwellung im Leistenbereich oder im Hodensack
- Erbrechen galligen Darminhalts; wiederholtes, nicht schmerzlinderndes Erbrechen

Bei einem dieser Warnsignale unverzüglich einen Arzt rufen.

Ihr Kind kann einen **Reizmagen** haben, fälschlicherweise auch als »Magenschleimhautenzündung« *(Gastritis)* bezeichnet, obwohl der Reizmagen keine Entzündung der Schleimhaut, sondern eine funktionelle, psychovegetative Störung des Magens ist. Anzeichen sind schneidende, krampfartige Oberbauchschmerzen. Möglicherweise aber hat das Kind Frühsymptome einer »Blinddarmentzündung« *(Appendizitis*, siehe oben) oder *psychogenes Bauchweh* (rechte Seite).
Was Sie tun können: Geben Sie dem Kind ein paar Schlucke Wasser, *aber sonst nichts.* Legen Sie ihm eine Wärmflasche auf den Bauch. *Rufen Sie einen Arzt*, wenn die Schmerzen länger als 3 Stunden anhalten oder stärker werden.

NOTFALL
UNVERZÜGLICH HAUSARZT UND KRANKENTRANSPORT RUFEN

»Blinddarmentzündung« (Appendizitis) oder eine andere ernste Baucherkrankung ist die mögliche Diagnose. Appendizitis wird durch Bauchkrämpfe mit Erbrechen signalisiert – bei Schmerzen zuerst im Mittelbauch (Nabelbereich), dann im rechten Unterbauch (siehe rechte Seite, oben). Ist die Bauchdecke prall gespannt, geht der Puls schnell und hat das Kind Atemstörungen (»akuter Bauch«), kann u. a. eine *Bauchfellentzündung* vorliegen – etwa bei einer durchgebrochenen Blinddarmentzündung. *Rufen Sie dann einen Notarztwagen.*
Behandlung: Geben Sie Ihrem Kind nichts zu trinken oder zu essen. Unverzügliche Diagnose und Behandlung in einer Klinik sind angezeigt. Die Behandlung richtet sich nach der Diagnose, möglicherweise ist eine Operation erforderlich (siehe auch *Entfernung des Blinddarms*, rechte Seite).

RUFEN SIE UNVERZÜGLICH EINEN ARZT

Eine eingeklemmte **Leistenhernie** (»Bruch«) kann die Ursache sein, aber auch eine *Torsion* (Verdrehung) des Hodens. Bei der Leistenhernie treten Darmanteile in eine Vorbuchtung des Bauchfells durch eine Bauchwandlücke und durch den Leistenkanal in den Hodensack heraus. Eine Drehung des Gefäßstiels des Hodens kann vor allem bei einem nicht abgestiegenen Hoden (Leisten- bzw. Bauchhoden) vorkommen.
Behandlung: In beiden Fällen sofortige Operation.

Brechdurchfall aufgrund einer *Magen-Darm-Infektion* (Gastroenteritis) durch Bakterien oder Viren ist die wahrscheinlichste Diagnose. Möglich ist aber auch eine Nahrungsmittelallergie (siehe dazu Karte 40). Hat Ihr Kind länger als 5 Stunden ständige Bauchschmerzen oder erbricht es mehr als 12 Stunden wiederholt, *rufen Sie den Kinder- oder Hausarzt.*

NOTFALL
UNVERZÜGLICH ARZT UND NOTARZTWAGEN RUFEN

Darmverengung oder gar *Darmverschluß* sind wahrscheinlich, besonders wenn das Kind heftigste Bauchkrämpfe und einen aufgetriebenen Bauch hat.
Behandlung: Geben Sie dem Kind nichts zu trinken oder zu essen. Unverzügliche Diagnose und Behandlung in einer Klinik sind angezeigt – eine Operation ist bei Darmverschluß grundsätzlich notwendig.

Frühsymptome einer Blinddarmentzündung (*Appendizitis*, oben) oder einer anderen ernsten Baucherkrankung können die Ursache sein, wahrscheinlich aber hat das Kind nur *psychogenes Bauchweh* (rechte Seite).
Was Sie tun können: Geben Sie dem Kind ein paar Schlucke Wasser, *aber sonst nichts.* Legen Sie ihm eine Wärmflasche auf den Bauch. *Rufen Sie einen Arzt*, wenn die Schmerzen länger als 3 Stunden anhalten oder stärker werden.

Fortsetzung der linken Seite

Hat Ihr Kind Schmerzen im Lendenbereich, die evtl. in den Unterbauch ziehen, und hat es zwei oder mehrere der folgenden Symptome?
- Fieber
- Schmerzhafter Harndrang (evtl. Bettnässen)
- Schmerzen beim Wasserlassen

JA

Eine schwere **Infektion der Nieren** und/oder der *ableitenden Harnwege* kann die Ursache der Schmerzen sein – so etwa eine akute *Nierenbecken-entzündung* oder eine *Glomerulonephritis* (GN, Entzündung der Nierenkörperchen). Vor allem bei Mädchen sind solche Erkrankungen relativ häufig (siehe dazu *Aufbau der Harnwege*, Karte 43). *Konsultieren Sie Kinderarzt und Urologen.*
Behandlung siehe Karte 43.

NEIN

Hat Ihr Kind eine Erkältung oder Halsweh?

JA

Eine **Infektion der Atemwege** kann bei manchen Kindern auch Bauchweh provozieren. Beachten Sie die Warnsignale auf der linken Seite, aber behandeln Sie primär die Erkältung (siehe Karten 31, 32).

NEIN

War Ihr Kind vor den Bauchschmerzen wohlauf?

JA

Hatte Ihr Kind in den letzten Monaten ähnliche Schmerzanfälle?

JA

NEIN

NEIN

ENTFERNUNG DES BLINDDARMS

Was allgemein als Entzündung des Blinddarms (blinder Anfangsteil des Dickdarms) bezeichnet wird, ist in Wirklichkeit eine Entzündung des Wurmfortsatzes (Appendix) des Blinddarms. Siehe dazu die Abbildung unten rechts. Eine Wurmfortsatz-Entzündung (Appendizitis) ist relativ häufig. Zu den Symptomen siehe oben und linke Seite, oben.

Ein entzündeter Appendix kann – nicht rechtzeitig mit Antibiotika behandelt – durchbrechen und zu einer lebensgefährlichen Bauchfellentzündung führen. Um diese Komplikation zu vermeiden, wird bei einer diagnostisch gesicherten Appendizitis der Wurmfortsatz operativ unter Allgemeinanästhesie entfernt. Besprechen Sie mit dem Arzt die Notwendigkeit einer solchen Operation.

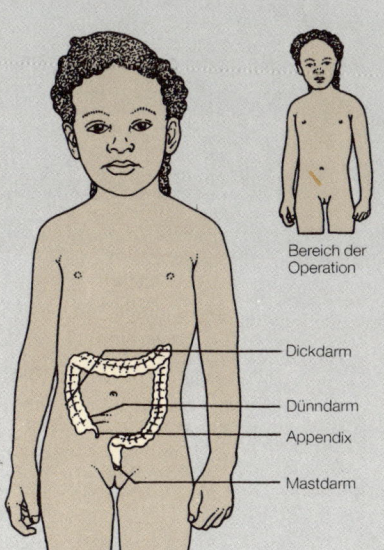

Bereich der Operation

Dickdarm
Dünndarm
Appendix
Mastdarm

Die Operationswunde liegt im rechten Unterbauch (oben). Der Appendix wird an seiner Basis abgeschnitten und entfernt (rechts).

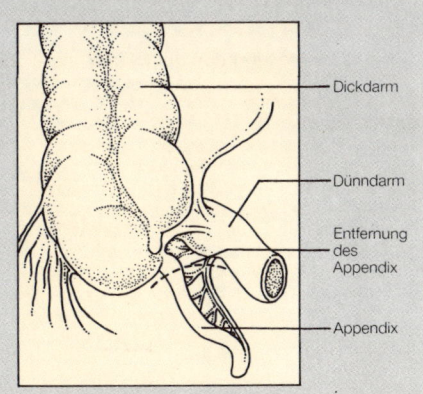

Dickdarm
Dünndarm
Entfernung des Appendix
Appendix

BLINDDARMENTZÜNDUNG

Die Schmerzen bei einer »Blinddarmzündung« (Appendizitis) sind bei Kindern recht unterschiedlich. Typisch treten die Bauchkrämpfe zuerst im Mittelbauch (Nabelbereich) auf und ziehen dann in den rechten Unterbauch. Beachten Sie jetzt die *Warnsignale* einer ernsten Baucherkrankung (linke Seite).

Der Schmerz beginnt meist im Mittelbauch (Nabelbereich) und zieht in den rechten Unterbauch.

Psychogenes Bauchweh (periodisches, immer wiederkehrendes Syndrom) scheint die Ursache zu sein – an ihm leiden etwa 10% der Kinder. Psychogen bedeutet: Das Bauchweh wird durch psychosozialen Streß oder Angstzustände provoziert, die Seele verursacht eine Funktionsstörung, eine Verkrampfung der glatten Muskulatur von Magen, Darm, bisweilen auch von Gallen- oder Harnwegen – und zwar via vegetatives Nervensystem. *Konsultieren Sie Kinder- oder Hausarzt.* Sicherheitshalber wird der Arzt zuerst nach einer organischen Ursache fahnden.
Was Sie tun können: Die Schmerzen Ihres Kindes sind – wenn auch »nur« psychischen Ursprungs – real, nicht eingebildet. Wenn möglich, legen Sie es ins Bett und geben ihm eine Wärmflasche. Lassen Sie es viel trinken – von dem, worauf es gerade Lust hat (nur keine Milch).
Wichtig: Auch ein Kind mit psychogenem Bauchweh ist vor einer ernsten Baucherkrankung natürlich nicht gefeit. Achten Sie deshalb auf die *Warnsignale* (linke Seite) und *rufen Sie einen Arzt*, wenn sich das Bauchweh des Kindes einmal von den üblichen Bauchschmerzen unterscheiden sollte.

Unerklärliches Bauchweh ist in der Kindheit häufig. Neben psychischen Ursachen (siehe oben) liegen bisweilen auch nur Blähungen zugrunde, seltener frühe Symptome einer ernsten Erkrankung. Achten Sie auf die *Warnsignale* (linke Seite). Oft verkannt wird das Frühwarnsignal einer *Hepatitis* (Karte 37): Schmerzen unter dem rechten Rippenbogen. Ansonsten lassen Sie das Kind ruhen, geben Sie ihm etwas zu trinken (keine Milch) und eine Wärmflasche. *Rufen Sie den Arzt*, wenn sich die Schmerzen nach 5 Stunden nicht gebessert haben.

39 Appetit-Verlust

Appetit- und Sättigungsgefühl sind bei Kindern meist noch nicht gestört. Anders als viele Erwachsene richten sie sich nach den Energiebedürfnissen des Körpers. In den aktiven Phasen essen Kinder oft große Mengen; verbrauchen sie jedoch wenig Energie, sind sie schnell gesättigt. Überdies wird ein Kind, das eine Phase schnellen Wachstums durchmacht, mehr essen als eines, das gerade wenig

wächst. Auch sind manche Kinder bessere Futterverwerter als andere, die eine größere Energiezufuhr brauchen.
So weit so gut – wirkt ein anscheinend appetitloses Kind jedoch irgendwie krank und/oder wächst es nicht seinem Alter entsprechend (siehe Diagnose-Karte 10), sollten Sie diese Diagnose-Karte studieren und gegebenenfalls einen Arzt konsultieren.

Für Babys siehe Diagnose-Karte 6.

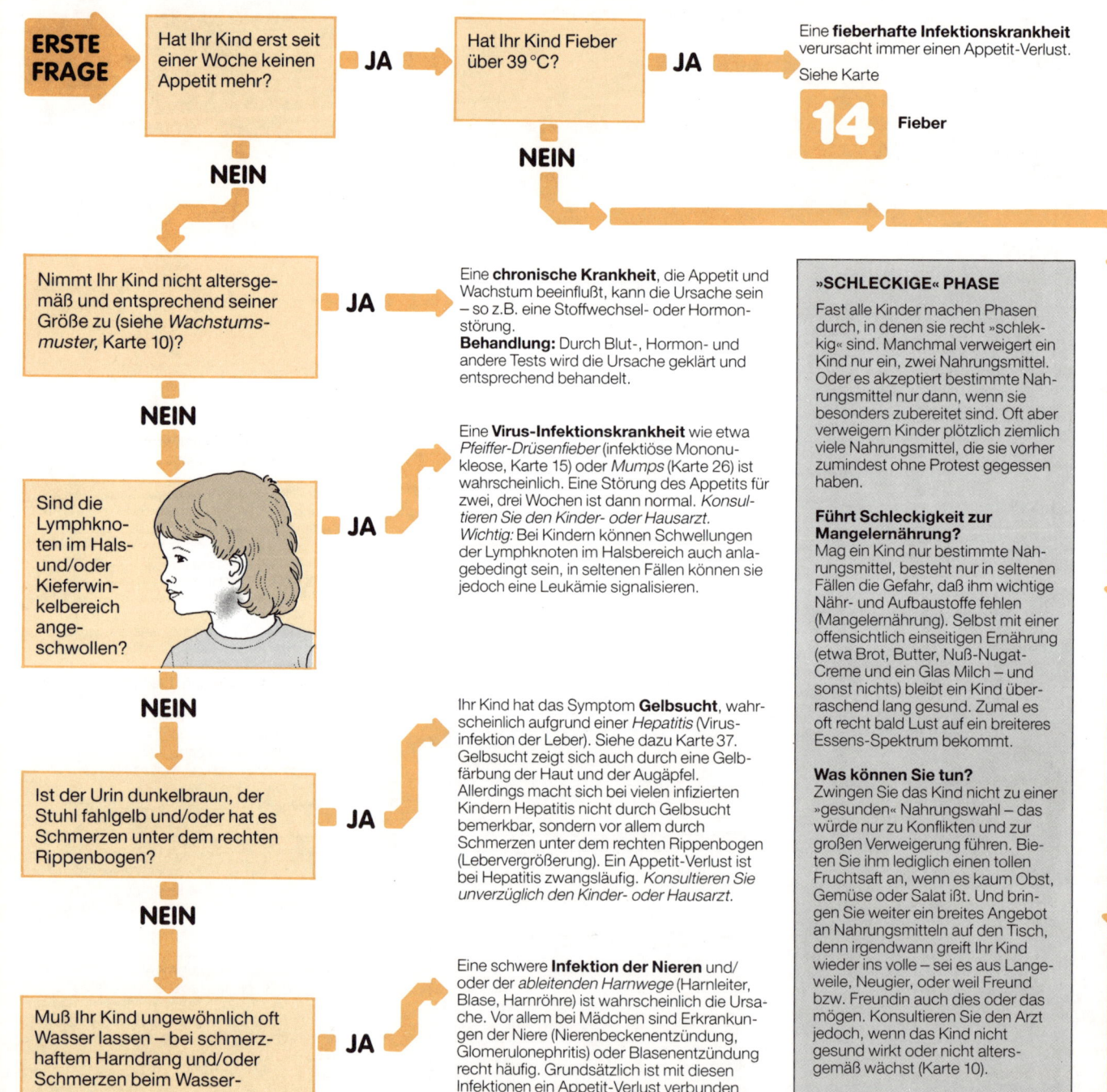

ERSTE FRAGE

Hat Ihr Kind erst seit einer Woche keinen Appetit mehr? **JA** ⟶ Hat Ihr Kind Fieber über 39 °C? **JA** ⟶ Eine **fieberhafte Infektionskrankheit** verursacht immer einen Appetit-Verlust. Siehe Karte **14** Fieber

NEIN ↓ / **NEIN** ↓

Nimmt Ihr Kind nicht altersgemäß und entsprechend seiner Größe zu (siehe *Wachstumsmuster*, Karte 10)? **JA** ⟶ Eine **chronische Krankheit**, die Appetit und Wachstum beeinflußt, kann die Ursache sein – so z.B. eine Stoffwechsel- oder Hormonstörung.
Behandlung: Durch Blut-, Hormon- und andere Tests wird die Ursache geklärt und entsprechend behandelt.

NEIN ↓

Sind die Lymphknoten im Hals- und/oder Kieferwinkelbereich angeschwollen? **JA** ⟶ Eine **Virus-Infektionskrankheit** wie etwa *Pfeiffer-Drüsenfieber* (infektiöse Mononukleose, Karte 15) oder *Mumps* (Karte 26) ist wahrscheinlich. Eine Störung des Appetits für zwei, drei Wochen ist dann normal. *Konsultieren Sie den Kinder- oder Hausarzt. Wichtig:* Bei Kindern können Schwellungen der Lymphknoten im Halsbereich auch anlagebedingt sein, in seltenen Fällen können sie jedoch eine Leukämie signalisieren.

NEIN ↓

Ist der Urin dunkelbraun, der Stuhl fahlgelb und/oder hat es Schmerzen unter dem rechten Rippenbogen? **JA** ⟶ Ihr Kind hat das Symptom **Gelbsucht**, wahrscheinlich aufgrund einer *Hepatitis* (Virusinfektion der Leber). Siehe dazu Karte 37. Gelbsucht zeigt sich auch durch eine Gelbfärbung der Haut und der Augäpfel. Allerdings macht sich bei vielen infizierten Kindern Hepatitis nicht durch Gelbsucht bemerkbar, sondern vor allem durch Schmerzen unter dem rechten Rippenbogen (Lebervergrößerung). Ein Appetit-Verlust ist bei Hepatitis zwangsläufig. *Konsultieren Sie unverzüglich den Kinder- oder Hausarzt.*

NEIN ↓

Muß Ihr Kind ungewöhnlich oft Wasser lassen – bei schmerzhaftem Harndrang und/oder Schmerzen beim Wasserlassen? **JA** ⟶ Eine schwere **Infektion der Nieren** und/oder der *ableitenden Harnwege* (Harnleiter, Blase, Harnröhre) ist wahrscheinlich die Ursache. Vor allem bei Mädchen sind Erkrankungen der Niere (Nierenbeckenentzündung, Glomerulonephritis) oder Blasenentzündung recht häufig. Grundsätzlich ist mit diesen Infektionen ein Appetit-Verlust verbunden (verknüpft oft mit Fieber). *Konsultieren Sie Kinderarzt und Urologen unverzüglich* – vor allem bei Mädchen, bei denen solche Infektionen unbehandelt im Laufe der Zeit zu Schrumpfnieren führen können. Siehe dazu auch Karte 43.

NEIN ↓

Fortsetzung rechte Seite, Spalte 1 ①

»SCHLECKIGE« PHASE

Fast alle Kinder machen Phasen durch, in denen sie recht »schleckig« sind. Manchmal verweigert ein Kind nur ein, zwei Nahrungsmittel. Oder es akzeptiert bestimmte Nahrungsmittel nur dann, wenn sie besonders zubereitet sind. Oft aber verweigern Kinder plötzlich ziemlich viele Nahrungsmittel, die sie vorher zumindest ohne Protest gegessen haben.

Führt Schleckigkeit zur Mangelernährung?
Mag ein Kind nur bestimmte Nahrungsmittel, besteht nur in seltenen Fällen die Gefahr, daß ihm wichtige Nähr- und Aufbaustoffe fehlen (Mangelernährung). Selbst mit einer offensichtlich einseitigen Ernährung (etwa Brot, Butter, Nuß-Nugat-Creme und ein Glas Milch – und sonst nichts) bleibt ein Kind überraschend lang gesund. Zumal es oft recht bald Lust auf ein breiteres Essens-Spektrum bekommt.

Was können Sie tun?
Zwingen Sie das Kind nicht zu einer »gesunden« Nahrungswahl – das würde nur zu Konflikten und zur großen Verweigerung führen. Bieten Sie ihm lediglich einen tollen Fruchtsaft an, wenn es kaum Obst, Gemüse oder Salat ißt. Und bringen Sie weiter ein breites Angebot an Nahrungsmitteln auf den Tisch, denn irgendwann greift Ihr Kind wieder ins volle – sei es aus Langeweile, Neugier, oder weil Freund bzw. Freundin auch dies oder das mögen. Konsultieren Sie den Arzt jedoch, wenn das Kind nicht gesund wirkt oder nicht altersgemäß wächst (Karte 10).

Wichtig: Bei über 10jährigen Mädchen siehe auch *Anorexia nervosa*, Karte 53.

Fortsetzung rechte Seite, Spalte 2 ②

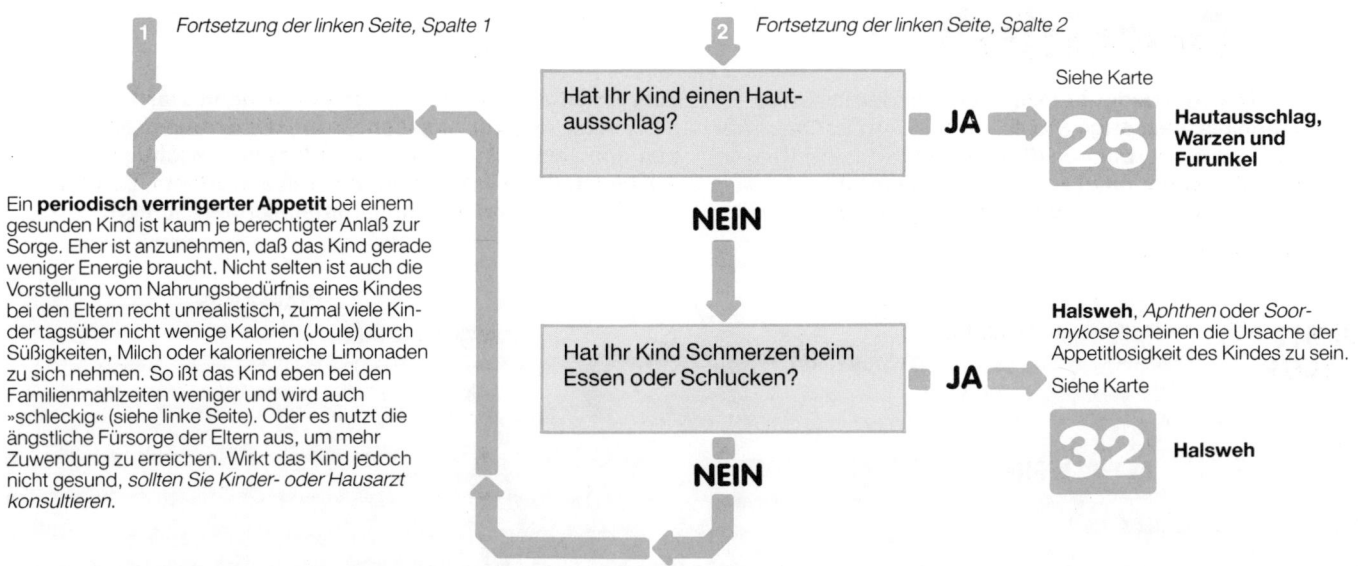

① Fortsetzung der linken Seite, Spalte 1   ② Fortsetzung der linken Seite, Spalte 2

Hat Ihr Kind einen Haut-
ausschlag?

JA → Siehe Karte

25 Hautausschlag,
Warzen und
Furunkel

NEIN

Hat Ihr Kind Schmerzen beim
Essen oder Schlucken?

JA → **Halsweh**, *Aphthen* oder *Soor-mykose* scheinen die Ursache der Appetitlosigkeit des Kindes zu sein.

Siehe Karte

32 Halsweh

NEIN

Ein **periodisch verringerter Appetit** bei einem gesunden Kind ist kaum je berechtigter Anlaß zur Sorge. Eher ist anzunehmen, daß das Kind gerade weniger Energie braucht. Nicht selten ist auch die Vorstellung vom Nahrungsbedürfnis eines Kindes bei den Eltern recht unrealistisch, zumal viele Kinder tagsüber nicht wenige Kalorien (Joule) durch Süßigkeiten, Milch oder kalorienreiche Limonaden zu sich nehmen. So ißt das Kind eben bei den Familienmahlzeiten weniger und wird auch »schleckig« (siehe linke Seite). Oder es nutzt die ängstliche Fürsorge der Eltern aus, um mehr Zuwendung zu erreichen. Wirkt das Kind jedoch nicht gesund, *sollten Sie Kinder- oder Hausarzt konsultieren.*

DIE KOMPONENTEN EINER GESUNDEN ERNÄHRUNG

Gesunde Ernährung bedeutet in erster Linie: Bringen Sie Abwechslung und ein breites Spektrum an Nahrungsmitteln auf den Tisch – so versorgen Sie Ihr Kind mit all den Nährstoffen, Vitaminen und Mineralstoffen (siehe die Tabelle unten) in der angemessenen Menge, die sein Organismus für Funktion, Reparatursystem und Wachstum braucht. Doch sorgen Sie sich nicht, wenn Ihr Kind ab und zu schleckige Phasen hat (siehe linke Seite).

Hierzulande sind Kinder in den seltensten Fällen von Mangel- oder Fehlernährung bedroht, eher von Überernährung: Nicht wenige Kinder sind übergewichtig, weil sie zu viele Kalorien (unten), oder die meisten Kalorien in Form leerer Kohlenhydrate (Kohlenhydrat-Mast durch Zucker, Süßwaren oder Produkte mit hochausgemahlenen Mehlen wie Kuchen oder normale Teigwaren) zu sich nehmen.

Komponenten	Hinweise für die gesunde Ernährung
Eiweiße (Proteine) sind für den Aufbau körpereigener Proteine notwendig, so für Wachstum und Reparatursystem. Fleisch, Fisch, Eier, Milch und Milchprodukte, in geringerer Menge auch Kartoffeln enthalten leicht verwertbares Eiweiß. Proteinreich sind außerdem Hülsenfrüchte und Getreide sowie Nüsse.	Kinder brauchen pro Kilogramm Körpergewicht fast ein Drittel mehr Eiweiß als Erwachsene. Bevorzugen Sie als Eiweißspender Fleisch, Fisch und Milchprodukte, vor allem aber auch Vollkornprodukte (Vollkornbrot, Naturreis etc.), jedoch wenig Wurstwaren (sie sind fett-, nitrit- und phosphatreich).
Kohlenhydrate wie Trauben-, Frucht-, Milch und Haushaltszucker und Stärke (in Kartoffeln, Getreide und Gemüse) liefern Energie. Vor allem überschüssige leere Kohlenhydrate (siehe oben) werden nach der Umwandlung als Fett in den Fettpolstern gelagert.	Bevorzugen Sie kohlenhydrathaltige Nahrungsmittel, die nicht nur Energie wie die leeren Kohlenhydrate liefern, sondern auch Proteine, Faser- und Mineralstoffe und Vitamine enthalten wie Vollkornbrot, Naturreis, Kartoffeln, Hülsenfrüchte und Gemüse.
Fette (Lipide), ob tierischer (Butter, in Fleisch- und Wurstwaren, Eiern und Käse) oder pflanzlicher Art (Pflanzenöle, Nüsse), sind hohe Energiespender – neben anderen Bestimmungen (Umwandlung in Aminosäuren, Aufbau von Zellstrukturen als Phospholipide etc.).	Übermäßiger Verzehr von Fett – ob tierischer oder pflanzlicher Art – kann unter anderem das Arteriosklerose-Risiko erhöhen. Dickmacher sind Fette jedoch weniger als leere Kohlenhydrate (siehe oben). Schränken Sie insgesamt den Fettverzehr ein, vor allem nach dem 40. Lebensjahr. Achten Sie auf versteckte Fette (in Wurstwaren).
Pflanzliche Fasern (Faserstoffe) bestehen aus dem Kohlenhydrat Cellulose und sind nicht verdaubar; jedoch sind diese Ballaststoffe wichtig für die gesunde Darmfunktion.	Eine ausreichende Zufuhr pflanzlicher Fasern ist für eine gesunde Ernährung unabdingbar. Faserreich sind vor allem Vollkornprodukte, Naturreis, Gemüse und Obst.
Vitamine sind lebenswichtige organische Substanzen, die jeweils spezifische Wirkungen im Zellstoffwechsel erfüllen. Sie sind in Lebensmitteln tierischer und pflanzlicher Herkunft enthalten. Der Körper braucht sie nur in geringen Mengen. So sind bei gemischter, abwechslungsreicher Kost keine Mangelerscheinungen zu befürchten, auch nicht bei Kindern.	Lagerung und Weichkochen minimieren den Vitamingehalt von Gemüsen. Bevorzugen Sie frische Gemüse (sanft dünsten), Rohkost, Salate und Obst. Mit Vollkornprodukten (Vollkornbrot, Naturreis etc.) beugen Sie dem Risiko eines leichten Mangels an Vitamin B_1 und B_2 vor. Bei Babys kann eine Rachitis-Prophylaxe durch leichte Vitamin-D-Gaben angezeigt sein, später sind »Vitamin-Tropfen« in der Regel unnötig.
Mineralstoffe (Mineralsalze) wie vor allem Eisen, Calcium, Phosphor, Magnesium, Natriumchlorid (Kochsalz) oder Jod braucht der Organismus nur in mehr oder weniger winzigen Mengen. Mit einer gemischten, abwechslungsreichen Kost ist das Kind damit gut versorgt.	Sind Sie mit Kochsalz sparsam, verwenden Sie jedoch jodiertes Kochsalz (die Bundesrepublik Deutschland ist ein Jodmangel-Gebiet, in der Schweiz und in Österreich ist Salz gesetzlich jodiert).
Kalorie (Joule) ist die Maßeinheit für die Energie von Nahrungsmitteln. Eine über dem Bedarf liegende Energiezufuhr, vor allem ein Zuviel an energiereichen leeren Kohlenhydraten (Zucker, Süßigkeiten, Feinmehl) wird, umgewandelt in Fett, in Fettpolstern gelagert. Bei zu geringer Energiezufuhr werden Fettpolster abgebaut, das Kind magert ab.	Im allgemeinen verhindern die beim Kind noch wachen Appetit-Regulationsmechanismen und das noch intakte Sättigungsgefühl, daß das Kind zu viel ißt und übermäßig Fettpolster anbaut, also dick wird. Zwingen Sie das Kind nicht dazu, seinen Teller leer zu essen; achten Sie auch darauf, daß das Kind zwischendurch nicht ständig Süßigkeiten (leere Kohlenhydrate) ißt.

40 Durchfall

Durchfall (Diarrhö) bedeutet: kurz aufeinander folgende dünnbreiige bis wässerige Stühle. Bei Kindern ist Durchfall oft mit Erbrechen verbunden (Brechdurchfall), viele Kinder neigen in Streßsituationen zu Durchfall. Hauptursache ist jedoch eine Magen-Darm-Infektion. Gewarnt sei vor durchfallstoppenden Medikamenten, denn Diarrhö ist der natürliche Weg zur Aussscheidung der Erreger (siehe »Behandlung eines Durchfalls«, rechte Seite). Wichtig ist ein Ausgleich der Wasser- und Mineralsalzverluste. Beachten Sie »Durchfall und Nahrungsmittelallergien«, unten.

Für Babys siehe Karte 8.

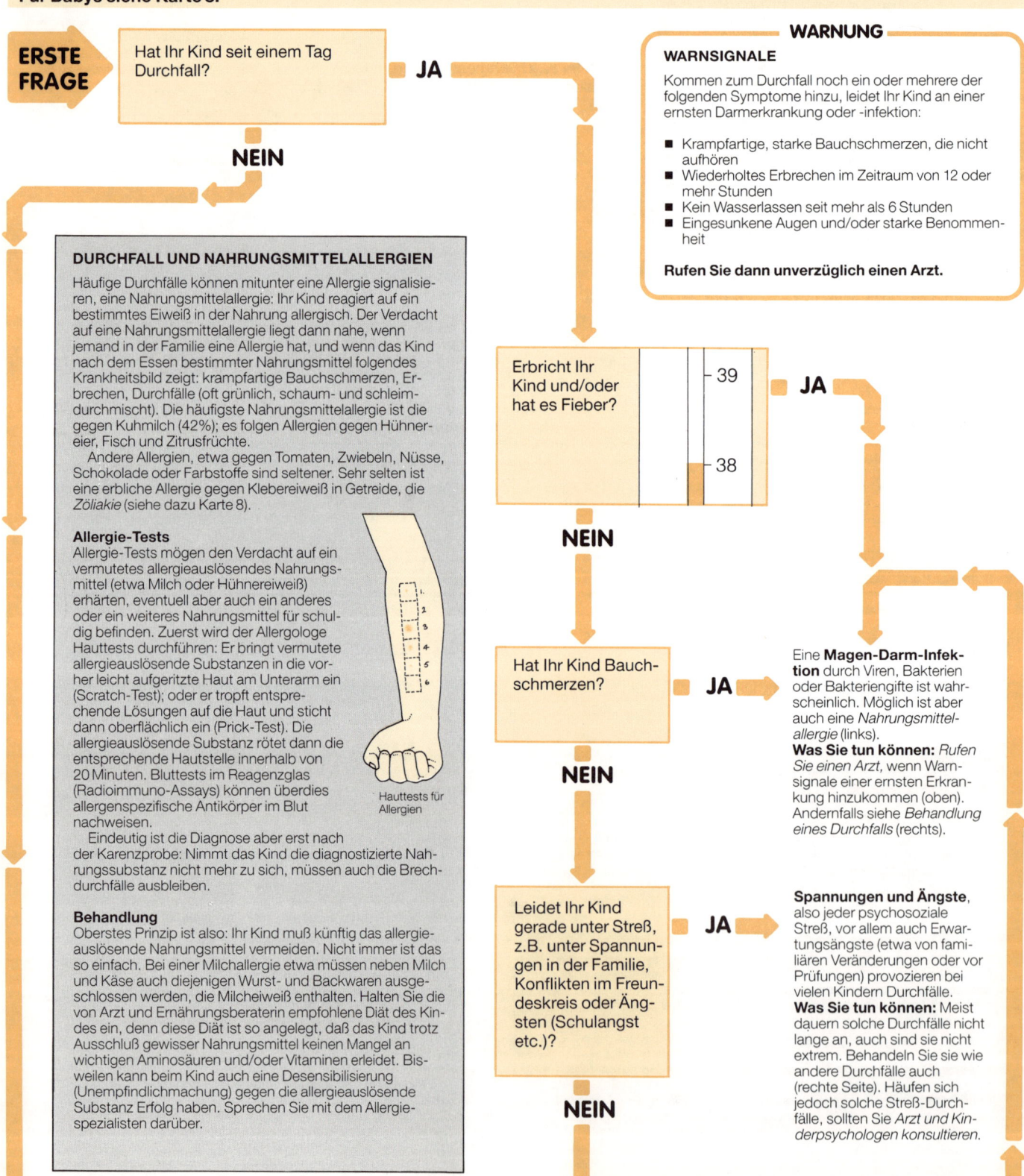

ERSTE FRAGE → Hat Ihr Kind seit einem Tag Durchfall? — **JA**

NEIN

WARNUNG

WARNSIGNALE

Kommen zum Durchfall noch ein oder mehrere der folgenden Symptome hinzu, leidet Ihr Kind an einer ernsten Darmerkrankung oder -infektion:

- Krampfartige, starke Bauchschmerzen, die nicht aufhören
- Wiederholtes Erbrechen im Zeitraum von 12 oder mehr Stunden
- Kein Wasserlassen seit mehr als 6 Stunden
- Eingesunkene Augen und/oder starke Benommenheit

Rufen Sie dann unverzüglich einen Arzt.

DURCHFALL UND NAHRUNGSMITTELALLERGIEN

Häufige Durchfälle können mitunter eine Allergie signalisieren, eine Nahrungsmittelallergie: Ihr Kind reagiert auf ein bestimmtes Eiweiß in der Nahrung allergisch. Der Verdacht auf eine Nahrungsmittelallergie liegt dann nahe, wenn jemand in der Familie eine Allergie hat, und wenn das Kind nach dem Essen bestimmter Nahrungsmittel folgendes Krankheitsbild zeigt: krampfartige Bauchschmerzen, Erbrechen, Durchfälle (oft grünlich, schaum- und schleimdurchmischt). Die häufigste Nahrungsmittelallergie ist die gegen Kuhmilch (42%); es folgen Allergien gegen Hühnereier, Fisch und Zitrusfrüchte.

Andere Allergien, etwa gegen Tomaten, Zwiebeln, Nüsse, Schokolade oder Farbstoffe sind seltener. Sehr selten ist eine erbliche Allergie gegen Klebereiweiß in Getreide, die *Zöliakie* (siehe dazu Karte 8).

Allergie-Tests
Allergie-Tests mögen den Verdacht auf ein vermutetes allergieauslösendes Nahrungsmittel (etwa Milch oder Hühnereiweiß) erhärten, eventuell aber auch ein anderes oder ein weiteres Nahrungsmittel für schuldig befinden. Zuerst wird der Allergologe Hauttests durchführen: Er bringt vermutete allergieauslösende Substanzen in die vorher leicht aufgeritzte Haut am Unterarm ein (Scratch-Test); oder er tropft entsprechende Lösungen auf die Haut und sticht dann oberflächlich ein (Prick-Test). Die allergieauslösende Substanz rötet dann die entsprechende Hautstelle innerhalb von 20 Minuten. Bluttests im Reagenzglas (Radioimmuno-Assays) können überdies allergenspezifische Antikörper im Blut nachweisen.

Eindeutig ist die Diagnose aber erst nach der Karenzprobe: Nimmt das Kind die diagnostizierte Nahrungssubstanz nicht mehr zu sich, müssen auch die Brechdurchfälle ausbleiben.

Hauttests für Allergien

Behandlung
Oberstes Prinzip ist also: Ihr Kind muß künftig das allergieauslösende Nahrungsmittel vermeiden. Nicht immer ist das so einfach. Bei einer Milchallergie etwa müssen neben Milch und Käse auch diejenigen Wurst- und Backwaren ausgeschlossen werden, die Milcheiweiß enthalten. Halten Sie die von Arzt und Ernährungsberaterin empfohlene Diät des Kindes ein, denn diese Diät ist so angelegt, daß das Kind trotz Ausschluß gewisser Nahrungsmittel keinen Mangel an wichtigen Aminosäuren und/oder Vitaminen erleidet. Bisweilen kann beim Kind auch eine Desensibilisierung (Unempfindlichmachung) gegen die allergieauslösende Substanz Erfolg haben. Sprechen Sie mit dem Allergiespezialisten darüber.

Erbricht Ihr Kind und/oder hat es Fieber? | 39 / 38 — **JA**

NEIN

Hat Ihr Kind Bauchschmerzen? — **JA**

NEIN

Eine **Magen-Darm-Infektion** durch Viren, Bakterien oder Bakteriengifte ist wahrscheinlich. Möglich ist aber auch eine *Nahrungsmittelallergie* (links).
Was Sie tun können: *Rufen Sie einen Arzt*, wenn Warnsignale einer ernsten Erkrankung hinzukommen (oben). Andernfalls siehe *Behandlung eines Durchfalls* (rechts).

Leidet Ihr Kind gerade unter Streß, z.B. unter Spannungen in der Familie, Konflikten im Freundeskreis oder Ängsten (Schulangst etc.)? — **JA**

NEIN

Spannungen und Ängste, also jeder psychosoziale Streß, vor allem auch Erwartungsängste (etwa von familiären Veränderungen oder vor Prüfungen) provozieren bei vielen Kindern Durchfälle.
Was Sie tun können: Meist dauern solche Durchfälle nicht lange an, auch sind sie nicht extrem. Behandeln Sie sie wie andere Durchfälle auch (rechte Seite). Häufen sich jedoch solche Streß-Durchfälle, sollten Sie *Arzt und Kinderpsychologen konsultieren.*

Fortsetzung rechte Seite

Fortsetzung der linken Seite

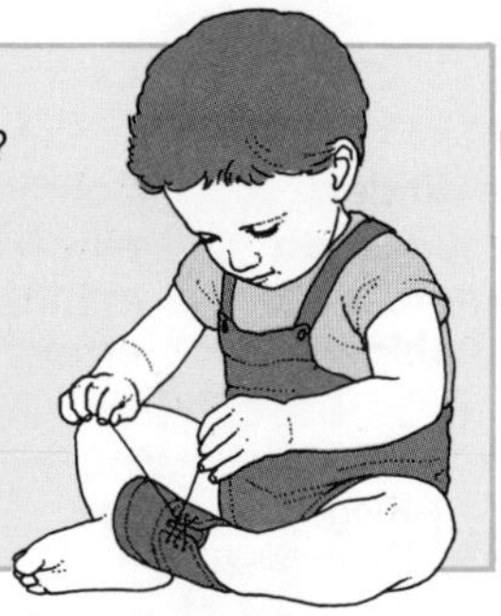

Ist Ihr Kind noch keine 4 Jahre alt? **JA**

Hat Ihr Kind seit einer Woche oder länger Durchfälle? **JA**

NEIN

NEIN

Enthält der Stuhl des Kindes noch erkennbare Nahrungsstücke? **JA**

NEIN

Folgte der Durchfall einer Periode schwerer Verstopfung? **JA**

NEIN

Hat Ihr Kind häufiger wässerigen Durchfall, der bisweilen in die Hosen geht? **JA**

NEIN

Eine **noch ungenügende Verdauung** ungewohnter bzw. schwer verdaulicher Nahrung mag daran schuld sein. Auch kauen manche Kleinkinder noch nicht ausreichend. Ratsam ist es dennoch, den *Kinderarzt zu konsultieren*, um andere seltene Ursachen auszuschließen.

Nimmt Ihr Kind Medikamente? **JA**

NEIN

Manche Medikamente können bei Kindern Durchfälle provozieren. *Sprechen Sie mit dem behandelnden Arzt.*

Konsultieren Sie Kinder- oder Hausarzt, denn es gibt eine Reihe seltener Ursachen für Durchfall bei Kindern.

Encopresis (Einkotung) kann die Ursache sein, vor allem bei geringen Durchfallmengen und sonstiger Verstopfung: Harter Stuhl blockiert den Mastdarm, wässeriger läuft dann vorbei. Eine solche Verstopfung kann psychisch bedingt sein, möglicherweise aber auch durch ein angeborenes oder anlagebedingtes *Megakolon* (großer Dick-, vor allem vergrößerter Mastdarm). *Konsultieren Sie den Kinder- oder Hausarzt.*
Behandlung: Der Arzt wird dem Kind reichlich Flüssigkeit und Gemüse verordnen, ausnahmsweise auch leichte Abführmittel (siehe Karte 41). Bei psychischen Ursachen ist eine *kinderpsychologische Behandlung* angezeigt.

BEHANDLUNG EINES DURCHFALLS

Jeder Durchfall führt zu Wasser- und Mineralsalzverlusten, die es auszugleichen gilt, um den Körper, vor allem bei Tage andauernden Durchfällen, vor einer Austrocknung und Schwächung der Muskulatur (durch Verlust von Kaliumsalzen) zu bewahren. *Wichtig:* Stoppen Sie den Durchfall nicht durch Medikamente, denn Durchfall dient der Ausschwemmung der Erreger oder Bakteriengifte. Die Durchfälle dauern je nach Erreger 1, 2 Tage oder bis zu 7 Tage an.

Behandlungs-Regeln
- Das Kind sollte etwa die 3–4fache Menge wie üblich trinken. Geben Sie ihm zuckerhaltige Getränke (gesüßte Kräutertees, vor allem aber Cola), denn Zucker fördert die Aufnahme von Mineralsalzen, überdies auch Mineralwasser (mineralsalzreich) und Fruchtsäfte (kaliumreich). Geben Sie dem Kind jedoch *keine* Milch.
- Erbricht das Kind häufig, sollte es die Getränke in kleinen Schlucken (mit Pausen) zu sich nehmen.
- Hat das Kind Bauchschmerzen, legen Sie ihm eine Wärmflasche auf den Bauch.

Behandlungs-Plan

1. Tag
Geben Sie dem Kind viel zu trinken: gesüßte Kräutertees, Mineralwasser, Cola und Fruchtsäfte (siehe dazu unter *Behandlungs-Regeln*, links).

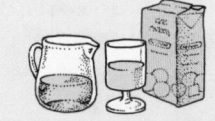

2. Tag
Neben reichlich Getränken bieten Sie dem Kind Zwieback, geriebene Äpfel oder Bananenbrei, evtl. auch Kartoffelbrei (mit Salz) an.

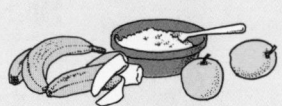

3. Tag
Geben Sie ihm zusätzlich eine Gemüsesuppe (salzen) mit wenig püriertem Rindfleisch oder Hühnersuppe mit Karotten und Nudeln.

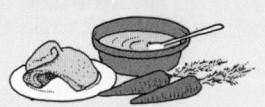

4. Tag
Jetzt kann das Kind auch schon Huhn mit Naturreis, Kartoffeln und Gemüse, Brot und ein weichgekochtes Ei essen.

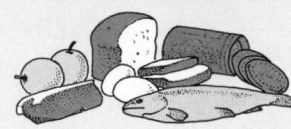

5. Tag
Kost wie am 4. Tag; bieten Sie weiterhin reichlich Getränke an (Milch erst nach dem 7. Tag).

Wann ein Arzt kommen sollte
Konsultieren Sie den Kinder- oder Hausarzt, wenn Ihr Kind noch keine 3 Jahre alt ist oder sich der (Brech-)Durchfall nach 2 Tagen nicht bessert. Rufen Sie unverzüglich einen Arzt, wenn sich neben dem Brechdurchfall Warnsignale ernster Art (siehe linke Seite) zeigen.

Vorbeugung einer Infektion anderer Familienmitglieder
Um eine Ausbreitung der Infektion auf andere Familienmitglieder zu verhüten, sollten

- Handtücher nicht gemeinsam benutzt werden,

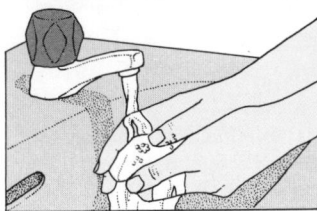

- Sie das Kind anleiten, sich nach jedem Stuhlgang gründlich die Hände zu waschen.

41 Verstopfung

Ihr Kind muß nicht jeden Tag müssen. Manche Kinder haben dreimal am Tag Stuhlgang, andere aber nur jeden 3. Tag – beide Extreme sind keineswegs krankhaft. Ist der Stuhl des Kindes jedoch so hart, daß er beim Stuhlgang

Schmerzen oder gar Aftereinrisse verursacht, kann durch eine Änderung der Ernährung, reichliche Flüssigkeitszufuhr und mehr Bewegung ein häufigeres »Müssen« erreicht werden.

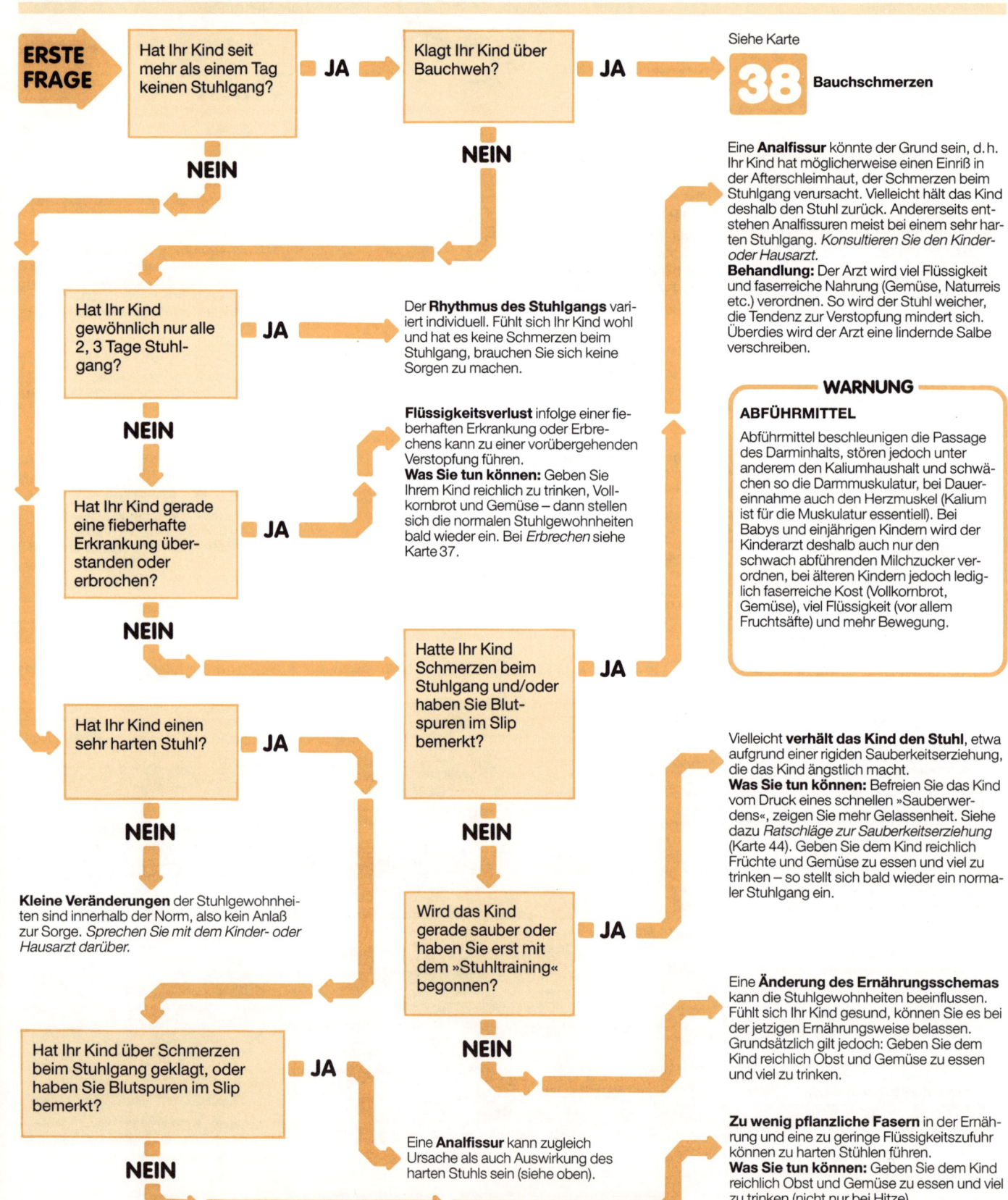

ERSTE FRAGE

Hat Ihr Kind seit mehr als einem Tag keinen Stuhlgang? — **JA** → Klagt Ihr Kind über Bauchweh? — **JA** →

Siehe Karte **38** Bauchschmerzen

NEIN / **NEIN**

Hat Ihr Kind gewöhnlich nur alle 2, 3 Tage Stuhlgang? — **JA** →

Der **Rhythmus des Stuhlgangs** variiert individuell. Fühlt sich Ihr Kind wohl und hat es keine Schmerzen beim Stuhlgang, brauchen Sie sich keine Sorgen zu machen.

NEIN

Hat Ihr Kind gerade eine fieberhafte Erkrankung überstanden oder erbrochen? — **JA** →

Flüssigkeitsverlust infolge einer fieberhaften Erkrankung oder Erbrechens kann zu einer vorübergehenden Verstopfung führen.
Was Sie tun können: Geben Sie Ihrem Kind reichlich zu trinken, Vollkornbrot und Gemüse – dann stellen sich die normalen Stuhlgewohnheiten bald wieder ein. Bei *Erbrechen* siehe Karte 37.

NEIN

Hat Ihr Kind einen sehr harten Stuhl? — **JA** →

Hatte Ihr Kind Schmerzen beim Stuhlgang und/oder haben Sie Blutspuren im Slip bemerkt? — **JA** →

NEIN

Kleine Veränderungen der Stuhlgewohnheiten sind innerhalb der Norm, also kein Anlaß zur Sorge. *Sprechen Sie mit dem Kinder- oder Hausarzt darüber.*

NEIN

Wird das Kind gerade sauber oder haben Sie erst mit dem »Stuhltraining« begonnen? — **JA** →

Hat Ihr Kind über Schmerzen beim Stuhlgang geklagt, oder haben Sie Blutspuren im Slip bemerkt? — **JA** →

NEIN

Eine **Analfissur** kann zugleich Ursache als auch Auswirkung des harten Stuhls sein (siehe oben).

NEIN

Eine **Analfissur** könnte der Grund sein, d. h. Ihr Kind hat möglicherweise einen Einriß in der Afterschleimhaut, der Schmerzen beim Stuhlgang verursacht. Vielleicht hält das Kind deshalb den Stuhl zurück. Andererseits entstehen Analfissuren meist bei einem sehr harten Stuhlgang. *Konsultieren Sie den Kinder- oder Hausarzt.*
Behandlung: Der Arzt wird viel Flüssigkeit und faserreiche Nahrung (Gemüse, Naturreis etc.) verordnen. So wird der Stuhl weicher, die Tendenz zur Verstopfung mindert sich. Überdies wird der Arzt eine lindernde Salbe verschreiben.

WARNUNG

ABFÜHRMITTEL

Abführmittel beschleunigen die Passage des Darminhalts, stören jedoch unter anderem den Kaliumhaushalt und schwächen so die Darmmuskulatur, bei Dauereinnahme auch den Herzmuskel (Kalium ist für die Muskulatur essentiell). Bei Babys und einjährigen Kindern wird der Kinderarzt deshalb auch nur den schwach abführenden Milchzucker verordnen, bei älteren Kindern jedoch lediglich faserreiche Kost (Vollkornbrot, Gemüse), viel Flüssigkeit (vor allem Fruchtsäfte) und mehr Bewegung.

Vielleicht **verhält das Kind den Stuhl**, etwa aufgrund einer rigiden Sauberkeitserziehung, die das Kind ängstlich macht.
Was Sie tun können: Befreien Sie das Kind vom Druck eines schnellen »Sauberwerdens«, zeigen Sie mehr Gelassenheit. Siehe dazu *Ratschläge zur Sauberkeitserziehung* (Karte 44). Geben Sie dem Kind reichlich Früchte und Gemüse zu essen und viel zu trinken – so stellt sich bald wieder ein normaler Stuhlgang ein.

Eine **Änderung des Ernährungsschemas** kann die Stuhlgewohnheiten beeinflussen. Fühlt sich Ihr Kind gesund, können Sie es bei der jetzigen Ernährungsweise belassen. Grundsätzlich gilt jedoch: Geben Sie dem Kind reichlich Obst und Gemüse zu essen und viel zu trinken.

Zu wenig pflanzliche Fasern in der Ernährung und eine zu geringe Flüssigkeitszufuhr können zu harten Stühlen führen.
Was Sie tun können: Geben Sie dem Kind reichlich Obst und Gemüse zu essen und viel zu trinken (nicht nur bei Hitze).

42 Eigenartiger Stuhl

Die normale Stuhlfarbe variiert von dunkelbraun bis gelbbraun – je nach Nahrung. Nahrungsabhängig sind auch seltenere Farben wie schwarzblau (Heidelbeeren), dunkelrot (Rote Bete), häufiger wiederum ist eine braungrünliche Färbung (Blattgemüse). Konsultieren Sie diese Diagnose-Karte, wenn der Stuhl Ihres Kindes recht eigenartig ausschaut (etwa fahlgelb), penetrant riecht, sehr fettig ist oder gärt. In diesen Fällen kann eine Erkrankung zugrunde liegen – konsultieren Sie dann Kinder- oder Hausarzt und bringen Sie eine Stuhlprobe mit.

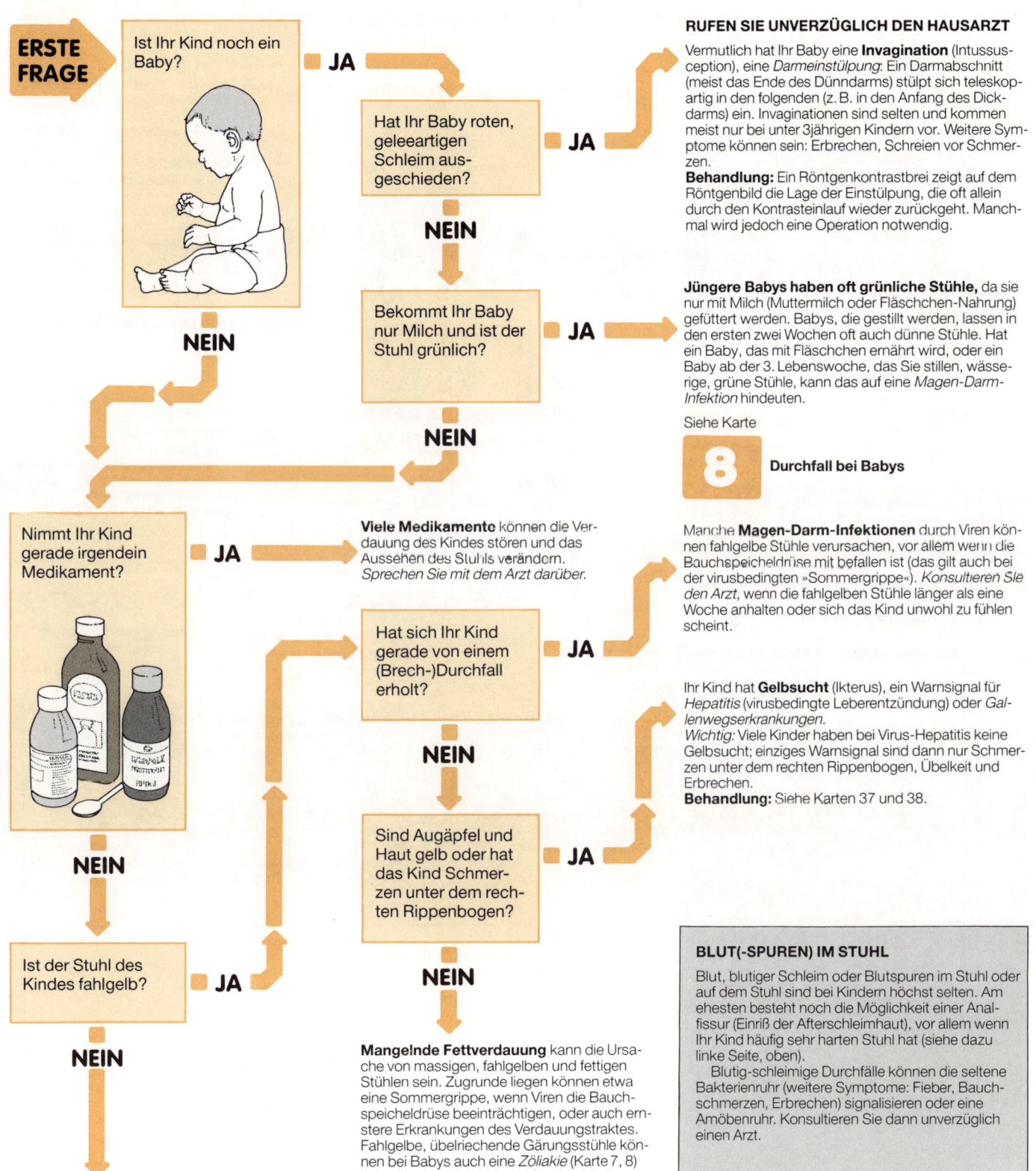

ERSTE FRAGE

Ist Ihr Kind noch ein Baby? **JA**

Hat Ihr Baby roten, geleeartigen Schleim ausgeschieden? **JA**

NEIN

NEIN

Bekommt Ihr Baby nur Milch und ist der Stuhl grünlich? **JA**

NEIN

Nimmt Ihr Kind gerade irgendein Medikament? **JA**

NEIN

Hat sich Ihr Kind gerade von einem (Brech-)Durchfall erholt? **JA**

NEIN

Sind Augäpfel und Haut gelb oder hat das Kind Schmerzen unter dem rechten Rippenbogen? **JA**

NEIN

Ist der Stuhl des Kindes fahlgelb? **JA**

NEIN

RUFEN SIE UNVERZÜGLICH DEN HAUSARZT

Vermutlich hat Ihr Baby eine **Invagination** (Intussusception), eine *Darmeinstülpung*: Ein Darmabschnitt (meist das Ende des Dünndarms) stülpt sich teleskopartig in den folgenden (z. B. in den Anfang des Dickdarms) ein. Invaginationen sind selten und kommen meist nur bei unter 3jährigen Kindern vor. Weitere Symptome können sein: Erbrechen, Schreien vor Schmerzen.
Behandlung: Ein Röntgenkontrastbrei zeigt auf dem Röntgenbild die Lage der Einstülpung, die oft allein durch den Kontrasteinlauf wieder zurückgeht. Manchmal wird jedoch eine Operation notwendig.

Jüngere Babys haben oft grünliche Stühle, da sie nur mit Milch (Muttermilch oder Fläschchen-Nahrung) gefüttert werden. Babys, die gestillt werden, lassen in den ersten zwei Wochen oft auch dünne Stühle. Hat ein Baby, das mit Fläschchen ernährt wird, oder ein Baby ab der 3. Lebenswoche, das Sie stillen, wässerige, grüne Stühle, kann das auf eine *Magen-Darm-Infektion* hindeuten.

Siehe Karte

8 Durchfall bei Babys

Viele Medikamente können die Verdauung des Kindes stören und das Aussehen des Stuhls verändern. *Sprechen Sie mit dem Arzt darüber.*

Manche **Magen-Darm-Infektionen** durch Viren können fahlgelbe Stühle verursachen, vor allem wenn die Bauchspeicheldrüse mit befallen ist (das gilt auch bei der virusbedingten »Sommergrippe«). *Konsultieren Sie den Arzt,* wenn die fahlgelben Stühle länger als eine Woche anhalten oder sich das Kind unwohl zu fühlen scheint.

Ihr Kind hat **Gelbsucht** (Ikterus), ein Warnsignal für *Hepatitis* (virusbedingte Leberentzündung) oder *Gallenwegserkrankungen*.
Wichtig: Viele Kinder haben bei Virus-Hepatitis keine Gelbsucht; einziges Warnsignal sind dann nur Schmerzen unter dem rechten Rippenbogen, Übelkeit und Erbrechen.
Behandlung: Siehe Karten 37 und 38.

BLUT(-SPUREN) IM STUHL

Blut, blutiger Schleim oder Blutspuren im Stuhl oder auf dem Stuhl sind bei Kindern höchst selten. Am ehesten besteht noch die Möglichkeit einer Analfissur (Einriß der Afterschleimhaut), vor allem wenn Ihr Kind häufig sehr harten Stuhl hat (siehe dazu linke Seite, oben).

Blutig-schleimige Durchfälle können die seltene Bakterienruhr (weitere Symptome: Fieber, Bauchschmerzen, Erbrechen) signalisieren oder eine Amöbenruhr. Konsultieren Sie dann unverzüglich einen Arzt.

Mangelnde Fettverdauung kann die Ursache von massigen, fahlgelben und fettigen Stühlen sein. Zugrunde liegen können etwa eine Sommergrippe, wenn Viren die Bauchspeicheldrüse beeinträchtigen, oder auch ernstere Erkrankungen des Verdauungstraktes. Fahlgelbe, überriechende Gärungsstühle können bei Babys auch eine *Zöliakie* (Karte 7, 8) signalisieren. *Konsultieren Sie den Kinder- oder Hausarzt.*
Behandlung: Je nach Ursache.

Konsultieren Sie einen Arzt, wenn das Kind sich krank fühlt.

43 Probleme mit dem Wasserlassen

Viele Kinder urinieren häufiger als Erwachsene – weil ihre Blase noch viel kleiner ist und die Blasenschließmuskeln noch nicht so gut entwickelt sind. Dennoch: Die meisten Kinder trinken im Schnitt weniger als sie sollten. Einen Arzt konsultieren sollten Sie jedoch in jedem Fall immer dann, wenn das Kind Schmerzen beim Wasserlassen oder einen starken Harndrang hat (öfter als einmal pro Stunde); wenn es große Wassermengen läßt; wenn unwillkürlich oder tropfenweise Urin abgeht; wenn es nachts mehrere Male Wasser lassen muß; oder wenn es Schmerzen im Nierenlager hat. Eine verschleppte Behandlung kann zur Nierenschädigung führen.

Bei Problemen des Sauberwerdens siehe »Sauberkeit und Bettnässen« (Karte 44).

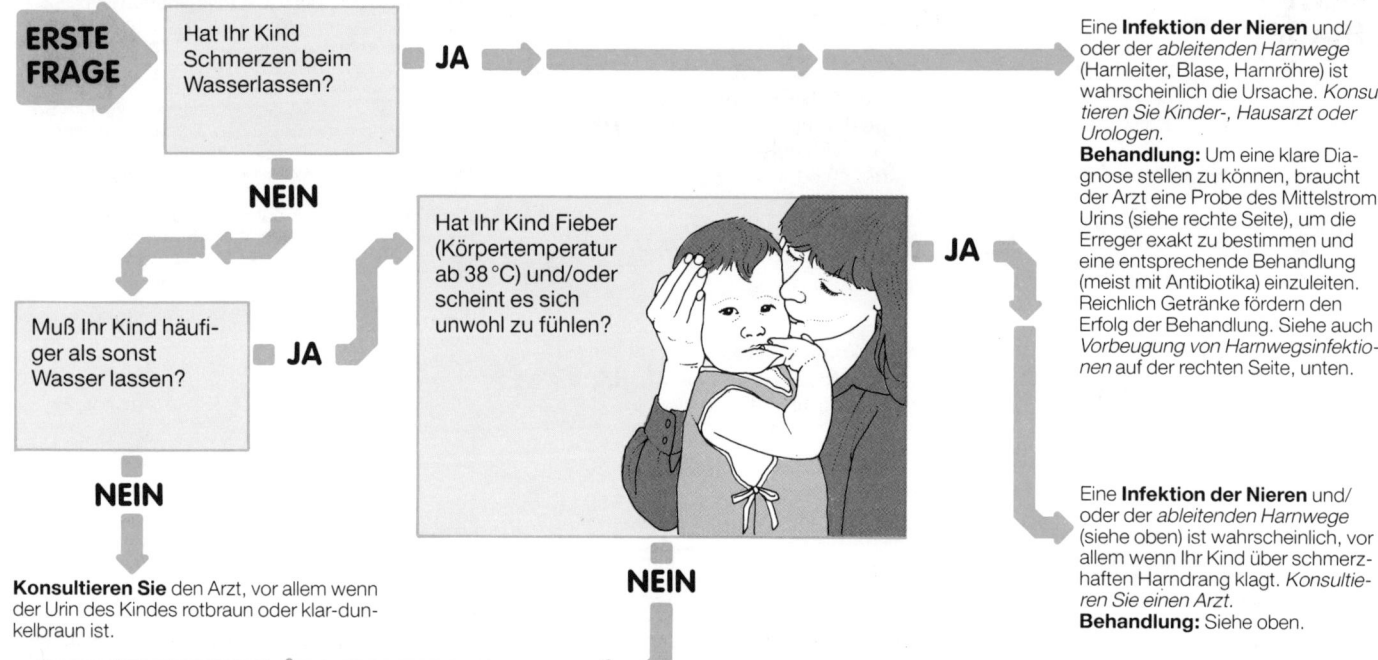

ERSTE FRAGE

Hat Ihr Kind Schmerzen beim Wasserlassen?

JA

Eine **Infektion der Nieren** und/oder der *ableitenden Harnwege* (Harnleiter, Blase, Harnröhre) ist wahrscheinlich die Ursache. *Konsultieren Sie Kinder-, Hausarzt oder Urologen.*
Behandlung: Um eine klare Diagnose stellen zu können, braucht der Arzt eine Probe des Mittelstrom-Urins (siehe rechte Seite), um die Erreger exakt zu bestimmen und eine entsprechende Behandlung (meist mit Antibiotika) einzuleiten. Reichlich Getränke fördern den Erfolg der Behandlung. Siehe auch *Vorbeugung von Harnwegsinfektionen* auf der rechten Seite, unten.

NEIN

Muß Ihr Kind häufiger als sonst Wasser lassen?

Hat Ihr Kind Fieber (Körpertemperatur ab 38 °C) und/oder scheint es sich unwohl zu fühlen?

JA

JA

Eine **Infektion der Nieren** und/oder der *ableitenden Harnwege* (siehe oben) ist wahrscheinlich, vor allem wenn Ihr Kind über schmerzhaften Harndrang klagt. *Konsultieren Sie einen Arzt.*
Behandlung: Siehe oben.

NEIN

NEIN

Konsultieren Sie den Arzt, vor allem wenn der Urin des Kindes rotbraun oder klar-dunkelbraun ist.

VERÄNDERTER URIN

Farbe des Urins	Mögliche Ursache	Behandlung
Rosa, rot, rotbraun, milchig	Natürliche Lebensmittel (etwa Rote Bete) oder Lebensmittelfarbstoffe können den Urin rosa färben. Ein roter, rotbrauner oder milchiger Urin signalisiert jedoch meist Blut bzw. Eiweiß im Urin, und das weist auf eine Erkrankung der Nieren und/oder der ableitenden Harnwege hin.	Konsultieren Sie bei rotem oder milchigem Urin unverzüglich einen Arzt, vor allem wenn Schmerzen im Nierenbereich und/oder schmerzhafter Harndrang hinzukommen. Urin- und Blutanalyse verhelfen zur exakten Diagnose. Die Behandlung richtet sich nach der Ursache.
Dunkelgelb oder ocker	Diese Farben weisen auf einen hochkonzentrierten Urin hin, entstanden durch zu geringe Flüssigkeitszufuhr oder durch Flüssigkeitsverlust bei Durchfällen, wiederholtem Erbrechen oder Fieber.	Meist ist das kein Anlaß zur Sorge. Achten Sie darauf, daß Ihr Kind genügend Flüssigkeit zu sich nimmt (der Urin bekommt dann wieder seine normale Farbe). Denken Sie daran, daß viele Kinder zu wenig trinken. Siehe auch *Durchfall* (Karte 40), *Erbrechen* (Karte 37) und *Fieber* (Karte 14).
Klar und dunkelbraun	Das kann ein Warnsignal für eine Hepatitis (virusbedingte Leberentzündung) sein, vor allem wenn Ihr Kind Schmerzen unter dem rechten Rippenbogen hat, möglicherweise auch für eine Gelbsucht (gelbe Haut, gelbe Augäpfel). Siehe dazu Karten 37 und 38. Zum rotbraunen Urin siehe oben.	Konsultieren Sie unverzüglich einen Arzt. Urin- und Blutanalyse verhelfen zur exakten Diagnose. Die Behandlung richtet sich nach der Ursache. Zur *Hepatitis* siehe Karte 37.
Grün oder blau	Ein solcher Urin wird nahezu immer durch künstliche Farbstoffe in Medikamenten oder Lebensmitteln provoziert.	Das ist kein Anlaß zur Sorge, die seltsame Urinverfärbung verschwindet bald wieder. Inwieweit solche Farbstoffe, wenn sie häufiger Nieren und ableitende Harnwege passieren, nicht doch ein gewisses Risiko bergen, ist noch ungeklärt.

Fortsetzung rechte Seite

Fortsetzung der linken Seite

Läßt Ihr Kind große Mengen Urin? — **JA** → Magert Ihr Kind zusehends ab, hat es unmäßigen Durst und/oder ist es unerklärlich schnell ermüdbar? — **JA** →

NEIN ↓   **NEIN** ↓

UNVERZÜGLICH EINEN ARZT KONSULTIEREN

Ihr Kind kann an **Diabetes mellitus** (*Zuckerkrankheit*) vom Typ I leiden, der durch einen Mangel an Insulin gekennzeichnet ist. Das Hormon Insulin hat die Funktion, Zucker in die Zellen zur Energiegewinnung einzuschleusen.
Behandlung: Urin- und Blutzuckertests lassen Diabetes mellitus schnell erkennen. Im Falle eines Diabetes mellitus muß sich das Kind sein ganzes Leben lang Insulin spritzen (in einer Klinik wird es dazu angelernt).

Nimmt Ihr Kind ein Medikament? — **JA** → **Bestimmte Medikamente**, etwa manche Mittel gegen Asthma (Karte 34), wirken harntreibend. *Sprechen Sie mit dem behandelnden Arzt darüber.*

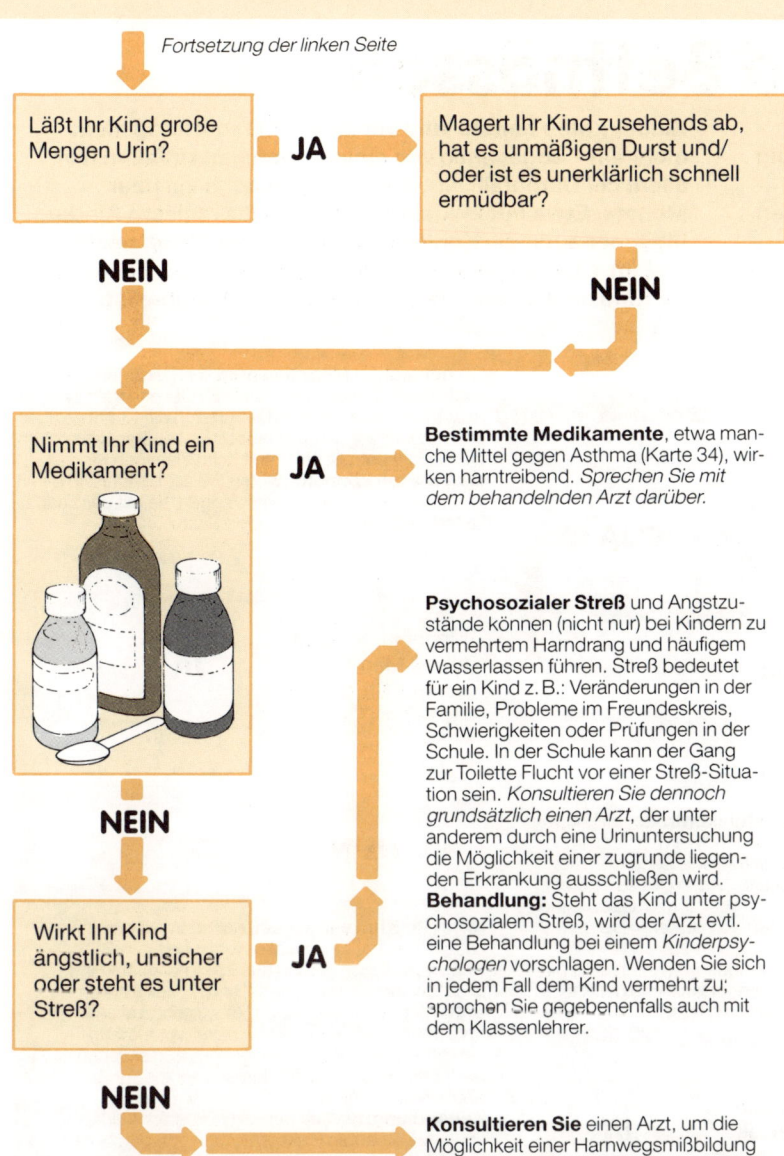

Psychosozialer Streß und Angstzustände können (nicht nur) bei Kindern zu vermehrtem Harndrang und häufigem Wasserlassen führen. Streß bedeutet für ein Kind z. B.: Veränderungen in der Familie, Probleme im Freundeskreis, Schwierigkeiten oder Prüfungen in der Schule. In der Schule kann der Gang zur Toilette Flucht vor einer Streß-Situation sein. *Konsultieren Sie dennoch grundsätzlich einen Arzt*, der unter anderem durch eine Urinuntersuchung die Möglichkeit einer zugrunde liegenden Erkrankung ausschließen wird.
Behandlung: Steht das Kind unter psychosozialem Streß, wird der Arzt evtl. eine Behandlung bei einem *Kinderpsychologen* vorschlagen. Wenden Sie sich in jedem Fall dem Kind vermehrt zu; sprechen Sie gegebenenfalls auch mit dem Klassenlehrer.

NEIN ↓

Wirkt Ihr Kind ängstlich, unsicher oder steht es unter Streß? — **JA** ↑

NEIN ↓

Konsultieren Sie einen Arzt, um die Möglichkeit einer Harnwegsmißbildung (Symptom: Harnträufeln) auszuschließen.

AUFBAU DER HARNWEGE

Der Harntrakt besteht aus den zwei Nieren, den beiden Harnleitern, die zur Blase führen, und der Harnröhre. Die Nierenkörperchen in der Nierenrinde filtern Abfallprodukte des Stoffwechsels mit Wasser aus dem ankommenden Blut heraus. Das Wasser wird in den Nierenkanälchen im Nierenmark zu 99% wieder zurückgewonnen. Das gefilterte Blut fließt über die Nierenvene in den Blutkreislauf, der Harn (Wasser, Abfallprodukte) in die Harnleiter.

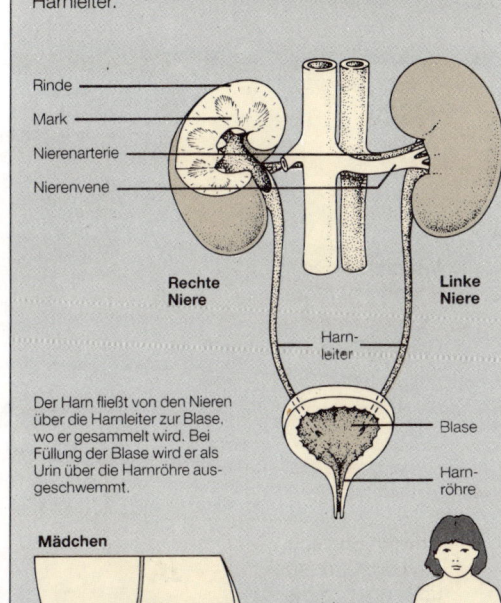

Rinde
Mark
Nierenarterie
Nierenvene

Rechte Niere   **Linke Niere**

Harnleiter

Der Harn fließt von den Nieren über die Harnleiter zur Blase, wo er gesammelt wird. Bei Füllung der Blase wird er als Urin über die Harnröhre ausgeschwemmt.

Blase
Harnröhre

Mädchen

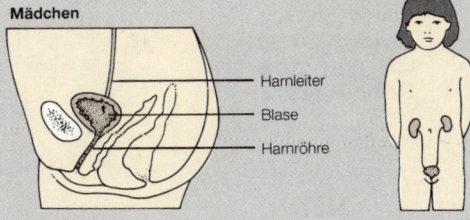

Harnleiter
Blase
Harnröhre

Jungen

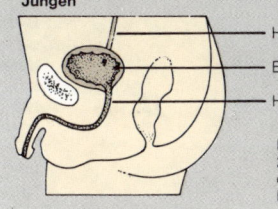

Harnleiter
Blase
Harnröhre

Die weibliche Harnröhre ist mit 2,5–4 cm Länge viel kürzer als die männliche (20 cm), so daß Erreger leichter in die Harnwege aufsteigen können.

Vorbeugung von Harnwegsinfektionen
Sie entstehen bei Mädchen häufig durch Kolibakterien aus dem Darm. Sie sollten den Afterbereich nach dem Stuhlgang deshalb immer von vorne nach hinten abwischen. Wenn sich Keime am Genitale ansiedeln, können sie leicht die kurze Harnröhre hinauf in die Blase wandern.

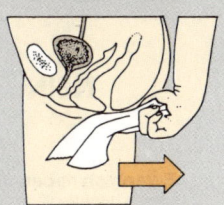

SAMMELN EINER MITTELSTROM-URINPROBE

Besteht bei Ihrem Kind aufgrund der Symptome der Verdacht auf eine Infektion oder Erkrankung der Nieren oder ableitenden Harnwege (Harnleiter, Blase, Harnröhre), wird der Arzt Sie bitten, ihm eine Urinprobe vom Mittelstrom-Urin zur eingehenden Analyse zu bringen. Mittelstrom-Urin ist der Urin, der zeitlich in der Mitte des Wasserlassens erscheint (nachdem also bereits einiger Urin gelassen wurde).

Sammeln des Urins
Vielleicht bekommen Sie von der Arzthelferin ein kleines Glas mit Schraubverschluß zum Sammeln des Mittelstrom-Urins mit – wenn nicht, besorgen Sie sich ein Glas in der Apotheke. Sie können auch ein kleines Glasgefäß mit Verschluß gründlich säubern und gut mit klarem Wasser nachspülen.
   Mittelstrom-Urin garantiert eine einwandfreie Analyse, da er nicht wie der Anfangsurin Keime von der Harnröhrenöffnung (bei Mädchen auch Keime vom äußeren Genitale) mitschwemmt. Günstig ist deshalb auch, das Genitale des Kindes vor der Urinsammlung mit warmem Wasser (*nicht* mit Seife) zu waschen.
   Bei Jungen ist das Sammeln des Mittelstrom-Urins einfach. Bei kleinen Mädchen, die noch ins Töpfchen urinieren, halten Sie das Glas dann zwischen die Beinchen, wenn es bereits ein bißchen Urin gelassen hat.

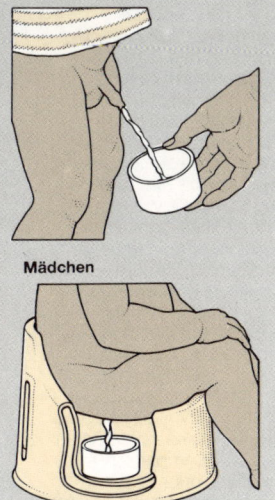

Jungen

Mädchen

So sammeln Sie den Mittelstrom-Urin bei einem Jungen oder einem Mädchen.

44 Sauberkeit und Bettnässen

Sauberkeit, also die Kontrolle über die Funktionen von Blase und Mastdarm, ist eine bemerkenswerte Leistung des Kleinkindes. Einmal setzt es die Reifung der die Schließmuskeln von Blase und Mastdarm versorgenden Nerven voraus, zum anderen Nervenimpulse, die dem Gehirn die Füllung von Blase oder Mastdarm melden, und zum dritten das bewußte Erkennen dieser Impulse. Viele

Kinder koten bereits kurz vor ihrem 2. Geburtstag nicht mehr ein – abgesehen von einigen wenigen Unfällen (vor allem bei Durchfall), andere brauchen noch ein paar Monate. Etwa mit 2½ Jahren erlangen die meisten Kinder tagsüber auch die Kontrolle über ihre Harnblase, nachts erst im 4. Lebensjahr. Konsultieren Sie diese Karte, wenn Ihr Kind nach diesen Terminen noch nicht sauber ist.

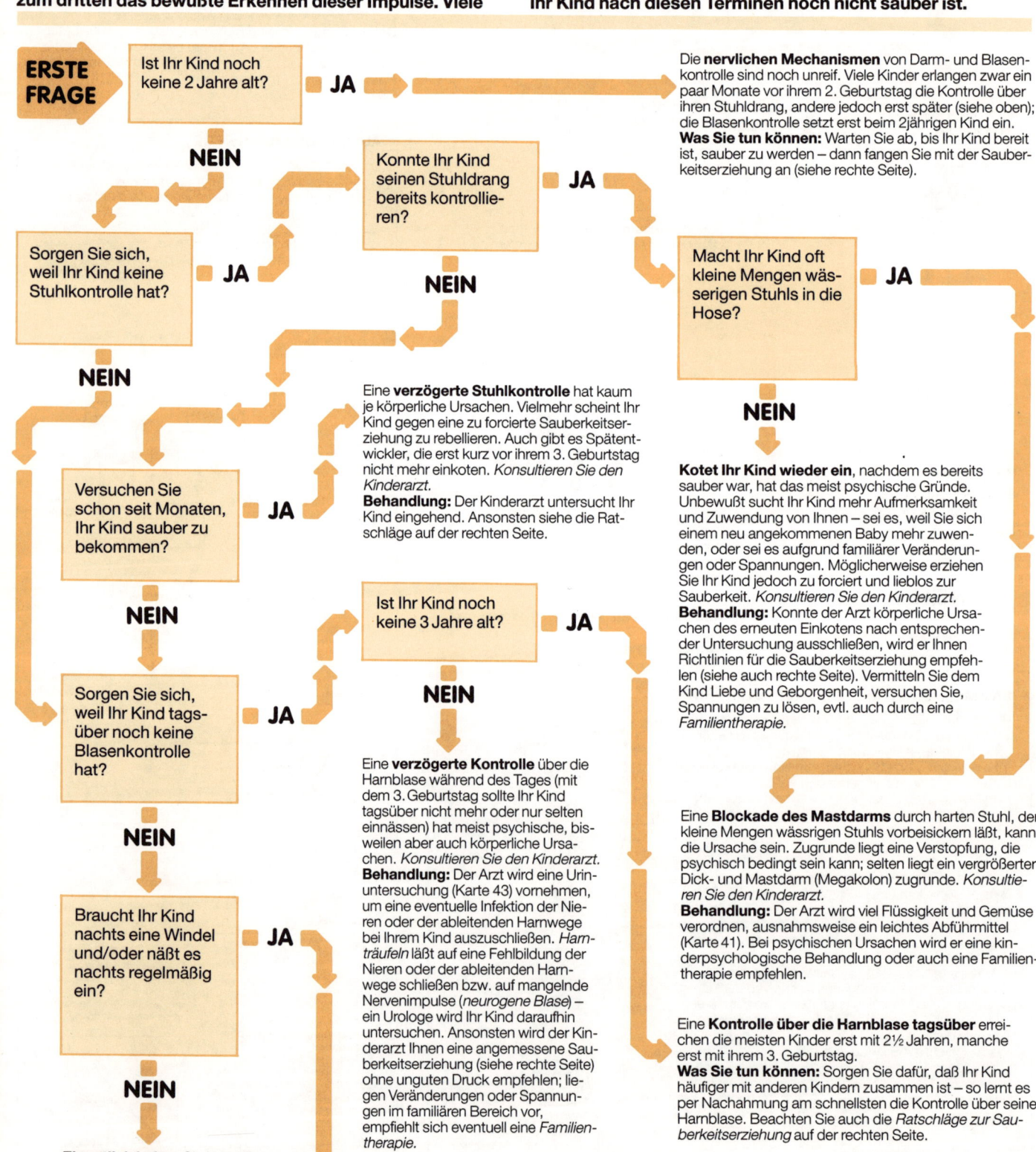

ERSTE FRAGE

Ist Ihr Kind noch keine 2 Jahre alt? — **JA**

Die **nervlichen Mechanismen** von Darm- und Blasenkontrolle sind noch unreif. Viele Kinder erlangen zwar ein paar Monate vor ihrem 2. Geburtstag die Kontrolle über ihren Stuhldrang, andere jedoch erst später (siehe oben); die Blasenkontrolle setzt erst beim 2jährigen Kind ein.
Was Sie tun können: Warten Sie ab, bis Ihr Kind bereit ist, sauber zu werden – dann fangen Sie mit der Sauberkeitserziehung an (siehe rechte Seite).

NEIN

Konnte Ihr Kind seinen Stuhldrang bereits kontrollieren? — **JA**

NEIN

Sorgen Sie sich, weil Ihr Kind keine Stuhlkontrolle hat? — **JA**

Macht Ihr Kind oft kleine Mengen wässerigen Stuhls in die Hose? — **JA**

NEIN

NEIN

Eine **verzögerte Stuhlkontrolle** hat kaum je körperliche Ursachen. Vielmehr scheint Ihr Kind gegen eine zu forcierte Sauberkeitserziehung zu rebellieren. Auch gibt es Spätentwickler, die erst kurz vor ihrem 3. Geburtstag nicht mehr einkoten. *Konsultieren Sie den Kinderarzt.*
Behandlung: Der Kinderarzt untersucht Ihr Kind eingehend. Ansonsten siehe die Ratschläge auf der rechten Seite.

NEIN

Versuchen Sie schon seit Monaten, Ihr Kind sauber zu bekommen? — **JA**

Kotet Ihr Kind wieder ein, nachdem es bereits sauber war, hat das meist psychische Gründe. Unbewußt sucht Ihr Kind mehr Aufmerksamkeit und Zuwendung von Ihnen – sei es, weil Sie sich einem neu angekommenen Baby mehr zuwenden, oder sei es aufgrund familiärer Veränderungen oder Spannungen. Möglicherweise erziehen Sie Ihr Kind jedoch zu forciert und lieblos zur Sauberkeit. *Konsultieren Sie den Kinderarzt.*
Behandlung: Konnte der Arzt körperliche Ursachen des erneuten Einkotens nach entsprechender Untersuchung ausschließen, wird er Ihnen Richtlinien für die Sauberkeitserziehung empfehlen (siehe auch rechte Seite). Vermitteln Sie dem Kind Liebe und Geborgenheit, versuchen Sie, Spannungen zu lösen, evtl. auch durch eine *Familientherapie.*

NEIN

Ist Ihr Kind noch keine 3 Jahre alt? — **JA**

NEIN

Sorgen Sie sich, weil Ihr Kind tagsüber noch keine Blasenkontrolle hat? — **JA**

Eine **verzögerte Kontrolle** über die Harnblase während des Tages (mit dem 3. Geburtstag sollte Ihr Kind tagsüber nicht mehr oder nur selten einnässen) hat meist psychische, bisweilen aber auch körperliche Ursachen. *Konsultieren Sie den Kinderarzt.*
Behandlung: Der Arzt wird eine Urinuntersuchung (Karte 43) vornehmen, um eine eventuelle Infektion der Nieren oder der ableitenden Harnwege bei Ihrem Kind auszuschließen. *Harnträufeln* läßt auf eine Fehlbildung der Nieren oder der ableitenden Harnwege schließen bzw. auf mangelnde Nervenimpulse (*neurogene Blase*) – ein Urologe wird Ihr Kind daraufhin untersuchen. Ansonsten wird der Kinderarzt Ihnen eine angemessene Sauberkeitserziehung (siehe rechte Seite) ohne unguten Druck empfehlen; liegen Veränderungen oder Spannungen im familiären Bereich vor, empfiehlt sich eventuell eine *Familientherapie.*

NEIN

Braucht Ihr Kind nachts eine Windel und/oder näßt es nachts regelmäßig ein? — **JA**

Eine **Blockade des Mastdarms** durch harten Stuhl, der kleine Mengen wässrigen Stuhls vorbeisickern läßt, kann die Ursache sein. Zugrunde liegt eine Verstopfung, die psychisch bedingt sein kann; selten liegt ein vergrößerter Dick- und Mastdarm (Megakolon) zugrunde. *Konsultieren Sie den Kinderarzt.*
Behandlung: Der Arzt wird viel Flüssigkeit und Gemüse verordnen, ausnahmsweise ein leichtes Abführmittel (Karte 41). Bei psychischen Ursachen wird er eine kinderpsychologische Behandlung oder auch eine Familientherapie empfehlen.

Eine **Kontrolle über die Harnblase tagsüber** erreichen die meisten Kinder erst mit 2½ Jahren, manche erst mit ihrem 3. Geburtstag.
Was Sie tun können: Sorgen Sie dafür, daß Ihr Kind häufiger mit anderen Kindern zusammen ist – so lernt es per Nachahmung am schnellsten die Kontrolle über seine Harnblase. Beachten Sie auch die *Ratschläge zur Sauberkeitserziehung* auf der rechten Seite.

NEIN

Eigentlich haben Sie keine Probleme. Hat Ihr Kind Harnträufeln, konsultieren Sie einen Arzt.

Fortsetzung rechte Seite

Fortsetzung der linken Seite

War Ihr Kind bereits nachts länger als eine Woche trocken?

JA →

NEIN ↓

Ist Ihr Kind noch keine 5 Jahre alt?

JA →

NEIN ↓

Näßt ein 5jähriges oder älteres Kind regelmäßig ins Bett, hat das meist psychische, seltener organische Ursachen (siehe unten). *Konsultieren Sie den Kinderarzt.*
Behandlung: Der Kinderarzt wird Ihr Kind erst auf eine organische Ursache hin untersuchen, evtl. überweist er es an einen Urologen. Liegen psychische Ursachen vor, siehe zur Behandlung unten (Punkt 3).

Eine **Infektion der Nieren** und/oder der *ableitenden Harnwege* kann die Ursache sein, wenn Ihr Kind zuvor nachts bereits trocken war. Ebenso können jedoch psychische Gründe (familiäre Spannungen oder Veränderungen, Ankunft eines Babys etc.) das Kind zum Bettnässen veranlassen. *Konsultieren Sie den Hausarzt.*
Behandlung: Der Arzt wird den Urin des Kindes auf mögliche Keime hin untersuchen (Karte 43). Ergibt der Urintest eine Infektion, verordnet der Arzt ein entsprechendes Antibiotikum. Ergibt sich keine Infektion, sondern eine psychische Ursache, helfen Sie dem Kind, die Veränderung bzw. Spannung zu verarbeiten – wenden Sie sich ihm vermehrt zu.

Eine **mangelnde Blasenkontrolle nachtsüber** ist auch bei 4jährigen Kindern nicht selten. Die meisten Kinder werden zwar vor ihrem 4. Geburtstag nachts trocken, doch noch etwa 10 % der 4–5jährigen Kinder nässen mehr oder weniger häufig nachts ein. Den Reflex des Harnlassen-Müssens, den eine gefüllte Blase initiiert, auch nachts während des Schlafens zu spüren – das erfordert eine besondere nervliche und psychische Leistung vom Kind. Im Schnitt sind Mädchen zu dieser Leistung Monate früher fähig als Buben.
Was Sie tun können: Helfen Sie Ihrem Kind ohne Zwang und Ängstlichkeit, allmählich auch nachts sauber zu werden. Siehe dazu die Ratschläge im Kasten unten (Punkt 3).

ENTWICKLUNG VON BLASEN- UND STUHLKONTROLLE

Ein Kind vermag erst dann Wasserlassen und Stuhlgang verläßlich zu kontrollieren, wenn es Harn- und Stuhldrang erkennen und den Blasen- bzw. Mastdarm-Schließmuskel willkürlich geschlossen halten oder öffnen kann. Stuhldrang, also einen gefüllten Mastdarm, lernen viele Kinder bereits ein paar Monate vor ihrem 2. Geburtstag von anderen Körperempfindungen zu unterscheiden, Spätentwickler brauchen dazu noch kurz bis vor ihrem 3. Geburtstag. Im Durchschnitt können Kinder mit etwa 2½ Jahren Wasserlassen während des Tages gut kontrollieren, nachts nässen die meisten 3jährigen Kinder kaum mehr ein. Gelegentliche Unfälle auch Monate nach diesen Terminen sind kein Anlaß zur Sorge.

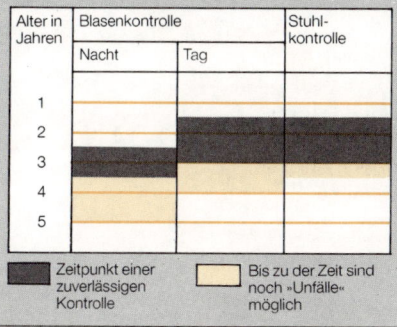

Alter in Jahren	Blasenkontrolle		Stuhl-kontrolle
	Nacht	Tag	
1			
2			
3			
4			
5			

■ Zeitpunkt einer zuverlässigen Kontrolle

□ Bis zu der Zeit sind noch »Unfälle« möglich

RATSCHLÄGE ZUR SAUBERKEITS-ERZIEHUNG

Ein Kind meistert Wasserlassen und Stuhlgang erst dann verläßlich, wenn es körperlich und psychisch-geistig reif und bereit dazu ist (siehe oben). Entscheidend wird dieser Lernprozeß neben der Persönlichkeit auch von der Atmosphäre in der Familie und vom Verhalten der Mutter gesteuert. Zuerst einmal lernt ein Kind Sauberkeit der Mutter zuliebe, wenn es die Mutter liebevoll und locker dazu anhält. Zum anderen lernt es das Sauberwerden durch Nachahmung – etwa wenn es sieht, wie das ältere Geschwisterchen oder Mutter bzw. Vater aufs Klo gehen.
Leiten Sie das Kind individuell und nicht nach einem starren Schema an.

1 Sauberwerden: ein stufenweiser Lernprozeß

Zeigen Sie dem Kind sein Töpfchen, wenn es etwa 18 Monate alt ist. Lassen Sie das Kind dann tagsüber sooft wie möglich ohne Windeln rumlaufen. Irgendwann in den nächsten Wochen wird das Kind mal seinen »Stinker« ins Töpfchen machen wollen. Setzen Sie es von dieser Zeit an ab und zu darauf, wenn Sie merken, daß es muß. Üben Sie jedoch keinen Zwang aus, überbetonen Sie das Sauberwerden nicht – eine zu frühe Leistungsanforderung entmutigt das Kind, Zwang provoziert Trotz.

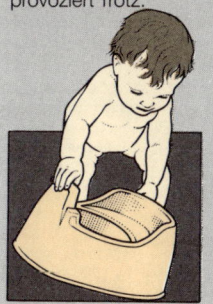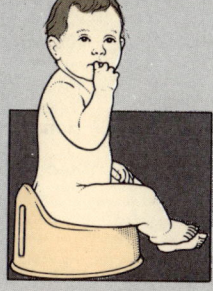

2 Allmähliche Routine

Mit der Zeit sucht das Kind fast routinemäßig sein Töpfchen auf. Ermutigen Sie das Kind liebevoll dazu, aber loben Sie es hinterher nicht überschwenglich (der Gebrauch des Töpfchens muß ganz normal sein). Seien sie auch nicht verärgert, wenn zwischendurch etwas ins Höschen geht (Windeln ab jetzt nur nachts anlegen).

3 WC-Sitz und nächtliches Saubersein

Die meisten Kinder werden schon vor ihrem 3. Geburtstag des Töpfchens überdrüssig – sie möchten wie die Eltern auf das WC. Legen Sie einen Kindersitz in den WC-Sitz (siehe unten). Zu dieser Zeit nässen viele Kinder selbst nachts kaum mehr ein. Lassen Sie dann die Windeln allmählich auch nachts weg – gehen Sie über gelegentliches Einnässen (kann noch 1, 2 Jahre vorkommen) gelassen hinweg. Legen Sie eine saugfähige (keine wasserdichte) Unterlage unter das Bettlaken. Lassen Sie trotz gelegentlichen Einnässens das Kind abends soviel trinken, wie es will (fast alle Kinder trinken tagsüber zu wenig).

Bettnässen

Näßt Ihr Kind nach dem 5. Geburtstag nachts noch öfters ein, sollten Sie den Kinderarzt konsultieren. Bettnässen an diesem Alter ist meist psychisch bedingt, kann aber auch organische Ursachen haben: etwa nervale Störungen (CP-Kinder, Karte 19), häufige oder chronische Nieren- oder Blasenentzündungen, Fehlbildun-

gen der Nieren oder ableitenden Harnwege oder eine anlagebedingte zu geringe Blasenkapazität. Manche Kinder haben auch anlagebedingt eine geringe Harnproduktion am Tage und eine vermehrte Produktion in der Nacht. Auch ein zu tiefer oder zu leichter Schlaf kann die nächtliche Harnkontrolle beeinflussen.
Die psychischen Ursachen des Bettnässens sind meist recht komplex: zu frühe, zu späte oder rigorose Sauberkeitserziehung, Spannungen in der Familie, mangelnde Zuwendung der Mutter, Schulangst.

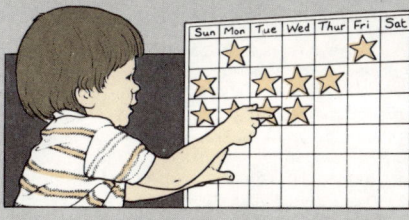

Spezielle Kindersitze, die in den WC-Sitz passen, animieren das Kind, aufs richtige Klo zu gehen (Nachahmungseffekt). Wichtig ist ein kleines Podest, damit das Kind bequem sitzt.

Wie Sie Ihrem Kind helfen können
Geduld, Einfühlungsvermögen und Gelassenheit sind von Ihnen gefordert:

■ Ein »Recording« der trockenen Nächte (Bild) mit Belohnung ist möglich, wenn es dem Kind als Spiel vermittelt wird.

■ Schicken Sie das Kind erst zu Bett, wenn es vorher Wasser gelassen hat.

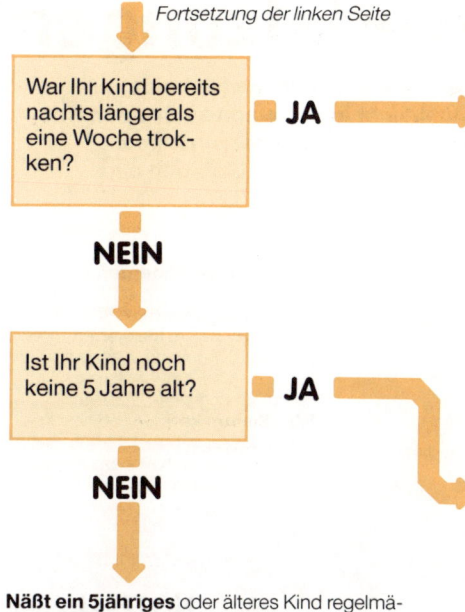

■ Sorgen Sie dafür, daß das Kind nachmittags viel trinkt, abends jedoch nur wenig.

■ Lassen Sie das Kind spielerisch Blasenschließmuskel und Blasenkapazität trainieren – durch Hinauszögern des Wasserlassens beim Harndrang am Tage.

■ Quälen Sie das Kind nicht mit Weckapparaten (Blasenkontrolle wird damit nicht erreicht). Konsultieren Sie einen Kinderpsychologen und Familientherapeuten.

45 Gliederschmerzen und -verletzungen

Gliederschmerzen, also Schmerzen in Armen oder Beinen, sind bei Kindern recht häufig. Sobald ein Kind seine ersten Schrittchen wagt, erleidet es hin und wieder Hautabschürfungen an Armen oder Beinen, später auch »Muskelkater« oder Krämpfe der noch ungeübten Muskeln, eine Verstauchung oder Verrenkung der Gelenke (siehe dazu Diagnose-Karte 46). Vielleicht irgendwann auch einen Knochenbruch. Unerklärliche Gliederschmerzen können »Wachstumsschmerzen« (unten) sein, aber auch eine ernstere Erkrankung signalisieren.

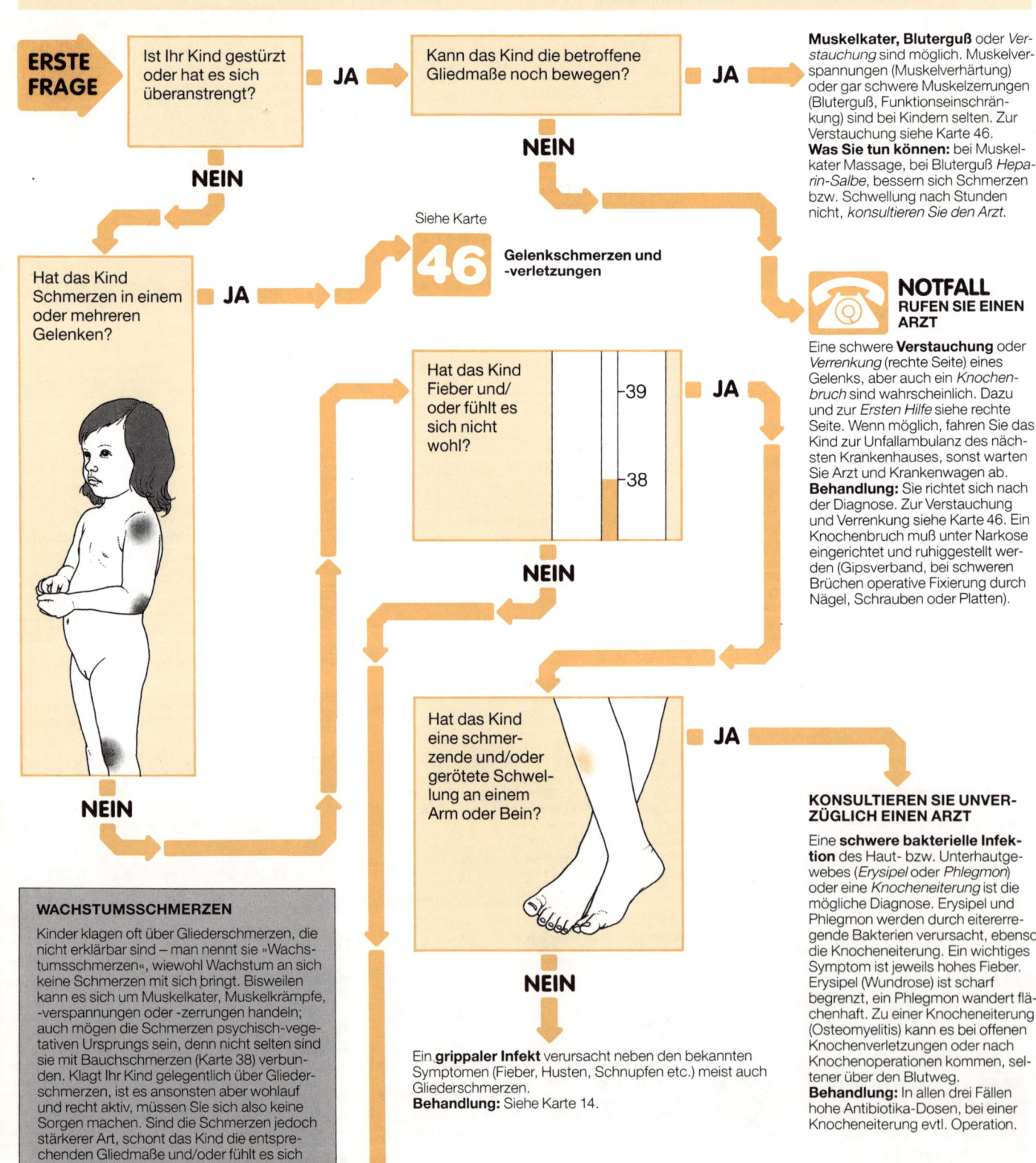

ERSTE FRAGE

Ist Ihr Kind gestürzt oder hat es sich überanstrengt?

JA

Kann das Kind die betroffene Gliedmaße noch bewegen?

JA

Muskelkater, Bluterguß oder *Verstauchung* sind möglich. Muskelverspannungen (Muskelverhärtung) oder gar schwere Muskelzerrungen (Bluterguß, Funktionseinschränkung) sind bei Kindern selten. Zur Verstauchung siehe Karte 46.
Was Sie tun können: bei Muskelkater Massage, bei Bluterguß *Heparin-Salbe*, bessern sich Schmerzen bzw. Schwellung nach Stunden nicht, *konsultieren Sie den Arzt.*

NEIN

NEIN

Hat das Kind Schmerzen in einem oder mehreren Gelenken?

JA

Siehe Karte

46 Gelenkschmerzen und -verletzungen

NOTFALL RUFEN SIE EINEN ARZT

Eine schwere **Verstauchung** oder *Verrenkung* (rechte Seite) eines Gelenks, aber auch ein *Knochenbruch* sind wahrscheinlich. Dazu und zur *Ersten Hilfe* siehe rechte Seite. Wenn möglich, fahren Sie das Kind zur Unfallambulanz des nächsten Krankenhauses, sonst warten Sie Arzt und Krankenwagen ab.
Behandlung: Sie richtet sich nach der Diagnose. Zur Verstauchung und Verrenkung siehe Karte 46. Ein Knochenbruch muß unter Narkose eingerichtet und ruhiggestellt werden (Gipsverband, bei schweren Brüchen operative Fixierung durch Nägel, Schrauben oder Platten).

Hat das Kind Fieber und/oder fühlt es sich nicht wohl?

39

38

JA

NEIN

NEIN

Hat das Kind eine schmerzende und/oder gerötete Schwellung an einem Arm oder Bein?

JA

KONSULTIEREN SIE UNVERZÜGLICH EINEN ARZT

Eine **schwere bakterielle Infektion** des Haut- bzw. Unterhautgewebes (*Erysipel* oder *Phlegmon*) oder eine *Knocheneiterung* ist die mögliche Diagnose. Erysipel und Phlegmon werden durch eitererregende Bakterien verursacht, ebenso die Knocheneiterung. Ein wichtiges Symptom ist jeweils hohes Fieber. Erysipel (Wundrose) ist scharf begrenzt, ein Phlegmon wandert flächenhaft. Zu einer Knocheneiterung (Osteomyelitis) kann es bei offenen Knochenverletzungen oder nach Knochenoperationen kommen, seltener über den Blutweg.
Behandlung: In allen drei Fällen hohe Antibiotika-Dosen, bei einer Knocheneiterung evtl. Operation.

NEIN

WACHSTUMSSCHMERZEN

Kinder klagen oft über Gliederschmerzen, die nicht erklärbar sind – man nennt sie »Wachstumsschmerzen«, wiewohl Wachstum an sich keine Schmerzen mit sich bringt. Bisweilen kann es sich um Muskelkater, Muskelkrämpfe, -verspannungen oder -zerrungen handeln; auch mögen die Schmerzen psychisch-vegetativen Ursprungs sein, denn nicht selten sind sie mit Bauchschmerzen (Karte 38) verbunden. Klagt Ihr Kind gelegentlich über Gliederschmerzen, ist es ansonsten aber wohlauf und recht aktiv, müssen Sie sich also keine Sorgen machen. Sind die Schmerzen jedoch stärkerer Art, schont das Kind die entsprechende Gliedmaße und/oder fühlt es sich krank, sollten Sie den Kinder- oder Hausarzt konsultieren.

Ein **grippaler Infekt** verursacht neben den bekannten Symptomen (Fieber, Husten, Schnupfen etc.) meist auch Gliederschmerzen.
Behandlung: Siehe Karte 14.

Fortsetzung rechte Seite

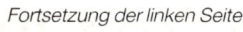

Fortsetzung der linken Seite

Klagt Ihr Kind immer wieder über Gliederschmerzen?

JA

NEIN

Muskelkater (Muskelermüdung), leichtere *Muskelzerrungen* oder *Bänderdehnungen* können bei Kindern vor allem nach temperamentvollem Spiel oder bei ungewohnten Bewegungen vorkommen. Bemerken Sie weder Schwellung noch Bluterguß, kann das Kind die Gliedmaße noch gut bewegen, genügt etwas Sportsalbe. Ansonsten *konsultieren Sie den Hausarzt.*

Immer **wiederkehrende Gliederschmerzen** leichterer Art sind in der Kindheit recht häufig. Siehe dazu *Wachstumsschmerzen* auf der linken Seite, unten.

ERSTE HILFE BEI KNOCHENBRÜCHEN UND VERRENKUNGEN

Schwellung und Verformung der Gliedmaße sind neben Schmerzen die typischen Anzeichen eines *Knochenbruches*, die Gliedmaße ist nicht mehr funktionstüchtig; bei einem Knochendurchbruch (etwa der Elle und Speiche, also beider Unterarmknochen) kommt es zur auffallenden Fehlstellung der Gliedmaße.

Eine *Verrenkung* ist eine Verschiebung der Gelenkenden durch Gewalteinwirkung. Relativ häufig ist das Auskugeln des Schultergelenks (der Oberarmkopf springt aus der Pfanne), bei Kindern ist eine Verrenkung des Handgelenks nicht selten. Anzeichen einer Verrenkung sind Schmerzen und Schwellung (mit Bluterguß), vor allem kann das Gelenk nicht mehr bewegt werden. Eine Verrenkung führt immer zu einer starken Überdehnung, mitunter auch zu einer Zerreißung der Gelenkkapsel und ihrer Bänder.

Allgemeine Ratschläge

- Rufen Sie Hausarzt und Rettungswagen.
- Versuchen Sie nicht selbst, eine Verrenkung wieder einzurenken.
- Geben Sie dem Kind nichts zu essen oder zu trinken, denn bei einem Knochenbruch wird zur Einrichtung meist eine Allgemeinnarkose notwendig.
- Weisen Sie das Kind an, die Gliedmaße so ruhig wie möglich zu halten.
- In manchen Fällen kann es notwendig sein, das Kind zu transportieren (wenn der Unfall z. B. auf einer Wanderung passiert) oder es mit dem Auto in die nächste Klinik zu fahren. Stellen Sie dann die betroffene Gliedmaße mit Tüchern und provisorischen Schienen (siehe unten) ruhig. Achten Sie darauf, die Schiene (etwa einen Stock oder eine Latte) nicht zu fest an der schwellenden Gliedmaße anzubinden.

Armverletzungen

Eine Verrenkung des Handgelenks oder einen Bruch des Unterarms oder des Oberarms können Sie mit einem Armtragetuch ruhigstellen. Bei einem Bruch des Handgelenks schienen Sie zusätzlich Hand und Unterarm. Einen Oberarmbruch (oft mit einem Schlüsselbeinbruch kombiniert) stellen Sie überdies durch 2 um Oberarm und Brustkorb geschlungene Tücher ruhig.

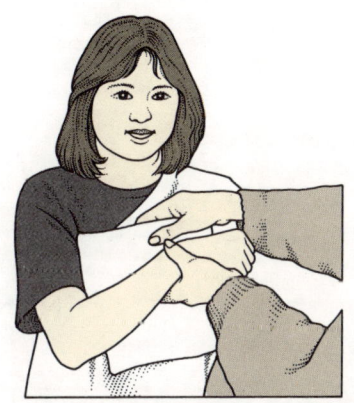
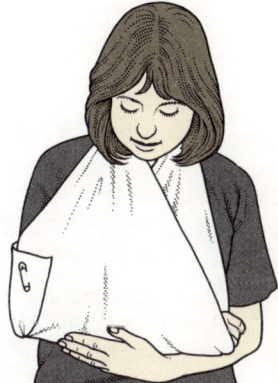

Schulter-, Schlüsselbein- oder Ellbogenverletzungen
Legen Sie ebenfalls ein Armtragetuch an, um den verletzten Bereich vom Armgewicht zu entlasten.

Beinverletzungen

Immer müssen die einem Knochenbruch benachbarten Gelenke ruhiggestellt werden. Eventuell können Sie das gebrochene Bein mit dem gesunden schienen; Stock-Schienen sollten Sie möglichst mit Kleidungsstücken oder Gras polstern.

Knieverletzungen

Bei Verrenkungen des Kniegelenks oder bei Brüchen in der Nähe des Gelenks wird das Knie meist in leichter Beugung gehalten. Bei einer Verrenkung bandagieren Sie das Knie in Beugestellung und legen ein Polster unter. Bei gelenknahen Brüchen schienen Sie mit einer gerollten Decke (ebenfalls Polster unter die Kniekehle).

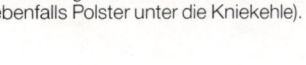

Improvisierte Schienen
Einen Armbruch können Sie etwa mit einer dicken Zeitung schienen, die Sie an 2 Enden nicht zu fest (mit Finger testen) per Tücher binden; dann legen Sie ein Armtragetuch (oben) an. Bei einem Unterschenkelbruch binden Sie etwa eine gut gepolsterte Latte als Schiene an die Innenseite des verletzten Beines. Knie- und Fußgelenk müssen ruhiggestellt sein.

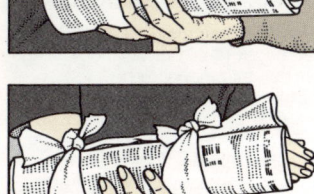
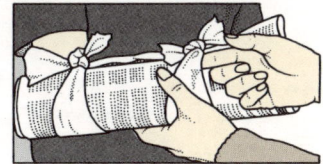

Bandagieren einer Knieverrenkung
Bandagieren Sie großzügig (unten) in der für das Kind bequemsten Stellung – Knie nie herunterdrücken.

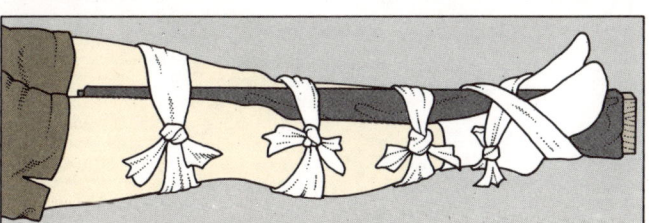
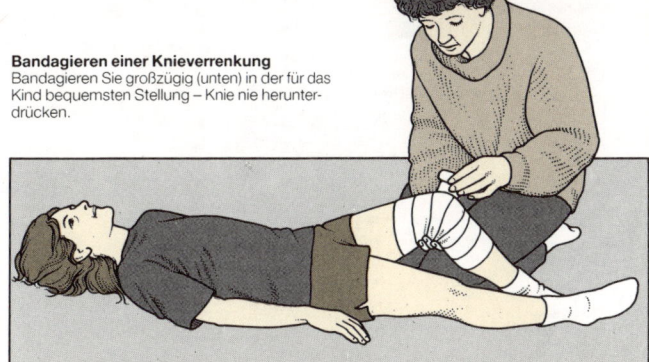

46 Gelenkschmerzen und -verletzungen

Schmerzhafte Gelenkverletzungen, vor allem Verstauchungen und Verrenkungen, sind bei Kindern relativ häufig. Bei einer Verstauchung sind die Bänder gezerrt, das Gelenk ist überbeugt; bei einer Verrenkung sind die Gelenkenden verschoben. Entzündliche Gelenkerkrankungen sind bei Kindern selten. Konsultieren Sie immer einen Arzt, wenn eines oder mehrere Gelenke des Kindes schmerzhaft, angeschwollen oder funktionsuntüchtig sind.

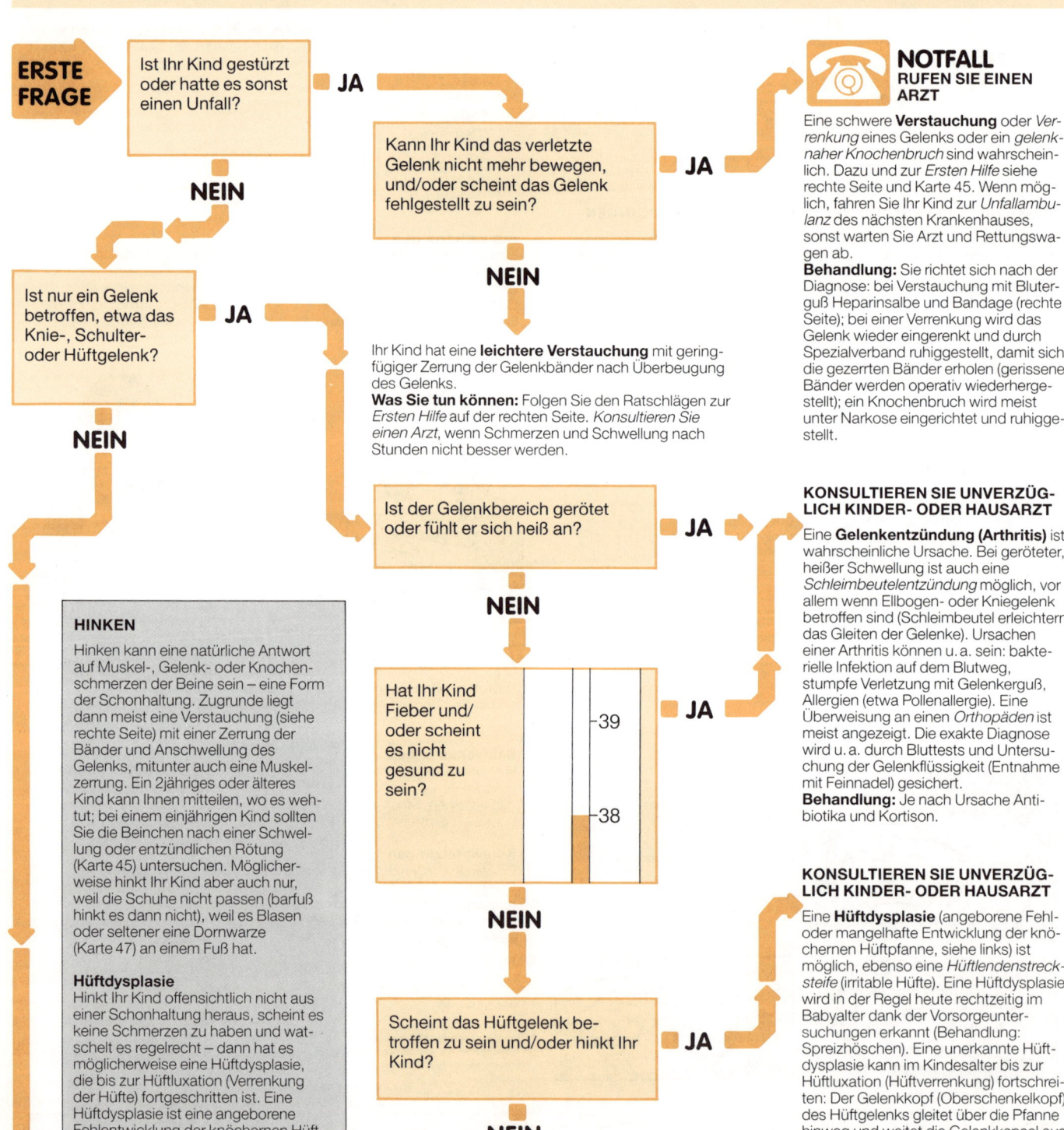

ERSTE FRAGE

Ist Ihr Kind gestürzt oder hatte es sonst einen Unfall?

JA →

Kann Ihr Kind das verletzte Gelenk nicht mehr bewegen, und/oder scheint das Gelenk fehlgestellt zu sein?

JA →

NEIN ↓

Ist nur ein Gelenk betroffen, etwa das Knie-, Schulter- oder Hüftgelenk?

JA →

NEIN ↓

NEIN ↓

Ihr Kind hat eine **leichtere Verstauchung** mit geringfügiger Zerrung der Gelenkbänder nach Überbeugung des Gelenks.
Was Sie tun können: Folgen Sie den Ratschlägen zur Ersten Hilfe auf der rechten Seite. *Konsultieren Sie einen Arzt*, wenn Schmerzen und Schwellung nach Stunden nicht besser werden.

Ist der Gelenkbereich gerötet oder fühlt er sich heiß an?

JA →

NEIN ↓

HINKEN

Hinken kann eine natürliche Antwort auf Muskel-, Gelenk- oder Knochenschmerzen der Beine sein – eine Form der Schonhaltung. Zugrunde liegt dann meist eine Verstauchung (siehe rechte Seite) mit einer Zerrung der Bänder und Anschwellung des Gelenks, mitunter auch eine Muskelzerrung. Ein 2jähriges oder älteres Kind kann Ihnen mitteilen, wo es wehtut; bei einem einjährigen Kind sollten Sie die Beinchen nach einer Schwellung oder entzündlichen Rötung (Karte 45) untersuchen. Möglicherweise hinkt Ihr Kind aber auch nur, weil die Schuhe nicht passen (barfuß hinkt es dann nicht), weil es Blasen oder seltener eine Dornwarze (Karte 47) an einem Fuß hat.

Hüftdysplasie

Hinkt Ihr Kind offensichtlich nicht aus einer Schonhaltung heraus, scheint es keine Schmerzen zu haben und watschelt es regelrecht – dann hat es möglicherweise eine Hüftdysplasie, die bis zur Hüftluxation (Verrenkung der Hüfte) fortgeschritten ist. Eine Hüftdysplasie ist eine angeborene Fehlentwicklung der knöchernen Hüftpfanne, die mit dem Oberschenkelkopf das Hüftgelenk bildet. Konsultieren Sie einen Kinderarzt.

Hat Ihr Kind Fieber und/ oder scheint es nicht gesund zu sein?

–39

–38

JA →

NEIN ↓

Scheint das Hüftgelenk betroffen zu sein und/oder hinkt Ihr Kind?

JA →

NEIN ↓

Eine **leichtere Verstauchung**, die das Kind beim intensiven Spiel zuerst gar nicht bemerkt hat, ist die wahrscheinliche Ursache. Achten Sie auf die dann meist geringfügige Schwellung des Gelenkbereichs. Zur Ersten Hilfe und Behandlung siehe rechte Seite.

NOTFALL
RUFEN SIE EINEN ARZT

Eine schwere **Verstauchung** oder *Verrenkung* eines Gelenks oder ein *gelenknaher Knochenbruch* sind wahrscheinlich. Dazu und zur *Ersten Hilfe* siehe rechte Seite und Karte 45. Wenn möglich, fahren Sie Ihr Kind zur *Unfallambulanz* des nächsten Krankenhauses, sonst warten Sie Arzt und Rettungswagen ab.
Behandlung: Sie richtet sich nach der Diagnose: bei Verstauchung mit Bluterguß Heparinsalbe und Bandage (rechte Seite); bei einer Verrenkung wird das Gelenk wieder eingerenkt und durch Spezialverband ruhiggestellt, damit sich die gezerrten Bänder erholen (gerissene Bänder werden operativ wiederhergestellt); ein Knochenbruch wird meist unter Narkose eingerichtet und ruhiggestellt.

KONSULTIEREN SIE UNVERZÜGLICH KINDER- ODER HAUSARZT

Eine **Gelenkentzündung (Arthritis)** ist wahrscheinliche Ursache. Bei geröteter, heißer Schwellung ist auch eine *Schleimbeutelentzündung* möglich, vor allem wenn Ellbogen- oder Kniegelenk betroffen sind (Schleimbeutel erleichtern das Gleiten der Gelenke). Ursachen einer Arthritis können u. a. sein: bakterielle Infektion auf dem Blutweg, stumpfe Verletzung mit Gelenkerguß, Allergien (etwa Pollenallergie). Eine Überweisung an einen *Orthopäden* ist meist angezeigt. Die exakte Diagnose wird u. a. durch Bluttests und Untersuchung der Gelenkflüssigkeit (Entnahme mit Feinnadel) gesichert.
Behandlung: Je nach Ursache Antibiotika und Kortison.

KONSULTIEREN SIE UNVERZÜGLICH KINDER- ODER HAUSARZT

Eine **Hüftdysplasie** (angeborene Fehl- oder mangelhafte Entwicklung der knöchernen Hüftpfanne, siehe links) ist möglich, ebenso eine *Hüftlendenstrecksteife* (irritable Hüfte). Eine Hüftdysplasie wird in der Regel heute rechtzeitig im Babyalter dank der Vorsorgeuntersuchungen erkannt (Behandlung: Spreizhöschen). Eine unerkannte Hüftdysplasie kann im Kindesalter bis zur Hüftluxation (Hüftverrenkung) fortschreiten: Der Gelenkkopf (Oberschenkelkopf) des Hüftgelenks gleitet über die Pfanne hinweg und weitet die Gelenkkapsel aus – signalisiert durch Hinken und watschelnden Gang.
Behandlung: Bei einer Hüftluxation ist meist eine Operation angezeigt; bei der Hüftlendenstrecksteife bringt eine kurze Schonung der Hüfte mit anschließender Krankengymnastik gute Erfolge.

Fortsetzung rechte Seite

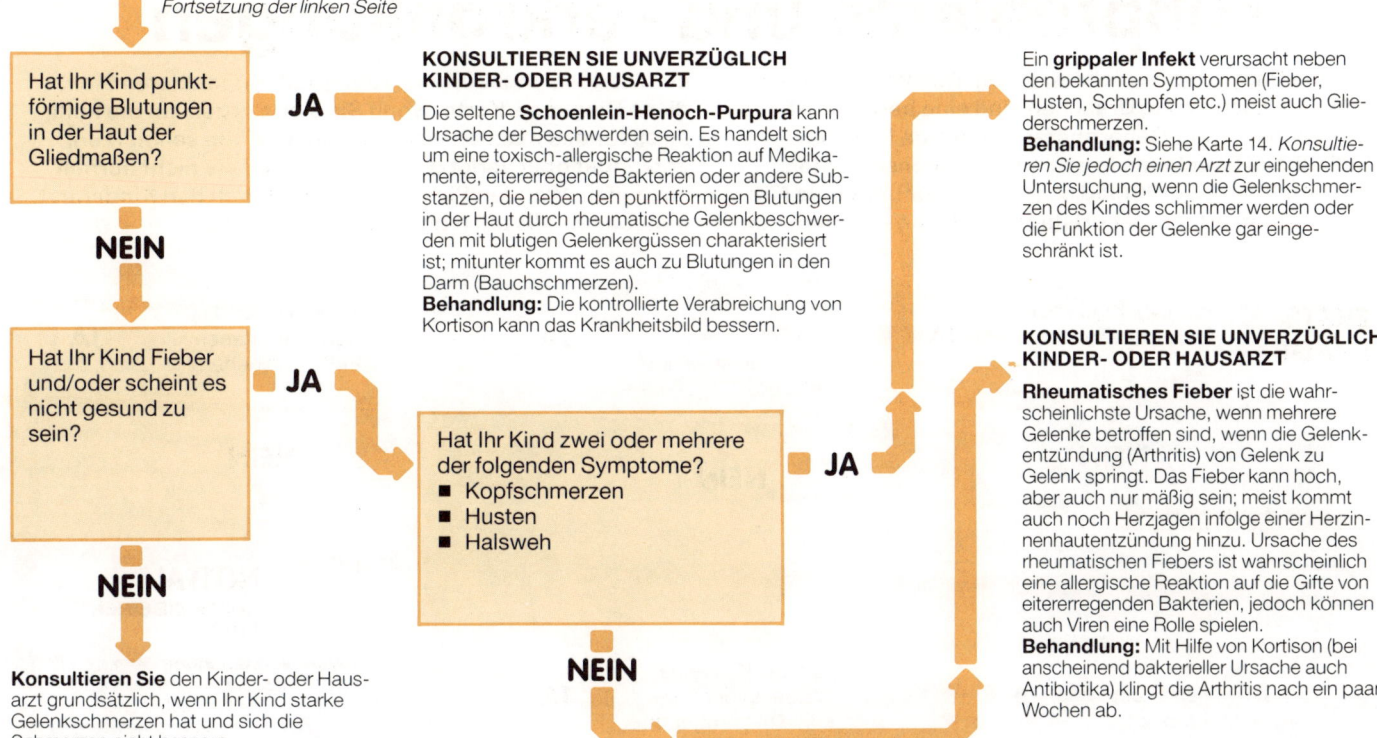

Fortsetzung der linken Seite

Hat Ihr Kind punktförmige Blutungen in der Haut der Gliedmaßen? — **JA** →

KONSULTIEREN SIE UNVERZÜGLICH KINDER- ODER HAUSARZT

Die seltene **Schoenlein-Henoch-Purpura** kann Ursache der Beschwerden sein. Es handelt sich um eine toxisch-allergische Reaktion auf Medikamente, eitererregende Bakterien oder andere Substanzen, die neben den punktförmigen Blutungen in der Haut durch rheumatische Gelenkbeschwerden mit blutigen Gelenkergüssen charakterisiert ist; mitunter kommt es auch zu Blutungen in den Darm (Bauchschmerzen).
Behandlung: Die kontrollierte Verabreichung von Kortison kann das Krankheitsbild bessern.

Ein **grippaler Infekt** verursacht neben den bekannten Symptomen (Fieber, Husten, Schnupfen etc.) meist auch Gliederschmerzen.
Behandlung: Siehe Karte 14. *Konsultieren Sie jedoch einen Arzt* zur eingehenden Untersuchung, wenn die Gelenkschmerzen des Kindes schlimmer werden oder die Funktion der Gelenke gar eingeschränkt ist.

NEIN ↓

Hat Ihr Kind Fieber und/oder scheint es nicht gesund zu sein? — **JA** →

Hat Ihr Kind zwei oder mehrere der folgenden Symptome?
- Kopfschmerzen
- Husten
- Halsweh

JA →

NEIN ↓

KONSULTIEREN SIE UNVERZÜGLICH KINDER- ODER HAUSARZT

Rheumatisches Fieber ist die wahrscheinlichste Ursache, wenn mehrere Gelenke betroffen sind, wenn die Gelenkentzündung (Arthritis) von Gelenk zu Gelenk springt. Das Fieber kann hoch, aber auch nur mäßig sein; meist kommt auch noch Herzjagen infolge einer Herzinnenhautentzündung hinzu. Ursache des rheumatischen Fiebers ist wahrscheinlich eine allergische Reaktion auf die Gifte von eitererregenden Bakterien, jedoch können auch Viren eine Rolle spielen.
Behandlung: Mit Hilfe von Kortison (bei anscheinend bakterieller Ursache auch Antibiotika) klingt die Arthritis nach ein paar Wochen ab.

NEIN ↓

Konsultieren Sie den Kinder- oder Hausarzt grundsätzlich, wenn Ihr Kind starke Gelenkschmerzen hat und sich die Schmerzen nicht bessern.

ERSTE HILFE BEI VERSTAUCHUNGEN

Verstauchung eines Gelenks ist im Kindes- und Jugendalter recht häufig. Eine Verstauchung ist nicht immer leicht von einer Verrenkung (Karte 45) zu unterscheiden. Bei einer Verstauchung sind die Gelenkkapselbänder gezerrt, das Gelenk ist überbeugt, so daß es zu einem Bluterguß kommt. Bei einer Verrenkung sind die Gelenkenden verschoben, die Gelenkkapsel ist überdehnt; Folgen sind dann oft eine Zerreißung der Kapsel und ihrer Bänder. Schmerzen, Schwellung (Bluterguß) und gestörte Gelenkfunktion sind die Anzeichen beider Verletzungsarten. Bei einer Verrenkung fällt jedoch im allgemeinen eine Fehlstellung des Gelenks auf, der Gelenkbereich ist verformt. Erste Hilfe bei einer Verstauchung:

1 Kühlen Sie das betroffene Gelenk und tragen Sie ein Heparin-Gel auf (siehe rechts).

2 Legen Sie dem Kind einen elastischen Verband an – straff, aber nicht abschnürend (unten). Bei einer Handgelenkverstauchung Arm in ein Armtragetuch legen (Karte 45).

3 Das Gelenk sollte ein, zwei Tage ruhiggestellt werden. Bei einer Verstauchung des Fußgelenks sollte das Kind ruhen – den Fuß auf einem Kissen hochgelagert.

Rufen Sie einen Arzt
oder fahren Sie das Kind in die Ambulanz des Krankenhauses,

- wenn Sie eine Verrenkung vermuten (signalisiert durch eine Fehlstellung des Gelenks),
- oder wenn eine vermeintliche Verstauchung nach einem Tag nicht besser wird.

Eine Verrenkung muß wieder eingerenkt und durch einen Spezialverband ruhiggestellt werden, damit sich die gezerrten Bänder erholen können. Sind Bänder gerissen, ist eine Operation notwendig. Achten Sie dann darauf, daß das Kind das verrenkte Gelenk nach der Behandlung etwa eine Woche lang nicht belastet.

Abschwellende Maßnahmen
Jede Verstauchung – und erst recht jede Verrenkung – fällt nach kurzer Zeit durch eine mehr oder weniger starke Anschwellung auf, verursacht durch Bluterguß und Austritt von Gewebeflüssigkeit. Linderung der Schmerzen und Abschwellung bringt das Auflegen von Eis (aus dem Kühlschrank) oder eines Päckchens aus dem Gefrierschrank. Anschließend tragen Sie ein Heparin-Gel (etwa *Etrat-Sportgel* oder *Mobilat-Gel*) auf, das für weitere Schmerzlinderung, Kühlung und Abschwellung sorgt.

Ein Heparin-Gel leistet auch bei durch Prellungen und Muskelzerrungen entstandenen Schwellungen und Blutergüssen gute Dienste.

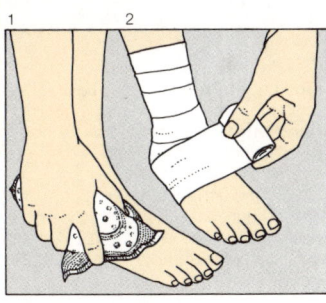

RÜCKENSCHMERZEN IN DER KINDHEIT

Rückenschmerzen sind auch bei Kindern relativ häufig. Meist ist dann die Rückenstreckmuskulatur gezerrt und verspannt, was einen schmerzhaften Zug an den Bändern der Wirbelsäule ausübt – provoziert etwa durch abrupte Bewegungen bei Spiel oder Sport, ungeschicktes Heben oder eine Fehlhaltung. Darüber hinaus mag es bei Stürzen zu Prellungen mit Blutergüssen im Wirbelsäulenbereich kommen, was die Funktion der Wirbelsäule kurzfristig schmerzhaft einschränken kann. Immer aber verschwinden solche Schmerzen nach ein, zwei Tagen von selbst.

Verletzungen der Wirbelsäule
Ernst dagegen sind allemal direkte Verletzungen der Wirbelsäule – etwa wenn das Kind vom Baum oder schwer mit dem Fahrrad gestürzt ist. Klagt das am Boden liegende Kind über starke Hinterkopf- und Rückenschmerzen, ist ein Wirbelbruch anzunehmen. Bewegen Sie dann das Kind nicht und lassen Sie einen Rettungswagen rufen. Klagt das Kind über Lähmungserscheinungen, sofort **Notarztwagen** oder **Rettungshubschrauber** rufen – eine Querschnittslähmung ist möglich.
Wichtig: Jede unsachgemäße Hilfeleistung bei einem Wirbelbruch kann eine Querschnittslähmung provozieren.

Klagt das Kind ein, zwei Tage nach einem vermeintlich leichteren Sturz über Lähmungserscheinungen, rufen Sie sofort den Hausarzt.

**Skoliose –
Seitverbiegung der Wirbelsäule**
Bemerken Sie bei Ihrem Kind eine schiefe Taille (Beckenschiefstand) und eine offensichtliche Seitwärtsverbiegung der Wirbelsäule, hat Ihr Kind eine *Skoliose*. Beugt das Kind den Rumpf nach vorne, zeigt sich ein typischer Rippenbuckel. Die allermeisten Skoliosen sind angeboren, nur wenige entstehen später als Folge anderer Erkrankungen. Frühzeitige krankengymnastische Behandlung sowie das zeitweilige Tragen eines Spezial-Korsetts können das Fortschreiten der Skoliose mildern und dem Kind eine spätere Operation ersparen. Eine solche Operation kann nach Abschluß des Wachstumsalters notwendig werden, wenn eine hochgradig gewordene Skoliose zu schwerer Deformierung und starker Einschränkung der Herz- und Lungenfunktion geführt hat.

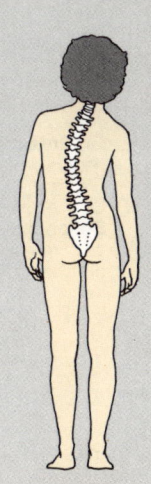

47 Fußprobleme und -erkrankungen

Manche Babys haben Sichelfüßchen: Das Vorderfüßchen zieht sich nach innen; Ursachen sind eine bedrängte Lage der Füßchen in der Gebärmutter sowie eine fast ausschließliche Bauchlage in den ersten Lebensmonaten. Eine schrittweise orthopädische Korrektur bringt die Füßchen bis zum ersten Geburtstag in Ordnung – ebenso den schwierigen angeborenen Klumpfuß. Konsultieren Sie diese Diagnose-Karte, wenn Sie sich Sorgen um die Füße Ihres Kindes machen – sei es, daß die Füße schmerzen, entzündet oder verletzt sind, sei es, daß sie nicht normal aussehen. Wenden Sie sich dann zuerst an den Kinderarzt, gegebenenfalls auch an einen Orthopäden.

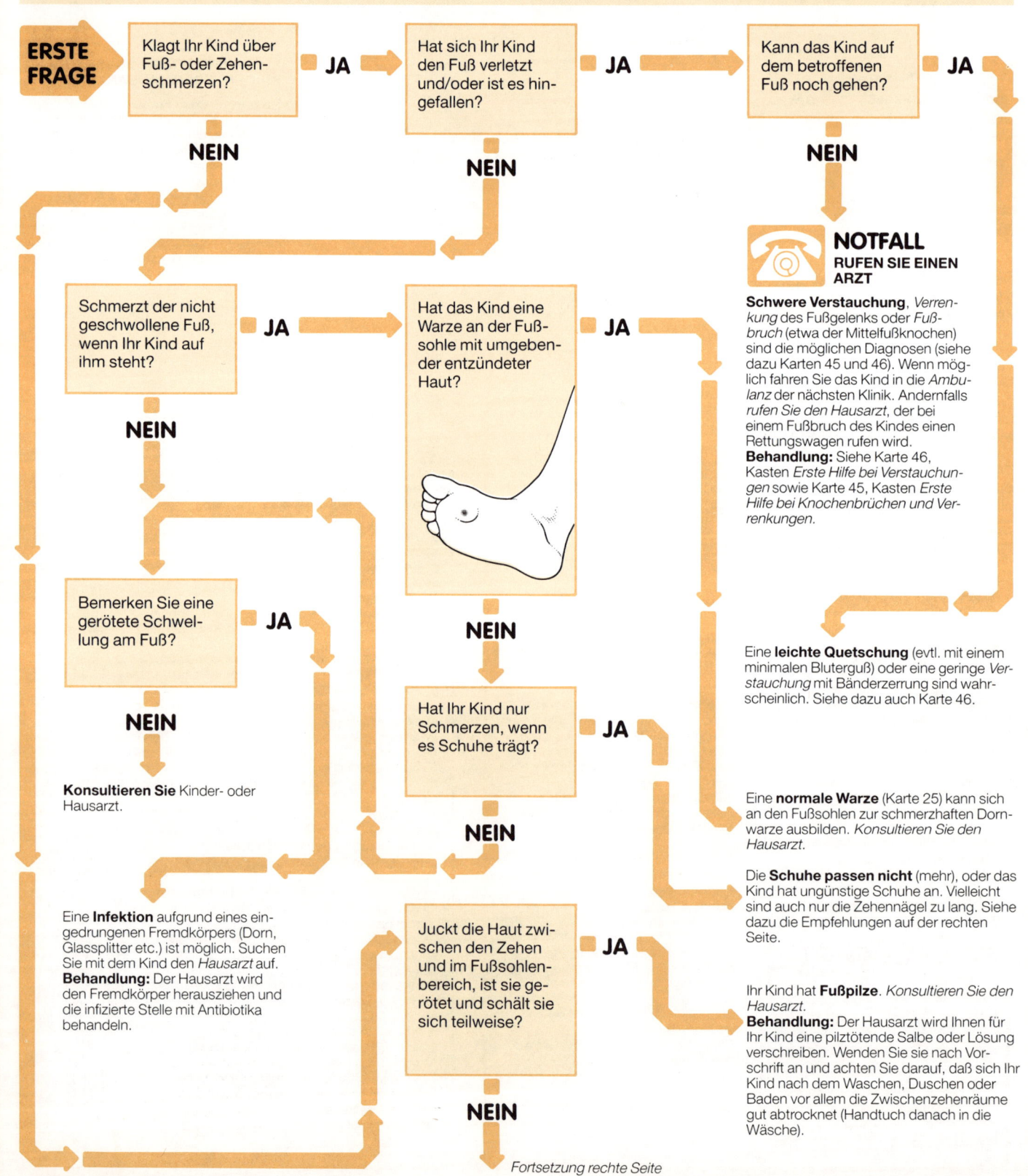

ERSTE FRAGE

Klagt Ihr Kind über Fuß- oder Zehenschmerzen?

JA ➔ Hat sich Ihr Kind den Fuß verletzt und/oder ist es hingefallen?

JA ➔ Kann das Kind auf dem betroffenen Fuß noch gehen?

JA

NEIN ↓

NEIN ↓

NEIN ↓

NOTFALL
RUFEN SIE EINEN ARZT

Schmerzt der nicht geschwollene Fuß, wenn Ihr Kind auf ihm steht?

JA ➔ Hat das Kind eine Warze an der Fußsohle mit umgebender entzündeter Haut?

JA ➔

Schwere Verstauchung, *Verrenkung* des Fußgelenks oder *Fußbruch* (etwa der Mittelfußknochen) sind die möglichen Diagnosen (siehe dazu Karten 45 und 46). Wenn möglich fahren Sie das Kind in die *Ambulanz* der nächsten Klinik. Andernfalls *rufen Sie den Hausarzt*, der bei einem Fußbruch des Kindes einen Rettungswagen rufen wird.
Behandlung: Siehe Karte 46, Kasten *Erste Hilfe bei Verstauchungen* sowie Karte 45, Kasten *Erste Hilfe bei Knochenbrüchen und Verrenkungen*.

NEIN ↓

Bemerken Sie eine gerötete Schwellung am Fuß?

JA ➔

NEIN ↓

NEIN ↓

Eine **leichte Quetschung** (evtl. mit einem minimalen Bluterguß) oder eine geringe *Verstauchung* mit Bänderzerrung sind wahrscheinlich. Siehe dazu auch Karte 46.

Hat Ihr Kind nur Schmerzen, wenn es Schuhe trägt?

JA ➔

Konsultieren Sie Kinder- oder Hausarzt.

NEIN ↓

Eine **Infektion** aufgrund eines eingedrungenen Fremdkörpers (Dorn, Glassplitter etc.) ist möglich. Suchen Sie mit dem Kind den *Hausarzt* auf.
Behandlung: Der Hausarzt wird den Fremdkörper herausziehen und die infizierte Stelle mit Antibiotika behandeln.

Eine **normale Warze** (Karte 25) kann sich an den Fußsohlen zur schmerzhaften Dornwarze ausbilden. *Konsultieren Sie den Hausarzt.*

Die **Schuhe passen nicht** (mehr), oder das Kind hat ungünstige Schuhe an. Vielleicht sind auch nur die Zehennägel zu lang. Siehe dazu die Empfehlungen auf der rechten Seite.

Juckt die Haut zwischen den Zehen und im Fußsohlenbereich, ist sie gerötet und schält sie sich teilweise?

JA ➔

Ihr Kind hat **Fußpilze**. *Konsultieren Sie den Hausarzt.*
Behandlung: Der Hausarzt wird Ihnen für Ihr Kind eine pilztötende Salbe oder Lösung verschreiben. Wenden Sie sie nach Vorschrift an und achten Sie darauf, daß sich Ihr Kind nach dem Waschen, Duschen oder Baden vor allem die Zwischenzehenräume gut abtrocknet (Handtuch danach in die Wäsche).

NEIN ↓

Fortsetzung rechte Seite

Fortsetzung der linken Seite

Machen Sie sich Sorgen, daß Ihr Kind Plattfüße haben könnte? — **JA** → **Ist Ihr Kind noch keine 4 Jahre alt?** — **JA** →

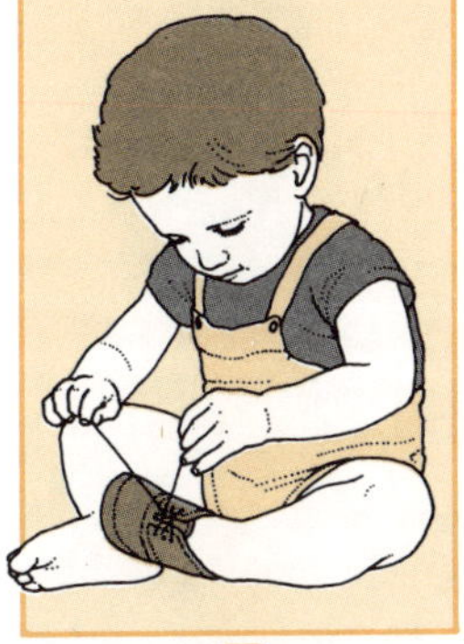

Die **knöcherne Struktur des Fußes** ist in diesem Alter noch nicht ausgereift. Erst wenn Knochen und Bänder beim 4–5jährigen Kind fester werden, formt sich das Fußgewölbe regulär.

NEIN ↓

Sind die Zehen verbogen oder gekrümmt? — **JA** →

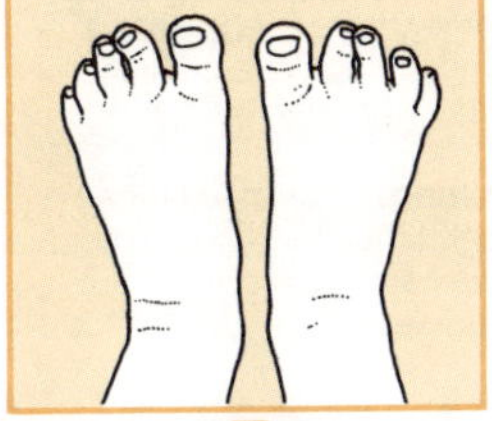

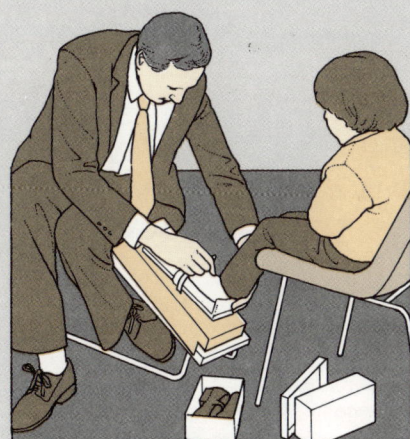

Plattfüße leichterer Art sind bei 4–5jährigen Kindern noch normal. Erst beim 6jährigen Kind ist das Fußgewölbe voll ausgebildet. Hat Ihr Kind dann immer noch Plattfüße, liegt meist eine entsprechende Erbanlage zugrunde. Doch das ist kein Anlaß zur Sorge, solange die Plattfüße nicht weh tun. Spezielle Übungen sind meist nicht erfolgreich. Wichtiger sind Schuhe mit einem guten Fußbett, eventuell auch Einlagen. *Konsultieren Sie dazu einen Orthopäden.*

NEIN ↓

Eine **Fehlbildung** (angeboren oder ererbt) der Zehen ist nur dann berechtigter Anlaß zur Sorge, wenn die Zehen schmerzen. *Konsultieren Sie einen Orthopäden.* Möglicherweise ist eine operative Korrektur beim älter gewordenen Kind anzuraten.

Wurde Ihr Kind mit verbogenen Zehen geboren? — **JA** →

NEIN ↓

NEIN ↓

Konsultieren Sie Kinderarzt oder Orthopäden, wenn Ihr Kind Fußprobleme zu haben scheint.

Schlecht sitzende, vor allem zu kleine Schuhe können zu einer Verbiegung der Zehen führen. Achten Sie deshalb auf das richtige Schuhwerk. Lassen Sie sich vom Kinderarzt und gegebenenfalls von einem Orthopäden beraten. Siehe dazu auch die Empfehlungen unten.

FUSSPFLEGE UND RICHTIGES SCHUHWERK

Die Fußknochen sind erst mit Abschluß des Wachstums beim etwa 17jährigen Jugendlichen vollkommen ausgebildet und geformt. Bis dahin, vor allem aber bei Kleinkindern, sind die Knochen, Gelenke und Bänder noch weich und elastisch – durch schlecht sitzende, zu enge und/oder zu kurze Schuhe droht schnell eine ungute Verformung des Fußes, besonders der Zehen.

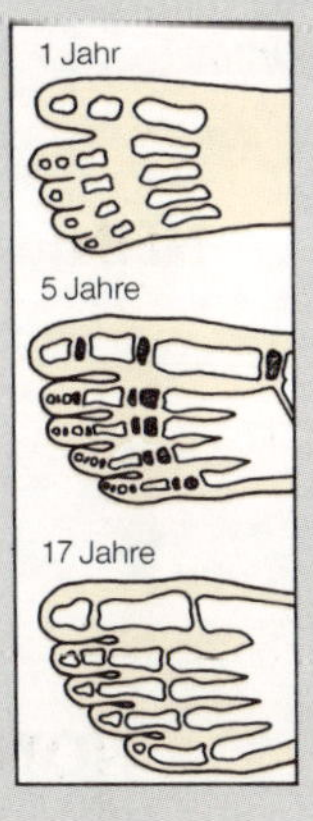

Die Füßchen des Babys
Solange das Baby noch krabbelt, sollten Sie es oft barfüßig lassen. Ziehen Sie ihm nur ein Strampelhöschen an und noch ein paar Söckchen über die Füße, wenn es nicht warm genug ist. Strampelhöschen und Socken sollten den Zehen genügend Platz zum Spielen und Strecken lassen, dürfen also nicht zu klein sein.

Hat Ihr Kind dann zu laufen gelernt, ziehen Sie ihm nur Schuhe an, wenn es draußen läuft. In der Wohnung, eventuell auch im Garten, sollten Sie es so oft wie möglich barfuß laufen lassen.

Wahl und Anpassen der richtigen Schuhe
Für die gesunde Entwicklung von Füßen und Zehen ist die Wahl der richtigen Schuhe unabdingbar:

- Messen Sie die Länge und Breite der Füße Ihres Kindes in regelmäßigen Abständen von 2, 3 Monaten.
- Kaufen Sie Schuhe in einem guten Schuhgeschäft, wo geschultes Personal dem Kind die richtigen Schuhe anpassen kann.
- In einem neuen Schuh sollte zwischen dem großen Zeh und der Spitze des Schuhes ein Abstand von etwa 2 cm sein.
- Ein guter Kinderschuh ist leicht und weich, hat eine biegsame Sohle, ein gutes Fußbett, eine ausreichende Breite und eine feste, aber nicht zu hohe Fersenstütze; wichtig ist auch ein anpassungsfähiger Verschluß über den Spann (etwa ein Klettverschluß).
- Kaufen Sie dem Kind nur Schuhe aus echtem weichen Leder, keine Kunstlederschuhe. Turn- bzw. Sportschuhe sind heute für den alltäglichen Gebrauch »in« – achten Sie beim Kauf solcher Schuhe auf Atmungsaktivität und eine gute Marke (Billigware tut dem Kinderfuß nicht gut). Clogs sind für Kinderfüße untauglich.

- Auch zu enge Socken können einen Kinderfuß beeinträchtigen – sortieren Sie zu kleine Socken rechtzeitig aus.
- Tun dem Kind in bestimmten Schuhen die Füße weh, sortieren Sie diese Schuhe aus.

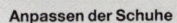

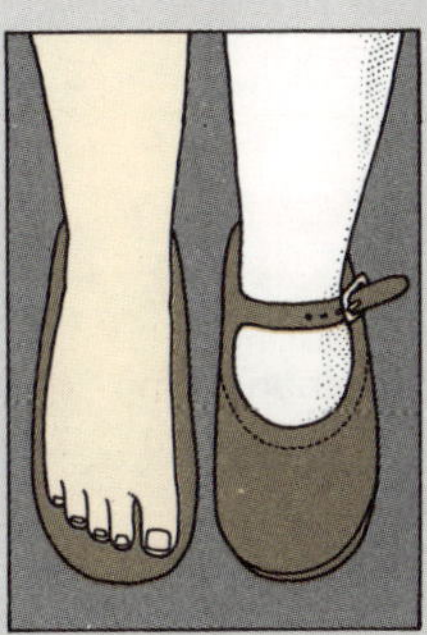

1 Jahr

5 Jahre

17 Jahre

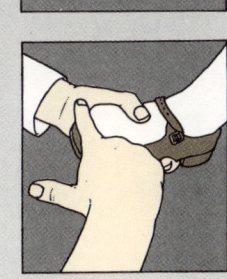

Anpassen der Schuhe
Geschultes Personal in einem guten Schuhgeschäft wird Länge und Weite der Füße Ihres Kindes exakt messen und Sie beim Kauf der richtigen Schuhe beraten. Zwischen großem Zeh und der Spitze des Schuhes sollte ein Abstand von 2 cm (etwa Fingerbreite) sein.

Tägliche Fußpflege
Trocknen Sie die Füße Ihres Kleinkindes nach dem Waschen gründlich ab – so beugen Sie Fußpilzen vor, die feuchtes Milieu lieben. Schneiden Sie die Nägel regelmäßig.

48 Genital-Probleme bei Jungen

Konsultieren Sie diese Diagnose-Karte, wenn Ihr Sohn Penis- oder Hodensack-Schmerzen hat: etwa eine schmerzhafte Entzündung der Vorhaut und der Eichel, eine schmerzhafte Schwellung oder Verletzung des Hodensacks oder Schmerzen beim Wasserlassen. Konsultieren Sie dann unverzüglich den Kinderarzt oder einen Urologen.

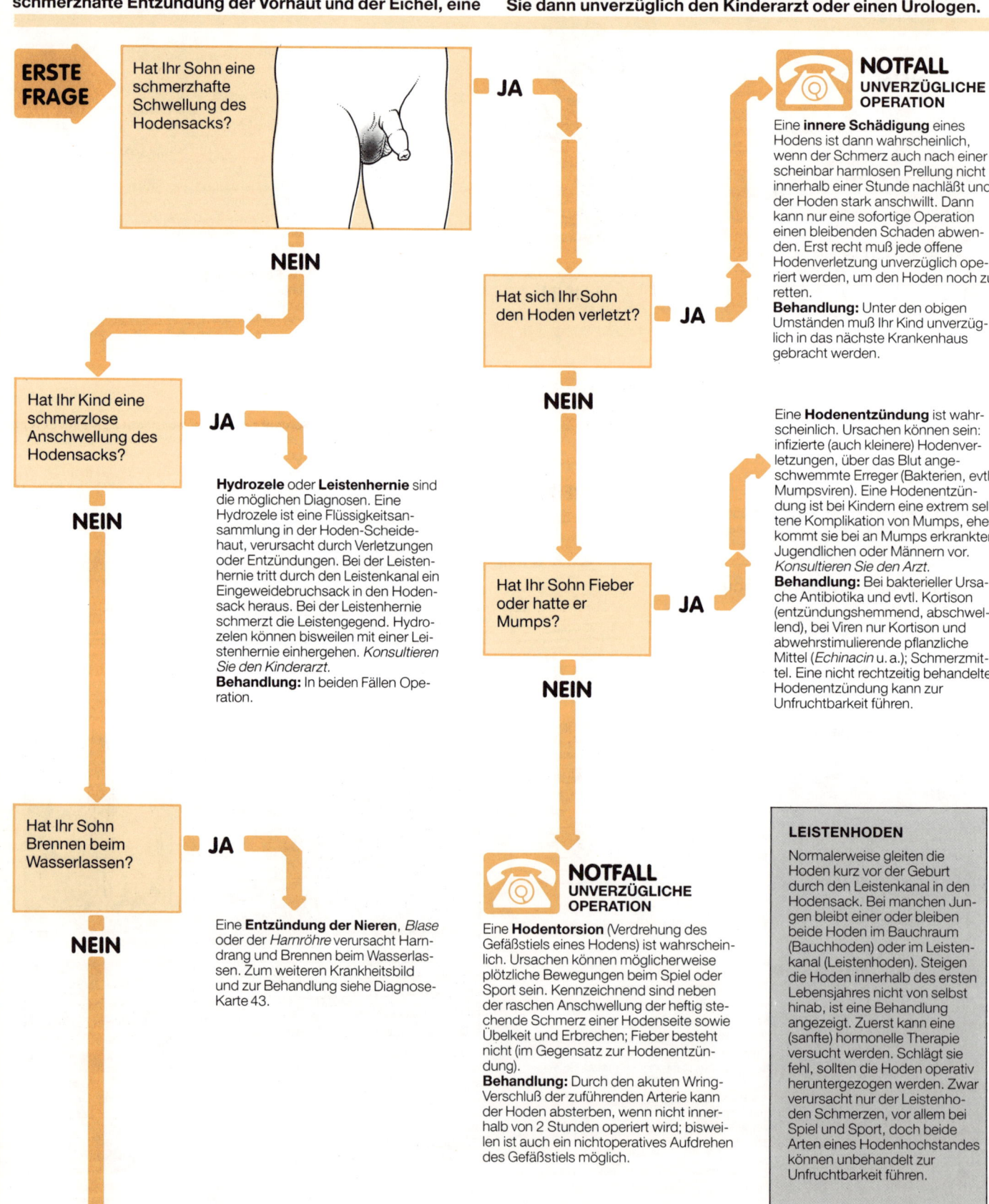

ERSTE FRAGE

Hat Ihr Sohn eine schmerzhafte Schwellung des Hodensacks?

JA →

NEIN

Hat Ihr Kind eine schmerzlose Anschwellung des Hodensacks?

JA

NEIN

Hydrozele oder **Leistenhernie** sind die möglichen Diagnosen. Eine Hydrozele ist eine Flüssigkeitsansammlung in der Hoden-Scheidehaut, verursacht durch Verletzungen oder Entzündungen. Bei der Leistenhernie tritt durch den Leistenkanal ein Eingeweidebruchsack in den Hodensack heraus. Bei der Leistenhernie schmerzt die Leistengegend. Hydrozelen können bisweilen mit einer Leistenhernie einhergehen. *Konsultieren Sie den Kinderarzt.*
Behandlung: In beiden Fällen Operation.

Hat Ihr Sohn Brennen beim Wasserlassen?

JA

NEIN

Eine **Entzündung der Nieren**, *Blase* oder der *Harnröhre* verursacht Harndrang und Brennen beim Wasserlassen. Zum weiteren Krankheitsbild und zur Behandlung siehe Diagnose-Karte 43.

Hat sich Ihr Sohn den Hoden verletzt?

JA

NEIN

Hat Ihr Sohn Fieber oder hatte er Mumps?

JA

NEIN

NOTFALL
UNVERZÜGLICHE OPERATION

Eine **innere Schädigung** eines Hodens ist dann wahrscheinlich, wenn der Schmerz auch nach einer scheinbar harmlosen Prellung nicht innerhalb einer Stunde nachläßt und der Hoden stark anschwillt. Dann kann nur eine sofortige Operation einen bleibenden Schaden abwenden. Erst recht muß jede offene Hodenverletzung unverzüglich operiert werden, um den Hoden noch zu retten.
Behandlung: Unter den obigen Umständen muß Ihr Kind unverzüglich in das nächste Krankenhaus gebracht werden.

Eine **Hodenentzündung** ist wahrscheinlich. Ursachen können sein: infizierte (auch kleinere) Hodenverletzungen, über das Blut angeschwemmte Erreger (Bakterien, evtl. Mumpsviren). Eine Hodenentzündung ist bei Kindern eine extrem seltene Komplikation von Mumps, eher kommt sie bei an Mumps erkrankten Jugendlichen oder Männern vor. *Konsultieren Sie den Arzt.*
Behandlung: Bei bakterieller Ursache Antibiotika und evtl. Kortison (entzündungshemmend, abschwellend), bei Viren nur Kortison und abwehrstimulierende pflanzliche Mittel (*Echinacin* u. a.); Schmerzmittel. Eine nicht rechtzeitig behandelte Hodenentzündung kann zur Unfruchtbarkeit führen.

NOTFALL
UNVERZÜGLICHE OPERATION

Eine **Hodentorsion** (Verdrehung des Gefäßstiels eines Hodens) ist wahrscheinlich. Ursachen können möglicherweise plötzliche Bewegungen beim Spiel oder Sport sein. Kennzeichnend sind neben der raschen Anschwellung der heftig stechende Schmerz einer Hodenseite sowie Übelkeit und Erbrechen; Fieber besteht nicht (im Gegensatz zur Hodenentzündung).
Behandlung: Durch den akuten Wring-Verschluß der zuführenden Arterie kann der Hoden absterben, wenn nicht innerhalb von 2 Stunden operiert wird; bisweilen ist auch ein nichtoperatives Aufdrehen des Gefäßstiels möglich.

LEISTENHODEN

Normalerweise gleiten die Hoden kurz vor der Geburt durch den Leistenkanal in den Hodensack. Bei manchen Jungen bleibt einer oder bleiben beide Hoden im Bauchraum (Bauchhoden) oder im Leistenkanal (Leistenhoden). Steigen die Hoden innerhalb des ersten Lebensjahres nicht von selbst hinab, ist eine Behandlung angezeigt. Zuerst kann eine (sanfte) hormonelle Therapie versucht werden. Schlägt sie fehl, sollten die Hoden operativ heruntergezogen werden. Zwar verursacht nur der Leistenhoden Schmerzen, vor allem bei Spiel und Sport, doch beide Arten eines Hodenhochstandes können unbehandelt zur Unfruchtbarkeit führen.

Fortsetzung rechte Seite

Fortsetzung der linken Seite

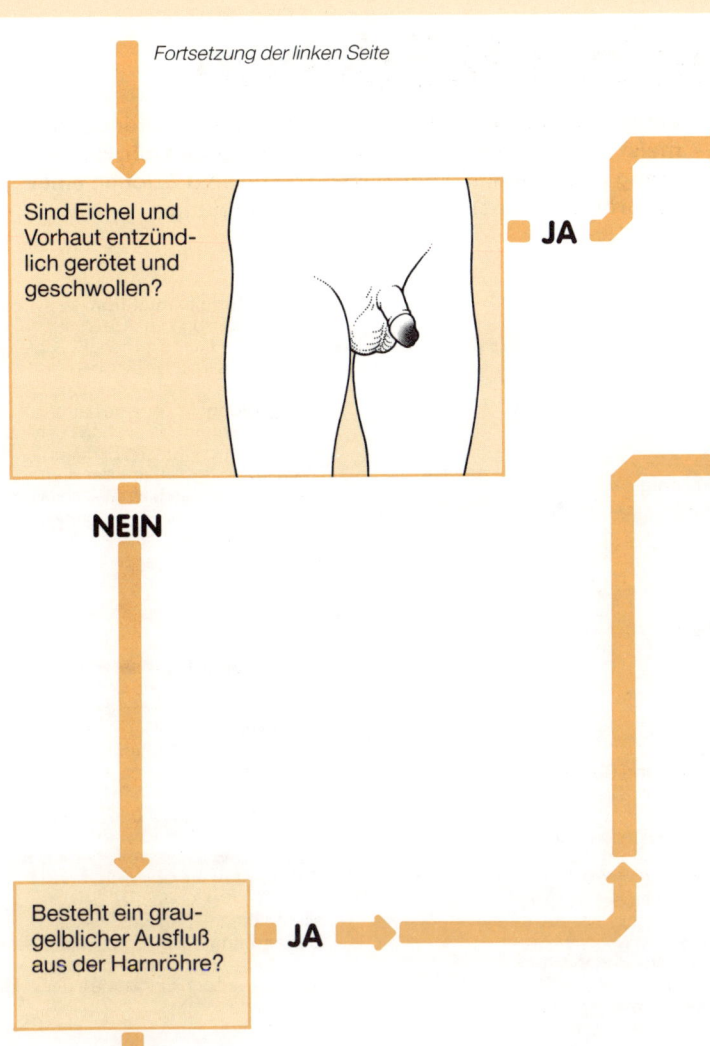

Sind Eichel und Vorhaut entzündlich gerötet und geschwollen?

JA

Balanitis, die Entzündung von Eichel und Vorhaut, lautet die wahrscheinliche Diagnose. Ursachen der Balanitis können bei Jungen vor allem sein: bakterielle Infektion, bedingt bisweilen durch mangelhafte Reinigung des Eichel- und Vorhautbereichs; Pilzinfektion, verursacht etwa durch zu eifriges Waschen mit Seife; in seltenen Fällen durch die Einnahme bestimmter Medikamente. Häufige Ursache ist auch eine zu enge Vorhaut (Phimose), die sich kaum oder nicht über die Eichel zurückstreifen läßt – dann kann sich bei Druck rahmiger Eiter entleeren. *Konsultieren Sie den Kinderarzt.*
Behandlung: Bakterien- oder pilztötende Salbe, tägliche gründliche Reinigung mit warmem Wasser (keine Seife benutzen). Zur *Phimose* siehe den folgenden Kasten.

Möglicherweise hat ein **Fremdkörper in der Harnröhre** eine Harnröhrenentzündung verursacht. Entweder ist der Fremdkörper steckengeblieben, oder die sexuelle Manipulation mit einem längeren Fremdkörper (etwa Stricknadel) hat zu einer Verletzung der Harnröhre geführt (siehe dazu unten). *Konsultieren Sie einen Urologen.*

NEIN

Besteht ein graugelblicher Ausfluß aus der Harnröhre?

JA

NEIN

Konsultieren Sie den Kinderarzt oder einen Urologen. Möglicherweise hat Ihr Sohn eine seltenere Erkrankung seiner Genitalien oder lediglich eine vorübergehende Irritation.

ZU ENGE VORHAUT (PHIMOSE)

Unter 5jährige Jungen haben oft eine sehr enge (bisweilen auch verlängerte) Vorhaut, die sich nicht oder nur unvollständig über die Eichel streifen läßt. Mitunter kann es zu Entzündungen der Eichel und der Vorhaut kommen – bei Druck entleert sich Eiter. Suchen Sie dann den Kinderarzt auf. Er wird Ihnen Mittel gegen die Entzündung geben und empfehlen, jeweils beim Baden des Buben dessen Vorhaut sanft soweit wie möglich zurückzustreifen. Ein tägliches Rückstreiftraining lockert schließlich die Vorhaut, so daß keine Entzündungen mehr drohen. Anderenfalls ist eine operative Lockerung der Vorhaut anzuraten. Siehe auch *Beschneidung*, unten.

BESCHNEIDUNG

Vor ein paar Jahren noch empfahlen manche westlichen Ärzte die Beschneidung aus medizinischen Gründen: Das unter der Vorhaut sich ansammelnde Smegma könne bei mangelder Hygiene einen Gebärmutterhalskrebs der Sexualpartnerin fördern; bei Jungen empfehle sich eine Beschneidung wegen der häufigen Entzündungen infolge einer zu engen Vorhaut (siehe oben). Heute gilt: Bei einer überengen Vorhaut reicht eine operative Lockerung mit einem kleinen Einschnitt in der Regel aus; ansonsten wird die tägliche Hygiene (Waschen mit warmen Wasser) als ausreichend für die Vorbeugung eines Smegma-Belags angesehen.

HARNRÖHRENENTZÜNDUNG DURCH FREMDKÖRPER

Aus sexuellem Entdeckungsdrang heraus manipulieren Kinder gelegentlich mit Fremdkörpern in der Harnröhre. Mitunter kann dann die Harnröhre leicht verletzt werden (etwa durch eine Stricknadel), kleine Fremdkörper mögen in sehr seltenen Fällen in der Harnröhe steckenbleiben. Folge ist möglicherweise eine Harnröhrenentzündung mit gelblichem Ausfluß und Brennen beim Wasserlassen. Beim Mädchen können kleine Fremdkörper infolge der kurzen und weiten Harnröhre in die Blase gelangen und dort zu einer Blasenentzündung (Harndrang, Brennen beim Wasserlassen) oder zu Blasensteinen führen. *Konsultieren Sie einen Urologen.* Siehe auch Karte 43.

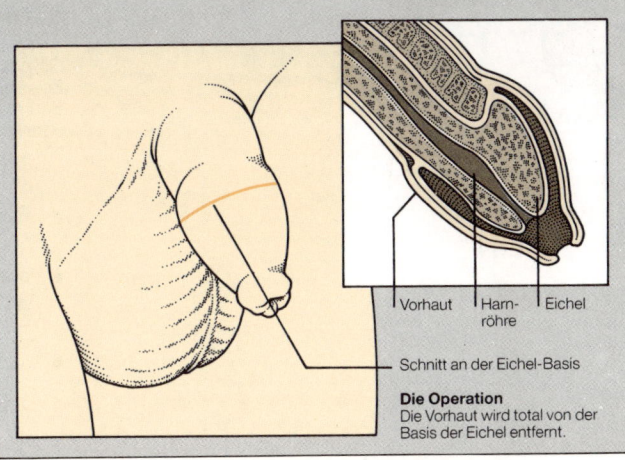

Vorhaut   Harnröhre   Eichel

Schnitt an der Eichel-Basis

Die Operation
Die Vorhaut wird total von der Basis der Eichel entfernt.

49 Genital-Probleme bei Mädchen

Mädchen leiden nicht selten an einer Entzündung der Vulva (Schamlippen, Scheidenvorhof, Klitoris) – signalisiert durch Juckreiz und entzündliche Rötungen, meist verursacht durch Waschungen mit Seife oder eine Pilzinfektion.

Ein Ausfluß bei der bereits pubertierenden Tochter deutet meist auf normale hormonelle Veränderungen hin, Harndrang und Brennen beim Wasserlassen sind Zeichen einer Harnröhren-, Blasen- oder Nierenentzündung.

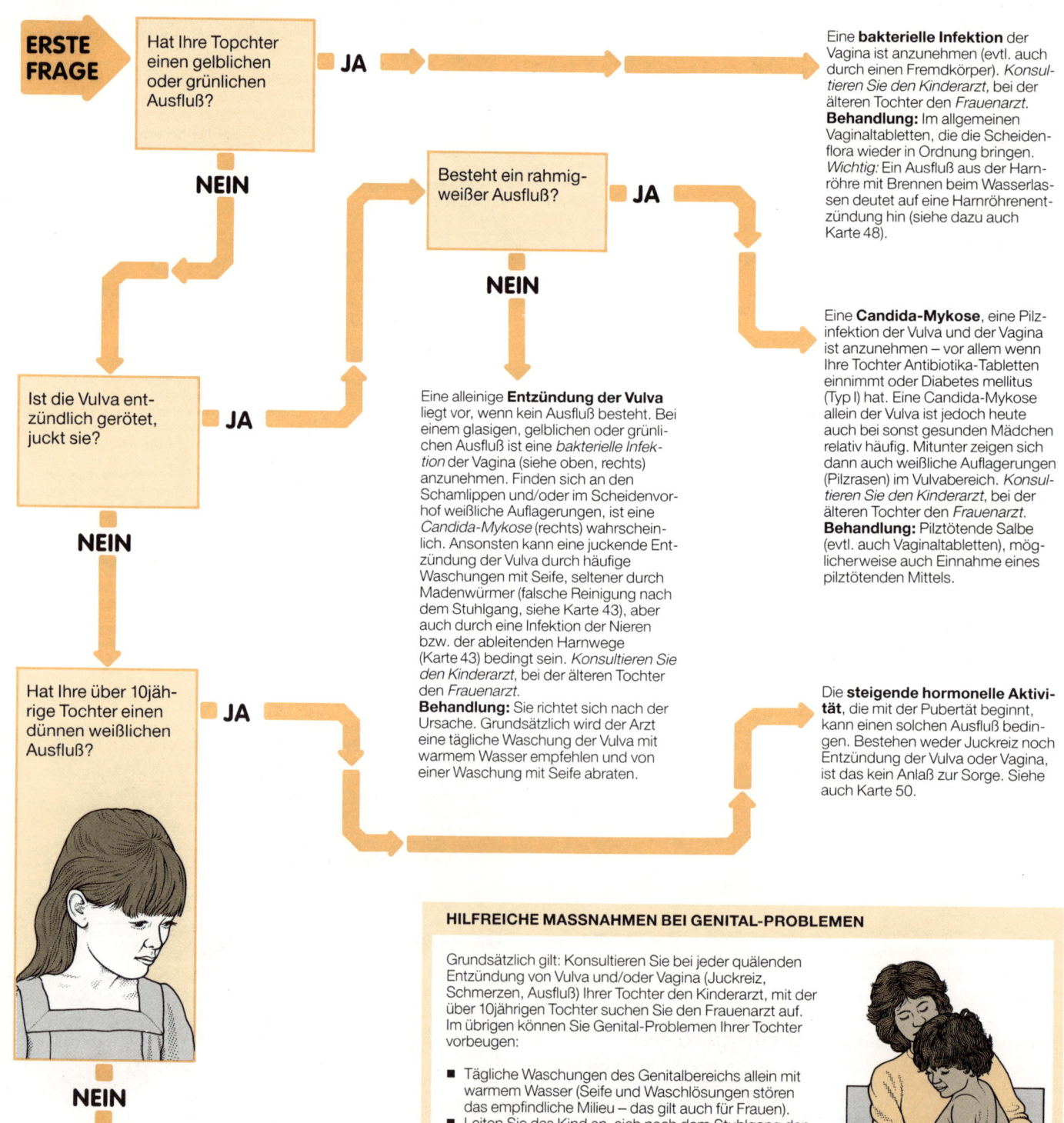

ERSTE FRAGE

Hat Ihre Topchter einen gelblichen oder grünlichen Ausfluß?

JA →

Eine **bakterielle Infektion** der Vagina ist anzunehmen (evtl. auch durch einen Fremdkörper). *Konsultieren Sie den Kinderarzt*, bei der älteren Tochter den *Frauenarzt*. **Behandlung:** Im allgemeinen Vaginaltabletten, die die Scheidenflora wieder in Ordnung bringen. *Wichtig:* Ein Ausfluß aus der Harnröhre mit Brennen beim Wasserlassen deutet auf eine Harnröhrenentzündung hin (siehe dazu auch Karte 48).

NEIN

Besteht ein rahmigweißer Ausfluß?

JA

NEIN

Ist die Vulva entzündlich gerötet, juckt sie?

JA

NEIN

Hat Ihre über 10jährige Tochter einen dünnen weißlichen Ausfluß?

JA

NEIN

Eine alleinige **Entzündung der Vulva** liegt vor, wenn kein Ausfluß besteht. Bei einem glasigen, gelblichen oder grünlichen Ausfluß ist eine *bakterielle Infektion* der Vagina (siehe oben, rechts) anzunehmen. Finden sich an den Schamlippen und/oder im Scheidenvorhof weißliche Auflagerungen, ist eine *Candida-Mykose* (rechts) wahrscheinlich. Ansonsten kann eine juckende Entzündung der Vulva durch häufige Waschungen mit Seife, seltener durch Madenwürmer (falsche Reinigung nach dem Stuhlgang, siehe Karte 43), aber auch durch eine Infektion der Nieren bzw. der ableitenden Harnwege (Karte 43) bedingt sein. *Konsultieren Sie den Kinderarzt*, bei der älteren Tochter den *Frauenarzt*. **Behandlung:** Sie richtet sich nach der Ursache. Grundsätzlich wird der Arzt eine tägliche Waschung der Vulva mit warmem Wasser empfehlen und von einer Waschung mit Seife abraten.

Eine **Candida-Mykose**, eine Pilzinfektion der Vulva und der Vagina ist anzunehmen – vor allem wenn Ihre Tochter Antibiotika-Tabletten einnimmt oder Diabetes mellitus (Typ I) hat. Eine Candida-Mykose allein der Vulva ist jedoch heute auch bei sonst gesunden Mädchen relativ häufig. Mitunter zeigen sich dann auch weißliche Auflagerungen (Pilzrasen) im Vulvabereich. *Konsultieren Sie den Kinderarzt*, bei der älteren Tochter den *Frauenarzt*. **Behandlung:** Pilztötende Salbe (evtl. auch Vaginaltabletten), möglicherweise auch Einnahme eines pilztötenden Mittels.

Die **steigende hormonelle Aktivität**, die mit der Pubertät beginnt, kann einen solchen Ausfluß bedingen. Bestehen weder Juckreiz noch Entzündung der Vulva oder Vagina, ist das kein Anlaß zur Sorge. Siehe auch Karte 50.

HILFREICHE MASSNAHMEN BEI GENITAL-PROBLEMEN

Grundsätzlich gilt: Konsultieren Sie bei jeder quälenden Entzündung von Vulva und/oder Vagina (Juckreiz, Schmerzen, Ausfluß) Ihrer Tochter den Kinderarzt, mit der über 10jährigen Tochter suchen Sie den Frauenarzt auf. Im übrigen können Sie Genital-Problemen Ihrer Tochter vorbeugen:

- Tägliche Waschungen des Genitalbereichs allein mit warmem Wasser (Seife und Waschlösungen stören das empfindliche Milieu – das gilt auch für Frauen).
- Leiten Sie das Kind an, sich nach dem Stuhlgang den After gründlich zu säubern (nach hinten wischen, beim Wischen nach vorne können Bakterien zur Vulva gelangen).
- Slips täglich wechseln; nur Baumwollslips benutzen. Verwenden Sie keinen Weichspüler – Rückstände von Weichspülern wirken irritierend.

Konsultieren Sie den Kinderarzt, bei der älteren Tochter den Frauenarzt.

Jugendliche

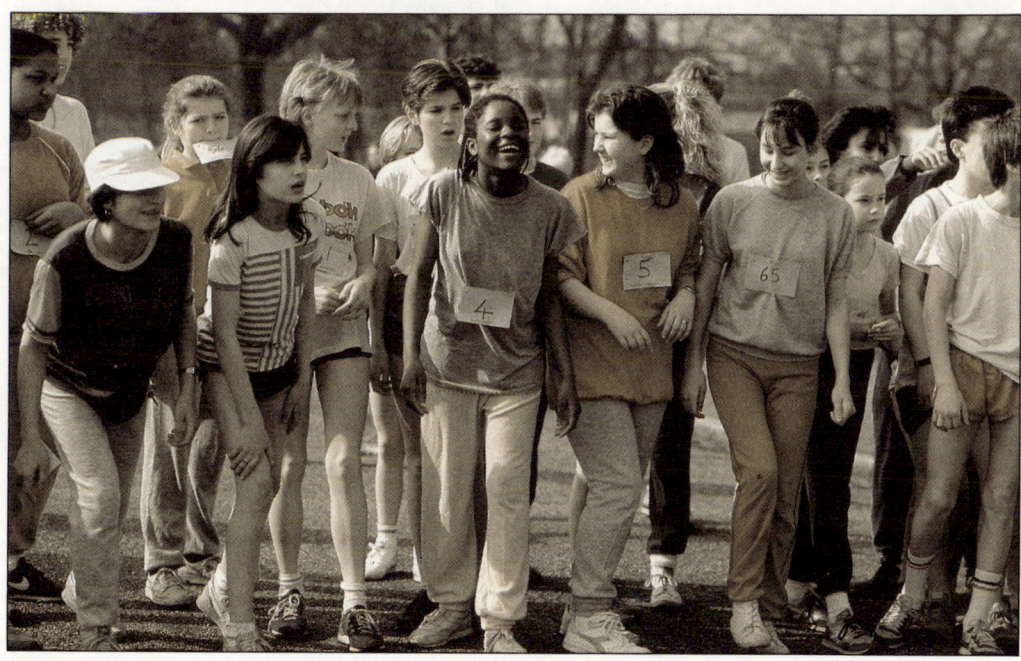

50 Verzögerte Pubertät

Pubertät ist das Übergangsstadium vom Kind zum Erwachsenen: eine turbulente Zeit bei den 10–17jährigen – körperlich, psychosozial und sexuell. Zu den körperlichen Veränderungen siehe die Tabellen auf der rechten Seite. Als einschneidenden Entwicklungsschritt erlebt Ihre Tochter mit 12–13 Jahren die erste Menstruation (Menarche), etwa zur gleichen Zeit empfindet sie ihren ersten Orgasmus; Ihr Sohn erlebt mit etwa 13 Jahren seinen ersten Samenerguß. Je nach Erbanlagen erreichen manche Kinder früher, andere später die Pubertät und die jeweiligen »Meilensteine«. Die Werte der Tafel auf der rech-

ten Seite sind als Richtschnur zu sehen. Eine Überschreitung der Durchschnittswerte ist jedoch meist kein Anlaß zur Sorge, wenn auch in Einzelfällen hormonelle oder Chromosomen-Störungen zugrunde liegen können. Gehen Sie diese Diagnose-Karte durch, wenn Sie Bedenken wegen verzögerter Entwicklungsschritte Ihres Kindes haben. Konsultieren Sie gegebenenfalls einen Arzt – auch wenn die Pubertät Ihres Kindes ungewöhnlich früh einsetzt (Pubertas praecox), denn gerade dann droht eine schwere hormonelle Störung vorzuliegen. Eine rechtzeitige Behandlung kann die Entwicklungsstörungen meist korrigieren.

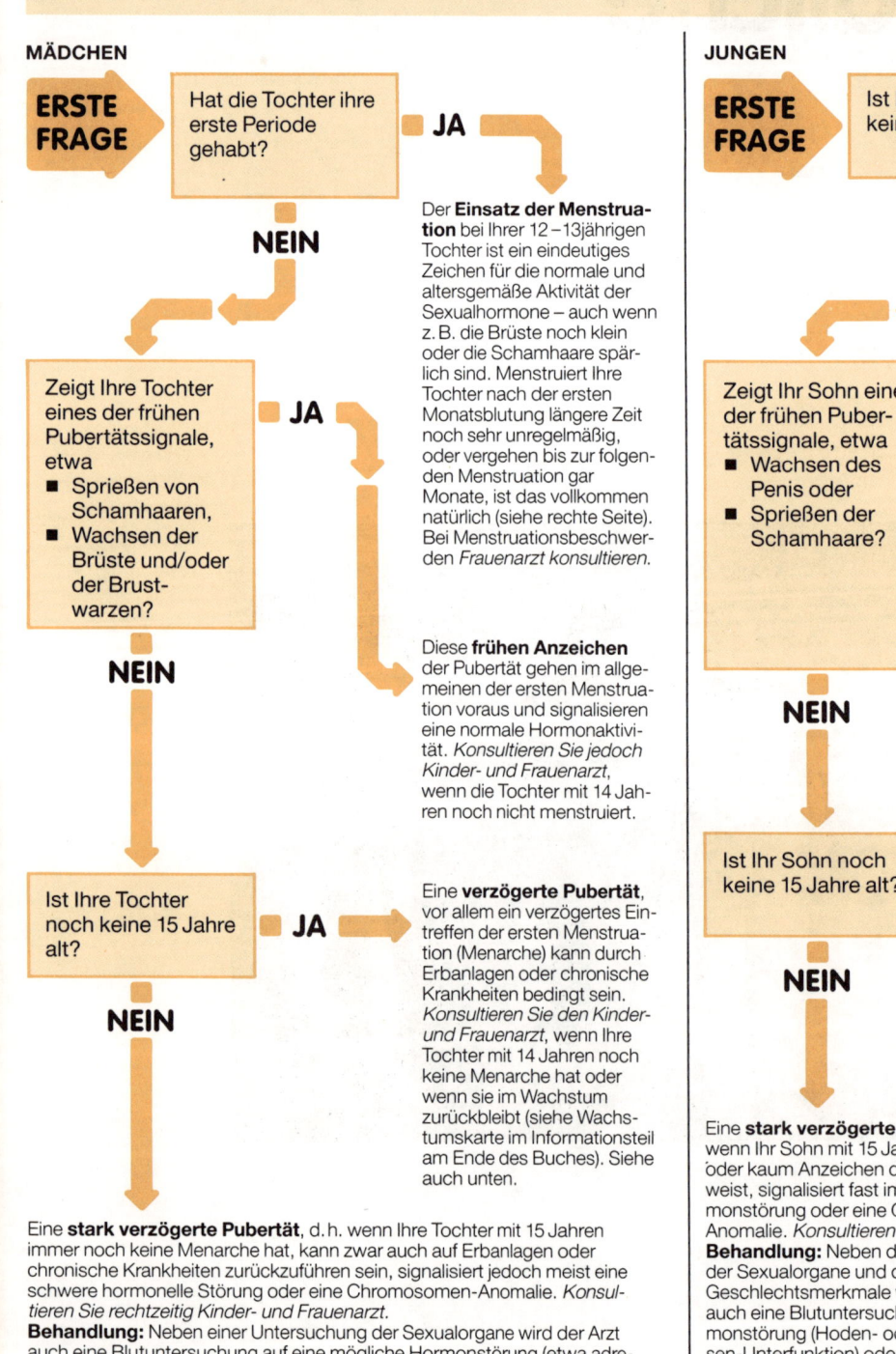

MÄDCHEN

ERSTE FRAGE

Hat die Tochter ihre erste Periode gehabt?

JA

Der **Einsatz der Menstruation** bei Ihrer 12–13jährigen Tochter ist ein eindeutiges Zeichen für die normale und altersgemäße Aktivität der Sexualhormone – auch wenn z. B. die Brüste noch klein oder die Schamhaare spärlich sind. Menstruiert Ihre Tochter nach der ersten Monatsblutung längere Zeit noch sehr unregelmäßig, oder vergehen bis zur folgenden Menstruation gar Monate, ist das vollkommen natürlich (siehe rechte Seite). Bei Menstruationsbeschwerden *Frauenarzt konsultieren.*

NEIN

Zeigt Ihre Tochter eines der frühen Pubertätssignale, etwa
■ Sprießen von Schamhaaren,
■ Wachsen der Brüste und/oder der Brustwarzen?

JA

Diese **frühen Anzeichen** der Pubertät gehen im allgemeinen der ersten Menstruation voraus und signalisieren eine normale Hormonaktivität. *Konsultieren Sie jedoch Kinder- und Frauenarzt,* wenn die Tochter mit 14 Jahren noch nicht menstruiert.

NEIN

Ist Ihre Tochter noch keine 15 Jahre alt?

JA

Eine **verzögerte Pubertät**, vor allem ein verzögertes Eintreffen der ersten Menstruation (Menarche) kann durch Erbanlagen oder chronische Krankheiten bedingt sein. *Konsultieren Sie den Kinder- und Frauenarzt,* wenn Ihre Tochter mit 14 Jahren noch keine Menarche hat oder wenn sie im Wachstum zurückbleibt (siehe Wachstumskarte im Informationsteil am Ende des Buches). Siehe auch unten.

NEIN

Eine **stark verzögerte Pubertät**, d. h. wenn Ihre Tochter mit 15 Jahren immer noch keine Menarche hat, kann zwar auch auf Erbanlagen oder chronische Krankheiten zurückzuführen sein, signalisiert jedoch meist eine schwere hormonelle Störung oder eine Chromosomen-Anomalie. *Konsultieren Sie rechtzeitig Kinder- und Frauenarzt.*
Behandlung: Neben einer Untersuchung der Sexualorgane wird der Arzt auch eine Blutuntersuchung auf eine mögliche Hormonstörung (etwa adrenogenitales Syndrom, abgekürzt AGS oder Chromosomen-Anomalie, etwa Turner-Syndrom) vornehmen. Vor allem beim AGS ist dann meist eine Hormontherapie erfolgversprechend.

JUNGEN

ERSTE FRAGE

Ist Ihr Sohn noch keine 12 Jahre alt?

JA

Pubertätssignale sind bei 11jährigen Jungen meist nur andeutungsweise zu sehen – das Längenwachstum nimmt zu, der Penis wächst, bei manchen sprießt auch schon das Schamhaar. Doch viele Jungen sind Spätentwickler und wirken mit 11 Jahren noch kindhaft. Ein Anlaß zur Sorge ist das keineswegs. Im allgemeinen kommen Jungen auch etwa ein Jahr später in die Pubertät als Mädchen.

NEIN

Zeigt Ihr Sohn eines der frühen Pubertätssignale, etwa
■ Wachsen des Penis oder
■ Sprießen der Schamhaare?

JA

Die **frühen Pubertätssignale** zeugen von einer normalen Hormonaktivität und davon, daß Ihr Sohn allmählich zum Mann wird. Wann er welche »Meilensteine« in seiner Pubertät erreicht (rechte Seite), ist anlagebedingt.

NEIN

Ist Ihr Sohn noch keine 15 Jahre alt?

JA

Eine **verzögerte Pubertät** gibt nur selten Anlaß zur Sorge. Meist ist sie anlagebedingt, auch kann sie durch eine längere oder chronische Krankheit verursacht sein, seltener durch die langfristige Einnahme bestimmter Medikamente. *Konsultieren Sie einen Arzt,* wenn Ihr Sohn mit 14 Jahren noch nicht in der Pubertät zu sein scheint, wenn er extrem hochwächst und weibliche Brüste entwickelt (Klinefelter-Syndrom) oder wenn er im Wachstum zurückbleibt (siehe Wachstumskarte im Informationsteil am Ende des Buches).

NEIN

Eine **stark verzögerte Pubertät**, d. h. wenn Ihr Sohn mit 15 Jahren noch keine oder kaum Anzeichen der Pubertät aufweist, signalisiert fast immer eine Hormonstörung oder eine Chromosomen-Anomalie. *Konsultieren Sie einen Arzt.*
Behandlung: Neben der Untersuchung der Sexualorgane und der sekundären Geschlechtsmerkmale wird der Arzt auch eine Blutuntersuchung auf Hormonstörung (Hoden- oder Hypophysen-Unterfunktion) oder Chromosomen-Anomalie (Klinefelter-Syndrom) hin vornehmen. Meist hat dann eine Hormontherapie Erfolg.

MEILENSTEINE DER PUBERTÄT

MÄDCHEN

Aspekte der Entwicklung	Beginn der Entwicklung (Lebensalter)	Abschluß der Entwicklung (Lebensalter)	Veränderung durch den Entwicklungsschritt	
Längenwachstum und Gewichtszunahme	9–11	15–16	Ab dem 3. Lebensjahr wächst ein Kind jährlich etwa 5 cm. Eines der frühesten Anzeichen der Pubertät ist ein Wachstumsschub des Mädchens mit einem jährlichen Längenwachstum bis zu 9 cm. Am größten ist dieser Schub in den ersten zwei Jahren der Pubertät (siehe die Wachstumskarte im Informationsteil). Gleichzeitig nimmt Ihre Tochter an Gewicht zu, das Becken verbreitert sich, Po und Hüfte runden sich weiblich.	
Entwicklung der Brüste	10–12	14–15	Zuerst knospen die Brustwarzen, der Vorhof (Areola) vergrößert sich. Ein Jahr später fangen die Brüste selbst zu wachsen an, Brustwarzen und Vorhöfe werden dunkler. Im allgemeinen stoppt die Vergrößerung der Brüste beim 15jährigen Mädchen.	
Sprießen von Schamhaaren und Haaren in der Achselhöhle	Schamhaare 10–11 Achselhöhle 12–13	Schamhaare 14–15 Achselhöhle 15–16	Zuerst sprießen ziemlich helle Härchen im schamlippennahen Bereich, die in den nächsten 2, 3 Jahren dunkler und stärker werden und sich über den Schamhügel ausbreiten. In den Achselhöhlen erscheinen Haare 1, 2 Jahre nach dem Sprießen der Schamhaare. Ausdehnung, Farbe und Stärke des Körperhaares hängen von Erbanlagen und Rassenzugehörigkeit ab.	
Entwicklung der apokrinen Schweißdrüsen	11–13	16–18	Mit der Pubertät entwickeln sich die apokrinen Schweißdrüsen, die größer sind als die ekkrinen Schweißdrüsen, die bereits beim Baby aktiv werden. Die apokrinen Schweißdrüsen in den Achselhöhlen, der genitalen und analen Region sowie im Brustwarzenbereich produzieren einen individuellen Körperduft (nur bakteriell zersetzter, nicht weggewaschener Schweiß riecht unangenehm).	
Einsatz der Menstruation	Erste Periode (Menarche) 11–14	Regulärer Monatszyklus 15–17	Ihre erste Monatsblutung haben Mädchen im Schnitt mit 12–13 Jahren, zwei Jahre nach Beginn des pubertären Wachstumsschubs; statistisch gesehen setzt sie erst ein, wenn das Mädchen mindestens 45 kg wiegt. Im Jahr vor der Menarche bemerkt das Mädchen einen dünnen, weißlichen Ausfluß (Hormonaktivität). Nach der Menarche treten die Perioden noch sehr unregelmäßig ein, ja, zwischen der Menarche und der folgenden Blutung können Monate vergehen. Ein regulärer Zyklus (ca. 26–30 Tage) pendelt sich meist erst beim 16–17jährigen Mädchen ein.	

JUNGEN

Aspekte der Entwicklung	Beginn der Entwicklung (Lebensalter)	Abschluß der Entwicklung (Lebensalter)	Veränderung durch den Entwicklungsschritt	
Längenwachstum und Gewichtszunahme	11–13	17–18	Ab dem 3. Lebensjahr wächst ein Kind jährlich 5 cm. Eines der frühesten Anzeichen der Pubertät ist ein Wachstumsschub des Buben mit einem jährlichen Längenwachstum bis zu 10 cm für 2–3 Jahre; danach nimmt die jährliche Wachstumsrate stetig ab (siehe die Wachstumskarte im Informationsteil). Das Wachstum des Buben ist mit etwa 18 Jahren abgeschlossen. Gleichzeitig mit dem Längenwachstum nimmt Ihr Sohn an Gewicht zu und seine Proportionen werden allmählich männlicher: Die Muskeln wachsen, die Schultern verbreitern sich, der Rumpf wird länger.	
Entwicklung der Genitalien, Ejakulation	11–13	15–17	Mit Beginn der Pubertät stimulieren Hormone der Hirnanhangdrüse die Hodenzwischenzellen dazu, das männliche Sexualhormon Testosteron zu produzieren. Testosteron läßt Penis und Hoden wachsen, steuert Muskelwachstum und Behaarung sowie sexuelle Empfindungen. Ein Jahr nach Vergrößerung des Penis kann Ihr Sohn bereits per Selbstbefriedigung zum Samenerguß (Ejakulation) kommen.	
Sprießen von Scham- und Körperhaaren, Bartwuchs	11–15	17–20	Zuerst sprießen noch spärliche Schamhaare, ein Jahr später Haare in den Achselhöhlen und im Afterbereich, danach auch die ersten Barthärchen und – abhängig von den Erbanlagen – auch Haare auf der Brust, an Armen und Beinen und im Bauchbereich. Vor allem der Bartwuchs verstärkt sich noch nach der Jugendzeit.	
Entwicklung der apokrinen Schweißdrüsen	12–15	18–20	Mit der Pubertät entwickeln sich die apokrinen Schweißdrüsen, die größer sind als die ekkrinen Schweißdrüsen, die bereits beim Baby aktiv werden. Die apokrinen Schweißdrüsen in den Achselhöhlen, der genitalen und analen Region sowie im Brustwarzenbereich produzieren einen individuellen Körperduft (nur bakteriell zersetzter, nicht rechtzeitig weggewaschener Schweiß riecht unangenehm).	
Stimmbruch	13–15	16–18	Das männliche Sexualhormon Testosteron vergrößert den Kehlkopf (Adamsapfel) und verlängert die Stimmbänder: So wird die Stimme tiefer. Während dieses Stimmbruchs kann es zwischendurch zu hochtönigen Kieksern (mangelnde Stimmkontrolle) kommen.	

PSYCHISCH-GEISTIGE ENTWICKLUNG

Die Aktivität der Sexualhormone triggert und beeinflußt nicht nur die körperliche, sondern auch die psychosoziale Reifung und das Verhalten der Jugendlichen. Die sexuelle Entwicklung, die bereits beim 4–7jährigen Kind einen Gipfel hat, öffnet sich in Richtung der Erwachsenen-Sexualität. Zusammen mit der gesteigerten Ausschüttung des »Streßhormons« Adrenalin fördern die Sexualhormone Selbstbehauptung, Abenteuerlust, Entdeckungsdrang, Rebellion gegen Normen und Aggressivität. Wachsende Welterfahrung fördert die intellektuelle Reifung, die Denkprozesse erweitern sich, die Suche nach der Identität beginnt – eine oft schmerzliche Entwicklungsphase, geprägt von Extremen. Eine verzögerte Pubertät zieht meist auch eine verzögerte psychisch-geistige Reifung nach sich, die das Kind in seiner psychosozialen Behauptung um 1, 2 Jahre zurückwirft.

51 Verhaltensprobleme und -störungen

Die körperlichen und psychisch-geistigen Reifungsprozesse in der Pubertät, die das Kind über ein jugendliches Zwischenstadium ins Erwachsenenalter führen, gehen kaum ohne Wehen ab. Die erwachte hormonelle Aktivität bringt starke Triebkräfte und verwirrende Gefühle – doch die sexuelle Entwicklung in der frühen Jugend wird eher belächelt oder gar unterdrückt denn geführt (nicht selten wird sie auch ausgenutzt). Erwartetes Rollenverhalten und Suche nach der Identität führen oft zu schmerzlichen Erfahrungen – Unsicherheit, »Null-Bock«, Überforderung, Verhaltensstörungen und Zukunftsängste resultieren daraus. Erwachendes kritisches Denken, Selbstfindung und notwendige Selbstbehauptung lassen kaum das Wohlverhalten zu, das manche Eltern und Lehrer autoritär erwarten. Konflikte sind so vorprogrammiert – vor allem mit Eltern, die den Jugendlichen noch als Kind behandeln. Eine fördernde Basis für das Erlangen der psychosozialen Unabhängigkeit, die Voraussetzung für das Erwachsenwerden, hat der Heranwachsende nur in einem flexiblen, liebevollen, nicht einengenden Elternhaus, in dem er als Partner und Persönlichkeit behandelt wird. Verhaltensstörungen oder gar gefährliche Entwicklungen (Drogenmißbrauch, Jugendkriminalität) können so abgewendet oder zumindest gelöst werden. Andernfalls sollten Sie mit Ihrem Sohn oder Ihrer Tochter einen Jugendpsychologen aufsuchen; oft ist auch eine Familientherapie hilfreich.

ERSTE FRAGE

Hat sich das Verhalten Ihres Kindes in der letzten Zeit plötzlich geändert?

JA →

Leidet der Jugendliche unter Schulängsten (Leistungsanforderung etc.) oder liegt eine Beschwerde der Lehrkräfte vor?

JA →

Siehe Karte

23 Lernschwierigkeiten und Schulprobleme

NEIN

NEIN

Ist Ihr Sohn bzw. Ihre Tochter ungewöhnlich reizbar oder benommen – etwa in Abwechslung mit Phasen der Euphorie oder Rastlosigkeit?

JA

NEIN

RAUCHEN, ALKOHOL UND DROGENMISSBRAUCH

Um es vorneweg zu sagen: Nikotin und Alkohol sind ebenso Drogen wie Hasch, Kokain oder gar Heroin – nur sind sie gesellschaftlich anerkannt. Allen Drogen gemeinsam ist, daß sie auf das Zentralnervensystem einwirken – beruhigendeuphorisierend, stimulierend oder bewußtseinsverändernd. Manche Drogen machen nur psychisch, andere psychisch und körperlich abhängig. Seit altersher werden Drogen zur Flucht aus dem Alltag, zur Euphorisierung gesellschaftlicher Rituale oder als vermeintliche Problemlöser bei psychosozialem Streß eingesetzt. Dem Drogenmißbrauch Jugendlicher können verschiedene Motive zugrunde liegen: der Wunsch, sich erwachsen zu fühlen; Neugierde und Abenteuerlust; Anerkennung im Freundeskreis; psychosoziale Streßsituationen (Schulstreß, Konflikte mit den Eltern, Liebeskummer, Zukunftsängste und anderes mehr).

Zigaretten und Alkohol

Es den Erwachsenen oder Freunden gleichtun – ob ein Jugendlicher zum Gewohnheitsraucher wird, hängt von vielen Faktoren ab (Elternhaus, Freundeskreis, Persönlichkeit, psychosoziale Situation u. a.). Falls Sie selbst rauchen, ist es recht unglaubwürdig, wenn Sie Ihr Kind über die Gefahren des Zigarettenrauchens aufklären – entschieden glaubwürdiger wäre es selbstverständlich, wenn Sie mit gutem Beispiel als Nichtraucher vorangingen.

Unter den Jugendlichen gibt es bereits erschreckend viele Alkoholiker – bisweilen bedienen sich schon 12jährige aus Kühlschrank und Bar im Elternhaus. Klären Sie Ihr Kind rechtzeitig über die Gefahren übermäßigen Alkoholkonsums auf, belegen Sie jedoch nicht den gelegentlichen Genuß kleinerer Mengen Alkohols im späteren Jugendalter mit einem Bannstrahl.

Hasch und harte Drogen

Häufig kombinieren Jugendliche Psychopharmaka (wie etwa *Valium* aus der Hausapotheke der Eltern) mit Speed (Amphetamine wie etwa *Captagon*) und Alkohol. Beliebt sind immer noch Schnüffelstoffe (»Tri« und Lösungsmittel in Lacken und Klebern), die bei längerem Mißbrauch zu Gehirnschäden führen können. Warnen Sie bereits Ihr 8jähriges Kind ausdrücklich vor dem Schnüffeln an Klebern (etwa *Pattex*). Zum Joint (Tabak mit Hasch) hat sich inzwischen das gefährlichere Kokain (Droge der Schickeria) gesellt, zur härtesten Droge Heroin kommen immer mehr total unberechenbare synthetische Drogen aus chemischen Hexenküchen hinzu. Informieren Sie sich eingehend über Arten und Gefahren der einzelnen Drogen – nur gut informiert können Sie Ihr Kind überzeugen.

Drogenmißbrauch (siehe links) – handelt es sich um Alkohol, Hasch, synthetische Drogen oder gar Heroin – ist anzunehmen, vor allem wenn der Jugendliche noch zusätzliche Symptome wie verwaschene Sprache, gerötete Augen, exzessives Schwitzen, Zittern, abnorme große oder kleine Pupillen zeigt, oder wenn er viel Geld verbraucht.

Was Sie tun können: Sprechen Sie ruhig und partnerschaftlich mit Ihrem Kind, versuchen Sie ohne penetrante Ermahnungen herauszufinden, ob Ihr Verdacht berechtigt ist. Nimmt Ihr Kind eine Droge, besprechen Sie mit ihm zuerst die Motive (siehe links) und diskutieren Sie dann ohne Vorwürfe die Gefahren des Drogenmißbrauchs. Nur wenn Sie zu Hause eine partnerschaftliche und offene Atmosphäre schaffen, können Sie hoffen, daß Ihr Kind sich Ihnen anvertraut und auch einem eventuellen Druck im Freundeskreis widerstehen kann. Bleibt die Unterredung ohne Erfolg, oder wird Ihr Kind rückfällig, *konsultieren Sie den Hausarzt*. Oft ist eine Behandlung bei einem Jugendpsychologen erfolgversprechend (evtl. auch als Familientherapie); nur bei harten Drogen (synthetische Drogen, Heroin) ist eine Therapie in einer Drogenklinik unumgänglich.

1 Fortsetzung rechte Seite, Spalte 1

2 Fortsetzung rechte Seite, Spalte 2

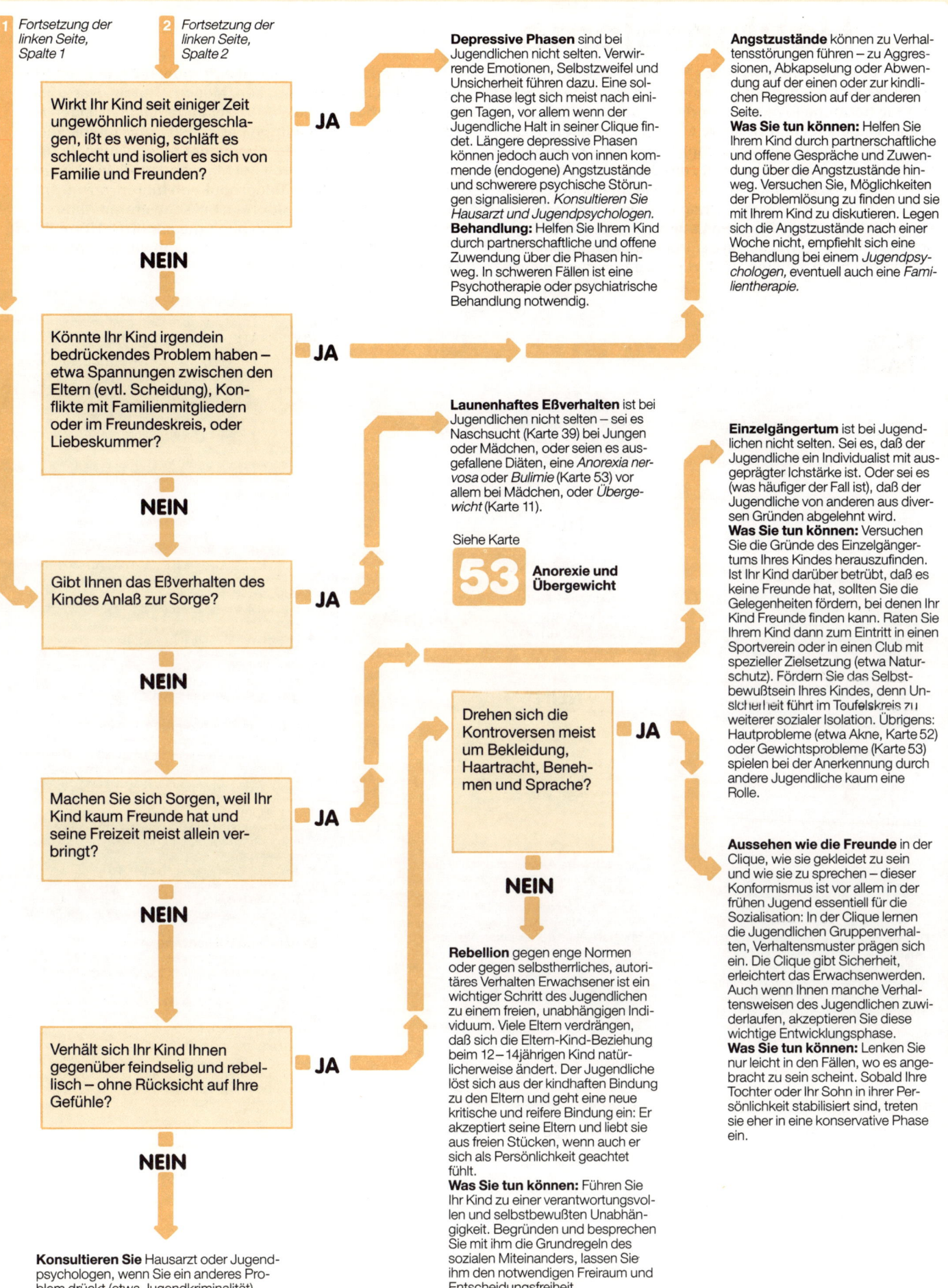

1 Fortsetzung der linken Seite, Spalte 1

2 Fortsetzung der linken Seite, Spalte 2

Wirkt Ihr Kind seit einiger Zeit ungewöhnlich niedergeschlagen, ißt es wenig, schläft es schlecht und isoliert es sich von Familie und Freunden?

JA

Depressive Phasen sind bei Jugendlichen nicht selten. Verwirrende Emotionen, Selbstzweifel und Unsicherheit führen dazu. Eine solche Phase legt sich meist nach einigen Tagen, vor allem wenn der Jugendliche Halt in seiner Clique findet. Längere depressive Phasen können jedoch auch von innen kommende (endogene) Angstzustände und schwerere psychische Störungen signalisieren. *Konsultieren Sie Hausarzt und Jugendpsychologen.*
Behandlung: Helfen Sie Ihrem Kind durch partnerschaftliche und offene Zuwendung über die Phasen hinweg. In schweren Fällen ist eine Psychotherapie oder psychiatrische Behandlung notwendig.

Angstzustände können zu Verhaltensstörungen führen – zu Aggressionen, Abkapselung oder Abwendung auf der einen oder zur kindlichen Regression auf der anderen Seite.
Was Sie tun können: Helfen Sie Ihrem Kind durch partnerschaftliche und offene Gespräche und Zuwendung über die Angstzustände hinweg. Versuchen Sie, Möglichkeiten der Problemlösung zu finden und sie mit Ihrem Kind zu diskutieren. Legen sich die Angstzustände nach einer Woche nicht, empfiehlt sich eine Behandlung bei einem *Jugendpsychologen,* eventuell auch eine *Familientherapie.*

NEIN

Könnte Ihr Kind irgendein bedrückendes Problem haben – etwa Spannungen zwischen den Eltern (evtl. Scheidung), Konflikte mit Familienmitgliedern oder im Freundeskreis, oder Liebeskummer?

JA

NEIN

Gibt Ihnen das Eßverhalten des Kindes Anlaß zur Sorge?

JA

Launenhaftes Eßverhalten ist bei Jugendlichen nicht selten – sei es Naschsucht (Karte 39) bei Jungen oder Mädchen, oder seien es ausgefallene Diäten, eine *Anorexia nervosa* oder *Bulimie* (Karte 53) vor allem bei Mädchen, oder *Übergewicht* (Karte 11).

Siehe Karte

53 **Anorexie und Übergewicht**

Einzelgängertum ist bei Jugendlichen nicht selten. Sei es, daß der Jugendliche ein Individualist mit ausgeprägter Ichstärke ist. Oder sei es (was häufiger der Fall ist), daß der Jugendliche von anderen aus diversen Gründen abgelehnt wird.
Was Sie tun können: Versuchen Sie die Gründe des Einzelgängertums Ihres Kindes herauszufinden. Ist Ihr Kind darüber betrübt, daß es keine Freunde hat, sollten Sie die Gelegenheiten fördern, bei denen Ihr Kind Freunde finden kann. Raten Sie Ihrem Kind dann zum Eintritt in einen Sportverein oder in einen Club mit spezieller Zielsetzung (etwa Naturschutz). Fördern Sie das Selbstbewußtsein Ihres Kindes, denn Unsicherheit führt im Teufelskreis zu weiterer sozialer Isolation. Übrigens: Hautprobleme (etwa Akne, Karte 52) oder Gewichtsprobleme (Karte 53) spielen bei der Anerkennung durch andere Jugendliche kaum eine Rolle.

NEIN

Machen Sie sich Sorgen, weil Ihr Kind kaum Freunde hat und seine Freizeit meist allein verbringt?

JA

Drehen sich die Kontroversen meist um Bekleidung, Haartracht, Benehmen und Sprache?

JA

NEIN

NEIN

Verhält sich Ihr Kind Ihnen gegenüber feindselig und rebellisch – ohne Rücksicht auf Ihre Gefühle?

JA

Rebellion gegen enge Normen oder gegen selbstherrliches, autoritäres Verhalten Erwachsener ist ein wichtiger Schritt des Jugendlichen zu einem freien, unabhängigen Individuum. Viele Eltern verdrängen, daß sich die Eltern-Kind-Beziehung beim 12–14jährigen Kind natürlicherweise ändert. Der Jugendliche löst sich aus der kindhaften Bindung zu den Eltern und geht eine neue kritische und reifere Bindung ein: Er akzeptiert seine Eltern und liebt sie aus freien Stücken, wenn auch er sich als Persönlichkeit geachtet fühlt.
Was Sie tun können: Führen Sie Ihr Kind zu einer verantwortungsvollen und selbstbewußten Unabhängigkeit. Begründen und besprechen Sie mit ihm die Grundregeln des sozialen Miteinanders, lassen Sie ihm den notwendigen Freiraum und Entscheidungsfreiheit.

Aussehen wie die Freunde in der Clique, wie sie gekleidet zu sein und wie sie zu sprechen – dieser Konformismus ist vor allem in der frühen Jugend essentiell für die Sozialisation: In der Clique lernen die Jugendlichen Gruppenverhalten, Verhaltensmuster prägen sich ein. Die Clique gibt Sicherheit, erleichtert das Erwachsenwerden. Auch wenn Ihnen manche Verhaltensweisen des Jugendlichen zuwiderlaufen, akzeptieren Sie diese wichtige Entwicklungsphase.
Was Sie tun können: Lenken Sie nur leicht in den Fällen, wo es angebracht zu sein scheint. Sobald Ihre Tochter oder Ihr Sohn in ihrer Persönlichkeit stabilisiert sind, treten sie eher in eine konservative Phase ein.

NEIN

Konsultieren Sie Hausarzt oder Jugendpsychologen, wenn Sie ein anderes Problem drückt (etwa Jugendkriminalität).

52 Hautprobleme

In der Pubertät kommt es oft zu Hautveränderungen und Hauterkrankungen, die mehr oder weniger durch die erwachende hormonelle Aktivität bedingt sind: vor allem zu Pubertätspickeln und zu Akne. Auch eine seltenere Hauterkrankung, die Psoriasis (unten), können die hormonellen Veränderungen in der Pubertät zum Druchbruch bringen. Ein endogenes Ekzem, das sich aus einem frühkindlichen Ekzem (Karte 25) entwickelt, mag sich dagegen in der Pubertät klären. Wie in jedem Lebensalter ist das allergische Kontaktekzem auch in der Pubertät häufig; ansonsten können die meisten Hauterkrankungen des Erwach-

senen bereits in der Pubertät auftreten; die gängigen Kinderkrankheiten (Windpocken, Masern, Röteln, Karte 26) sind weiterhin möglich. 80 % der Jugendlichen leiden an Akne, meist an der leichten Form, den Pubertätspickeln. Ursachen der Akne sind: steigender Spiegel männlicher Sexualhormone, die auch bei Mädchen produziert werden und zu einer erhöhten Talgproduktion führen, sowie entzündungsfördernde Bakterien; bei schwereren Akneformen kommt eine erblich bedingte abnorme Hornbildung der Haut hinzu. Konsultieren Sie bei schwerer Akne grundsätzlich einen Hautarzt.

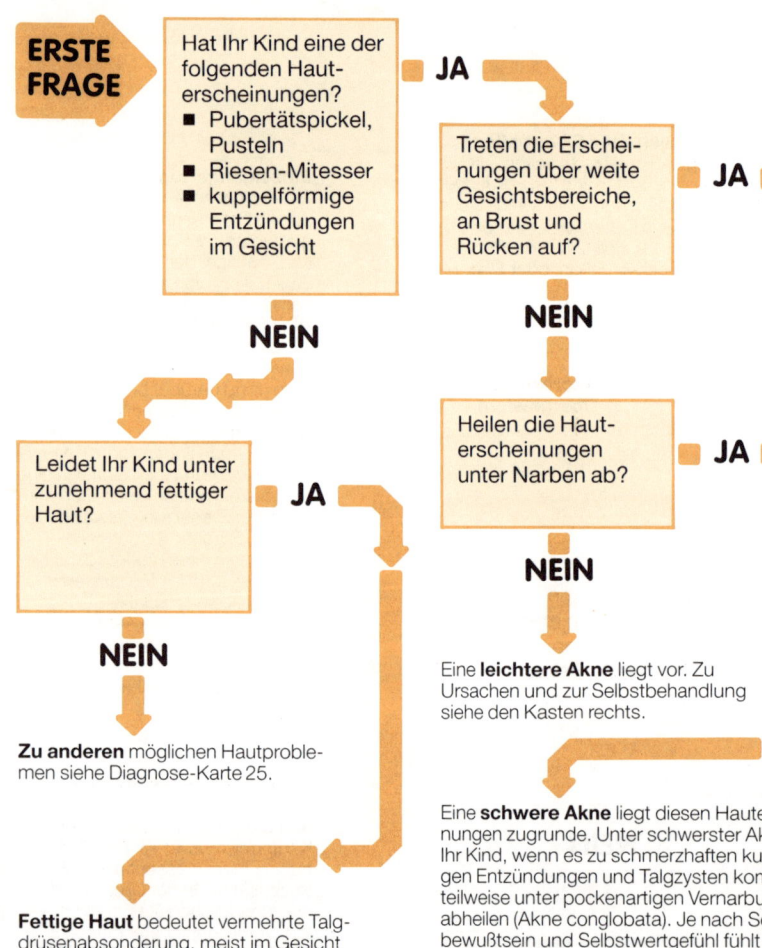

ERSTE FRAGE

Hat Ihr Kind eine der folgenden Hauterscheinungen?
- Pubertätspickel, Pusteln
- Riesen-Mitesser
- kuppelförmige Entzündungen im Gesicht

JA

Treten die Erscheinungen über weite Gesichtsbereiche, an Brust und Rücken auf?

JA

NEIN

NEIN

Leidet Ihr Kind unter zunehmend fettiger Haut?

JA

Heilen die Hauterscheinungen unter Narben ab?

JA

NEIN

NEIN

Zu anderen möglichen Hautproblemen siehe Diagnose-Karte 25.

Eine **leichtere Akne** liegt vor. Zu Ursachen und zur Selbstbehandlung siehe den Kasten rechts.

Fettige Haut bedeutet vermehrte Talgdrüsenabsonderung, meist im Gesicht und am behaarten Kopf (mit fettigen Haaren) und ist anlage- und hormonbedingt. Siehe auch *Akne* (rechts).
Behandlung: Regelmäßige milde Reinigung, keine Seife und alkoholhaltige Lotionen benutzen.

Eine **schwere Akne** liegt diesen Hauterscheinungen zugrunde. Unter schwerster Akne leidet Ihr Kind, wenn es zu schmerzhaften kuppelförmigen Entzündungen und Talgzysten kommt, die teilweise unter pockenartigen Vernarbungen abheilen (Akne conglobata). Je nach Selbstbewußtsein und Selbstwertgefühl fühlt sich Ihr Kind durch eine schwere Akne mehr oder weniger psychosozial belastet.
Behandlung: Entstehung und Behandlung siehe den Kasten rechts. Schicken Sie Ihr Kind zu einem Hautarzt oder in eine Hautklinik.

PUBERTÄTSPICKEL UND AKNE

Bei der Akne und ihrer leichten Form, den Pubertätspickeln, ist die Einheit von Haarbalg und Talgdrüsen erkrankt – meist im Gesicht, auf Brust und Rücken. Ursachen und Entstehungskette der Akne:

- Die vermehrte Bildung männlicher Sexualhormone (diese Androgene werden auch von Frauen und Mädchen produziert) führt zu einer erhöhten Talgdrüsenproduktion, die die Entwicklung der Haarbälge stört.
- Es kommt zu einer krankhaften Hornbildung, zwischen der das Sekret eintrocknet – der sich bildende Riesen-Mitesser dehnt die Haarbalgöffnung und färbt sich an der Oberfläche schwärzlich.
- Fettsäuren (entstehen infolge des Abbaus von Talg durch bestimmte Bakterien) führen zu Entzündungen um den Haarbalg herum: Es kommt zu Eiterpusteln und bei zusätzlichen Infektionen zu Abszessen.
- Bei schweren Akneformen liegt eine erblich bedingte Reaktionsbereitschaft und abnorme Hornbildung vor – so bei der *Akne conglobata*, die infolge schmerzhafter kuppelförmiger Entzündungen und Talgzysten zu Vernarbungen führt.

Was Sie bei leichterer Akne tun können
- Antibakterielle Waschlotionen sowie schwefel- oder resorzinhaltige Akne-Lotionen, -Salben oder Tinkturen (hemmen die Talgdrüsenproduktion leicht) helfen bei Pubertätspickeln und milder Akne.
- Schälkuren der Haut mit Benzoylperoxid (*aknefug-oxid* u. a.) hemmen Bakterien, normalisieren Verhornungsstörungen und lassen Akne-Pickel verschwinden.
- Akne-Erscheinungen können Sie gelegentlich mit einem nicht mineralölhaltigen Make-up abdecken. Drücken Sie Akne-Mitesser oder gar Pusteln nie aus – Sie riskieren sonst schwere Entzündungen.

Behandlung bei schwerer Akne
Bei schwerer Akne sollte Ihre Tochter oder Ihr Sohn einen Hautarzt oder eine Hautklinik aufsuchen. Die gängige Aknebehandlung ist eine Kombinationsbehandlung mit Vitamin A und Tetrazyklin, einem Antibiotikum, sowie eine Schälkur mit Vitamin-A-Säure. (*Airol Roche* u. a.). Wegen möglicher Nebenwirkungen kann diese Behandlung jedoch nur über ein paar Monate durchgezogen werden – der Erfolg ist deshalb auf Dauer nicht immer befriedigend. Eine Hormonbehandlung ist bei Mädchen und Frauen mit Anti-Androgenen (plus Östrogen) möglich, evtl. auch durch eine spezielle »Pille« (mit Megesterolazetat). Einen langfristigen Erfolg garantiert jedoch allein die Einnahme von *13-cis-Retinsäure* (spezielle Vitamin-A-Säure), die jedoch wegen starker Nebenwirkungen nur schwersten Akneformen vorbehalten sein sollte.

PSORIASIS

Psoriasis (Schuppenflechte) wird durch entzündliche Hautflecken, die sich alsbald mit silberweißen Schuppen bedecken, signalisiert – vor allem an der Stirn, an Rücken, Ellbogen und Knien. Kratzt man an den Schuppen, fallen sie wie Kerzengeschabsel ab und eine tautropfenartige Blutung tritt hervor.

Bei Psoriasis ist, neben einer Verhor-

nungsstörung (Schuppen), die Zellneubildung der Haut anlagebedingt vermehrt – die Mitwirkung langsamer Viren wird vermutet. Hormonelle Faktoren wie in der Pubertät können die Psoriasis zum Ausbruch bringen. Konsultieren Sie in jedem Fall einen Hautarzt. Die Behandlung erfolgt durch eine neuentwickelte Psoriasis-Salbe oder eine spezielle UV-Therapie.

53 Anorexie und Übergewicht

In den ersten Jahren der Pubertät wächst das Kind schnell in die Länge, auch ändern sich seine Körperformen allmählich geschlechtsspezifisch – das kann einen Jugendlichen je nach Anlage als zu dünn oder zu dick erscheinen lassen. Wiewohl Jungen häufiger zu Übergewicht neigen als Mädchen, sind Mädchen eher ängstlich um ihre Figur bemüht (Rollenverhalten etc.). So sind auch Mädchen um so mehr gefährdet, eine Anorexia nervosa (unten) zu entwickeln; freilich scheinen bei der Anorexie oft andere psychische oder auch hormonelle Ursachen die entscheidende Rolle zu spielen. Falsches anerzogenes Eßverhalten

(»Iß den Teller leer«) und falsche Ernährungsgewohnheiten können neben anlagebedingten und hormonellen Faktoren zu Übergewicht (Karte 11) führen. Ob Ihr Kind über- oder untergewichtig ist, ob das Längenwachstum mit einer normalen Gewichtszunahme einhergeht, können Sie am sichersten anhand der Wachstumskarten für Mädchen und Jungen (siehe Wachstumskarten im Informationsteil am Ende des Buches) kontrollieren. Sollten die Werte mehr als 3 kg Über- oder Untergewicht als die der Körpergröße angemessenen Werte ergeben, konsultieren Sie diese Diagnose-Karte.

ERSTE FRAGE

Ist Ihr Kind übergewichtig?

JA →

Siehe Karte **11** Übergewicht und Fettsucht

NEIN

Scheint Ihr Kind untergewichtig zu sein?

JA →

Ißt Ihr Kind bei den Familien-Mahlzeiten normal mit?

JA →

Wirkt Ihr Kind gesund?

JA

NEIN

Konsultieren Sie den Hausarzt bei Kontroversen über das richtige Körpergewicht (siehe Wachstumskarten im Informationsteil am Ende des Buches).

NEIN

Scheint Ihre Tochter ängstlich einen extremen Gewichtsverlust verbergen zu wollen – weigert sie sich etwa, auf die Waage zu steigen, oder verhüllt sie ihre Figur mit wallenden Kleidern?

JA

Zeitweiliger starker Gewichtsverlust als Folge einer Schlankheits-Diät ist vor allem bei weiblichen Jugendlichen normal (Rollenverhalten, Beispiel der Mutter). Extreme Abmagerung kann jedoch eine *Anorexia nervosa* (unten) signalisieren. Achten Sie darauf, daß sich Ihre Tochter keiner einseitigen Diät unterzieht (siehe dazu Karte 11). Ansonsten ist abweichendes Ernährungsverhalten (etwa vegetarische Ernährung) bei Jugendlichen ein Zeichen der beginnenden psychosozialen Unabhängigkeit.

NEIN

Gesundheitsstörungen oder Krankheiten können zu Gewichtsverlust führen. *Konsultieren Sie einen Arzt.*

Gewichtsverlust bei einem gesunden Menschen bedeutet immer: Die Energiezufuhr durch die Nahrung ist geringer als der Energieverbrauch. Das kann etwa in den Zeiten eines intensiven sportlichen Trainings der Fall sein. Achten Sie dann besonders auf eine gesunde Ernährung (Karte 39) und beachten Sie, daß der Eiweißbedarf eines Jugendlichen in diesen Zeiten erhöht ist. *Konsultieren Sie den Hausarzt*, wenn Ihr Kind nicht gesund wirkt, oder wenn der Gewichtsverlust über einen Monat andauert.

Anorexia nervosa (Pubertätsmagersucht) führt zu einem solchen Verhalten. Warnsignale sind auch heimliches Erbrechen und Abführmittelmißbrauch. *Konsultieren Sie den Hausarzt.* Siehe dazu den Kasten unten.

ANOREXIA NERVOSA

Pubertätsmagersucht, die Anorexia nervosa (Anorexie), ist bei Mädchen und jungen Frauen ein relativ häufiges Syndrom. Männliche Jugendliche befällt sie so gut wie nie. Die Betroffenen zeigen meist direkt einen Widerwillen gegen jede Nahrungsaufnahme. Und obgleich sie mit der Zeit extrem abmagern, sind sie überzeugt, zu dick zu sein.

Warnsignale und Ursachen der Anorexie

Extreme Abmagerung, unerklärliche Appetitlosigkeit, häufiges, meist heimliches Erbrechen (wenn die Erkrankten zum Essen gezwungen werden) und Mißbrauch von Abführmitteln sind die Warnsignale einer Anorexie. Mangelnde Nährstoffzufuhr, Wasser- und Mineralsalz- sowie Bluteiweißverluste durch Erbrechen und Abführmittelmißbrauch führen zur Schwächung des Organismus und des Herzmuskels; in späten Stadien kommt es zu Ödemen (Flüssigkeitsansammlung) in den Beinen und schwerer Herzschädigung. Bereits in frühen Stadien bleibt die Monatsblutung aus. Depressionen und Angstzustände kommen hinzu.

Der Anorexie scheint primär eine psychische Störung zugrunde zu liegen: unbewußte Abwehrhaltung gegen die Entwicklung zur Frau, gestörte Lust an der Sättigung, am Leib-Erleben, hervorgerufen etwa durch ein sexualfeindliches Elternhaus und/oder eine dominierende Mutter. Möglicherweise spielen aber auch hormonelle Faktoren eine entscheidende Rolle.

In manchen Fällen stoppen zwar die Mädchen den schleichenden Selbstmord irgendwann von selbst. Fast 10 % der Fälle enden jedoch nach langen Jahren tödlich, wenn die Erkrankten nicht rechtzeitig in einer Klinik behandelt und psychotherapeutisch betreut werden.

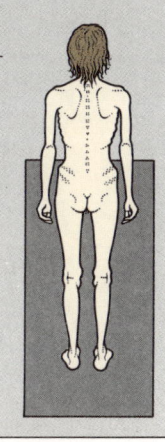

2 Allgemein-medizin: Erwachsene

54 Gestörtes Allgemeinbefinden

Bisweilen fühlen Sie sich gesundheitlich nicht auf der Höhe, ohne ein spezielles Symptom wie etwa Schmerz lokalisieren zu können. Dahinter können eine unbedeu-

tende Infektion, ungesunde Lebensweise oder Wetterfühligkeit stehen – manchmal aber auch eine ernstere Gesundheitsstörung, die ärztlich abgeklärt werden sollte.

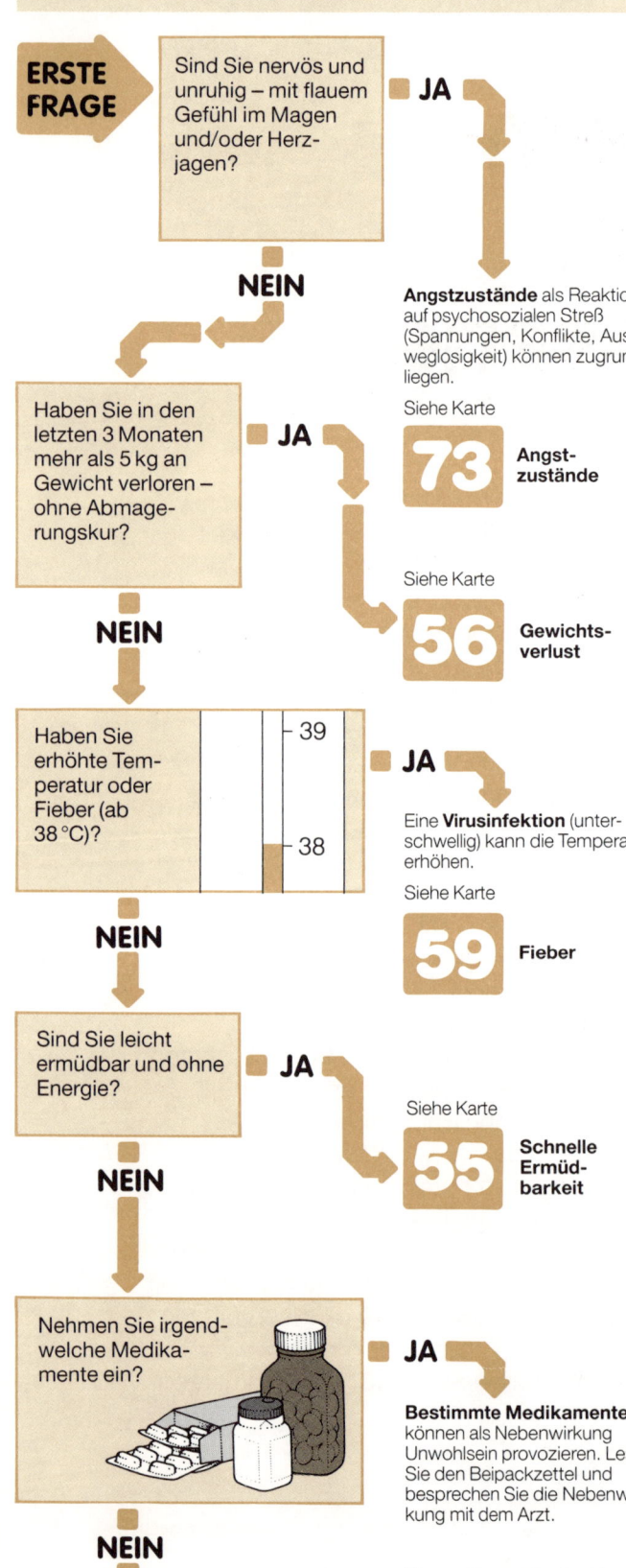

ERSTE FRAGE

Sind Sie nervös und unruhig – mit flauem Gefühl im Magen und/oder Herzjagen?

JA → **Angstzustände** als Reaktion auf psychosozialen Streß (Spannungen, Konflikte, Ausweglosigkeit) können zugrunde liegen.

Siehe Karte

73 Angstzustände

NEIN

Haben Sie in den letzten 3 Monaten mehr als 5 kg an Gewicht verloren – ohne Abmagerungskur?

JA → Siehe Karte

56 Gewichtsverlust

NEIN

Haben Sie erhöhte Temperatur oder Fieber (ab 38 °C)?

39 / 38

JA → Eine **Virusinfektion** (unterschwellig) kann die Temperatur erhöhen.

Siehe Karte

59 Fieber

NEIN

Sind Sie leicht ermüdbar und ohne Energie?

JA → Siehe Karte

55 Schnelle Ermüdbarkeit

NEIN

Nehmen Sie irgendwelche Medikamente ein?

JA → **Bestimmte Medikamente** können als Nebenwirkung Unwohlsein provozieren. Lesen Sie den Beipackzettel und besprechen Sie die Nebenwirkung mit dem Arzt.

NEIN → **Konsultieren Sie** den Hausarzt. Siehe auch nebenstehende Kästen.

GEFAHREN DES ALKOHOLS

Alkohol wirkt, wie andere Drogen auch, direkt auf das Zentralnervensystem. Mäßig genossen hat er durchaus positive Wirkungen: Er regt an und entspannt zugleich, enthemmt leicht und fördert Kommunikation und Gemeinschaft. Regelmäßiger, aber mäßiger Alkoholkonsum hat eine vorbeugende Wirkung gegen Arteriosklerose, Herzinfarkt und Schlaganfall; bei älteren Menschen fördert er die intellektuelle Leistungsfähigkeit und die Kontaktfreudigkeit, auch erhellt er leichte Depressionen.

In größeren Mengen genossen wirkt die Droge Alkohol euphorisierend, bald auch dämpfend, schließlich lähmend (Lallen, Schwanken, Apathie bis Bewußtlosigkeit im Vollrausch = Alkoholvergiftung). Ein Kater entsteht durch Austrocknung des Organismus und Sinken des Blutzuckerspiegels. Alkohol erweitert die Blutgefäße, auch die der Haut, und kann so bei Kälte im Freien zur Auskühlung führen (der Aufwärmeffekt ist nur kurzfristig).

Alkoholismus

Alkohol kann je nach Anlage psychisch und körperlich abhängig machen. Folgen eines Alkoholismus können u. a. sein:

- **Schädigung der Hirnzellen** mit dem Resultat schwerer Persönlichkeitsveränderungen (Gedächtnisstörungen, Kritiklosigkeit, Labilität, Depressionen, Mißtrauen, Aggressionen, Abnahme der psychischgeistigen und körperlichen Leistungsfähigkeit, Delirium).
- **Schwere Leberschädigung** bis zur lebensverkürzenden Zirrhose.
- **Soziale Probleme:** sozialer Abstieg, Zerstörung von Ehe, Partnerschaft und zwischenmenschlichen Beziehungen.

Das Risiko, Nervensystem und Leber zu schädigen, geht ein Mann bereits ein, wenn er jahrelang täglich mehr als 50 g Alkohol (etwa 2,5 l Bier, 1 l Wein, 0,3 l Schnaps) zu sich nimmt.

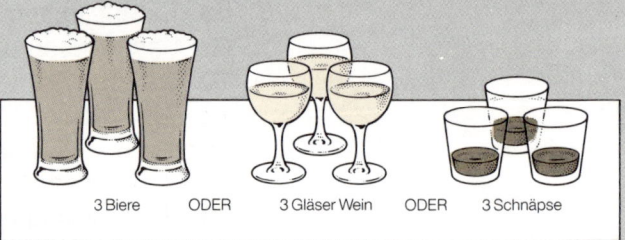

3 Biere   ODER   3 Gläser Wein   ODER   3 Schnäpse

Frauen und Alkohol

Im allgemeinen vertragen Frauen Alkohol schlechter als Männer – infolge des langsameren Alkoholabbaus in der Leber und anderer Faktoren. Die für Frauen durchschnittlich verträgliche Menge Alkohol liegt unter 30 g pro Tag – das entspricht etwa 0,3–0,5 Liter Wein (siehe Abbildung); ein gewohnheitsmäßiges Überschreiten dieser Menge birgt das Risiko von Organschädigungen, bei Schwangeren auch einer Schädigung des Fetus.

WETTERFÜHLIGKEIT

Viele Menschen klagen über Wetterfühligkeit. Bei atmosphärischen Umweltreizen wie Klimawechsel (bei Reisen), Wetterumschwüngen, erhöhter Luftfeuchtigkeit, erhöhter Luftelektrizität (bei Gewittern) oder Sonneneruptionen leiden sie an schneller Ermüdbarkeit, Abgeschlagenheit, Schlaflosigkeit, Depressionen, Herzjagen oder Kopfschmerzen. Bestehende chronische Leiden verschlimmern sich. Manche Menschen mit Bein- oder Armstümpfen glauben auch, einen Wetterumschwung vorhersagen zu können.

Im Alpenvorland sind die genannten Symptome als Föhnkrankheit bekannt (unter Föhn versteht man die allfälligen trockenen, warmen Fallwinde am Nordrand der Alpen).

Obwohl Wetterfühligkeit nicht selten als Ausrede von wehleidigen Menschen benutzt wird, ist sie nicht zu leugnen: Atmosphärische Stressoren können sehr wohl auf das vegetative Nervensystem einwirken und so Befindlichkeitsstörungen provozieren. Bei stressigem Klima scheint auch die Herzinfarkt- und Schlaganfallgefährdung erhöht zu sein. Für an chronischer Bronchitis oder Asthma Leidende ist ein feuchtkaltes nebliges Klima Gift (vor allem bei zusätzlichem Smog).

55 Schnelle Ermüdbarkeit

Konsultieren Sie diese Diagnose-Karte, wenn Sie schnell ermüdbar, antriebslos und ohne Energie sind, wenn Sie ein übermäßiges Schlafbedürfnis haben. Mitunter können solche Symptome eine ernste Krankheit signalisieren. Plötzliche unerklärliche Benommenheit und Schläfrigkeit ist immer ein ernstes Warnsignal.

ERSTE FRAGE

Schlafen Sie wenig oder haben Sie Schlafstörungen? — **JA**

Ungenügender Schlaf oder Schlafstörungen über mehrere Nächte hinweg sind anscheinend die Ursache Ihrer Müdigkeit und Antriebsschwäche. 1, 2 Nächte ausreichenden Schlafes beheben die Symptome. Leiden Sie an Einschlaf- oder Durchschlafstörungen, siehe auch Karte 58.

Siehe Karte

 **58** Schlafstörungen

NEIN

Haben Sie zwei oder mehrere der folgenden Symptome?
- ungewöhnliche Kälteempfindlichkeit
- trockene, kühle Haut
- aufgedunsenes Gesicht
- Verstopfung

— **JA**

Schilddrüsen-Unterfunktion ist die wahrscheinliche Ursache. Vor allem bei Frauen im Klimakterium ist diese Hormonstörung nicht selten (Myxödem). *Konsultieren Sie einen Arzt.*
Behandlung: Ergibt eine spezielle Blutuntersuchung einen Mangel an Schilddrüsenhormonen, ist eine lebenslange Therapie mit Schilddrüsenhormonen (in Tablettenform) erforderlich.

NEIN

Haben Sie zwei oder mehrere dieser Symptome?
- Blässe
- Ohnmacht
- Kurzatmigkeit
- Mundschleimhautentzündung

— **JA**

Anämie (Blutarmut), die Verminderung der roten Blutkörperchen oder des Blutfarbstoffes (Hämoglobin), ist die wahrscheinliche Ursache. Die häufigste Anämie ist die Eisenmangel-Anämie. Fehlt Eisen in der Nahrung oder geht viel Eisen durch starke Menstruationen verloren, ist die Bildung von Hämoglobin gestört. Nicht selten ist auch die Vitamin-B_{12}-Mangel-Anämie (Bösartige Anämie) mit dem Frühsymptom einer Mundschleimhaut-Entzündung. *Konsultieren Sie einen Arzt.*
Behandlung: Bei Eisenmangel Eisentabletten und eisenreiche Nahrung (Fleisch, Vollkornprodukte u. a.); bei der Bösartigen Anämie Vitamin-B_{12}-Spritzen.

NEIN

Trinken Sie regelmäßig mehr Alkohol als im Kasten auf der linken Seite als Grenzmenge angegeben ist? — **JA**

Kontinuierlicher übermäßiger Alkoholkonsum hat einen dämpfenden, müde machenden Effekt (links).
Was Sie tun können: Schränken Sie den Alkoholkonsum stark ein. Trinken Sie vor 18 Uhr keinen Alkohol. Harte Methode: Versuchen Sie, eine Woche ohne Alkohol auszukommen — treiben Sie mehr Sport. Gelingt es Ihnen nicht, den Alkoholkonsum zu drosseln, *konsultieren Sie den Hausarzt.*

NEIN

Fortsetzung rechte Spalte

Fortsetzung der linken Spalte

Haben Sie zwei oder mehrere der folgenden Symptome?
- Konzentrationsschwäche, Entscheidungsunfähigkeit
- Desinteresse an Sex (Libidomangel)
- Kopfschmerzen
- Niedergeschlagenheit, Ängste

— **JA**

Eine **Depression** macht Sie müde, antriebs- und energielos.

Siehe Karte

72 Depressionen

NEIN

> **ERMÜDUNGSERSCHEINUNGEN IN DER FRÜHSCHWANGERSCHAFT**
>
> Schnelle Ermüdbarkeit ist eine häufige Beschwerde in der frühen Schwangerschaft – oft schon bevor ein Schwangerschaftstest positiv ausfällt. Ziehen Sie also eine Schwangerschaft in Betracht, wenn Sie sich unerklärlicherweise über Tage hin müde fühlen und die erwartete Periode ausgeblieben ist (lassen Sie sich dann z. B. nicht röntgen). Die Müdigkeit ist eine normale Reaktion auf die Veränderung in Ihrem Körper: etwa auf die Zunahme der Blutflüssigkeit und die Erweiterung der Gefäße, was zu einem niedrigen Blutdruck führt.
>
> Achten Sie auf die Bedürfnisse Ihres Körpers – gönnen Sie sich mehr Ruhe (Nachmittagsschläfchen, späteres Aufstehen, keine schweren Arbeiten).

Haben Sie einige Wochen hart und ohne Erholungsphase durchgearbeitet im Beruf oder zu Hause? — **JA**

Sie sind überarbeitet. Psyche und Körper verlangen nach einer Erholungsphase, zumal wenn die Überarbeitung mit psychosozialem Streß verbunden ist, den Sie nicht wie sonst lösen konnten.
Was Sie tun können: Schalten Sie einen Gang zurück, teilen Sie sich die Arbeit so ein, daß Zeit für Entspannung übrigbleibt (siehe auch *Entspannungstechniken*, Karte 73) – sonst riskieren Sie vegetative Störungen oder gar einen Zusammenbruch.

NEIN

Haben Sie erst kürzlich eine Infektionskrankheit überstanden – etwa einen grippalen Infekt? — **JA**

Die **Erholungs- oder Genesungsphase** nach einer Infektionskrankheit kann 2, 3 Wochen dauern.
Was Sie tun können: Lassen Sie es langsam angehen. Besonders wenn Sie fiebersenkende Grippetabletten genommen haben, fühlen Sie sich trügerischerweise zu früh wieder fit. *Konsultieren Sie einen Arzt,* wenn Sie nach einem Monat noch schlapp sind.

NEIN

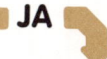 

Konsultieren Sie den Hausarzt – eine seltenere Ursache ist möglich.

56 Gewichtsverlust

Schwankt Ihr Körpergewicht ab und zu um ein paar Kilo, ist das normal und temporären Veränderungen der körperlichen Aktivität und der Ernährungsweise zuzuschreiben. Jeder stärkere Gewichtsverlust freilich, der nicht durch eine Schlankheitskur erklärbar wäre, kann eine ernste

Erkrankung signalisieren – besonders wenn zusätzliche Symptome wie etwa Appetitlosigkeit hinzukommen. Konsultieren Sie grundsätzlich einen Arzt, wenn Sie im Zeitraum von etwa 2, 3 Monaten unerklärlicherweise mehr als 5 kg abnehmen.

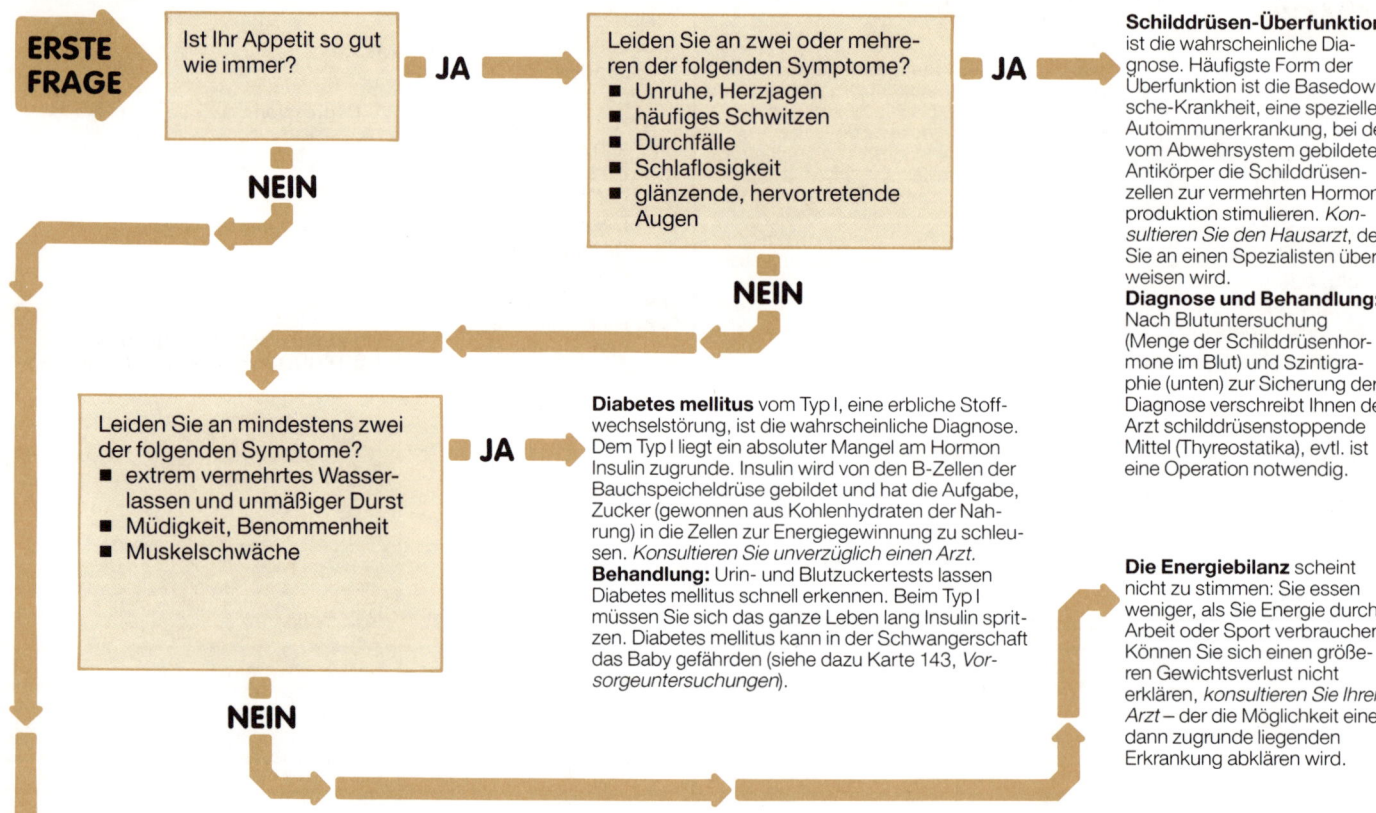

ERSTE FRAGE

Ist Ihr Appetit so gut wie immer?

JA

Leiden Sie an zwei oder mehreren der folgenden Symptome?
- Unruhe, Herzjagen
- häufiges Schwitzen
- Durchfälle
- Schlaflosigkeit
- glänzende, hervortretende Augen

JA

NEIN

NEIN

Schilddrüsen-Überfunktion ist die wahrscheinliche Diagnose. Häufigste Form der Überfunktion ist die Basedowsche-Krankheit, eine spezielle Autoimmunerkrankung, bei der vom Abwehrsystem gebildete Antikörper die Schilddrüsenzellen zur vermehrten Hormonproduktion stimulieren. *Konsultieren Sie den Hausarzt*, der Sie an einen Spezialisten überweisen wird.
Diagnose und Behandlung: Nach Blutuntersuchung (Menge der Schilddrüsenhormone im Blut) und Szintigraphie (unten) zur Sicherung der Diagnose verschreibt Ihnen der Arzt schilddrüsenstoppende Mittel (Thyreostatika), evtl. ist eine Operation notwendig.

Leiden Sie an mindestens zwei der folgenden Symptome?
- extrem vermehrtes Wasserlassen und unmäßiger Durst
- Müdigkeit, Benommenheit
- Muskelschwäche

JA

Diabetes mellitus vom Typ I, eine erbliche Stoffwechselstörung, ist die wahrscheinliche Diagnose. Dem Typ I liegt ein absoluter Mangel am Hormon Insulin zugrunde. Insulin wird von den B-Zellen der Bauchspeicheldrüse gebildet und hat die Aufgabe, Zucker (gewonnen aus Kohlenhydraten der Nahrung) in die Zellen zur Energiegewinnung zu schleusen. *Konsultieren Sie unverzüglich einen Arzt.*
Behandlung: Urin- und Blutzuckertests lassen Diabetes mellitus schnell erkennen. Beim Typ I müssen Sie sich das ganze Leben lang Insulin spritzen. Diabetes mellitus kann in der Schwangerschaft das Baby gefährden (siehe dazu Karte 143, *Vorsorgeuntersuchungen*).

Die Energiebilanz scheint nicht zu stimmen: Sie essen weniger, als Sie Energie durch Arbeit oder Sport verbrauchen. Können Sie sich einen größeren Gewichtsverlust nicht erklären, *konsultieren Sie Ihren Arzt* – der die Möglichkeit einer dann zugrunde liegenden Erkrankung abklären wird.

NEIN

SZINTIGRAPHIE

Die Szintigraphie gehört zu den nuklearmedizinischen Diagnosetechniken: Mit Hilfe radioaktiver Substanzen (Radionuklide) können Veränderungen von Organen oder Krebsmetastasen (Tochtergeschwülste) entdeckt werden. Die Strahlung der Radionuklide (»Körperspione«) wird von einem Scanner oder einer Gammakamera empfangen und als Bild des Organs umgesetzt. Die Strahlenbelastung liegt im Schnitt nicht über der einer Röntgenaufnahme.

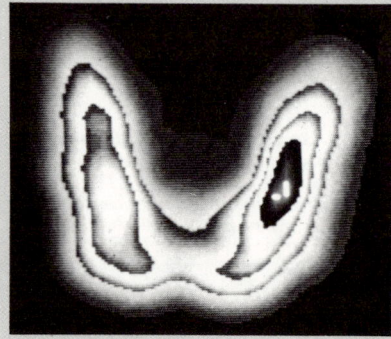

Computerverarbeitetes Szintiphoto der Schilddrüse mit einem »heißen Knoten« (dunkel).

GEWICHTSVERLUST IN DER SCHWANGERSCHAFT

In den ersten 3 Monaten der Schwangerschaft ist ein Gewichtsverlust von etwa 1–2 Kilo normal – bedingt durch einen oft verringerten Appetit und das häufige Erbrechen in dieser Zeit. Nehmen Sie allerdings mehr als 2, 3 Kilo ab, sollten Sie Ihren Frauenarzt konsultieren. Meist liegt einem solchen Gewichtsverlust ein schweres Schwangerschaftserbrechen (siehe dazu Karte 138) zugrunde, durch das Ihr Baby gefährdet wird. Anzeichen eines schweren Schwangerschaftserbrechens sind 5 bis 10 und mehr Brechanfälle pro Tag, schlechter Allgemeinzustand, oft auch Benommenheit. Das normale Schwangerschaftserbrechen hört meist mit der 12. Woche auf, ab etwa der 14. Wochen nehmen Sie pro Woche etwa ein Pfund zu (fast bis zum Ende der Schwangerschaft).

Im Rahmen der alle vier Wochen stattfindenden Vorsorgeuntersuchungen während der Schwangerschaft wird Ihr Frauenarzt auch Ihr Gewicht überprüfen. Nehmen Sie ab der 14. Woche nicht konstant an Gewicht zu, wiewohl Sie ausreichend essen, könnte eine Fehlentwicklung der Plazenta, aber auch der Frucht, die Ursache sein. Mittels Urin-, Blut- und

Ultraschall-Untersuchung wird Ihr Fauenarzt diese Möglichkeit abklären.

Gewichtszunahme und Gewichtsverlust während der Schwangerschaft

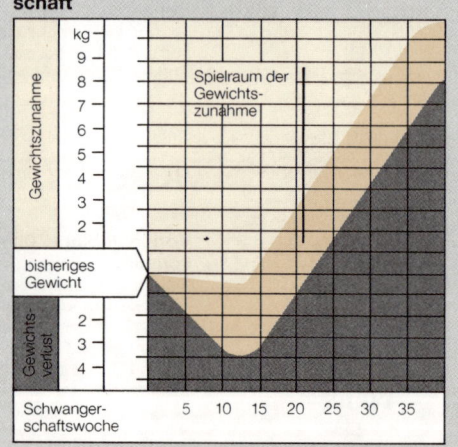

Fortsetzung rechte Seite

Fortsetzung der linken Seite

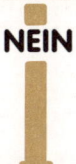

Leiden Sie an einem oder mehreren der folgenden Symptome?
- häufige Durchfälle
- Wechsel zwischen Durchfall und Verstopfung
- starke oder wiederkehrende Bauchschmerzen
- Blut im Stuhl (evtl. auch schwarzer Stuhl)

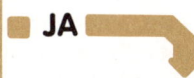 **JA**

KONSULTIEREN SIE UNVERZÜGLICH DEN HAUSARZT

Eine **Erkrankung des Magen-Darm-Trakts** ist die mögliche Ursache Ihres Gewichtsverlustes. Sei es eine *Colitis ulcerosa* (geschwürige Dickdarmentzündung mit blutig-schleimigen Durchfällen), ein *Magengeschwür* (Symptome: Schmerzen und Druckgefühl nach dem Essen, manchmal Übelkeit mit Erbrechen) oder seltener ein *Magen-* oder *Darmkrebs* (in der Regel nur bei über 45jährigen). **Behandlung:** Sie richtet sich nach der jeweiligen Ursache.

NEIN

Leiden Sie an zwei oder mehreren der folgenden Symptome?
- Nachtschweiß
- Schübe erhöhter Temperatur
- allgemeines Krankheitsgefühl
- Reizhusten
- Blut im Auswurf
- Atemnot

 **JA**

KONSULTIEREN SIE UNVERZÜGLICH DEN HAUSARZT

Eine **chronische Erkrankung der Lunge** oder *Bronchien* ist die wahrscheinliche Diagnose. Sei es die seltener gewordene Lungentuberkulose, eine Staublunge (Berufskrankheit) oder ein Lungenkrebs. **Diagnose und Behandlung:** Nach einem Blut- und Auswurftest, einer Röntgenaufnahme und gegebenenfalls einer *Bronchoskopie* (Karte 89) richtet sich die Behandlung nach der Diagnose: bei Tuberkulose Antibiotika, bei Staublunge Berufswechsel, bei Lungenkrebs Krebstherapie.

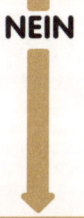

NEIN

Leiden Sie an zwei oder mehreren der folgenden Symptome?
- Niedergeschlagenheit
- Schlafstörungen
- Desinteresse an Sex
- Konzentrationsstörungen, Entscheidungsschwäche
- Selbstmordabsichten

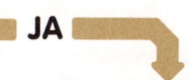 **JA**

Depressionen führen oft zu Appetitlosigkeit und Gewichtsverlust.

Siehe Karte

 **72** **Depressionen**

NEIN

ANZEICHEN EINES GEWICHTSVERLUSTES

Stärkerer Gewichtsverlust ohne Abmagerungskur ist immer ernst zu nehmen – besonders im Verein mit Krankheitssymptomen. Wenn Sie sich nicht regelmäßig wiegen, sollten Sie die Signale einer erklecklichen Abmagerung beachten:

- Partner oder Bekannte sprechen Sie auf Ihr verändertes Erscheinungsbild an;
- eingesunkene Wangen;
- Hosen oder Röcke sind um die Hüfte auf einmal zu weit;
- Hemdkragen werden zu weit;
- Sie brauchen einen kleineren Büstenhalter.

Konsultieren Sie Ihren Arzt. Gewichtsverlust kann viele Ursachen haben.

KÖRPERLICHE AKTIVITÄT UND GEWICHTSVERLUST

Für Übergewichtige (Karte 57) ist körperliche Aktivität bzw. Sport das beste Instrument, Normalgewicht zu erreichen – in Verbindung mit einer Diät. Eine halbe Stunde Schwimmen etwa bringt einen Energieverbrauch von ca. 800 Kilojoule – das entspricht ungefähr dem Energiewert von 2 Brötchen. Sind Sie jedoch eher untergewichtig, sollten Sie bei sportlicher Aktivität durch entsprechende Energiezufuhr einem weiteren Gewichtsverlust vorbeugen.

Übersteigt Ihr Energieverbrauch die Energiezufuhr, d. h. den Energiewert der Nahrung, verbrennt Ihr Organismus Fettreserven zur Energiegewinnung – Sie nehmen ab.

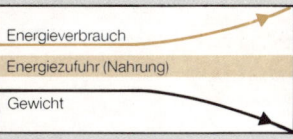

Energieverbrauch	
Energiezufuhr (Nahrung)	
Gewicht	

ANOREXIA NERVOSA

Pubertätsmagersucht, die Anorexia nervosa (Anorexie), ist bei Mädchen ein relativ häufiges Syndrom. Doch seit einem guten Jahrzehnt leiden auch immer mehr junge Frauen an ihr. Die Betroffenen zeigen meist direkt einen Widerwillen gegen jedwede Nahrungsaufnahme. Und wiewohl sie mit der Zeit extrem abmagern, scheinen sie eine irrationale Angst zu haben, dick zu werden – ja, sie sind überzeugt davon, zu dick zu sein. Die Anorexie ist ein schleichender Selbstmord: Jede 10. der anorektischen Frauen handelt sich einen frühen Tod ein.

Warnsignale und Auswirkungen der Anorexie
Extreme Abmagerung, unerklärliche Appetitlosigkeit, häufiges, meist heimliches Erbrechen (wenn die Erkrankten zur Beruhigung der Eltern oder des Partners gegessen haben) und Mißbrauch von Abführmitteln sind die Warnsignale einer Anorexie.

Mangelnde Nährstoffzufuhr, Wasser- und Mineralsalzverluste durch Erbrechen und Abführmittelmißbrauch führen zur Schwächung des Organismus und des Herzmuskels. Bereits in frühen Stadien bleibt die Monatsblutung aus. In späten Stadien kommt es zu Ödemen (Flüssigkeitsansammlung) in den Beinen und schwerer Herzschädigung, Depressionen und Angstzustände gesellen sich hinzu. Der Anorexie scheint primär eine psychische Störung zugrunde zu liegen.

Behandlung
Manche anorektischen Frauen stoppen den schleichenden Selbstmord irgendwann von selbst. Doch spätestens im Ödemstadium kann nur noch die Behandlung in einer Klinik den drohenden Tod verhindern. Freilich wehren sich die meisten Erkrankten gegen eine Einweisung in eine Klinik. Guter Rat ist da für Partner oder Freundin der Erkrankten teuer: Meist jedoch wird der Rat, wegen der Depressionen zum Psychologen zu gehen, befolgt. Gelingt es dem Psychologen, die Erkrankte von einer klinischen Behandlung und einer Psychotherapie zu überzeugen, ist eine Heilung in Sicht. Die klinische Behandlung (Psychopharmaka, Nahrungszufuhr, Kontrolle, Absetzen der Abführmittel u. a.) sowie eine Psychotherapie wird allerdings durch den Listenreichtum der Erkrankten bisweilen torpediert. Rückfälle sind häufig, und meist bringt erst eine zweite Behandlung Erfolg. Eine Variante der Anorexie ist die Bulimie. Siehe dazu Karte 57.

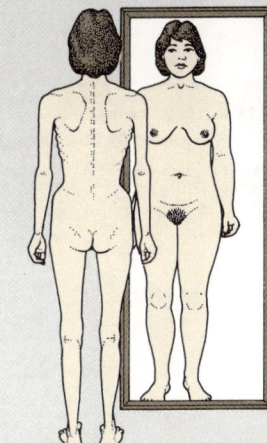

Eine anorektische Frau sieht sich selbst als übergewichtig, auch wenn sie in Wahrheit extrem abgemagert ist.

57 Übergewicht

Der Anteil des Fettgewebes beträgt beim normalgewichtigen Mann etwa 15–20 %, bei der normalgewichtigen Frau etwa 25 % des Körpergewichts. Mehr Fettgewebe, also Übergewicht, erhöht bei entsprechender Anlage das Risiko von Herz-Kreislauf-Krankheiten, Arthrose und Diabetes mellitus vom Typ II (Altersdiabetes). Das Normalgewicht beträgt grob: Körpergröße minus 100. Bei starkem

Knochenbau oder als Frau bei anlagebedingt größerem Busen und Po können Sie noch gut 5 % hinzuzählen (siehe auch Gewichtstabellen im Informationsteil). Übergewicht kann vielerlei Gründe haben: Sie essen mehr, als Sie brauchen (»positive Energiebilanz«); Mast mit leeren Kohlenhydraten; mangelnde Bewegung; Besonderheiten des Stoffwechsels oder hormonelle Störungen.

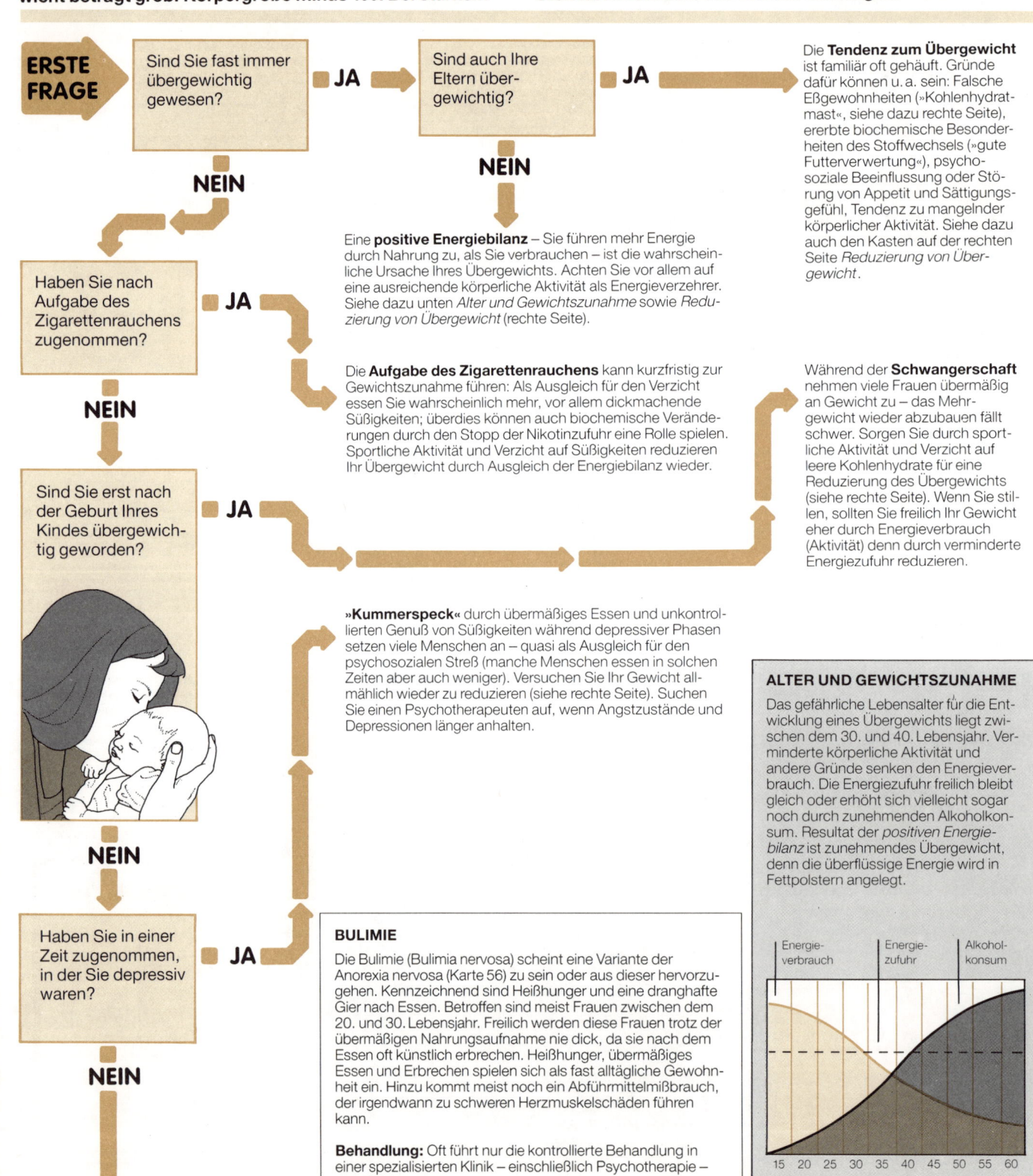

ERSTE FRAGE

Sind Sie fast immer übergewichtig gewesen? — **JA** →

Sind auch Ihre Eltern übergewichtig? — **JA** →

Die **Tendenz zum Übergewicht** ist familiär oft gehäuft. Gründe dafür können u. a. sein: Falsche Eßgewohnheiten (»Kohlenhydratmast«, siehe dazu rechte Seite), ererbte biochemische Besonderheiten des Stoffwechsels (»gute Futterverwertung«), psychosoziale Beeinflussung oder Störung von Appetit und Sättigungsgefühl, Tendenz zu mangelnder körperlicher Aktivität. Siehe dazu auch den Kasten auf der rechten Seite *Reduzierung von Übergewicht*.

NEIN (Sind Sie fast immer übergewichtig)

NEIN (Sind auch Ihre Eltern übergewichtig)

Eine **positive Energiebilanz** – Sie führen mehr Energie durch Nahrung zu, als Sie verbrauchen – ist die wahrscheinliche Ursache Ihres Übergewichts. Achten Sie vor allem auf eine ausreichende körperliche Aktivität als Energieverzehrer. Siehe dazu unten *Alter und Gewichtszunahme* sowie *Reduzierung von Übergewicht* (rechte Seite).

Haben Sie nach Aufgabe des Zigarettenrauchens zugenommen? — **JA** →

Die **Aufgabe des Zigarettenrauchens** kann kurzfristig zur Gewichtszunahme führen: Als Ausgleich für den Verzicht essen Sie wahrscheinlich mehr, vor allem dickmachende Süßigkeiten; überdies können auch biochemische Veränderungen durch den Stopp der Nikotinzufuhr eine Rolle spielen. Sportliche Aktivität und Verzicht auf Süßigkeiten reduzieren Ihr Übergewicht durch Ausgleich der Energiebilanz wieder.

Während der **Schwangerschaft** nehmen viele Frauen übermäßig an Gewicht zu – das Mehrgewicht wieder abzubauen fällt schwer. Sorgen Sie durch sportliche Aktivität und Verzicht auf leere Kohlenhydrate für eine Reduzierung des Übergewichts (siehe rechte Seite). Wenn Sie stillen, sollten Sie freilich Ihr Gewicht eher durch Energieverbrauch (Aktivität) denn durch verminderte Energiezufuhr reduzieren.

NEIN (Haben Sie nach Aufgabe des Zigarettenrauchens)

Sind Sie erst nach der Geburt Ihres Kindes übergewichtig geworden? — **JA** →

»**Kummerspeck**« durch übermäßiges Essen und unkontrollierten Genuß von Süßigkeiten während depressiver Phasen setzen viele Menschen an – quasi als Ausgleich für den psychosozialen Streß (manche Menschen essen in solchen Zeiten aber auch weniger). Versuchen Sie Ihr Gewicht allmählich wieder zu reduzieren (siehe rechte Seite). Suchen Sie einen Psychotherapeuten auf, wenn Angstzustände und Depressionen länger anhalten.

NEIN (Sind Sie erst nach der Geburt Ihres Kindes)

Haben Sie in einer Zeit zugenommen, in der Sie depressiv waren? — **JA** →

NEIN (Haben Sie in einer Zeit zugenommen)

Fortsetzung rechte Seite

ALTER UND GEWICHTSZUNAHME

Das gefährliche Lebensalter für die Entwicklung eines Übergewichts liegt zwischen dem 30. und 40. Lebensjahr. Verminderte körperliche Aktivität und andere Gründe senken den Energieverbrauch. Die Energiezufuhr freilich bleibt gleich oder erhöht sich vielleicht sogar noch durch zunehmenden Alkoholkonsum. Resultat der *positiven Energiebilanz* ist zunehmendes Übergewicht, denn die überflüssige Energie wird in Fettpolstern angelegt.

Energieverbrauch   Energiezufuhr   Alkoholkonsum

15 20 25 30 35 40 45 50 55 60
Lebensalter

BULIMIE

Die Bulimie (Bulimia nervosa) scheint eine Variante der Anorexia nervosa (Karte 56) zu sein oder aus dieser hervorzugehen. Kennzeichnend sind Heißhunger und eine dranghafte Gier nach Essen. Betroffen sind meist Frauen zwischen dem 20. und 30. Lebensjahr. Freilich werden diese Frauen trotz der übermäßigen Nahrungsaufnahme nie dick, da sie nach dem Essen oft künstlich erbrechen. Heißhunger, übermäßiges Essen und Erbrechen spielen sich als fast alltägliche Gewohnheit ein. Hinzu kommt meist noch ein Abführmittelmißbrauch, der irgendwann zu schweren Herzmuskelschäden führen kann.

Behandlung: Oft führt nur die kontrollierte Behandlung in einer spezialisierten Klinik – einschließlich Psychotherapie – zum Erfolg.

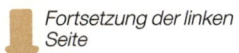

Fortsetzung der linken Seite

Haben Sie sportliche Aktivität bzw. einen körperlich anstrengenden Beruf aufgegeben?

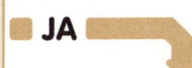 **JA**

NEIN

Reduzierter Energieverbrauch bei gleicher Energiezufuhr führt zwangsläufig zur Gewichtszunahme. Viele Menschen behalten Ihre alten Ernährungsgewohnheiten bei, obwohl ihr Energieverbrauch durch eine Lebensumstellung niedriger geworden ist. Ein Beispiel: Bei Büroarbeit verbrauchen Sie nur ca. 10 000 Kilojoule täglich, als Schwerarbeiter jedoch etwa 17 000.
Was Sie tun können: Versuchen Sie zumindest, körperlich wieder aktiver zu werden (etwa durch Schwimmen, Gartenarbeit etc.) – so steigern Sie Ihren Energieverbrauch wieder entsprechend. Versuchen Sie gleichzeitig, zumindest auf leere Kohlenhydrate (Zucker, hochausgemahlene Mehle) zu verzichten – so verringern Sie die dickmachende Energiezufuhr. Siehe dazu auch *Reduzierung von Übergewicht* (rechts).

Leiden Sie seit der Gewichtszunahme an zwei oder mehreren der folgenden Symptome?
■ Kälteempfindlichkeit
■ dünnes, brüchiges Haar
■ trockene Haut
■ schnelle Ermüdbarkeit

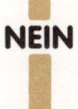 **JA**

NEIN

Schilddrüsen-Unterfunktion ist die wahrscheinliche Ursache. Vor allem bei Frauen im Klimakterium ist diese Hormonstörung nicht selten (Myxödem). *Konsultieren Sie einen Arzt.*
Behandlung: Ergibt eine spezielle Blutuntersuchung einen Mangel an Schilddrüsenhormonen, ist eine lebenslange Therapie mit Schilddrüsenhormonen (in Tablettenform) erforderlich.

Nehmen Sie Medikamente ein?

 **JA**

NEIN

Bestimmte Medikamente wie etwa Kortison können als Nebenwirkung eine Gewichtszunahme provozieren. *Konsultieren Sie den verordnenden Arzt.*

Sind Sie über 30 Jahre alt?

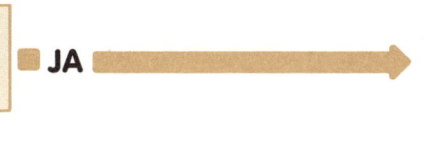 **JA**

NEIN

Zwischen dem 30. und dem 40. Lebensjahr nehmen nicht wenige Menschen allmählich an Gewicht zu: Verminderte körperliche Aktivität, ruhigerer Lebensstil, aber auch biochemische Faktoren des Organismus (langsamere Verbrennung der zugeführten Energie u. a.) sind die Gründe dafür. Gleichzeitig steigt oft die Energiezufuhr an (siehe linke Seite). Versuchen Sie, die Energiezufuhr zu mindern und die körperliche Aktivität zu erhöhen.

Übermäßige Nahrungszufuhr (positive Energiebilanz), aber auch Besonderheiten Ihres Stoffwechsels oder hormonelle Faktoren können die Ursache sein. Richten Sie sich nach den Ratschlägen zur *Reduzierung von Übergewicht*, oben. Bei Mißerfolg *konsultieren Sie den Hausarzt.*

REDUZIERUNG VON ÜBERGEWICHT

In erster Linie gilt: Nur die Änderung Ihrer Ernährungs- und Eßgewohnheiten sowie Ihres Lebensstils verspricht auf Dauer Erfolg. Ein kurzfristig erreichter Gewichtsverlust – vor allem durch extreme Diäten – ist meist nicht haltbar. Ein Teufelskreis von auf Dauer vergeblichen Abnahmebemühungen, verringertem Selbstwertgefühl, psychosozialer Belastung, vegetativen Störungen und Gesundheitsstörungen droht.

Was Sie beachten sollten
Wenn Sie abnehmen wollen, muß Ihr Energieverbrauch höher liegen als Ihre Energiezufuhr. Die fehlende Energie holt sich dann der Organismus von Ihren überschüssigen Fettpolstern – Ihr Gewicht reduziert sich. Beachten Sie folgende Ratschläge:

■ Bemühen Sie sich um eine ausreichende körperliche Aktivität, schwimmen Sie etwa regelmäßig, spielen Sie Tennis, wandern Sie oder arbeiten Sie im Garten. Übrigens: Auch Sex ist körperliche Aktivität. Durch den so erreichten höheren Energieverbrauch können Sie bisweilen allein schon Ihr Gewicht reduzieren bzw. eine weitere Gewichtszunahme verhindern.
■ Verzichten Sie weitgehend auf leere Kohlenhydrate (Zucker, Süßigkeiten, Teigwaren aus hochausgemahlenen Mehlen) – denn gerade überschüssige Kohlenhydrate lagert der Organismus nach Umbau durch die Leber als Fettpolster an.
■ Schränken Sie den kalorienreichen Fettverzehr ein, aber nicht extrem, denn sonst reduzieren Sie Ihr Sättigungsgefühl.
■ Essen Sie betont langsam und ausreichend Ballaststoffe (pflanzliche Fasern in Vollkornprodukten, Gemüse) – so erreichen Sie ein früheres Sättigungsgefühl und halten überdies Ihren Darm gesund. Vor »Fasertabletten« oder reinen Kleieprodukten sei jedoch gewarnt – ein solches Übermaß kann wiederum den Darm schädigen.
■ Achten Sie auf Ihre Ernährungsgewohnheiten, wenn Sie unter psychosozialem Streß stehen oder an Depressionen leiden. Versuchen Sie dann, die Tendenz zum übermäßigen Essen und zu trostspendenden Süßigkeiten zu durchbrechen.
■ Schränken Sie den Alkoholkonsum ein – Alkoholika sind Kalorienbomben.

Erzielen Sie trotz Beachtung dieser Ratschläge keine Gewichtsreduzierung, sollten Sie Ihren Hausarzt konsultieren. In einem beratenden Gespräch und gegebenenfalls durch eine Untersuchung kann er die Ursachen Ihres Übergewichts abklären, eventuell auch durch Hinzuziehung eines auf Ernährungsfragen spezialisierten Psychologen. Zusammen mit einer Ernährungsberaterin läßt sich dann ein individuelles Programm erarbeiten. Zu empfehlen ist vor allem auch eine Gruppentherapie.

Vor einseitigen Diäten, Schlankheits- und Abführmitteln sei gewarnt.
Jede einseitige Diät – gleich welcher Art – führt zu Mangelerscheinungen und Gesundheitsschäden. Die meisten sogenannten »Schlankheitsmittel« sind zwar inzwischen vom Markt oder zumindest in ihren schädigenden Nebenwirkungen reduziert – einen bleibenden Erfolg erreichen Sie mit ihnen nicht. Beliebt sind trotz aller Warnungen immer noch Abführmittel, mit denen Sie zwar eine vorübergehende Gewichtsreduzierung (Wasserverlust) erzielen, bei längerfristiger Einnahme aber schwere Gesundheitsschäden riskieren (Schädigung der Darmmuskulatur und des Herzmuskels) – das gilt auch für pflanzliche Abführmittel.

58 Schlafstörungen

Gelegentliche Einschlaf- oder Durchschlafstörungen sind in Phasen starken psychosozialen Stresses normal, ebenso bei veränderter Umgebung. Konsultieren Sie diese Diagnose-Karte, wenn Sie häufig oder gar regelmäßig nicht einschlafen können oder gegen Morgen frühzeitig aufwachen und nicht weiterschlafen können.

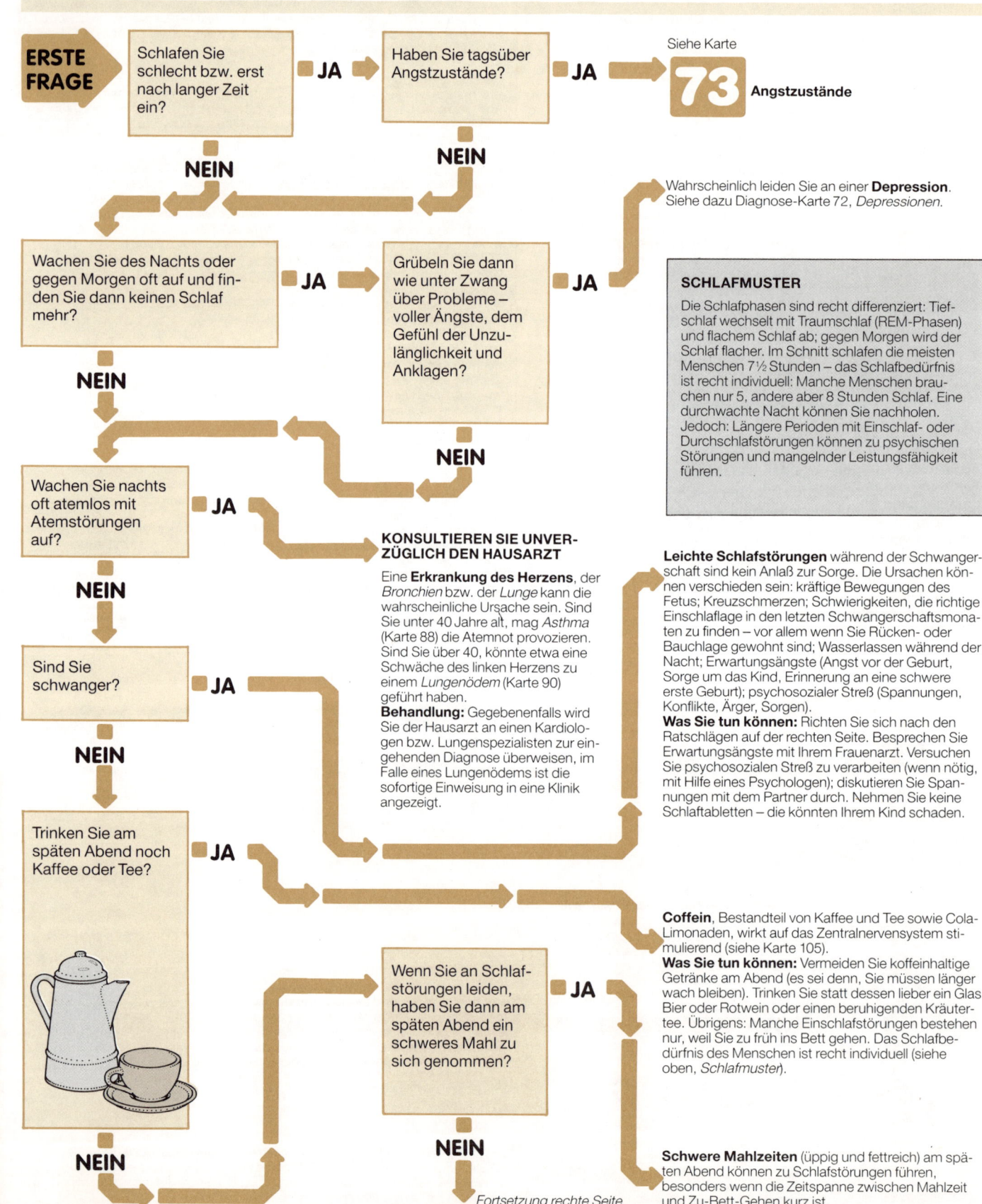

ERSTE FRAGE

Schlafen Sie schlecht bzw. erst nach langer Zeit ein? — **JA** → Haben Sie tagsüber Angstzustände? — **JA** → Siehe Karte **73** Angstzustände

NEIN / **NEIN**

Wachen Sie des Nachts oder gegen Morgen oft auf und finden Sie dann keinen Schlaf mehr? — **JA** → Grübeln Sie dann wie unter Zwang über Probleme – voller Ängste, dem Gefühl der Unzulänglichkeit und Anklagen? — **JA** → Wahrscheinlich leiden Sie an einer **Depression**. Siehe dazu Diagnose-Karte 72, *Depressionen*.

NEIN / **NEIN**

Wachen Sie nachts oft atemlos mit Atemstörungen auf? — **JA** →

NEIN

Sind Sie schwanger? — **JA** →

NEIN

Trinken Sie am späten Abend noch Kaffee oder Tee? — **JA** →

NEIN

Wenn Sie an Schlafstörungen leiden, haben Sie dann am späten Abend ein schweres Mahl zu sich genommen? — **JA** →

NEIN → *Fortsetzung rechte Seite*

SCHLAFMUSTER

Die Schlafphasen sind recht differenziert: Tiefschlaf wechselt mit Traumschlaf (REM-Phasen) und flachem Schlaf ab; gegen Morgen wird der Schlaf flacher. Im Schnitt schlafen die meisten Menschen 7½ Stunden – das Schlafbedürfnis ist recht individuell: Manche Menschen brauchen nur 5, andere aber 8 Stunden Schlaf. Eine durchwachte Nacht können Sie nachholen. Jedoch: Längere Perioden mit Einschlaf- oder Durchschlafstörungen können zu psychischen Störungen und mangelnder Leistungsfähigkeit führen.

KONSULTIEREN SIE UNVERZÜGLICH DEN HAUSARZT

Eine **Erkrankung des Herzens**, der *Bronchien* bzw. der *Lunge* kann die wahrscheinliche Ursache sein. Sind Sie unter 40 Jahre alt, mag *Asthma* (Karte 88) die Atemnot provozieren. Sind Sie über 40, könnte etwa eine Schwäche des linken Herzens zu einem *Lungenödem* (Karte 90) geführt haben.
Behandlung: Gegebenenfalls wird Sie der Hausarzt an einen Kardiologen bzw. Lungenspezialisten zur eingehenden Diagnose überweisen, im Falle eines Lungenödems ist die sofortige Einweisung in eine Klinik angezeigt.

Leichte Schlafstörungen während der Schwangerschaft sind kein Anlaß zur Sorge. Die Ursachen können verschieden sein: kräftige Bewegungen des Fetus; Kreuzschmerzen; Schwierigkeiten, die richtige Einschlaflage in den letzten Schwangerschaftsmonaten zu finden – vor allem wenn Sie Rücken- oder Bauchlage gewohnt sind; Wasserlassen während der Nacht; Erwartungsängste (Angst vor der Geburt, Sorge um das Kind, Erinnerung an eine schwere erste Geburt); psychosozialer Streß (Spannungen, Konflikte, Ärger, Sorgen).
Was Sie tun können: Richten Sie sich nach den Ratschlägen auf der rechten Seite. Besprechen Sie Erwartungsängste mit Ihrem Frauenarzt. Versuchen Sie psychosozialen Streß zu verarbeiten (wenn nötig, mit Hilfe eines Psychologen); diskutieren Sie Spannungen mit dem Partner durch. Nehmen Sie keine Schlaftabletten – die könnten Ihrem Kind schaden.

Coffein, Bestandteil von Kaffee und Tee sowie Cola-Limonaden, wirkt auf das Zentralnervensystem stimulierend (siehe Karte 105).
Was Sie tun können: Vermeiden Sie koffeinhaltige Getränke am Abend (es sei denn, Sie müssen länger wach bleiben). Trinken Sie statt dessen lieber ein Glas Bier oder Rotwein oder einen beruhigenden Kräutertee. Übrigens: Manche Einschlafstörungen bestehen nur, weil Sie zu früh ins Bett gehen. Das Schlafbedürfnis des Menschen ist recht individuell (siehe oben, *Schlafmuster*).

Schwere Mahlzeiten (üppig und fettreich) am späten Abend können zu Schlafstörungen führen, besonders wenn die Zeitspanne zwischen Mahlzeit und Zu-Bett-Gehen kurz ist.

Fortsetzung der linken Seite

Nehmen Sie seit kurzem keine Schlaftabletten mehr ein?

JA

Schlaftabletten, aber auch *Tranquilizer* (Psychopharmaka wie etwa *Valium*) stören das natürliche Schlafmuster – es kann einige Wochen dauern, bis Sie nach dem Stopp dieser Mittel wieder normal schlafen können (siehe rechts).
Was Sie tun können: Bedenken Sie diese Rückgewöhnungsphase und widerstehen Sie der Versuchung, die Mittel weiter einzunehmen. Beachten Sie die Ratschläge im Kasten unten.

NEIN

Haben Sie eine sitzende Tätigkeit und wenig körperliche Bewegung?

JA

Mangelnde körperliche Aktivität kann zu Schlafstörungen führen, vor allem im Verein mit psychosozialem Streß.
Was Sie tun können: Treiben Sie am Abend oder an den Wochenenden Sport oder sind Sie sonst körperlich aktiv (z. B. Gartenarbeit, Wandern, aber auch Sex können) – das wirkt schlaf- und gesundheitsfördernd und hilft Ihnen auch, psychosozialen Streß besser zu lösen. Siehe dazu *Fitneß und Aktivität*, Teil I des Buches.

NEIN

Sind Sie über 60 Jahre alt?

JA

Mit dem Altern mindert sich das Schlafbedürfnis – ein normaler Vorgang, solange Sie sich gesund fühlen.
Was Sie tun können: Nutzen Sie die Zeit, die Ihnen das geringere Schlafbedürfnis schenkt. Fühlen Sie sich allerdings recht energielos, *konsultieren Sie den Hausarzt*.

NEIN

Konsultieren Sie den Hausarzt, wenn Sie in dieser Diagnose-Karte keine Erklärung für Ihre Schlafstörungen finden konnten.

SCHLAFMITTEL

Bei schweren akuten oder chronischen Schmerzzuständen und vorübergehend bei schweren psychischen Störungen können Schlafmittel angezeigt sein. Ansonsten sollten Schlafmittel – wenn überhaupt – nur kurzfristig eingenommen werden.

Arten und Wirkungsweise der Schlafmittel
Es gibt 3 Arten von Schlafmittel:

- Barbiturate oder barbituratähnliche Medikamente,
- die der neuen Generation, das sind bestimmte Benzodiazepine wie etwa *Mogadan* (Nitrazepam),
- pflanzliche Mittel (Hopfen-Baldrian-Präparate).

Barbiturate wirken stark dämpfend auf das Zentralnervensystem. In der Regel werden Sie nur als Schlafmittel bei starken Schmerzzuständen verordnet. Nebenwirkungen können u. a. Bewegungs- und Gleichgewichtsstörungen sein. Bei längerfristiger Einnahme können sie zu Wahnvorstellungen, Doppeltsehen und körperlicher Abhängigkeit führen.

Im übrigen lassen Barbiturate nach etwa 2 Wochen in ihrer Wirkung nach: Auch bei gefährlicher Dosiserhöhung sind die Schlafzeiten kürzer als normal. Da diese Mittel die natürlichen Schlafphasen und so auch die Traumphasen empfindlich stören, kommt es bei längerer Einnahme zu stark nachlassender Leistungsfähigkeit und zu psychischen Störungen.

Vorzuziehen sind deshalb eher Benzodiazepine: Sie wirken beruhigend und dämpfend, entängstigend und muskelentspannend, so daß sie gleichzeitig den Schlafstörungen meist zugrunde liegenden psychosozialen Streß verdrängen. Freilich sind auch diese Mittel wegen ihrer Nebenwirkungen nicht für eine langfristige Einnahme gedacht: Auf Dauer machen sie psychisch abhängig, vermindern das Leistungsvermögen und führen zu Verhaltensänderungen. Auch Benzodiazepine sind deshalb nur als zwischenzeitliche Hilfsmittel bei schweren Schlafstörungen gedacht; für leichtere Schlafstörungen sind die nebenwirkungsarmen pflanzlichen Mittel geeignet. Auf Dauer sollten Sie lieber natürliche Methoden zur Behebung Ihrer Schlafstörungen wählen. Siehe dazu die Ratschläge unten. Liegen Ihren Schlafstörungen Depressionen oder Angstzustände zugrunde, sollten Sie einen Psychotherapeuten aufsuchen.

Beachten Sie: Schlafmittel wirken nach dem Aufwachen noch nach. Ihre Reaktionsfähigkeit bleibt noch eine gewisse Zeit eingeschränkt (Beipackzettel durchlesen) – bedenken Sie diese Wirkung vor allem als Kraftfahrer.

ES GEHT AUCH OHNE SCHLAFTABLETTEN

Schlaftabletten machen abhängig und haben bei langfristiger Einnahme bedenkliche Nebenwirkungen (siehe oben). Die herkömmlichen Schlafstörungen können Sie auch ohne Tabletten ausschalten – mit natürlichen Methoden:

- Denken Sie nicht daran, daß Sie jetzt unbedingt schlafen sollten – das provoziert nur Schuldgefühle. Vielleicht brauchen Sie eben weniger Schlaf. Gehen Sie deshalb *nie zu früh* ins Bett.
- Körperliche Aktivität am Tag oder am Abend, aber auch Sex machen Sie rechtschaffen müde.
- Versuchen Sie es tagsüber und abends mit Entspannungsübungen. So dämpfen Sie psychosozialen Streß.
- Trinken Sie am späten Abend ein Bier oder ein Glas

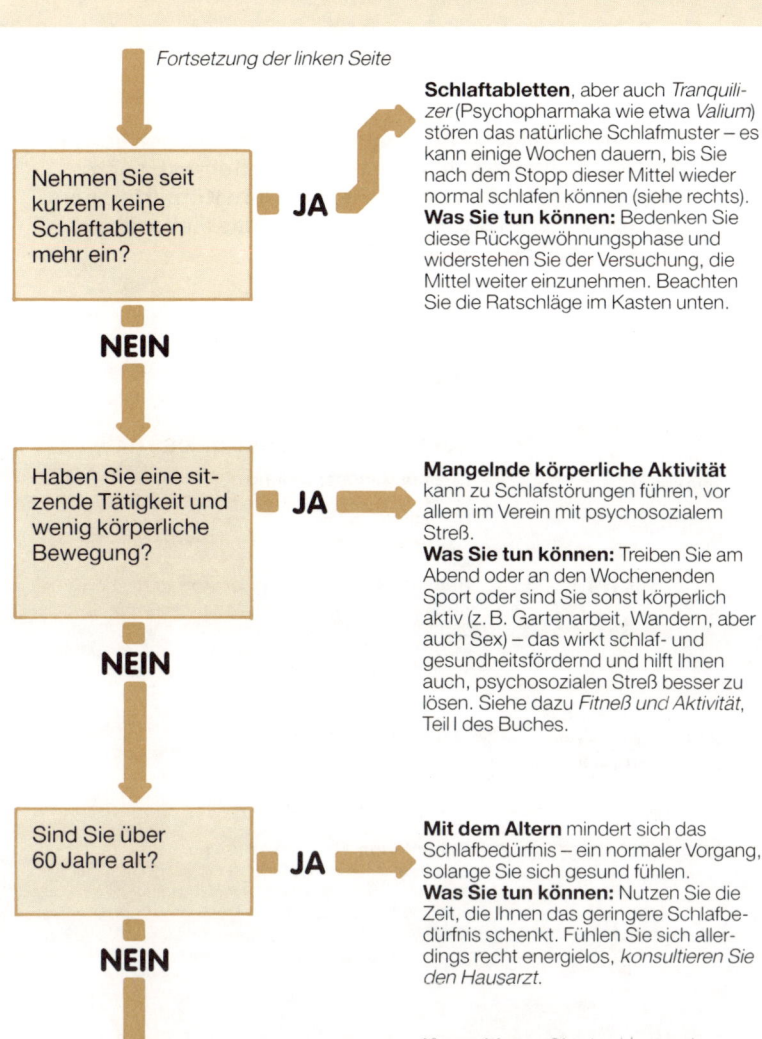

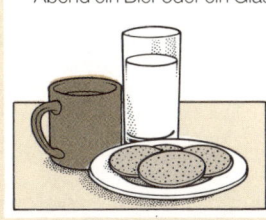

Rotwein bzw. einen beruhigenden Kräutertee.
- Gehen Sie nie vor 3 Stunden nach einer schweren Mahlzeit ins Bett.
- Ein warmes Bad entspannt.
- Lesen Sie etwas (aber nichts Berufliches) – das verdrängt Ängste und Grübeleien und macht Sie irgendwann schläfrig.
- Im Schlafraum darf es nicht zu warm sein – etwa 16–18 °C ist die richtige Temperatur. Das Bett sollte bandscheibengerecht sein (Karte 107).
- Störende Geräusche, wie das Tropfen von Wasserhähnen, oder Licht von Leuchtreklamen etc. (Rolladen runter) sollten vermieden werden.
- Nochmals zum Sex: Befriedigender Sex (auch Selbstbefriedigung) löst psychosozialen Streß, die Hauptursache von Schlafstörungen.
- Bei psychischen Störungen (Angstzustände, Depressionen u. a.) ist einen Psychotherapie anzuraten.

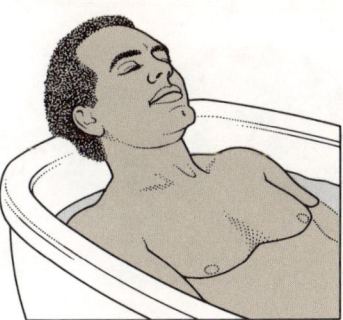

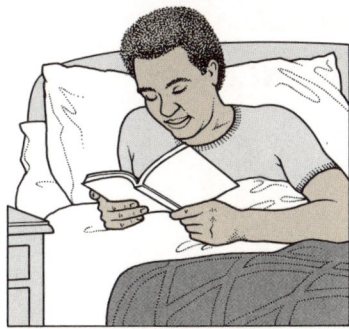

59 Fieber

Mit Fieber (Körpertemperatur ab 38,0 °C) wehrt sich Ihr Körper in erster Linie gegen Infektionen. Fieber hemmt vor allem die Vermehrung von Viren und ist so eine sinnvolle Abwehrreaktion des Körpers. Allerdings: Bei Erwachsenen belastet Fieber ab 40 °C den Kreislauf, so daß eine Fieber-senkung medikamentös angezeigt ist. Anzeichen von Fieber sind heiße Stirn und eventuell Schüttelfrost, auch Abgeschlagenheit, messen Sie dann Ihre Körpertemperatur. Konsultieren Sie einen Arzt, wenn das Fieber über 2 Tage anhält oder über 40 °C ansteigt.

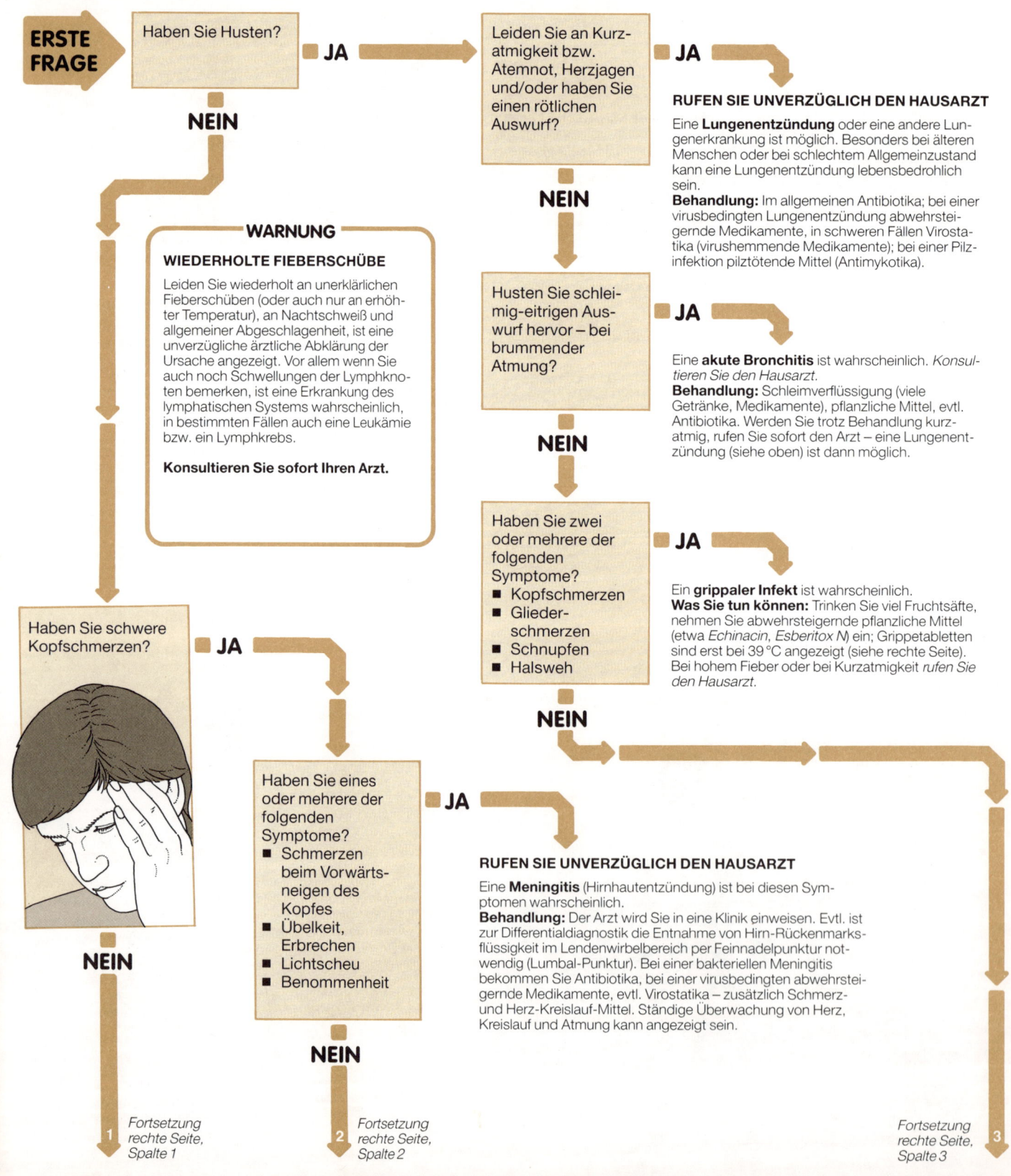

ERSTE FRAGE

Haben Sie Husten? — **JA** → Leiden Sie an Kurzatmigkeit bzw. Atemnot, Herzjagen und/oder haben Sie einen rötlichen Auswurf? — **JA** →

RUFEN SIE UNVERZÜGLICH DEN HAUSARZT

Eine **Lungenentzündung** oder eine andere Lungenerkrankung ist möglich. Besonders bei älteren Menschen oder bei schlechtem Allgemeinzustand kann eine Lungenentzündung lebensbedrohlich sein.
Behandlung: Im allgemeinen Antibiotika; bei einer virusbedingten Lungenentzündung abwehrsteigernde Medikamente, in schweren Fällen Virostatika (virushemmende Medikamente); bei einer Pilzinfektion pilztötende Mittel (Antimykotika).

NEIN

WARNUNG

WIEDERHOLTE FIEBERSCHÜBE

Leiden Sie wiederholt an unerklärlichen Fieberschüben (oder auch nur an erhöhter Temperatur), an Nachtschweiß und allgemeiner Abgeschlagenheit, ist eine unverzügliche ärztliche Abklärung der Ursache angezeigt. Vor allem wenn Sie auch noch Schwellungen der Lymphknoten bemerken, ist eine Erkrankung des lymphatischen Systems wahrscheinlich, in bestimmten Fällen auch eine Leukämie bzw. ein Lymphkrebs.

Konsultieren Sie sofort Ihren Arzt.

Husten Sie schleimig-eitrigen Auswurf hervor – bei brummender Atmung? — **JA** →

Eine **akute Bronchitis** ist wahrscheinlich. *Konsultieren Sie den Hausarzt.*
Behandlung: Schleimverflüssigung (viele Getränke, Medikamente), pflanzliche Mittel, evtl. Antibiotika. Werden Sie trotz Behandlung kurzatmig, rufen Sie sofort den Arzt – eine Lungenentzündung (siehe oben) ist dann möglich.

NEIN

Haben Sie zwei oder mehrere der folgenden Symptome?
- Kopfschmerzen
- Gliederschmerzen
- Schnupfen
- Halsweh

— **JA** →

Ein **grippaler Infekt** ist wahrscheinlich.
Was Sie tun können: Trinken Sie viel Fruchtsäfte, nehmen Sie abwehrsteigernde pflanzliche Mittel (etwa *Echinacin*, *Esberitox N*) ein; Grippetabletten sind erst bei 39 °C angezeigt (siehe rechte Seite). Bei hohem Fieber oder bei Kurzatmigkeit *rufen Sie den Hausarzt.*

NEIN

Haben Sie schwere Kopfschmerzen? — **JA** →

Haben Sie eines oder mehrere der folgenden Symptome?
- Schmerzen beim Vorwärtsneigen des Kopfes
- Übelkeit, Erbrechen
- Lichtscheu
- Benommenheit

— **JA** →

RUFEN SIE UNVERZÜGLICH DEN HAUSARZT

Eine **Meningitis** (Hirnhautentzündung) ist bei diesen Symptomen wahrscheinlich.
Behandlung: Der Arzt wird Sie in eine Klinik einweisen. Evtl. ist zur Differentialdiagnostik die Entnahme von Hirn-Rückenmarksflüssigkeit im Lendenwirbelbereich per Feinnadelpunktur notwendig (Lumbal-Punktur). Bei einer bakteriellen Meningitis bekommen Sie Antibiotika, bei einer virusbedingten abwehrsteigernde Medikamente, evtl. Virostatika – zusätzlich Schmerz- und Herz-Kreislauf-Mittel. Ständige Überwachung von Herz, Kreislauf und Atmung kann angezeigt sein.

NEIN

NEIN

Fortsetzung rechte Seite, Spalte 1 **1**

Fortsetzung rechte Seite, Spalte 2 **2**

Fortsetzung rechte Seite, Spalte 3 **3**

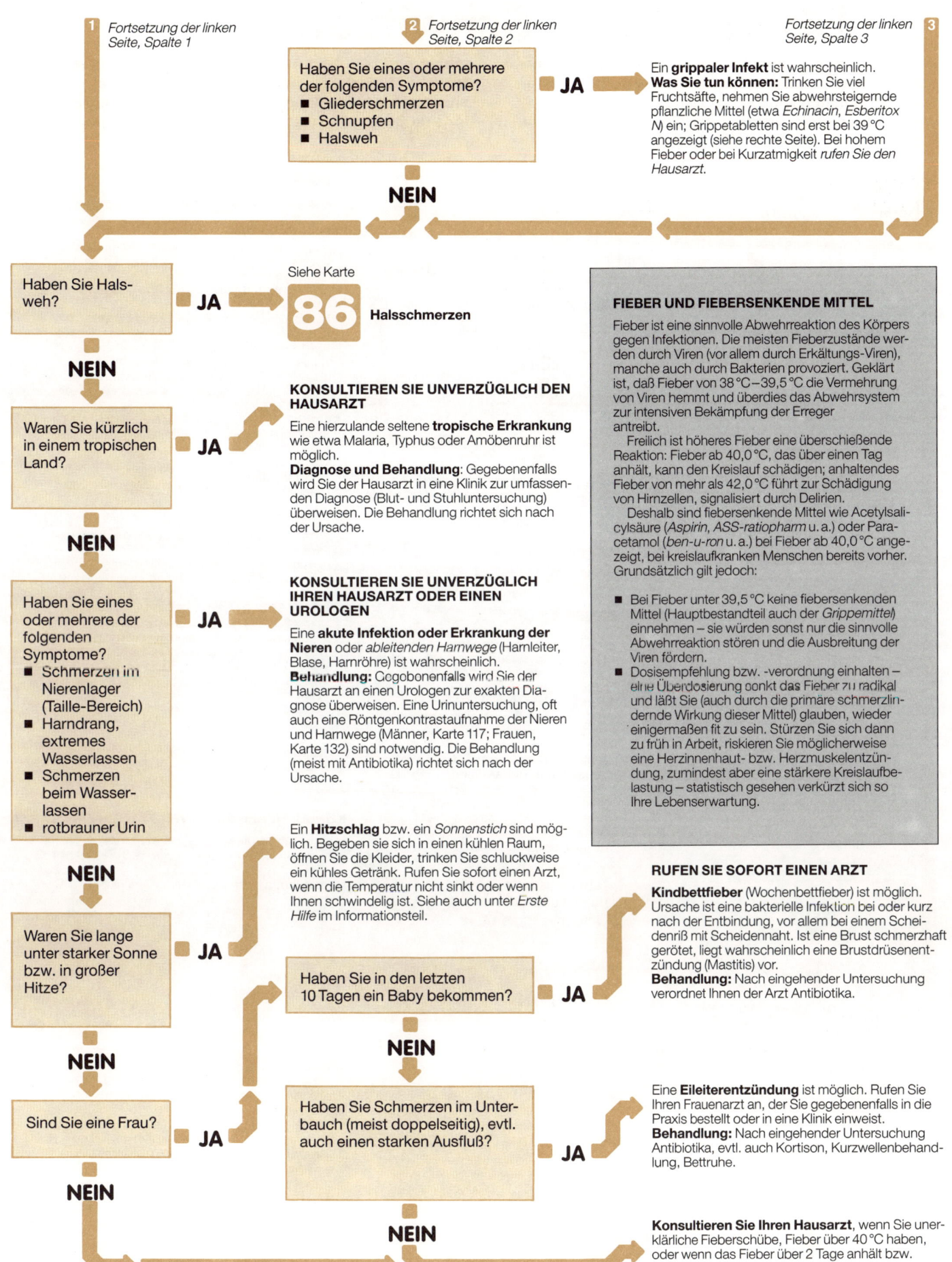

1 Fortsetzung der linken Seite, Spalte 1

2 Fortsetzung der linken Seite, Spalte 2

3 Fortsetzung der linken Seite, Spalte 3

Haben Sie eines oder mehrere der folgenden Symptome?
- Gliederschmerzen
- Schnupfen
- Halsweh

JA →

Ein **grippaler Infekt** ist wahrscheinlich. **Was Sie tun können:** Trinken Sie viel Fruchtsäfte, nehmen Sie abwehrsteigernde pflanzliche Mittel (etwa *Echinacin, Esberitox N*) ein; Grippetabletten sind erst bei 39 °C angezeigt (siehe rechte Seite). Bei hohem Fieber oder bei Kurzatmigkeit *rufen Sie den Hausarzt*.

NEIN

Haben Sie Halsweh?

JA →

Siehe Karte

86 Halsschmerzen

NEIN

Waren Sie kürzlich in einem tropischen Land?

JA →

KONSULTIEREN SIE UNVERZÜGLICH DEN HAUSARZT

Eine hierzulande seltene **tropische Erkrankung** wie etwa Malaria, Typhus oder Amöbenruhr ist möglich.
Diagnose und Behandlung: Gegebenenfalls wird Sie der Hausarzt in eine Klinik zur umfassenden Diagnose (Blut- und Stuhluntersuchung) überweisen. Die Behandlung richtet sich nach der Ursache.

NEIN

Haben Sie eines oder mehrere der folgenden Symptome?
- Schmerzen im Nierenlager (Taille-Bereich)
- Harndrang, extremes Wasserlassen
- Schmerzen beim Wasserlassen
- rotbrauner Urin

JA →

KONSULTIEREN SIE UNVERZÜGLICH IHREN HAUSARZT ODER EINEN UROLOGEN

Eine **akute Infektion oder Erkrankung der Nieren** oder *ableitenden Harnwege* (Harnleiter, Blase, Harnröhre) ist wahrscheinlich.
Behandlung: Gegobonenfalls wird Sie der Hausarzt an einen Urologen zur exakten Diagnose überweisen. Eine Urinuntersuchung, oft auch eine Röntgenkontrastaufnahme der Nieren und Harnwege (Männer, Karte 117; Frauen, Karte 132) sind notwendig. Die Behandlung (meist mit Antibiotika) richtet sich nach der Ursache.

NEIN

Waren Sie lange unter starker Sonne bzw. in großer Hitze?

JA →

Ein **Hitzschlag** bzw. ein *Sonnenstich* sind möglich. Begeben sie sich in einen kühlen Raum, öffnen Sie die Kleider, trinken Sie schluckweise ein kühles Getränk. Rufen Sie sofort einen Arzt, wenn die Temperatur nicht sinkt oder wenn Ihnen schwindelig ist. Siehe auch unter *Erste Hilfe* im Informationsteil.

NEIN

Haben Sie in den letzten 10 Tagen ein Baby bekommen?

JA →

RUFEN SIE SOFORT EINEN ARZT

Kindbettfieber (Wochenbettfieber) ist möglich. Ursache ist eine bakterielle Infektion bei oder kurz nach der Entbindung, vor allem bei einem Scheidenriß mit Scheidennaht. Ist eine Brust schmerzhaft gerötet, liegt wahrscheinlich eine Brustdrüsenentzündung (Mastitis) vor.
Behandlung: Nach eingehender Untersuchung verordnet Ihnen der Arzt Antibiotika.

NEIN

Sind Sie eine Frau?

JA →

Haben Sie Schmerzen im Unterbauch (meist doppelseitig), evtl. auch einen starken Ausfluß?

JA →

Eine **Eileiterentzündung** ist möglich. Rufen Sie Ihren Frauenarzt an, der Sie gegebenenfalls in die Praxis bestellt oder in eine Klinik einweist.
Behandlung: Nach eingehender Untersuchung Antibiotika, evtl. auch Kortison, Kurzwellenbehandlung, Bettruhe.

NEIN

NEIN

Konsultieren Sie Ihren Hausarzt, wenn Sie unerklärliche Fieberschübe, Fieber über 40 °C haben, oder wenn das Fieber über 2 Tage anhält bzw. steigt.

FIEBER UND FIEBERSENKENDE MITTEL

Fieber ist eine sinnvolle Abwehrreaktion des Körpers gegen Infektionen. Die meisten Fieberzustände werden durch Viren (vor allem durch Erkältungs-Viren), manche auch durch Bakterien provoziert. Geklärt ist, daß Fieber von 38 °C–39,5 °C die Vermehrung von Viren hemmt und überdies das Abwehrsystem zur intensiven Bekämpfung der Erreger antreibt.

Freilich ist höheres Fieber eine überschießende Reaktion: Fieber ab 40,0 °C, das über einen Tag anhält, kann den Kreislauf schädigen; anhaltendes Fieber von mehr als 42,0 °C führt zur Schädigung von Hirnzellen, signalisiert durch Delirien.

Deshalb sind fiebersenkende Mittel wie Acetylsalicylsäure (*Aspirin, ASS-ratiopharm* u. a.) oder Paracetamol (*ben-u-ron* u. a.) bei Fieber ab 40,0 °C angezeigt, bei kreislaufkranken Menschen bereits vorher. Grundsätzlich gilt jedoch:

- Bei Fieber unter 39,5 °C keine fiebersenkenden Mittel (Hauptbestandteil auch der *Grippemittel*) einnehmen – sie würden sonst nur die sinnvolle Abwehrreaktion stören und die Ausbreitung der Viren fördern.
- Dosisempfehlung bzw. -verordnung einhalten – eine Überdosierung senkt das Fieber zu radikal und läßt Sie (auch durch die primäre schmerzlindernde Wirkung dieser Mittel) glauben, wieder einigermaßen fit zu sein. Stürzen Sie sich dann zu früh in Arbeit, riskieren Sie möglicherweise eine Herzinnenhaut- bzw. Herzmuskelentzündung, zumindest aber eine stärkere Kreislaufbelastung – statistisch gesehen verkürzt sich so Ihre Lebenserwartung.

60 Übermäßiges Schwitzen

Schwitzen ist ein natürlicher Mechanismus zur Regulierung des Wärmehaushaltes, d.h. der Körpertemperatur: Durch Verdunsten von Schweiß wird überschüssige Wärme abgegeben. Sichtbar ist Schweiß bei heißer Außentemperatur oder bei anstrengender körperlicher Tätigkeit. Manche Menschen schwitzen anlagebedingt mehr als andere. Ungewöhnliches Schwitzen aber kann ein Signal für eine Gesundheitsstörung oder eine Erkrankung sein.

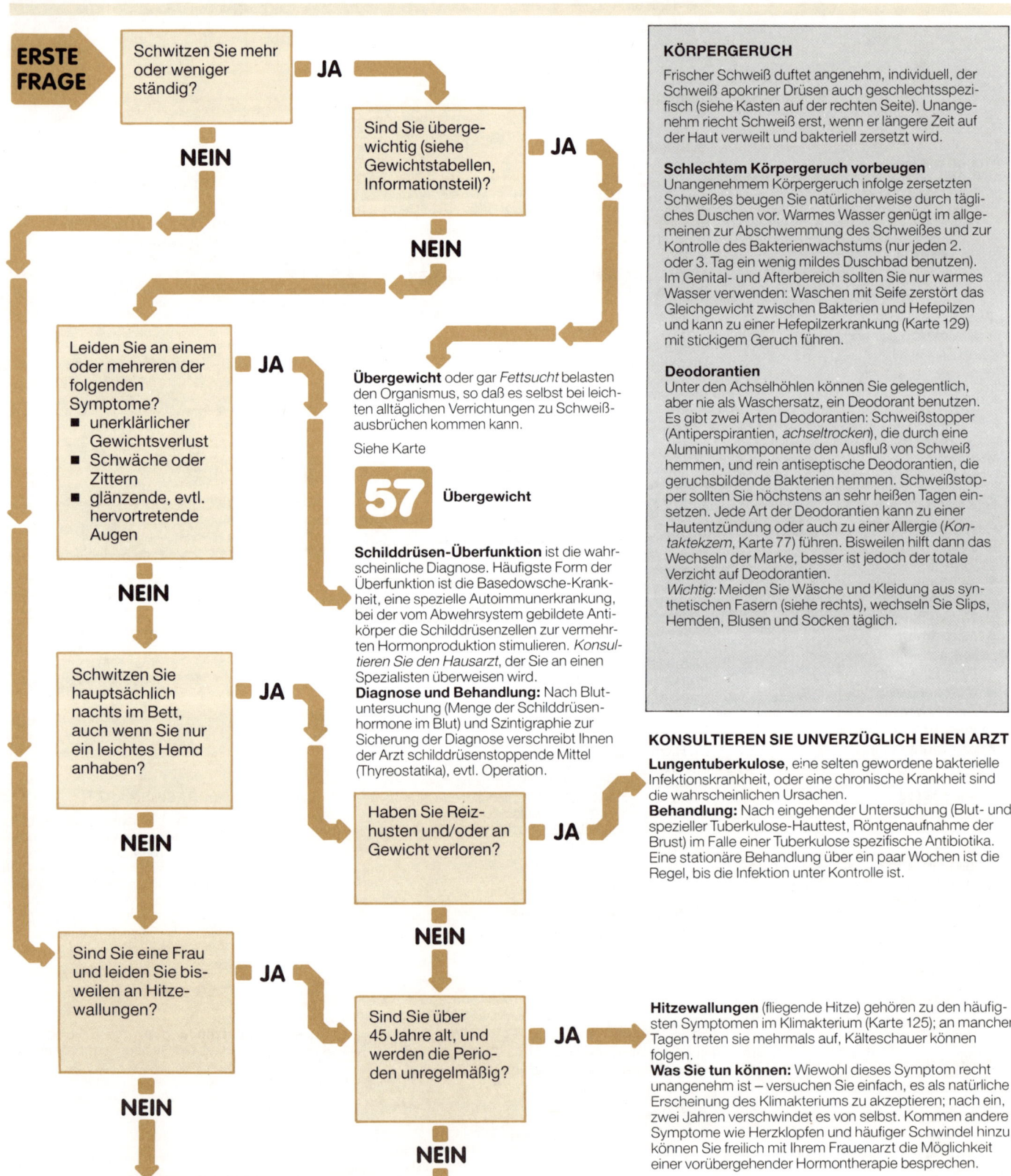

ERSTE FRAGE

Schwitzen Sie mehr oder weniger ständig? — **JA** →

Sind Sie übergewichtig (siehe Gewichtstabellen, Informationsteil)? — **JA** →

NEIN ↓ / **NEIN** ↓

Übergewicht oder gar *Fettsucht* belasten den Organismus, so daß es selbst bei leichten alltäglichen Verrichtungen zu Schweißausbrüchen kommen kann.

Siehe Karte

57 Übergewicht

Leiden Sie an einem oder mehreren der folgenden Symptome?
■ unerklärlicher Gewichtsverlust
■ Schwäche oder Zittern
■ glänzende, evtl. hervortretende Augen

— **JA** →

NEIN ↓

Schilddrüsen-Überfunktion ist die wahrscheinliche Diagnose. Häufigste Form der Überfunktion ist die Basedowsche-Krankheit, eine spezielle Autoimmunerkrankung, bei der vom Abwehrsystem gebildete Antikörper die Schilddrüsenzellen zur vermehrten Hormonproduktion stimulieren. *Konsultieren Sie den Hausarzt*, der Sie an einen Spezialisten überweisen wird.
Diagnose und Behandlung: Nach Blutuntersuchung (Menge der Schilddrüsenhormone im Blut) und Szintigraphie zur Sicherung der Diagnose verschreibt Ihnen der Arzt schilddrüsenstoppende Mittel (Thyreostatika), evtl. Operation.

Schwitzen Sie hauptsächlich nachts im Bett, auch wenn Sie nur ein leichtes Hemd anhaben? — **JA** →

NEIN ↓

Haben Sie Reizhusten und/oder an Gewicht verloren? — **JA** →

NEIN ↓

Sind Sie eine Frau und leiden Sie bisweilen an Hitzewallungen? — **JA** →

NEIN ↓

Sind Sie über 45 Jahre alt, und werden die Perioden unregelmäßig? — **JA** →

NEIN ↓

NEIN ↓

Fortsetzung rechte Seite

KÖRPERGERUCH

Frischer Schweiß duftet angenehm, individuell, der Schweiß apokriner Drüsen auch geschlechtsspezifisch (siehe Kasten auf der rechten Seite). Unangenehm riecht Schweiß erst, wenn er längere Zeit auf der Haut verweilt und bakteriell zersetzt wird.

Schlechtem Körpergeruch vorbeugen
Unangenehmem Körpergeruch infolge zersetzten Schweißes beugen Sie natürlicherweise durch tägliches Duschen vor. Warmes Wasser genügt im allgemeinen zur Abschwemmung des Schweißes und zur Kontrolle des Bakterienwachstums (nur jeden 2. oder 3. Tag ein wenig mildes Duschbad benutzen). Im Genital- und Afterbereich sollten Sie nur warmes Wasser verwenden: Waschen mit Seife zerstört das Gleichgewicht zwischen Bakterien und Hefepilzen und kann zu einer Hefepilzerkrankung (Karte 129) mit stickigem Geruch führen.

Deodorantien
Unter den Achselhöhlen können Sie gelegentlich, aber nie als Waschersatz, ein Deodorant benutzen. Es gibt zwei Arten Deodorantien: Schweißstopper (Antiperspirantien, *achseltrocken*), die durch eine Aluminiumkomponente den Ausfluß von Schweiß hemmen, und rein antiseptische Deodorantien, die geruchsbildende Bakterien hemmen. Schweißstopper sollten Sie höchstens an sehr heißen Tagen einsetzen. Jede Art der Deodorantien kann zu einer Hautentzündung oder auch zu einer Allergie (*Kontaktekzem*, Karte 77) führen. Bisweilen hilft dann das Wechseln der Marke, besser ist jedoch der totale Verzicht auf Deodorantien.
Wichtig: Meiden Sie Wäsche und Kleidung aus synthetischen Fasern (siehe rechts), wechseln Sie Slips, Hemden, Blusen und Socken täglich.

KONSULTIEREN SIE UNVERZÜGLICH EINEN ARZT

Lungentuberkulose, eine selten gewordene bakterielle Infektionskrankheit, oder eine chronische Krankheit sind die wahrscheinlichen Ursachen.
Behandlung: Nach eingehender Untersuchung (Blut- und spezieller Tuberkulose-Hauttest, Röntgenaufnahme der Brust) im Falle einer Tuberkulose spezifische Antibiotika. Eine stationäre Behandlung über ein paar Wochen ist die Regel, bis die Infektion unter Kontrolle ist.

Hitzewallungen (fliegende Hitze) gehören zu den häufigsten Symptomen im Klimakterium (Karte 125); an manchen Tagen treten sie mehrmals auf, Kälteschauer können folgen.
Was Sie tun können: Wiewohl dieses Symptom recht unangenehm ist – versuchen Sie einfach, es als natürliche Erscheinung des Klimakteriums zu akzeptieren; nach ein, zwei Jahren verschwindet es von selbst. Kommen andere Symptome wie Herzklopfen und häufiger Schwindel hinzu, können Sie freilich mit Ihrem Frauenarzt die Möglichkeit einer vorübergehender Hormontherapie besprechen.

Fortsetzung der linken Seite

Haben Sie Fieber?

JA → **Schwitzen** bei Fieber ist normal. Siehe Karte

59 **Fieber**

NEIN

Sind Sie eine Frau und schwitzen Sie nur bei Ihren Perioden exzessiv?

JA → **Änderungen** des hormonellen Gleichgewichtes können bei manchen Frauen zu starkem Schwitzen führen. Das ist kein Anlaß zur Sorge, doch besprechen Sie dieses Symptom mit dem Frauenarzt.

NEIN

Schwitzen Sie, wenn Sie Alkohol getrunken oder eine hohe Dosis Aspirin eingenommen haben?

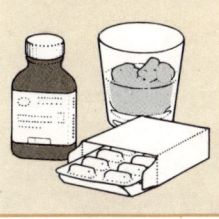

JA → **Alkohol oder Acetylsalicylsäure** (*Aspirin, ASS-ratiopharm* u. a.) können zu Schweißausbrüchen führen. **Was Sie tun können:** Scheint Alkohol die Ursache zu sein, sollten Sie Ihren Alkoholkonsum drosseln (Siehe *Gefahren des Alkohols*, Karte 54). Scheint Aspirin der Auslösefaktor zu sein, sprechen Sie mit dem Hausarzt.

NEIN

Tragen Sie Kleidungsstücke oder Schlafanzüge aus synthetischen Fasern?

JA → **Synthetische Fasern** können die Neigung zum Schwitzen verstärken, da sie Feuchtigkeit schlecht absorbieren und wenig atmungsaktiv sind. **Was Sie tun können:** Tragen Sie Bekleidung aus natürlichen Materialien (Baumwolle, Wolle, Seide, Leinen). Bevorzugen Sie überdies lockere Kleidung, die die Luft besser zirkulieren läßt und die schnelle Verdampfung von Schweiß fördert.

NEIN

Beschränkt sich das übermäßige Schwitzen auf Hände und Füße?

JA → An **Händen und Füßen** befinden sich viele Schweißdrüsen (siehe links): Folge ist eine erhöhte Reaktion von Handflächen und Fußsohlen auf einen Temperaturanstieg. Manche Menschen haben eine anlagebedingte extreme Neigung zu Hand- oder Fußschweiß. **Was Sie tun können:** Waschen Sie Ihre Hände öfter mit warmem Wasser. Versuchen Sie sich zu entspannen – Verspannung fördert die Neigung zum Schwitzen. Waschen Sie Ihre Füße ein- bis zweimal am Tag und trocknen Sie sich gut ab. Tragen Sie Baumwollsocken und luftdurchlassige Schuhe aus Leder und mit Ledersohlen. *Konsultieren Sie einen Arzt* im Extremfall.

NEIN

Schwitzen Sie vermehrt, wenn Sie ängstlich oder erregt sind?

JA → **Psychosozialer Streß** kann die Neigung zum Schwitzen verstärken. Das ist kein Anlaß zur Sorge, es sei denn, es wird bei Ihnen zur Regel. *Konsultieren Sie dann einen Arzt.* **Behandlung:** Der Arzt wird Ihnen Methoden zur Kontrolle des Schwitzens empfehlen, zur Unterstützung auch kurzfristig ein Psychopharmakon (etwa *Valium*) verordnen, langfristig jedoch eine Psychotherapie anraten (siehe *Angstzustände*, Karte 73).

NEIN

Sind Sie in der Pubertät?

JA → Die **Entwicklung** der apokrinen Schweißdrüsen (siehe links) in der Pubertät provoziert vor allem in der Achselhöhle vermehrtes Schwitzen. Das ist völlig normal. **Was Sie tun können:** Waschen und duschen Sie sich regelmäßig, um eine Zersetzung des Schweißes (führt zu penetrantem Geruch) zu vermeiden. Gelegentlich können Sie auch sparsam ein Deodorant benutzen, wenn Sie anlagebedingt zum exzessiven Schwitzen neigen. Siehe dazu den Kasten *Körpergeruch* auf der linken Seite.

NEIN

Konsultieren Sie den Hausarzt – es gibt noch eine Reihe seltener Ursachen übermäßigen Schwitzens. Meist jedoch ist exzessives Schwitzen anlagebedingt. Fragen Sie den Arzt nach einem geeigneten Deodorant.

SCHWEISSDRÜSEN

Schweißdrüsen sind Knäueldrüsen mit einem röhrenförmigen Ausführungsgang, über den sie Schweiß auf die Oberfläche der Haut absondern. Sie regulieren den Wärmehaushalt: Verdunsten des Schweißes ist Wärmeabgabe. Es gibt zwei Arten von Schweißdrüsen.

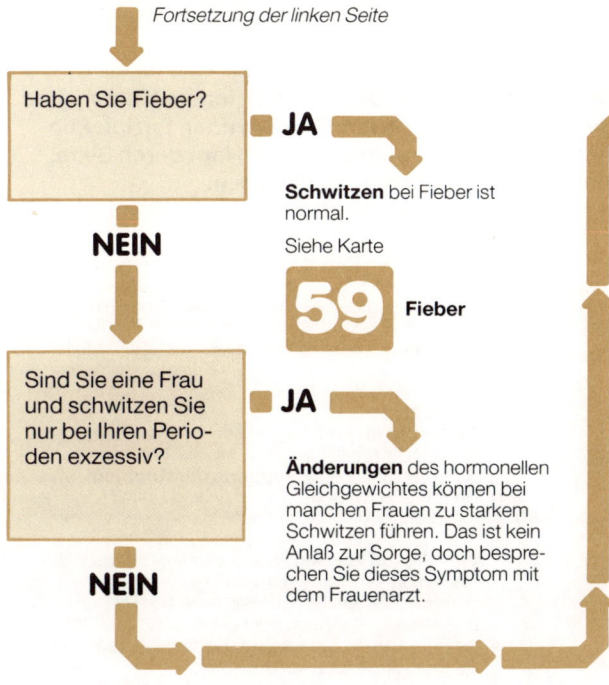

- Hautoberfläche
- Haar
- Pore
- Schweißdrüse

Ekkrine Schweißdrüsen

Ekkrine Schweißdrüsen sind überall in der Haut verstreut und von Geburt an aktiv. Sie produzieren einen klaren Schweiß, der außer Wasser (gut 98 %) auch Salze, Ammoniak, Harnstoff und andere Schlackensubstanzen enthält. Neben ihrer eigentlichen Aufgabe, der ständigen Wärmeregulierung, bilden Sie bei Angstzuständen Angstschweiß (kalter Schweiß) als Ausgleich der verringerten Wärmeabgabe infolge der bei Angst verengten Hautgefäße.

Apokrine Schweißdrüsen

Apokrine Schweißdrüsen werden mit Beginn der Pubertät allmählich aktiv. Sie sitzen in den Achselhöhlen, im Bereich der Brustwarzen, im Genital- und Analbereich. Ihr Schweiß ist leicht milchig, da er viel Fette und Eiweiß enthält. Der Duft dieses Schweißes ist individuell und geschlechtsspezifisch, er spielt eine Rolle bei der sexuellen Anziehung. Bakteriell zersetzter apokriner Schweiß riecht stechend (siehe links).

Verteilung der Schweißdrüsen

■ Hohe Konzentration ekkriner Drüsen   □ apokrine Drüsen

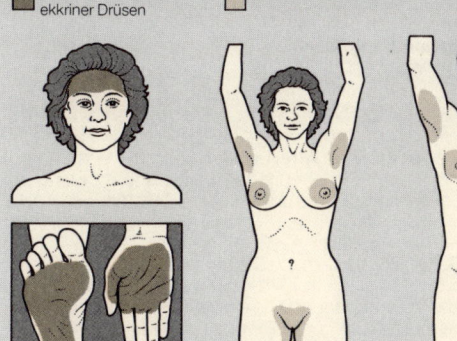

61 Juckreiz

Juckreiz kann sehr quälend sein – Kratzen provoziert dann Hautdefekte und Infektionen. Ursachen gibt es viele: Hautentzündungen durch chemische Substanzen, Textilien, allergisches Kontaktekzem und andere Hauterkrankun-gen, Parasiten (Krätze, Madenwürmer), innere Krankheiten (Diabetes mellitus, Lebererkrankungen u. a.), Pilzinfektionen, Zerstörung des Säuremantels der Haut durch Seife, aber auch psychisch-vegetative Faktoren.

ERSTE FRAGE

Haben Sie einen juckenden Haut-ausschlag? — **JA**

Siehe Karte **77** Hautausschlag

NEIN

Juckt nur der behaarte Kopf? — **JA** → Haben Sie kreisrun-den, begrenzten Haarausfall? — **JA**

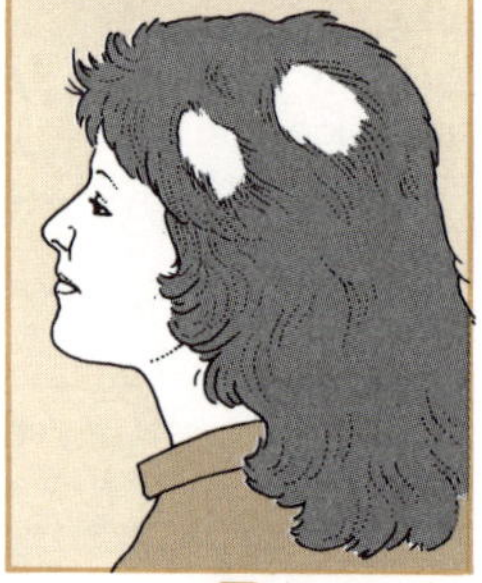

NEIN

NEIN

Juckt nur der After-bereich? — **JA**

NEIN

Haben Sie winzige weiße Würmer im Stuhl bemerkt? — **JA**

Beschränkt sich der Juckreiz auf Vulva, Vagina oder Eichel-Vorhaut-Bereich? — **JA**

NEIN

NEIN

Siehe Karte **130** Juckreiz und Vulva-Beschwerden (bei Männern siehe Karte 116)

Ist Ihre Haut und/ oder sind Ihre Augäpfel gelblich? — **JA**

NEIN

Konsultieren Sie den Hausarzt, wenn der Juckreiz länger als 3 Tage anhält; bei Hauterscheinungen kon-sultieren Sie einen Hautarzt.

Eine spezielle **Pilzinfektion** ist die wahrscheinliche Ursache des kreisrunden juckenden Haarausfalls, besonders bei entzündlicher Fleckung und einem Ring-wall, evtl. auch Schuppung; ohne diese Erscheinungen und ohne Juckreiz liegt der bekannte, aber seltene kreisrunde Haarausfall (Alopecia areata) vor, dessen Ursachen noch ungeklärt sind. *Konsultieren Sie einen Hautarzt.*
Behandlung: Pilztötende Mittel bei Pilzinfektion.

Sie leiden an einer **Schuppung der Kopfhaut**, etwa an einem seborrhoischen Ekzem (Karte 77) mit fettig-gelbli-cher Schuppung und fettigen Haaren oder an einer stark juckenden trockenen Kopfschuppung (Pityriasis).
Was Sie tun können: Waschen Sie sich täglich die Haare sparsam mit einem sehr milden Shampoo (kein Shampoo gegen Schuppen oder fettige Haare, eher mit einem Baby-Shampoo oder einem Shampoo der *Kera-logie*-Serie) – im Extremfall mit einem medizinischen Shampoo (*Hautarzt konsultieren*).

WAS TUN BEI JUCKREIZ?

Kratzen führt zu weiterer Entzündung und über Hautdefekte zu bakteriellen Infektionen – verord-nete juckreizstillende Salben und Medikamente schränken das Kratzbedürfnis ein.

- Duschen Sie sich häufig warm und dann kalt, benutzen Sie keine Seifen oder Duschmittel.
- Bei trockener Haut ver-wenden Sie nach dem Duschen sparsam ein Kräuter-Hautöl oder eine allergiegetestete Körper-lotion.
- Vermeiden Sie Hautkon-takt mit Wolle und syn-thetischen Fasern, bevor-zugen Sie Baumwolle und Seide.

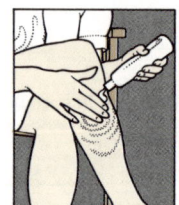

Trockene, juckende Haut braucht haut-freundliche Öle bzw. Cremes.

Madenwürmer (Oxyuren) sind die weitestverbreiteten Parasiten in Europa. Es sind in der Regel harmlose Parasiten (Männchen etwa 3 mm, Weibchen bis 12 mm lang). Die Infektion kann durch wurmeierhaltige Salate oder von Mensch zu Mensch erfolgen. Durch After-Finger-Mundkontakt und aus dem After von den Weib-chen abgelegten Eiern in den Dickdarm wandernden Larven kann es zu einer Vermehrung der Wurmpopula-tion kommen – und dadurch in seltenen Fällen auch zu einer Dickdarmentzündung. *Konsultieren Sie den Haus-arzt.*
Behandlung: Wurmmittel, Slips und Bettwäsche täg-lich wechseln.

Sie scheinen eine **Gelbsucht** zu haben – ein Symptom, das eine *Hepatitis*, eine andere Lebererkran-kung oder eine Erkrankung der *Gal-lenblase* oder *-gänge* signalisieren kann. *Konsultieren Sie einen Arzt.*
Behandlung: Nach eingehender Untersuchung (Bluttest, Ultraschall und evtl. auch andere Diagnosever-fahren) richtet sich die Behandlung nach der Ursache.

Ein **Juckreiz im Afterbereich** kann die verschieden-sten Ursachen haben: einen unerkannten Madenwurm-befall (oben), innere oder »äußere« Hämorrhoiden oder etwa ein Pilzinfektion (Candida-Mykose). *Konsultieren Sie den Hausarzt.*
Behandlung: Je nach Diagnose. Zu Hämorrhoiden siehe Karte 103, zu Madenwürmern oben. Bei einer Pilz-infektion wird der Arzt eine pilztötende Salbe und gleich-zeitig ein pilztötendes Präparat zum Einnehmen ver-ordnen.

62 Knoten unter der Haut

Knoten und Schwellungen, die die Haut hervorwölben oder die Sie spüren bzw. tasten können, sind meist Lymphknotenvergrößerungen als natürliche Antwort auf eine Infektion oder einen Furunkel. Schmerzhafte Lymphknoten, die sich rasch vergrößern, oder unerklärliche Schwellungen unter der Haut sollten immer ärztlich abgeklärt werden.

Zu Knoten/Schwellungen in den Brüsten siehe Karte 124, zu solchen im Hodensack siehe Karte 115.

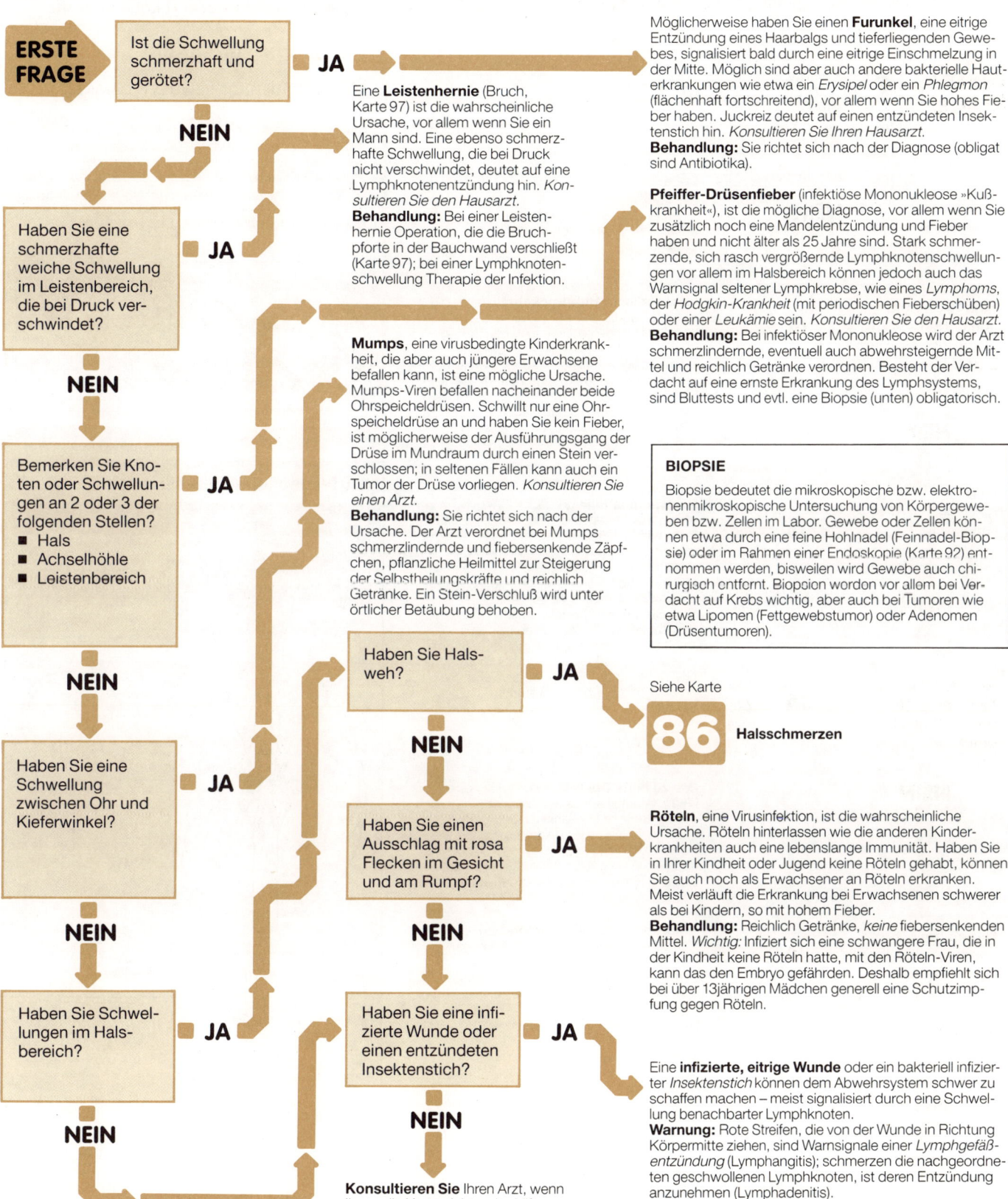

ERSTE FRAGE

Ist die Schwellung schmerzhaft und gerötet?

JA

NEIN

Haben Sie eine schmerzhafte weiche Schwellung im Leistenbereich, die bei Druck verschwindet?

JA

Eine **Leistenhernie** (Bruch, Karte 97) ist die wahrscheinliche Ursache, vor allem wenn Sie ein Mann sind. Eine ebenso schmerzhafte Schwellung, die bei Druck nicht verschwindet, deutet auf eine Lymphknotenentzündung hin. *Konsultieren Sie den Hausarzt.*
Behandlung: Bei einer Leistenhernie Operation, die die Bruchpforte in der Bauchwand verschließt (Karte 97); bei einer Lymphknotenschwellung Therapie der Infektion.

NEIN

Bemerken Sie Knoten oder Schwellungen an 2 oder 3 der folgenden Stellen?
- Hals
- Achselhöhle
- Leistenbereich

JA

Mumps, eine virusbedingte Kinderkrankheit, die aber auch jüngere Erwachsene befallen kann, ist eine mögliche Ursache. Mumps-Viren befallen nacheinander beide Ohrspeicheldrüsen. Schwillt nur eine Ohrspeicheldrüse an und haben Sie kein Fieber, ist möglicherweise der Ausführungsgang der Drüse im Mundraum durch einen Stein verschlossen; in seltenen Fällen kann auch ein Tumor der Drüse vorliegen. *Konsultieren Sie einen Arzt.*
Behandlung: Sie richtet sich nach der Ursache. Der Arzt verordnet bei Mumps schmerzlindernde und fiebersenkende Zäpfchen, pflanzliche Heilmittel zur Steigerung der Selbstheilungskräfte und reichlich Getränke. Ein Stein-Verschluß wird unter örtlicher Betäubung behoben.

NEIN

Haben Sie eine Schwellung zwischen Ohr und Kieferwinkel?

JA

NEIN

Haben Sie Schwellungen im Halsbereich?

JA

NEIN

Haben Sie Halsweh?

JA

Siehe Karte

86 Halsschmerzen

NEIN

Haben Sie einen Ausschlag mit rosa Flecken im Gesicht und am Rumpf?

JA

Röteln, eine Virusinfektion, ist die wahrscheinliche Ursache. Röteln hinterlassen wie die anderen Kinderkrankheiten auch eine lebenslange Immunität. Haben Sie in Ihrer Kindheit oder Jugend keine Röteln gehabt, können Sie auch noch als Erwachsener an Röteln erkranken. Meist verläuft die Erkrankung bei Erwachsenen schwerer als bei Kindern, so mit hohem Fieber.
Behandlung: Reichlich Getränke, *keine* fiebersenkenden Mittel. *Wichtig:* Infiziert sich eine schwangere Frau, die in der Kindheit keine Röteln hatte, mit den Röteln-Viren, kann das den Embryo gefährden. Deshalb empfiehlt sich bei über 13jährigen Mädchen generell eine Schutzimpfung gegen Röteln.

NEIN

Haben Sie eine infizierte Wunde oder einen entzündeten Insektenstich?

JA

Eine **infizierte, eitrige Wunde** oder ein bakteriell infizierter *Insektenstich* können dem Abwehrsystem schwer zu schaffen machen – meist signalisiert durch eine Schwellung benachbarter Lymphknoten.
Warnung: Rote Streifen, die von der Wunde in Richtung Körpermitte ziehen, sind Warnsignale einer *Lymphgefäßentzündung* (Lymphangitis); schmerzen die nachgeordneten geschwollenen Lymphknoten, ist deren Entzündung anzunehmen (Lymphadenitis).

NEIN

Konsultieren Sie Ihren Arzt, wenn Ihnen die Karte nicht weiterhilft.

Möglicherweise haben Sie einen **Furunkel**, eine eitrige Entzündung eines Haarbalgs und tieferliegenden Gewebes, signalisiert bald durch eine eitrige Einschmelzung in der Mitte. Möglich sind aber auch andere bakterielle Hauterkrankungen wie etwa ein *Erysipel* oder ein *Phlegmon* (flächenhaft fortschreitend), vor allem wenn Sie hohes Fieber haben. Juckreiz deutet auf einen entzündeten Insektenstich hin. *Konsultieren Sie Ihren Hausarzt.*
Behandlung: Sie richtet sich nach der Diagnose (obligat sind Antibiotika).

Pfeiffer-Drüsenfieber (infektiöse Mononukleose »Kußkrankheit«), ist die mögliche Diagnose, vor allem wenn Sie zusätzlich noch eine Mandelentzündung und Fieber haben und nicht älter als 25 Jahre sind. Stark schmerzende, sich rasch vergrößernde Lymphknotenschwellungen vor allem im Halsbereich können jedoch auch das Warnsignal seltener Lymphkrebse, wie eines *Lymphoms*, der *Hodgkin-Krankheit* (mit periodischen Fieberschüben) oder einer *Leukämie* sein. *Konsultieren Sie den Hausarzt.*
Behandlung: Bei infektiöser Mononukleose wird der Arzt schmerzlindernde, eventuell auch abwehrsteigernde Mittel und reichlich Getränke verordnen. Besteht der Verdacht auf eine ernste Erkrankung des Lymphsystems, sind Bluttests und evtl. eine Biopsie (unten) obligatorisch.

BIOPSIE

Biopsie bedeutet die mikroskopische bzw. elektronenmikroskopische Untersuchung von Körpergeweben bzw. Zellen im Labor. Gewebe oder Zellen können etwa durch eine feine Hohlnadel (Feinnadel-Biopsie) oder im Rahmen einer Endoskopie (Karte 92) entnommen werden, bisweilen wird Gewebe auch chirurgisch entfernt. Biopsien werden vor allem bei Verdacht auf Krebs wichtig, aber auch bei Tumoren wie etwa Lipomen (Fettgewebstumor) oder Adenomen (Drüsentumoren).

63 Schwächeanfall und Ohnmacht

Ohnmacht bedeutet eine kurzdauernde Bewußtlosigkeit. Voraus gehen meist Schwäche- und Kältegefühl, leichter Schwindel und Blässe. Bisweilen treten Schwächeanfälle auch ohne Bewußtseinsverlust auf. Ohnmacht und Schwächeanfälle werden meist durch einen plötzlichen Blutdruckabfall verursacht – als Resultat einer psychovegetativen Regulationsstörung, vor allem bei einem anlagebedingten niedrigen Blutdruck. Mögliche Ursache kann aber auch ein erniedrigter Blutzuckerspiegel sein. Gelegentliche Schwächeanfälle oder Ohnmachten sind kaum je ein Anlaß zur Sorge. Leiden Sie jedoch häufig an Ohnmachten, sollten Sie baldmöglichst einen Hausarzt konsultieren.

ERSTE FRAGE

War der Schwächeanfall mit Drehschwindel verbunden?

JA →

Siehe Karte

65 **Schwindel oder Drehschwindel**

NEIN

Sind Sie abrupt aufgestanden – vom Stuhl oder aus dem Bett?

JA →

Ein **plötzlicher Blutdruckabfall** durch die abrupte Lageänderung war die Ursache. Menschen, die lange bettlägerig waren, leiden häufig darunter – ebenso Menschen mit einem anlagebedingten niedrigen Blutdruck. Zudem kann dieses Symptom als Nebenwirkung von Drogen und Medikamenten auftreten. *Konsultieren Sie den Hausarzt*, wenn Sie öfter darunter leiden.

NEIN

Sind Sie schwanger?

JA →

Schwächeanfälle und *Schwindel* sind in den ersten 3, 4 Monaten der Schwangerschaft recht häufig. Ursache ist primär der niedriger werdende Blutdruck – eine Auswirkung der Weitstellung der Gefäße und der Zunahme der Blutflüssigkeit. Sekundär kann auch psychosozialer Streß eine Rolle spielen.
Was Sie tun können: Vermeiden Sie längeres Stehen, ruhen Sie sich aus, sobald Sie einen Schwächeanfall kommen sehen. Sorgen Sie durch Bewegung und Gymnastik für eine gute Blutzirkulation. *Konsultieren Sie den Frauen- und Hausarzt* bei stärkeren Beschwerden.

NEIN

Nehmen Sie Medikamente gegen hohen Blutdruck?

JA →

Eine **zu hohe Dosis** blutdrucksenkender Medikamente kann zu erniedrigtem Blutdruck und so zu Schwächeanfällen und Schwindel führen. Die verordnete Dosis ist den Bedürfnissen noch nicht exakt angepaßt. *Konsultieren Sie baldmöglichst Ihren Arzt.* Nehmen Sie bis zum Termin nur die Hälfte der Dosis.

NEIN

Haben Sie schon ungewöhnlich lange keine Nahrung mehr zu sich genommen oder sind Sie Diabetiker?

JA →

Ein **Unterzuckerungszustand** (zu niedriger Blutzuckerspiegel) ist die Ursache Ihres Schwächeanfalls, der sich über Unruhe, Schwindel, Zittern, psychische Störungen (Clownerie) bis zur Bewußtlosigkeit verstärken kann. Sind Sie insulinpflichtiger Diabetiker (Typ I), war die Insulindosis zu hoch, evtl. auch Ihre körperliche Aktivität.
Was Sie tun können: Nehmen Sie sofort Zucker zu sich – das behebt den Unterzuckerungszustand in wenigen Minuten. Vermeiden Sie extreme Diäten. Sind Sie Diabetiker, *konsultieren Sie Ihren Arzt* – eine exakte Einstellung der Insulindosis ist erforderlich. Tragen Sie nach der Neueinstellung immer als raschen Helfer ein Stück Würfelzucker bei sich.

NEIN

Fortsetzung rechte Seite

WARNUNG

LÄNGERDAUERNDE BEWUSSTLOSIGKEIT

Ein kurzdauernder Verlust des Bewußtseins, eine Ohnmacht also, ist in der Regel harmlos. Zur *Ersten Hilfe* siehe rechte Seite. Ein über 2 Minuten dauernder Bewußtseinsverlust mit langsamer werdender und unregelmäßiger Atmung ist dagegen lebensbedrohlich. Bringen Sie den Betroffenen in eine stabile Seitenlage (unten) und rufen Sie sofort einen Arzt; zur Ersten Hilfe siehe auch Informationsteil am Ende des Buches.

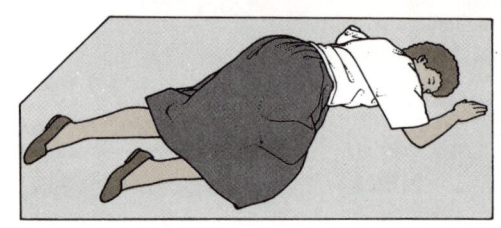

BLUTVERSORGUNG DES GEHIRNS

Für die Funktion der Hirnzellen ist eine regelmäßige Versorgung mit sauerstoffreichem Blut essentiell. Selbst eine nur kurz dauernde Unterbrechung des normalen Blutflusses führt zu einer Funktionsstörung des Gehirns, meist zur Bewußtlosigkeit. Eine längerdauernde Mangelversorgung schädigt Hirnzellen (siehe *Schlaganfall*, rechts).

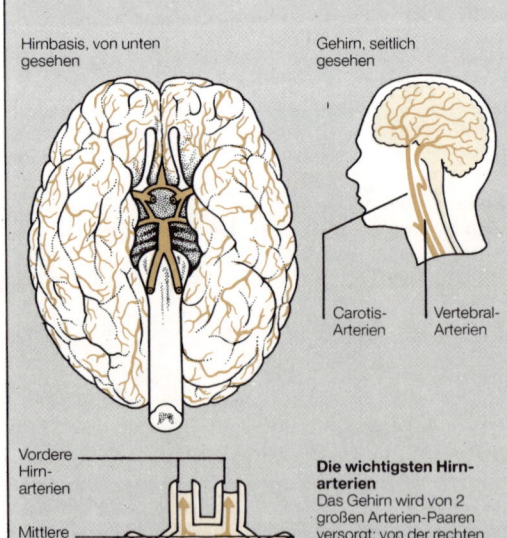

Hirnbasis, von unten gesehen

Gehirn, seitlich gesehen

Carotis-Arterien

Vertebral-Arterien

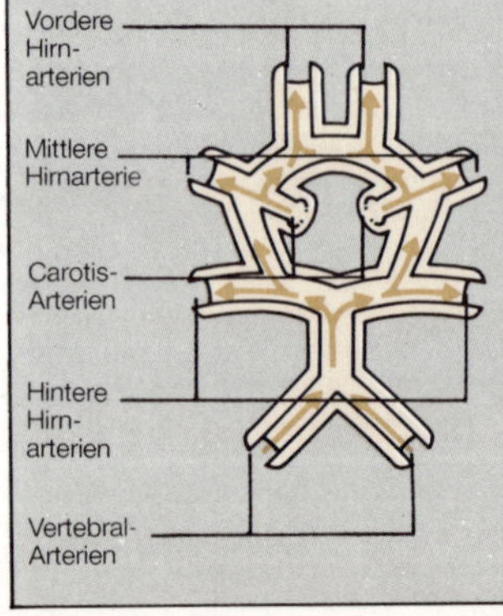

Vordere Hirnarterien

Mittlere Hirnarterie

Carotis-Arterie

Hintere Hirnarterien

Vertebral-Arterie

Die wichtigsten Hirnarterien
Das Gehirn wird von 2 großen Arterien-Paaren versorgt: von der rechten und linken inneren Kopfschlagader (Carotis interna) und von der rechten und linken Vertebral-Arterie. An der Hirnbasis sind diese Arterien durch kommunizierende Arterien miteinander verbunden. Die Carotis-Arterien versorgen mit ihren Aufzweigungen das Großhirn, die Vertebral-Arterien vor allem das Kleinhirn.

Fortsetzung der linken Seite

Waren Sie mehrere Stunden unter starker Sonne bzw. in großer Hitze?

JA

NEIN

Ein **Hitzschlag** bzw. *Sonnenstich* kann die Ursache des Schwächeanfalls oder der Ohnmacht sein. Siehe dazu *Erste Hilfe* im Informationsteil.

Bemerken Sie nach der Bewußtseinsstörung eines oder mehrere der folgenden Symptome?
- Lähmung einer Körperhälfte (Halbseitenlähmung)
- Sprachstörungen
- Sehstörungen
- Verwirrungszustände
- Taubheit, Kribbeln, Kältegefühl einer Gliedmaße

JA

NEIN

Haben sich diese Symptome gelegt?

JA

NEIN

Sind Sie herzkrank und/oder haben Sie vor der Ohnmacht eine Herzrhythmusstörung bemerkt (Herzjagen, Herzstolpern, verlangsamter Herzschlag)?

JA

NEIN

KONSULTIEREN SIE SOFORT IHREN ARZT

Ein **Vorbote eines Schlaganfalls, ein TIA** (transient ischaemic attack = vorübergehende blutleere Attacke), scheint wahrscheinlich zu sein. Zugrunde liegt eine vorübergehende mangelnde Blutversorgung bestimmter Hirnareale infolge einer arteriosklerotischen Verengung oder thrombotischen Blockade einer versorgenden Arterie (linke Seite). Zum Schlaganfall (unten) ist es allein deshalb nicht gekommen, weil eine andere Arterie per Querverbindung das notleidende Gebiet versorgt. Doch da die Grundkrankheit der TIAs, die Arteriosklerose der Hirngefäße, ohne Vorbeugung fortschreitet, ist in der Folge mit weiteren TIAs zu rechnen – evtl. auch mit einem Schlaganfall.
Diagnose und Behandlung: Neurologische Untersuchung in einer spezialisierten Klinik; Vorbeugung eines Schlaganfalls mit blutgerinnungshemmenden Mitteln; Vorbeugung des Fortschreitens der Arteriosklerose (siehe dazu Karte 106); evtl. Operation.

KONSULTIEREN SIE UNVERZÜGLICH EINEN ARZT

Ein **Adams-Stokes-Anfall** ist die wahrscheinliche Diagnose. Zugrunde liegt eine Störung oder Blockierung der Erregungsleitung des Herzens, was zu schweren Herzrhythmusstörungen führen kann – meist zu einem Sinken der Herzschlagrate, in manchen Fällen auch zu Herzstolpern oder Herzjagen.
Diagnose und Behandlung: EKG (Karte 105) zur Abklärung der Ursache. Helfen Medikamente nicht, ist die Implantation eines Herzschrittmachers lebensrettend.

RUFEN SIE SOFORT EINEN ARZT

Ein **Schlaganfall** ist die wahrscheinliche Diagnose: Ein bestimmtes Hirnareal wird infolge der Blockade einer versorgenden Arterie (linke Seite) nur noch mangelhaft mit Blut beliefert und so in seinen Funktionen beeinträchtigt. Ursache der Blockade ist meist ein arteriosklerotisch bedingter Thrombus (Blutpfropf). Siehe auch oben.
Diagnose und Behandlung: Computer-Tomographie (Karte 64), evtl. Angiographie (Karte 110) der Hirngefäße in einer spezialisierten Klinik; Überwachung von Blutdruck und Atmung, medikamentöse Behandlung und Krankengymnastik. In vielen Fällen kehren die verlorengegangenen Funktionen wieder zurück oder bessern sich zumindest in ihrer Schwere.

ERSTE HILFE BEI OHNMACHT

Haben Sie ein starkes Schwächegefühl, legen Sie sich nieder – die Beine durch eine Unterlage erhöht. Oder Sie setzen sich hin und legen den Kopf zwischen die Knie.

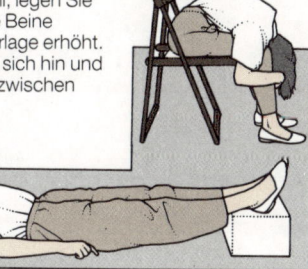

Wenn jemand ohnmächtig wird
- Legen Sie den ohnmächtigen Mitmenschen auf den Rücken (auf eine Couch oder auf den Boden), lagern Sie seine Beine hoch.
- Lockern Sie enge Kleidung im Halsbereich.
- Prüfen Sie Puls und Atmung. Ist die Atmung sehr flach, geben Sie Atemspende.
- Können Sie keine Atmung mehr feststellen, lassen Sie den Notarztwagen rufen und beginnen sofort mit Mund-zu-Mund-Beatmung. Legen Sie den Bewußtlosen in eine stabile Seitenlage.

Leiden Sie an psychosozialem Streß?

JA

NEIN

Psychosozialer Streß kann Blutdruck und Herzrhythmus beeinflussen. *Konsultieren Sie den Hausarzt.*

Haben Sie einen Schwächeanfall, wenn Sie den Kopf drehen oder nach oben blicken?

JA

NEIN

Leiden Sie an Hinterhaupt-Kopfschmerzen?

JA

NEIN

Ein **Bandscheibenschaden der Halswirbelsäule** (Zervikalsyndrom) ist möglich. Siehe dazu Karte 108. *Konsultieren Sie Ihren Hausarzt*, der Sie zur Untersuchung an einen Orthopäden überweisen wird.

Sind Sie schnell ermüdbar?

JA

NEIN

Sie leiden an **anlagebedingtem niedrigen Blutdruck** (vegetative Hypotonie) oder an einer *symptomatischen Hypotonie* (Folgeerscheinung einer Grundkrankheit wie z. B. einer Schilddrüsen-Unterfunktion). *Konsultieren Sie den Hausarzt.*
Behandlung der vegetativen Hypotonie: körperliche Aktivität (Sport, Wandern, Sex u. a.); kurzfristig auch Medikamente.

Konsultieren Sie den Hausarzt – eine seltenere Ursache der Schwächeanfälle ist möglich.

64 Kopfschmerzen

Fast jeder von uns leidet hin und wieder an Kopfschmerzen. Auslösefaktoren der meisten Kopfschmerzen sind psychosozialer Streß (Ärger, Spannungen, Ängste, Überarbeitung), Alkohol- oder Nikotinmißbrauch. Häufige Kopfschmerzen dieser Art signalisieren eine anlagebedingte

Regulationsstörung der Hirngefäße – wie das bei Migräne der Fall ist. Anderen Kopfschmerzen können Augenfehler, Verletzungen oder Erkrankungen zugrunde liegen. Konsultieren Sie bei schweren, langandauernden oder immer wiederkehrenden Kopfschmerzen einen Arzt.

ERSTE FRAGE

Haben Sie Fieber?

JA

NEIN

Bei **fieberhaften Erkrankungen** sind Kopfschmerzen häufig.

Siehe Karte

59 Fieber

Haben Sie eine stumpfe Schädelverletzung (Aufprall etc.) erlitten?

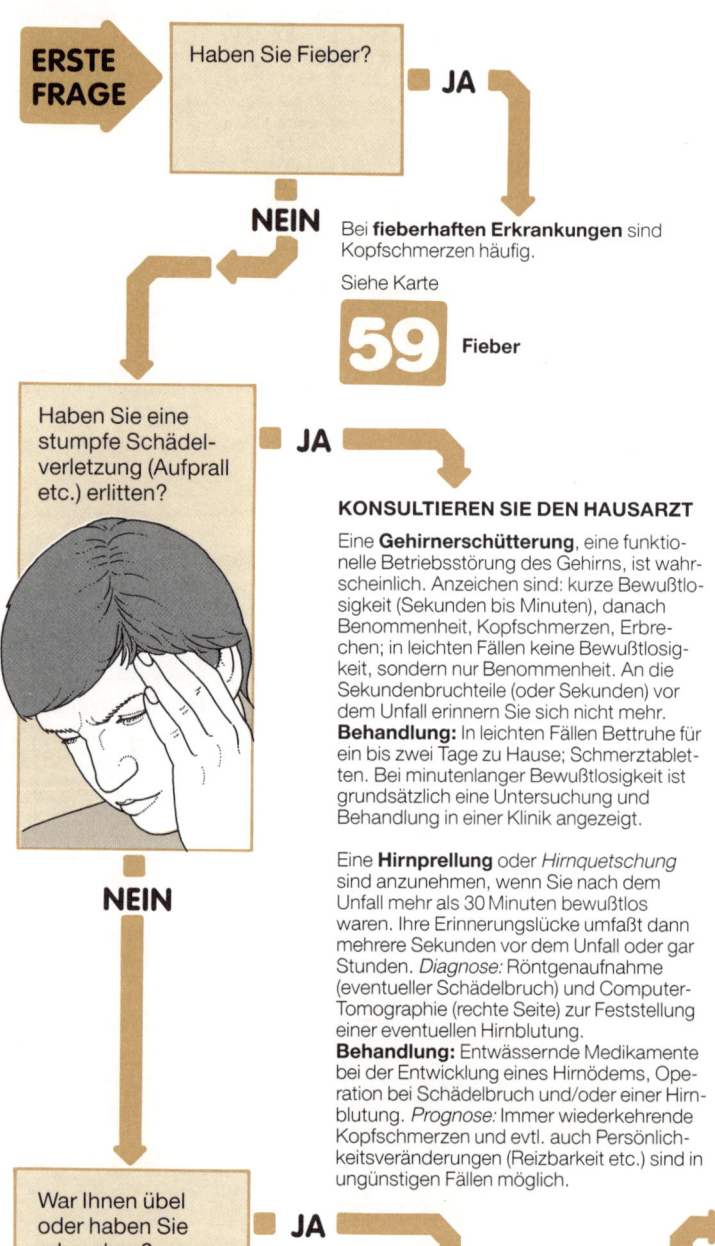

JA

KONSULTIEREN SIE DEN HAUSARZT

Eine **Gehirnerschütterung**, eine funktionelle Betriebsstörung des Gehirns, ist wahrscheinlich. Anzeichen sind: kurze Bewußtlosigkeit (Sekunden bis Minuten), danach Benommenheit, Kopfschmerzen, Erbrechen; in leichten Fällen keine Bewußtlosigkeit, sondern nur Benommenheit. An die Sekundenbruchteile (oder Sekunden) vor dem Unfall erinnern Sie sich nicht mehr.
Behandlung: In leichten Fällen Bettruhe für ein bis zwei Tage zu Hause; Schmerztabletten. Bei minutenlanger Bewußtlosigkeit ist grundsätzlich eine Untersuchung und Behandlung in einer Klinik angezeigt.

Eine **Hirnprellung** oder *Hirnquetschung* sind anzunehmen, wenn Sie nach dem Unfall mehr als 30 Minuten bewußtlos waren. Ihre Erinnerungslücke umfaßt dann mehrere Sekunden vor dem Unfall oder gar Stunden. *Diagnose:* Röntgenaufnahme (eventueller Schädelbruch) und Computer-Tomographie (rechte Seite) zur Feststellung einer eventuellen Hirnblutung.
Behandlung: Entwässernde Medikamente bei der Entwicklung eines Hirnödems, Operation bei Schädelbruch und/oder einer Hirnblutung. *Prognose:* Immer wiederkehrende Kopfschmerzen und evtl. auch Persönlichkeitsveränderungen (Reizbarkeit etc.) sind in ungünstigen Fällen möglich.

NEIN

War Ihnen übel oder haben Sie erbrochen?

JA

NEIN

Hatten Sie vor der Übelkeit oder dem Erbrechen bereits Kopfschmerzen?

JA

NEIN

Fortsetzung rechte Seite, Spalte 1

LINDERUNG BEI SPANNUNGSKOPFSCHMERZEN

Nehmen Sie eine Schmerztablette. Massieren Sie Stirn und Schläfen sanft mit einem Kräuteröl (*Olbas* u. a.).

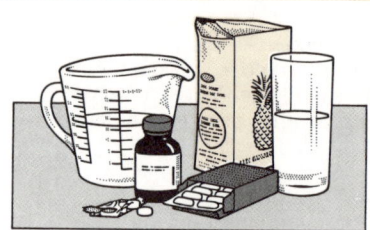

- Versuchen Sie sich zu entspannen, etwa durch ein warmes Bad.
- Trinken Sie 2 Gläser Mineralwasser oder Kräutertee.
- Ruhen Sie sich in einem evtl. abgedunkelten Raum aus.
- Bleiben die Schmerzen oder kehren sie am nächsten Tag wieder, konsultieren Sie einen Arzt.
- *Warnung:* Langfristige Schmerzmittel-Einnahme provoziert Kopfschmerzen.

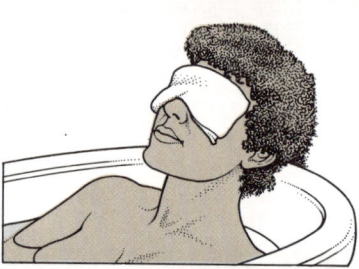

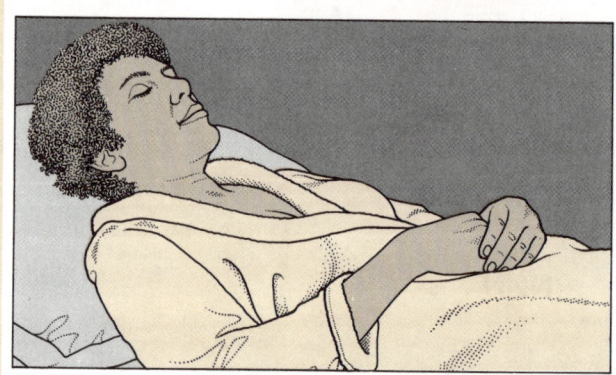

SUCHEN SIE EINEN AUGENARZT AUF

Ein **akutes Glaukom** (Grüner Star) ist wahrscheinlich, wenn Sie über 40 Jahre alt sind und neben Kopfschmerzen und Erbrechen sowie Sehstörungen auch Fieber und ein Vernichtungsgefühl haben. Ursache ist eine krankhafte Erhöhung des Augeninnendrucks infolge einer Abflußstörung des Augenkammerwassers.
Behandlung: Spezielle Medikamente, die die Pupille verengen (*Miotika*) und die eine Drucksenkung bewirken sowie die Sekretion des Kammerwassers drosseln; danach Operation, die die Abflußstörung des Kammerwassers behebt.

Haben Sie Sehstörungen?

JA

NEIN

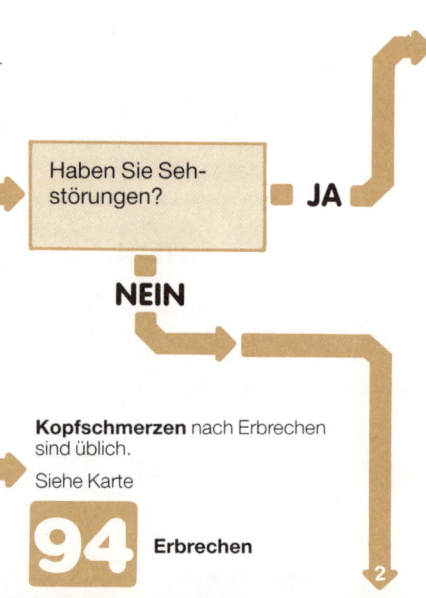

JA

Kopfschmerzen nach Erbrechen sind üblich.

Siehe Karte

94 Erbrechen

Fortsetzung rechte Seite, Spalte 2

1 Fortsetzung der linken Seite, Spalte 1

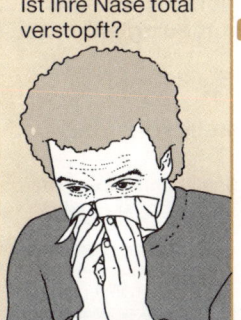

Ist Ihre Nase total verstopft?

JA

Nebenhöhlenentzündung ist die wahrscheinliche Diagnose, vor allem wenn Sie bereits seit mehr als 10 Tagen Schnupfen haben. Bei Vereiterung der Kieferhöhlen sind die Wangenknochen druckempfindlich, bei einer Stirnhöhleneiterung fühlen Sie bei Druck auf die Nasenwurzel einen Schmerz. *Konsultieren Sie den Hausarzt.*
Behandlung: Inhalation von Kamillen- und Thymiandämpfen; abschwellende Nasentropfen; evtl. Antibiotika. In schweren Fällen wird der Hals-Nasen-Ohren-Arzt die Nebenhöhlen bei örtlicher Betäubung eröffnen und ausspülen.

NEIN

Setzen die Kopfschmerzen erst gegen Abend ein und sind sie im Stirnbereich lokalisiert?

JA

Ein **Augenfehler** ist wahrscheinlich. Entweder haben Sie einen nicht erkannten Brechungsfehler des Auges, oder Brille bzw. Kontaktlinsen sind dem Brechungsfehler nicht mehr angepaßt. Siehe dazu Karte 81. *Konsultieren Sie baldmöglichst einen Augenarzt.*

NEIN

Schlafen Sie schlecht und/oder fühlen Sie sich angespannt oder unter Streß?

JA

Spannungskopfschmerzen, ausgelöst meist durch eine Verspannung der Nacken- und Kopfmuskulatur infolge psychosozialen Stresses (Karte 73), sind die häufigste Form des psychogenen Kopfschmerzes. Zur Behandlung siehe links. Lassen Sie sich zusätzlich von Ihrem Partner die Nackenmuskulatur mit einem Massageöl massieren.

Siehe Karte

73 **Angstzustände**

NEIN

Nehmen Sie Medikamente und/oder die Pille?

JA

Einige Medikamente können Kopfschmerzen als Nebenwirkung auslösen. Sprechen Sie mit Ihrem Arzt darüber. Im Falle der Pille kann Ihnen Ihr Frauenarzt eine Pille mit anderer Zusammensetzung verordnen, oder Sie steigen auf eine andere Verhütungsmethode um.

Siehe auch Karte

136 **Empfängnisverhütung**

NEIN

Konsultieren Sie den Hausarzt. Nicht angesprochen sind in dieser Karte weniger häufige Auslösefaktoren von Kopfschmerzen, so z. B. ein Bandscheibenschaden der Halswirbelsäule (Karte 108).

2 Fortsetzung der linken Seite, Spalte 2

Leiden Sie plötzlich an einem pochenden Schmerz im Schläfenbereich?

JA

KONSULTIEREN SIE UNVERZÜGLICH EINEN ARZT

Eine **Entzündung der Schläfenarterien** ist wahrscheinlich, vor allem wenn Sie auch erhöhte Temperatur haben und über 60 Jahre alt sind.
Warnung: Eine nicht rechtzeitige Behandlung kann zu Sehstörungen führen.
Behandlung: Mehrwöchige Einnahme von Kortison zur Hemmung der Entzündung, bis ein Bluttest den Erfolg der Therapie bestätigt.

NEIN

Setzen pochende Kopfschmerzen anfallsartig ein?

JA

Solche Kopfschmerzen sind typisch für **Migräne**. Die Schmerzen umfassen bei zwei Drittel der Patienten nur eine Kopfhälfte. Oft sind die Anfälle mit Erbrechen und Herzjagen verbunden. Bei jedem Dritten der Migräniker gehen dem Anfall Sehstörungen voraus (Augenmigräne). Der Migräne liegen Hirngefäßstörungen zugrunde, Auslösefaktoren sind meist psychosoziale Streßsituationen, Monatsblutungen, übermäßiger Nikotin- und Alkoholgenuß. Verwandt mit der Migräne sind die *vaskulären (gefäßbedingten) Kopfschmerzen*, die allerdings schleichend einsetzen und grundsätzlich beidseitig sind. *Konsultieren Sie den Hausarzt.*
Behandlung: Spezielle Migräne-Mittel (normale Schmerztabletten helfen nicht). Siehe auch linke Seite.

NEIN

KONSULTIEREN SIE UNVERZÜGLICH DEN HAUSARZT

Unerklärliche Kopfschmerzen, vor allem mit zusätzlichen Symptomen wie Erbrechen, sollten immer vom Arzt abgeklärt werden. Bisweilen kann eine ernste Erkrankung zugrunde liegen.

COMPUTER-TOMOGRAPHIE (CT)

CT ist ein spezielles computerisiertes Röntgenverfahren, das klare Schichtaufnahmen weichen Körpergewebes (etwa des Gehirns) liefert. Mit Hunderten von Röntgenstrahlen wird der zu untersuchende Bereich von unterschiedlichen Aufnahmepunkten aus fotografiert. Vom Computer zusammengesetzt entstehen zweidimensionale Schnitt- und Schichtbilder in verschiedenen Ebenen. Spezialisten erkennen so klar etwa Lage und Ausdehnung eines Hirntumors oder einer Hirnblutung.

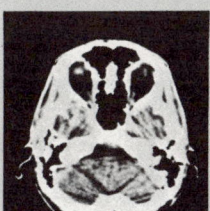

CT in Augenebene
Das Computer-Tomogramm (CT) links zeigt einen Querschnitt in Augenhöhe (Stirnseite ist beim CT oben): weiße Flächen = Knochen, graue = Weichgewebe, schwarz = luftgefüllte Hohlräume (hier Kieferhöhlen).

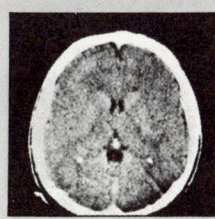

CT in mittlerer Stirnhöhe
Dieses CT in mittlerer Stirnhöhe zeigt Gehirngewebe (grau) und flüssigkeitsgefüllte Hirnkammern (schwarz).

CT des Gehirns
Für ein CT des Gehirns liegt der Patient auf einer beweglichen Liege – mit dem Kopf innerhalb des Computer-Tomographen. Der Patient darf sich während der Aufnahmen nicht bewegen (Verwackelungsgefahr).

65 Schwindel oder Drehschwindel

Drehschwindel bedeutet: Sie fühlen sich, als ob alles um Sie herum sich dreht – wie nach einer Karussellfahrt. Unerklärbarer Drehschwindel signalisiert immer eine Erkran-

kung, sei es des Gleichgewichtsorgans im Innenohr oder des Zentralnervensystems. Zum kreislaufbedingten Schwindel siehe Diagnose-Karte 63.

ERSTE FRAGE → Bemerken Sie nach der Bewußtseinsstörung eines oder mehrere der folgenden Symptome?
- Lähmung einer Körperhälfte (Halbseitenlähmung)
- Sprachstörungen
- Sehstörungen
- Verwirrungszustände
- Taubheit, Kribbeln, Kältegefühl einer Gliedmaße

JA → Haben sich diese Symptome gelegt?

JA →

NEIN ↓

KONSULTIEREN SIE SOFORT IHREN ARZT

Ein **Vorbote eines Schlaganfalls, ein TIA** (transient ischaemic attack = vorübergehende blutleere Attacke) scheint wahrscheinlich zu sein. Zugrunde liegt eine vorübergehende mangelnde Blutversorgung bestimmter Hirnareale infolge einer arteriosklerotischen Verengung oder thrombotischen Blockade einer versorgenden Arterie. Zum Schlaganfall (links) ist es allein deshalb nicht gekommen, weil eine andere Arterie per Querverbindung das notleidende Gebiet versorgt. Doch da die Grundkrankheit der TIAs, die Arteriosklerose der Hirngefäße, ohne Vorbeugung fortschreitet, ist in der Folge mit weiteren TIAs zu rechnen – evtl. auch mit einem Schlaganfall.
Diagnose und Behandlung: Neurologische Untersuchung in einer spezialisierten Klinik; Vorbeugung eines Schlaganfalls mit blutgerinnungshemmenden Mitteln; Vorbeugung des Fortschreitens der Arteriosklerose (siehe dazu Karte 106); evtl. Operation.

RUFEN SIE SOFORT EINEN ARZT

Ein **Schlaganfall** ist die wahrscheinliche Diagnose: Ein bestimmtes Hirnareal wird infolge der Blockade einer versorgenden Arterie nur noch mangelnd mit Blut beliefert und so in seinen Funktionen beeinträchtigt. Ursache der Blockade ist meist ein arteriosklerotisch bedingter Thrombus (Blutpfropf). Siehe auch oben.
Diagnose und Behandlung: Computer-Tomographie (Karte 64), evtl. Angiographie (Karte 110) der Hirngefäße in einer spezialisierten Klinik; Überwachung von Blutdruck und Atmung; medikamentöse Behandlung und Krankengymnastik. In vielen Fällen kehren die verlorengegangenen Funktionen wieder zurück oder bessern sich zumindest in ihrer Schwere.

NEIN ↓

Haben Sie erbrochen und können Sie kaum das Gleichgewicht halten?

JA →

NEIN ↓

Labyrinthitis, eine Entzündung des Labyrinths (Innenohr mit Bogengängen und Schnecke, siehe rechts), ist die mögliche Diagnose. Ursache ist eine Infektion des Innenohrs mit Bakteriengiften, Bakterien oder Viren, die über den Blutweg oder vom Mittelohr (bei Mittelohrentzündung) eingedrungen sind, siehe auch Meniere-Krankheit (unten). *Konsultieren Sie einen Hals-Nasen-Ohren-Arzt.*
Behandlung: Lindernde Mittel, evtl. Antibiotika. Die meisten Fälle heilen in etwa 3 Wochen aus.

Bemerken Sie eine einseitige Schwerhörigkeit und Ohrensausen?

JA →

NEIN ↓

Sie haben möglicherweise eine **Meniere-Krankheit**, vor allem wenn die Drehschwindelanfälle sehr stark und mit Übelkeit und Erbrechen verbunden sind. Zugrunde liegt eine Störung der Flüssigkeitsregulation im Innenohr, die besonders das Gleichgewichtsorgan (siehe rechts) in seiner Funktion beeinträchtigt. Die Anfälle können Stunden dauern und sich alle paar Tage wiederholen. *Konsultieren Sie einen Hals-Nasen-Ohren-Arzt.*
Behandlung: Mittel gegen Drehschwindel, entwässernde Medikamente, salzarme Kost. In schweren Fällen kann eine Operation notwendig werden.

Haben Sie Drehschwindel, wenn Sie den Kopf drehen oder nach oben blicken?

JA →

NEIN ↓

Ein **Bandscheibenschaden** oder eine *Wirbelentzündung* der Halswirbelsäule (*Zervikalsyndrom*, siehe Karte 108) ist die mögliche Diagnose, vor allem wenn Sie auch Hinterhaupt-Kopfschmerzen oder Schulter-Arm-Schmerzen haben. *Konsultieren Sie Ihren Hausarzt*, der Sie zur Untersuchung an einen Orthopäden überweisen wird. Zur Diagnose und **Behandlung** siehe Karte 108.

Konsultieren Sie einen Arzt bei unerklärlichen Schwindelattacken.

DER GLEICHGEWICHTSSINN

Oberste Koordinationszentrale des Gleichgewichtssinnes sind die Vestibulariskerne im Gehirn. Sie empfangen vom Gleichgewichtsorgan im Innenohr über den Gleichgewichtsnerv die notwendigen Basisinformationen und zusätzliche Informationen von Augen, Muskeln und Gelenken. Sodann initiieren sie die exakte Stellung im Raum und angepaßte Bewegungen.

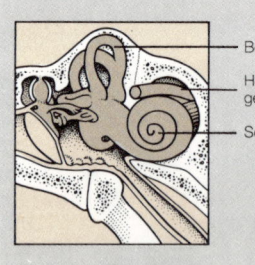

Bogengänge
Hör- und Gleichgewichtsnerv
Schnecke

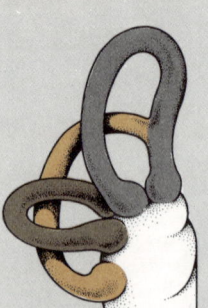

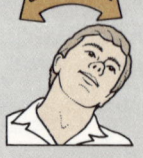

Die Bogengänge
Jeder der drei Bogengänge des Gleichgewichtsorgans steht im rechten Winkel zur den anderen (oben). So kann jedwede Kopfbewegung – ob Nicken, Neigen oder Schütteln – von den Sinneszellen des zuständigen Ganges registriert werden.

66 Taubheitsgefühl und Kribbeln

Fühlt sich ein Körperteil wie taub an, prickelt oder kribbelt es irgendwo, haben Sie Fehl- oder Mißempfindungen oder ist das Schmerzempfinden in einem Bereich aufgehoben – dann spricht man von Sensibilitätsstörungen. Zugrunde liegen Irritationen oder Lähmungen sensibler Nervenfasern oder auch Durchblutungsstörungen.

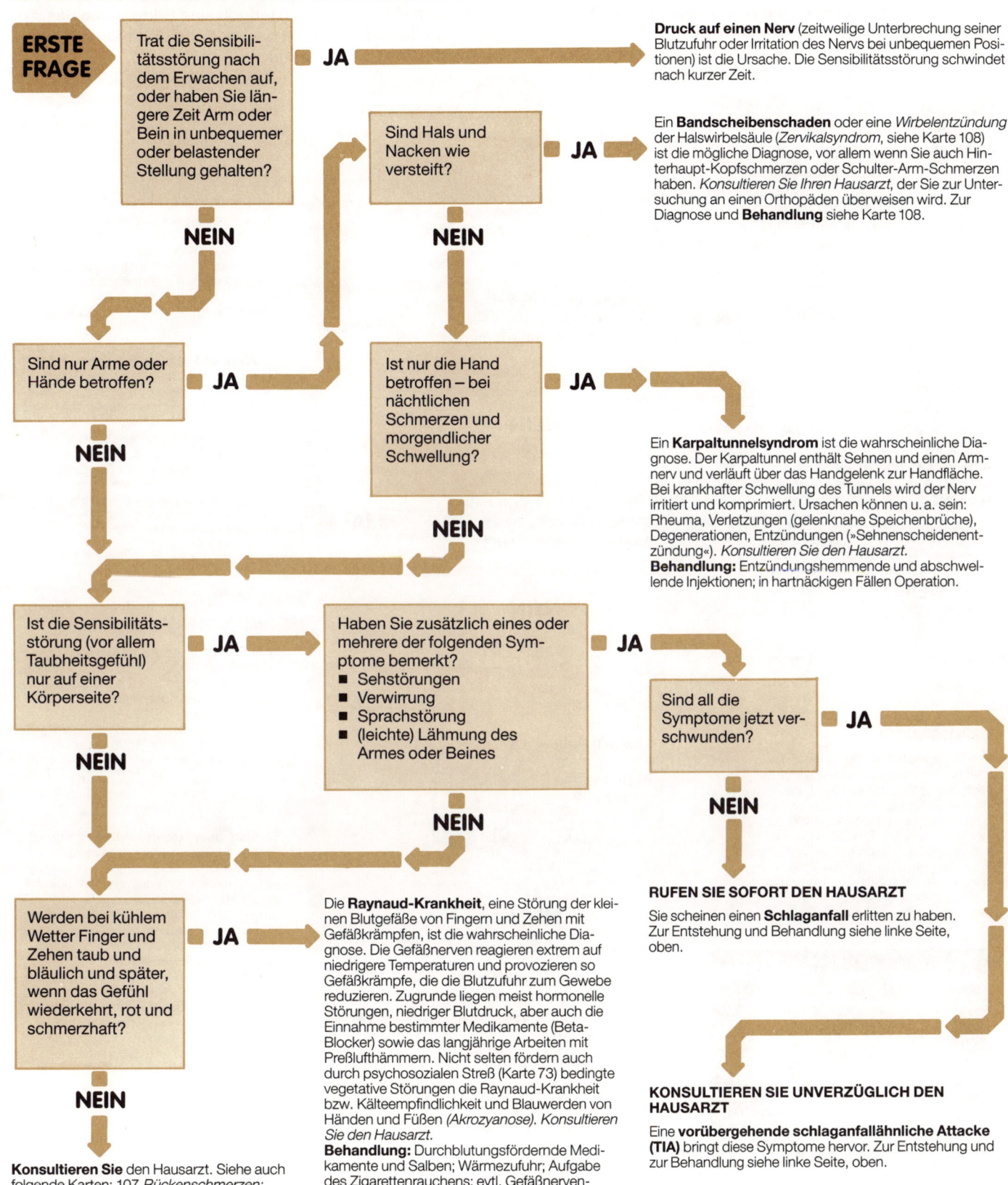

ERSTE FRAGE

Trat die Sensibilitätsstörung nach dem Erwachen auf, oder haben Sie längere Zeit Arm oder Bein in unbequemer oder belastender Stellung gehalten?

JA → **Druck auf einen Nerv** (zeitweilige Unterbrechung seiner Blutzufuhr oder Irritation des Nervs bei unbequemen Positionen) ist die Ursache. Die Sensibilitätsstörung schwindet nach kurzer Zeit.

Sind Hals und Nacken wie versteift?

JA → Ein **Bandscheibenschaden** oder eine *Wirbelentzündung* der Halswirbelsäule (*Zervikalsyndrom*, siehe Karte 108) ist die mögliche Diagnose, vor allem wenn Sie auch Hinterhaupt-Kopfschmerzen oder Schulter-Arm-Schmerzen haben. *Konsultieren Sie Ihren Hausarzt*, der Sie zur Untersuchung an einen Orthopäden überweisen wird. Zur Diagnose und **Behandlung** siehe Karte 108.

NEIN

NEIN

Sind nur Arme oder Hände betroffen?

JA

Ist nur die Hand betroffen – bei nächtlichen Schmerzen und morgendlicher Schwellung?

JA → Ein **Karpaltunnelsyndrom** ist die wahrscheinliche Diagnose. Der Karpaltunnel enthält Sehnen und einen Armnerv und verläuft über das Handgelenk zur Handfläche. Bei krankhafter Schwellung des Tunnels wird der Nerv irritiert und komprimiert. Ursachen können u. a. sein: Rheuma, Verletzungen (gelenknahe Speichenbrüche), Degenerationen, Entzündungen (»Sehnenscheidenentzündung«). *Konsultieren Sie den Hausarzt*. **Behandlung:** Entzündungshemmende und abschwellende Injektionen; in hartnäckigen Fällen Operation.

NEIN

NEIN

Ist die Sensibilitätsstörung (vor allem Taubheitsgefühl) nur auf einer Körperseite?

JA

Haben Sie zusätzlich eines oder mehrere der folgenden Symptome bemerkt?
- Sehstörungen
- Verwirrung
- Sprachstörung
- (leichte) Lähmung des Armes oder Beines

JA

Sind all die Symptome jetzt verschwunden?

JA

NEIN

NEIN

NEIN

Werden bei kühlem Wetter Finger und Zehen taub und bläulich und später, wenn das Gefühl wiederkehrt, rot und schmerzhaft?

JA → Die **Raynaud-Krankheit**, eine Störung der kleinen Blutgefäße von Fingern und Zehen mit Gefäßkrämpfen, ist die wahrscheinliche Diagnose. Die Gefäßnerven reagieren extrem auf niedrigere Temperaturen und provozieren so Gefäßkrämpfe, die die Blutzufuhr zum Gewebe reduzieren. Zugrunde liegen meist hormonelle Störungen, niedriger Blutdruck, aber auch die Einnahme bestimmter Medikamente (Beta-Blocker) sowie das langjährige Arbeiten mit Preßlufthämmern. Nicht selten fördern auch durch psychosozialen Streß (Karte 73) bedingte vegetative Störungen die Raynaud-Krankheit bzw. Kälteempfindlichkeit und Blauwerden von Händen und Füßen (*Akrozyanose*). *Konsultieren Sie den Hausarzt.*
Behandlung: Durchblutungsfördernde Medikamente und Salben; Wärmezufuhr; Aufgabe des Zigarettenrauchens; evtl. Gefäßnervenoperation.

RUFEN SIE SOFORT DEN HAUSARZT

Sie scheinen einen **Schlaganfall** erlitten zu haben. Zur Entstehung und Behandlung siehe linke Seite, oben.

KONSULTIEREN SIE UNVERZÜGLICH DEN HAUSARZT

Eine **vorübergehende schlaganfallähnliche Attacke (TIA)** bringt diese Symptome hervor. Zur Entstehung und zur Behandlung siehe linke Seite, oben.

NEIN

Konsultieren Sie den Hausarzt. Siehe auch folgende Karten: 107 *Rückenschmerzen;* 109 *Armschmerzen;* 110 *Beinschmerzen.*

67 Zittern und Zucken

Konsultieren Sie diese Diagnose-Karte, wenn Sie bei sich oder bei Angehörigen während des Wachzustandes unwillkürliche, unkontrollierte Bewegungen bemerken, die stereotyp wiederkehren oder automatisch wirken – sei es ein Zittern der Hände, Zucken der Augenlider oder ein Schütteln einer Gliedmaße oder des Kopfes.
Ursachen solcher Bewegungsautomatismen sind meist

Müdigkeit, psychosozialer Streß, bisweilen auch eine ererbte Anlage zum zwanghaften Ausdruck. In anderen Fällen liegt ein Drogenmißbrauch harmloser (Kaffee, Tee) oder ernster Art (Amphetamine, Kokain, Alkohol, Heroin u. a.) vor, in manchen Fällen jedoch eine Erkrankung des Nervensystems (Parkinson u. a.) oder des Hormonsystems (Schilddrüsen-Überfunktion).

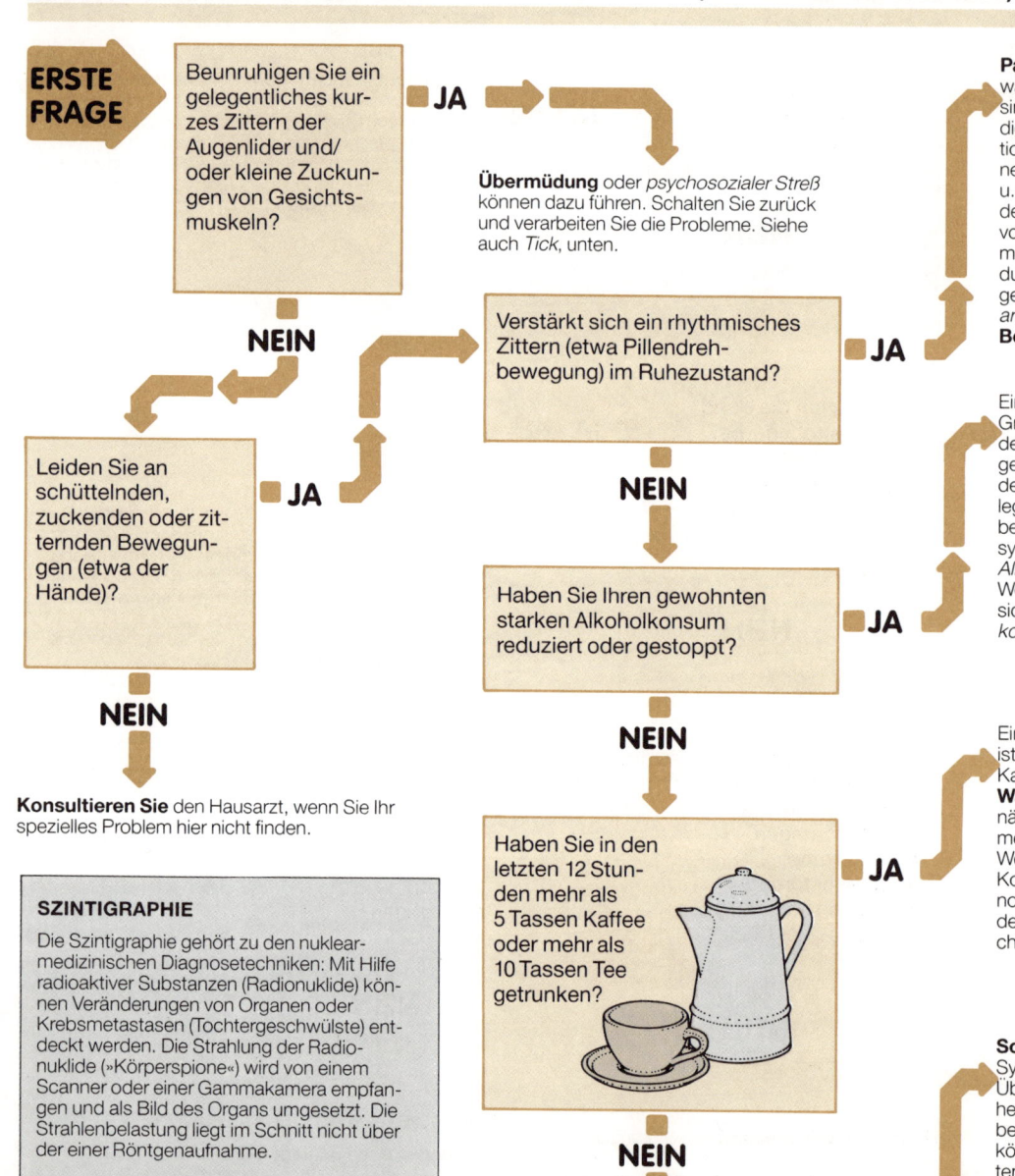

ERSTE FRAGE

Beunruhigen Sie ein gelegentliches kurzes Zittern der Augenlider und/oder kleine Zuckungen von Gesichtsmuskeln?

JA

Übermüdung oder *psychosozialer Streß* können dazu führen. Schalten Sie zurück und verarbeiten Sie die Probleme. Siehe auch *Tick*, unten.

NEIN

Leiden Sie an schüttelnden, zuckenden oder zitternden Bewegungen (etwa der Hände)?

JA

Verstärkt sich ein rhythmisches Zittern (etwa Pillendrehbewegung) im Ruhezustand?

JA

NEIN

Haben Sie Ihren gewohnten starken Alkoholkonsum reduziert oder gestoppt?

JA

NEIN

NEIN

Konsultieren Sie den Hausarzt, wenn Sie Ihr spezielles Problem hier nicht finden.

Haben Sie in den letzten 12 Stunden mehr als 5 Tassen Kaffee oder mehr als 10 Tassen Tee getrunken?

JA

NEIN

Haben Sie neben Zittern noch zwei oder mehrere der folgenden Symptome?
- übermäßiges Schwitzen
- Gewichtsverlust
- glänzende oder hervortretende Augäpfel
- Schwäche und Herzjagen

JA

NEIN

Parkinson oder *Parkinsonismus* sind die wahrscheinlichen Ursachen. Bei Parkinson sind bestimmte für Bewegungen zuständige Nervenkerne im Gehirn in ihrer Funktion gestört: Sie produzieren zu wenig vom nervalen Überträgerstoff Dopamin, so daß u. a. Hände und Arme unmäßig aktiv werden. Charakteristisch ist weiter die nach vorn gebeugte Rumpfhaltung. Parkinsonismus dagegen kann durch Hirnhautentzündung, Vergiftungen oder Medikamente ausgelöst werden. *Konsultieren Sie den Hausarzt.*
Behandlung: Spezielle Medikamente.

Ein **Alkohol-Entzugs-Syndrom** ist der Grund, Sie sind alkoholabhängig geworden. Typisch für Alkoholiker ist das morgendliche Zittern der Hände, das sich nach dem ersten großen Schluck Alkohol wieder legt. Das Zittern signalisiert bereits eine beginnende Schädigung des Nervensystems. Siehe dazu auch *Gefahren des Alkohols* (Karte 54). Bleiben Sie auf dem Weg der Entwöhnung. Entschließen Sie sich zu einer *Entziehungskur* in einer Klinik, *konsultieren Sie den Hausarzt.*

Eine milde Form der **Koffein-Vergiftung** ist vermutlich die Ursache. Siehe dazu Karte 105.
Was Sie tun können: Trinken Sie in den nächsten Stunden keinen Kaffee oder Tee mehr – dann legen sich die Symptome. Wenn Sie öfter an den Anzeichen eines Koffeinmißbrauchs (hinzu kommen evtl. noch Schlafstörungen) leiden, sollten Sie den Genuß der Droge Koffein entsprechend reduzieren.

Schilddrüsen-Überfunktion kann solche Symptome bewirken. Häufigste Form der Überfunktion ist die Basedowsche-Krankheit, eine spezielle Autoimmunerkrankung, bei der vom Abwehrsystem gebildete Antikörper die Schilddrüsenzellen zur vermehrten Hormonproduktion stimulieren. *Konsultieren Sie den Hausarzt,* der Sie an einen Spezialisten überweisen wird.
Diagnose und Behandlung: Nach Blutuntersuchung (Menge der Schilddrüsenhormone im Blut) und Szintigraphie (links) zur Sicherung der Diagnose verschreibt Ihnen der Arzt schilddrüsenstoppende Mittel (Thyreostatika), evtl. Operation.

Ein **Tick** ist die wahrscheinliche Diagnose – eine anlagebedingte zwanghafte Bewegungsform, etwa das verziehende Zucken eines Mundwinkels, meist provoziert bei Angst- und Streßzuständen. *Konsultieren Sie Ihren Arzt.*
Behandlung: Angstlösende Medikamente, Psychotherapie. Siehe auch *Fazialis-Krampf*, rechte Seite.

SZINTIGRAPHIE

Die Szintigraphie gehört zu den nuklearmedizinischen Diagnosetechniken: Mit Hilfe radioaktiver Substanzen (Radionuklide) können Veränderungen von Organen oder Krebsmetastasen (Tochtergeschwülste) entdeckt werden. Die Strahlung der Radionuklide (»Körperspione«) wird von einem Scanner oder einer Gammakamera empfangen und als Bild des Organs umgesetzt. Die Strahlenbelastung liegt im Schnitt nicht über der einer Röntgenaufnahme.

Computerverarbeitetes Szintiphoto der Schilddrüse mit einem »heißen Knoten« (dunkel).

68 Gesichtsschmerzen

Konsultieren Sie diese Diagnose-Karte, wenn Sie Schmerzen oder Beschwerden im Gesichtsbereich haben. Relativ häufig sind Entzündungen der Nasennebenhöhlen, seltener sind Entzündungen oder Irritationen von Nerven. Siehe auch »Zahnschmerzen« (Karte 91), »Augenschmerzen« (Karte 80) und »Kopfschmerzen« (Karte 64).

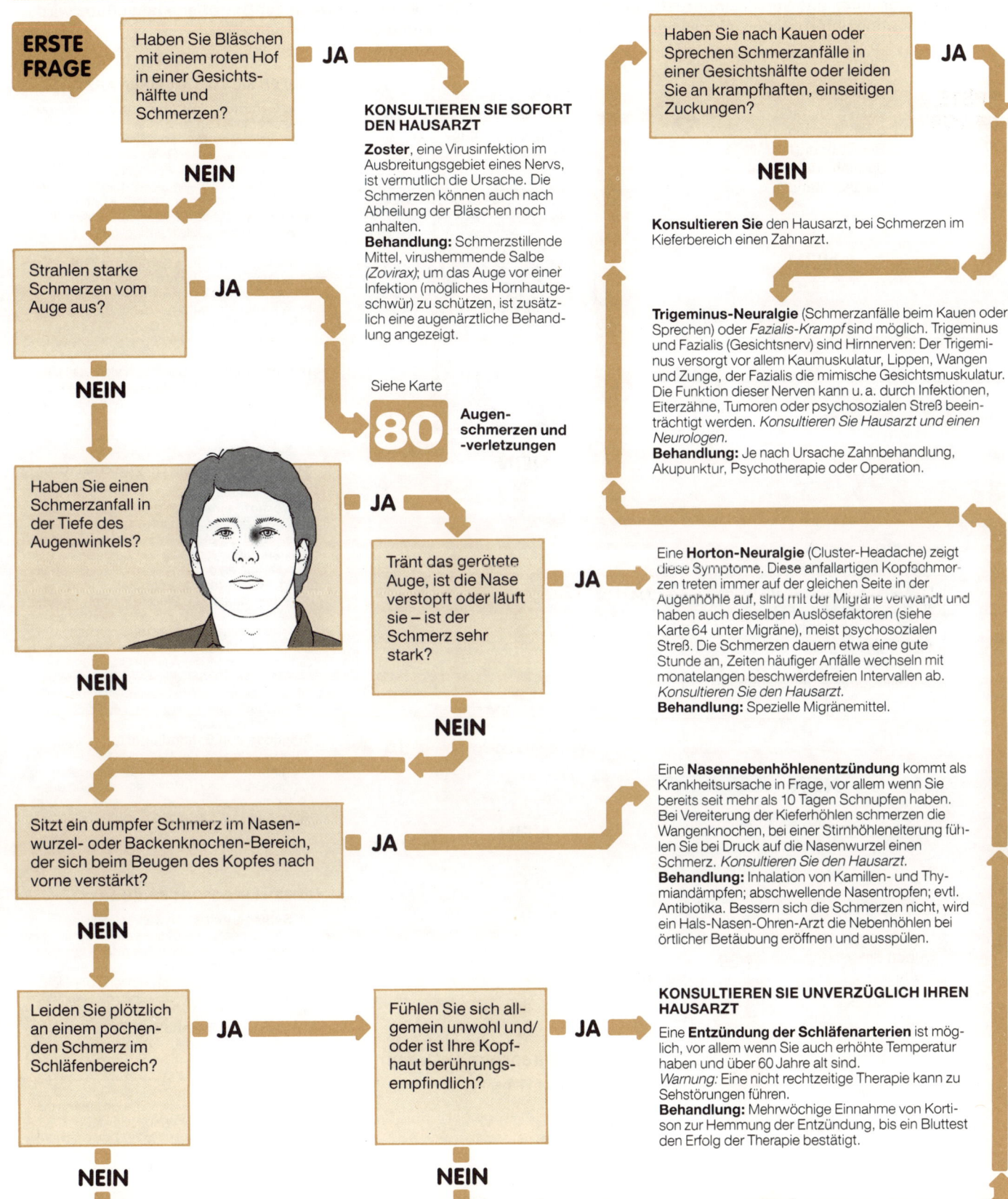

ERSTE FRAGE

Haben Sie Bläschen mit einem roten Hof in einer Gesichtshälfte und Schmerzen?

JA

KONSULTIEREN SIE SOFORT DEN HAUSARZT

Zoster, eine Virusinfektion im Ausbreitungsgebiet eines Nervs, ist vermutlich die Ursache. Die Schmerzen können auch nach Abheilung der Bläschen noch anhalten.
Behandlung: Schmerzstillende Mittel, virushemmende Salbe (*Zovirax*); um das Auge vor einer Infektion (mögliches Hornhautgeschwür) zu schützen, ist zusätzlich eine augenärztliche Behandlung angezeigt.

NEIN

Strahlen starke Schmerzen vom Auge aus?

JA

Siehe Karte

80 Augenschmerzen und -verletzungen

NEIN

Haben Sie einen Schmerzanfall in der Tiefe des Augenwinkels?

JA

Tränt das gerötete Auge, ist die Nase verstopft oder läuft sie – ist der Schmerz sehr stark?

JA

Eine **Horton-Neuralgie** (Cluster-Headache) zeigt diese Symptome. Diese anfallartigen Kopfschmerzen treten immer auf der gleichen Seite in der Augenhöhle auf, sind mit der Migräne verwandt und haben auch dieselben Auslösefaktoren (siehe Karte 64 unter Migräne), meist psychosozialen Streß. Die Schmerzen dauern etwa eine gute Stunde an, Zeiten häufiger Anfälle wechseln mit monatelangen beschwerdefreien Intervallen ab. *Konsultieren Sie den Hausarzt.*
Behandlung: Spezielle Migränemittel.

NEIN

NEIN

Haben Sie nach Kauen oder Sprechen Schmerzanfälle in einer Gesichtshälfte oder leiden Sie an krampfhaften, einseitigen Zuckungen?

JA

NEIN

Konsultieren Sie den Hausarzt, bei Schmerzen im Kieferbereich einen Zahnarzt.

Trigeminus-Neuralgie (Schmerzanfälle beim Kauen oder Sprechen) oder *Fazialis-Krampf* sind möglich. Trigeminus und Fazialis (Gesichtsnerv) sind Hirnnerven: Der Trigeminus versorgt vor allem Kaumuskulatur, Lippen, Wangen und Zunge, der Fazialis die mimische Gesichtsmuskulatur. Die Funktion dieser Nerven kann u. a. durch Infektionen, Eiterzähne, Tumoren oder psychosozialen Streß beeinträchtigt werden. *Konsultieren Sie Hausarzt und einen Neurologen.*
Behandlung: Je nach Ursache Zahnbehandlung, Akupunktur, Psychotherapie oder Operation.

Sitzt ein dumpfer Schmerz im Nasenwurzel- oder Backenknochen-Bereich, der sich beim Beugen des Kopfes nach vorne verstärkt?

JA

Eine **Nasennebenhöhlenentzündung** kommt als Krankheitsursache in Frage, vor allem wenn Sie bereits seit mehr als 10 Tagen Schnupfen haben. Bei Vereiterung der Kieferhöhlen schmerzen die Wangenknochen, bei einer Stirnhöhleneiterung fühlen Sie bei Druck auf die Nasenwurzel einen Schmerz. *Konsultieren Sie den Hausarzt.*
Behandlung: Inhalation von Kamillen- und Thymiandämpfen; abschwellende Nasentropfen; evtl. Antibiotika. Bessern sich die Schmerzen nicht, wird ein Hals-Nasen-Ohren-Arzt die Nebenhöhlen bei örtlicher Betäubung eröffnen und ausspülen.

NEIN

Leiden Sie plötzlich an einem pochenden Schmerz im Schläfenbereich?

JA

Fühlen Sie sich allgemein unwohl und/oder ist Ihre Kopfhaut berührungsempfindlich?

JA

KONSULTIEREN SIE UNVERZÜGLICH IHREN HAUSARZT

Eine **Entzündung der Schläfenarterien** ist möglich, vor allem wenn Sie auch erhöhte Temperatur haben und über 60 Jahre alt sind.
Warnung: Eine nicht rechtzeitige Therapie kann zu Sehstörungen führen.
Behandlung: Mehrwöchige Einnahme von Kortison zur Hemmung der Entzündung, bis ein Bluttest den Erfolg der Therapie bestätigt.

NEIN

NEIN

69 Blackouts und Verwirrung

Wir alle sind bisweilen vergeßlich oder haben in Streß-phasen Blackouts, Erinnerungslücken – vor allem bei über 50jährigen ist das ein natürliches Phänomen des Alterns. Jedoch: Erinnerungslücken nach einem Unfall, auffällige Gedächtnisstörungen und Verwirrungszustände, die die alltägliche Routine unterbrechen, signalisieren fast immer eine Störung, Erkrankung oder Schädigung des Gehirns. Wichtig: Bemerken Sie bei einem Angehörigen oder auch bei einem Fremden schwere Verwirrungszustände (etwa Desorientierung, Halluzinationen), rufen Sie sofort ärztliche Hilfe, besonders wenn der Betroffene bewußtlos wird oder Lähmungserscheinungen zeigt.

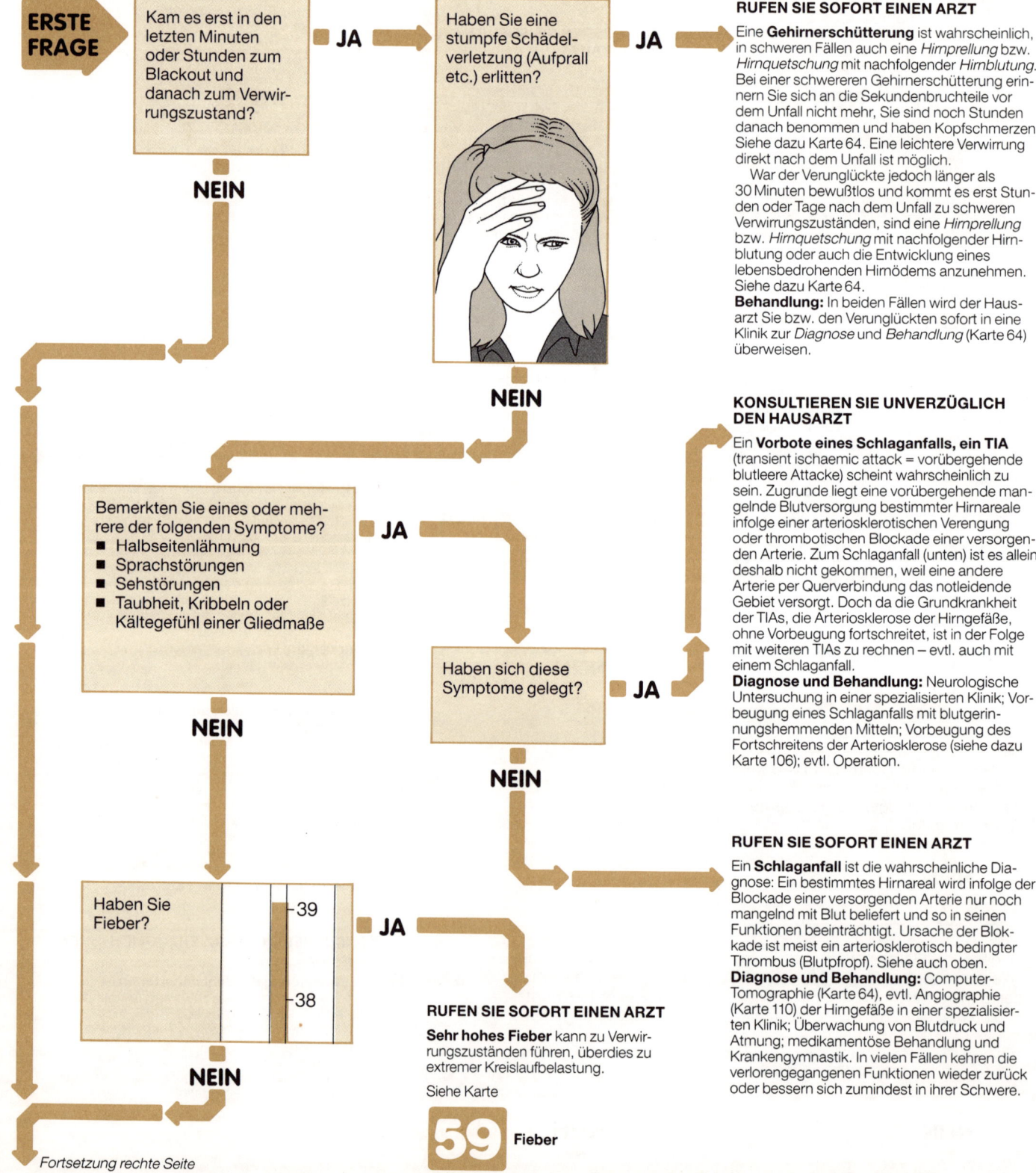

ERSTE FRAGE

Kam es erst in den letzten Minuten oder Stunden zum Blackout und danach zum Verwirrungszustand?

JA →

Haben Sie eine stumpfe Schädel-verletzung (Aufprall etc.) erlitten?

JA →

NEIN ↓

NEIN ↓

Bemerkten Sie eines oder mehrere der folgenden Symptome?
- Halbseitenlähmung
- Sprachstörungen
- Sehstörungen
- Taubheit, Kribbeln oder Kältegefühl einer Gliedmaße

JA →

Haben sich diese Symptome gelegt?

JA →

NEIN ↓

NEIN ↓

Haben Sie Fieber?

—39

—38

JA →

NEIN ↓

RUFEN SIE SOFORT EINEN ARZT

Eine **Gehirnerschütterung** ist wahrscheinlich, in schweren Fällen auch eine *Hirnprellung* bzw. *Hirnquetschung* mit nachfolgender *Hirnblutung*. Bei einer schwereren Gehirnerschütterung erinnern Sie sich an die Sekundenbruchteile vor dem Unfall nicht mehr, Sie sind noch Stunden danach benommen und haben Kopfschmerzen. Siehe dazu Karte 64. Eine leichtere Verwirrung direkt nach dem Unfall ist möglich.

War der Verunglückte jedoch länger als 30 Minuten bewußtlos und kommt es erst Stunden oder Tage nach dem Unfall zu schweren Verwirrungszuständen, sind eine *Hirnprellung* bzw. *Hirnquetschung* mit nachfolgender Hirnblutung oder auch die Entwicklung eines lebensbedrohenden Hirnödems anzunehmen. Siehe dazu Karte 64.

Behandlung: In beiden Fällen wird der Hausarzt Sie bzw. den Verunglückten sofort in eine Klinik zur *Diagnose* und *Behandlung* (Karte 64) überweisen.

KONSULTIEREN SIE UNVERZÜGLICH DEN HAUSARZT

Ein **Vorbote eines Schlaganfalls, ein TIA** (transient ischaemic attack = vorübergehende blutleere Attacke) scheint wahrscheinlich zu sein. Zugrunde liegt eine vorübergehende mangelnde Blutversorgung bestimmter Hirnareale infolge einer arteriosklerotischen Verengung oder thrombotischen Blockade eines versorgenden Arterie. Zum Schlaganfall (unten) ist es allein deshalb nicht gekommen, weil eine andere Arterie per Querverbindung das notleidende Gebiet versorgt. Doch da die Grundkrankheit der TIAs, die Arteriosklerose der Hirngefäße, ohne Vorbeugung fortschreitet, ist in der Folge mit weiteren TIAs zu rechnen – evtl. auch mit einem Schlaganfall.

Diagnose und Behandlung: Neurologische Untersuchung in einer spezialisierten Klinik; Vorbeugung eines Schlaganfalls mit blutgerinnungshemmenden Mitteln; Vorbeugung des Fortschreitens der Arteriosklerose (siehe dazu Karte 106); evtl. Operation.

RUFEN SIE SOFORT EINEN ARZT

Ein **Schlaganfall** ist die wahrscheinliche Diagnose: Ein bestimmtes Hirnareal wird infolge der Blockade einer versorgenden Arterie nur noch mangelnd mit Blut beliefert und so in seinen Funktionen beeinträchtigt. Ursache der Blockade ist meist ein arteriosklerotisch bedingter Thrombus (Blutpfropf). Siehe auch oben.

Diagnose und Behandlung: Computer-Tomographie (Karte 64), evtl. Angiographie (Karte 110) der Hirngefäße in einer spezialisierten Klinik; Überwachung von Blutdruck und Atmung; medikamentöse Behandlung und Krankengymnastik. In vielen Fällen kehren die verlorengegangenen Funktionen wieder zurück oder bessern sich zumindest in ihrer Schwere.

RUFEN SIE SOFORT EINEN ARZT

Sehr hohes Fieber kann zu Verwirrungszuständen führen, überdies zu extremer Kreislaufbelastung.

Siehe Karte

59 Fieber

Fortsetzung rechte Seite

Fortsetzung der linken Seite

Haben Sie Diabetes oder eine andere chronische Krankheit?

JA →

NEIN ↓

RUFEN SIE SOFORT EINEN ARZT

Plötzliche **Verwirrungszustände** bei einer chronischen Krankheit, sei es Diabetes mellitus, Schilddrüsen-Überfunktion oder sei es ein Nieren-, Herz- oder Lungenleiden, signalisieren immer eine lebensbedrohende Situation. Zur Selbsthilfe bei Diabetes siehe Karte 63.

Eine **Demenz** (psychisch-geistige Abbauerscheinungen) liegt zugrunde, bedingt durch Abbauprozesse des Gehirns. Ursachen können sein: altersentsprechender Abbau bei über 65jährigen durch eine Arteriosklerose der Hirngefäße (Zerebralsklerose), Untergang von Hirnzellen (allmähliche Hirnschrumpfung) bei Alkoholismus und noch ungeklärten Krankheiten (Alzheimer- und Pick-Krankheit), Schlaganfall (kann auch bei jüngeren Menschen infolge anlagebedingter Zerbralsklerose vorkommen). *Konsultieren Sie den Hausarzt.*
Behandlung: Sie richtet sich nach der durch exakte Diagnose festgestellten Ursache. Zum *Schlaganfall* siehe Karte 63, zur *Arteriosklerose* Karte 106; Vorbeugung ist möglich. Bei der Alzheimer- und Pick-Krankheit gibt es keine ursächliche Behandlung. Eine eingeschränkte medikamentöse Hilfe ist lediglich bei der Zerbralsklerose möglich.

Nehmen Sie Medikamente ein?

JA →

NEIN ↓

Bestimmte Medikamente, vor allem Psychopharmaka, können zu Erinnerungsstörungen und Verwirrungszuständen führen. Sehen Sie dazu den Beipackzettel und sprechen Sie mit Ihrem Arzt darüber.

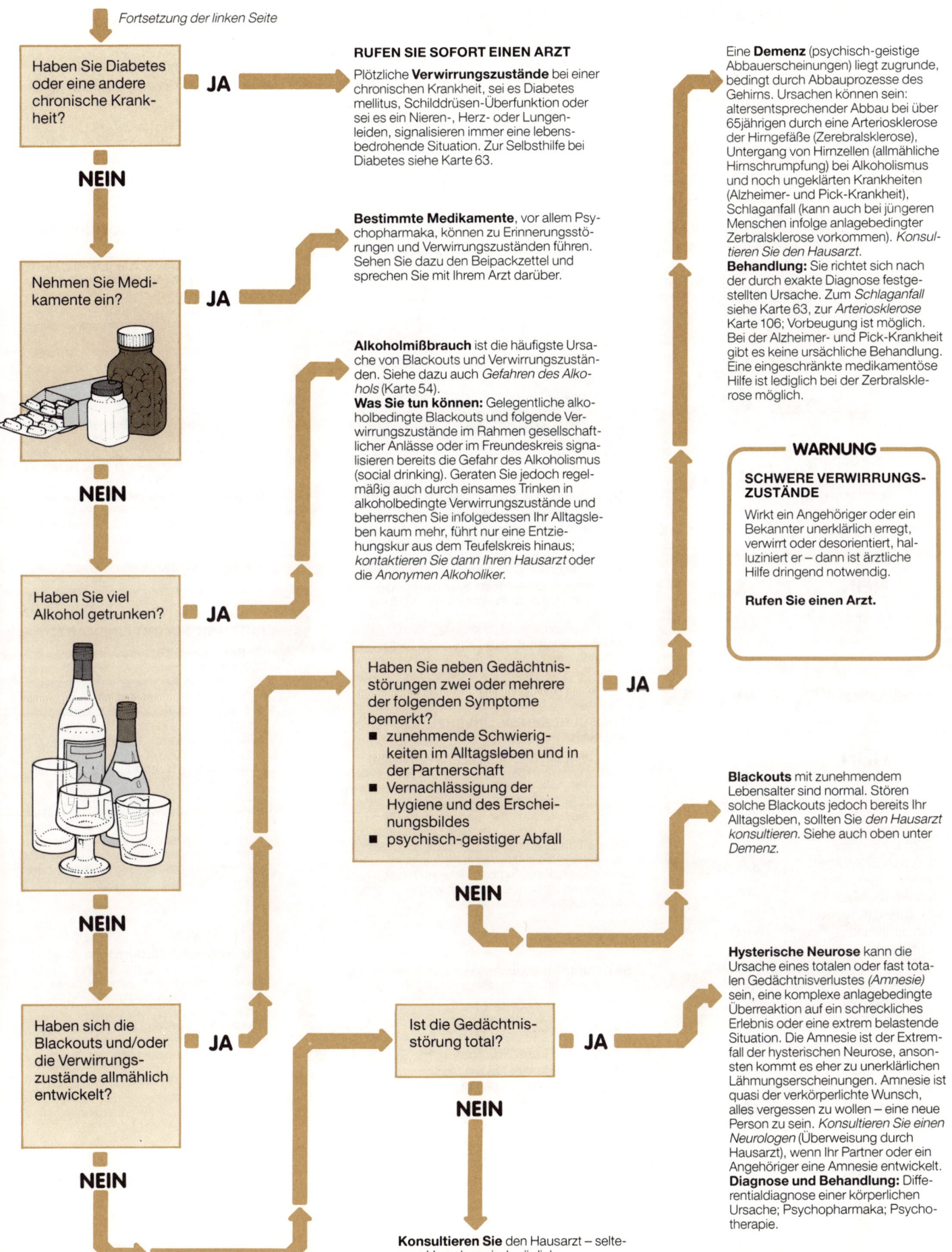

Haben Sie viel Alkohol getrunken?

JA →

NEIN ↓

Alkoholmißbrauch ist die häufigste Ursache von Blackouts und Verwirrungszuständen. Siehe dazu auch *Gefahren des Alkohols* (Karte 54).
Was Sie tun können: Gelegentliche alkoholbedingte Blackouts und folgende Verwirrungszustände im Rahmen gesellschaftlicher Anlässe oder im Freundeskreis signalisieren bereits die Gefahr des Alkoholismus (social drinking). Geraten Sie jedoch regelmäßig auch durch einsames Trinken in alkoholbedingte Verwirrungszustände und beherrschen Sie infolgedessen Ihr Alltagsleben kaum mehr, führt nur eine Entziehungskur aus dem Teufelskreis hinaus; *kontaktieren Sie dann Ihren Hausarzt* oder die *Anonymen Alkoholiker*.

WARNUNG

SCHWERE VERWIRRUNGSZUSTÄNDE

Wirkt ein Angehöriger oder ein Bekannter unerklärlich erregt, verwirrt oder desorientiert, halluziniert er – dann ist ärztliche Hilfe dringend notwendig.

Rufen Sie einen Arzt.

Haben Sie neben Gedächtnisstörungen zwei oder mehrere der folgenden Symptome bemerkt?
- zunehmende Schwierigkeiten im Alltagsleben und in der Partnerschaft
- Vernachlässigung der Hygiene und des Erscheinungsbildes
- psychisch-geistiger Abfall

JA →

NEIN ↓

Blackouts mit zunehmendem Lebensalter sind normal. Stören solche Blackouts jedoch bereits Ihr Alltagsleben, sollten Sie *den Hausarzt konsultieren*. Siehe auch oben unter *Demenz*.

Haben sich die Blackouts und/oder die Verwirrungszustände allmählich entwickelt?

JA →

NEIN ↓

Ist die Gedächtnisstörung total?

JA →

NEIN ↓

Hysterische Neurose kann die Ursache eines totalen oder fast totalen Gedächtnisverlustes *(Amnesie)* sein, eine komplexe anlagebedingte Überreaktion auf ein schreckliches Erlebnis oder eine extrem belastende Situation. Die Amnesie ist der Extremfall der hysterischen Neurose, ansonsten kommt es eher zu unerklärlichen Lähmungserscheinungen. Amnesie ist quasi der verkörperlichte Wunsch, alles vergessen zu wollen – eine neue Person zu sein. *Konsultieren Sie einen Neurologen* (Überweisung durch Hausarzt), wenn Ihr Partner oder ein Angehöriger eine Amnesie entwickelt.
Diagnose und Behandlung: Differentialdiagnose einer körperlichen Ursache; Psychopharmaka; Psychotherapie.

Konsultieren Sie den Hausarzt – seltenere Ursachen sind möglich.

70 Sprechstörungen

Konsultieren Sie diese Diagnose-Karte, wenn Sie Wortfindungsschwierigkeiten haben oder wenn Sie verwaschen oder extrem undeutlich sprechen. Solchen Störungen können Drogenmißbrauch und Erkrankungen des Sprachzentrums im Gehirn oder der die Sprechwerkzeuge versorgenden Nerven zugrunde liegen.

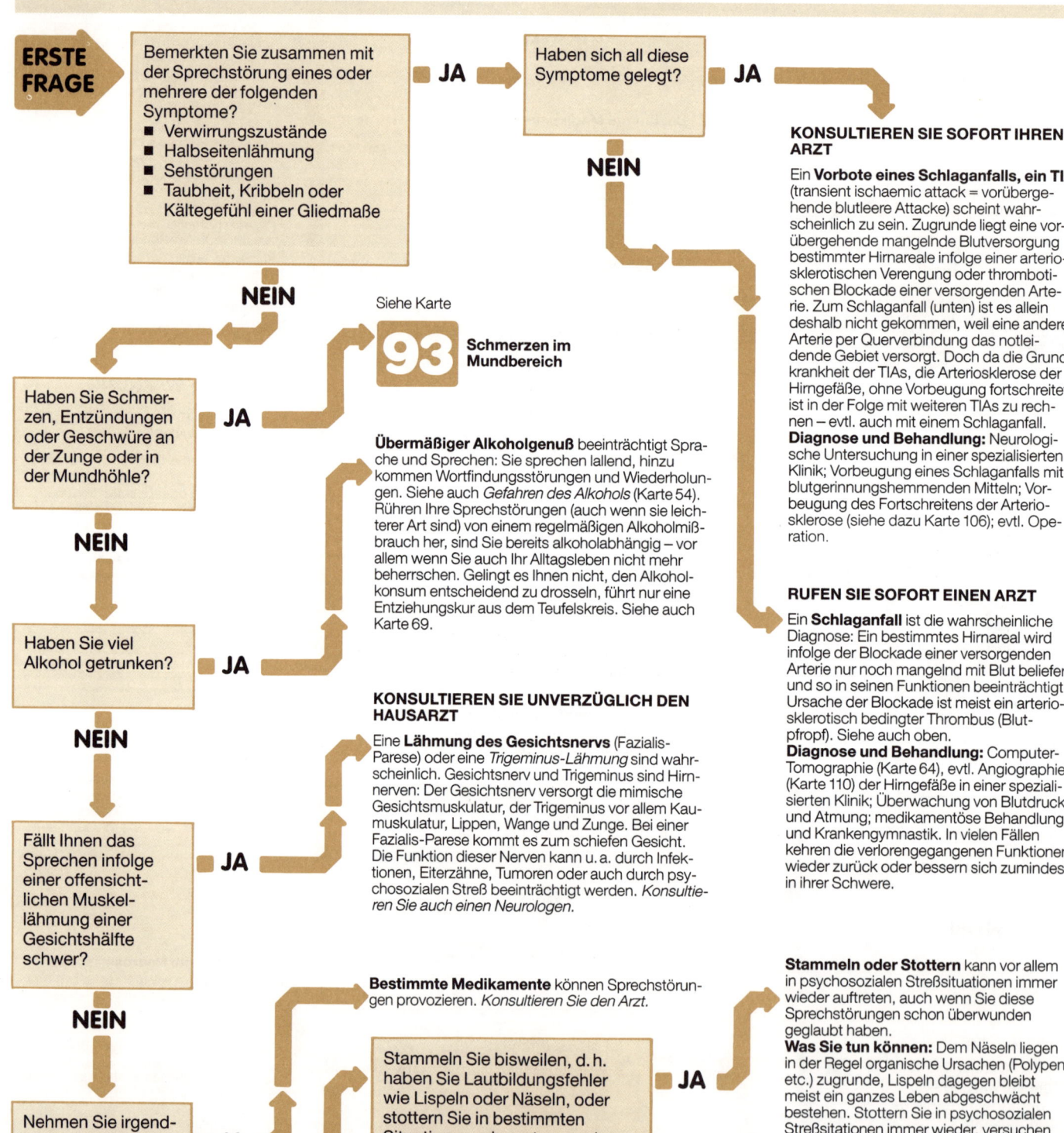

ERSTE FRAGE

Bemerkten Sie zusammen mit der Sprechstörung eines oder mehrere der folgenden Symptome?
- Verwirrungszustände
- Halbseitenlähmung
- Sehstörungen
- Taubheit, Kribbeln oder Kältegefühl einer Gliedmaße

JA → Haben sich all diese Symptome gelegt?

JA →

NEIN

NEIN

Siehe Karte

93 Schmerzen im Mundbereich

Haben Sie Schmerzen, Entzündungen oder Geschwüre an der Zunge oder in der Mundhöhle?

JA →

NEIN

Haben Sie viel Alkohol getrunken?

JA →

NEIN

Fällt Ihnen das Sprechen infolge einer offensichtlichen Muskellähmung einer Gesichtshälfte schwer?

JA →

NEIN

Nehmen Sie irgendein Medikament ein?

JA →

NEIN →

Stammeln Sie bisweilen, d. h. haben Sie Lautbildungsfehler wie Lispeln oder Näseln, oder stottern Sie in bestimmten Situationen oder unter psychosozialem Streß?

JA →

NEIN

KONSULTIEREN SIE SOFORT IHREN ARZT

Ein **Vorbote eines Schlaganfalls, ein TIA** (transient ischaemic attack = vorübergehende blutleere Attacke) scheint wahrscheinlich zu sein. Zugrunde liegt eine vorübergehende mangelnde Blutversorgung bestimmter Hirnareale infolge einer arteriosklerotischen Verengung oder thrombotischen Blockade einer versorgenden Arterie. Zum Schlaganfall (unten) ist es allein deshalb nicht gekommen, weil eine andere Arterie per Querverbindung das notleidende Gebiet versorgt. Doch da die Grundkrankheit der TIAs, die Arteriosklerose der Hirngefäße, ohne Vorbeugung fortschreitet, ist in der Folge mit weiteren TIAs zu rechnen – evtl. auch mit einem Schlaganfall. **Diagnose und Behandlung:** Neurologische Untersuchung in einer spezialisierten Klinik; Vorbeugung eines Schlaganfalls mit blutgerinnungshemmenden Mitteln; Vorbeugung des Fortschreitens der Arteriosklerose (siehe dazu Karte 106); evtl. Operation.

RUFEN SIE SOFORT EINEN ARZT

Ein **Schlaganfall** ist die wahrscheinliche Diagnose: Ein bestimmtes Hirnareal wird infolge der Blockade einer versorgenden Arterie nur noch mangelnd mit Blut beliefert und so in seinen Funktionen beeinträchtigt. Ursache der Blockade ist meist ein arteriosklerotisch bedingter Thrombus (Blutpfropf). Siehe auch oben. **Diagnose und Behandlung:** Computer-Tomographie (Karte 64), evtl. Angiographie (Karte 110) der Hirngefäße in einer spezialisierten Klinik; Überwachung von Blutdruck und Atmung; medikamentöse Behandlung und Krankengymnastik. In vielen Fällen kehren die verlorengegangenen Funktionen wieder zurück oder bessern sich zumindest in ihrer Schwere.

Übermäßiger Alkoholgenuß beeinträchtigt Sprache und Sprechen: Sie sprechen lallend, hinzu kommen Wortfindungsstörungen und Wiederholungen. Siehe auch *Gefahren des Alkohols* (Karte 54). Rühren Ihre Sprechstörungen (auch wenn sie leichterer Art sind) von einem regelmäßigen Alkoholmißbrauch her, sind Sie bereits alkoholabhängig – vor allem wenn Sie auch Ihr Alltagsleben nicht mehr beherrschen. Gelingt es Ihnen nicht, den Alkoholkonsum entscheidend zu drosseln, führt nur eine Entziehungskur aus dem Teufelskreis. Siehe auch Karte 69.

KONSULTIEREN SIE UNVERZÜGLICH DEN HAUSARZT

Eine **Lähmung des Gesichtsnervs** (Fazialis-Parese) oder eine *Trigeminus-Lähmung* sind wahrscheinlich. Gesichtsnerv und Trigeminus sind Hirnnerven: Der Gesichtsnerv versorgt die mimische Gesichtsmuskulatur, der Trigeminus vor allem Kaumuskulatur, Lippen, Wange und Zunge. Bei einer Fazialis-Parese kommt es zum schiefen Gesicht. Die Funktion dieser Nerven kann u. a. durch Infektionen, Eiterzähne, Tumoren oder auch durch psychosozialen Streß beeinträchtigt werden. *Konsultieren Sie auch einen Neurologen.*

Bestimmte Medikamente können Sprechstörungen provozieren. *Konsultieren Sie den Arzt.*

Stammeln oder Stottern kann vor allem in psychosozialen Streßsituationen immer wieder auftreten, auch wenn Sie diese Sprechstörungen schon überwunden geglaubt haben.
Was Sie tun können: Dem Näseln liegen in der Regel organische Ursachen (Polypen etc.) zugrunde, Lispeln dagegen bleibt meist ein ganzes Leben abgeschwächt bestehen. Stottern Sie in psychosozialen Streßsituationen immer wieder, versuchen Sie sich zu entspannen – im übrigen helfen Sprach- und Atemschulung.

KONSULTIEREN SIE UNVERZÜGLICH DEN HAUSARZT

Unerklärliche Sprechstörungen können ein frühes Warnsignal für Störungen oder Erkrankungen des Gehirns oder des Nervensystems sein.

71 Psychische Störungen

Konsultieren Sie diese Diagnose-Karte, wenn Sie über Gefühle und Gedanken beunruhigt sind, die anscheinend nicht der Norm oder Ihrer Rolle (etwa als Partner oder als Mutter) entsprechen oder die Sie als zwanghaft, quälerisch und außerhalb der Realität empfinden. Solche

Gedanken können etwa normsprengenden sexuellen Inhalts oder gewalttätiger Natur sein, sich aber auch zwanghaft um Ihre Gesundheit drehen (Hypochondrie); sie können zu Zwangsvorstellungen (Zwangsneurosen) werden, von denen Sie sich immer mehr beherrscht sehen.

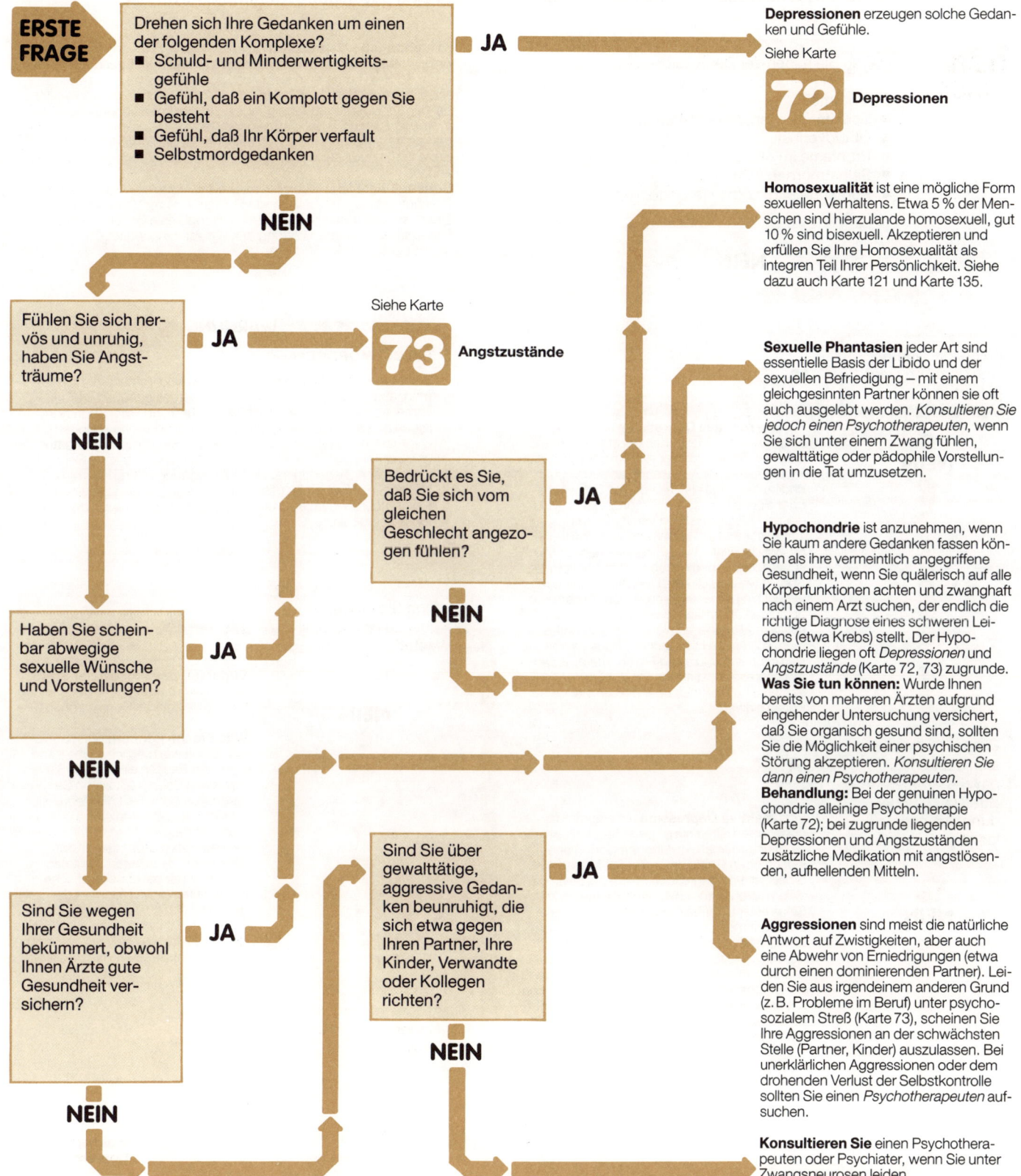

ERSTE FRAGE

Drehen sich Ihre Gedanken um einen der folgenden Komplexe?
- Schuld- und Minderwertigkeitsgefühle
- Gefühl, daß ein Komplott gegen Sie besteht
- Gefühl, daß Ihr Körper verfault
- Selbstmordgedanken

JA → **Depressionen** erzeugen solche Gedanken und Gefühle.
Siehe Karte

72 Depressionen

NEIN

Fühlen Sie sich nervös und unruhig, haben Sie Angstträume?

JA → Siehe Karte **73** Angstzustände

NEIN

Haben Sie scheinbar abwegige sexuelle Wünsche und Vorstellungen?

JA → Bedrückt es Sie, daß Sie sich vom gleichen Geschlecht angezogen fühlen?

JA → **Homosexualität** ist eine mögliche Form sexuellen Verhaltens. Etwa 5 % der Menschen sind hierzulande homosexuell, gut 10 % sind bisexuell. Akzeptieren und erfüllen Sie Ihre Homosexualität als integren Teil Ihrer Persönlichkeit. Siehe dazu auch Karte 121 und Karte 135.

NEIN

Sexuelle Phantasien jeder Art sind essentielle Basis der Libido und der sexuellen Befriedigung – mit einem gleichgesinnten Partner können sie oft auch ausgelebt werden. *Konsultieren Sie jedoch einen Psychotherapeuten,* wenn Sie sich unter einem Zwang fühlen, gewalttätige oder pädophile Vorstellungen in die Tat umzusetzen.

NEIN

Sind Sie wegen Ihrer Gesundheit bekümmert, obwohl Ihnen Ärzte gute Gesundheit versichern?

JA →

Hypochondrie ist anzunehmen, wenn Sie kaum andere Gedanken fassen können als ihre vermeintlich angegriffene Gesundheit, wenn Sie quälerisch auf alle Körperfunktionen achten und zwanghaft nach einem Arzt suchen, der endlich die richtige Diagnose eines schweren Leidens (etwa Krebs) stellt. Der Hypochondrie liegen oft *Depressionen* und *Angstzustände* (Karte 72, 73) zugrunde.
Was Sie tun können: Wurde Ihnen bereits von mehreren Ärzten aufgrund eingehender Untersuchung versichert, daß Sie organisch gesund sind, sollten Sie die Möglichkeit einer psychischen Störung akzeptieren. *Konsultieren Sie dann einen Psychotherapeuten.*
Behandlung: Bei der genuinen Hypochondrie alleinige Psychotherapie (Karte 72); bei zugrunde liegenden Depressionen und Angstzuständen zusätzliche Medikation mit angstlösenden, aufhellenden Mitteln.

Sind Sie über gewalttätige, aggressive Gedanken beunruhigt, die sich etwa gegen Ihren Partner, Ihre Kinder, Verwandte oder Kollegen richten?

JA →

NEIN

Aggressionen sind meist die natürliche Antwort auf Zwistigkeiten, aber auch eine Abwehr von Erniedrigungen (etwa durch einen dominierenden Partner). Leiden Sie aus irgendeinem anderen Grund (z. B. Probleme im Beruf) unter psychosozialem Streß (Karte 73), scheinen Sie Ihre Aggressionen an der schwächsten Stelle (Partner, Kinder) auszulassen. Bei unerklärlichen Aggressionen oder dem drohenden Verlust der Selbstkontrolle sollten Sie einen *Psychotherapeuten* aufsuchen.

NEIN

Konsultieren Sie einen Psychotherapeuten oder Psychiater, wenn Sie unter Zwangsneurosen leiden.

72 Depressionen

Leichtere Depressionen macht jeder von uns vorübergehend durch – der allfällige psychosoziale Streß bringt sie mit sich. Starker psychosozialer Streß, etwa der Verlust des Arbeitsplatzes oder der Tod eines geliebten Menschen, aber auch die Diagnose einer schweren Krankheit führen zu stärkeren Depressionen – doch irgendwann geht das Leben weiter. Vor allem neurotische Menschen jedoch neigen zur Überreaktion auf solche Schicksalsschläge, zur schweren reaktiven Depression: Schuld- und Minderwertigkeitsgefühle, vegetative Störungen wie Kopf- und Herzschmerzen oder auch Selbstmordabsichten charakterisieren diese Depression. Kommt so eine schwere Depression ohne äußere Anlässe von innen heraus (endogen), signalisiert das eine psychische Krankheit (Psychose).

ERSTE FRAGE

Haben Sie neben der Depression noch zwei oder mehrere der folgenden Symptome?
- Schlafstörungen, Appetit-Verlust
- Libidoverlust
- Probleme im Alltag
- Selbstmordabsichten
- Kopfschmerzen oder Herzjagen

JA

Eine **endogene Depression** ist wahrscheinlich, wenn kein äußerer Anlaß vorliegt. Zur *reaktiven Depression* siehe linke Spalte. Endogene Depressionen kommen bei der *manisch-depressiven Krankheit* (Wechsel zwischen Depression und manischer Übererregtheit) oder bei der *Schizophrenie* (Verfolgungswahn, Halluzinationen) vor. *Warnung:* Leiten Sie bei mangelnder Krankheitseinsicht des Betroffenen als Angehöriger eine psychiatrische Behandlung ein. Der Erkrankte ist akut selbstmordgefährdet, Schizophrene gefährden auch andere.
Behandlung: Mehrwöchige klinische Therapie mit Medikamenten und Psychotherapie – anschließend Medikamente zur Vorbeugung; ein Elektroschock (unter Narkose) bei Schizophrenie ist nur in seltensten Extremfällen zur Lebensrettung des Patienten notwendig.

NEIN

Folgte die Depression dem Tod eines geliebten Menschen?

JA

Für eine **reaktive Depression** ist der Tod eines geliebten Menschen der stärkste Auslösefaktor. Trauer und Depression sind ein natürlicher Prozeß der Anpassung an den Verlust und keinesfalls ein Zeichen von Schwäche oder einer psychischen Störung. Die Zeitdauer der psychisch-geistigen Verarbeitung des Verlustes ist recht individuell und wird von wohlmeinenden Ratschlägen nahestehender Menschen nicht unbedingt abgekürzt. *Allerdings:* Sobald Sie an sich eine Überreaktion auf den Verlust hin bemerken, sei es, daß Selbstmordabsichten übermächtig werden, sei es, daß Sie mit dem Alltagsleben nicht mehr zurechtkommen, sollten Sie Hilfe suchen. *Konsultieren Sie den Hausarzt und einen Psychotherapeuten.* Antidepressive, stimmungsaufhellende Medikamente helfen Ihnen über die schwierige Phase hinweg.

NEIN

WARNUNG

SELBSTMORDGEFAHR

Selbstmordabsichten oder -drohungen sind immer ernst zu nehmen, auch oder gerade, wenn sie wiederholt geäußert werden – immer sind sie ein Schrei nach Beachtung und Hilfe. Zugrunde liegen eine reaktive (links Mitte und unten) oder eine endogene Depression (oben). Überzeugen Sie den Selbstmordkandidaten von der Hilfe durch Psychotherapie oder psychiatrische Behandlung – leiten Sie widrigenfalls die Einweisung in eine Klinik ein. Hegen Sie selbst oft Selbstmordgedanken, suchen Sie einen Psychotherapeuten auf; rufen Sie gegebenenfalls auch die Telefonseelsorge an.

Folgte die Depression starkem psychosozialen Streß (z. B. Scheidung, Arbeitslosigkeit)?

JA

Eine **reaktive Depression** auf starken psychosozialen Streß hin ist persönlichkeitsbedingt und allemal eine Überreaktion. Siehe jedoch oben (Tod eines geliebten Menschen). Sicher ist eine depressive Phase bei psychosozialem Streß natürlich. Sollten Sie freilich im Sinne einer Überreaktion mit Ihrem Alltagsleben nicht mehr zurechtkommen, Selbstmordabsichten haben oder vegetative Störungen (Kopfschmerzen, Herzjagen, Magen-Darm-Störungen) entwickeln, brauchen Sie dringend Hilfe. *Konsultieren Sie den Hausarzt,* der Ihnen mit der Verordnung von Psychopharmaka über die schwierige Phase hinweghelfen wird, und *konsultieren Sie einen Psychotherapeuten.*

NEIN

Sind Sie im Beruf oder zu Hause überlastet?

JA

Einfacher psychosozialer Streß, also Überarbeitung oder Überlastung, kann zu leichteren Depressionen führen.
Was Sie tun können: Entspannen Sie sich so oft wie möglich (siehe Karte 73), legen Sie Pausen ein, treiben Sie täglich etwas Sport, reduzieren Sie Ihren Alkoholkonsum. Hält die Depression dennoch an oder vertieft sie sich gar noch, ist das ein *Warnsignal:* Sie riskieren vegetative Störungen (Kopfschmerzen, Herzjagen, Reizmagen etc.) oder gar psychosomatische Krankheiten (etwa Magen- oder Darmgeschwüre) bis zum Herzinfarkt, wenn Sie jetzt nicht einen Gang zurückschalten. *Konsultieren Sie den Hausarzt* und gegebenenfalls einen *Psychotherapeuten.*

NEIN

Haben Sie kürzlich entbunden?

JA

Siehe Karte

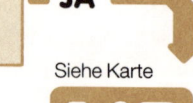

147

Wochenbett-Depression

NEIN

Fortsetzung rechte Seite

Fortsetzung der linken Seite

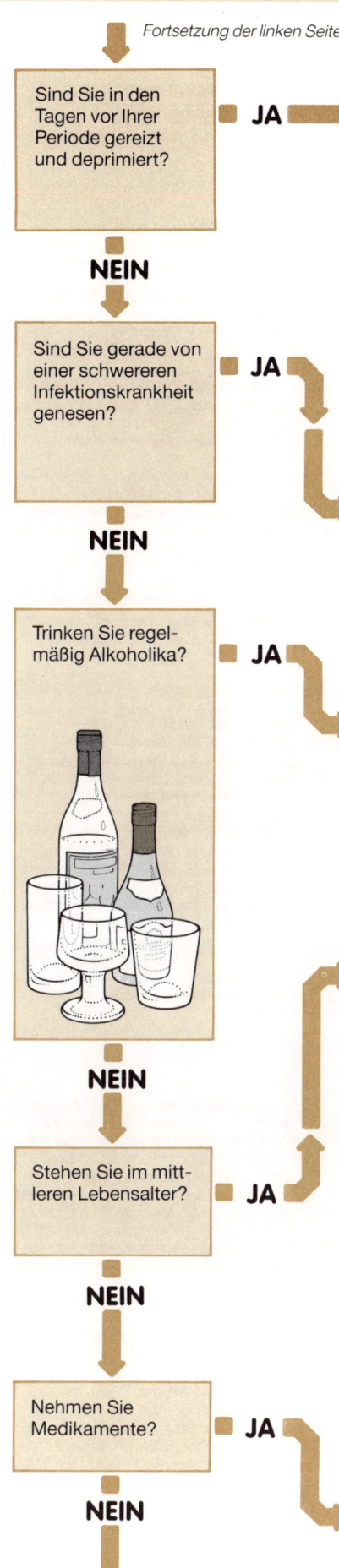

Sind Sie in den Tagen vor Ihrer Periode gereizt und deprimiert?

JA →

NEIN ↓

Sind Sie gerade von einer schwereren Infektionskrankheit genesen?

JA →

NEIN ↓

Trinken Sie regelmäßig Alkoholika?

JA →

NEIN ↓

Stehen Sie im mittleren Lebensalter?

JA →

NEIN ↓

Nehmen Sie Medikamente?

JA →

NEIN ↓

Depressionen vor der Menstruation sind relativ häufig, aber meist nur durch eine vage Niedergeschlagenheit charakterisiert. Manche Frauen können jedoch auch in eine tiefere Depression geraten, die viele Körperfunktionen beeinträchtigt. Depression und vegetativ-körperliche Beschwerden wie Kopfschmerzen, Herzjagen, aufgeblähter Bauch oder geschwollene Füße schaukeln sich dann gegenseitig hoch (siehe dazu auch *Der Zyklus der Frau*, Karte 125). Tiefere Depressionen mit stärkeren Beschwerden scheinen freilich allemal streßausgelöst zu sein, meist durch Spannungen und Konflikte in der Partnerschaft. **Behandlung:** Siehe Karte 127.

Infektionskrankheiten, wie etwa ein schwerer grippaler Infekt, können eine depressive Phase nach sich ziehen.
Was Sie tun können: Stürzen Sie sich nicht zu früh wieder in die tägliche Arbeit – nur so vermeiden Sie eine möglicherweise längerfristige Schwächung Ihrer psychisch-geistigen und körperlichen Leistungsfähigkeit. *Konsultieren Sie den Hausarzt.*

Regelmäßiger Alkoholkonsum führt dann zu depressiven Phasen, wenn er Sie im Sinne eines Alkoholmißbrauchs in Ihrer psychisch-geistigen Leistungsfähigkeit, in der Meisterung des Alltags einschränkt (*Gefahren des Alkohols*, Karte 54).
Was Sie tun können: Versuchen Sie Ihren Alkoholkonsum zu reduzieren. Siehe dazu Karte 69.

Sie sind in der **»Midlife-Crisis«**: Menschen im mittleren Lebensalter, also 45–60jährige, zeigen oftmals eine psychische Instabilität – charakterisiert vor allem durch depressive Phasen. Zugrunde liegen die teils einschneidenden sozialen, psychischen und körperlichen Veränderungen dieses Lebensalters: Die Kinder verlassen das Haus, die Eltern werden zu Großeltern; Frauen machen die schweren hormonellen Veränderungen im Klimakterium und der Menopause (Karte 125) durch; wachsende Gesundheitsstörungen und evtl. auch chronische Leiden. Sexuelle Ängste, das Gefühl vermeintlicher Versäumnisse und die Unfähigkeit, neue Ziele zu sehen, verstärken die depressiven Phasen.
Was Sie tun können: Suchen Sie *ärztliche Hilfe* bei Beschwerden im Klimakterium und in der Menopause, bei sexuellen Problemen und Gesundheitsstörungen; *konsultieren Sie einen Psychotherapeuten oder Psychiater* bei bleibenden Depressionen. Ansonsten gilt: Setzen Sie sich neue Ziele, nutzen Sie als Paar Ihren neuen Freiraum für eine Vertiefung oder Wiederbelebung Ihrer Beziehung, erfüllen Sie Ihre Freizeit durch Hobbys, Sport, Reisen und gesellschaftliche Aktivitäten. Tun Sie viel für Ihre Gesunderhaltung (siehe dazu Teil I des Buches *Achten Sie auf Ihre Gesundheit*).

Manche Medikamente können zu Depressionen führen. Sprechen Sie mit dem Arzt darüber.

Konsultieren Sie Hausarzt bzw. Psychotherapeuten, wenn Ihr Problem nicht angesprochen ist.

PSYCHOTHERAPIE

Psychotherapie bedeutet Erkennung und Behandlung von psychischen Störungen, Neurosen und auch von Psychosen (hier jedoch in Verbindung mit der *Psychiatrie*, siehe unten). Psychotherapie teilt sich in zwei Richtungen auf: in die Verhaltenstherapie und die Psychoanalyse. Als Synthese von Psychotherapie und Medizin beschäftigt sich die *Psychosomatik* (unten) mit den psychisch bedingten oder psychisch mitausgelösten organischen Krankheiten.

Verhaltenstherapie

Die Richtung der Verhaltenstherapie postuliert, daß psychische Störungen oder neurotisches Verhalten angelernt sind. Umgekehrt ließen sich dann auch solche Verhaltensweisen umlernen oder wieder verlernen – entweder durch die Methode der Desensibilisierung oder die der Reizüberflutung (flooding). Bei der Desensibilisierung konfrontiert der Psychotherapeut den entspannten Patienten mit sich allmählich steigernden Angstreizen: z. B. Denken an eine Spinne – das Bild einer Spinne betrachten – mit einer

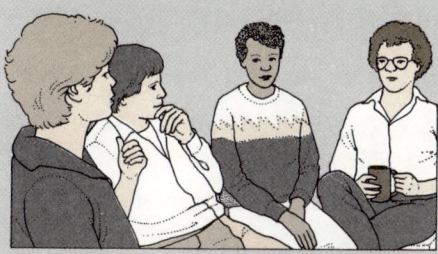

Spinne in einem Raum bleiben – eine Spinne über die Hand laufen lassen. *Flooding* dagegen bedeutet den Sprung ins kalte Wasser: Sie werden mit dem gefürchteten Gegenstand bzw. der angsteinjagenden Situation voll konfrontiert – beschützt durch den anwesenden Psychotherapeuten. Die Domänen dieser Methoden sind vor allem Neurosen und Angstzustände.

Psychische Störungen anderer Art können im Rahmen einer *Gesprächs-* oder *Gruppentherapie* gelöst werden: durch Gespräche in einer Gruppe – Erfahrungsaustausch – Abstand von den eigenen Problemen gewinnen. Bei Verhaltensstörungen von Kindern ist eine Gesprächstherapie für die ganze Familie angezeigt (Familientherapie), bei Problemen zwischen Partnern ebenfalls eine gemeinsame Gesprächstherapie.

Psychoanalyse

Der Psychoanalytiker versucht, das Unbewußte des Patienten zu analysieren (etwa über die Techniken des freien Assoziierens oder der Traumdeutung), dem Patienten dessen Unbewußtes bewußt zu machen. Ziele sind Selbstfindung und Ichstärkung des Patienten.

PSYCHOSOMATIK

Inzwischen hat die Psychosomatik auch hierzulande ihren festen Stellenwert: Abteilungen für psychosomatische Medizin gibt es in immer mehr Kliniken. Aufgabenbereiche der Psychosomatik sind die Erforschung der Zusammenhänge zwischen Psyche und Krankheit und die Therapie der psychisch bedingten oder mitverursachten Erkrankungen (vegetative Störungen, Magen-Darm-Geschwüre, Herzinfarkt etc.) – in Kooperation mit den anderen medizinischen Fachbereichen.

PSYCHIATRIE

Dieser medizinische Fachbereich beschäftigt sich mit der Entstehung und Therapie der *Psychosen*, der psychischen Krankheiten wie Schizophrenie, manisch-depressive Krankheit oder Wahn.

73 Angstzustände

Angstzustände sind durch Konzentrations- und Schlaf-störungen, Angstträume, Unruhe, Zittern, Kopfschmerzen, Durchfälle oder auch Herzjagen charakterisiert. Meist sind sie nur eine relativ kurzfristige Reaktion auf psychosozia-len Streß, nur selten wachsen sie zur Angstneurose aus. Relativ häufig sind dagegen Phobien, unbegründete Ängste vor bestimmten Gegenständen oder Situationen, wie etwa die Höhen- oder Platzangst.

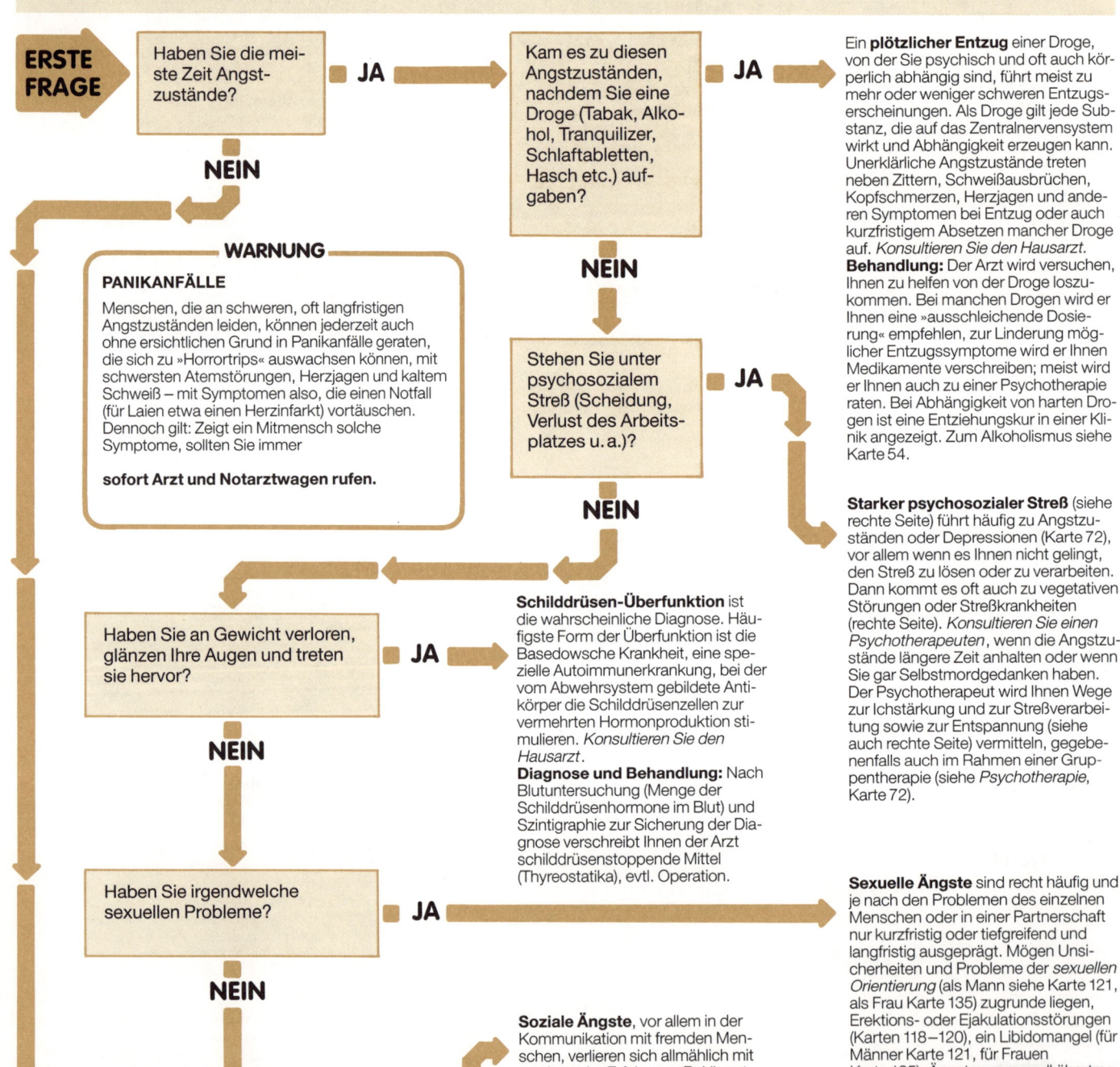

ERSTE FRAGE

Haben Sie die mei-ste Zeit Angst-zustände?

JA →

Kam es zu diesen Angstzuständen, nachdem Sie eine Droge (Tabak, Alko-hol, Tranquilizer, Schlaftabletten, Hasch etc.) auf-gaben?

JA →

NEIN

WARNUNG

PANIKANFÄLLE

Menschen, die an schweren, oft langfristigen Angstzuständen leiden, können jederzeit auch ohne ersichtlichen Grund in Panikanfälle geraten, die sich zu »Horrortrips« auswachsen können, mit schwersten Atemstörungen, Herzjagen und kaltem Schweiß – mit Symptomen also, die einen Notfall (für Laien etwa einen Herzinfarkt) vortäuschen. Dennoch gilt: Zeigt ein Mitmensch solche Symptome, sollten Sie immer

sofort Arzt und Notarztwagen rufen.

NEIN

Stehen Sie unter psychosozialem Streß (Scheidung, Verlust des Arbeits-platzes u. a.)?

JA →

NEIN

Haben Sie an Gewicht verloren, glänzen Ihre Augen und treten sie hervor?

JA →

NEIN

Schilddrüsen-Überfunktion ist die wahrscheinliche Diagnose. Häu-figste Form der Überfunktion ist die Basedowsche Krankheit, eine spe-zielle Autoimmunerkrankung, bei der vom Abwehrsystem gebildete Anti-körper die Schilddrüsenzellen zur vermehrten Hormonproduktion sti-mulieren. *Konsultieren Sie den Hausarzt.*
Diagnose und Behandlung: Nach Blutuntersuchung (Menge der Schilddrüsenhormone im Blut) und Szintigraphie zur Sicherung der Dia-gnose verschreibt Ihnen der Arzt schilddrüsenstoppende Mittel (Thyreostatika), evtl. Operation.

Haben Sie irgendwelche sexuellen Probleme?

JA →

NEIN

Haben Sie Ängste vor ganz bestimmten sozialen Situationen – etwa fremde Menschen zu tref-fen, vor Prüfungen oder Einstellungsgesprächen?

JA →

Soziale Ängste, vor allem in der Kommunikation mit fremden Men-schen, verlieren sich allmählich mit wachsender Erfahrung. Bei ängst-lichem Naturell freilich werden immer Gefühle der Unsicherheit blei-ben. *Konsultieren Sie den Hausarzt*, wenn Sie die Ängste nicht überwin-den können.
Behandlung: Kurzfristig kann Ihnen der Hausarzt angstlösende Medika-mente oder pflanzliche Beruhi-gungsmittel verordnen. Langfristig jedoch ist eine *Psychotherapie* (Karte 72) zur Ichstärkung, etwa auch in Form einer Gruppenthera-pie, zu empfehlen.

NEIN

Fortsetzung rechte Seite

Ein **plötzlicher Entzug** einer Droge, von der Sie psychisch und oft auch kör-perlich abhängig sind, führt meist zu mehr oder weniger schweren Entzugs-erscheinungen. Als Droge gilt jede Sub-stanz, die auf das Zentralnervensystem wirkt und Abhängigkeit erzeugen kann. Unerklärliche Angstzustände treten neben Zittern, Schweißausbrüchen, Kopfschmerzen, Herzjagen und ande-ren Symptomen bei Entzug oder auch kurzfristigem Absetzen mancher Droge auf. *Konsultieren Sie den Hausarzt.*
Behandlung: Der Arzt wird versuchen, Ihnen zu helfen von der Droge loszu-kommen. Bei manchen Drogen wird er Ihnen eine »ausschleichende Dosie-rung« empfehlen, zur Linderung mög-licher Entzugssymptome wird er Ihnen Medikamente verschreiben; meist wird er Ihnen auch zu einer Psychotherapie raten. Bei Abhängigkeit von harten Dro-gen ist eine Entziehungskur in einer Kli-nik angezeigt. Zum Alkoholismus siehe Karte 54.

Starker psychosozialer Streß (siehe rechte Seite) führt häufig zu Angstzu-ständen oder Depressionen (Karte 72), vor allem wenn es Ihnen nicht gelingt, den Streß zu lösen oder zu verarbeiten. Dann kommt es oft auch zu vegetativen Störungen oder Streßkrankheiten (rechte Seite). *Konsultieren Sie einen Psychotherapeuten*, wenn die Angstzu-stände längere Zeit anhalten oder wenn Sie gar Selbstmordgedanken haben. Der Psychotherapeut wird Ihnen Wege zur Ichstärkung und zur Streßverarbei-tung sowie zur Entspannung (siehe auch rechte Seite) vermitteln, gegebe-nenfalls auch im Rahmen einer Grup-pentherapie (siehe *Psychotherapie*, Karte 72).

Sexuelle Ängste sind recht häufig und je nach den Problemen des einzelnen Menschen oder in einer Partnerschaft nur kurzfristig oder tiefgreifend und langfristig ausgeprägt. Mögen Unsi-cherheiten und Probleme der *sexuellen Orientierung* (als Mann siehe Karte 121, als Frau Karte 135) zugrunde liegen, Erektions- oder Ejakulationsstörungen (Karten 118–120), ein Libidomangel (für Männer Karte 121, für Frauen Karte 135), Ängste vor sexuell übertrag-baren Krankheiten (Karte 117 bzw. 129) oder Probleme mit der Schwanger-schaftsverhütung (Karten 123, 122 bzw. 136, 137).
Was Sie tun können: Sprechen Sie offen mit Partner oder Partnerin über Ihre Ängste oder speziellen Probleme in der Partnerschaft. Beachten Sie zur *Reduzierung sexueller Ängste* die Rat-schläge der Karte 118 bzw. 134. Kön-nen Sie die Probleme nicht selbst lösen, suchen Sie eine *Sexuelle Beratung* (Karte 118 bzw. 135).

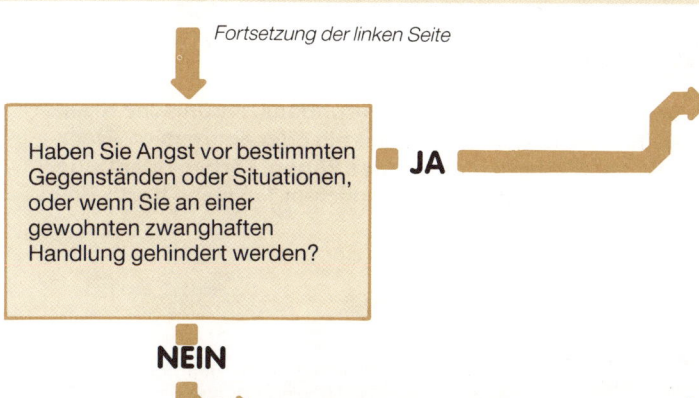

Fortsetzung der linken Seite

Haben Sie Angst vor bestimmten Gegenständen oder Situationen, oder wenn Sie an einer gewohnten zwanghaften Handlung gehindert werden?

JA

NEIN

Eine **Phobie** oder eine **Zwangsneurose** sind mögliche Ursachen Ihrer Ängste. Unter Phobie versteht man die panische und unbegründete Angst vor einem ganz bestimmten Gegenstand oder einer ganz bestimmten Situation – so etwa die Phobie vor höheren Stockwerken oder Abgründen (Akrophobie, d. h. Höhenangst), vor engen oder geschlossenen Räumen (Klaustrophobie), vor öffentlichen Plätzen mit vielen Menschen (Agoraphobie, d. h. Platzangst) oder die Phobie vor Spinnen. Eine Zwangsneurose ist der unwiderstehliche, zwanghafte Drang, sich in einer bestimmten Weise zu verhalten. So schauen etwa Zwangsneurotiker nachts wiederholt nach, ob die Haustür abgeschlossen ist, oder andere waschen sich fast ständig aus Angst vor Bakterien die Hände. Die Verhinderung der zwanghaften Handlung führt oft zu starken Ängsten.
Behandlung: Verhaltenstherapie (Karte 72).

Konsultieren Sie Hausarzt und einen Psychotherapeuten zur Abklärung Ihrer Ängste.

PSYCHOSOZIALER STRESS

Streß ist eine Erhöhung der körperlichen und/oder geistigen Leistungsbereitschaft bzw. eine Alarmbereitschaft, initiiert durch die »Streßhormone« Adrenalin und Noradrenalin, die über die Vermittlung des vegetativen Nervensystems bei »stressigen« Anforderungen oder Ereignissen vermehrt ausgeschüttet werden. Unruhe, Blutdrucksteigerung, Beschleunigung des Herzschlages, schnelleres Atmen, Muskelanspannung sind die körperlichen Zeichen des Stresses – Körper und Geist sind »sprungbereit«. Zur Erhaltung des altersgemäß erforderlichen Leistungsniveaus brauchen wir Eustreß (guter Streß wie bei freudiger Erregung, körperlicher Aktivität), aber auch ab und zu Distreß: psychosozialer Streß (Spannungen, Belastungen, Probleme).

Funktionelle Störungen und Krankheiten

Wirkt psychosozialer Streß freilich ständig oder wiederholt ein, oder kommt es zum extremen psychosozialen Streß (z. B. Arbeitslosigkeit, Verlust eines geliebten Menschen), bleiben die notwendigen Erholungs- und Aufbau-

phasen des Organismus auf der Strecke. Folge sind Ermüdungserscheinungen und irgendwann vegetative Störungen (Kopfschmerzen, Reizmagen, Herzjagen u. a.). Sicher, manche Menschen vertragen mehr psychosozialen Streß als andere. Doch der Schein kann trügen: »Leistungstypen« können jahrelang Streß lächelnd einstecken – bis sie einen Herzinfarkt erleiden, eine Streßkrankheit der schlimmen Art. Überfordernder Streß ist jedenfalls Risikofaktor für eine ganze Reihe funktioneller Störungen oder Krankheiten:

- vegetative Störungen (Kopfschmerzen, Reizmagen, Reizkolon, Reizblase, Herzjagen, Impotenz, Schlafstörungen u. a.), Asthma
- Angstzustände, Depressionen und andere psychische Störungen
- hormonelle Störungen (unregelmäßige Perioden)
- Magen- und Zwölffingerdarmgeschwür, geschwürige Dickdarmentzündung
- Herzinfarkt und Krebs

ENTSPANNUNGSTECHNIKEN

Jeder Persönlichkeitstypus reagiert anders auf überfordernden Streß. Manche Menschen verstehen es, Streß zu lösen und sich von selbst zu entspannen. Leiden Sie wiederholt an streßbedingten vegetativen Störungen oder haben Sie ein Magengeschwür oder gar einen Herzinfarkt hinter sich (siehe oben *Psychosozialer Streß*), wird es höchste Zeit zu lernen, den allfälligen Streß zu verarbeiten. Eine Möglichkeit dazu ist die *Psychotherapie* (Karte 72). Hilfreich sind überdies Entspannungsübungen – dann sehen Sie die Probleme wieder lockerer.

Atemübungen

»Erst einmal tief durchatmen« – richtiges Atmen entspannt und gibt Ihnen Kraft. Probieren Sie folgende Atemübungen: Atmen Sie fließend aus, stoppen Sie die Ausatmung kurz, atmen Sie weiter aus. Nach der Ausatmung natürliche Pause, dann die Einatmungsluft voll einströmen lassen. Wiederholen Sie diese Übung fünfmal. Mit der Zeit lernen Sie so die natürliche Vollatmung, Sie brauchen weniger Atemzüge pro Minute als sonst, holen sich aber mehr Sauerstoff.

Meditation

Jede Meditationstechnik hat das Ziel, sie von Ängsten und Grübeleien zu befreien, Ihr Denken vom stressigen Rotieren zu lösen bzw. jeden Gedanken kurzfristig auszuschließen, so daß Sie danach wieder »frei« sind. Freilich wirken die meisten Meditationstechniken – nicht nur die fernöstlichen, sondern auch westliche – auf den heutigen Menschen eher irritierend: Einen Fixpunkt zu wählen – etwa ein Wort oder ein Tapetenmuster – und sich darauf zu konzentrieren, klappt oft nicht.
Einfacher ist es vielleicht, mit geschlossenen Augen entspannt zu sitzen, die Sinne nach innen zu richten und sich mit der inneren (oder »kosmischen«) Energie zu verbinden. Auch Yoga-Übungen (etwa »Die-Sonne-Begrüßen«) haben sich für manche Menschen als hilfreich erwiesen, für andere wiederum *autogenes Training*, das teils aus Muskel-Entspannungsübungen (rechts) besteht.

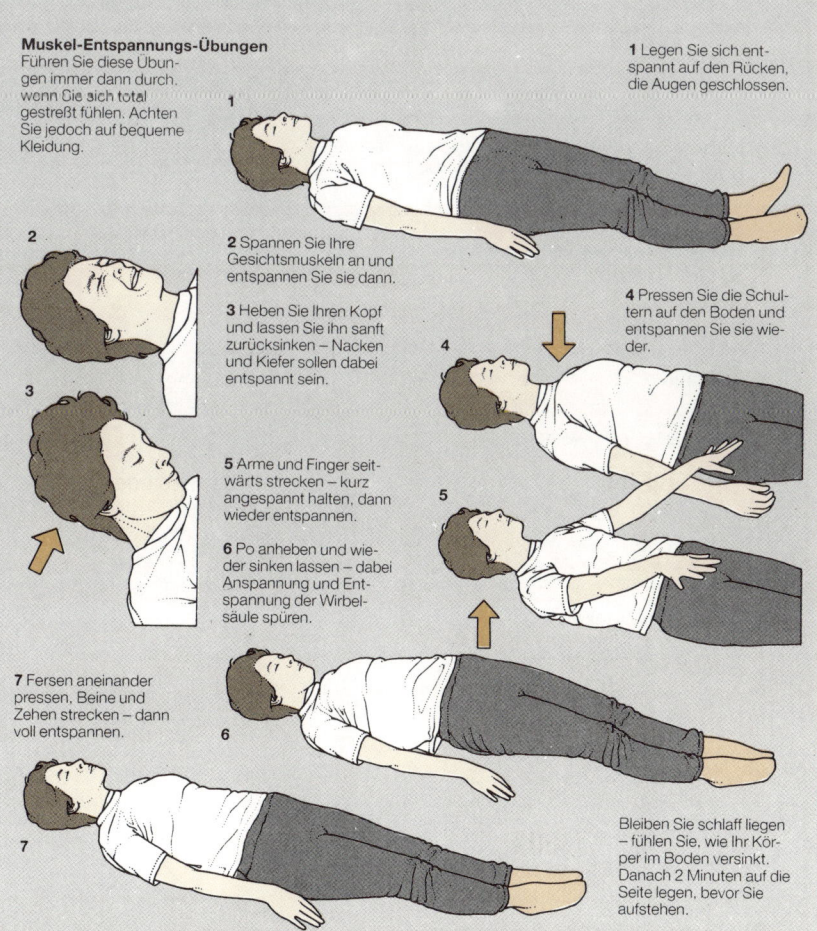

Muskel-Entspannungs-Übungen
Führen Sie diese Übungen immer dann durch, wenn Sie sich total gestreßt fühlen. Achten Sie jedoch auf bequeme Kleidung.

1 Legen Sie sich entspannt auf den Rücken, die Augen geschlossen.

2 Spannen Sie Ihre Gesichtsmuskeln an und entspannen Sie sie dann.

3 Heben Sie Ihren Kopf und lassen Sie ihn sanft zurücksinken – Nacken und Kiefer sollen dabei entspannt sein.

4 Pressen Sie die Schultern auf den Boden und entspannen Sie sie wieder.

5 Arme und Finger seitwärts strecken – kurz angespannt halten, dann wieder entspannen.

6 Po anheben und wieder sinken lassen – dabei Anspannung und Entspannung der Wirbelsäule spüren.

7 Fersen aneinander pressen, Beine und Zehen strecken – dann voll entspannen.

Bleiben Sie schlaff liegen – fühlen Sie, wie Ihr Körper im Boden versinkt. Danach 2 Minuten auf die Seite legen, bevor Sie aufstehen.

74 Haare und Kopfhaut

Finden Sie ab und zu ein paar Haare im Kamm, entspricht das der natürlichen Haarregeneration. Ein regelrechter Haarausfall freilich signalisiert eine Erkrankung oder Störung von Kopfhaut und Haaren. Ursachen können u. a. sein: Pilzinfektionen des Haarbodens, chronische Krankheiten wie Eisenmangel-Anämie oder aggressive »Haarpflege«-Methoden wie heißes Fönen, Färben oder Dauerwellen. Zur Glatze vom männlichen Typ siehe Karte 114.

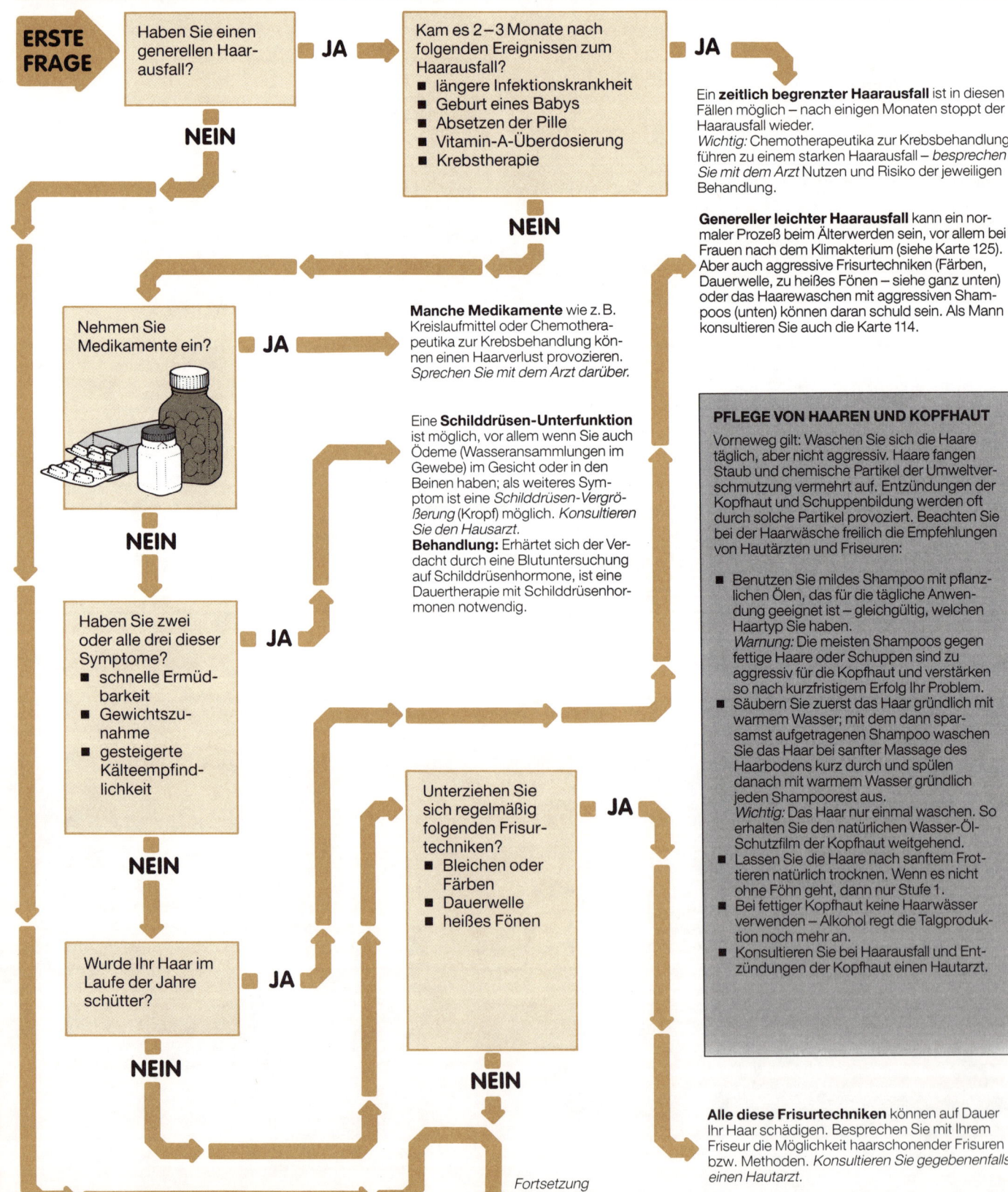

ERSTE FRAGE

Haben Sie einen generellen Haarausfall?

JA →

Kam es 2–3 Monate nach folgenden Ereignissen zum Haarausfall?
- längere Infektionskrankheit
- Geburt eines Babys
- Absetzen der Pille
- Vitamin-A-Überdosierung
- Krebstherapie

JA

Ein **zeitlich begrenzter Haarausfall** ist in diesen Fällen möglich – nach einigen Monaten stoppt der Haarausfall wieder.
Wichtig: Chemotherapeutika zur Krebsbehandlung führen zu einem starken Haarausfall – *besprechen Sie mit dem Arzt* Nutzen und Risiko der jeweiligen Behandlung.

NEIN

NEIN

Genereller leichter Haarausfall kann ein normaler Prozeß beim Älterwerden sein, vor allem bei Frauen nach dem Klimakterium (siehe Karte 125). Aber auch aggressive Frisurtechniken (Färben, Dauerwelle, zu heißes Fönen – siehe ganz unten) oder das Haarewaschen mit aggressiven Shampoos (unten) können daran schuld sein. Als Mann konsultieren Sie auch die Karte 114.

Nehmen Sie Medikamente ein?

JA

Manche Medikamente wie z. B. Kreislaufmittel oder Chemotherapeutika zur Krebsbehandlung können einen Haarverlust provozieren. *Sprechen Sie mit dem Arzt darüber.*

Eine **Schilddrüsen-Unterfunktion** ist möglich, vor allem wenn Sie auch Ödeme (Wasseransammlungen im Gewebe) im Gesicht oder in den Beinen haben; als weiteres Symptom ist eine *Schilddrüsen-Vergrößerung* (Kropf) möglich. *Konsultieren Sie den Hausarzt.*
Behandlung: Erhärtet sich der Verdacht durch eine Blutuntersuchung auf Schilddrüsenhormone, ist eine Dauertherapie mit Schilddrüsenhormonen notwendig.

NEIN

JA

Haben Sie zwei oder alle drei dieser Symptome?
- schnelle Ermüdbarkeit
- Gewichtszunahme
- gesteigerte Kälteempfindlichkeit

NEIN

Wurde Ihr Haar im Laufe der Jahre schütter?

JA

Unterziehen Sie sich regelmäßig folgenden Frisurtechniken?
- Bleichen oder Färben
- Dauerwelle
- heißes Fönen

JA

NEIN

NEIN

PFLEGE VON HAAREN UND KOPFHAUT

Vorneweg gilt: Waschen Sie sich die Haare täglich, aber nicht aggressiv. Haare fangen Staub und chemische Partikel der Umweltverschmutzung vermehrt auf. Entzündungen der Kopfhaut und Schuppenbildung werden oft durch solche Partikel provoziert. Beachten Sie bei der Haarwäsche freilich die Empfehlungen von Hautärzten und Friseuren:

- Benutzen Sie mildes Shampoo mit pflanzlichen Ölen, das für die tägliche Anwendung geeignet ist – gleichgültig, welchen Haartyp Sie haben.
  Warnung: Die meisten Shampoos gegen fettige Haare oder Schuppen sind zu aggressiv für die Kopfhaut und verstärken so nach kurzfristigem Erfolg Ihr Problem.
- Säubern Sie zuerst das Haar gründlich mit warmem Wasser; mit dem dann sparsamst aufgetragenen Shampoo waschen Sie das Haar bei sanfter Massage des Haarbodens kurz durch und spülen danach mit warmem Wasser gründlich jeden Shampoorest aus.
  Wichtig: Das Haar nur einmal waschen. So erhalten Sie den natürlichen Wasser-Öl-Schutzfilm der Kopfhaut weitgehend.
- Lassen Sie die Haare nach sanftem Frottieren natürlich trocknen. Wenn es nicht ohne Fön geht, dann nur Stufe 1.
- Bei fettiger Kopfhaut keine Haarwässer verwenden – Alkohol regt die Talgproduktion noch mehr an.
- Konsultieren Sie bei Haarausfall und Entzündungen der Kopfhaut einen Hautarzt.

Alle diese Frisurtechniken können auf Dauer Ihr Haar schädigen. Besprechen Sie mit Ihrem Friseur die Möglichkeit haarschonender Frisuren bzw. Methoden. *Konsultieren Sie gegebenenfalls einen Hautarzt.*

Fortsetzung rechte Seite

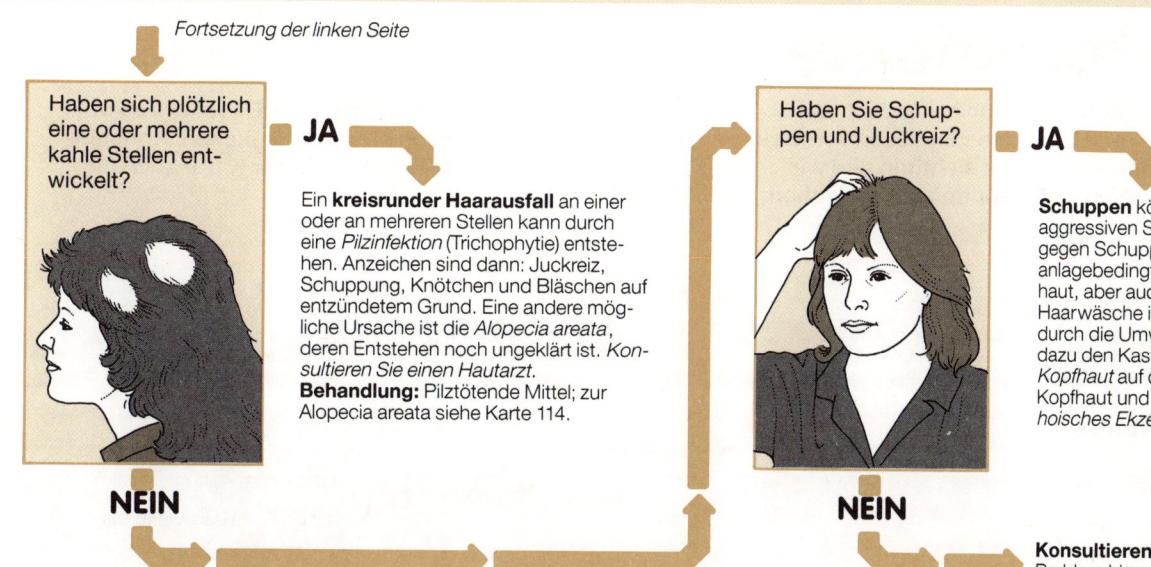

Fortsetzung der linken Seite

Haben sich plötzlich eine oder mehrere kahle Stellen entwickelt? — **JA**

Ein **kreisrunder Haarausfall** an einer oder an mehreren Stellen kann durch eine *Pilzinfektion* (Trichophytie) entstehen. Anzeichen sind dann: Juckreiz, Schuppung, Knötchen und Bläschen auf entzündetem Grund. Eine andere mögliche Ursache ist die *Alopecia areata*, deren Entstehen noch ungeklärt ist. *Konsultieren Sie einen Hautarzt.*
Behandlung: Pilztötende Mittel; zur Alopecia areata siehe Karte 114.

NEIN

Haben Sie Schuppen und Juckreiz? — **JA**

Schuppen können durch das Waschen mit aggressiven Shampoos (auch Shampoos gegen Schuppen) entstehen, vor allem bei anlagebedingter trockener Haut bzw. Kopfhaut, aber auch bei nicht regelmäßiger Haarwäsche infolge chemischer Partikel durch die Umweltverschmutzung. Siehe dazu den Kasten *Pflege von Haaren und Kopfhaut* auf der linken Seite. Bei fettiger Kopfhaut und fettigen Haaren siehe *Seborrhoisches Ekzem* (Karte 77).

NEIN

Konsultieren Sie den Hautarzt, wenn Ihr Problem hier nicht angesprochen ist.

75 Finger- und Zehennägel

Finger- und Zehennägel bestehen aus harter Hornsubstanz (Keratin), sie wachsen durch fortschreitende Verhornung aus dem Nagelfalz. Brüchigkeit, Infektion (vor allem Pilzbefall) und Verformung der Nägel sind relativ häufig, ebenso Entzündungen des Nagelbettes oder ein schmerzhaftes Einwachsen der Zehennägel.

ERSTE FRAGE → **Ist das Nagelbett entzündet und schmerzhaft angeschwollen?** — **JA**

Ist nur Ihr großer Zeh betroffen? — **JA**

Ein **eingewachsener Zehennagel** kann die Ursache sein. Siehe aber auch *Nagelbettentzündung*, unten.

Siehe Karte

111 Fußschmerzen- und probleme

NEIN

Sie haben eine **Nagelbettentzündung** (Paronychie). Bisweilen ist eine bakterielle Infektion die Ursache, vor allem wenn es zur Eiterbildung kommt. Eine Entzündung ohne Eiter kann auch durch Hefepilze verursacht werden. Bei einem eingewachsenen Zehennagel siehe Karte 111. *Konsultieren Sie den Hausarzt.*
Behandlung: Je nach Erscheinungsbild und Ursache Antibiotika oder pilztötende Mittel.

NEIN

Sind Nägel verdickt oder verformt und/oder haben sie braune Flecken? — **JA**

Eine **Pilzinfektion** ist die Ursache, vor allem wenn Zehennägel betroffen sind und sich auch zwischen den Zehen Fußpilze zeigen. Siehe dazu und zur **Behandlung** bzw. Vorbeugung Karte 111.

NEIN

Sind Nägel punktförmig vertieft und verfärbt? — **JA**

Eine **Psoriasis** (Schuppenflechte) der Nägel ist möglich. Bisweilen kann sich dann der Nagel komplett aus seinem Bett lösen. In der Regel befällt die Psoriasis jedoch andere Hautbereiche, so etwa Kopfhaut und Stirn, Rücken, Ellbogen oder Knie. Siehe dazu Karte 76. *Konsultieren Sie einen Hautarzt.*
Behandlung: Eine neuentwickelte Psoriasis-Salbe. Zu weiteren Behandlungsmöglichkeiten siehe Karte 76.

NEIN

Brüchige Nägel können anlagebedingt sein. Oft aber werden sie durch zu häufiges Händewaschen oder Arbeiten mit entfettenden Lösungen verursacht. Jedoch können sie auch bei einer Schilddrüsen-Unterfunktion vorkommen (siehe dazu Karte 74), als Löffelnägel auch bei einer Eisenmangel-Anämie. *Konsultieren Sie einen Hautarzt.* Benutzen Sie bei Arbeiten in entfettenden Lösungen Gummihandschuhe und cremen Sie sich die Hände regelmäßig ein.

Sind Ihre Nägel brüchig? — **JA**

NEIN

Konsultieren Sie den Hausarzt oder gegebenenfalls einen Hautarzt.

76 Hautprobleme

Die Haut ist als unser Schutzorgan zur Außenwelt, aber auch als Kontaktorgan schädigenden Einflüssen verstärkt ausgesetzt. Hautveränderungen sind sichtbar, und wir bemerken sie schnell, seien es Entzündungen, Bläschen, Warzen, Knötchen, Wucherungen oder Geschwüre – vor allem wenn sie kosmetisch stören oder jucken. Konsultieren Sie bei Hautproblemen neben dieser Karte auch die Karten 77, 78 und 79.

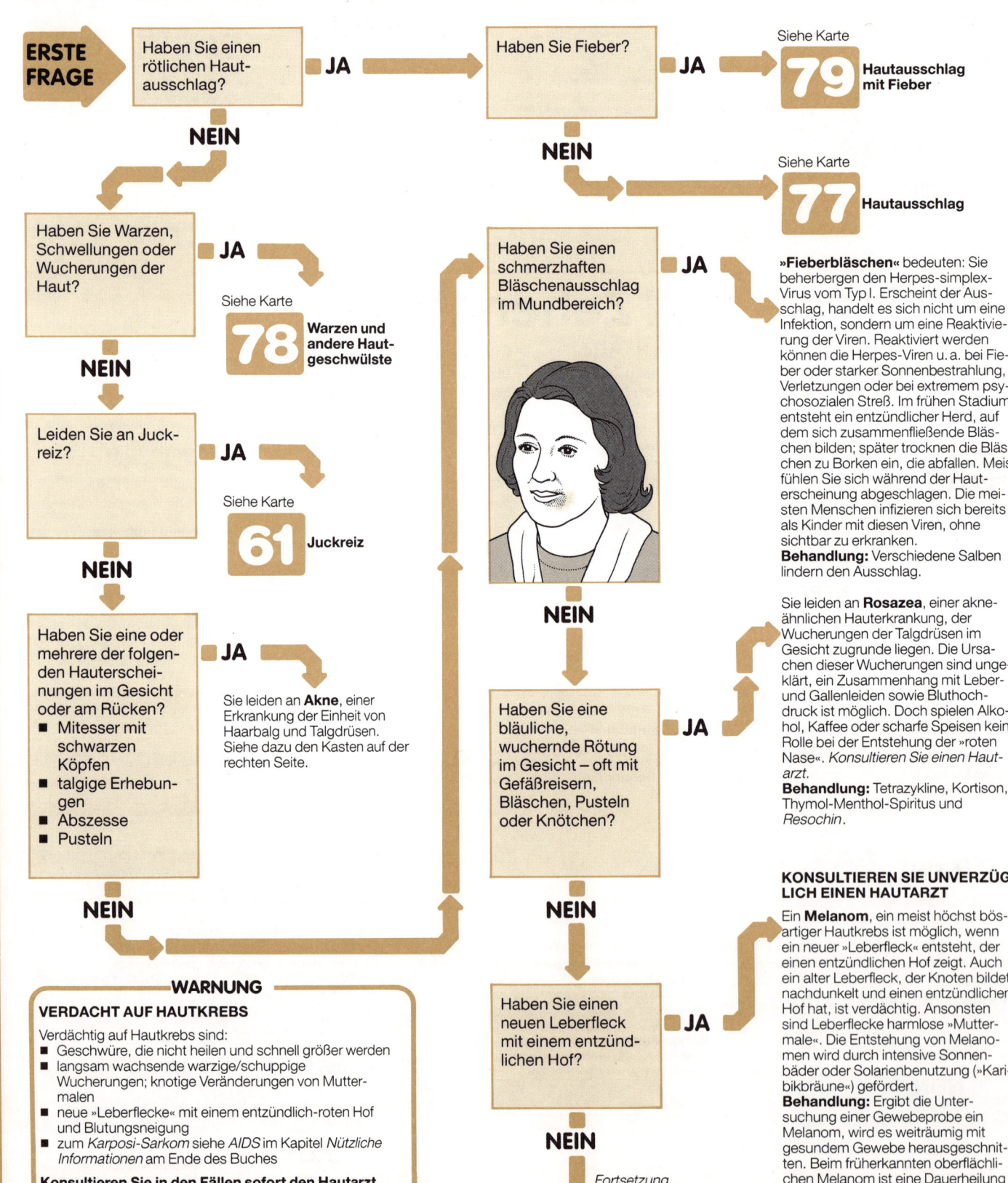

ERSTE FRAGE

Haben Sie einen rötlichen Hautausschlag? — **JA** → Haben Sie Fieber? — **JA** → Siehe Karte **79** Hautausschlag mit Fieber

NEIN ↓ / **NEIN** → Siehe Karte **77** Hautausschlag

Haben Sie Warzen, Schwellungen oder Wucherungen der Haut? — **JA** → Siehe Karte **78** Warzen und andere Hautgeschwülste

NEIN ↓

Leiden Sie an Juckreiz? — **JA** → Siehe Karte **61** Juckreiz

NEIN ↓

Haben Sie eine oder mehrere der folgenden Hauterscheinungen im Gesicht oder am Rücken?
- Mitesser mit schwarzen Köpfen
- talgige Erhebungen
- Abszesse
- Pusteln

— **JA** → Sie leiden an **Akne**, einer Erkrankung der Einheit von Haarbalg und Talgdrüsen. Siehe dazu den Kasten auf der rechten Seite.

NEIN ↓

Haben Sie einen schmerzhaften Bläschenausschlag im Mundbereich? — **JA** →

»Fieberbläschen« bedeuten: Sie beherbergen den Herpes-simplex-Virus vom Typ I. Erscheint der Ausschlag, handelt es sich nicht um eine Infektion, sondern um eine Reaktivierung der Viren. Reaktiviert werden können die Herpes-Viren u. a. bei Fieber oder starker Sonnenbestrahlung, Verletzungen oder bei extremem psychosozialen Streß. Im frühen Stadium entsteht ein entzündlicher Herd, auf dem sich zusammenfließende Bläschen bilden; später trocknen die Bläschen zu Borken ein, die abfallen. Meist fühlen Sie sich während der Hauterscheinung abgeschlagen. Die meisten Menschen infizieren sich bereits als Kinder mit diesen Viren, ohne sichtbar zu erkranken.
Behandlung: Verschiedene Salben lindern den Ausschlag.

NEIN ↓

Haben Sie eine bläuliche, wuchernde Rötung im Gesicht – oft mit Gefäßreisern, Bläschen, Pusteln oder Knötchen? — **JA** →

Sie leiden an **Rosazea**, einer akne-ähnlichen Hauterkrankung, der Wucherungen der Talgdrüsen im Gesicht zugrunde liegen. Die Ursachen dieser Wucherungen sind ungeklärt, ein Zusammenhang mit Leber- und Gallenleiden sowie Bluthochdruck ist möglich. Doch spielen Alkohol, Kaffee oder scharfe Speisen keine Rolle bei der Entstehung der »roten Nase«. *Konsultieren Sie einen Hautarzt.*
Behandlung: Tetrazykline, Kortison, Thymol-Menthol-Spiritus und *Resochin*.

NEIN ↓

Haben Sie einen neuen Leberfleck mit einem entzündlichen Hof? — **JA** →

KONSULTIEREN SIE UNVERZÜGLICH EINEN HAUTARZT

Ein **Melanom**, ein meist höchst bösartiger Hautkrebs ist möglich, wenn ein neuer »Leberfleck« entsteht, der einen entzündlichen Hof zeigt. Auch ein alter Leberfleck, der Knoten bildet, nachdunkelt und einen entzündlichen Hof hat, ist verdächtig. Ansonsten sind Leberflecke harmlose »Muttermale«. Die Entstehung von Melanomen wird durch intensive Sonnenbäder oder Solarienbenutzung (»Karibikbräune«) gefördert.
Behandlung: Ergibt die Untersuchung einer Gewebeprobe ein Melanom, wird es weiträumig mit gesundem Gewebe herausgeschnitten. Beim früherkannten oberflächlichen Melanom ist eine Dauerheilung möglich.

NEIN ↓ *Fortsetzung rechte Seite*

WARNUNG

VERDACHT AUF HAUTKREBS

Verdächtig auf Hautkrebs sind:
- Geschwüre, die nicht heilen und schnell größer werden
- langsam wachsende warzige/schuppige Wucherungen; knotige Veränderungen von Muttermalen
- neue »Leberflecke« mit einem entzündlich-roten Hof und Blutungsneigung
- zum *Karposi-Sarkom* siehe *AIDS* im Kapitel *Nützliche Informationen* am Ende des Buches

Konsultieren Sie in den Fällen sofort den Hautarzt.

*Fortsetzung der
linken Seite*

Haben sich fast weiße oder dunkel pigmentierte Hautflecken entwickelt?

JA ➡

Sind Sie schwanger?

JA ➡

NEIN

Siehe auch Karte

139 Hautveränderungen
(in der Schwangerschaft)

NEIN

Pigmentstörungen der Haut weisen auf eine ungleichmäßige Verteilung bzw. Unter- oder Überproduktion der pigmentbildenden Zellen (Melanozyten) hin – wie etwa die harmlosen Sommersprossen. Bei Frauen können Schwangerschaft oder Pille dunkle Flecken (Chloasma) provozieren. Braune Flecken entstehen nach Abheilung von Lichen (eine Hauterkrankung) oder bei einer bestimmten Pilzinfektion. Weiße Flecken fußen auf einer ererbten Störung, Extremfall ist der Albinismus. *Konsultieren Sie den Hautarzt.* Manche Pigmentstörungen sind erfolgreich zu behandeln, so etwa bei einer Pilzinfektion mit pilztötender Salbe.

AKNE

Bei der Akne und ihrer leichten Form, den Pubertätspickeln, ist die Einheit von Haarbalg und Talgdrüsen erkrankt – meist im Gesicht, auf Brust und Rücken. Ursachen und Entstehungskette der Akne:

- Die vermehrte Bildung männlicher Sexualhormone (diese *Androgene* werden auch von Frauen und Mädchen produziert) führt zu einer erhöhten Talgdrüsenproduktion, die die Entwicklung der Haarbälge stört.
- Es kommt zu einer krankhaften Hornbildung, zwischen der das Sekret eintrocknet – der sich bildende Riesen-Mitesser dehnt die Haarbalgöffnung und färbt sich an der Oberfläche schwärzlich.
- Fettsäuren (entstehen infolge des Abbaus von Talg durch bestimmte Bakterien) führen zu Entzündungen um den Haarbalg

Die Entwicklung eines Eiterpustels

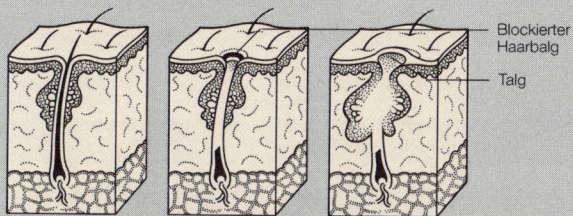

Blockierter Haarbalg

Talg

herum: Es kommt zu Eiterpusteln und bei zusätzlichen Infektionen zu Abszessen.
- Bei schweren Akneformen liegt eine erblich bedingte Reaktionsbereitschaft und abnorme Hornbildung vor – so bei der *Akne conglobata*, die infolge schmerzhafter kuppelförmiger Entzündungen und Talgzysten zu Vernarbungen führt.

Was Sie bei leichterer Akne tun können

- Antibakterielle Waschlotionen sowie schwefel- oder resorzinhaltige Akne-Lotionen, -Salben oder Tinkturen (hemmen die Talgdrüsenproduktion leicht) helfen bei Pubertätspickeln und milder Akne.
- Schälkuren der Haut mit Benzoylperoxid *(aknefug-oxid* u.a.) hemmen Bakterien, normalisieren Verhornungsstörungen und lassen Akne-Pickel verschwinden.
- Akne-Erscheinungen können Sie gelegentlich mit einem nicht mineralölhaltigen Make-up abdecken. Drücken Sie Akne-Mitesser oder gar Pusteln nie aus – Sie riskieren sonst schwere Entzündungen.

Behandlung bei schwerer Akne

Bei schwerer Akne sollten Ihre Tochter oder Ihr Sohn einen Hautarzt oder eine Hautklinik aufsuchen. Die gängige Aknebehandlung ist eine Kombinationsbehandlung mit Vitamin A und Tetrazyklin, einem Antibiotikum, sowie einer Schälkur mit Vitamin-A-Säure *(Airol Roche* u.a.). Wegen möglicher Nebenwirkungen kann diese Behandlung jedoch nur über ein paar Monate durchgezogen werden – der Erfolg ist deshalb auf Dauer nicht immer befriedigend. Eine Hormonbehandlung ist bei Mädchen und Frauen mit Anti-Androgenen (plus Östrogen) möglich, evtl. auch durch eine spezielle Pille (mit Megesterolazetat). Einen langfristigen Erfolg garantiert jedoch allein die Einnahme von 13-cis-Retinsäure (spezielle Vitamin-A-Säure), die jedoch wegen starker Nebenwirkungen nur schwersten Akneformen vorbehalten sein sollte.

Haben Sie entzündete Hautbereiche mit silbrigen Schüppchen?

JA ➡

NEIN

Sie haben **Psoriasis** (Schuppenflechte), vor allem wenn die Schüppchen beim Kratzen wie Kerzengeschabsel abfallen und es zur tautropfenartigen Blutung kommt. Zugrunde liegt eine vermehrte, erblich anlagebedingte Zellneubildung der Haut mit einer Verhornungsstörung (Schuppenbildung), deren Ursachen noch nicht exakt geklärt sind. Bevorzugte Stellen der Psoriasis sind Kopfbereich (vor allem Haaransatz), Ellbogen, Knie und Rücken. *Konsultieren Sie einen Hautarzt.* **Behandlung:** Eine neuentwickelte Spezialsalbe, UV-Strahlentherapie (Blacklight oder selektive Fototherapie).

Haben Sie Bläschen mit rotem Hof und brennende Schmerzen am Rücken oder im Gesicht, und zwar nur in einer Körperhälfte?

JA ➡

NEIN

Zoster, eine Virusinfektion im Ausbreitungsgebiet eines Nervs, ist wahrscheinlich. Die Schmerzen stellen sich vor den Bläschen ein und halten oft auch nach Abheilung der Bläschen noch an. *Konsultieren Sie sofort den Hausarzt*, bei Zoster im Gesicht auch den *Augenarzt.* **Behandlung:** Schmerzstillende Mittel, virushemmende Salbe *(Zovirax)*; evtl. augenärztliche Behandlung.

Haben Sie ein oder mehrere offene Hautgeschwüre?

JA ➡

NEIN

Hautgeschwüre können bei schlecht versorgten, infizierten Wunden entstehen, aber auch einen fortgeschrittenen Hautkrebs signalisieren. Nicht heilende Geschwüre im Unterschenkel- oder Zehenbereich können Folge einer schweren Durchblutungsstörung (evtl. bei Diabetes mellitus) sein. *Konsultieren Sie unverzüglich den Hausarzt.* **Behandlung:** Sie richtet sich nach der Ursache.

Konsultieren Sie einen Hautarzt. Siehe auch die Karten 74, 75, 77, 78 und 79. Zum *Karposi-Sarkom* siehe *AIDS* im Kapitel *Nützliche Informationen.*

77 Hautausschlag

Rote Flecken, entzündliche Schwellungen, Knötchen, Pusteln, Bläschen, Schuppen, Juckreiz oder keiner – das Erscheinungsbild einer Hauterkrankung ist verwirrend, ebenso wie die möglichen Ursachen: Infektionen mit Bak-terien, Viren oder Pilzen, ererbte Anlagen, Allergien. So konnten in diese Karte nur einige der wichtigsten Haut-erkrankungen aufgenommen werden. Konsultieren Sie bei jedem Hautausschlag einen Hautarzt.

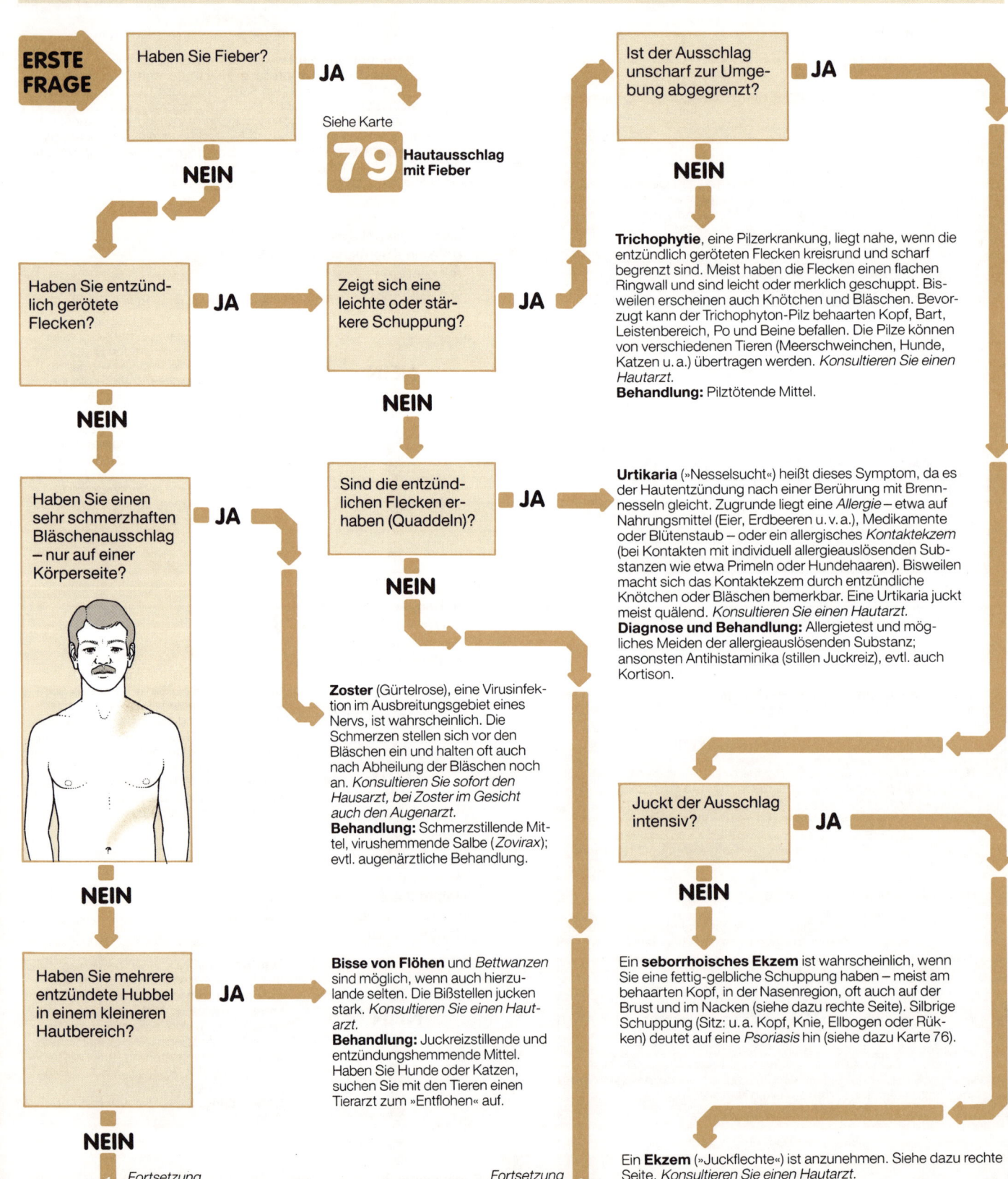

ERSTE FRAGE

Haben Sie Fieber? **JA**

Siehe Karte **79** Hautausschlag mit Fieber

NEIN

Haben Sie entzünd-lich gerötete Flecken? **JA** → Zeigt sich eine leichte oder stär-kere Schuppung? **JA**

NEIN

Haben Sie einen sehr schmerzhaften Bläschenausschlag – nur auf einer Körperseite? **JA**

NEIN

Sind die entzünd-lichen Flecken er-haben (Quaddeln)? **JA**

NEIN

Zoster (Gürtelrose), eine Virusinfek-tion im Ausbreitungsgebiet eines Nervs, ist wahrscheinlich. Die Schmerzen stellen sich vor den Bläschen ein und halten oft auch nach Abheilung der Bläschen noch an. *Konsultieren Sie sofort den Hausarzt, bei Zoster im Gesicht auch den Augenarzt.*
Behandlung: Schmerzstillende Mit-tel, virushemmende Salbe (*Zovirax*); evtl. augenärztliche Behandlung.

Haben Sie mehrere entzündete Hubbel in einem kleineren Hautbereich? **JA** → **Bisse von Flöhen** und *Bettwanzen* sind möglich, wenn auch hierzu-lande selten. Die Bißstellen jucken stark. *Konsultieren Sie einen Haut-arzt.*
Behandlung: Juckreizstillende und entzündungshemmende Mittel. Haben Sie Hunde oder Katzen, suchen Sie mit den Tieren einen Tierarzt zum »Entflohen« auf.

NEIN

1 *Fortsetzung rechte Seite, Spalte 1*

Ist der Ausschlag unscharf zur Umge-bung abgegrenzt? **JA**

NEIN

Trichophytie, eine Pilzerkrankung, liegt nahe, wenn die entzündlich geröteten Flecken kreisrund und scharf begrenzt sind. Meist haben die Flecken einen flachen Ringwall und sind leicht oder merklich geschuppt. Bis-weilen erscheinen auch Knötchen und Bläschen. Bevor-zugt kann der Trichophyton-Pilz behaarten Kopf, Bart, Leistenbereich, Po und Beine befallen. Die Pilze können von verschiedenen Tieren (Meerschweinchen, Hunde, Katzen u. a.) übertragen werden. *Konsultieren Sie einen Hautarzt.*
Behandlung: Pilztötende Mittel.

Urtikaria (»Nesselsucht«) heißt dieses Symptom, da es der Hautentzündung nach einer Berührung mit Brenn-nesseln gleicht. Zugrunde liegt eine *Allergie* – etwa auf Nahrungsmittel (Eier, Erdbeeren u. v. a.), Medikamente oder Blütenstaub – oder ein allergisches *Kontaktekzem* (bei Kontakten mit individuell allergieauslösenden Sub-stanzen wie etwa Primeln oder Hundehaaren). Bisweilen macht sich das Kontaktekzem durch entzündliche Knötchen oder Bläschen bemerkbar. Eine Urtikaria juckt meist quälend. *Konsultieren Sie einen Hautarzt.*
Diagnose und Behandlung: Allergietest und mög-liches Meiden der allergieauslösenden Substanz; ansonsten Antihistaminika (stillen Juckreiz), evtl. auch Kortison.

Juckt der Ausschlag intensiv? **JA**

NEIN

Ein **seborrhoisches Ekzem** ist wahrscheinlich, wenn Sie eine fettig-gelbliche Schuppung haben – meist am behaarten Kopf, in der Nasenregion, oft auch auf der Brust und im Nacken (siehe dazu rechte Seite). Silbrige Schuppung (Sitz: u. a. Kopf, Knie, Ellbogen oder Rük-ken) deutet auf eine *Psoriasis* hin (siehe dazu Karte 76).

Ein **Ekzem** (»Juckflechte«) ist anzunehmen. Siehe dazu rechte Seite. *Konsultieren Sie einen Hautarzt.*

2 *Fortsetzung rechte Seite, Spalte 2*

1 Fortsetzung der linken Seite, Spalte 1

2 Fortsetzung der linken Seite, Spalte 2

Haben Sie einen juckenden Hautausschlag über größere Bereiche?

JA →

Haben Sie feine erhabene Gänge im Ausschlagbereich – etwa zwischen den Fingern, an den Beinen oder am Po?

JA →

Krätze (Skabies) ist die wahrscheinlichste Ursache, eine wieder häufiger gewordene Infektion mit Milben. Die feinen, grauen, erhabenen Gänge sind Parasitengänge. Im Bereich der Gänge entsteht heftiger Juckreiz. Durch Kratzen kann es zu Infektionen (Entzündung, Eiterbläschen etc.) kommen. *Konsultieren Sie einen Hautarzt.*
Behandlung: Skabies-Insektizid; Bettwäsche wechseln.

NEIN · **NEIN**

Nehmen Sie Medikamente ein?

JA →

Manche Medikamente können als Nebenwirkung zu einem Hautausschlag am ganzen Körper führen. Oft jedoch liegt eine Allergie (siehe links *Urtikaria*) gegen ein bestimmtes Medikament vor. *Konsultieren Sie den Hausarzt.*

NEIN

Konsultieren Sie einen Hautarzt (siehe auch Karten 74–76 und 78).

AUFBAU UND FUNKTION DER HAUT

Die Haut ist nicht nur ein wichtiges Schutzorgan, sondern auch Sinnes- und Kontaktorgan, Atmungsorgan und Regulator des Wärmehaushaltes. Sie besteht aus zwei Schichten, der Epidermis (Oberhaut) und der Lederhaut (Korium) – darunter liegt das Unterhaut-Fettgewebe.

Die oberste Schicht der Epidermis besteht aus verhornten Zellen, die ständig abschilfern. Die darunter liegenden Zellen der Keimschicht bilden den Nachschub: Sie verhornen allmählich, da auch sie wieder ersetzt werden. Die Produktion der Nachschubzellen ist im Regelkreis ausbalanciert. Ist sie gestört, entstehen bestimmte Hauterkrankungen: So etwa die Psoriasis (Karte 76), eine vermehrte Zellneubildung der Haut mit Verhornungsstörungen.

Die Lederhaut besorgt die Sinnesfunktion: In ihr sitzen Tastkörperchen sowie freie Nervenendungen zur Schmerzempfindung, auf ihr Kälte- und Wärmepunkte. Über die Schweißdrüsen (Karte 60) und Blutgefäße regelt sie den Wärmehaushalt mit, mit dem Talg der Talgdrüsen schützt sie die Epidermis.

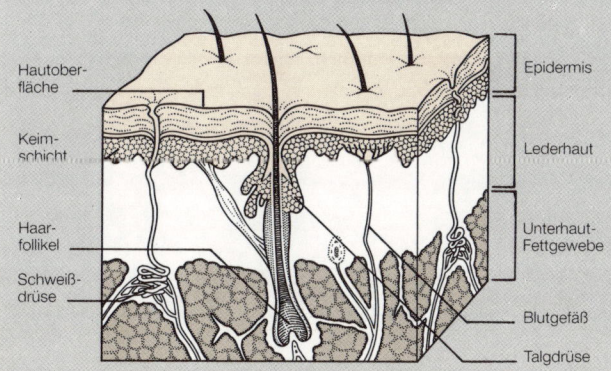

Hautoberfläche · Keimschicht · Haarfollikel · Schweißdrüse · Epidermis · Lederhaut · Unterhaut-Fettgewebe · Blutgefäß · Talgdrüse

BLUTERGUSS

Bei Prellungen, Quetschungen, Stoß- oder Druckverletzungen werden Blutgefäße der Haut mit verletzt: Blut tritt ins Gewebe der Lederhaut (siehe oben) aus und führt zu einem blaurötlich durch die Haut schimmernden Bluterguß (Hämatom). Durch chemische Zersetzung des Blutfarbstoffs verfärbt sich der Erguß in den folgenden Tagen gelb-grünlich, bis er vom Gewebe aufgesaugt wird.

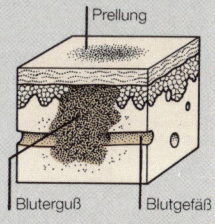

Prellung · Bluterguß · Blutgefäß

Entstehung eines Blutergusses
Ein Bluterguß entsteht dadurch, daß Blut aus einem verletzten Bluterguß unter die Oberhaut sickert (oben).

Was Sie tun können
Legen Sie etwa 15 Minuten lang Eis auf, nach einer längeren Pause von etwa 10 Minuten (damit kein Kälteschaden entsteht) nochmals Eis auflegen. So können Sie den Bluterguß kleiner halten. Später können Sie heparinhaltige Salben (etwa *Thrombareduct* oder *Hirudoid*) sanft auftragen.

Konsultieren Sie sofort den Hausarzt
- bei starken Schmerzen und Bewegungseinschränkung,
- bei Blutergüssen ohne Verletzung,
- bei häufigen und schnellen Blutergüssen.

EKZEME (»JUCKFLECHTEN«)

Ekzeme stellen eine große und recht vielgestaltige Gruppe von Hauterkrankungen dar. Ihre Erscheinungsformen reichen von Hautrötungen, geröteten Schwellungen oder roten Flecken über Bläschen , Knötchen oder Pusteln bis zur Schuppung, Nässung und Krustenbildung. Gemeinsam ist ihnen Juckreiz, der freilich bei manchen Formen gering ausgeprägt sein kann oder in Einzelfällen auch fehlt.

Endogenes Ekzem
Das endogene (= von innen kommende) Ekzem ist erblich bedingt, an ihm können vor allem Menschen mit anlagebedingter sehr trockener Haut und schwacher Konstitution leiden. Meist hatten die Betroffenen als Babys ein *Frühkindliches Ekzem* (»Milchschorf«). Beim endogenen Ekzem entstehen entzündliche Rötungen mit hautfarbenen Knötchen, die Haut juckt quälend. Bevorzugte Körperbereiche sind Gesicht, Nacken, Handrücken und Ellenbeuge. Bisweilen kann sich eine bakterielle (Anzeichen: Pusteln) oder eine Herpes-Infektion (Anzeichen: Bläschen) aufpfropfen.
Behandlung: Kurzfristig kortisonhaltige, später andere Hautsalben; juckreizstillende Mittel. Verwenden Sie keine Seife, verwenden Sie nach dem Duschen eine milde Hautlotion (etwa Calendula-Lotion).

Allergisches Kontaktekzem
Das häufigste Ekzem ist das Kontaktekzem, die »Hautkrankheit des Alltags«. Zugrunde liegt eine allergische Reaktion auf bestimmte Substanzen, so etwa auf Primin in Primeln, auf Benzocain oder Konservierungsstoffe in Kosmetika, auf Nickel in Schmuckstücken. Im Bereich des Kontakts mit der allergieauslösenden Substanz entstehen dann Rötungen, Bläschen, Knötchen oder eine *Urtikaria* (siehe linke Seite).
Diagnose und Behandlung: Nach einem Allergietest Meiden der schuldigen Substanz.

Toxisches Kontaktekzem
Dieses nichtallergische, berufsbedingte Kontaktekzem kann beim Umgang mit toxischen Substanzen wie Alkalien, Netz-, Wasch- oder Lösungsmitteln, Chemikalien oder Mineralölen an Händen und Armen entstehen (Maler-, Hausfrauenhände usw.).
Behandlung und Vorbeugung: Cremen Sie sich Ihre Hände regelmäßig ein, tragen Sie Gummihandschuhe bei der Arbeit.

Seborrhoisches Ekzem
Dieses Ekzem kann bei anlagebedingter vermehrter Talgdrüsenabsonderung (Seborrhö) vor allem am behaarten Kopf, in der Nasenregion, aber auch auf Brust oder im Nacken entstehen. Anzeichen: Fettige Schuppung auf mehr oder weniger gerötetem Grund; geringer oder fehlender Juckreiz.
Behandlung: Tägliches sanftes Waschen der Haare mit einem sehr milden Shampoo (siehe dazu Karte 74); für Gesicht und Körper keine Seife oder übliche Duschmittel benutzen (eine aggressive Entfettung regt die Talgproduktion nur an), sondern etwa *Sebamed*. Konsultieren Sie bei einem stärkeren seborrhoischen Ekzem einen Hautarzt.

78 Warzen und andere Hautgeschwülste

Konsultieren Sie diese Diagnose-Karte, wenn Sie Warzen oder warzenähnliche Hautwucherungen haben, wenn sich ein Leberfleck auffallend oder entzündlich verändert oder wenn Sie einen weichen Tumor in der Haut verspüren. Siehe auch Diagnose-Karten 62 »Knoten unter der Haut« und 76 »Hautprobleme«.

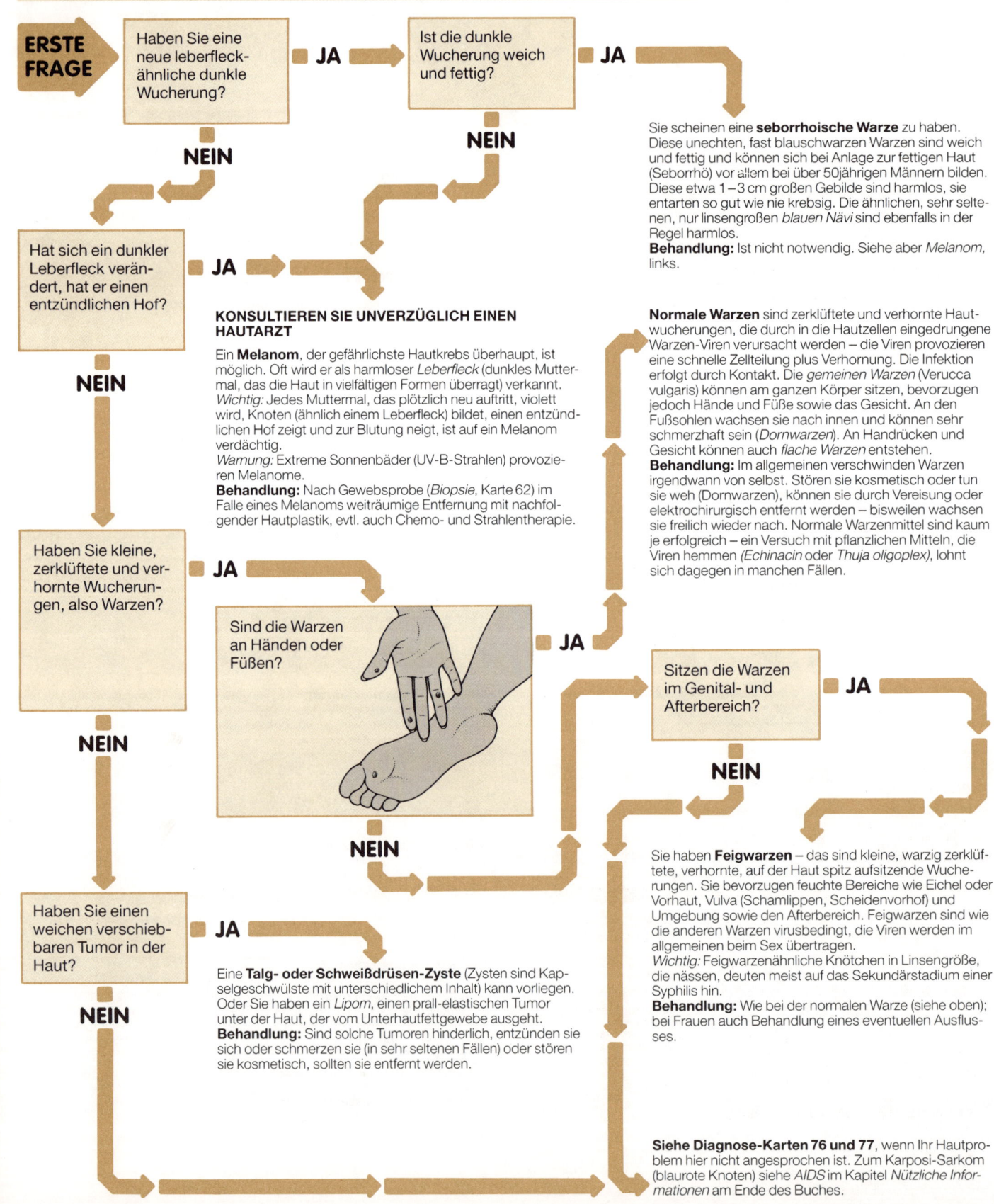

ERSTE FRAGE → Haben Sie eine neue leberfleckähnliche dunkle Wucherung? — **JA** → Ist die dunkle Wucherung weich und fettig? — **JA** →

NEIN ↓   **NEIN** ↓

Hat sich ein dunkler Leberfleck verändert, hat er einen entzündlichen Hof? — **JA** →

NEIN ↓

Haben Sie kleine, zerklüftete und verhornte Wucherungen, also Warzen? — **JA** → Sind die Warzen an Händen oder Füßen? — **JA** →

NEIN ↓   **NEIN** ↓

Haben Sie einen weichen verschiebbaren Tumor in der Haut? — **JA** →

NEIN ↓

Sitzen die Warzen im Genital- und Afterbereich? — **JA** →

NEIN ↓

Sie scheinen eine **seborrhoische Warze** zu haben. Diese unechten, fast blauschwarzen Warzen sind weich und fettig und können sich bei Anlage zur fettigen Haut (Seborrhö) vor allem bei über 50jährigen Männern bilden. Diese etwa 1–3 cm großen Gebilde sind harmlos, sie entarten so gut wie nie krebsig. Die ähnlichen, sehr seltenen, nur linsengroßen *blauen Nävi* sind ebenfalls in der Regel harmlos.
Behandlung: Ist nicht notwendig. Siehe aber *Melanom*, links.

KONSULTIEREN SIE UNVERZÜGLICH EINEN HAUTARZT

Ein **Melanom**, der gefährlichste Hautkrebs überhaupt, ist möglich. Oft wird er als harmloser *Leberfleck* (dunkles Muttermal, das die Haut in vielfältigen Formen überragt) verkannt. *Wichtig:* Jedes Muttermal, das plötzlich neu auftritt, violett wird, Knoten (ähnlich einem Leberfleck) bildet, einen entzündlichen Hof zeigt und zur Blutung neigt, ist auf ein Melanom verdächtig.
Warnung: Extreme Sonnenbäder (UV-B-Strahlen) provozieren Melanome.
Behandlung: Nach Gewebsprobe (*Biopsie*, Karte 62) im Falle eines Melanoms weiträumige Entfernung mit nachfolgender Hautplastik, evtl. auch Chemo- und Strahlentherapie.

Normale Warzen sind zerklüftete und verhornte Hautwucherungen, die durch in die Hautzellen eingedrungene Warzen-Viren verursacht werden – die Viren provozieren eine schnelle Zellteilung plus Verhornung. Die Infektion erfolgt durch Kontakt. Die *gemeinen Warzen* (Verucca vulgaris) können am ganzen Körper sitzen, bevorzugen jedoch Hände und Füße sowie das Gesicht. An den Fußsohlen wachsen sie nach innen und können sehr schmerzhaft sein (*Dornwarzen*). An Handrücken und Gesicht können auch *flache Warzen* entstehen.
Behandlung: Im allgemeinen verschwinden Warzen irgendwann von selbst. Stören sie kosmetisch oder tun sie weh (Dornwarzen), können sie durch Vereisung oder elektrochirurgisch entfernt werden – bisweilen wachsen sie freilich wieder nach. Normale Warzenmittel sind kaum je erfolgreich – ein Versuch mit pflanzlichen Mitteln, die Viren hemmen (*Echinacin* oder *Thuja oligoplex*), lohnt sich dagegen in manchen Fällen.

Eine **Talg- oder Schweißdrüsen-Zyste** (Zysten sind Kapselgeschwülste mit unterschiedlichem Inhalt) kann vorliegen. Oder Sie haben ein *Lipom*, einen prall-elastischen Tumor unter der Haut, der vom Unterhautfettgewebe ausgeht.
Behandlung: Sind solche Tumoren hinderlich, entzünden sie sich oder schmerzen sie (in sehr seltenen Fällen) oder stören sie kosmetisch, sollten sie entfernt werden.

Sie haben **Feigwarzen** – das sind kleine, warzig zerklüftete, verhornte, auf der Haut spitz aufsitzende Wucherungen. Sie bevorzugen feuchte Bereiche wie Eichel oder Vorhaut, Vulva (Schamlippen, Scheidenvorhof) und Umgebung sowie den Afterbereich. Feigwarzen sind wie die anderen Warzen virusbedingt, die Viren werden im allgemeinen beim Sex übertragen.
Wichtig: Feigwarzenähnliche Knötchen in Linsengröße, die nässen, deuten meist auf das Sekundärstadium einer Syphilis hin.
Behandlung: Wie bei der normalen Warze (siehe oben); bei Frauen auch Behandlung eines eventuellen Ausflusses.

Siehe Diagnose-Karten 76 und 77, wenn Ihr Hautproblem hier nicht angesprochen ist. Zum Karposi-Sarkom (blaurote Knoten) siehe *AIDS* im Kapitel *Nützliche Informationen* am Ende des Buches.

79 Hautausschlag mit Fieber

Konsultieren Sie diese Diagnose-Karte, wenn Sie einen Hautausschlag mit Fieber haben. In der Regel leiden Sie dann an einer infektiösen Kinderkrankheit (etwa an Windpocken oder Röteln).

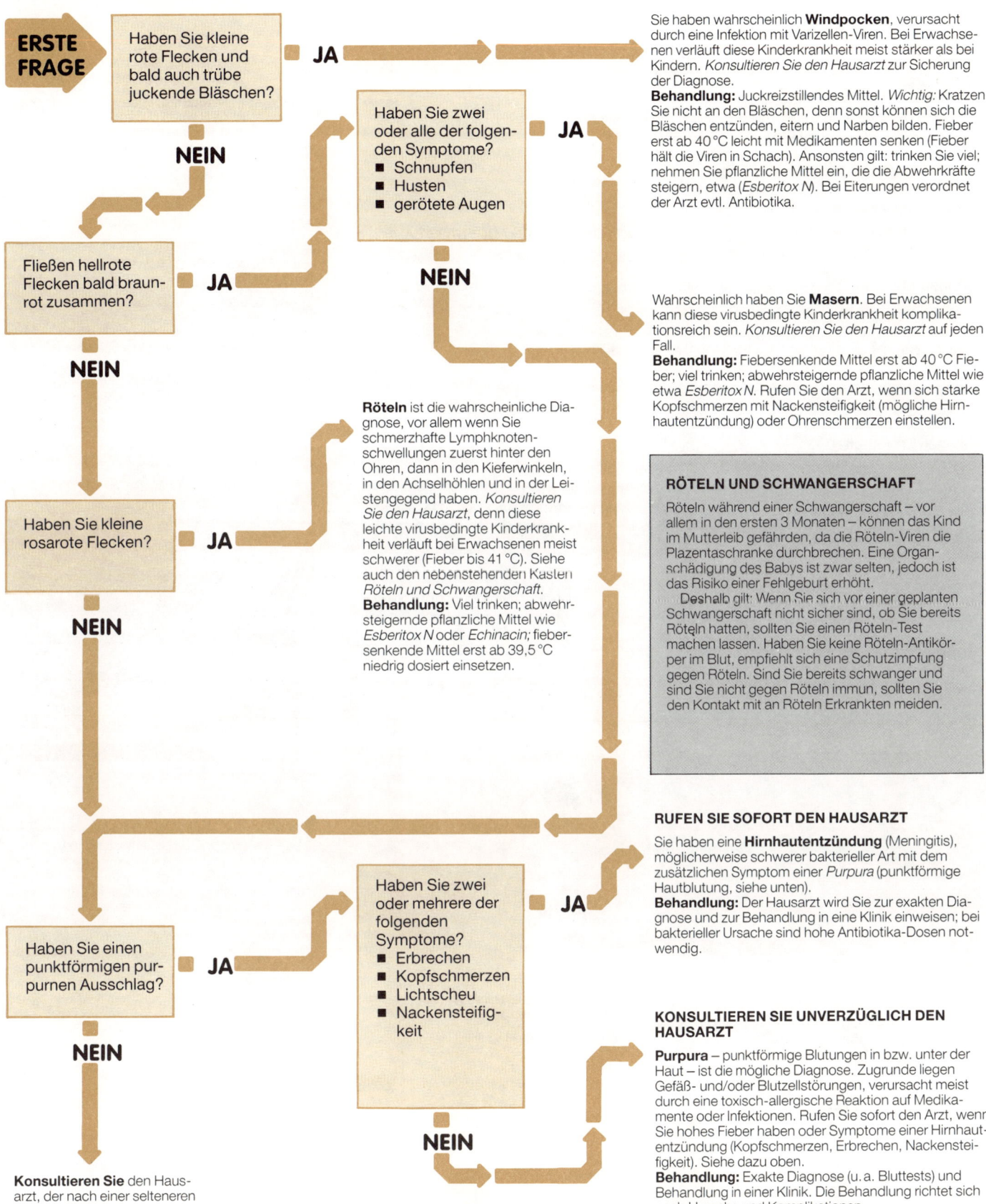

ERSTE FRAGE

Haben Sie kleine rote Flecken und bald auch trübe juckende Bläschen?

JA

NEIN

Haben Sie zwei oder alle der folgenden Symptome?
- Schnupfen
- Husten
- gerötete Augen

JA

NEIN

Fließen hellrote Flecken bald braunrot zusammen?

JA

NEIN

Haben Sie kleine rosarote Flecken?

JA

NEIN

Haben Sie einen punktförmigen purpurnen Ausschlag?

JA

NEIN

Haben Sie zwei oder mehrere der folgenden Symptome?
- Erbrechen
- Kopfschmerzen
- Lichtscheu
- Nackensteifigkeit

JA

NEIN

Konsultieren Sie den Hausarzt, der nach einer selteneren Ursache fahnden wird.

Sie haben wahrscheinlich **Windpocken**, verursacht durch eine Infektion mit Varizellen-Viren. Bei Erwachsenen verläuft diese Kinderkrankheit meist stärker als bei Kindern. *Konsultieren Sie den Hausarzt* zur Sicherung der Diagnose.
Behandlung: Juckreizstillendes Mittel. *Wichtig:* Kratzen Sie nicht an den Bläschen, denn sonst können sich die Bläschen entzünden, eitern und Narben bilden. Fieber erst ab 40 °C leicht mit Medikamenten senken (Fieber hält die Viren in Schach). Ansonsten gilt: trinken Sie viel; nehmen Sie pflanzliche Mittel ein, die die Abwehrkräfte steigern, etwa *Esberitox N*). Bei Eiterungen verordnet der Arzt evtl. Antibiotika.

Wahrscheinlich haben Sie **Masern**. Bei Erwachsenen kann diese virusbedingte Kinderkrankheit komplikationsreich sein. *Konsultieren Sie den Hausarzt* auf jeden Fall.
Behandlung: Fiebersenkende Mittel erst ab 40 °C Fieber; viel trinken; abwehrsteigernde pflanzliche Mittel wie etwa *Esberitox N*. Rufen Sie den Arzt, wenn sich starke Kopfschmerzen mit Nackensteifigkeit (mögliche Hirnhautentzündung) oder Ohrenschmerzen einstellen.

Röteln ist die wahrscheinliche Diagnose, vor allem wenn Sie schmerzhafte Lymphknotenschwellungen zuerst hinter den Ohren, dann in den Kieferwinkeln, in den Achselhöhlen und in der Leistengegend haben. *Konsultieren Sie den Hausarzt*, denn diese leichte virusbedingte Kinderkrankheit verläuft bei Erwachsenen meist schwerer (Fieber bis 41 °C). Siehe auch den nebenstehenden Kasten *Röteln und Schwangerschaft*.
Behandlung: Viel trinken; abwehrsteigernde pflanzliche Mittel wie *Esberitox N* oder *Echinacin*; fiebersenkende Mittel erst ab 39,5 °C niedrig dosiert einsetzen.

RÖTELN UND SCHWANGERSCHAFT

Röteln während einer Schwangerschaft – vor allem in den ersten 3 Monaten – können das Kind im Mutterleib gefährden, da die Röteln-Viren die Plazentaschranke durchbrechen. Eine Organschädigung des Babys ist zwar selten, jedoch ist das Risiko einer Fehlgeburt erhöht.
Deshalb gilt: Wenn Sie sich vor einer geplanten Schwangerschaft nicht sicher sind, ob Sie bereits Röteln hatten, sollten Sie einen Röteln-Test machen lassen. Haben Sie keine Röteln-Antikörper im Blut, empfiehlt sich eine Schutzimpfung gegen Röteln. Sind Sie bereits schwanger und sind Sie nicht gegen Röteln immun, sollten Sie den Kontakt mit an Röteln Erkrankten meiden.

RUFEN SIE SOFORT DEN HAUSARZT

Sie haben eine **Hirnhautentzündung** (Meningitis), möglicherweise schwerer bakterieller Art mit dem zusätzlichen Symptom einer *Purpura* (punktförmige Hautblutung, siehe unten).
Behandlung: Der Hausarzt wird Sie zur exakten Diagnose und zur Behandlung in eine Klinik einweisen; bei bakterieller Ursache sind hohe Antibiotika-Dosen notwendig.

KONSULTIEREN SIE UNVERZÜGLICH DEN HAUSARZT

Purpura – punktförmige Blutungen in bzw. unter der Haut – ist die mögliche Diagnose. Zugrunde liegen Gefäß- und/oder Blutzellstörungen, verursacht meist durch eine toxisch-allergische Reaktion auf Medikamente oder Infektionen. Rufen Sie sofort den Arzt, wenn Sie hohes Fieber haben oder Symptome einer Hirnhautentzündung (Kopfschmerzen, Erbrechen, Nackensteifigkeit). Siehe dazu oben.
Behandlung: Exakte Diagnose (u. a. Bluttests) und Behandlung in einer Klinik. Die Behandlung richtet sich nach Ursache und Komplikationen.

80 Augenschmerzen und -verletzungen

Selbst geringfügige Augenverletzungen können – falsch oder nicht rechtzeitig behandelt – zu langwierigen Augenschäden führen. Hauptursache von Schmerzen des Auges und der Lider sind Infektionen. Suchen Sie bei allen Augenschmerzen rechtzeitig einen Augenarzt auf: Durch Verschleppung riskieren Sie langfristige Sehstörungen.

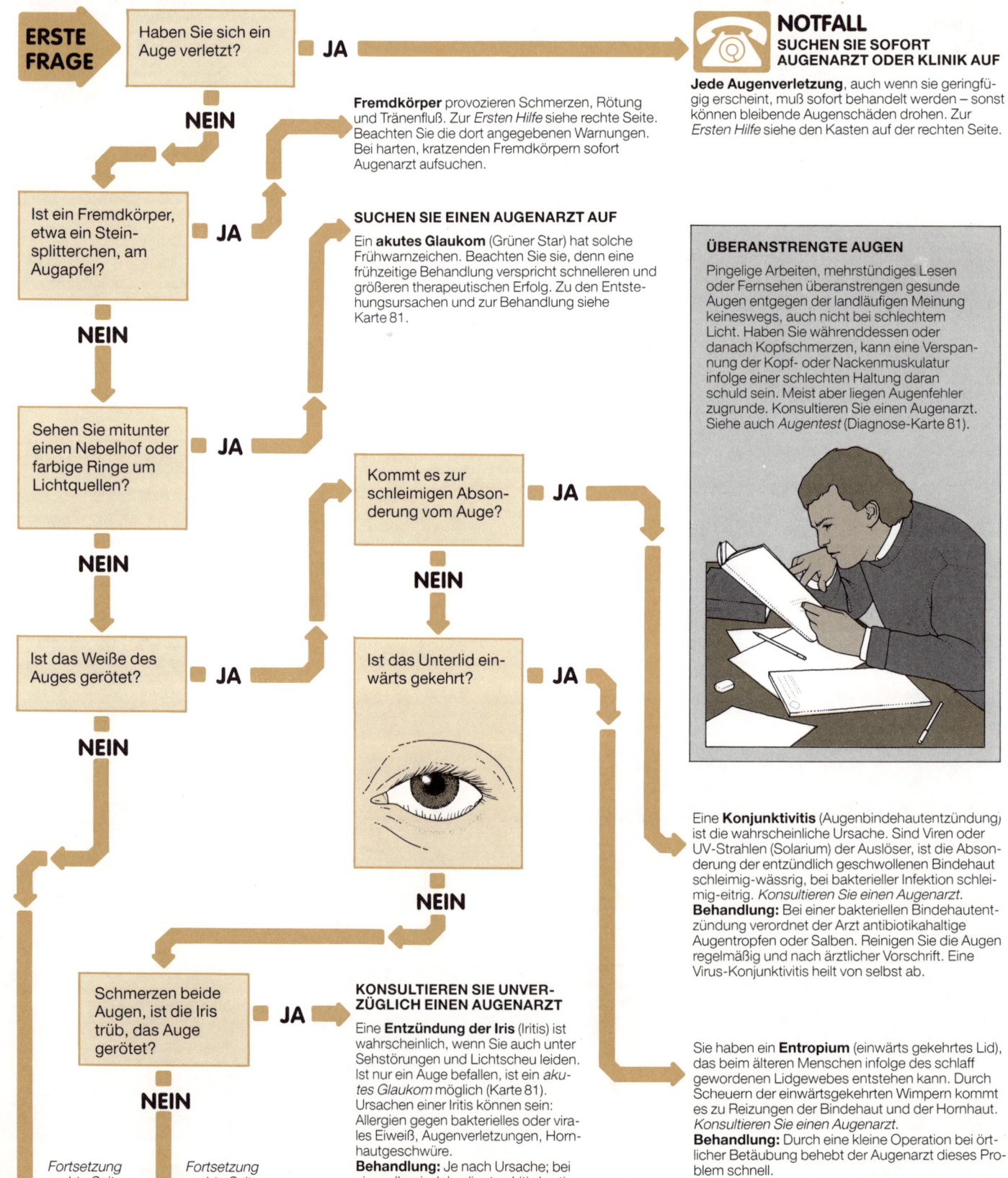

ERSTE FRAGE

Haben Sie sich ein Auge verletzt? — **JA**

NEIN

Ist ein Fremdkörper, etwa ein Steinsplitterchen, am Augapfel? — **JA**

NEIN

Sehen Sie mitunter einen Nebelhof oder farbige Ringe um Lichtquellen? — **JA**

NEIN

Ist das Weiße des Auges gerötet? — **JA**

NEIN

Kommt es zur schleimigen Absonderung vom Auge? — **JA**

NEIN

Ist das Unterlid einwärts gekehrt? — **JA**

NEIN

Schmerzen beide Augen, ist die Iris trüb, das Auge gerötet? — **JA**

NEIN

Fortsetzung rechte Seite, Spalte 1

Fortsetzung rechte Seite, Spalte 2

NOTFALL

SUCHEN SIE SOFORT AUGENARZT ODER KLINIK AUF

Jede Augenverletzung, auch wenn sie geringfügig erscheint, muß sofort behandelt werden – sonst können bleibende Augenschäden drohen. Zur *Ersten Hilfe* siehe den Kasten auf der rechten Seite.

Fremdkörper provozieren Schmerzen, Rötung und Tränenfluß. Zur *Ersten Hilfe* siehe rechte Seite. Beachten Sie die dort angegebenen Warnungen. Bei harten, kratzenden Fremdkörpern sofort Augenarzt aufsuchen.

SUCHEN SIE EINEN AUGENARZT AUF

Ein **akutes Glaukom** (Grüner Star) hat solche Frühwarnzeichen. Beachten Sie sie, denn eine frühzeitige Behandlung verspricht schnelleren und größeren therapeutischen Erfolg. Zu den Entstehungsursachen und zur Behandlung siehe Karte 81.

ÜBERANSTRENGTE AUGEN

Pingelige Arbeiten, mehrstündiges Lesen oder Fernsehen überanstrengen gesunde Augen entgegen der landläufigen Meinung keineswegs, auch nicht bei schlechtem Licht. Haben Sie währenddessen oder danach Kopfschmerzen, kann eine Verspannung der Kopf- oder Nackenmuskulatur infolge einer schlechten Haltung daran schuld sein. Meist aber liegen Augenfehler zugrunde. Konsultieren Sie einen Augenarzt. Siehe auch *Augentest* (Diagnose-Karte 81).

Eine **Konjunktivitis** (Augenbindehautentzündung) ist die wahrscheinliche Ursache. Sind Viren oder UV-Strahlen (Solarium) der Auslöser, ist die Absonderung der entzündlich geschwollenen Bindehaut schleimig-wässrig, bei bakterieller Infektion schleimig-eitrig. *Konsultieren Sie einen Augenarzt.*
Behandlung: Bei einer bakteriellen Bindehautentzündung verordnet der Arzt antibiotikahaltige Augentropfen oder Salben. Reinigen Sie die Augen regelmäßig und nach ärztlicher Vorschrift. Eine Virus-Konjunktivitis heilt von selbst ab.

KONSULTIEREN SIE UNVERZÜGLICH EINEN AUGENARZT

Eine **Entzündung der Iris** (Iritis) ist wahrscheinlich, wenn Sie auch unter Sehstörungen und Lichtscheu leiden. Ist nur ein Auge befallen, ist ein *akutes Glaukom* möglich (Karte 81). Ursachen einer Iritis können sein: Allergien gegen bakterielles oder virales Eiweiß, Augenverletzungen, Hornhautgeschwüre.
Behandlung: Je nach Ursache; bei einer allergisch bedingten Iritis kortisonhaltige Augentropfen.

Sie haben ein **Entropium** (einwärts gekehrtes Lid), das beim älteren Menschen infolge des schlaff gewordenen Lidgewebes entstehen kann. Durch Scheuern der einwärtsgekehrten Wimpern kommt es zu Reizungen der Bindehaut und der Hornhaut. *Konsultieren Sie einen Augenarzt.*
Behandlung: Durch eine kleine Operation bei örtlicher Betäubung behebt der Augenarzt dieses Problem schnell.

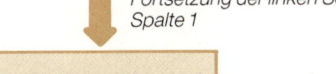

Fortsetzung der linken Seite, Spalte 1

Sind die Lidränder entzündet, jucken sie? — **JA**

NEIN

Eine **Lidrandentzündung** mit Schuppen signalisiert eine anlagebedingte trockene Haut (Gesicht nicht mit Seife waschen); bei eitriger Krustenbildung sind Staub, Rauch und Bakterien schuld. *Konsultieren Sie den Augenarzt.*
Behandlung: Spezielle Salben. Siehe auch *Gerstenkorn*, unten.

Ist ein Lid entzündlich geschwollen? — **JA**

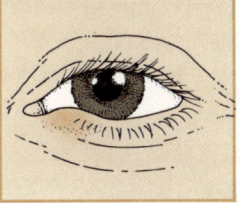

NEIN

Sie haben ein **Gerstenkorn** oder ein *Hagelkorn*. Ein Gerstenkorn ist eine bakterielle Entzündung der Schweißdrüsen der Augenlider. Es ist am Lidrand oder an den Lidinnenflächen zu sehen. Das größere Hagelkorn ist eine Sekretstauung von Talgdrüsen innerhalb des Lidknorpels; entzündet es sich, schwillt es schmerzhaft an.
Behandlung: Ein Gerstenkorn entläßt den Eiter nach etwa 5 Tagen und heilt dann ab (Eiter mit Wattebausch und abgekochtem Wasser sauber entfernen). Hartnäckige Gerstenkörner und größere Hagelkörner wird der Augenarzt öffnen.

Fortsetzung der linken Seite, Spalte 2

Haben Sie ein nasses Auge? — **JA**

NEIN

Ein **trockenes Auge** proviziert unangenehme Reizzustände. Ursache ist eine mangelnde Bildung der Tränenflüssigkeit, die das Auge mit einem schützenden Gleitfilm überzieht. *Konsultieren Sie einen Augenarzt.*
Behandlung: Spezielle Augentropfen (künstliche Tränen).

Konsultieren Sie einen Augenarzt. Schmerzen im Augenbereich sind immer ernst zu nehmen.

Reizzustände der Bindehaut können die Ursache sein, ein ewig nasses Auge dagegen weist auf eine *Blokade des Tränenabflusses* (etwa Verstopfung des Tränen-Nasen-Ganges) hin. Reizzustände können zugrunde liegen: Rauch, chemische Dämpfe, UV-Strahlen (Solarien), eine Pollenallergie; bei schleimiger Absonderung ist eine virusbedingte *Konjunktivitis* (siehe linke Seite) anzunehmen. *Konsultieren Sie den Augenarzt,* bei offensichtlicher Pollenallergie (Karte 85) den *Hautarzt*.
Behandlung: Die Behandlung richtet sich nach den Ursachen. Ein gestörter Tränenabfluß kann durch eine kleine Operation unter örtlicher Betäubung behoben werden.

ERSTE HILFE BEI AUGENVERLETZUNGEN

Haben Sie sich am Auge verletzt, etwa durch einen Stecken oder einen schnellenden Zweig, fahren Sie nach schneller Erster Hilfe sofort zum Augenarzt oder in die nächste Klinik. Das gilt auch für steckengebliebene Fremdkörper (rechts).

Schnitt- oder Kratzverletzungen
Bedecken Sie das verletzte Auge sanft und ohne jeglichen Druck mit Verbandwatte und Mullbinde. Fahren Sie dann ins Krankenhaus.

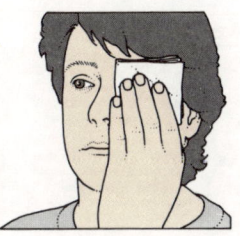
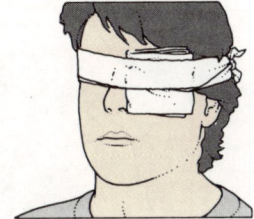

Prellung des Augenbereichs
Legen Sie eine kalte Kompresse auf das Auge. Suchen Sie bei schwereren Prellungen den Augenarzt auf.

Verätzungen des Auges
Gerät eine aggressive Flüssigkeit ins Auge, etwa ein scharfes oder ätzendes Reinigungsmittel, spülen Sie das Auge sofort mit handwarmem Wasser aus – bis zu 20 Minuten lang. Drehen Sie den Kopf so, daß das verletzte Auge seitlich nach unten kommt. Halten Sie die Augenlider gespreizt (siehe rechts) und decken Sie das gesunde Auge ab.

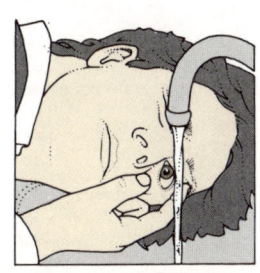

Fremdkörper im Auge
Nie folgende Fremdkörper aus dem Auge entfernen:

- einen steckengebliebenen Fremdkörper,
- einen Metallspan,
- einen Fremdkörper über Iris und Pupille.

Decken Sie in all diesen Fällen beide Augen steril ab (siehe links) und lassen Sie sich schnell zum Augenarzt oder in eine Klinik fahren. Andere Fremdkörper (Staubkörnchen) können Sie nach der Anweisung unten entfernen. Wichtig: Stein- oder Holzsplitterchen können zu Kratzern auf der Hornhaut führen.

1 Sehen Sie den Fremdkörper am Weißen des Auges oder auf der Lidinnenseite, mit dem angefeuchteten Zipfel eines sauberen Papiertaschentuchs herauswischen.

2 Wenn Sie den Fremdkörper nicht sehen, ziehen Sie das Oberlid über das Unterlid (einen Moment so halten) – das läßt den Fremdkörper etwas wandern. Scheint der Fremdkörper auf der Innenseite des Oberlids zu stecken, bitten Sie jemanden, Ihnen zu helfen.

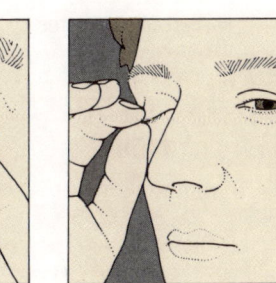
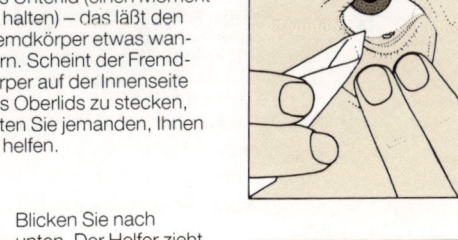

3 Blicken Sie nach unten. Der Helfer zieht das Lid nach außen, legt ein Wattestäbchen auf das Oberlid und zieht das Lid über das Stäbchen nach außen. Sieht der Helfer den Fremdkörper jetzt, wischt er ihn heraus (immer in Richtung Augeninnenwinkel).

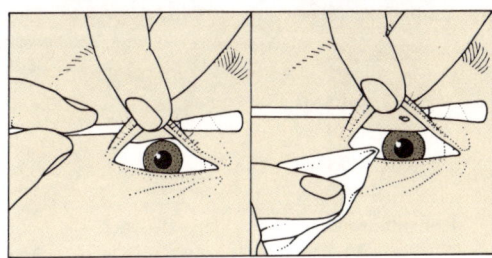

Gelingt es nicht, den Fremdkörper zu entfernen, bedecken Sie das Auge sanft mit Verbandmull und suchen einen Augenarzt auf. Vorsicht vor Kratzern auf der Hornhaut.

81 Sehstörungen

Konsultieren Sie diese Diagnose-Karte bei jeder plötzlich oder auch allmählich auftretenden Sehstörung – etwa wenn Sie verschleiert oder verzerrt sehen, Blitze, Funken, »fliegende Mücken« oder doppelt sehen, oder wenn Sie einen teilweisen oder totalen Gesichtsfeldausfall haben. Suchen Sie bei Sehstörungen sofort einen Augenarzt auf, denn so manche Bedrohung Ihres Augenlichts kann nur durch rechtzeitige Behandlung behoben werden.

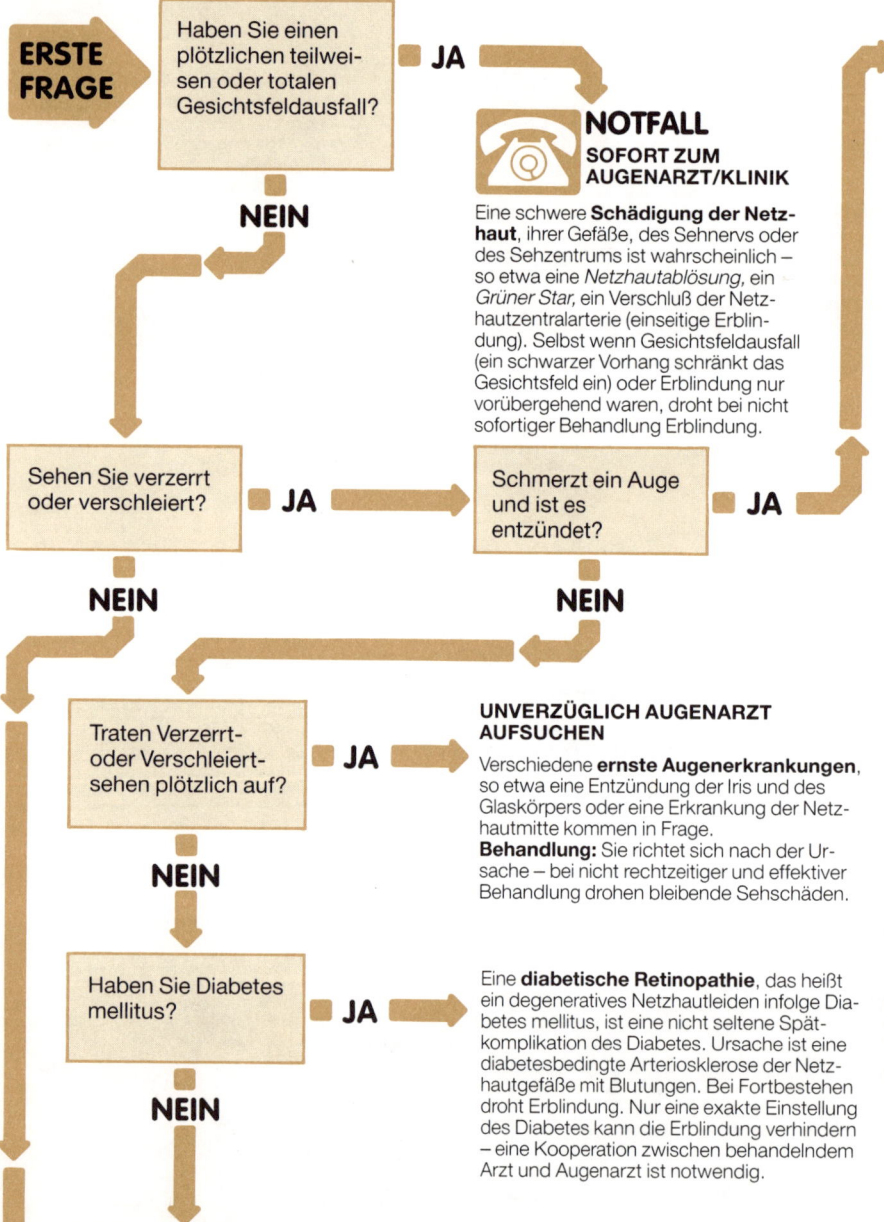

ERSTE FRAGE

Haben Sie einen plötzlichen teilweisen oder totalen Gesichtsfeldausfall? — **JA**

NEIN

Sehen Sie verzerrt oder verschleiert? — **JA** — Schmerzt ein Auge und ist es entzündet? — **JA**

NEIN — **NEIN**

Traten Verzerrt- oder Verschleiert-sehen plötzlich auf? — **JA**

NEIN

Haben Sie Diabetes mellitus? — **JA**

NEIN

Sind Sie über 50 Jahre alt? — **JA**

NEIN

NOTFALL
SOFORT ZUM AUGENARZT/KLINIK

Eine schwere **Schädigung der Netzhaut**, ihrer Gefäße, des Sehnervs oder des Sehzentrums ist wahrscheinlich – so etwa eine *Netzhautablösung*, ein *Grüner Star,* ein Verschluß der Netzhautzentralarterie (einseitige Erblindung). Selbst wenn Gesichtsfeldausfall (ein schwarzer Vorhang schränkt das Gesichtsfeld ein) oder Erblindung nur vorübergehend waren, droht bei nicht sofortiger Behandlung Erblindung.

UNVERZÜGLICH AUGENARZT AUFSUCHEN

Verschiedene **ernste Augenerkrankungen**, so etwa eine Entzündung der Iris und des Glaskörpers oder eine Erkrankung der Netzhautmitte kommen in Frage.
Behandlung: Sie richtet sich nach der Ursache – bei nicht rechtzeitiger und effektiver Behandlung drohen bleibende Sehschäden.

Eine **diabetische Retinopathie**, das heißt ein degeneratives Netzhautleiden infolge Diabetes mellitus, ist eine nicht seltene Spätkomplikation des Diabetes. Ursache ist eine diabetesbedingte Arteriosklerose der Netzhautgefäße mit Blutungen. Bei Fortbestehen droht Erblindung. Nur eine exakte Einstellung des Diabetes kann die Erblindung verhindern – eine Kooperation zwischen behandelndem Arzt und Augenarzt ist notwendig.

Ein **Grauer Star** (Katarakt), der sich zuerst durch eine leichte Bildunschärfe und Lichtscheu zeigt, später durch verschleiertes, nebelhaftes Sehen, ist möglich. Zugrunde liegt eine angeborene oder erworbene Linsentrübung. Relativ selten bei Kindern und Jugendlichen der angeborene Star. Der »Altersstar« entsteht durch eine natürliche Linsentrübung. Zum Grauen Star kann es aber auch bei verschiedenen Erkrankungen des Augeninnern als Komplikation kommen. *Konsultieren Sie einen Augenarzt* zur Abklärung der Ursache.
Behandlung: Absaugen der Linse, beim Altersstar wird sie zuvor mit Ultraschall zertrümmert; danach Einpflanzung einer Kunststofflinse oder Anpassung von Kontaktlinsen.

Konsultieren Sie einen Augenarzt. Sehen Sie etwa »fliegende Mücken«, kann eine Glaskörpertrübung vorliegen (etwa bei Irisentzündung).

Fortsetzung rechte Seite

SUCHEN SIE SOFORT EINEN AUGENARZT AUF

Ein **akutes Glaukom** (Grüner Star) ist wahrscheinlich, vor allem wenn Sie über 40 Jahre alt und auch Stirnkopfschmerzen und Fieber haben. In den Wochen vor dem Anfall haben Sie vielleicht auch mitunter Nebel oder Farbringe um Lichtquellen gesehen. Ein Glaukom befällt in erster Linie weitsichtige Menschen, bei denen es zu einer Abflußstörung des Wassers aus der vorderen Augenkammer und so zu einer Erhöhung des Augeninnendrucks kommen kann, was den Sehnerv schädigt. Bei weiteren Anfällen droht Erblindung.
Behandlung: Verschiedene Medikamente, evtl. auch eine operative Behebung der Abflußstörung.

AUGENTESTS

Nach dem 40. Lebensjahr sollten Sie alle 2 Jahre Ihre Augen vom Augenarzt überprüfen lassen (siehe unten), aber auch Ihre Sehschärfe (Visus).

Zur Prüfung der Fern-Sehschärfe müssen Sie in einem Abstand von 5 m Buchstaben oder Zahlen von Leseprobetafeln (mit Reihen verschiedener Zeichengröße) lesen. Erkennen Sie die vorletzte Reihe, haben Sie ein normalsichtiges Auge. Können Sie z. B. nur noch die viertletzte Reihe in 5 m Entfernung lesen, haben Sie ein Sehvermögen von ⁵⁄₁₀. Dieser Quotient errechnet sich aus Prüfentfernung (5 m) und Sollentfernung (ein normalsichtiges Auge erkennt diese viertletzte Reihe noch aus 10 m Entfernung). Der Augenarzt oder der Optiker prüft die Sehschärfe für jedes Auge getrennt.

Überdies mißt der Augenarzt auch Ihren Augeninnendruck, um z. B. einen *Grünen Star* frühzeitig zu erkennen; er wird u. a. auch die Funktion der Augenmuskeln überprüfen.

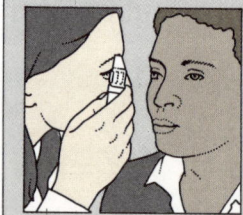

Augenhintergrund
Mit einem Augenspiegel (Ophthalmoskop) untersucht der Augenarzt Ihren Augenhintergrund, um eventuelle Veränderungen, die bei bestimmten Augenerkrankungen, Bluthochdruck oder Diabetes mellitus vorkommen können, zu erkennen.

FARBENFEHLSICHTIGKEIT

Total *Farbenblinde* können nur Helligkeitskontraste bzw. Grauwerte unterscheiden, etwa aufgrund einer schweren Netzhauterkrankung oder einer Schädigung der Sehnerven oder des Sehzentrums. Die häufigere Farbenfehlsichtigkeit ist meist ererbt, selten durch Erkrankungen erworben. Farbenfehlsichtig sind fast nur Männer, da es sich um eine rezessiv geschlechtsgebundene Vererbung handelt. An der herabgesetzten Grünempfindlichkeit leiden 4 % aller Männer, sie können auch Grün mit Braun, Grau oder Gelb verwechseln. Andere Männer vermögen nur zwei der drei Grundfarben – Rot, Grün, Blau – erkennen (partielle Farbenblindheit). »Grünblinde« (2 %) und »Rotblinde« (1 %) verwechseln Rot, Grün, Gelb und Braun miteinander, »Grünblinde« auch Violett mit Blau.

Fortsetzung der linken Seite

Leiden Sie an Doppeltsehen?

JA → **Tritt ein Augapfel oder treten beide hervor?**

JA →

Dieser **Exophthalmus** (hervortretender Augapfel) kann bei Entzündungen, Blutungen oder Tumoren in der Augenhöhle vorkommen, aber auch bei einer Augenmuskellähmung (unten). Meist tritt nur ein Augapfel hervor. Das Hervortreten beider Augäpfel kann auch auf eine spezielle Art der Schilddrüsen-Überfunktion (siehe Karte 56), auf die Basedowsche Krankheit, hindeuten. *Konsultieren Sie einen Augenarzt.*
Behandlung: Sie richtet sich nach der Ursache.

NEIN / **NEIN**

Eine **Augenmuskellähmung** liegt zugrunde, wenn Sie Doppelbilder sehen und plötzlich auch schielen. Ursache der Lähmung eines oder mehrerer Augenmuskeln können sein: Verletzungen, Entzündungen, Tumoren des Auges oder der Augenhöhle, aber auch MS (multiple Sklerose), Erkrankungen des Nervensystems oder Vergiftungen. Zur Erklärung: Die Augenmuskeln koordinieren die Bewegungen der Augen, eine Lähmung führt zwangsläufig zu Doppelbildern und zum Schielen. *Konsultieren Sie einen Augenarzt.*
Behandlung: Sie richtet sich nach der Ursache.

Sehen Sie Lichtblitze, Funken, einen schwarzen Fleck oder spinnenartige Formen?

JA → **Folgt diesen Sehstörungen ein schwerer Kopfschmerzanfall?**

JA →

NEIN / **NEIN**

KONSULTIEREN SIE UNVERZÜGLICH EINEN AUGENARZT

Eine **Netzhautablösung** ist die wahrscheinliche Ursache. Zugrunde liegt die Bildung eines Loches in der Netzhaut. Durch dieses Loch tropft Flüssigkeit vom Glaskörper, was zur punktuellen Ablösung der Netzhaut von der darunterliegenden Aderhaut führt. Bei weiterem Fortschreiten der Ablösung kommt es auch zu Gesichtsfeldausfällen (ein schwarzer Vorhang senkt sich über einen Teil des Gesichtsfeldes) und in Extremfällen auch zur Erblindung des Auges.
Behandlung: Bei Früherkennung stoppt eine Versiegelung des Loches mit Laserstrahlen den fortschreitenden Prozeß; ansonsten ist eine Operation unumgänglich.

Eine **Augenmigräne**, das heißt eine spezielle Art der Migräne (Karte 64), ist die Ursache. Unter Augenmigräne leiden etwa ein Drittel aller Migränekranken, bisweilen kommt es auch zu Gesichtsfeldausfällen. *Konsultieren Sie den Hausarzt.*
Behandlung: Siehe unter Migräne (Karte 64).

Konsultieren Sie einen Augenarzt, so z. B. bei unscharfem Sehen in der Nähe oder Ferne (Weit- bzw. Kurzsichtigkeit).

FUNKTION UND AUFBAU DES AUGES

Das Auge arbeitet mit zwei Linsen: Übergangsfläche Luft-Hornhaut und bikonvexe Augenlinse, die Iris (Regenbogenhaut) fungiert als Blende. Die Iris paßt sich als Blende dem jeweiligen Lichteinfall an. Beide Linsen brechen die einfallenden Lichtstrahlen, um sie auf die Netzhaut zu richten. Bei einem zu langen Augapfel vereinigen sich die Strahlen bereits vor der Netzhaut (Kurzsichtigkeit), bei einem zu kurzen Auge erst hinter der Netzhaut (Weitsichtigkeit). Die Altersweitsichtigkeit entsteht durch eine sich allmählich verringernde Elastizität der Linse. Die Augenbewegungen werden von den Augenmuskeln in der Augenhöhle ermöglicht. Der Augapfel besteht aus drei Schichten:

- Die weiße Lederhaut (Sklera) wölbt sich am vorderen Augapfel als transparente Hornhaut (Kornea) hervor. Die Bindehaut ist die schleimhautähnliche Fortsetzung des Lids und verbindet sich fest mit der Hornhaut.
- Die Aderhaut (Choriodea) versorgt die innenliegende Netzhaut mit Blut.
- Die Netzhaut (Retina) ist die innerste, lichtempfindliche Schicht des Augapfels. Sie enthält Zapfen für das Sehen am Tag (Farbensehen) und Stäbchen für das Sehen bei Nacht (Kontraste). Die Sinneszellen der Netzhaut sammeln sich mit ihren Fasern zum Sehnerv, der die Bildimpulse an das Sehzentrum weitergibt.

KONTAKTLINSEN

Kontaktlinsen werden anstelle einer Brille getragen. Diese gewebefreundlichen Kunststofflinsen sitzen der Hornhaut beweglich auf und haften dank der Tränenflüssigkeit ausreichend fest. Vor allem bei Kurzsichtigkeit sind sie mehr als nur eine kosmetische Alternative: Sie verbessern die Sehfähigkeit im Vergleich zu einer Brille wesentlich. Harte Kontaktlinsen sind optisch exakter als weiche.

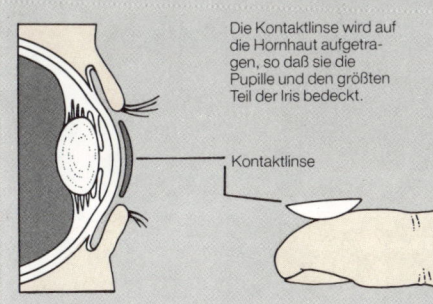

Die Kontaktlinse wird auf die Hornhaut aufgetragen, so daß sie die Pupille und den größten Teil der Iris bedeckt.

Kontaktlinse

Pflege der Kontaktlinsen
Kontaktlinsen sollten, wenn möglich, nicht länger als 16 Stunden ununterbrochen getragen werden, sonst kann es zu einer Irritation der Hornhaut kommen. Reinigen Sie die Linsen regelmäßig mit der dafür speziell empfohlenen Reinigungsflüssigkeit vor dem morgendlichen Aufsetzen. Nachtsüber in einer dafür vorgesehenen Flüssigkeit aufbewahren.

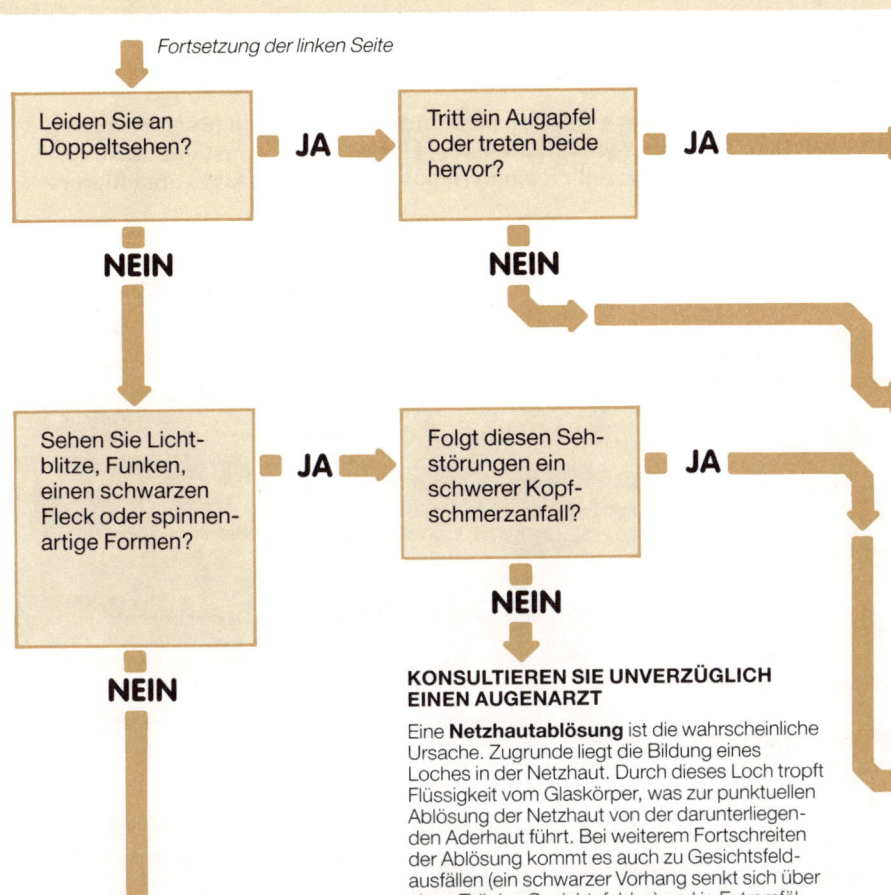

Augenmuskeln — Retina — Lederhaut — Bindehaut — Augenlid — Kammerwasser — Hornhaut — Pupille — Augenwimpern — Iris — Ziliarmuskel — Glaskörper — Sehnerv — Aderhaut — Linse

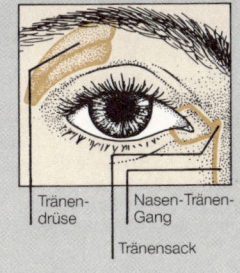

Tränendrüse — Nasen-Tränen-Gang — Tränensack

Tränendrüsen und -gänge
Die Tränenflüssigkeit aus den Tränendrüsen überzieht die Hornhaut mit einem schützenden Gleitfilm. Über den Tränen-Nasen-Kanal fließt die Flüssigkeit ab.

82 Ohrenschmerzen

Ohrenschmerzen können dumpf und pulsierend, stechend oder klopfend sein – oft sind sie mit Schwerhörigkeit verbunden. Zu harmloseren Ohrenschmerzen kann es bei einem grippalen Infekt oder beim Fliegen (Barotrauma) kommen. Ansonsten sollten Sie bei jedem Ohrenschmerz unverzüglich einen Hals-Nasen-Ohren-Arzt konsultieren.

ERSTE FRAGE

Werden die Schmerzen stärker, wenn Sie am Ohrläppchen ziehen?

JA

Eine **Gehörgangsentzündung** oder ein *Gehörgangsfurunkel* sind wahrscheinlich. Eine Gehörgangsentzündung entsteht durch Bakterien oder Pilze. Unbehandelt kann sie zu einem Furunkel führen. Bei einem Furunkel ist die Ohrmuschel meist stark angeschwollen, Schwerhörigkeit ist die Folge. *Konsultieren Sie einen Hals-Nasen-Ohren-Arzt.*
Behandlung: Antibiotika bzw. pilztötende Mittel. Einen Furunkel eröffnet der Arzt unter Antibiotikaschutz.

NEIN

Haben Sie ein Blockadegefühl im Ohr, das sich durch Schlucken nicht mindert?

JA

Begann der Schmerz auf einer Flugreise beim Landeanflug?

JA

Sie haben ein **Barotrauma**, eine Störung des Druckausgleichs zwischen Mittelohr und Nasen-Rachen-Raum. Beim Landeanflug erhöht sich der Druck in der Außenluft und so auch im Nasen-Rachen-Raum. Wird dann die Ohrtrompete, die Verbindungsröhre zum Mittelohr, komprimiert, ist der Druckausgleich fast unmöglich: Folgen sind Blockadegefühl, Schmerzen und Ohrenrauschen. Vorprogrammiert ist ein Barotrauma bei Schnupfen, wenn die Ohrtrompete angeschwollen ist.
Behandlung: Siehe rechte Seite.

NEIN

Haben Sie in den letzten Wochen einen zunehmenden Hörverlust bemerkt?

JA

Ein **Ohrenschmalzpfropf**, eine Wachsblockade, ist die wahrscheinliche Ursache.
Was Sie tun können: Weichen Sie mit antibiotikafreien Ohrentropfen den Pfropf auf – mit Hilfe eines warmen Bades (Ohren untertauchen) schafft sich dann der Pfropf oft von selbst heraus. Keine Reinigungsschlaufen etc. anwenden. Gelingt die Selbstbehandlung nicht, suchen Sie einen Hals-Nasen-Ohren-Arzt auf, der durch eine Ohrspülung den Pfropf lösen wird. Zur Vorbeugung siehe unten.

NEIN

Haben Sie einen schleimig-eitrigen Ausfluß aus dem Ohr?

JA

Eine **akute Mittelohrentzündung** (rechts) oder eine schwere *Gehörgangsentzündung* (oben) sind möglich. *Konsultieren Sie unverzüglich einen Hals-Nasen-Ohren-Arzt.* Ohne rechtzeitige **Behandlung** riskieren Sie eine bleibende Hörschädigung.

NEIN

Haben Sie eine Erkältung?

JA

Bei einem **Schnupfen** oder einem *grippalen Infekt* mit blockierter Nasenatmung schwillt auch oft die Ohrtrompete, die Verbindungsröhre zwischen Mittelohr und Hals-Nasen-Rachen-Raum, mit an. Durch den dann mangelnden Druckausgleich zwischen den beiden Räumen können leichtere Ohrenschmerzen entstehen. Stärkere Schmerzen signalisieren jedoch eine beginnende *Mittelohrentzündung*, verursacht durch aufgestiegene Erreger.
Was Sie tun können: Abschwellende Nasentropfen lindern die Beschwerden. Bei stärkeren Schmerzen *konsultieren Sie einen Hals-Nasen-Ohren-Arzt.*

NEIN

Konsultieren Sie einen Hals-Nasen-Ohren-Arzt.

LINDERUNG VON OHRENSCHMERZEN

Haben Sie leichtere Ohrenschmerzen bei einem grippalen Infekt, können Sie sie mit abschwellenden Nasentropfen lindern. Solche Schmerzen entstehen durch einen Druck im Mittelohr, wenn die Schleimhaut der Ohrtrompete (Verbindung zwischen Nasen-Rachen-Raum und Mittelohr, die für Druckausgleich sorgt) zugeschwollen ist. Ansonsten gilt bei allen Ohrenschmerzen: Hals-Nasen-Ohren-Arzt aufsuchen.

Eine **akute Mittelohrentzündung** ist möglich, vor allem wenn Sie neben starken Ohrenschmerzen auch Kopfschmerzen und Fieber haben und schließlich einen eitrigen Ohrenausfluß bemerken. *Konsultieren Sie dann unverzüglich einen Hals-Nasen-Ohren-Arzt.*
Behandlung: Schmerzstillende Mittel und Antibiotika, abschwellende Nasentropfen. Der kleine Trommelfelldefekt, durch den der Eiter abfließt, heilt von selbst wieder zu.

VORBEUGUNG EINER WACHSBLOCKADE

Der äußere Gehörgang enthält zur Ohrmuschel hin Talg- und Knäueldrüsen, die zusammen das Ohrenschmalz bilden. Das Ohrenschmalz wandert zusammen mit Hautschüppchen, Staubpartikelchen und eingedrungenen Bakterien zum Eingang des Gehörgangs – der Gehörgang reinigt sich also von selbst.

Eine Wachsblockade, also ein Ohrenschmalzpfropf, entsteht in erster Linie nur bei falschen Reinigungsmaßnahmen – wenn Sie etwa mit Wattestäbchen etc. tiefer in den Gehörgang einfahren und so das Ohrenschmalz verdichten. Anzeichen eines blockierenden Ohrenschmalzpfropfes sind ein dumpfes Gefühl im Gehörgang und eine mehr oder weniger leichte Schwerhörigkeit des betroffenen Ohrs.

Vorbeugung: Reinigen Sie nur den Eingang des Gehörgangs mit einem Wattestäbchen oder einer Reinigungsschlaufe vom ausfallenden Ohrenschmalz – am besten nach dem Haare- und Ohrenwaschen.

Zur Behandlung eines Ohrenschmalzpfropfes siehe oben.

83 Ohrengeräusche

Sausen oder Brummen, Pfeifen oder Zischen, Klopfen und Pulsieren in einem oder beiden Ohren sind als Warnsignale immer ernst zu nehmen, vor allem wenn sie mit zunehmender Schwerhörigkeit oder Schwindel verbunden sind.

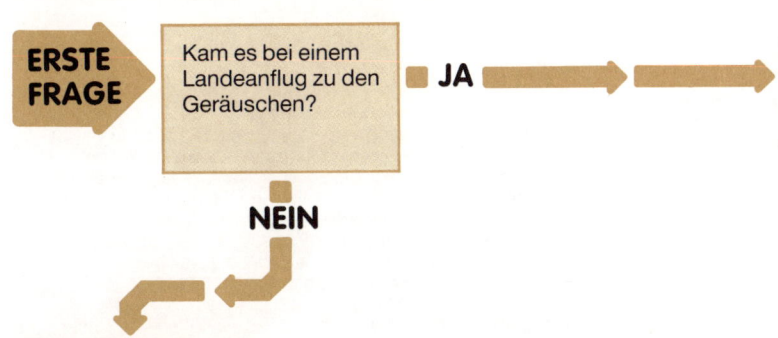

ERSTE FRAGE → Kam es bei einem Landeanflug zu den Geräuschen?

JA →

Sie haben ein **Barotrauma**, eine Störung des Druckausgleichs zwischen Mittelohr und Nasen-Rachen-Raum. Zur Entstehung siehe linke Seite oben.
Was Sie tun können: Versuchen Sie Luft durch die Nase auszublasen, während Sie die Nasenflügel zuhalten. Mindert das Blockadegefühl und Ohrengeräusche nicht, oder bestehen die Symptome nach Stunden immer noch, *sollten Sie einen Hals-Nasen-Ohren-Arzt konsultieren.*

Auch beim Aufsteigen eines Flugzeuges können bei empfänglichen Menschen durch den Druckausgleich leichtere Beschwerden auftreten. Doch infolge des beim Aufsteigen geringeren äußeren Luftdrucks wird die Ohrtrompete nicht komprimiert: Der Druckausgleich findet statt.

NEIN ↓

Haben Sie einen Hörverlust bemerkt?

JA →

Schwerhörigkeit ist oft mit Ohrengeräuschen verbunden.
Siehe Karte

84 Schwerhörigkeit

NEIN ↓

Nehmen Sie Medikamente ein?

JA →

Bestimmte Medikamente wie manche Antibiotika, Chinin oder Salizylsäure können vor allem in höherer Dosierung eine Schädigung des Innenohrs provozieren. Besprechen Sie die Nebenwirkung des Medikaments mit dem Hausarzt. Vermeiden Sie eine Selbstmedikation – etwa mit dem Mittel, das Ihrer Freundin bzw. Ihrem Freund auch schon »geholfen« hat.

ERSTE HILFE BEI EINEM INSEKT IM OHR

Ist ein Insekt in einen der äußeren Gehörgänge geraten und entfernt es sich nicht von selbst wieder, können Sie es mit warmem Wasser ausspülen. Lassen Sie sich am besten dabei helfen. Halten Sie das betroffene Ohr so, daß der Helfer das Wasser in den Gehörgang gießen kann. Der Helfer sollte dabei Ihr Ohrläppchen nach hinten oben ziehen, um den Gehörgang zu begradigen. Mißlingt der Versuch, konsultieren Sie einen Ohrenarzt.

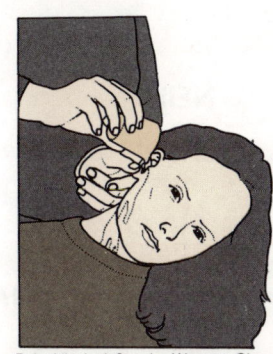

Beim Hineingießen des Wassers Ohrläppchen nach hinten oben ziehen.

Fremdkörper, etwa Sandkörner oder ein Insekt, können die Ursache der Schalleitungsstörung sein – wenn auch höchst selten bei Erwachsenen. Bei einem Insekt im Ohr, versuchen Sie die oben erläuterte Selbsthilfe-Maßnahme. *Ansonsten sollten Sie unverzüglich einen Hals-Nasen-Ohren-Arzt konsultieren.*

NEIN ↓

Haben Sie ein tickendes Gefühl im Ohr?

JA →

NEIN ↓

Konsultieren Sie Ihren Hausarzt, der Sie gegebenenfalls an einen Hals-Nasen-Ohren-Arzt überweisen wird.

BAU UND LEISTUNG DES OHRS

Das Ohr besteht aus drei Hauptbereichen, die Leitung und Empfindung des Schalls ermöglichen – die Voraussetzung für das Hören:
Das äußere Ohr sammelt den Schall durch die Ohrmuschel und leitet ihn verstärkt über den ca. 3,5 cm langen äußeren Gehörgang zum Trommelfell (äußerer Teil des Mittelohrs).
Das Mittelohr leitet den Schall vom entsprechend vibrierenden Trommelfell über die Gehörknöchelchen zum Innenohr. Die Schwingungen des Trommelfells werden von den Gehörknöchelchen (Hammer, Amboß, Steigbügel) transformiert. Ins Mittelohr (Paukenhöhle) mündet die Ohrtrompete, die das Mittelohr im Sinne eines Druckausgleichs mit dem Nasen-Rachen-Raum verbindet.
Das Innenohr im Felsenbein wird von der knöchernen Schnecke, die das Hörorgan beherbergt, und den knöchernen Bogengängen, in denen das Gleichgewichtsorgan arbeitet, gebildet. Der Steigbügel überträgt die transformierten Schwingungen über ein Fenster auf die Flüssigkeit des Innenohrs. Das Hörorgan wandelt die mechanischen in elektrische Impulse für den Hörnerv um. Im *Hörzentrum* des Gehirns werden die Impulse (also Töne) registriert.

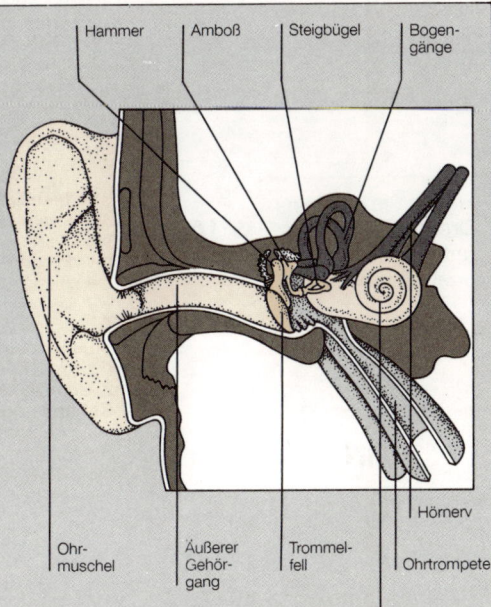

Hammer · Amboß · Steigbügel · Bogengänge · Hörnerv · Ohrtrompete · Schnecke · Trommelfell · Äußerer Gehörgang · Ohrmuschel

84 Schwerhörigkeit

Es gibt zwei Arten von Schwerhörigkeit: Die Störung der Schalleitung, verursacht meist durch einen harmlosen Ohrenschmalzpfropf oder durch Erkrankungen des Mittel-ohrs, und die Störung der Schallempfindung, verursacht durch Innenohr- oder Hörnervschädigungen (Schall-empfindungsschwerhörigkeit).

ERSTE FRAGE → Haben Sie Ohren-schmerzen? — **JA** → Siehe Karte **82** Ohren-schmerzen

NEIN

Haben Sie einen gelblichen Ausfluß aus dem Gehör-gang? — **JA** → Eine **Mittelohreiterung** oder eine *schwere Gehörgangsentzündung* (evtl. ein *Abszeß*) sind wahrscheinliche Ursachen. *Konsultie-ren Sie unverzüglich einen Hals-Nasen-Ohren-Arzt* zur Abklärung und Behandlung der Ursache – sonst riskieren Sie einen blei-benden Hörverlust.
Behandlung: Antibiotika, abschwellende Nasentropfen, um eine blockierte Ohrtrom-pete zu öffnen (siehe unten).

NEIN

Scheint ein Ohr wie blockiert zu sein? — **JA** → Haben Sie Schnupfen oder Halsweh? — **JA** →

NEIN **NEIN**

Eine **Blockierung der Ohrtrompete**, dem Verbindungsgang zwischen Hals-Nasen-Rachen-Raum und Mittelohr, durch Schleim ist bei Schnupfen oder Rachenentzündung möglich. *Suchen Sie einen Hals-Nasen-Ohren-Arzt auf*, wenn sich Ihr Hörvermögen nicht innerhalb von 3 Tagen bessert.

Haben Sie häufiger Drehschwindel-anfälle und einsei-tiges Ohrensausen? — **JA** → Eine **Menière-Krankheit** ist möglich, vor allem wenn die Drehschwindelanfälle sehr stark und mit Übelkeit und Erbrechen ver-bunden sind. Zugrunde liegt eine Störung der Flüssigkeitsregulation im Innenohr, die vor allem das Gleichgewichtsorgan in seiner Funktion beeinträchtigt. Die Anfälle können Stunden dauern und sich alle paar Tage wie-derholen. *Konsultieren Sie einen Hals-Nasen-Ohren-Arzt.*
Behandlung: Mittel gegen Drehschwindel, entwässernde Medikamente, salzarme Kost. In schweren Fällen kann eine Opera-tion notwendig werden.

NEIN

Fortsetzung rechte Seite

GEHÖRTESTS

Ein leicht fortschreitender Hörverlust ab dem 50. Lebensjahr ist natürlich (Altersschwerhörigkeit), ein stärkerer Hörverlust ist jedoch auch bei älteren Menschen krankheitsbedingt. Sind Sie noch keine 50 Jahre alt, sollten Sie auch bei einem leichten Hörverlust den Hals-Nasen-Ohren-Arzt zur Hör-prüfung (Audiometrie) aufsuchen.

Bei der Audiometrie mit elektroakustischen Meßgeräten erzeugt ein Tongenerator reine Töne, die Sie über Kopfhörer wahrnehmen – beginnend bei der Hörschwelle eines Jugendlichen. Ihr Hörverlust wird für jedes Ohr einzeln mit einem geometrisch in Dezibel (dB) abgestuften Ampliduden-maßstab gemessen (Amplitude bedeutet: Schwingungs-weite eines Tons, grob: die Lautstärke). Gemessen wird Ihre Hörschwelle für tiefere und höhere Töne – zuerst über Luft-leitung, dann über Knochenleitung. Die Audiometrie zeigt dem Arzt nicht nur Ihren Hörverlust, sondern auch, ob Sie eine Schalleitungs- oder Schallempfindungsschwerhörigkeit haben.

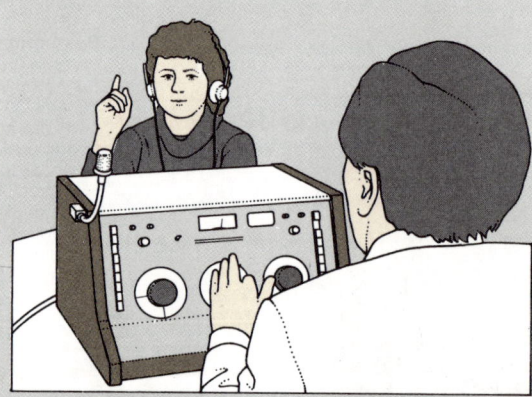

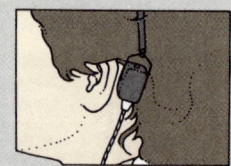

Zuerst wird Ihre Hörschwelle für ein-zelne tiefe oder hohe Töne bei Luft-leitung (über Kopfhörer) gemessen, anschließend bei Knochenleitung (über Knochenleitungshörer).

Impedanzmessung des Mittelohrs

Zur Diagnostik der Funktion des Mittelohrs (Trommelfell und Gehörknöchelchen), das den Schall transformiert zum Innenohr leitet, dient die Tympanometrie. Diagnostische Hin-weise gibt der Widerstand (Impedanz) von Trommelfell und übrigem Mittelohr bei Luftdruckänderung, die durch über den Gehörgang eingepumpte Luft erzeugt wird. Gemessen wird die Fähigkeit des Trommelfells, Töne bei Über- oder Unterdruck zu reflektieren.

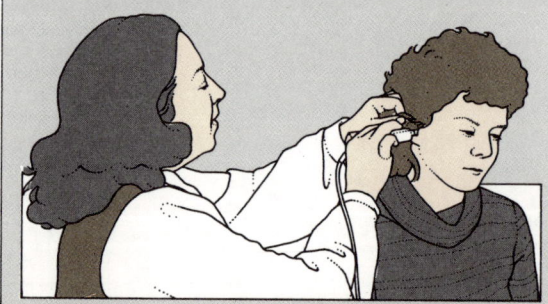

Fortsetzung der linken Seite

Bevorzugen Sie lautstarke Musik – etwa Rockkonzerte, in Diskos oder per Kopfhörer – oder sind Sie am Arbeitsplatz ständig Lärm über 85 bis 90 dB ausgesetzt?

JA

Lärm-Schwerhörigkeit ist wahrscheinlich der Grund Ihres Hörverlustes. Selbst Schallstärken, die Sie noch nicht als unangenehm oder schmerzhaft empfinden, können bei wiederholter längerer Einwirkung zu einem leichteren Hörverlust führen – den heute bereits viele Freaks lauter Musik haben. Menschen mit empfindlichen Ohren klagen bereits bei einer Schallstärke von etwa 80–85 dB (etwa lauter Tanzmusik) über Schmerzen. Prinzipiell gilt: Die regelmäßige, längerdauernde Einwirkung von Schallstärken über 85–90 dB (dB = Dezibel, das logarithmische Schallintensitätsmaß) schädigt Sinneszellen des Innenohrs, führt also zu einer Schallempfindungsschwerhörigkeit – Sie hören Töne oft nur verstümmelt und haben einen Hörverlust bei Tönen hoher Frequenz. *Konsultieren Sie einen Hals-Nasen-Ohren-Arzt.*

Behandlung: Nach Hörtest evtl. Hörhilfe. Beachten Sie die Schutzvorschriften am Arbeitsplatz, tragen Sie Ohrschützer. Bei Rockkonzerten Nähe der Boxen meiden, bei Kopfhörern Volumen reduzieren. So können Sie einer weiteren Hörverschlechterung vorbeugen.

STAPES-PLASTIK

Die Stapes-Plastik ist der mikrochirurgische Ersatz des Steigbügels (Stapes) im Innenohr. Eine solche Plastik (etwa aus Draht und Bindegewebe) kann bei einer *Otosklerose* (unten) angezeigt sein, aber auch bei Zerstörung des Steigbügels und anderer Gehörknöchelchen durch eine chronische Mittelohreiterung. Bei Zerstörung mehrerer Gehörknöchelchen können auch enteiweißte Gehörknöchelchen Verstorbener als Ersatz genommen werden, oft ist dann auch eine gleichzeitige Trommelfellplastik notwendig.

Bei einer *chronischen Mittelohreiterung* läßt sich die Schalleitungsschwerhörigkeit durch diese Plastiken meist erfolgreich mindern.

Bei *Otosklerose* ist in 90% der Fälle durch die Stapes-Plastik eine eindeutige Hörverbesserung zu erzielen. Doch ist als Operationsrisiko in etwa 3% der Fälle mit einer weitgehenden Hörverschlechterung zu rechnen. Deshalb wird in der Regel zuerst nur ein Ohr operiert. Übrigens: Verlaufen bei der Otosklerose die Knochenumbauprozesse des Labyrinths im Innenohr stürmisch, ist kein Erfolg durch eine Plastik zu erwarten.

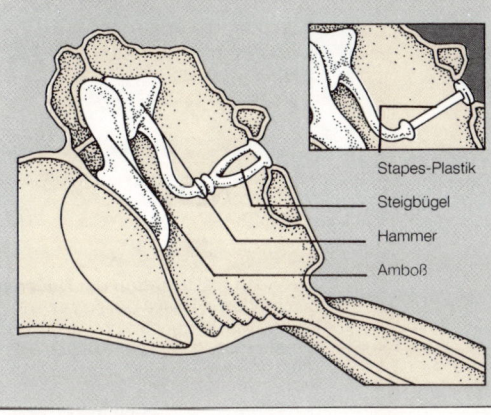

Stapes-Plastik
Steigbügel
Hammer
Amboß

NEIN

Haben Sie in letzter Zeit Antibiotika oder andere Medikamente eingenommen?

JA

Manche Medikamente (bestimmte Antibiotika, Chinin, Salizylsäure u. a.) können als Nebenwirkung eine Hörschädigung provozieren. *Konsultieren Sie den Hausarzt.*

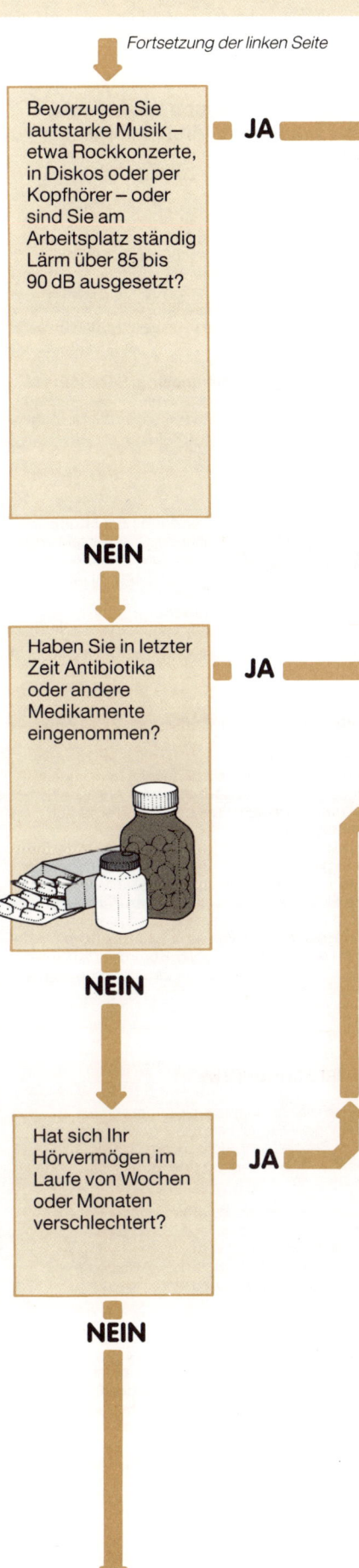

Ist bzw. war jemand von den Großeltern oder Eltern schwerhörig?

JA

NEIN

Ein **Ohrenschmalzpfropf**, eine Wachsblockade, ist die wahrscheinliche Ursache.
Was Sie tun können: Weichen Sie mit antibiotikafreien Ohrentropfen den Pfropf auf – mit Hilfe eines warmen Bades (Ohren untertauchen) schafft sich dann der Pfropf oft von selbst heraus. Keine Reinigungsschlaufen etc. anwenden. Gelingt die Selbstbehandlung nicht, *suchen Sie einen Hals-Nasen-Ohren-Arzt auf*, der durch eine Ohrspülung den Pfropf lösen wird.

Sind Sie über 50 Jahre alt?

JA

NEIN

NEIN

Hat sich Ihr Hörvermögen im Laufe von Wochen oder Monaten verschlechtert?

JA

Eine **Otosklerose** ist wahrscheinlich – das ist eine anlagebedingte, erbliche Erkrankung des knöchernen Labyrinths des Innenohrs (siehe Karte 83), gekennzeichnet durch Knochenumbauprozesse, oft im Bereich des ovalen Fensters. Folge kann die Einmauerung der Steigbügel-Fußplatte sein, die den Schall vom Mittelohr per Schwingungen durch das ovale Fenster ins Innenohr überträgt. Die Otosklerose tritt bereits zwischen dem 20. und 40. Lebensjahr auf, meist bei Frauen. *Konsultieren Sie einen Ohrenarzt.*
Behandlung: In manchen Fällen bringt eine *Stapes-Plastik* (siehe oben) Hilfe; ansonsten sind spezielle Hörgeräte möglich.

NEIN

SCHWERHÖRIGKEIT IN DER SCHWANGERSCHAFT

Bemerken Sie in der Schwangerschaft eine zunehmende Hörverschlechterung, sollten Sie einen Hals-Nasen-Ohren-Arzt konsultieren. Denn die Entwicklung einer Otosklerose (siehe rechts) ist nicht auszuschließen.

Eine **allmähliche Hörverschlechterung** ab dem 50. Lebensjahr ist natürlich. Der Grad des Hörverlusts wird um so stärker sein, wenn Sie eine entsprechende Anlage ererbt haben. *Konsultieren Sie einen Hals-Nasen-Ohren-Arzt.*
Behandlung: Nach einem Hörtest wird Ihnen der Facharzt eine geeignete Hörhilfe verordnen.

Konsultieren Sie einen Hals-Nasen-Ohren-Arzt zur Abklärung Ihres Hörverlustes.

85 Schnupfen

Schnupfen ist die häufigste Erkrankung überhaupt – provoziert durch die allfälligen Irritationen der Nasenschleimhaut, die als Wächter des Atemtraktes fungiert. Ursachen können sein: Irritation durch Stäube, Rauch und chemische Dämpfe; Infektion mit Erkältungs-Viren; Allergien, aber auch psychosozialer Streß.

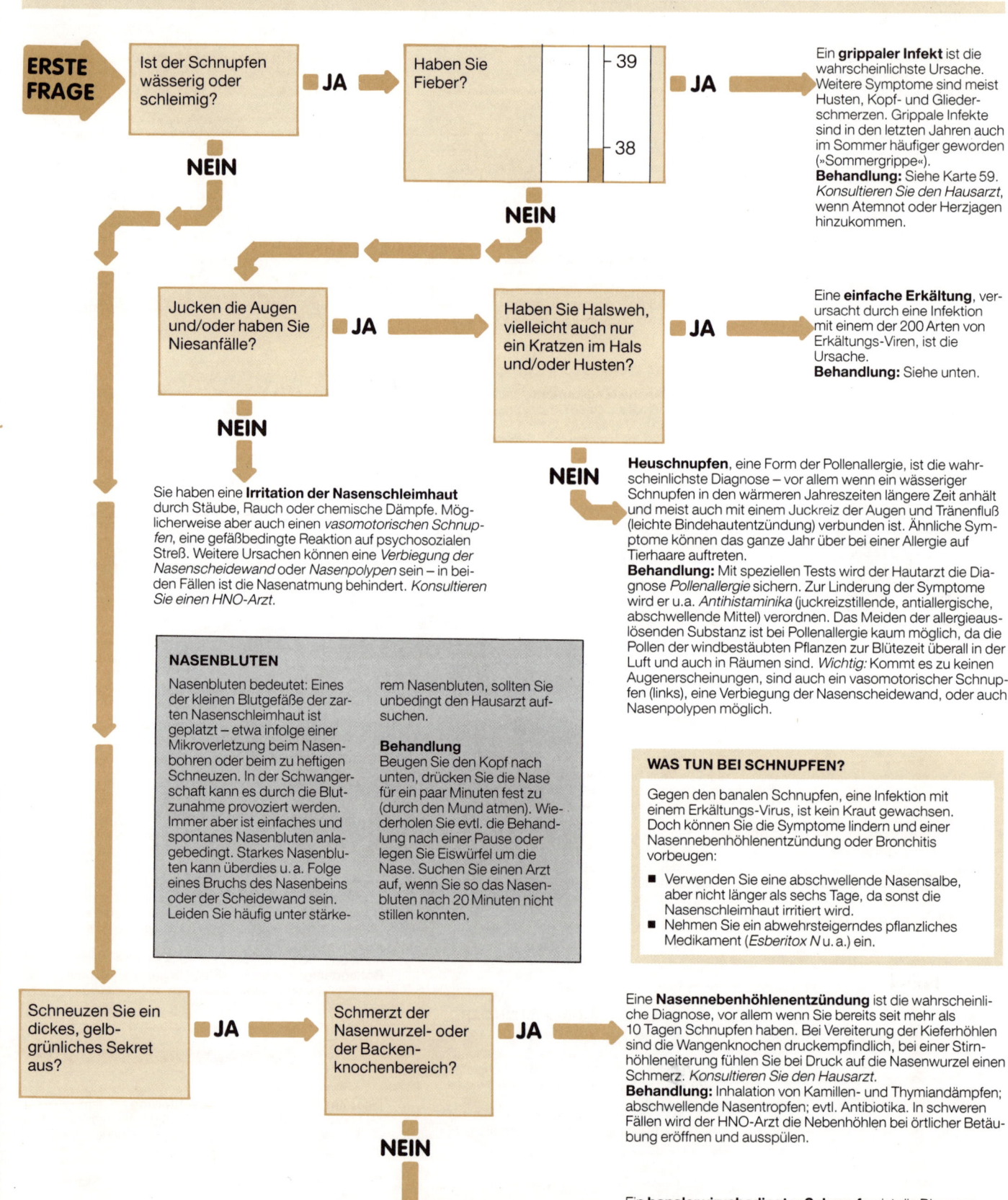

ERSTE FRAGE

Ist der Schnupfen wässerig oder schleimig? — **JA** → Haben Sie Fieber? — **JA** → Ein **grippaler Infekt** ist die wahrscheinlichste Ursache. Weitere Symptome sind meist Husten, Kopf- und Gliederschmerzen. Grippale Infekte sind in den letzten Jahren auch im Sommer häufiger geworden (»Sommergrippe«).
Behandlung: Siehe Karte 59. *Konsultieren Sie den Hausarzt,* wenn Atemnot oder Herzjagen hinzukommen.

39 / 38

NEIN ↓ (unter Fieber) **NEIN**

Jucken die Augen und/oder haben Sie Niesanfälle? — **JA** → Haben Sie Halsweh, vielleicht auch nur ein Kratzen im Hals und/oder Husten? — **JA** → Eine **einfache Erkältung**, verursacht durch eine Infektion mit einem der 200 Arten von Erkältungs-Viren, ist die Ursache.
Behandlung: Siehe unten.

NEIN ↓

Sie haben eine **Irritation der Nasenschleimhaut** durch Stäube, Rauch oder chemische Dämpfe. Möglicherweise aber auch einen *vasomotorischen Schnupfen,* eine gefäßbedingte Reaktion auf psychosozialen Streß. Weitere Ursachen können eine *Verbiegung der Nasenscheidewand* oder *Nasenpolypen* sein – in beiden Fällen ist die Nasenatmung behindert. *Konsultieren Sie einen HNO-Arzt.*

NEIN (unter Halsweh) ↓

Heuschnupfen, eine Form der Pollenallergie, ist die wahrscheinlichste Diagnose – vor allem wenn ein wässeriger Schnupfen in den wärmeren Jahreszeiten längere Zeit anhält und meist auch mit einem Juckreiz der Augen und Tränenfluß (leichte Bindehautentzündung) verbunden ist. Ähnliche Symptome können das ganze Jahr über bei einer Allergie auf Tierhaare auftreten.
Behandlung: Mit speziellen Tests wird der Hautarzt die Diagnose *Pollenallergie* sichern. Zur Linderung der Symptome wird er u.a. *Antihistaminika* (juckreizstillende, antiallergische, abschwellende Mittel) verordnen. Das Meiden der allergieauslösenden Substanz ist bei Pollenallergie kaum möglich, da die Pollen der windbestäubten Pflanzen zur Blütezeit überall in der Luft und auch in Räumen sind. *Wichtig:* Kommt es zu keinen Augenerscheinungen, sind auch ein vasomotorischer Schnupfen (links), eine Verbiegung der Nasenscheidewand, oder auch Nasenpolypen möglich.

NASENBLUTEN

Nasenbluten bedeutet: Eines der kleinen Blutgefäße der zarten Nasenschleimhaut ist geplatzt – etwa infolge einer Mikroverletzung beim Nasenbohren oder beim zu heftigen Schneuzen. In der Schwangerschaft kann es durch die Blutzunahme provoziert werden. Immer aber ist einfaches und spontanes Nasenbluten anlagebedingt. Starkes Nasenbluten kann überdies u.a. Folge eines Bruchs des Nasenbeins oder der Scheidewand sein. Leiden Sie häufig unter stärkerem Nasenbluten, sollten Sie unbedingt den Hausarzt aufsuchen.

Behandlung
Beugen Sie den Kopf nach unten, drücken Sie die Nase für ein paar Minuten fest zu (durch den Mund atmen). Wiederholen Sie evtl. die Behandlung nach einer Pause oder legen Sie Eiswürfel um die Nase. Suchen Sie einen Arzt auf, wenn Sie so das Nasenbluten nach 20 Minuten nicht stillen konnten.

WAS TUN BEI SCHNUPFEN?

Gegen den banalen Schnupfen, eine Infektion mit einem Erkältungs-Virus, ist kein Kraut gewachsen. Doch können Sie die Symptome lindern und einer Nasennebenhöhlenentzündung oder Bronchitis vorbeugen:

- Verwenden Sie eine abschwellende Nasensalbe, aber nicht länger als sechs Tage, da sonst die Nasenschleimhaut irritiert wird.
- Nehmen Sie ein abwehrsteigerndes pflanzliches Medikament (*Esberitox N* u.a.) ein.

Schneuzen Sie ein dickes, gelb-grünliches Sekret aus? — **JA** → Schmerzt der Nasenwurzel- oder der Backenknochenbereich? — **JA** → Eine **Nasennebenhöhlenentzündung** ist die wahrscheinliche Diagnose, vor allem wenn Sie bereits seit mehr als 10 Tagen Schnupfen haben. Bei Vereiterung der Kieferhöhlen sind die Wangenknochen druckempfindlich, bei einer Stirnhöhleneiterung fühlen Sie bei Druck auf die Nasenwurzel einen Schmerz. *Konsultieren Sie den Hausarzt.*
Behandlung: Inhalation von Kamillen- und Thymiandämpfen; abschwellende Nasentropfen; evtl. Antibiotika. In schweren Fällen wird der HNO-Arzt die Nebenhöhlen bei örtlicher Betäubung eröffnen und ausspülen.

NEIN ↓

Ein **banaler virusbedingter Schnupfen** ist die Diagnose. **Behandlung:** Siehe oben.

86 Halsschmerzen

Die meisten Menschen leiden von Zeit zu Zeit an Halsweh. Meist wird es durch eine kleinere Infektion oder eine örtlich begrenzte Irritation hervorgerufen, die fast immer nach ein paar Tagen verschwinden.

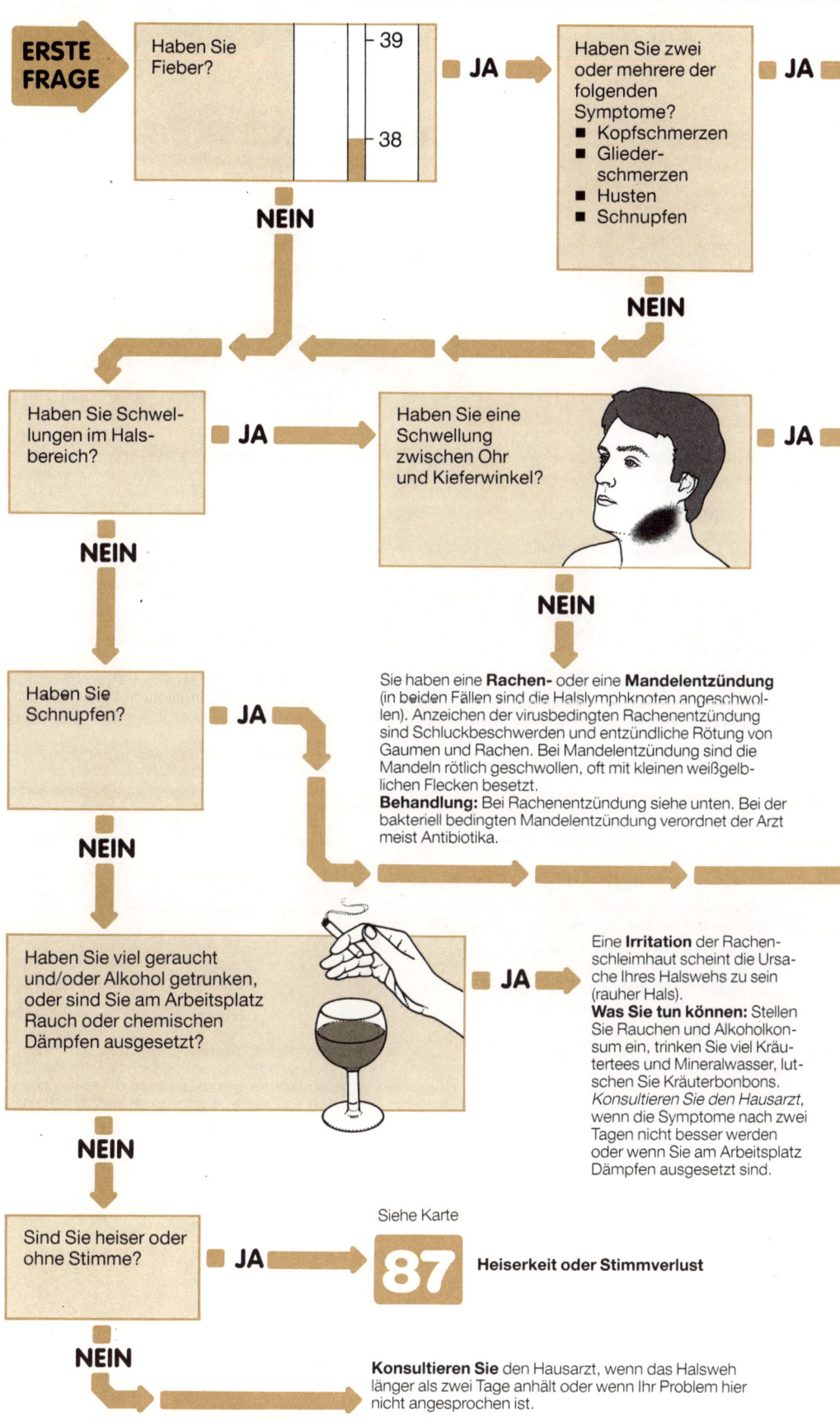

ERSTE FRAGE

Haben Sie Fieber?

39
38

JA

Haben Sie zwei oder mehrere der folgenden Symptome?
- Kopfschmerzen
- Glieder-schmerzen
- Husten
- Schnupfen

JA

Sie haben einen **grippalen Infekt**, verursacht durch eines der über 200 Arten von Erkältungs-Viren. Oft beginnt diese vielgestaltige und häufige Viruserkrankung mit Schnupfen und Kratzen im Hals. Grippale Infekte sind in den letzten Jahren auch im Sommer häufiger geworden (»Sommergrippe«)
Behandlung: Siehe Karte 59. *Konsultieren Sie den Hausarzt*, wenn als weitere Symptome Atemnot oder Herzjagen hinzukommen.

NEIN

NEIN

Haben Sie Schwellungen im Halsbereich?

JA

Haben Sie eine Schwellung zwischen Ohr und Kieferwinkel?

JA

Mumps, eine virusbedingte Kinderkrankheit, die aber auch jüngere Erwachsene befallen kann, ist eine mögliche Ursache. Die Mumps-Viren lassen nacheinander beide Ohrspeicheldrüsen entzündlich anschwellen. Schwillt nur eine Drüse an und haben sie kein Fieber, können ein Steinverschluß des Speichelausführungsgangs im Mundraum oder ein Tumor der Drüse vorliegen. *Konsultieren Sie den Hausarzt.*
Behandlung: Der Arzt verordnet schmerzlindernde und fiebersenkende Zäpfchen, pflanzliche Heilmittel zur Steigerung der Selbstheilungskräfte und reichlich Getränke (Mineralwasser, Fruchtsäfte, Kräutertees).
Wichtig: Mumps-Viren können zusätzlich eine Hodenentzündung provozieren – die Hoden schwellen schmerzhaft an. Der Arzt verschreibt Ihnen dann evtl. Kortison, um eine mögliche Hodenschädigung mit der Folge einer Unfruchtbarkeit (siehe dazu Karte 122) zu verhindern. Ein zusätzlicher Befall der Bauchspeicheldrüse (Symptom: Bauchschmerzen) ist selten.

NEIN

NEIN

Haben Sie Schnupfen?

JA

Sie haben eine **Rachen-** oder eine **Mandelentzündung** (in beiden Fällen sind die Halslymphknoten angeschwollen). Anzeichen der virusbedingten Rachenentzündung sind Schluckbeschwerden und entzündliche Rötung von Gaumen und Rachen. Bei Mandelentzündung sind die Mandeln rötlich geschwollen, oft mit kleinen weißgelblichen Flecken besetzt.
Behandlung: Bei Rachenentzündung siehe unten. Bei der bakteriell bedingten Mandelentzündung verordnet der Arzt meist Antibiotika.

Bei einem **banalen Schnupfen** können die Erkältungsviren auch in den Rachenraum vordringen und zu einer Rachenentzündung führen. Zur Behandlung siehe linke Seite und unten.

NEIN

Haben Sie viel geraucht und/oder Alkohol getrunken, oder sind Sie am Arbeitsplatz Rauch oder chemischen Dämpfen ausgesetzt?

JA

Eine **Irritation** der Rachenschleimhaut scheint die Ursache Ihres Halswehs zu sein (rauher Hals).
Was Sie tun können: Stellen Sie Rauchen und Alkoholkonsum ein, trinken Sie viel Kräutertees und Mineralwasser, lutschen Sie Kräuterbonbons. *Konsultieren Sie den Hausarzt*, wenn die Symptome nach zwei Tagen nicht besser werden oder wenn Sie am Arbeitsplatz Dämpfen ausgesetzt sind.

NEIN

Sind Sie heiser oder ohne Stimme?

JA

Siehe Karte

87

Heiserkeit oder Stimmverlust

NEIN

Konsultieren Sie den Hausarzt, wenn das Halsweh länger als zwei Tage anhält oder wenn Ihr Problem hier nicht angesprochen ist.

WAS TUN BEI HALSWEH

- Trinken Sie viel Mineralwasser und Tees. Kräutertees (etwa mit Salbei, Kamille, Pfefferminz, Thymian) wirken entzündungshemmend.
- Lutschen Sie Salbeibonbons zur Linderung.
  Warnung: Nehmen Sie keine antibiotikahaltigen Halstabletten bei der durch Viren verursachten Rachenentzündung – Sie riskieren sonst eine Pilzerkrankung der Mundschleimhaut.
- Gurgeln Sie mit den üblichen Mitteln (*Hexoral* etc.).
- Zusätzlich empfehlen sich abwehrsteigernde pflanzliche Mittel wie *Esberitox N*.

87 Heiserkeit oder Stimmverlust

Sind Sie heiser oder bringen Sie gar mitunter keinen Ton mehr heraus, leiden Sie an einer Kehlkopfentzündung: Die Stimmbänder sind entzündlich angeschwollen und so in ihrer Funktion gestört. Ursachen einer Kehlkopfentzündung (Laryngitis) können sein: Virusinfektionen, übermäßi-

ges Rauchen, Aufenthalt in trockenen, überheizten oder rauchigen Räumen, Überlastung der Stimmbänder. Chronische Heiserkeit und wiederholter Stimmverlust können Warnsignale eines Kehlkopfkrebses sein – konsultieren Sie unverzüglich einen Hals-Nasen-Ohren-Arzt.

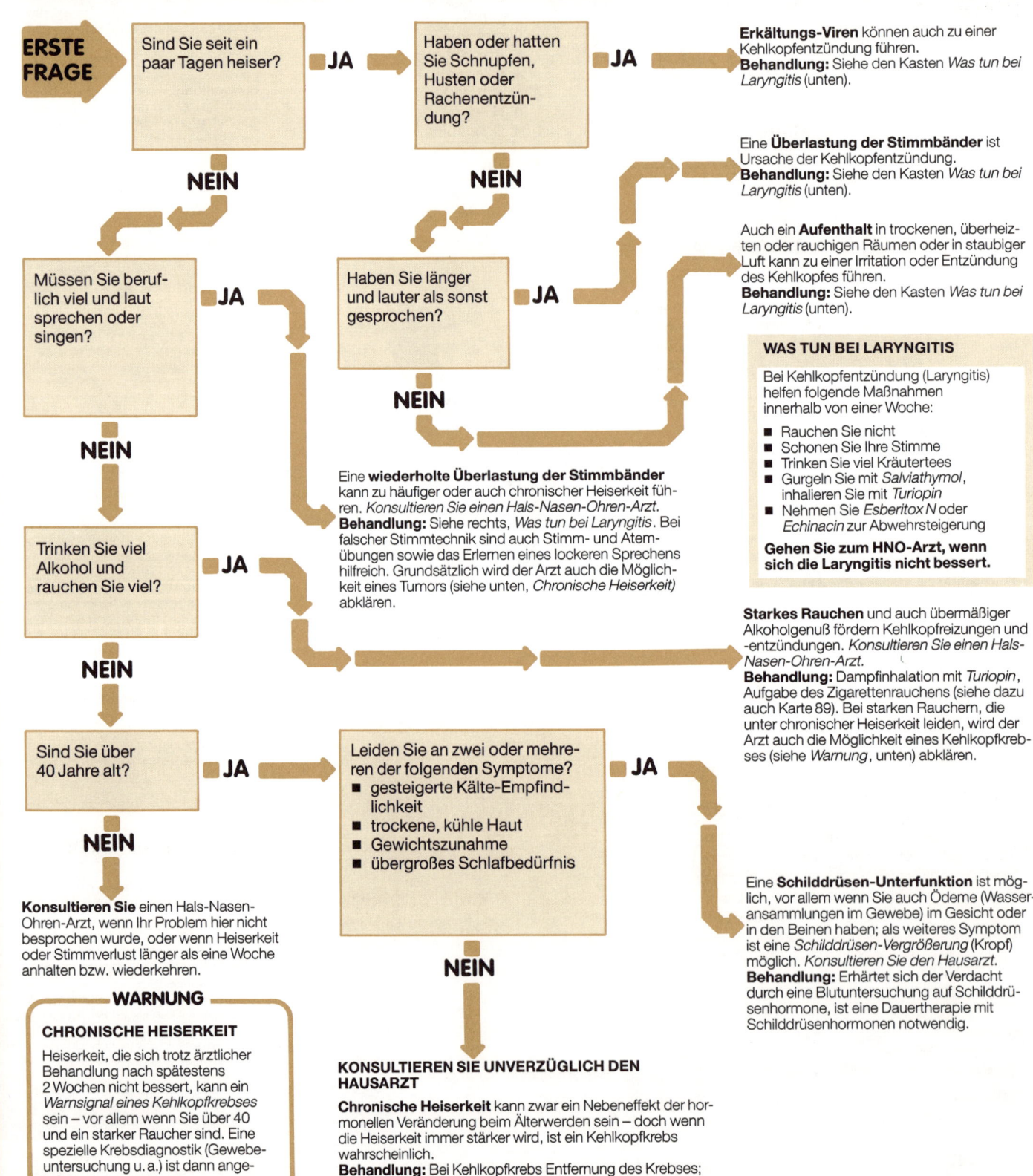

ERSTE FRAGE

Sind Sie seit ein paar Tagen heiser? — **JA** → **Haben oder hatten Sie Schnupfen, Husten oder Rachenentzündung?** — **JA** → **Erkältungs-Viren** können auch zu einer Kehlkopfentzündung führen. **Behandlung:** Siehe den Kasten *Was tun bei Laryngitis* (unten).

NEIN ↓ / **NEIN** ↓

Müssen Sie beruflich viel und laut sprechen oder singen? — **JA** →

Haben Sie länger und lauter als sonst gesprochen? — **JA** → Eine **Überlastung der Stimmbänder** ist Ursache der Kehlkopfentzündung. **Behandlung:** Siehe den Kasten *Was tun bei Laryngitis* (unten).

Auch ein **Aufenthalt** in trockenen, überheizten oder rauchigen Räumen oder in staubiger Luft kann zu einer Irritation oder Entzündung des Kehlkopfes führen. **Behandlung:** Siehe den Kasten *Was tun bei Laryngitis* (unten).

NEIN ↓ / **NEIN** ↓

Eine **wiederholte Überlastung der Stimmbänder** kann zu häufiger oder auch chronischer Heiserkeit führen. *Konsultieren Sie einen Hals-Nasen-Ohren-Arzt.* **Behandlung:** Siehe rechts, *Was tun bei Laryngitis*. Bei falscher Stimmtechnik sind auch Stimm- und Atemübungen sowie das Erlernen eines lockeren Sprechens hilfreich. Grundsätzlich wird der Arzt auch die Möglichkeit eines Tumors (siehe unten, *Chronische Heiserkeit*) abklären.

Trinken Sie viel Alkohol und rauchen Sie viel? — **JA** →

Starkes Rauchen und auch übermäßiger Alkoholgenuß fördern Kehlkopfreizungen und -entzündungen. *Konsultieren Sie einen Hals-Nasen-Ohren-Arzt.* **Behandlung:** Dampfinhalation mit *Turiopin*, Aufgabe des Zigarettenrauchens (siehe dazu auch Karte 89). Bei starken Rauchern, die unter chronischer Heiserkeit leiden, wird der Arzt auch die Möglichkeit eines Kehlkopfkrebses (siehe *Warnung*, unten) abklären.

NEIN ↓

Sind Sie über 40 Jahre alt? — **JA** → **Leiden Sie an zwei oder mehreren der folgenden Symptome?**
- gesteigerte Kälte-Empfindlichkeit
- trockene, kühle Haut
- Gewichtszunahme
- übergroßes Schlafbedürfnis

— **JA** →

Eine **Schilddrüsen-Unterfunktion** ist möglich, vor allem wenn Sie auch Ödeme (Wasseransammlungen im Gewebe) im Gesicht oder in den Beinen haben; als weiteres Symptom ist eine *Schilddrüsen-Vergrößerung* (Kropf) möglich. *Konsultieren Sie den Hausarzt.* **Behandlung:** Erhärtet sich der Verdacht durch eine Blutuntersuchung auf Schilddrüsenhormone, ist eine Dauertherapie mit Schilddrüsenhormonen notwendig.

NEIN ↓ / **NEIN** ↓

Konsultieren Sie einen Hals-Nasen-Ohren-Arzt, wenn Ihr Problem hier nicht besprochen wurde, oder wenn Heiserkeit oder Stimmverlust länger als eine Woche anhalten bzw. wiederkehren.

KONSULTIEREN SIE UNVERZÜGLICH DEN HAUSARZT

Chronische Heiserkeit kann zwar ein Nebeneffekt der hormonellen Veränderung beim Älterwerden sein – doch wenn die Heiserkeit immer stärker wird, ist ein Kehlkopfkrebs wahrscheinlich. **Behandlung:** Bei Kehlkopfkrebs Entfernung des Krebses; bei notwendiger Totalentfernung des Kehlkopfes Sprechen mit einem »Elektro-Larynx«.

WAS TUN BEI LARYNGITIS

Bei Kehlkopfentzündung (Laryngitis) helfen folgende Maßnahmen innerhalb von einer Woche:

- Rauchen Sie nicht
- Schonen Sie Ihre Stimme
- Trinken Sie viel Kräutertees
- Gurgeln Sie mit *Salviathymol*, inhalieren Sie mit *Turiopin*
- Nehmen Sie *Esberitox N* oder *Echinacin* zur Abwehrsteigerung

Gehen Sie zum HNO-Arzt, wenn sich die Laryngitis nicht bessert.

WARNUNG

CHRONISCHE HEISERKEIT

Heiserkeit, die sich trotz ärztlicher Behandlung nach spätestens 2 Wochen nicht bessert, kann ein *Warnsignal eines Kehlkopfkrebses* sein – vor allem wenn Sie über 40 und ein starker Raucher sind. Eine spezielle Krebsdiagnostik (Gewebeuntersuchung u. a.) ist dann angezeigt.

88 Geräuschvolles Atmen

Atemgeräusche sind aufschlußreiche Hinweise für eine Erkrankung der Bronchien und der Lunge – der Arzt hört sie über das Stethoskop. Freilich sind bereits bei einer starken Bronchitis feuchte oder trockene Rasselgeräusche bzw. ein Ziehen, Brummen oder Pfeifen auch so hörbar. Ein extrem ziehendes Geräusch bei Ausatmung kommt bei Asthma vor, der Asthmaanfall ist durch eine bedrohliche Keuchatmung mit Atemnot gekennzeichnet. Alle starken Atemgeräusche, vor allem bei Atemnot (siehe Karte 90), sollten unverzüglich ärztlich abgeklärt werden.

ERSTE FRAGE

Setzten die Atemgeräusche vor ein paar Stunden ein? — **JA** →

Husten Sie einen schaumig-blutigen Auswurf heraus? — **JA** →

RUFEN SIE SOFORT DEN HAUSARZT

Sie scheinen ein **Lungenödem**, eine bedrohliche Flüssigkeitsansammlung im Lungengewebe (vor allem in den Lungenbläschen), zu haben. Ursache ist meist eine Schwäche bzw. Erkrankung des linken Herzmuskels, der das von der Lungenvene kommende, sauerstoffangereicherte Blut nicht schnell genug in die Aorta pumpen kann. So kommt es zu einem Blutstau in der Lunge und schließlich zum Ödem.
Behandlung: Nach Einweisung in eine Klinik künstliche Beatmung, Sekretabsaugung, entwässernde Medikamente, danach Behandlung der Herzschwäche.

NEIN / **NEIN**

NOTFALL
RUFEN SIE SOFORT EINEN ARZT

Ein **schwerer Asthmaanfall** ist anzunehmen, vor allem wenn Ihr Brustkorb aufgebläht ist. Zur *Ersten Hilfe* siehe unten.
Behandlung: Der Arzt wird ein Asthmamittel inhalieren lassen und die künftige Asthmatherapie besprechen. Nur in sehr schweren Fällen ist die Einweisung in eine Klinik erforderlich, in Extremfällen auch eine künstliche Beatmung. Siehe auch rechts und unten.

Haben Sie eine Keuchatmung bei schwerer Atemnot? — **JA** →

Ein **leichterer Asthmaanfall** ist möglich. *Konsultieren Sie den Hausarzt.*
Behandlung: Ergibt die Diagnose Asthma, verordnet Ihnen der Arzt Asthmamittel und bespricht mit Ihnen die künftige Asthmatherapie. Er verschreibt auch einen speziellen Inhalator, mit dem Sie bei einem erneuten Anfall eine Medikamentenkombination im Sprühnebel inhalieren können (Aerosoltherapie). Da den Asthmaanfällen allermeist eine allergische Reaktion zugrunde liegt, überweist Sie der Arzt an einen Allergologen, der durch Tests die allergieauslösende Substanz bestimmt. Meiden Sie dann dieses Allergen (etwa Hausstaub mit Milbenkot oder Tierhärchen) so weit wie möglich – das ist die beste Vorbeugung erneuter Anfälle. Siehe dazu auch unten.

NEIN

Haben Sie erhöhte Temperatur oder Fieber? — 39 / 38 — **JA** →

Sie haben eine **akute Bronchitis** (Symptome: Schmerzen hinter dem Brustbein und Auswurf). *Rufen Sie den Hausarzt an.*
Behandlung: Auswurffördernde Medikamente, abwehrsteigernde pflanzliche Mittel (*Esberitox N*, *Echinacin* u. a.); trinken Sie viel (Kräutertees, Fruchtsäfte), um den Schleim zu verflüssigen; evtl. Antibiotika.

NEIN

KONSULTIEREN SIE UNVERZÜGLICH DEN HAUSARZT

Sie haben eine **chronische Bronchitis**, eine chronische Schwellung und fortschreitende Umstrukturierung der Bronchialschleimhaut mit häufigen bakteriellen Entzündungen. Durch Schleimhalden und Bronchialkrämpfe kommt es nach langen Jahren zur Schleimverstopfung mit Luftnot, in einigen Fällen auch zum *Lungenemphysem* (Blählunge).
Behandlung: Antibiotika, schleimverflüssigende Medikamente. Wichtig ist die Ausschaltung der Ursache (etwa Zigarettenrauchen), denn sonst kann die Erkrankung bis zur Invalidisierung fortschreiten. Siehe auch *Staublunge*, Karte 90.

Haben Sie fast immer leichtere Atemgeräusche? — **JA** →

Husten Sie an fast allen Tagen einen grauen oder gelblichen Auswurf hervor? — **JA** →

NEIN / **NEIN**

Konsultieren Sie den Hausarzt. Siehe dazu auch die Karten 89, *Husten* und 90, *Atemnot*.

ASTHMAANFÄLLE – ENTSTEHUNG, BEHANDLUNG UND ERSTE HILFE

Asthma bedeutet anfallsartige Atemnot, bedingt durch eine Funktionsstörung der Bronchien: Die Bronchialmuskulatur krampft, die feinen Bronchien verengen sich und werden mit Schleim verstopft. Asthmaanfälle entstehen durch eine allergische Reaktion auf inhalative Allergene wie Hausstaub mit Milbenkot, Tierhärchen, Blütenpollen oder berufliche Stäube (etwa Mehlstaub); bisweilen werden sie auch durch psychosozialen Streß ausgelöst.
Behandlung: Meiden der individuellen Allergene – was oft nur in Grenzen möglich ist; Mittel, die Bronchialkrämpfe lösen und die Bronchien erweitern; schleimverflüssigende und entzündungshemmende Medikamente; bei Bedarf Antibiotika; Atemgymnastik.

Erste Hilfe bei einem Anfall
Inhalation der verschriebenen Medikamentenkombination per Inhalator. Setzen Sie sich umgekehrt auf einen Stuhl – die Ellbogen aufgestützt. Das hebt und stabilisiert den Brustkorb, die Brustmuskeln können so das Ausatmen wirkungsvoll unterstützen.

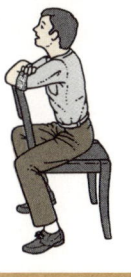

89 Husten

Husten kann trocken sein oder Auswurf produzieren. Er ist die natürliche Antwort auf einen Fremdkörper, eine Irritation der Atemwege durch Rauch oder Dämpfe und vor allem auf eine infektions- oder allergiebedingte Verschleimung der Bronchien. Husten mit Atemnot (Karte 90) oder Bluthusten sind immer ein ernstes Warnsignal.

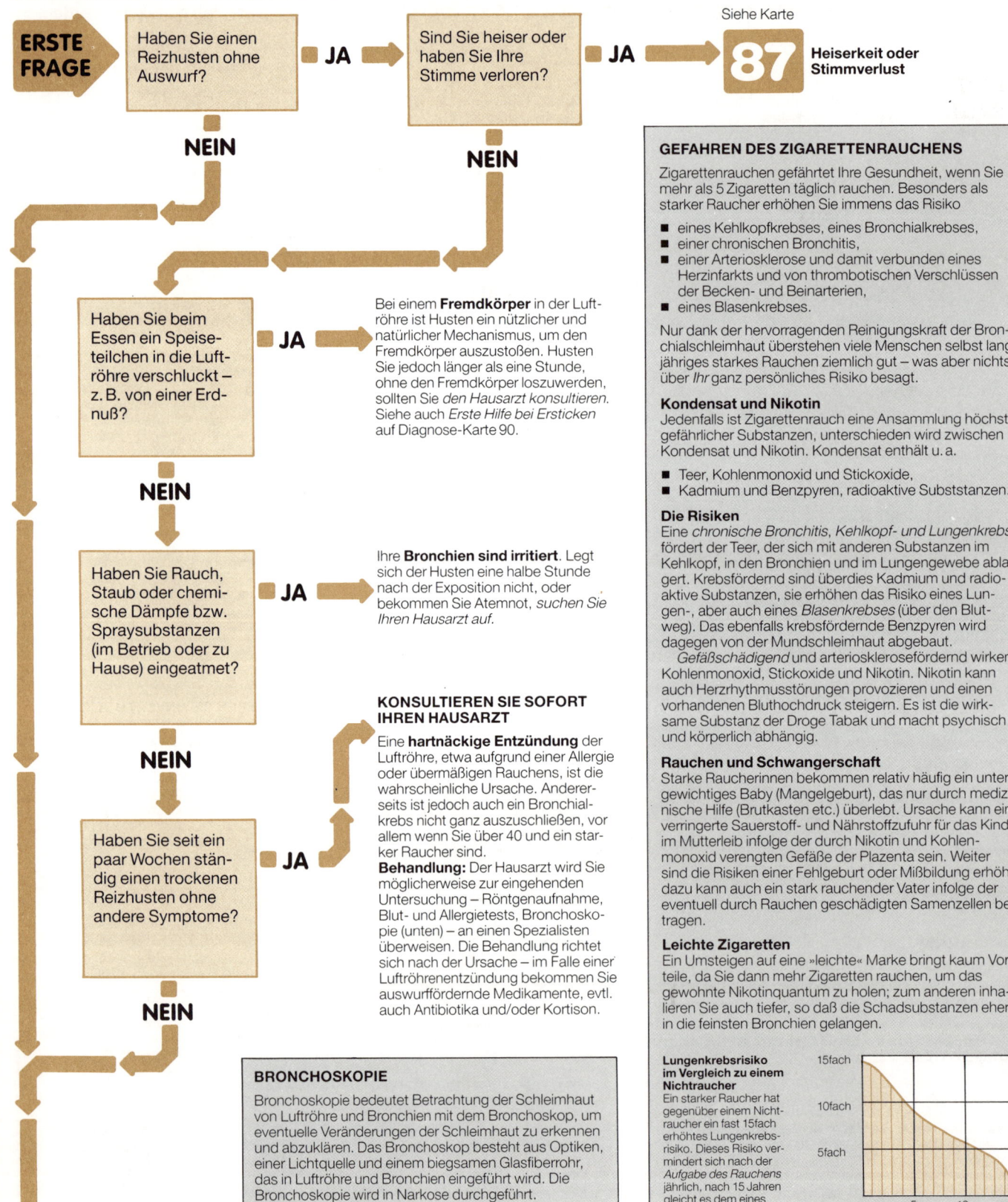

ERSTE FRAGE

Haben Sie einen Reizhusten ohne Auswurf? — **JA** → Sind Sie heiser oder haben Sie Ihre Stimme verloren? — **JA** →

Siehe Karte
87 Heiserkeit oder Stimmverlust

NEIN ↓   **NEIN** ↓

Haben Sie beim Essen ein Speiseteilchen in die Luftröhre verschluckt – z. B. von einer Erdnuß? — **JA** →

Bei einem **Fremdkörper** in der Luftröhre ist Husten ein nützlicher und natürlicher Mechanismus, um den Fremdkörper auszustoßen. Husten Sie jedoch länger als eine Stunde, ohne den Fremdkörper loszuwerden, sollten Sie *den Hausarzt konsultieren.* Siehe auch *Erste Hilfe bei Ersticken* auf Diagnose-Karte 90.

NEIN ↓

Haben Sie Rauch, Staub oder chemische Dämpfe bzw. Spraysubstanzen (im Betrieb oder zu Hause) eingeatmet? — **JA** →

Ihre **Bronchien sind irritiert**. Legt sich der Husten eine halbe Stunde nach der Exposition nicht, oder bekommen Sie Atemnot, *suchen Sie Ihren Hausarzt auf.*

NEIN ↓

Haben Sie seit ein paar Wochen ständig einen trockenen Reizhusten ohne andere Symptome? — **JA** →

KONSULTIEREN SIE SOFORT IHREN HAUSARZT

Eine **hartnäckige Entzündung** der Luftröhre, etwa aufgrund einer Allergie oder übermäßigen Rauchens, ist die wahrscheinliche Ursache. Andererseits ist jedoch auch ein Bronchialkrebs nicht ganz auszuschließen, vor allem wenn Sie über 40 und ein starker Raucher sind.
Behandlung: Der Hausarzt wird Sie möglicherweise zur eingehenden Untersuchung – Röntgenaufnahme, Blut- und Allergietests, Bronchoskopie (unten) – an einen Spezialisten überweisen. Die Behandlung richtet sich nach der Ursache – im Falle einer Luftröhrenentzündung bekommen Sie auswurffördernde Medikamente, evtl. auch Antibiotika und/oder Kortison.

NEIN ↓

BRONCHOSKOPIE

Bronchoskopie bedeutet Betrachtung der Schleimhaut von Luftröhre und Bronchien mit dem Bronchoskop, um eventuelle Veränderungen der Schleimhaut zu erkennen und abzuklären. Das Bronchoskop besteht aus Optiken, einer Lichtquelle und einem biegsamen Glasfiberrohr, das in Luftröhre und Bronchien eingeführt wird. Die Bronchoskopie wird in Narkose durchgeführt.

Fortsetzung rechte Seite

GEFAHREN DES ZIGARETTENRAUCHENS

Zigarettenrauchen gefährdet Ihre Gesundheit, wenn Sie mehr als 5 Zigaretten täglich rauchen. Besonders als starker Raucher erhöhen Sie immens das Risiko

- eines Kehlkopfkrebses, eines Bronchialkrebses,
- einer chronischen Bronchitis,
- einer Arteriosklerose und damit verbunden eines Herzinfarkts und von thrombotischen Verschlüssen der Becken- und Beinarterien,
- eines Blasenkrebses.

Nur dank der hervorragenden Reinigungskraft der Bronchialschleimhaut überstehen viele Menschen selbst langjähriges starkes Rauchen ziemlich gut – was aber nichts über *Ihr* ganz persönliches Risiko besagt.

Kondensat und Nikotin
Jedenfalls ist Zigarettenrauch eine Ansammlung höchst gefährlicher Substanzen, unterschieden wird zwischen Kondensat und Nikotin. Kondensat enthält u. a.

- Teer, Kohlenmonoxid und Stickoxide,
- Kadmium und Benzpyren, radioaktive Substanzen.

Die Risiken
Eine *chronische Bronchitis*, Kehlkopf- und Lungenkrebs fördert der Teer, der sich mit anderen Substanzen im Kehlkopf, in den Bronchien und im Lungengewebe ablagert. Krebsfördernd sind überdies Kadmium und radioaktive Substanzen, sie erhöhen das Risiko eines Lungen-, aber auch eines *Blasenkrebses* (über den Blutweg). Das ebenfalls krebsfördernde Benzpyren wird dagegen von der Mundschleimhaut abgebaut.
    Gefäßschädigend und arteriosklerosefördernd wirken Kohlenmonoxid, Stickoxide und Nikotin. Nikotin kann auch Herzrhythmusstörungen provozieren und einen vorhandenen Bluthochdruck steigern. Es ist die wirksame Substanz der Droge Tabak und macht psychisch und körperlich abhängig.

Rauchen und Schwangerschaft
Starke Raucherinnen bekommen relativ häufig ein untergewichtiges Baby (Mangelgeburt), das nur durch medizinische Hilfe (Brutkasten etc.) überlebt. Ursache kann eine verringerte Sauerstoff- und Nährstoffzufuhr für das Kind im Mutterleib infolge der durch Nikotin und Kohlenmonoxid verengten Gefäße der Plazenta sein. Weiter sind die Risiken einer Fehlgeburt oder Mißbildung erhöht; dazu kann auch ein stark rauchender Vater infolge der eventuell durch Rauchen geschädigten Samenzellen beitragen.

Leichte Zigaretten
Ein Umsteigen auf eine »leichte« Marke bringt kaum Vorteile, da Sie dann mehr Zigaretten rauchen, um das gewohnte Nikotinquantum zu holen; zum anderen inhalieren Sie auch tiefer, so daß die Schadsubstanzen eher in die feinsten Bronchien gelangen.

Lungenkrebsrisiko im Vergleich zu einem Nichtraucher
Ein starker Raucher hat gegenüber einem Nichtraucher ein fast 15fach erhöhtes Lungenkrebsrisiko. Dieses Risiko vermindert sich nach der *Aufgabe des Rauchens* jährlich, nach 15 Jahren gleicht es dem eines Nichtrauchers.

15fach
10fach
5fach
5 10 15
Jahre nach der Aufgabe des Rauchens

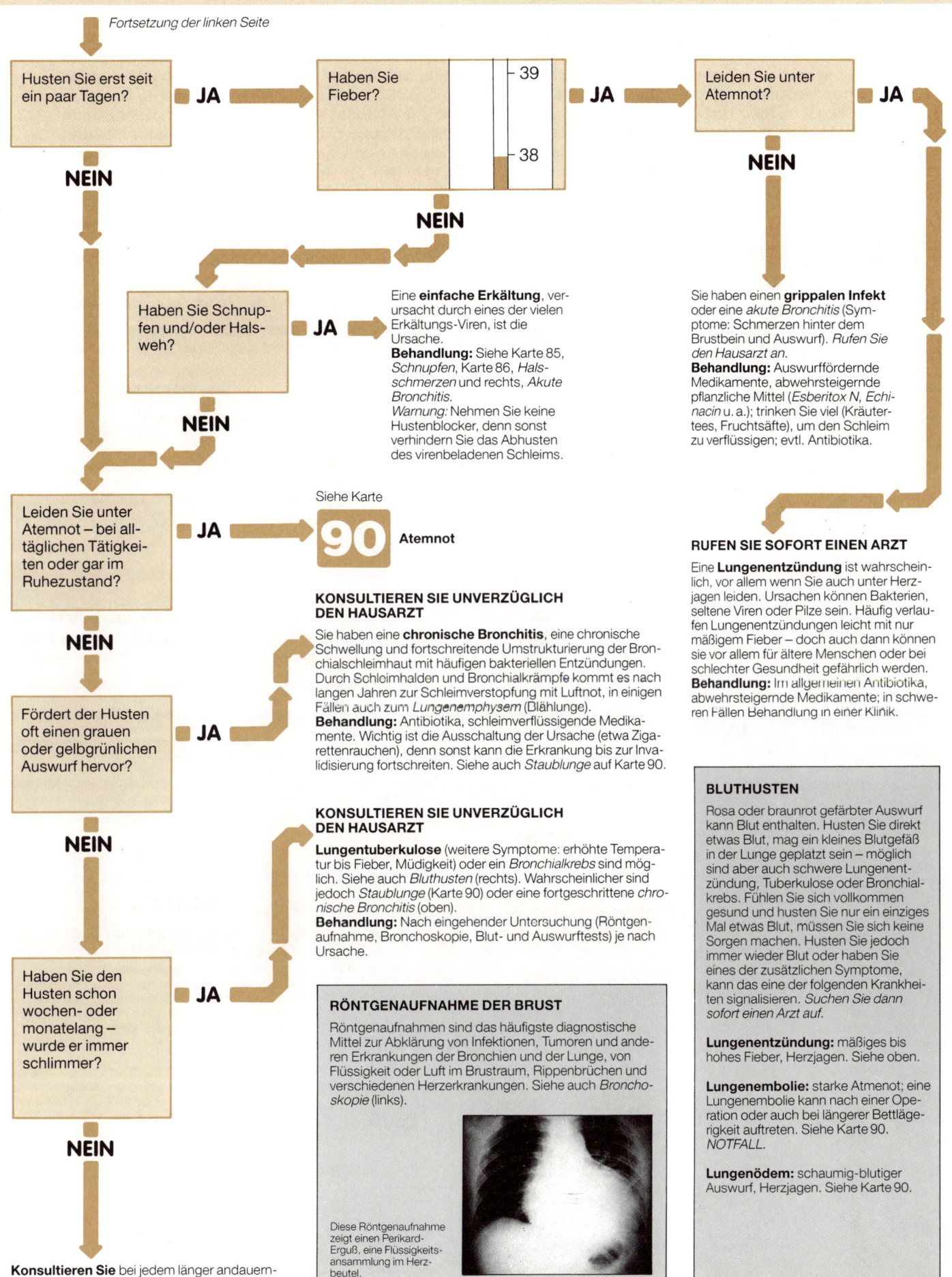

Fortsetzung der linken Seite

Husten Sie erst seit ein paar Tagen? — **JA** → **Haben Sie Fieber?**

39
38

— **JA** → **Leiden Sie unter Atemnot?** — **JA**

NEIN / **NEIN** / **NEIN**

Haben Sie Schnupfen und/oder Halsweh? — **JA** →

Eine **einfache Erkältung**, verursacht durch eines der vielen Erkältungs-Viren, ist die Ursache.
Behandlung: Siehe Karte 85, *Schnupfen*, Karte 86, *Halsschmerzen* und rechts, *Akute Bronchitis*.
Warnung: Nehmen Sie keine Hustenblocker, denn sonst verhindern Sie das Abhusten des virenbeladenen Schleims.

Sie haben einen **grippalen Infekt** oder eine *akute Bronchitis* (Symptome: Schmerzen hinter dem Brustbein und Auswurf). *Rufen Sie den Hausarzt an.*
Behandlung: Auswurffördernde Medikamente, abwehrsteigernde pflanzliche Mittel (*Esberitox N, Echinacin* u. a.); trinken Sie viel (Kräutertees, Fruchtsäfte), um den Schleim zu verflüssigen; evtl. Antibiotika.

NEIN

Leiden Sie unter Atemnot – bei alltäglichen Tätigkeiten oder gar im Ruhezustand? — **JA** →

Siehe Karte
90 **Atemnot**

RUFEN SIE SOFORT EINEN ARZT

Eine **Lungenentzündung** ist wahrscheinlich, vor allem wenn Sie auch unter Herzjagen leiden. Ursachen können Bakterien, seltene Viren oder Pilze sein. Häufig verlaufen Lungenentzündungen leicht mit nur mäßigem Fieber – doch auch dann können sie vor allem für ältere Menschen oder bei schlechter Gesundheit gefährlich werden.
Behandlung: Im allgemeinen Antibiotika, abwehrsteigernde Medikamente; in schweren Fällen Behandlung in einer Klinik.

NEIN

Fördert der Husten oft einen grauen oder gelbgrünlichen Auswurf hervor? — **JA** →

KONSULTIEREN SIE UNVERZÜGLICH DEN HAUSARZT

Sie haben eine **chronische Bronchitis**, eine chronische Schwellung und fortschreitende Umstrukturierung der Bronchialschleimhaut mit häufigen bakteriellen Entzündungen. Durch Schleimhalden und Bronchialkrämpfe kommt es nach langen Jahren zur Schleimverstopfung mit Luftnot, in einigen Fällen auch zum *Lungenemphysem* (Blählunge).
Behandlung: Antibiotika, schleimverflüssigende Medikamente. Wichtig ist die Ausschaltung der Ursache (etwa Zigarettenrauchen), denn sonst kann die Erkrankung bis zur Invalidisierung fortschreiten. Siehe auch *Staublunge* auf Karte 90.

NEIN

KONSULTIEREN SIE UNVERZÜGLICH DEN HAUSARZT

Lungentuberkulose (weitere Symptome: erhöhte Temperatur bis Fieber, Müdigkeit) oder ein *Bronchialkrebs* sind möglich. Siehe auch *Bluthusten* (rechts). Wahrscheinlicher sind jedoch *Staublunge* (Karte 90) oder eine fortgeschrittene *chronische Bronchitis* (oben).
Behandlung: Nach eingehender Untersuchung (Röntgenaufnahme, Bronchoskopie, Blut- und Auswurftests) je nach Ursache.

Haben Sie den Husten schon wochen- oder monatelang – wurde er immer schlimmer? — **JA** →

RÖNTGENAUFNAHME DER BRUST
Röntgenaufnahmen sind das häufigste diagnostische Mittel zur Abklärung von Infektionen, Tumoren und anderen Erkrankungen der Bronchien und der Lunge, von Flüssigkeit oder Luft im Brustraum, Rippenbrüchen und verschiedenen Herzerkrankungen. Siehe auch *Bronchoskopie* (links).

Diese Röntgenaufnahme zeigt einen Perikard-Erguß, eine Flüssigkeitsansammlung im Herzbeutel.

NEIN

Konsultieren Sie bei jedem länger andauernden Husten den Hausarzt.

BLUTHUSTEN
Rosa oder braunrot gefärbter Auswurf kann Blut enthalten. Husten Sie direkt etwas Blut, mag ein kleines Blutgefäß in der Lunge geplatzt sein – möglich sind aber auch schwere Lungenentzündung, Tuberkulose oder Bronchialkrebs. Fühlen Sie sich vollkommen gesund und husten Sie nur ein einziges Mal etwas Blut, müssen Sie sich keine Sorgen machen. Husten Sie jedoch immer wieder Blut oder haben Sie eines der zusätzlichen Symptome, kann das eine der folgenden Krankheiten signalisieren. *Suchen Sie dann sofort einen Arzt auf.*

Lungenentzündung: mäßiges bis hohes Fieber, Herzjagen. Siehe oben.

Lungenembolie: starke Atemnot; eine Lungenembolie kann nach einer Operation oder auch bei längerer Bettlägerigkeit auftreten. Siehe Karte 90. *NOTFALL.*

Lungenödem: schaumig-blutiger Auswurf, Herzjagen. Siehe Karte 90.

90 Atemnot

Wenn Sie selbst bei geringeren körperlichen Aktivitäten – etwa beim Treppensteigen – schnell außer Atem kommen, oder wenn Sie gar im Ruhezustand schnell atmen oder unter Atemnot leiden, sind das ernste Warnsignale: Sie leiden an einer Infektion oder Erkrankung der Lunge bzw. der Bronchien oder an einer Herzkrankheit. Erstickungs-

anfälle durch einen Fremdkörper zeigen sich dagegen urplötzlich – zur »Ersten Hilfe« siehe rechte Seite. Ansonsten gilt: Atemnot signalisiert immer eine mangelnde Sauerstoffzufuhr, die den Organismus schwer bedroht. Diese Karte und die Diagnose-Karten 88 und 106 sollen Ihnen helfen, die Gefahr frühzeitig zu erkennen.

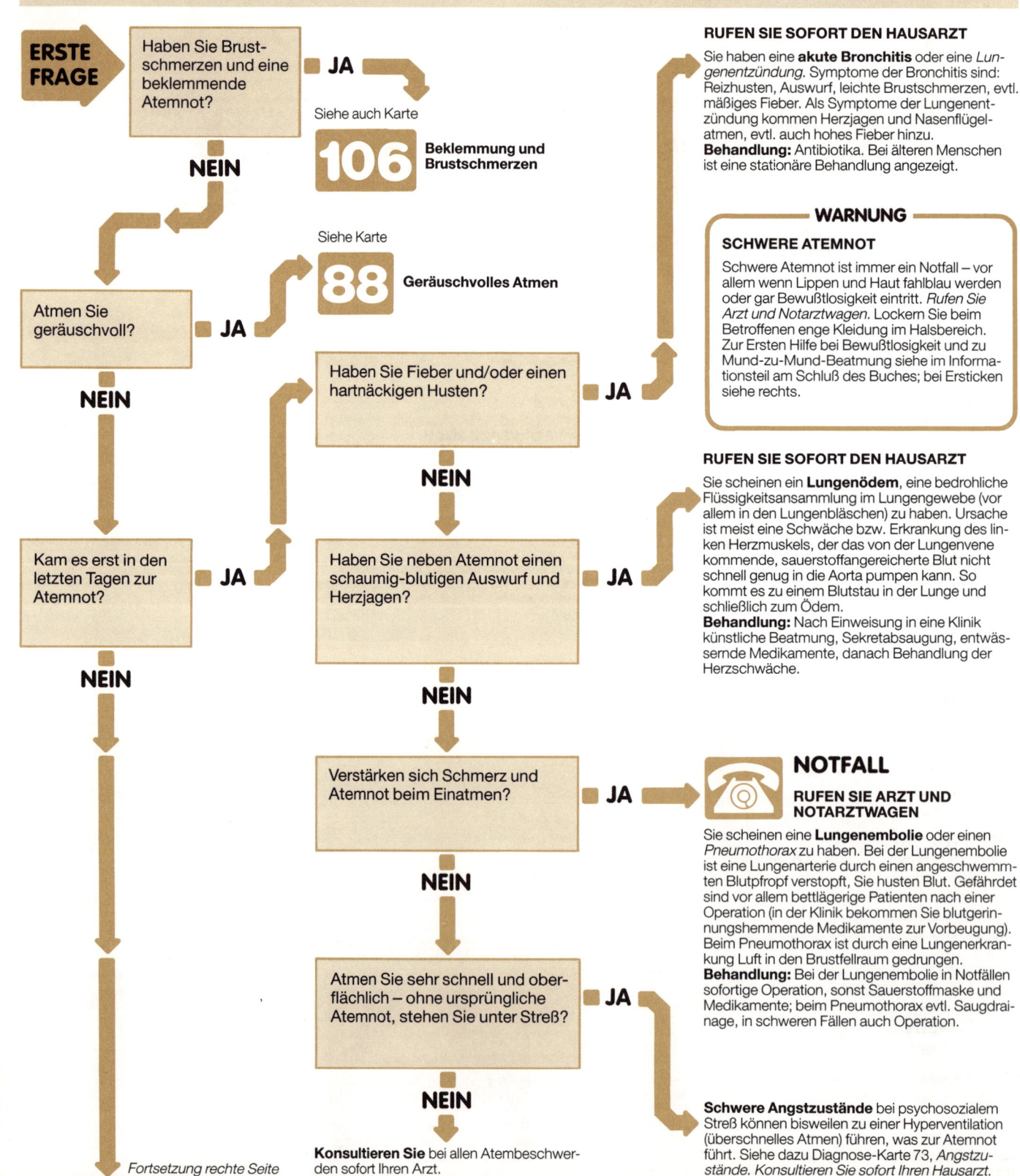

ERSTE FRAGE

Haben Sie Brustschmerzen und eine beklemmende Atemnot?

JA → Siehe auch Karte **106** Beklemmung und Brustschmerzen

NEIN

Atmen Sie geräuschvoll?

JA → Siehe Karte **88** Geräuschvolles Atmen

NEIN

Kam es erst in den letzten Tagen zur Atemnot?

NEIN

Haben Sie Fieber und/oder einen hartnäckigen Husten?

JA

NEIN

Haben Sie neben Atemnot einen schaumig-blutigen Auswurf und Herzjagen?

JA

NEIN

Verstärken sich Schmerz und Atemnot beim Einatmen?

JA

NEIN

Atmen Sie sehr schnell und oberflächlich – ohne ursprüngliche Atemnot, stehen Sie unter Streß?

JA

NEIN

Fortsetzung rechte Seite

Konsultieren Sie bei allen Atembeschwerden sofort Ihren Arzt.

RUFEN SIE SOFORT DEN HAUSARZT

Sie haben eine **akute Bronchitis** oder eine *Lungenentzündung*. Symptome der Bronchitis sind: Reizhusten, Auswurf, leichte Brustschmerzen, evtl. mäßiges Fieber. Als Symptome der Lungenentzündung kommen Herzjagen und Nasenflügelatmen, evtl. auch hohes Fieber hinzu.
Behandlung: Antibiotika. Bei älteren Menschen ist eine stationäre Behandlung angezeigt.

— WARNUNG —

SCHWERE ATEMNOT

Schwere Atemnot ist immer ein Notfall – vor allem wenn Lippen und Haut fahlblau werden oder gar Bewußtlosigkeit eintritt. *Rufen Sie Arzt und Notarztwagen.* Lockern Sie beim Betroffenen enge Kleidung im Halsbereich. Zur Ersten Hilfe bei Bewußtlosigkeit und zu Mund-zu-Mund-Beatmung siehe im Informationsteil am Schluß des Buches; bei Ersticken siehe rechts.

RUFEN SIE SOFORT DEN HAUSARZT

Sie scheinen ein **Lungenödem**, eine bedrohliche Flüssigkeitsansammlung im Lungengewebe (vor allem in den Lungenbläschen) zu haben. Ursache ist meist eine Schwäche bzw. Erkrankung des linken Herzmuskels, der das von der Lungenvene kommende, sauerstoffangereicherte Blut nicht schnell genug in die Aorta pumpen kann. So kommt es zu einem Blutstau in der Lunge und schließlich zum Ödem.
Behandlung: Nach Einweisung in eine Klinik künstliche Beatmung, Sekretabsaugung, entwässernde Medikamente, danach Behandlung der Herzschwäche.

NOTFALL

RUFEN SIE ARZT UND NOTARZTWAGEN

Sie scheinen eine **Lungenembolie** oder einen *Pneumothorax* zu haben. Bei der Lungenembolie ist eine Lungenarterie durch einen angeschwemmten Blutpfropf verstopft, Sie husten Blut. Gefährdet sind vor allem bettlägerige Patienten nach einer Operation (in der Klinik bekommen Sie blutgerinnungshemmende Medikamente zur Vorbeugung). Beim Pneumothorax ist durch eine Lungenerkrankung Luft in den Brustfellraum gedrungen.
Behandlung: Bei der Lungenembolie in Notfällen sofortige Operation, sonst Sauerstoffmaske und Medikamente; beim Pneumothorax evtl. Saugdrainage, in schweren Fällen auch Operation.

Schwere Angstzustände bei psychosozialem Streß können bisweilen zu einer Hyperventilation (überschnelles Atmen) führen, was zur Atemnot führt. Siehe dazu Diagnose-Karte 73, *Angstzustände. Konsultieren Sie* sofort Ihren Hausarzt.

Fortsetzung der linken Seite

Husten Sie oft einen grauen oder gelb-grünlichen Auswurf hervor?

JA →

Arbeiten Sie in staubiger Luft, etwa in einem Keramikwerk, einem Steinbruch oder in einer Mine?

JA

NEIN ↓

NEIN ↓

KONSULTIEREN SIE UNVERZÜGLICH DEN HAUSARZT

Sie haben eine **chronische Bronchitis**, eine chronische Schwellung und fortschreitende Umstrukturierung der Bronchialschleimhaut mit häufigen bakteriellen Entzündungen. Durch Schleimhalden und Bronchialkrämpfe kommt es nach langen Jahren zur Schleimverstopfung mit Luftnot, in einigen Fällen auch zum *Lungenemphysem* (Blählunge).
Behandlung: Antibiotika, schleimverflüssigende Medikamente. Wichtig ist die Ausschaltung der Ursache (etwa Zigarettenrauchen), denn sonst kann die Erkrankung bis zur Invalidisierung fortschreiten. Siehe auch *Staublunge*, unten.

Sind Sie Bauer oder Landarbeiter, kommen Sie mit Heu und/oder Tieren in Käfighaltung in Kontakt?

JA

NEIN ↓

Sie scheinen eine **Staublunge** (Pneumokoniose) zu haben, sei es eine Kohlenstaublunge (Anthrakose), eine Silikose (Quarzstaublunge) oder eine Asbeststaublunge (wenn Sie in einem Asbestwerk gearbeitet haben).
Warnung: Asbest- und Kadmiumstaub fördern Lungenkrebs. Eine gewisse Vorbeugung gegen jede Art von Staublunge ist durch Atemschutzmasken möglich. Ein Berufswechsel ist angezeigt. *Konsultieren Sie den Hausarzt.*
Wichtig: Staublungen sind Berufskrankheiten.

Sie scheinen eine **Farmerlunge** zu haben, eine allergische Reaktion auf Pilzsporen in Getreide, faulendem oder schimmeligem Heu oder auf Ausscheidungen von Tieren in Käfighaltung. Im akuten Zustand haben Sie eine fieberhafte Bronchitis oder Lungenentzündung (siehe linke Seite, oben), im chronischen Zustand Hustenanfälle, Fieber und Atemnot. *Konsultieren Sie den Hausarzt.*
Behandlung: Nach eingehender Untersuchung (Röntgenaufnahme, Allergie- und Bluttests) zunächst Kortison zur Entzündungshemmung (unter Antibiotikaschutz). Ansonsten: Hilft eine Atemschutzmaske nicht, bleibt nur ein Berufswechsel.

Sind Sie schwanger?

JA →

Siehe auch Karte

143 **Kurzatmigkeit**

NEIN ↓

Konsultieren Sie unverzüglich den Hausarzt, wenn Ihr Problem nicht angesprochen ist.

ERSTE HILFE BEI ERSTICKEN

Leidet jemand an Erstickungsanfällen durch einen Fremdkörper im Hals oder in der Luftröhre, leisten Sie sofort Erste Hilfe mit dem »Heimlich-Handgriff«:

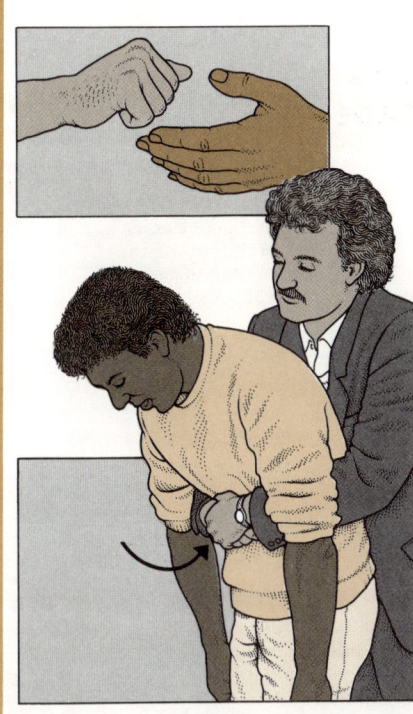

1 Schlingen Sie Ihre Arme von hinten um den stehenden Mitmenschen, pressen Sie eine Faust auf die Bauchdecke zwischen Nabel und Rippenbogen, umschließen Sie mit der anderen Hand die Faust und drücken Sie fest die Bauchdecke nach oben ein.

2 Schießt trotz mehrmaliger Wiederholung der Fremdkörper nicht wie ein Sektkorken aus dem Mund, legen Sie den Betroffenen auf den Rücken und wischen mit dem Zeigefinger den Rachenhintergrund aus.

3 Bleibt auch diese Maßnahme erfolglos, wiederholen Sie die Schritte 1 und 2. Lassen Sie Arzt und Notarztwagen rufen.

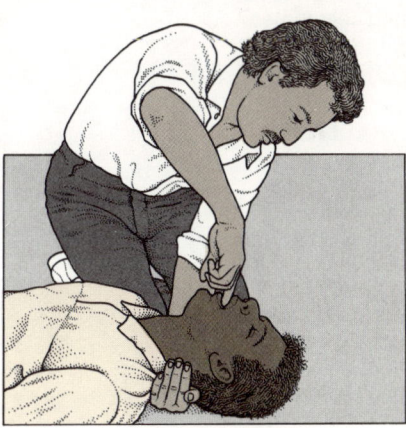

4 Kann der Erstickende immer noch nicht atmen, geben Sie Atemspende (Mund-zu-Mund-Beatmung), bis Arzt oder Notarzt eintreffen.

91 Zahnschmerzen

Zähne sind lebende Strukturen – ihr hartes Erscheinungsbild signalisiert nur ihre Funktion. Ständig sind sie durch unsere zuckerreiche, weiche Ernährung bedroht: Im bakteriellen Zahnbelag (Plaque) vergären Bakterien Zucker zu Säuren, die den Zahnschmelz angreifen. Folge: Karies, die erst zu Schmerzen führt, wenn sie infektiös-zerstörend ins Zahnmark vordringt. Weitere Folge ist Parodontitis, eine Entzündung des Zahnhalteapparates, die zu mehr Zahnverlusten als Karies führt. Vorbeugung: Gründliche Zahnpflege, regelmäßige zahnärztliche Kontrolle.

ERSTE FRAGE

Haben Sie eines oder mehrere der folgenden Symptome?
- permanente Zahnschmerzen
- dicke Backe
- Eitergang im Zahnfleisch

JA

KONSULTIEREN SIE UNVERZÜGLICH IHREN ZAHNARZT

Eine **Wurzeleiterung** (Eiterzahn, Zahngranulom) ist wahrscheinlich. Ursache: Ein Kariesloch ist bis in die Zahnwurzel vorgedrungen, die Wurzelhaut eitert und der umgebende Kieferknochen ist eitrig eingeschmolzen.
Behandlung: Es gilt, den Zahn noch zu retten – durch eine Wurzelbehandlung mit Ausräumung der eitrigen Einschmelzung und späterer Füllung; meist sind mehrere Behandlungen notwendig. Bei schwerer Zerstörung der Krone wird der Zahnarzt eine künstliche Krone aufsetzen. Nur in weit fortgeschrittenen Fällen muß der Zahn gezogen werden. Nach dem Ziehen eines Zahns (Zahnextraktion) kann eine dreigliedrige Brücke notwendig werden – entweder aus kosmetischen Gründen, oder um den der Lücke gegenüberliegenden Zahn am Schieben zu hindern.

NEIN

Haben Sie immer wiederkehrende pochende Zahnschmerzen, oder ist ein Zahn extrem kälte- oder hitzeempfindlich und hält der Temperaturschmerz einige Minuten an?

JA

Fortgeschrittene Karies, eventuell auch im Bereich einer alten, tiefen Füllung, hat das Zahnmark mit Nerv und Blutgefäßen entzündet.
Behandlung: Der Zahnarzt wird den kariösen Bereich, gegebenenfalls auch die alte Füllung entfernen. Liegt der Nerv bloß, ist eine Wurzelbehandlung notwendig, um den Zahn zu retten. Liegt das Zahnmark nicht bloß, macht der Zahnarzt eine provisorische Füllung, um die Entzündung zu stoppen. Ein paar Wochen später folgt die Dauerfüllung. Eventuell ist auch eine Wurzelbehandlung notwendig; nur in Extremfällen muß der Zahn gezogen werden.

NEIN

Haben Sie in den letzten Wochen einige Zahnfüllungen bekommen?

JA

Schmerzt der Zahn nur, wenn Sie auf ihn beißen?

JA

NEIN

Nach einer **tiefen Füllung** ist der Zahn oft einige Zeit schmerzempfindlich, vor allem gegen kalte Getränke oder Luft – doch dauert der Schmerz jeweils nur einige Sekunden an. Wird die Schmerzempfindung allerdings intensiver, oder wird der Zahn auch hitzeempfindlich, *konsultieren Sie unverzüglich den Zahnarzt* zur Revision der Füllung.

NEIN

Schmerzt der Zahn nur, wenn Sie kalte oder süße Sachen essen (Eis oder Schokolade), und hört der Schmerz nach wenigen Sekunden auf?

JA

Karies unter einer alten Füllung, ein *Sprung im Zahn* oder eine *kaputte Füllung*, oft aber auch ein infolge Parodontitis oder Zahnfleischrezession *freigelegter Zahnhals* können die Ursachen der Schmerzen sein. *Konsultieren Sie den Zahnarzt.*
Behandlung: Neue Füllung; bei freigelegten Zahnhälsen schützende Versiegelung und/oder Benutzung einer Zahncreme gegen empfindliche Zähne.

NEIN

Eine **unebene** oder »hohe« Füllung kann wehtun. Der Zahnarzt wird die Füllung zurechtschleifen.

Schmerzt der Zahn nur, wenn Sie darauf beißen oder kauen?

JA

NEIN

Ein **Kariesloch** ist wahrscheinlich die Ursache. *Suchen Sie den Zahnarzt auf.*
Behandlung: Entfernung des kariösen Bereichs und Füllung.

Eine **kaputte Füllung**, ein *gesprungener Zahn* oder ein fast *loser Zahn* (Zahnwechsel) können die Ursachen sein. *Konsultieren Sie den Zahnarzt.*
Behandlung: Neue Füllung; ist das nicht mehr möglich, Wurzelbehandlung und Aufsetzen einer Krone; bei einem tiefen Sprung muß der Zahn evtl. gezogen werden. Die oberen Backenzähne können auch bei einer *Kieferhöhlenentzündung* schmerzen (*Hausarzt konsultieren*). Einen fast losen Zahn können Sie selbst mit einer leichten Drehbewegung entfernen.

92 Schluckbeschwerden

Die Hauptursache von Schluckbeschwerden sind Rachen- oder Mandelentzündungen (siehe Diagnose-Karte 86), provoziert durch die entzündliche Schwellung und auch Schleimproduktion. Ständige Schluckbeschwerden ohne Halsweh sind jedoch immer ernster Natur. Konsultieren Sie dann sofort Ihren Hausarzt zur eingehenden Diagnose.

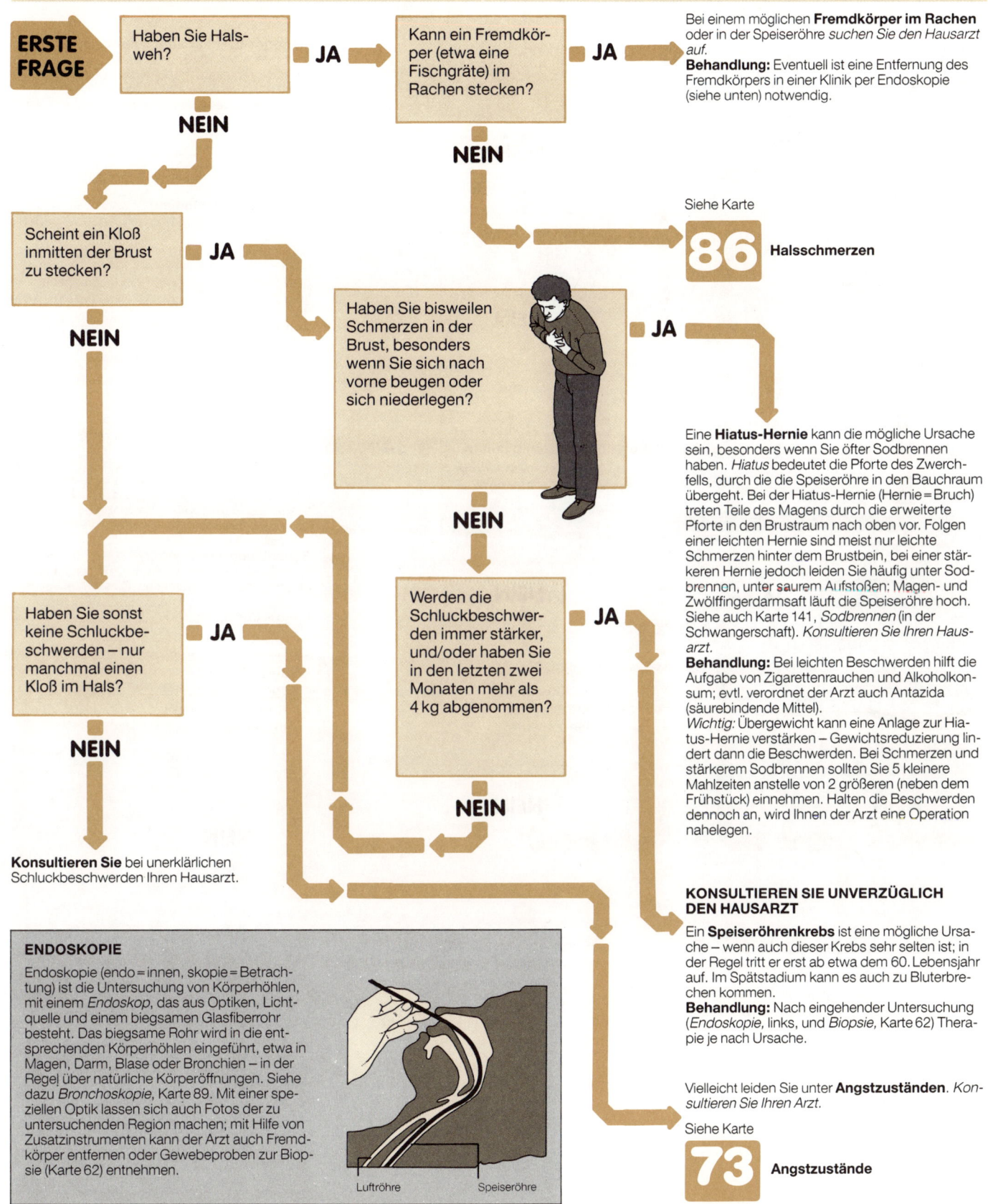

ERSTE FRAGE

Haben Sie Halsweh?

JA →

Kann ein Fremdkörper (etwa eine Fischgräte) im Rachen stecken?

JA →

Bei einem möglichen **Fremdkörper im Rachen** oder in der Speiseröhre *suchen Sie den Hausarzt auf.*
Behandlung: Eventuell ist eine Entfernung des Fremdkörpers in einer Klinik per Endoskopie (siehe unten) notwendig.

NEIN

NEIN

Scheint ein Kloß inmitten der Brust zu stecken?

JA

Siehe Karte

86 Halsschmerzen

NEIN

Haben Sie bisweilen Schmerzen in der Brust, besonders wenn Sie sich nach vorne beugen oder sich niederlegen?

JA

Eine **Hiatus-Hernie** kann die mögliche Ursache sein, besonders wenn Sie öfter Sodbrennen haben. *Hiatus* bedeutet die Pforte des Zwerchfells, durch die die Speiseröhre in den Bauchraum übergeht. Bei der Hiatus-Hernie (Hernie = Bruch) treten Teile des Magens durch die erweiterte Pforte in den Brustraum nach oben vor. Folgen einer leichten Hernie sind meist nur leichte Schmerzen hinter dem Brustbein, bei einer stärkeren Hernie jedoch leiden Sie häufig unter Sodbrennen, unter saurem Aufstoßen: Magen- und Zwölffingerdarmsaft läuft die Speiseröhre hoch. Siehe auch Karte 141, *Sodbrennen* (in der Schwangerschaft). *Konsultieren Sie Ihren Hausarzt.*
Behandlung: Bei leichten Beschwerden hilft die Aufgabe von Zigarettenrauchen und Alkoholkonsum; evtl. verordnet der Arzt auch Antazida (säurebindende Mittel).
Wichtig: Übergewicht kann eine Anlage zur Hiatus-Hernie verstärken – Gewichtsreduzierung lindert dann die Beschwerden. Bei Schmerzen und stärkerem Sodbrennen sollten Sie 5 kleinere Mahlzeiten anstelle von 2 größeren (neben dem Frühstück) einnehmen. Halten die Beschwerden dennoch an, wird Ihnen der Arzt eine Operation nahelegen.

NEIN

Haben Sie sonst keine Schluckbeschwerden – nur manchmal einen Kloß im Hals?

JA

Werden die Schluckbeschwerden immer stärker, und/oder haben Sie in den letzten zwei Monaten mehr als 4 kg abgenommen?

JA

NEIN

NEIN

Konsultieren Sie bei unerklärlichen Schluckbeschwerden Ihren Hausarzt.

KONSULTIEREN SIE UNVERZÜGLICH DEN HAUSARZT

Ein **Speiseröhrenkrebs** ist eine mögliche Ursache – wenn auch dieser Krebs sehr selten ist; in der Regel tritt er erst ab etwa dem 60. Lebensjahr auf. Im Spätstadium kann es auch zu Bluterbrechen kommen.
Behandlung: Nach eingehender Untersuchung (*Endoskopie*, links, und *Biopsie*, Karte 62) Therapie je nach Ursache.

Vielleicht leiden Sie unter **Angstzuständen**. *Konsultieren Sie Ihren Arzt.*

Siehe Karte

73 Angstzustände

ENDOSKOPIE

Endoskopie (endo = innen, skopie = Betrachtung) ist die Untersuchung von Körperhöhlen, mit einem *Endoskop*, das aus Optiken, Lichtquelle und einem biegsamen Glasfiberrohr besteht. Das biegsame Rohr wird in die entsprechenden Körperhöhlen eingeführt, etwa in Magen, Darm, Blase oder Bronchien – in der Regel über natürliche Körperöffnungen. Siehe dazu *Bronchoskopie*, Karte 89. Mit einer speziellen Optik lassen sich auch Fotos der zu untersuchenden Region machen; mit Hilfe von Zusatzinstrumenten kann der Arzt auch Fremdkörper entfernen oder Gewebeproben zur Biopsie (Karte 62) entnehmen.

Luftröhre   Speiseröhre

93 Schmerzen im Mundbereich

Schmerzende Stellen an Lippen, Zunge, Mundschleimhaut und Zahnfleisch sind zwar recht unangenehm, mit Ausnahmen jedoch nur kleinere Wehwehchen. Heilen allerdings kleine Geschwüre, Mund- oder Zahnfleischentzündungen nicht spätestens nach drei Wochen ab, sollten Sie unverzüglich Ihren Hausarzt bzw. den Zahnarzt aufsuchen. Durch regelmäßige Mund- und Zahnhygiene (Diagnose-Karte 91) beugen Sie Erkrankungen im Mundbereich vor.

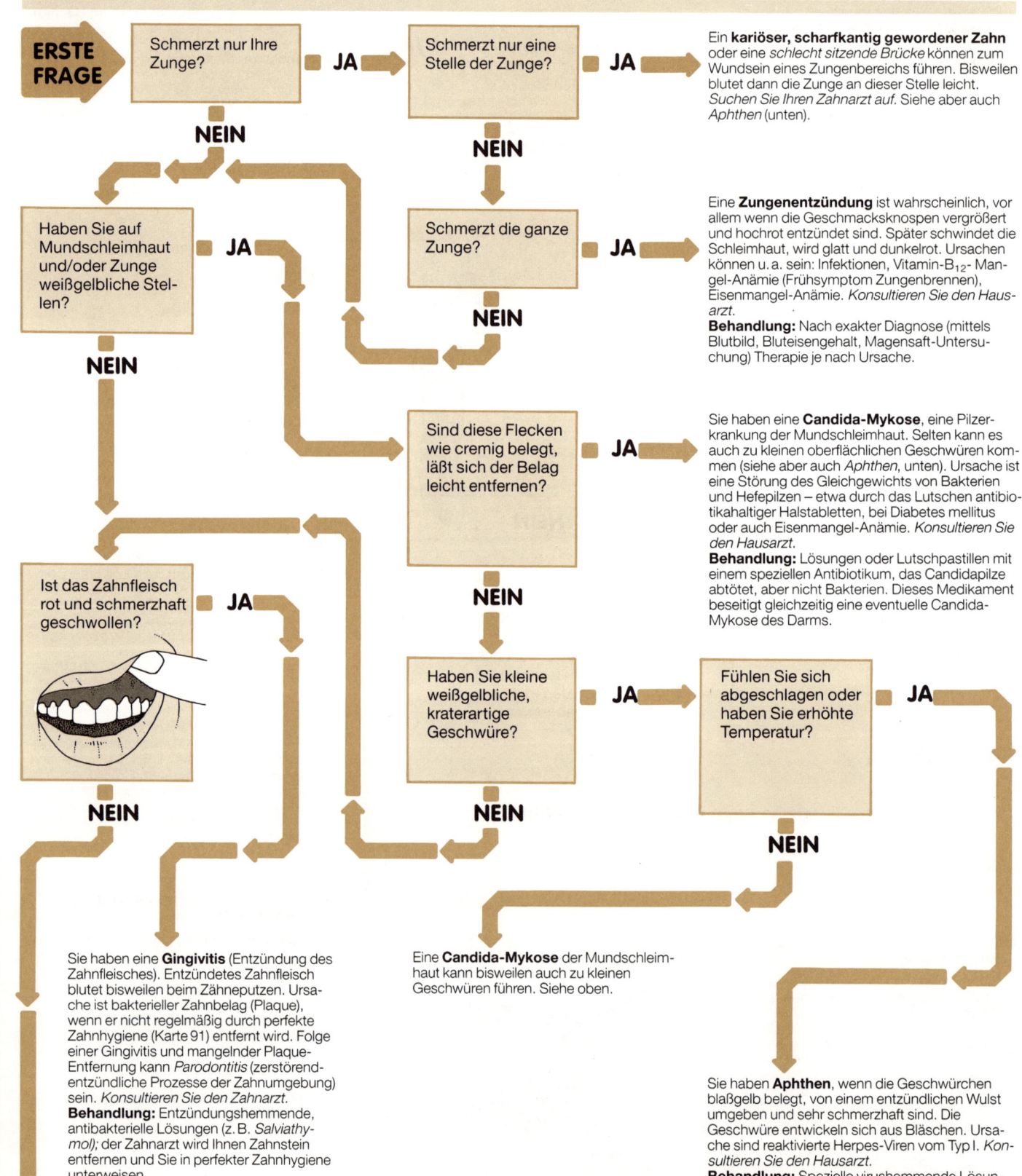

ERSTE FRAGE

Schmerzt nur Ihre Zunge? — **JA** → Schmerzt nur eine Stelle der Zunge? — **JA** →

Ein **kariöser, scharfkantig gewordener Zahn** oder eine *schlecht sitzende Brücke* können zum Wundsein eines Zungenbereichs führen. Bisweilen blutet dann die Zunge an dieser Stelle leicht. *Suchen Sie Ihren Zahnarzt auf.* Siehe aber auch *Aphthen* (unten).

NEIN ↓ ... **NEIN** ↓

Haben Sie auf Mundschleimhaut und/oder Zunge weißgelbliche Stellen? — **JA** →

Schmerzt die ganze Zunge? — **JA** →

Eine **Zungenentzündung** ist wahrscheinlich, vor allem wenn die Geschmacksknospen vergrößert und hochrot entzündet sind. Später schwindet die Schleimhaut, wird glatt und dunkelrot. Ursachen können u. a. sein: Infektionen, Vitamin-B$_{12}$-Mangel-Anämie (Frühsymptom Zungenbrennen), Eisenmangel-Anämie. *Konsultieren Sie den Hausarzt.*
Behandlung: Nach exakter Diagnose (mittels Blutbild, Bluteisengehalt, Magensaft-Untersuchung) Therapie je nach Ursache.

NEIN ↓ ... **NEIN** ↓

Sind diese Flecken wie cremig belegt, läßt sich der Belag leicht entfernen? — **JA** →

Sie haben eine **Candida-Mykose**, eine Pilzerkrankung der Mundschleimhaut. Selten kann es auch zu kleinen oberflächlichen Geschwüren kommen (siehe aber auch *Aphthen*, unten). Ursache ist eine Störung des Gleichgewichts von Bakterien und Hefepilzen — etwa durch das Lutschen antibiotikahaltiger Halstabletten, bei Diabetes mellitus oder auch Eisenmangel-Anämie. *Konsultieren Sie den Hausarzt.*
Behandlung: Lösungen oder Lutschpastillen mit einem speziellen Antibiotikum, das Candidapilze abtötet, aber nicht Bakterien. Dieses Medikament beseitigt gleichzeitig eine eventuelle Candida-Mykose des Darms.

Ist das Zahnfleisch rot und schmerzhaft geschwollen? — **JA** →

NEIN ↓

Haben Sie kleine weißgelbliche, kraterartige Geschwüre? — **JA** →

Fühlen Sie sich abgeschlagen oder haben Sie erhöhte Temperatur? — **JA** →

NEIN ↓ ... **NEIN** ↓

Sie haben eine **Gingivitis** (Entzündung des Zahnfleisches). Entzündetes Zahnfleisch blutet bisweilen beim Zähneputzen. Ursache ist bakterieller Zahnbelag (Plaque), wenn er nicht regelmäßig durch perfekte Zahnhygiene (Karte 91) entfernt wird. Folge einer Gingivitis und mangelnder Plaque-Entfernung kann *Parodontitis* (zerstörend-entzündliche Prozesse der Zahnumgebung) sein. *Konsultieren Sie den Zahnarzt.*
Behandlung: Entzündungshemmende, antibakterielle Lösungen (z. B. *Salviathymol);* der Zahnarzt wird Ihnen Zahnstein entfernen und Sie in perfekter Zahnhygiene unterweisen.

Fortsetzung rechte Seite

Eine **Candida-Mykose** der Mundschleimhaut kann bisweilen auch zu kleinen Geschwüren führen. Siehe oben.

Sie haben **Aphthen**, wenn die Geschwürchen blaßgelb belegt, von einem entzündlichen Wulst umgeben und sehr schmerzhaft sind. Die Geschwüre entwickeln sich aus Bläschen. Ursache sind reaktivierte Herpes-Viren vom Typ I. *Konsultieren Sie den Hausarzt.*
Behandlung: Spezielle virushemmende Lösungen zum Auftupfen (dann Geschwürbelag wegwischen), neue Herpes-Medikamente.

Fortsetzung der linken Seite

Haben Sie an der Lippe einen entzündlichen Herd? → **JA** → **Entwickeln sich schmerzhafte Bläschen?** → **JA** →

Fieberbläschen werden durch reaktivierte Herpes-Viren vom Typ I verursacht. Diese Viren schlafen nach einer allfälligen Erstinfektion in der Kindheit bei rund 2 % der Infizierten im Eintrittsbereich und werden etwa bei Fieber, bei der Menstruation oder bei starker Sonneneinstrahlung reaktiviert. *Konsultieren Sie Ihren Hausarzt.*
Behandlung: Spezielle Salben, die Sie im Anfangsstadium der Entzündung auftragen.

NEIN ↓ (von erster Frage)

NEIN ↓ (von zweiter Frage)

Leiden Sie an angerissenen und leicht entzündeten Mundwinkeln? → **JA** →

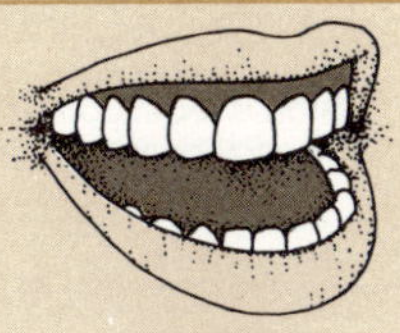

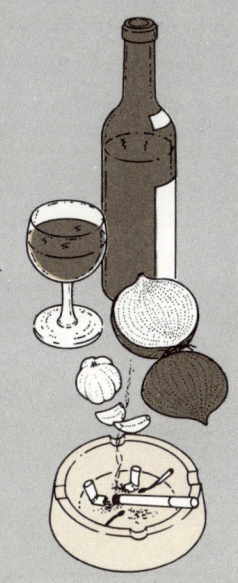

Solche **Faulecken** können bisweilen durch eine Eisenmangel-Anämie verursacht werden. *Konsultieren Sie den Hausarzt.* Andererseits können auch dem Gebißschluß nicht voll angepaßte Kronen oder Brücken daran schuld sein. *Konsultieren Sie Ihren Zahnarzt.*
Behandlung: Ihr Hausarzt wird Ihren Hb-Wert (Hämoglobin-Wert) überprüfen und Ihnen bei Eisenmangel Eisenpräparate und stark eisenhaltige Nahrungsmittel (Fleisch, Hirse, etc.) verordnen. Ihr Zahnarzt wird den Gebißschluß überprüfen, evtl. Kronen oder Brücken neu anpassen.

NEIN ↓

WARNUNG

HARTNÄCKIGE GESCHWÜRE

Geschwüre oder entzündliche Knötchen, die nicht innerhalb von 3 Wochen abheilen, können Krebs signalisieren.

Konsultieren Sie unverzüglich den Hausarzt.

Verwenden Sie einen Lippenstift oder ein Lichtschutzmittel für die Lippen? → **JA** →

Sie scheinen ein **allergisches Kontaktekzem** zu haben. Das heißt, Sie reagieren allergisch auf irgendeine Substanz in diesen Mitteln.
Wichtig: Eine solche Allergie kann sich plötzlich entwickeln, obwohl Sie das Mittel jahrelang vertragen haben. Siehe dazu Karte 77.

NEIN ↓

Konsultieren Sie Ihren Hausarzt. Siehe *WARNUNG* (links).

SCHLECHTER ATEM

Schlechten Atem nehmen Sie selbst kaum wahr – meist werden Sie durch einen Mitmenschen per Abwehrhaltung oder direkt darauf aufmerksam gemacht. Häufige Ursachen für schlechten Atem sind:

Entzündungen im Mundraum
Zungen- oder Zahnfleischentzündung, Parodontitis (Parodontose) oder Entzündungen der Mundschleimhaut können schlechten Atem provozieren. Siehe dazu linke Seite. Verwenden Sie ein Mundwasser oder ein pflanzliches Mittel (etwa *Salviathymol*). Konsultieren Sie den Hausarzt oder den Zahnarzt, wenn sich der schlechte Atem mit diesen Mitteln nicht innerhalb von Tagen bessert.

Mangelhafte Zahnhygiene
Zerfallene Nahrungspartikel zwischen den Zähnen und Plaque sowie Zahnverfall (Karies) können zu schlechtem Atem führen. Siehe dazu *Zahnhygiene mit System* auf Karte 91. Siehe auch rechts, *Pflege eines künstlichen Gebisses.*

Knoblauch, Alkohol und Zigaretten
Daß Nahrungsmittel wie Zwiebeln oder vor allem Knoblauch und Drogen wie Alkohol oder Tabak schlechten Atem verursachen, ist bekannt:
Die ätherischen Öle bzw. andere Substanzen kommen teils über den Blutstrom oder direkt (Zigarettenrauch) in die Lunge und werden ausgeatmet.

Wichtig: Leiden Sie permanent an schlechtem Atem, ohne daß die genannten Ursachen eine Rolle spielen, können verschiedene Krankheiten zugrunde liegen – etwa Bronchiektasen (krankhafte Erweiterung der Bronchien). Konsultieren Sie den Hausarzt.

PFLEGE EINES KÜNSTLICHEN GEBISSES

Künstliche Total- oder Teilgebisse entfernen Sie jeweils vor dem Schlafengehen. Legen Sie sie in ein Glas mit Wasser und geben Sie eine Reinigungstablette dazu. So kann sich auch Ihr Zahnfleisch ausruhen. Reinigen Sie das künstliche Gebiß täglich gründlich mit einer speziellen Zahnbürste – lassen Sie sich darin von einer Zahnarzthelferin unterweisen. Freilich sollten Sie auch nicht vergessen, verbliebene Zähne gründlich zu reinigen – vor allem auch den Zahnfleischübergang (Bürste im Winkel von 45° aufsetzen).

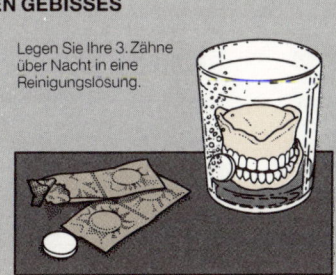

Legen Sie Ihre 3. Zähne über Nacht in eine Reinigungslösung.

Das künstliche Gebiß täglich beidseitig mit einer Spezialzahnbürste reinigen, um alle Speisereste zu entfernen. Gründlich nachspülen, bevor Sie das Gebiß wieder einsetzen.

Regelmäßige Kontrolle
Konsultieren Sie immer unverzüglich den Zahnarzt, wenn Sie Probleme mit Ihrem Gebiß haben – wenn es etwa schlecht sitzt oder gar Zahnfleischgeschwüre entstehen. Lassen Sie restliche natürliche Zähne oder Zahnstümpfe alle sechs Monate kontrollieren. Ein künstliches Gebiß paßt etwa 2–3 Jahre – je nach Situation Ihres zahntragenden Kieferknochens.

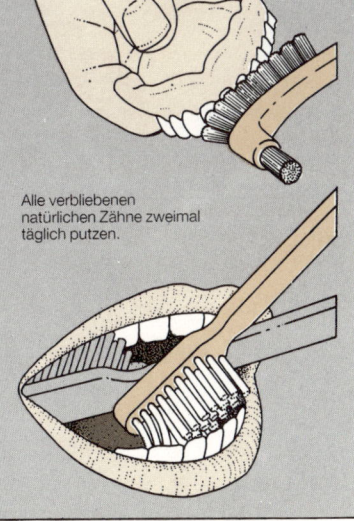

Alle verbliebenen natürlichen Zähne zweimal täglich putzen.

94 Erbrechen

Erbrechen ist ein anfallsartiges Ausstoßen von Magen-inhalt – verursacht durch Wellenbewegungen von Speise-röhre und Magenmuskeln und durch das Zusammenziehen von Zwerchfell und Bauchmuskulatur. Basis ist der Brech-reiz, ausgelöst vom Brechzentrum des Gehirns. Häufigste Ursache des Erbrechens ist eine Magen-Darm-Infektion

bzw. -Vergiftung. Weitere Ursachen können u.a. sein: ver-schiedene Erkrankungen und Störungen des Magen-Darm-Trakts, der Leber, Bauchspeicheldrüse und Gallen-wege, des Gehirns und des Gleichgewichtsorgans, Migräne. Erbrechen mit schwersten Kopf- oder Bauch-schmerzen ist immer ein Notfall.

Siehe auch Diagnose-Karte 95, »Häufiges Erbrechen«.

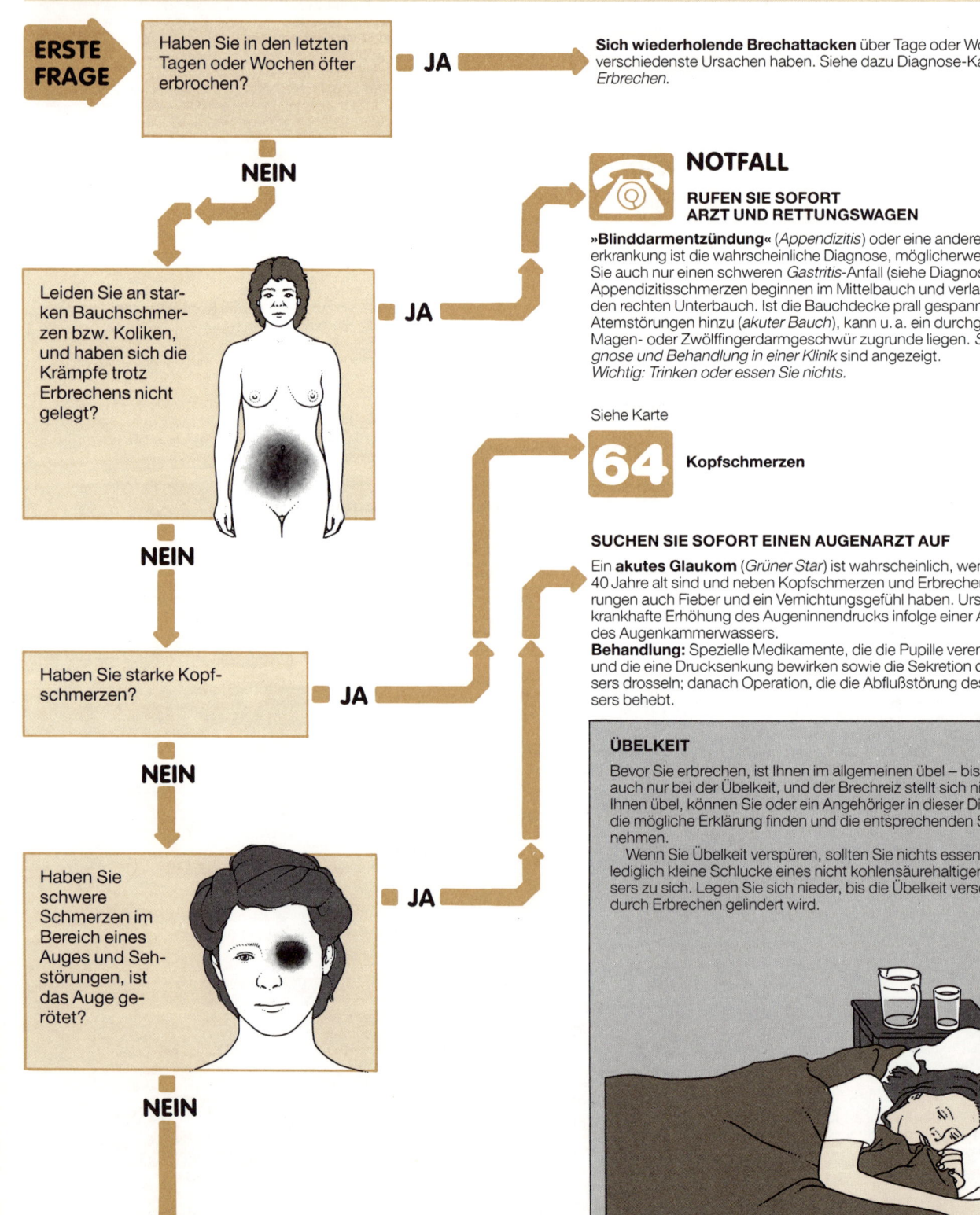

ERSTE FRAGE

Haben Sie in den letzten Tagen oder Wochen öfter erbrochen?

JA → **Sich wiederholende Brechattacken** über Tage oder Wochen hin können verschiedenste Ursachen haben. Siehe dazu Diagnose-Karte 95, *Häufiges Erbrechen*.

NEIN

Leiden Sie an star-ken Bauchschmer-zen bzw. Koliken, und haben sich die Krämpfe trotz Erbrechens nicht gelegt?

JA →

NOTFALL

RUFEN SIE SOFORT ARZT UND RETTUNGSWAGEN

»Blinddarmentzündung« (*Appendizitis*) oder eine andere schwere Bauch-erkrankung ist die wahrscheinliche Diagnose, möglicherweise aber haben Sie auch nur einen schweren *Gastritis*-Anfall (siehe Diagnose-Karte 97). Appendizitisschmerzen beginnen im Mittelbauch und verlagern sich dann in den rechten Unterbauch. Ist die Bauchdecke prall gespannt und kommen Atemstörungen hinzu (*akuter Bauch*), kann u.a. ein durchgebrochenes Magen- oder Zwölffingerdarmgeschwür zugrunde liegen. *Sofortige Dia-gnose und Behandlung in einer Klinik sind angezeigt. Wichtig: Trinken oder essen Sie nichts.*

Siehe Karte

64 Kopfschmerzen

NEIN

Haben Sie starke Kopf-schmerzen?

JA →

SUCHEN SIE SOFORT EINEN AUGENARZT AUF

Ein **akutes Glaukom** (*Grüner Star*) ist wahrscheinlich, wenn Sie über 40 Jahre alt sind und neben Kopfschmerzen und Erbrechen sowie Sehstö-rungen auch Fieber und ein Vernichtungsgefühl haben. Ursache ist eine krankhafte Erhöhung des Augeninnendrucks infolge einer Abflußstörung des Augenkammerwassers.
Behandlung: Spezielle Medikamente, die die Pupille verengen (*Miotika*) und die eine Drucksenkung bewirken sowie die Sekretion des Kammerwas-sers drosseln; danach Operation, die die Abflußstörung des Kammerwas-sers behebt.

NEIN

Haben Sie schwere Schmerzen im Bereich eines Auges und Seh-störungen, ist das Auge ge-rötet?

JA →

ÜBELKEIT

Bevor Sie erbrechen, ist Ihnen im allgemeinen übel – bisweilen bleibt es auch nur bei der Übelkeit, und der Brechreiz stellt sich nicht ein. Ist Ihnen übel, können Sie oder ein Angehöriger in dieser Diagnose-Karte die mögliche Erklärung finden und die entsprechenden Schritte unter-nehmen.

Wenn Sie Übelkeit verspüren, sollten Sie nichts essen; nehmen Sie lediglich kleine Schlucke eines nicht kohlensäurehaltigen Mineralwas-sers zu sich. Legen Sie sich nieder, bis die Übelkeit verschwindet oder durch Erbrechen gelindert wird.

NEIN

Fortsetzung rechte Seite

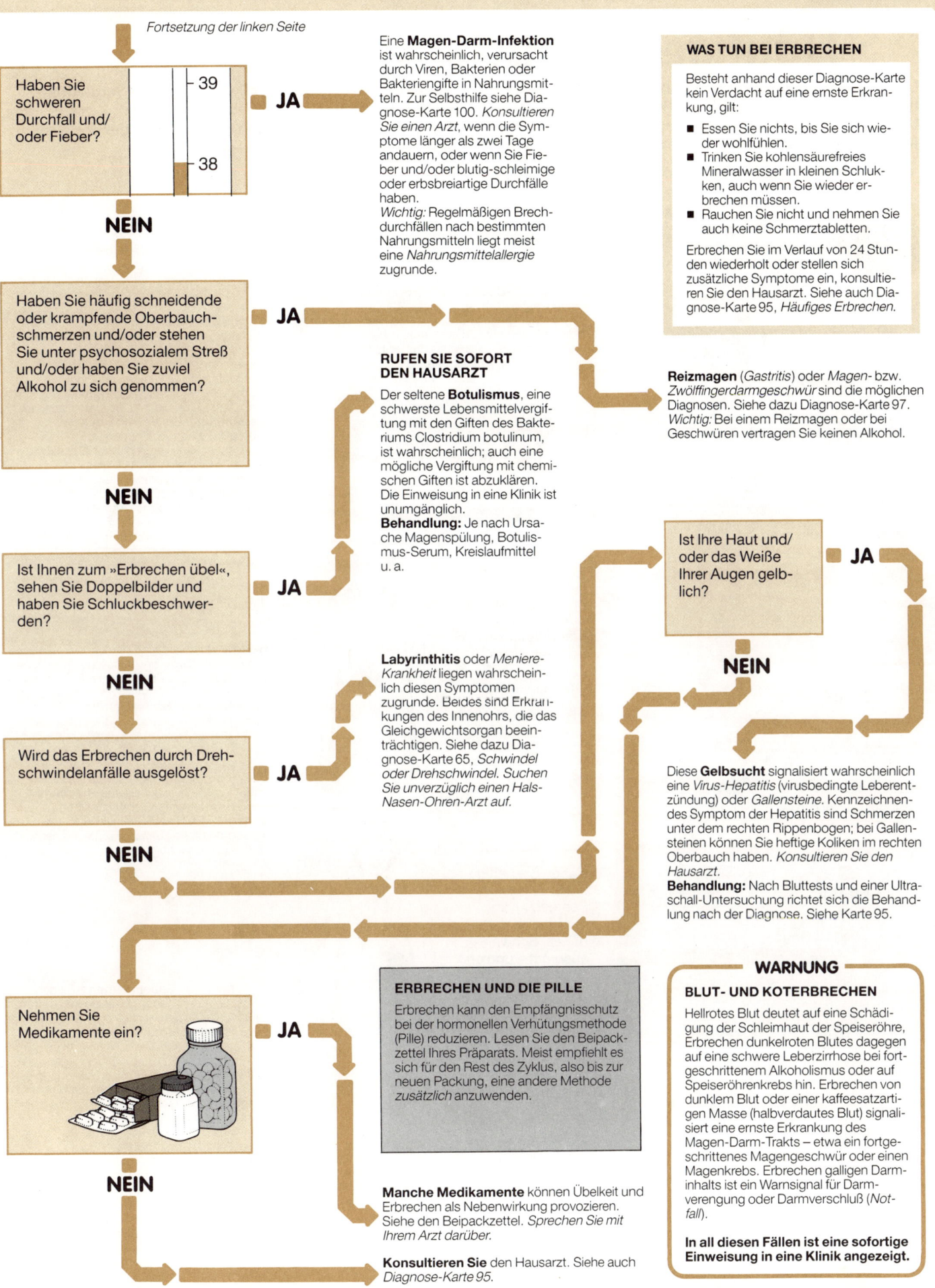

Fortsetzung der linken Seite

Haben Sie schweren Durchfall und/oder Fieber?

— 39
— 38

JA → Eine **Magen-Darm-Infektion** ist wahrscheinlich, verursacht durch Viren, Bakterien oder Bakteriengifte in Nahrungsmitteln. Zur Selbsthilfe siehe Diagnose-Karte 100. *Konsultieren Sie einen Arzt*, wenn die Symptome länger als zwei Tage andauern, oder wenn Sie Fieber und/oder blutig-schleimige oder erbsbreiartige Durchfälle haben.
Wichtig: Regelmäßigen Brechdurchfällen nach bestimmten Nahrungsmitteln liegt meist eine *Nahrungsmittelallergie* zugrunde.

NEIN

Haben Sie häufig schneidende oder krampfende Oberbauchschmerzen und/oder stehen Sie unter psychosozialem Streß und/oder haben Sie zuviel Alkohol zu sich genommen?

JA →

NEIN

Ist Ihnen zum »Erbrechen übel«, sehen Sie Doppelbilder und haben Sie Schluckbeschwerden?

JA →

RUFEN SIE SOFORT DEN HAUSARZT

Der seltene **Botulismus**, eine schwerste Lebensmittelvergiftung mit den Giften des Bakteriums Clostridium botulinum, ist wahrscheinlich; auch eine mögliche Vergiftung mit chemischen Giften ist abzuklären. Die Einweisung in eine Klinik ist unumgänglich.
Behandlung: Je nach Ursache Magenspülung, Botulismus-Serum, Kreislaufmittel u. a.

NEIN

Wird das Erbrechen durch Drehschwindelanfälle ausgelöst?

JA → **Labyrinthitis** oder *Meniere-Krankheit* liegen wahrscheinlich diesen Symptomen zugrunde. Beides sind Erkrankungen des Innenohrs, die das Gleichgewichtsorgan beeinträchtigen. Siehe dazu Diagnose-Karte 65, *Schwindel oder Drehschwindel.* Suchen Sie unverzüglich einen Hals-Nasen-Ohren-Arzt auf.

NEIN

Nehmen Sie Medikamente ein?

JA →

NEIN

Reizmagen (*Gastritis*) oder *Magen-* bzw. *Zwölffingerdarmgeschwür* sind die möglichen Diagnosen. Siehe dazu Diagnose-Karte 97. *Wichtig:* Bei einem Reizmagen oder bei Geschwüren vertragen Sie keinen Alkohol.

Ist Ihre Haut und/oder das Weiße Ihrer Augen gelblich?

JA

NEIN

Diese **Gelbsucht** signalisiert wahrscheinlich eine *Virus-Hepatitis* (virusbedingte Leberentzündung) oder *Gallensteine.* Kennzeichnendes Symptom der Hepatitis sind Schmerzen unter dem rechten Rippenbogen; bei Gallensteinen können Sie heftige Koliken im rechten Oberbauch haben. *Konsultieren Sie den Hausarzt.*
Behandlung: Nach Bluttests und einer Ultraschall-Untersuchung richtet sich die Behandlung nach der Diagnose. Siehe Karte 95.

ERBRECHEN UND DIE PILLE

Erbrechen kann den Empfängnisschutz bei der hormonellen Verhütungsmethode (Pille) reduzieren. Lesen Sie den Beipackzettel Ihres Präparats. Meist empfiehlt es sich für den Rest des Zyklus, also bis zur neuen Packung, eine andere Methode *zusätzlich* anzuwenden.

Manche Medikamente können Übelkeit und Erbrechen als Nebenwirkung provozieren. Siehe den Beipackzettel. *Sprechen Sie mit Ihrem Arzt darüber.*

Konsultieren Sie den Hausarzt. Siehe auch Diagnose-Karte 95.

WARNUNG

BLUT- UND KOTERBRECHEN

Hellrotes Blut deutet auf eine Schädigung der Schleimhaut der Speiseröhre, Erbrechen dunkelroten Blutes dagegen auf eine schwere Leberzirrhose bei fortgeschrittenem Alkoholismus oder auf Speiseröhrenkrebs hin. Erbrechen von dunklem Blut oder einer kaffeesatzartigen Masse (halbverdautes Blut) signalisiert eine ernste Erkrankung des Magen-Darm-Trakts – etwa ein fortgeschrittenes Magengeschwür oder einen Magenkrebs. Erbrechen galligen Darminhalts ist ein Warnsignal für Darmverengung oder Darmverschluß (*Notfall*).

In all diesen Fällen ist eine sofortige Einweisung in eine Klinik angezeigt.

95 Häufiges Erbrechen

Konsultieren Sie diese Karte, wenn Sie in letzter Zeit häufiger Übelkeit verspüren und/oder erbrechen müssen. Mit Ausnahme des Erbrechens während der Schwangerschaft (Karte 138) und der Migräne (Karte 64) ist häufiges Erbrechen meist ein Signal einer Erkrankung des Verdauungstrakts – vegetativer Art oder organisch bedingt. In anderen Fällen können Erkrankungen des Gehirns oder des Gleichgewichtsorgans zugrunde liegen.

Bei vereinzelten Brechattacken siehe Karte 94, »Erbrechen«.

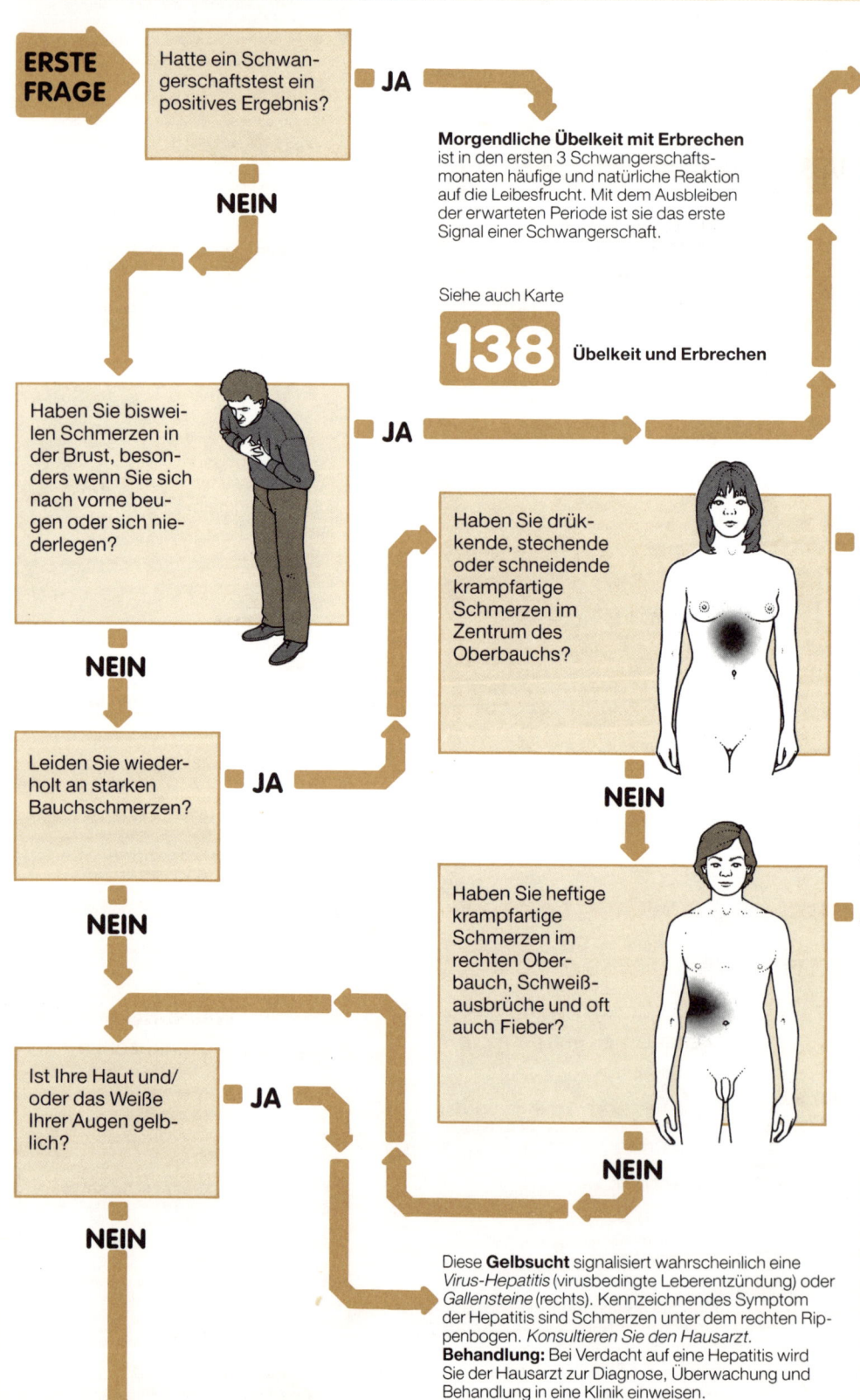

ERSTE FRAGE

Hatte ein Schwangerschaftstest ein positives Ergebnis?

JA

Morgendliche Übelkeit mit Erbrechen ist in den ersten 3 Schwangerschaftsmonaten häufige und natürliche Reaktion auf die Leibesfrucht. Mit dem Ausbleiben der erwarteten Periode ist sie das erste Signal einer Schwangerschaft.

Siehe auch Karte

138 Übelkeit und Erbrechen

NEIN

Haben Sie bisweilen Schmerzen in der Brust, besonders wenn Sie sich nach vorne beugen oder sich niederlegen?

JA

Haben Sie drückende, stechende oder schneidende krampfartige Schmerzen im Zentrum des Oberbauchs?

NEIN

NEIN

Leiden Sie wiederholt an starken Bauchschmerzen?

JA

Haben Sie heftige krampfartige Schmerzen im rechten Oberbauch, Schweißausbrüche und oft auch Fieber?

NEIN

NEIN

Ist Ihre Haut und/oder das Weiße Ihrer Augen gelblich?

JA

NEIN

Diese **Gelbsucht** signalisiert wahrscheinlich eine *Virus-Hepatitis* (virusbedingte Leberentzündung) oder *Gallensteine* (rechts). Kennzeichnendes Symptom der Hepatitis sind Schmerzen unter dem rechten Rippenbogen. *Konsultieren Sie den Hausarzt.*
Behandlung: Bei Verdacht auf eine Hepatitis wird Sie der Hausarzt zur Diagnose, Überwachung und Behandlung in eine Klinik einweisen.

Fortsetzung rechte Seite

Eine **Hiatus-Hernie** kann die mögliche Ursache sein, besonders wenn Sie häufiger Sodbrennen haben. *Hiatus* bedeutet die Pforte des Zwerchfells, durch die die Speiseröhre in den Bauchraum übergeht. Bei der Hiatus-Hernie (Hernie = Bruch) treten Teile des Magens durch die erweiterte Pforte in den Brustraum nach oben vor. Folgen einer leichten Hernie sind meist nur leichte Schmerzen hinter dem Brustbein, bei einer stärkeren Hernie jedoch leiden Sie häufig unter Sodbrennen, unter saurem Aufstoßen: Magen- und Zwölffingerdarmsaft läuft die Speiseröhre hoch. Siehe auch Karte 140, *Sodbrennen* (in der Schwangerschaft). *Konsultieren Sie Ihren Hausarzt.*
Behandlung: Bei leichten Beschwerden hilft die Aufgabe von Zigarettenrauchen und Alkoholkonsum; evtl. verordnet der Arzt auch Antazida (säurebindende Mittel).
Wichtig: Übergewicht kann eine Anlage zur Hiatus-Hernie verstärken – Gewichtsreduzierung lindert dann die Beschwerden. Bei Schmerzen und stärkerem Sodbrennen sollten Sie 5 kleinere Mahlzeiten anstelle von 2 größeren (neben dem Frühstück) einnehmen. Halten die Beschwerden dennoch an, wird Ihnen der Arzt eine Operation nahelegen.

JA

Reizmagen (*Gastritis*), *Magen-* oder *Zwölffingerdarmgeschwür* sind mögliche Diagnosen. Zum Reizmagen siehe Karte 97. Beim Magengeschwür haben Sie meist nach dem Essen Druckgefühl und Schmerzen, beim Zwölffingerdarmgeschwür jedoch vorwiegend bei nüchternem Magen (nach dem Essen legen sich die Schmerzen). *Konsultieren Sie unverzüglich den Hausarzt.*
Diagnose: Bei Verdacht auf ein Geschwür Endoskopie (Karte 92) oder auch Röntgenkontrastmittel-Untersuchung (rechts).
Behandlung: Neue Mittel, die die Säureproduktion hemmen (*Tagamet* u. a.); evtl. ist eine Operation notwendig.

JA

Sie scheinen an **Gallensteinen** zu leiden. Gallensteine entstehen bei anlagebedingter veränderter Zusammensetzung der Galle oder bei Entzündungen der Gallenblase oder der Gallengänge. Zur Gallenkolik kommt es, wenn ein größerer Stein den Ausführungsgang der Gallenblase blockiert oder im Gallengang eingeklemmt ist. *Konsultieren Sie den Hausarzt.*
Diagnose: Ultraschall- (siehe Informationsteil, Diagnoseverfahren) und/oder Röntgenkontrastmittel-Untersuchung (rechts) der Gallenblase und Gallengänge.
Behandlung: Schmerzlindernde Mittel; 5 kleinere Mahlzeiten pro Tag anstelle von 2 großen; Cholesterinsteine können durch Medikamente aufgelöst werden, andere nicht; evtl. Steinzertrümmerung per Endoskop (Karte 92) und Ultraschall oder operative Steinentfernung mit gleichzeitiger Entfernung der Gallenblase.

Fortsetzung der linken Seite

Sind Sie appetitlos und/oder haben Sie in den letzten zwei Monaten mehr als 4 kg abgenommen?

JA →

KONSULTIEREN SIE UNVERZÜGLICH DEN HAUSARZT

Ein fortgeschrittenes **Magengeschwür** oder *Zwölffingerdarmgeschwür*, aber auch ein *Magenkrebs* sind möglich. Spätes Warnsignal in allen drei Fällen ist Bluterbrechen (unten), meist in Form einer kaffeesatzartigen Masse (halbverdautes Blut).
Diagnose: Endoskopie (Karte 92) evtl. mit Gewebeentnahme, oder auch Röntgenkontrastmittel-Untersuchung.
Behandlung: Je nach Ursache: Bei fortgeschrittenen Geschwüren ist meist eine Operation unumgänglich; bei Magenkrebs Entfernung des Krebses mit angrenzenden Magenbereichen.

NEIN

Wird das Erbrechen durch Drehschwindelanfälle ausgelöst?

JA →

Labyrinthitis oder *Meniere-Krankheit* liegen wahrscheinlich diesen Symptomen zugrunde. Beides sind Erkrankungen des Innenohrs, die das Gleichgewichtsorgan beeinträchtigen. Siehe dazu Diagnose-Karte 65, *Schwindel oder Drehschwindel. Suchen Sie unverzüglich einen Hals-Nasen-Ohren-Arzt auf.*

NEIN

Haben Sie oft oder ständig starke Kopfschmerzen?

JA

Geht dem mühelosen Erbrechen keine Übelkeit voraus?

JA →

NEIN

NEIN

NEIN

Nehmen Sie irgendein Medikament ein?

JA →

Manche Medikamente können zu Erbrechen bzw. zu einem Bluterbrechen (Erosionen der Magenschleimhaut) führen. *Konsultieren Sie Ihren Arzt.*

NEIN

Konsultieren Sie Ihren Hausarzt, wenn Ihr Problem nicht angesprochen wurde.

WARNUNG

BLUT- UND KOTERBRECHEN

Hellrotes Blut deutet auf eine Schädigung der Schleimhaut der Speiseröhre, Erbrechen dunkelroten Blutes dagegen auf eine schwere Leberzirrhose bei fortgeschrittenem Alkoholismus oder auf Speiseröhrenkrebs hin. Erbrechen von dunklem Blut oder einer kaffeesatzartigen Masse (halbverdautes Blut) signalisiert eine ernste Erkrankung des Magen-Darm-Trakts – etwa ein fortgeschrittenes Magengeschwür oder einen Magenkrebs. Erbrechen galligen Darminhalts ist ein Warnsignal für Darmverengung oder Darmverschluß (*Notfall*).

In all diesen Fällen ist eine sofortige Einweisung in eine Klinik angezeigt.

RÖNTGENKONTRASTMITTEL-UNTERSUCHUNG

Die Innenwand von Hohlorganen und Blutgefäßen wird von Röntgenstrahlen einfach durchdrungen und so nicht sichtbar gemacht. Allein eine Füllung dieser Organe, so etwa des Magens oder des Darms mit einem dichteren Röntgenkontrastmittel (Jodverbindungen oder Bariumsulfat) bringt Veränderungen der Innenwand zur Darstellung. Entschließt sich der Arzt zu einer Röntgenaufnahme der Speiseröhre, des Magens oder Dünndarms, müssen Sie deshalb zuvor einen bariumhaltigen Drink oder Brei zu sich nehmen, der langsam den Verdauungstrakt durchwandert; bei Aufnahmen des Dickdarms bekommen Sie einen entsprechenden Einlauf. Alle Röntgenkontrastmittel bergen Nebenwirkungen. Alternativen dazu sind in bestimmten Fällen Ultraschall und vor allem eine Edoskopie (Karte 92).

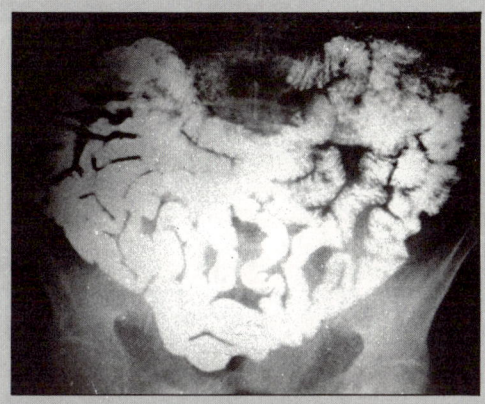

Röntgenkontrastmittel-Darstellung des Darmes

SUCHEN SIE SOFORT EINEN NEUROLOGEN AUF

Zugrunde scheint ein **Hirndruck** zu liegen – verursacht durch Hirntumor oder Hirnblutung.
Diagnose und Behandlung: Nach eingehender Untersuchung (Computer-Tomographie, Karte 64, und anderen Diagnoseverfahren) richtet sich die Behandlung nach Ursache und Komplikationen.

GALLENBLASEN-ENTFERNUNG

Ist die Gallenblase steinbeladen und auch entzündet, wird Ihnen der Arzt eine Entfernung der nur noch Beschwerden verursachenden Gallenblase nahelegen. Die Gallenblasen-Entfernung ist gleichzeitig Krebsprophylaxe, denn Gallensteine und Entzündungen erhöhen das Risiko eines Gallenblasenkrebses immens. Bei der Operation wird der Chirurg auch eventuelle Steine aus den Gallengängen entfernen.

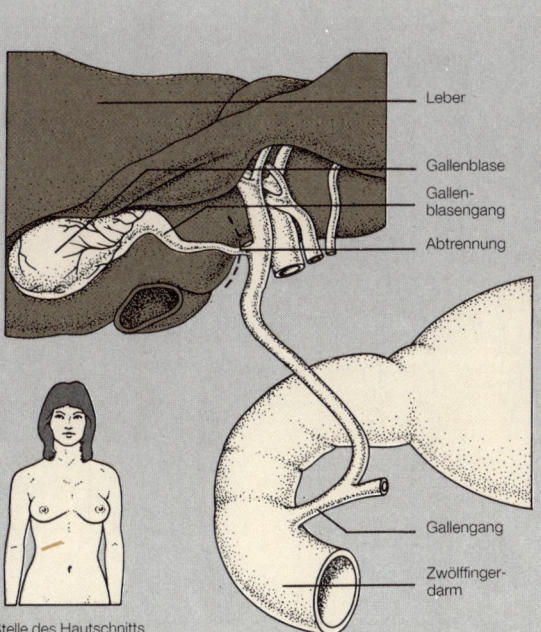

Leber
Gallenblase
Gallenblasengang
Abtrennung
Gallengang
Zwölffingerdarm

Methode
Die Gallenblase wird zusammen mit dem Gallenblasengang entfernt. Die von der Leber gebildete Galle, die zuvor außerhalb der Verdauungsphasen in die Gallenblase floß und dort gespeichert wurde, fließt jetzt kontinuierlich über den Gallengang in den Zwölffingerdarm.

Stelle des Hautschnitts

96 Bauchschmerzen

Schmerzen zwischen Brustkorb und Leisten sind Signale der unterschiedlichsten Erkrankungen des Verdauungstraktes, von Leber und Galle aber auch der ableitenden Harnwege und der weiblichen Fortpflanzungsorgane. Oft sind sie nur funktioneller Natur, schwere andauernde Schmerzen jedoch sind immer ernste Warnzeichen.

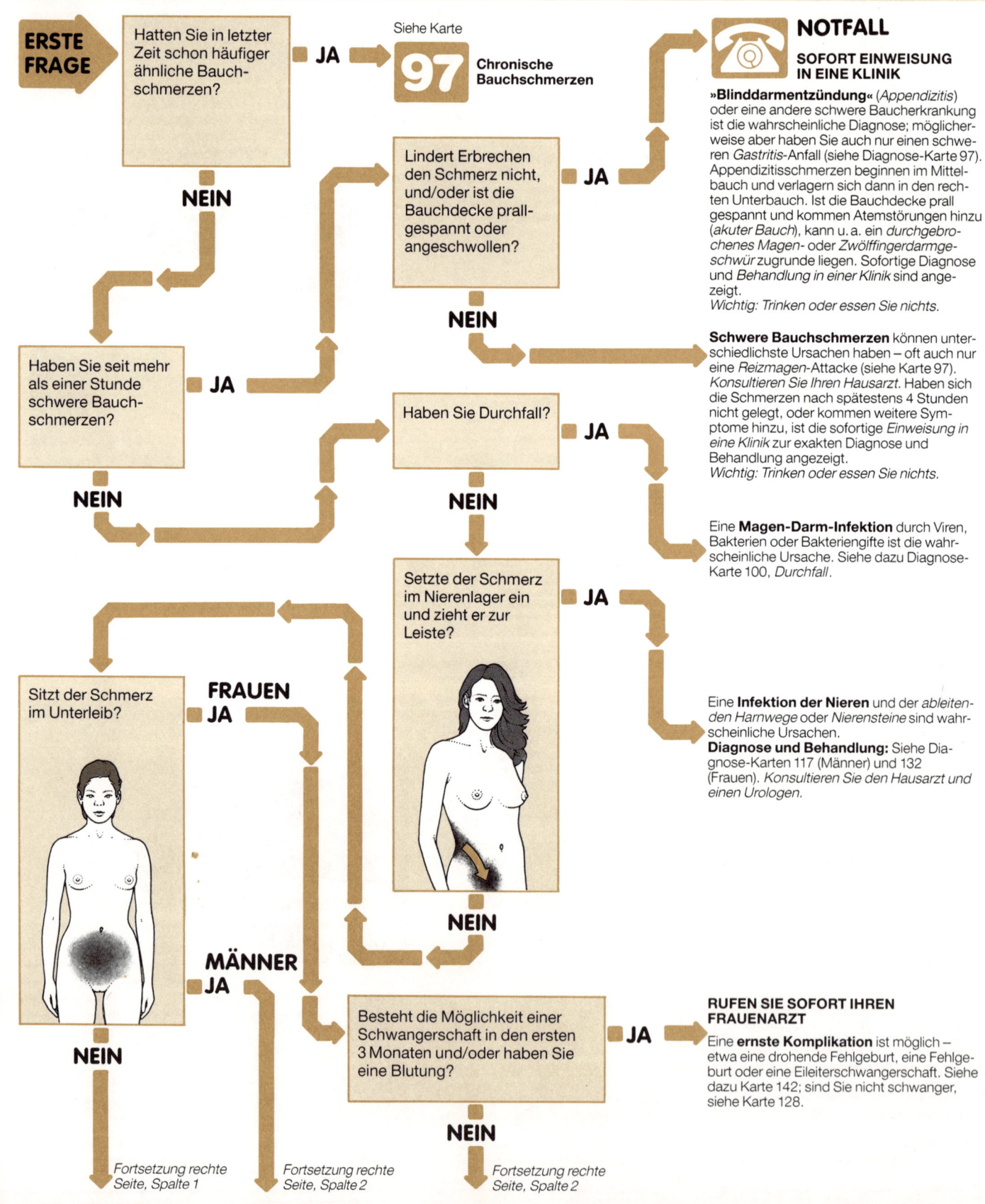

ERSTE FRAGE

Hatten Sie in letzter Zeit schon häufiger ähnliche Bauchschmerzen?

JA → Siehe Karte **97** Chronische Bauchschmerzen

NEIN

Haben Sie seit mehr als einer Stunde schwere Bauchschmerzen?

Lindert Erbrechen den Schmerz nicht, und/oder ist die Bauchdecke prallgespannt oder angeschwollen?

JA

NEIN

Haben Sie Durchfall?

NEIN

Setzte der Schmerz im Nierenlager ein und zieht er zur Leiste?

JA

Sitzt der Schmerz im Unterleib?

FRAUEN JA

MÄNNER JA

NEIN

Besteht die Möglichkeit einer Schwangerschaft in den ersten 3 Monaten und/oder haben Sie eine Blutung?

JA

NEIN

NOTFALL

SOFORT EINWEISUNG IN EINE KLINIK

»Blinddarmentzündung« (*Appendizitis*) oder eine andere schwere Baucherkrankung ist die wahrscheinliche Diagnose; möglicherweise aber haben Sie auch nur einen schweren *Gastritis*-Anfall (siehe Diagnose-Karte 97). Appendizitisschmerzen beginnen im Mittelbauch und verlagern sich dann in den rechten Unterbauch. Ist die Bauchdecke prall gespannt und kommen Atemstörungen hinzu (*akuter Bauch*), kann u. a. ein *durchgebrochenes Magen- oder Zwölffingerdarmgeschwür* zugrunde liegen. Sofortige Diagnose und *Behandlung in einer Klinik* sind angezeigt.
Wichtig: Trinken oder essen Sie nichts.

Schwere Bauchschmerzen können unterschiedlichste Ursachen haben – oft auch nur eine *Reizmagen*-Attacke (siehe Karte 97). *Konsultieren Sie Ihren Hausarzt.* Haben sich die Schmerzen nach spätestens 4 Stunden nicht gelegt, oder kommen weitere Symptome hinzu, ist die sofortige *Einweisung in eine Klinik* zur exakten Diagnose und Behandlung angezeigt.
Wichtig: Trinken oder essen Sie nichts.

Eine **Magen-Darm-Infektion** durch Viren, Bakterien oder Bakteriengifte ist die wahrscheinliche Ursache. Siehe dazu Diagnose-Karte 100, *Durchfall*.

Eine **Infektion der Nieren** und der *ableitenden Harnwege* oder *Nierensteine* sind wahrscheinliche Ursachen.
Diagnose und Behandlung: Siehe Diagnose-Karten 117 (Männer) und 132 (Frauen). *Konsultieren Sie den Hausarzt und einen Urologen.*

RUFEN SIE SOFORT IHREN FRAUENARZT

Eine **ernste Komplikation** ist möglich – etwa eine drohende Fehlgeburt, eine Fehlgeburt oder eine Eileiterschwangerschaft. Siehe dazu Karte 142; sind Sie nicht schwanger, siehe Karte 128.

Fortsetzung rechte Seite, Spalte 1

Fortsetzung rechte Seite, Spalte 2

Fortsetzung rechte Seite, Spalte 2

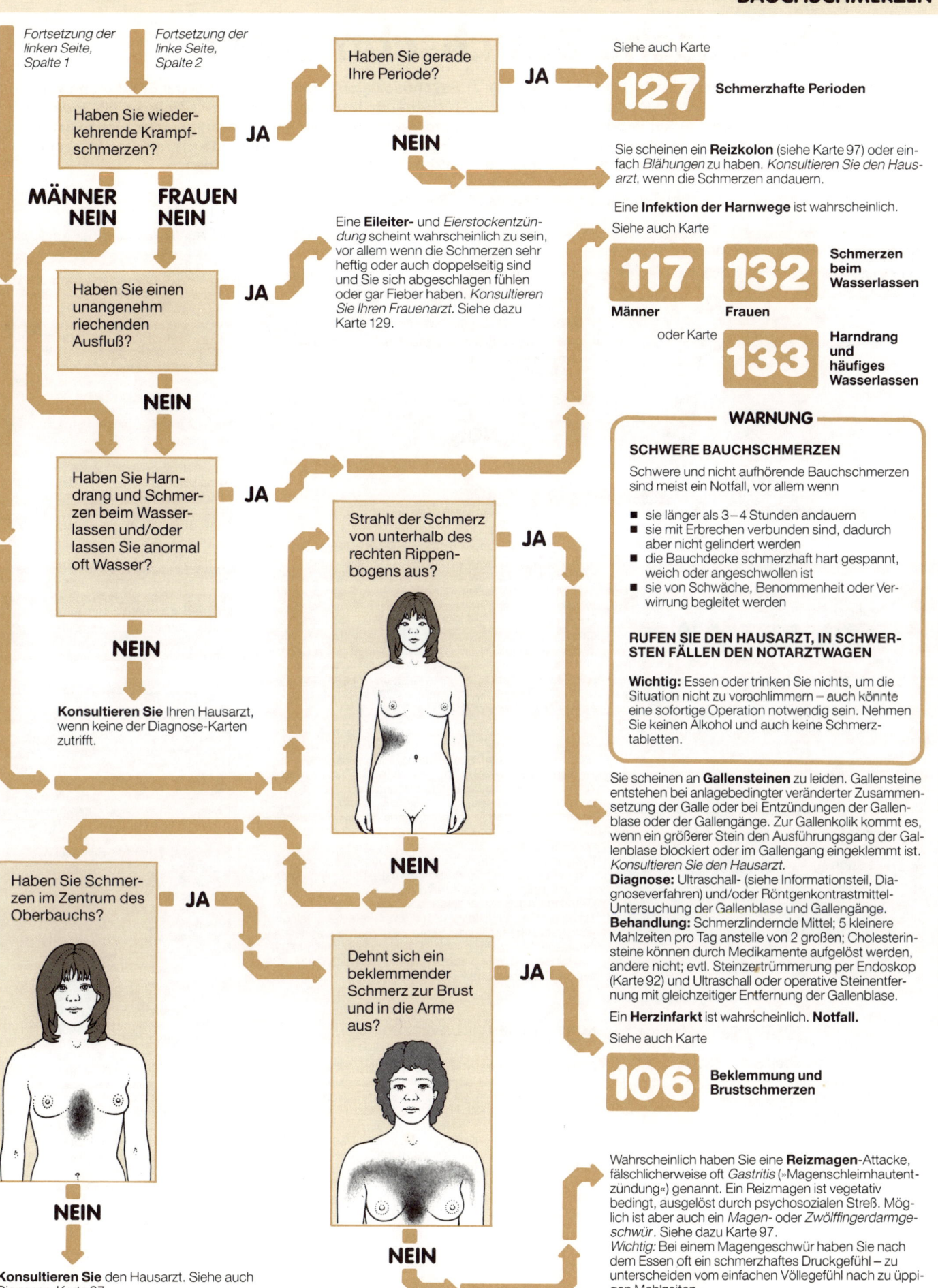

Fortsetzung der linken Seite, Spalte 1

Fortsetzung der linke Seite, Spalte 2

Haben Sie wiederkehrende Krampfschmerzen? — JA

MÄNNER NEIN **FRAUEN NEIN**

Haben Sie gerade Ihre Periode? — JA

NEIN

Siehe auch Karte

127 Schmerzhafte Perioden

Sie scheinen ein **Reizkolon** (siehe Karte 97) oder einfach *Blähungen* zu haben. *Konsultieren Sie den Hausarzt*, wenn die Schmerzen andauern.

Haben Sie einen unangenehm riechenden Ausfluß? — JA

Eine **Eileiter-** und *Eierstockentzündung* scheint wahrscheinlich zu sein, vor allem wenn die Schmerzen sehr heftig oder auch doppelseitig sind und Sie sich abgeschlagen fühlen oder gar Fieber haben. *Konsultieren Sie Ihren Frauenarzt. Siehe dazu Karte 129.*

NEIN

Eine **Infektion der Harnwege** ist wahrscheinlich.

Siehe auch Karte

117 Männer   **132** Frauen   Schmerzen beim Wasserlassen

oder Karte   **133** Harndrang und häufiges Wasserlassen

Haben Sie Harndrang und Schmerzen beim Wasserlassen und/oder lassen Sie anormal oft Wasser? — JA

NEIN

Konsultieren Sie Ihren Hausarzt, wenn keine der Diagnose-Karten zutrifft.

Strahlt der Schmerz von unterhalb des rechten Rippenbogens aus? — JA

NEIN

WARNUNG

SCHWERE BAUCHSCHMERZEN

Schwere und nicht aufhörende Bauchschmerzen sind meist ein Notfall, vor allem wenn

- sie länger als 3—4 Stunden andauern
- sie mit Erbrechen verbunden sind, dadurch aber nicht gelindert werden
- die Bauchdecke schmerzhaft hart gespannt, weich oder angeschwollen ist
- sie von Schwäche, Benommenheit oder Verwirrung begleitet werden

RUFEN SIE DEN HAUSARZT, IN SCHWERSTEN FÄLLEN DEN NOTARZTWAGEN

Wichtig: Essen oder trinken Sie nichts, um die Situation nicht zu verschlimmern – auch könnte eine sofortige Operation notwendig sein. Nehmen Sie keinen Alkohol und auch keine Schmerztabletten.

Sie scheinen an **Gallensteinen** zu leiden. Gallensteine entstehen bei anlagebedingter veränderter Zusammensetzung der Galle oder bei Entzündungen der Gallenblase oder der Gallengänge. Zur Gallenkolik kommt es, wenn ein größerer Stein den Ausführungsgang der Gallenblase blockiert oder im Gallengang eingeklemmt ist. *Konsultieren Sie den Hausarzt.*
Diagnose: Ultraschall- (siehe Informationsteil, Diagnoseverfahren) und/oder Röntgenkontrastmittel-Untersuchung der Gallenblase und Gallengänge.
Behandlung: Schmerzlindernde Mittel; 5 kleinere Mahlzeiten pro Tag anstelle von 2 großen; Cholesterinsteine können durch Medikamente aufgelöst werden, andere nicht; evtl. Steinzertrümmerung per Endoskop (Karte 92) und Ultraschall oder operative Steinentfernung mit gleichzeitiger Entfernung der Gallenblase.

Ein **Herzinfarkt** ist wahrscheinlich. **Notfall.**

Siehe auch Karte

106 Beklemmung und Brustschmerzen

Haben Sie Schmerzen im Zentrum des Oberbauchs? — JA

NEIN

Konsultieren Sie den Hausarzt. Siehe auch Diagnose-Karte 97.

Dehnt sich ein beklemmender Schmerz zur Brust und in die Arme aus? — JA

NEIN

Wahrscheinlich haben Sie eine **Reizmagen**-Attacke, fälschlicherweise oft *Gastritis* (»Magenschleimhautentzündung«) genannt. Ein Reizmagen ist vegetativ bedingt, ausgelöst durch psychosozialen Streß. Möglich ist aber auch ein *Magen-* oder *Zwölffingerdarmgeschwür.* Siehe dazu Karte 97.
Wichtig: Bei einem Magengeschwür haben Sie nach dem Essen oft ein schmerzhaftes Druckgefühl – zu unterscheiden vom einfachen Völlegefühl nach zu üppigen Mahlzeiten.

Chronische Bauchschmerzen

Konsultieren Sie diese Diagnose-Karte, wenn Sie in letzter Zeit wiederholt an Bauchschmerzen leiden, oder wenn chronische Bauchschmerzen stärker werden. Immer wiederkehrende Bauchschmerzen leichterer Art sind meist funktionelle Störungen – eine anlagebedingte Reaktion auf psychosozialen Streß, der auch bei der Entstehung von Magen- und Darmgeschwüren eine Rolle spielt. Jede Art chronischer Bauchschmerzen sollte unverzüglich ärztlich abgeklärt werden, um eine ernste Erkrankung frühzeitig erkennen und behandeln zu können.

Zu vereinzelten und akuten Bauchschmerzen siehe Karte 96, »Bauchschmerzen«.

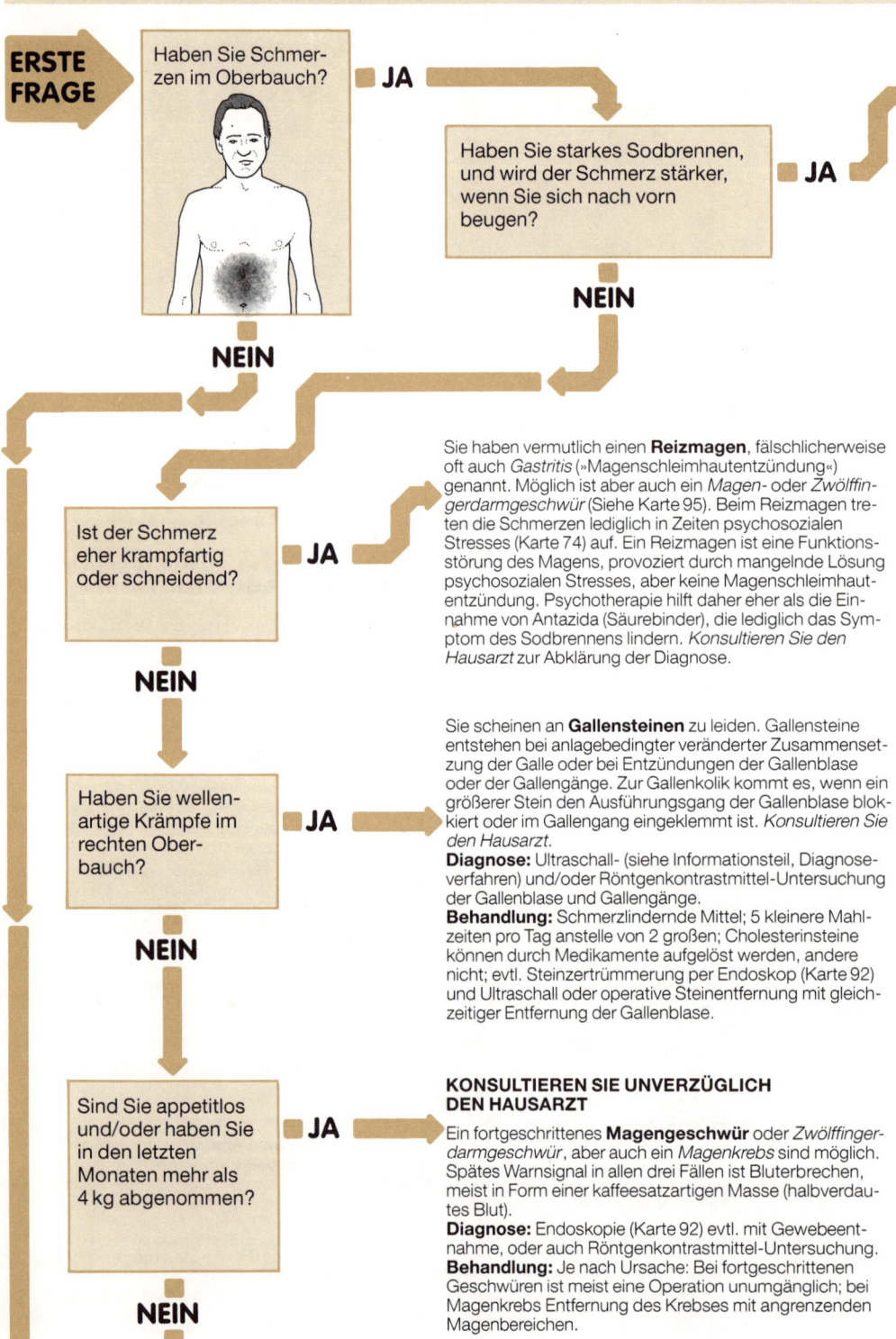

ERSTE FRAGE

Haben Sie Schmerzen im Oberbauch? **JA**

Haben Sie starkes Sodbrennen, und wird der Schmerz stärker, wenn Sie sich nach vorn beugen? **JA**

NEIN

NEIN

Ist der Schmerz eher krampfartig oder schneidend? **JA**

Sie haben vermutlich einen **Reizmagen**, fälschlicherweise oft auch *Gastritis* (»Magenschleimhautentzündung«) genannt. Möglich ist aber auch ein *Magen-* oder *Zwölffingerdarmgeschwür* (Siehe Karte 95). Beim Reizmagen treten die Schmerzen lediglich in Zeiten psychosozialen Stresses (Karte 74) auf. Ein Reizmagen ist eine Funktionsstörung des Magens, provoziert durch mangelnde Lösung psychosozialen Stresses, aber keine Magenschleimhautentzündung. Psychotherapie hilft daher eher als die Einnahme von Antazida (Säurebinder), die lediglich das Symptom des Sodbrennens lindern. *Konsultieren Sie den Hausarzt* zur Abklärung der Diagnose.

NEIN

Haben Sie wellenartige Krämpfe im rechten Oberbauch? **JA**

Sie scheinen an **Gallensteinen** zu leiden. Gallensteine entstehen bei anlagebedingter veränderter Zusammensetzung der Galle oder bei Entzündungen der Gallenblase oder der Gallengänge. Zur Gallenkolik kommt es, wenn ein größerer Stein den Ausführungsgang der Gallenblase blockiert oder im Gallengang eingeklemmt ist. *Konsultieren Sie den Hausarzt.*
Diagnose: Ultraschall- (siehe Informationsteil, Diagnoseverfahren) und/oder Röntgenkontrastmittel-Untersuchung der Gallenblase und Gallengänge.
Behandlung: Schmerzlindernde Mittel; 5 kleinere Mahlzeiten pro Tag anstelle von 2 großen; Cholesterinsteine können durch Medikamente aufgelöst werden, andere nicht; evtl. Steinzertrümmerung per Endoskop (Karte 92) und Ultraschall oder operative Steinentfernung mit gleichzeitiger Entfernung der Gallenblase.

NEIN

Sind Sie appetitlos und/oder haben Sie in den letzten Monaten mehr als 4 kg abgenommen? **JA**

KONSULTIEREN SIE UNVERZÜGLICH DEN HAUSARZT

Ein fortgeschrittenes **Magengeschwür** oder *Zwölffingerdarmgeschwür*, aber auch ein *Magenkrebs* sind möglich. Spätes Warnsignal in allen drei Fällen ist Bluterbrechen, meist in Form einer kaffeesatzartigen Masse (halbverdautes Blut).
Diagnose: Endoskopie (Karte 92) evtl. mit Gewebeentnahme, oder auch Röntgenkontrastmittel-Untersuchung.
Behandlung: Je nach Ursache: Bei fortgeschrittenen Geschwüren ist meist eine Operation unumgänglich; bei Magenkrebs Entfernung des Krebses mit angrenzenden Magenbereichen.

NEIN

Fortsetzung rechte Seite

Eine **Hiatus-Hernie** kann die mögliche Ursache sein, besonders wenn Sie häufiger Sodbrennen haben. *Hiatus* bedeutet die Pforte des Zwerchfells, durch die die Speiseröhre in den Bauchraum übergeht. Bei der Hiatus-Hernie (Hernie=Bruch) treten Teile des Magens durch die erweiterte Pforte in den Brustraum nach oben vor. Folgen einer leichten Hernie sind meist nur leichte Schmerzen hinter dem Brustbein, bei einer stärkeren Hernie jedoch leiden Sie häufig unter Sodbrennen, unter saurem Aufstoßen: Magen- und Zwölffingerdarmsaft laufen die Speiseröhre hoch. Siehe auch Karte 140, *Sodbrennen* (in der Schwangerschaft). *Hausarzt konsultieren.*
Behandlung: Bei leichten Beschwerden hilft die Aufgabe von Zigaretten und Alkohol; evtl. verordnet der Arzt auch Antazida (säurebindende Mittel). *Wichtig:* Übergewicht kann eine Anlage zur Hiatus-Hernie verstärken – Gewichtsreduzierung lindert dann die Beschwerden. Bei Schmerzen und stärkerem Sodbrennen sollten Sie 5 kleinere Mahlzeiten anstelle von 2 größeren (neben dem Frühstück) einnehmen. Halten die Beschwerden an, wird Ihnen der Arzt eine Operation nahelegen.

REIZKOLON

Leiden Sie immer wieder an leichteren ziehenden, krampfartigen oder schneidenden Bauchschmerzen im Mittel- und Unterbauch, haben Sie wahrscheinlich nur ein Reizkolon: eine psychovegetativ ausgelöste Funktionsstörung des Dickdarms (Kolon). Typisch für ein Reizkolon sind weiter: häufige Blähungen, Blähbauch (ein Furz schafft Erleichterung), Wechsel zwischen Durchfall und Verstopfung, individuell auch nur häufige Verstopfung oder häufiger Durchfall. Die Diagnose eines Reizkolons erhärtet sich, wenn die Beschwerden vor allem in Zeiten psychosozialen Stresses (Karte 73) auftreten: Psychische Faktoren beeinflussen das vegetative Nervensystem, das dann seinerseits die Darmbewegung extrem erhöht oder schwächt und so die diversen Beschwerden provoziert.

Vorderstes Gebot für Reizkolon-Patienten ist es zu lernen, psychosozialen Streß zu verarbeiten und zu lösen – am besten mit psychotherapeutischer Hilfe. Psychopharmaka wie *Valium* oder gar Schmerzmittel bringen auf Dauer keine Lösung. Siehe aber auch *Colitis ulcerosa* (rechte Seite).

Fortsetzung der linken Seite

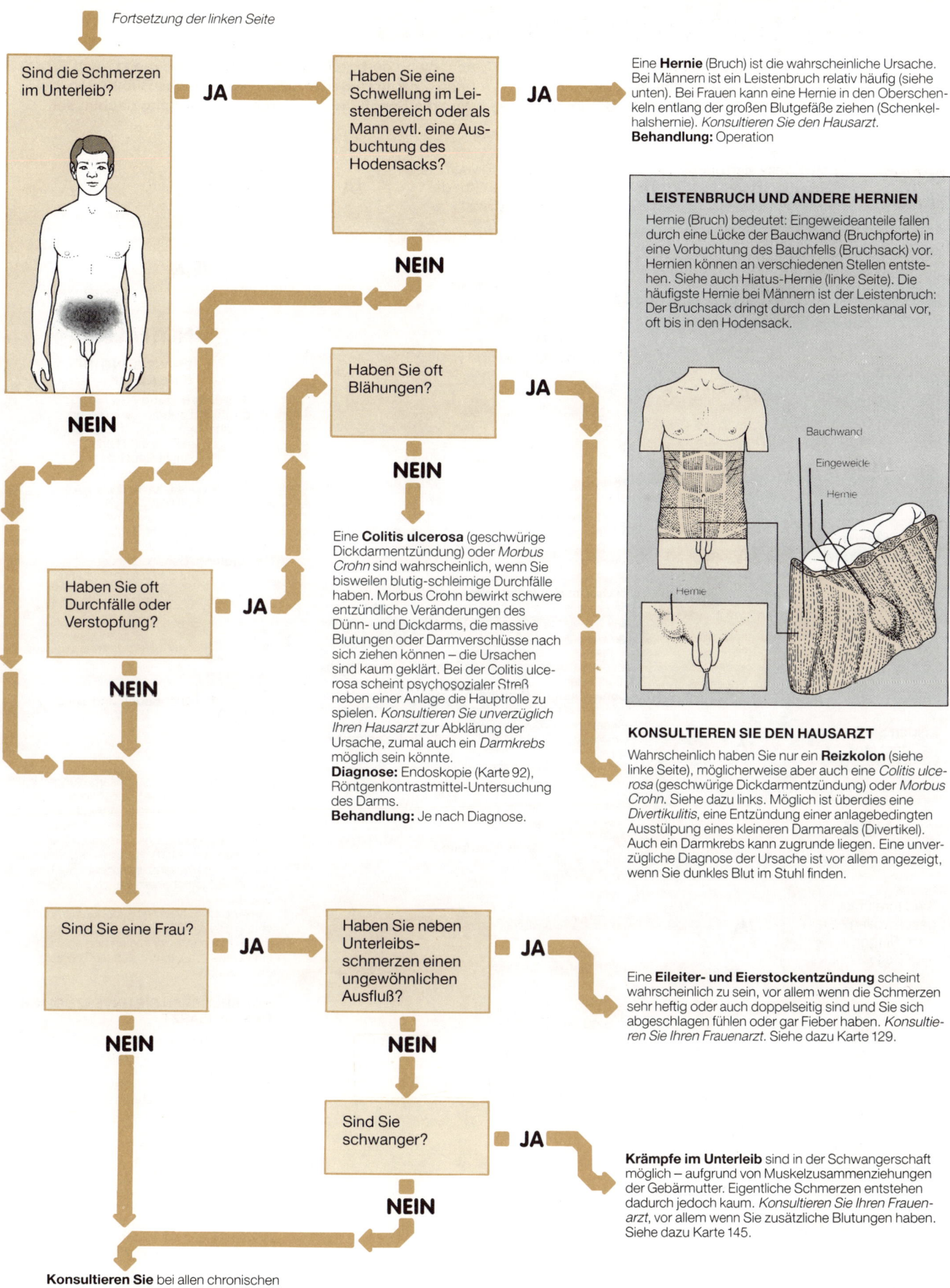

Sind die Schmerzen im Unterleib?

JA →

Haben Sie eine Schwellung im Leistenbereich oder als Mann evtl. eine Ausbuchtung des Hodensacks?

JA →

Eine **Hernie** (Bruch) ist die wahrscheinliche Ursache. Bei Männern ist ein Leistenbruch relativ häufig (siehe unten). Bei Frauen kann eine Hernie in den Oberschenkeln entlang der großen Blutgefäße ziehen (Schenkelhalshernie). *Konsultieren Sie den Hausarzt.* **Behandlung:** Operation

NEIN

LEISTENBRUCH UND ANDERE HERNIEN

Hernie (Bruch) bedeutet: Eingeweideanteile fallen durch eine Lücke der Bauchwand (Bruchpforte) in eine Vorbuchtung des Bauchfells (Bruchsack) vor. Hernien können an verschiedenen Stellen entstehen. Siehe auch Hiatus-Hernie (linke Seite). Die häufigste Hernie bei Männern ist der Leistenbruch: Der Bruchsack dringt durch den Leistenkanal vor, oft bis in den Hodensack.

Bauchwand

Eingeweide

Hernie

Hernie

Haben Sie oft Blähungen?

JA →

NEIN

Eine **Colitis ulcerosa** (geschwürige Dickdarmentzündung) oder *Morbus Crohn* sind wahrscheinlich, wenn Sie bisweilen blutig-schleimige Durchfälle haben. Morbus Crohn bewirkt schwere entzündliche Veränderungen des Dünn- und Dickdarms, die massive Blutungen oder Darmverschlüsse nach sich ziehen können – die Ursachen sind kaum geklärt. Bei der Colitis ulcerosa scheint psychosozialer Streß neben einer Anlage die Hauptrolle zu spielen. *Konsultieren Sie unverzüglich Ihren Hausarzt* zur Abklärung der Ursache, zumal auch ein *Darmkrebs* möglich sein könnte.
Diagnose: Endoskopie (Karte 92), Röntgenkontrastmittel-Untersuchung des Darms.
Behandlung: Je nach Diagnose.

NEIN

Haben Sie oft Durchfälle oder Verstopfung?

JA →

NEIN

KONSULTIEREN SIE DEN HAUSARZT

Wahrscheinlich haben Sie nur ein **Reizkolon** (siehe linke Seite), möglicherweise aber auch eine *Colitis ulcerosa* (geschwürige Dickdarmentzündung) oder *Morbus Crohn*. Siehe dazu links. Möglich ist überdies eine *Divertikulitis*, eine Entzündung einer anlagebedingten Ausstülpung eines kleineren Darmareals (Divertikel). Auch ein Darmkrebs kann zugrunde liegen. Eine unverzügliche Diagnose der Ursache ist vor allem angezeigt, wenn Sie dunkles Blut im Stuhl finden.

Sind Sie eine Frau?

JA →

Haben Sie neben Unterleibsschmerzen einen ungewöhnlichen Ausfluß?

JA →

Eine **Eileiter- und Eierstockentzündung** scheint wahrscheinlich zu sein, vor allem wenn die Schmerzen sehr heftig oder auch doppelseitig sind und Sie sich abgeschlagen fühlen oder gar Fieber haben. *Konsultieren Sie Ihren Frauenarzt.* Siehe dazu Karte 129.

NEIN

NEIN

Sind Sie schwanger?

JA →

Krämpfe im Unterleib sind in der Schwangerschaft möglich – aufgrund von Muskelzusammenziehungen der Gebärmutter. Eigentliche Schmerzen entstehen dadurch jedoch kaum. *Konsultieren Sie Ihren Frauenarzt,* vor allem wenn Sie zusätzliche Blutungen haben. Siehe dazu Karte 145.

NEIN

Konsultieren Sie bei allen chronischen Bauchschmerzen Ihren Hausarzt.

98 Aufgetriebener Bauch

Eine aufgetriebene und weiche, aber auch eine hartgespannte Bauchdecke signalisieren immer eine ernste oder gar lebensgefährliche Erkrankung von Bauchorganen, wenn heftige Bauchschmerzen und meist auch Erbrechen hinzukommen. Anders der einfache Blähbauch, bei dem die Beschwerden durch Wind-Abgang nachlassen.

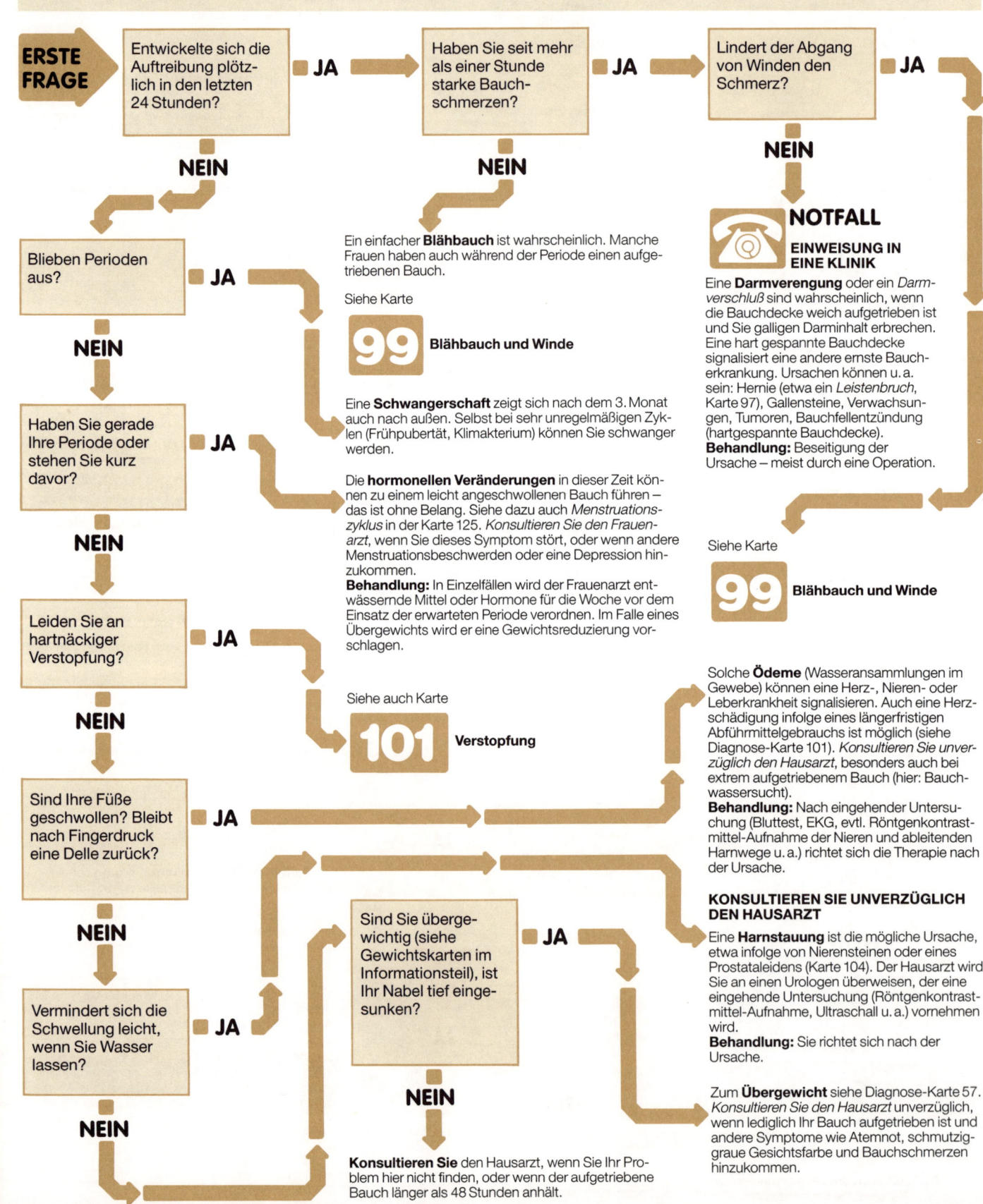

ERSTE FRAGE

Entwickelte sich die Auftreibung plötzlich in den letzten 24 Stunden?

JA

Haben Sie seit mehr als einer Stunde starke Bauchschmerzen?

JA

Lindert der Abgang von Winden den Schmerz?

JA

NEIN

Blieben Perioden aus?

JA

NEIN

Haben Sie gerade Ihre Periode oder stehen Sie kurz davor?

JA

NEIN

Leiden Sie an hartnäckiger Verstopfung?

JA

NEIN

Sind Ihre Füße geschwollen? Bleibt nach Fingerdruck eine Delle zurück?

JA

NEIN

Vermindert sich die Schwellung leicht, wenn Sie Wasser lassen?

JA

Sind Sie übergewichtig (siehe Gewichtskarten im Informationsteil), ist Ihr Nabel tief eingesunken?

JA

NEIN

NEIN

NEIN

Ein einfacher **Blähbauch** ist wahrscheinlich. Manche Frauen haben auch während der Periode einen aufgetriebenen Bauch.

Siehe Karte

99   **Blähbauch und Winde**

Eine **Schwangerschaft** zeigt sich nach dem 3. Monat auch nach außen. Selbst bei sehr unregelmäßigen Zyklen (Frühpubertät, Klimakterium) können Sie schwanger werden.

Die **hormonellen Veränderungen** in dieser Zeit können zu einem leicht angeschwollenen Bauch führen – das ist ohne Belang. Siehe dazu auch *Menstruationszyklus* in der Karte 125. *Konsultieren Sie den Frauenarzt*, wenn Sie dieses Symptom stört, oder wenn andere Menstruationsbeschwerden oder eine Depression hinzukommen.
Behandlung: In Einzelfällen wird der Frauenarzt entwässernde Mittel oder Hormone für die Woche vor dem Einsatz der erwarteten Periode verordnen. Im Falle eines Übergewichts wird er eine Gewichtsreduzierung vorschlagen.

Siehe auch Karte

101   **Verstopfung**

NOTFALL

EINWEISUNG IN EINE KLINIK

Eine **Darmverengung** oder ein *Darmverschluß* sind wahrscheinlich, wenn die Bauchdecke weich aufgetrieben ist und Sie galligen Darminhalt erbrechen. Eine hart gespannte Bauchdecke signalisiert eine andere ernste Baucherkrankung. Ursachen können u. a. sein: Hernie (etwa ein *Leistenbruch*, Karte 97), Gallensteine, Verwachsungen, Tumoren, Bauchfellentzündung (hartgespannte Bauchdecke).
Behandlung: Beseitigung der Ursache – meist durch eine Operation.

Siehe Karte

99   **Blähbauch und Winde**

Solche **Ödeme** (Wasseransammlungen im Gewebe) können eine Herz-, Nieren- oder Leberkrankheit signalisieren. Auch eine Herzschädigung infolge eines längerfristigen Abführmittelgebrauchs ist möglich (siehe Diagnose-Karte 101). *Konsultieren Sie unverzüglich den Hausarzt*, besonders auch bei extrem aufgetriebenem Bauch (hier: Bauchwassersucht).
Behandlung: Nach eingehender Untersuchung (Bluttest, EKG, evtl. Röntgenkontrastmittel-Aufnahme der Nieren und ableitenden Harnwege u. a.) richtet sich die Therapie nach der Ursache.

KONSULTIEREN SIE UNVERZÜGLICH DEN HAUSARZT

Eine **Harnstauung** ist die mögliche Ursache, etwa infolge von Nierensteinen oder eines Prostataleidens (Karte 104). Der Hausarzt wird Sie an einen Urologen überweisen, der eine eingehende Untersuchung (Röntgenkontrastmittel-Aufnahme, Ultraschall u. a.) vornehmen wird.
Behandlung: Sie richtet sich nach der Ursache.

Zum **Übergewicht** siehe Diagnose-Karte 57. *Konsultieren Sie den Hausarzt* unverzüglich, wenn lediglich Ihr Bauch aufgetrieben ist und andere Symptome wie Atemnot, schmutziggraue Gesichtsfarbe und Bauchschmerzen hinzukommen.

Konsultieren Sie den Hausarzt, wenn Sie Ihr Problem hier nicht finden, oder wenn der aufgetriebene Bauch länger als 48 Stunden anhält.

Blähbauch und Winde

Darmgase entstehen im Dickdarm durch die Fermentation nicht voll verdauter Nahrungsreste mit Hilfe von Vitamin B_{12} und Bakterien. In der Regel gehen übermäßige Darmgase als Wind (Furz) ab, ansonsten entweichen kleine Gasmengen kontinuierlich dem After. Bisweilen jedoch bleiben Gase stecken. Solche verhaltene Winde oder Blähungen können zu schneidenden oder krampfenden Schmerzen führen. Erst ein Furz verschafft dann Erleichterung. Manche Menschen neigen zu starken Blähungen und klagen über Schmerzen und einen Blähbauch. Als Abhilfe bleibt zuvorderst das Vermeiden blähender Speisen wie Zwiebeln, Kohl oder Hülsenfrüchte.

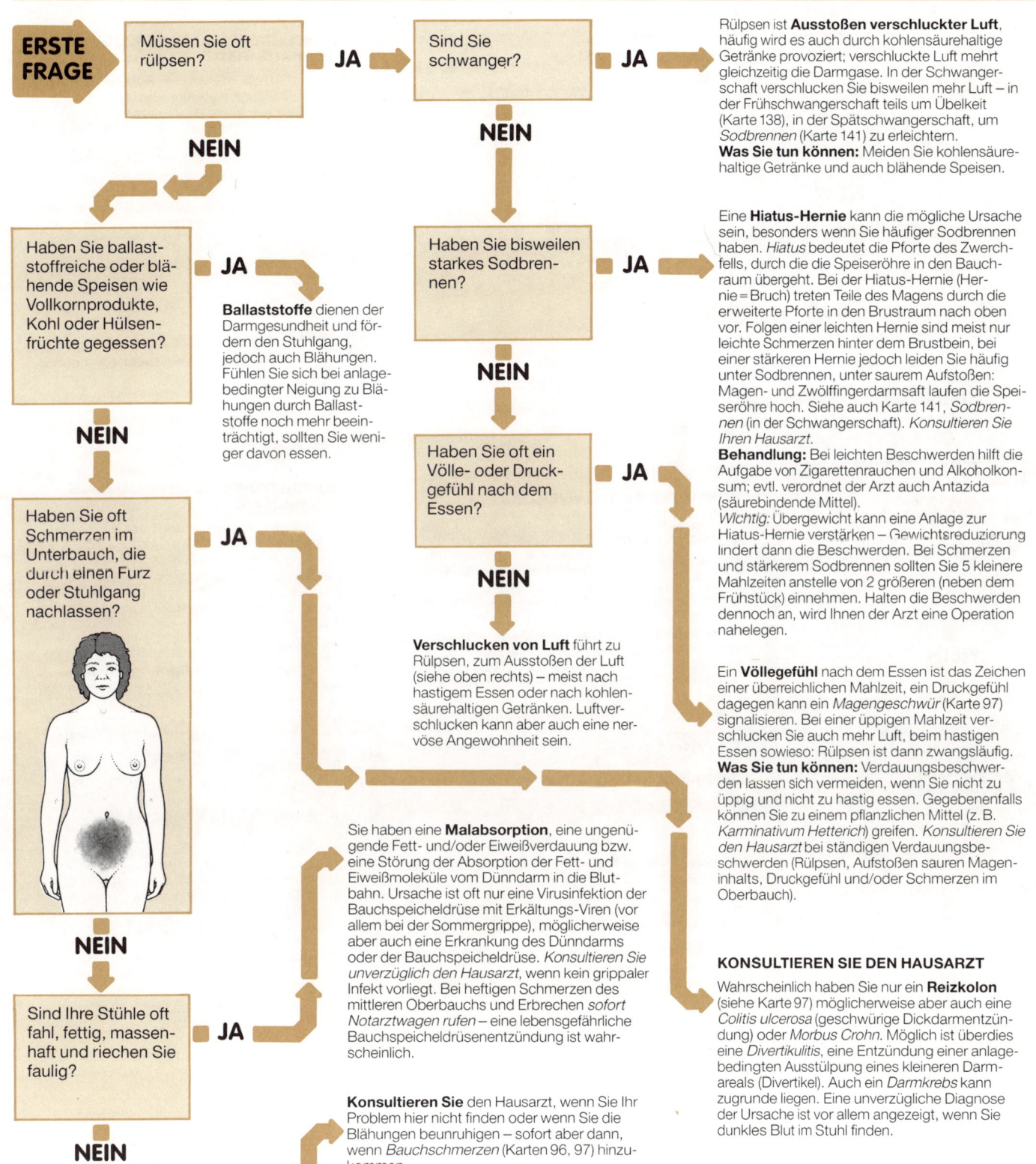

ERSTE FRAGE

Müssen Sie oft rülpsen?

JA → Sind Sie schwanger? **JA** →

Rülpsen ist **Ausstoßen verschluckter Luft**, häufig wird es auch durch kohlensäurehaltige Getränke provoziert; verschluckte Luft mehrt gleichzeitig die Darmgase. In der Schwangerschaft verschlucken Sie bisweilen mehr Luft – in der Frühschwangerschaft teils um Übelkeit (Karte 138), in der Spätschwangerschaft, um *Sodbrennen* (Karte 141) zu erleichtern.
Was Sie tun können: Meiden Sie kohlensäurehaltige Getränke und auch blähende Speisen.

NEIN ↓ (rülpsen)

NEIN ↓ (schwanger)

Haben Sie ballaststoffreiche oder blähende Speisen wie Vollkornprodukte, Kohl oder Hülsenfrüchte gegessen?

JA →

Ballaststoffe dienen der Darmgesundheit und fördern den Stuhlgang, jedoch auch Blähungen. Fühlen Sie sich bei anlagebedingter Neigung zu Blähungen durch Ballaststoffe noch mehr beeinträchtigt, sollten Sie weniger davon essen.

Haben Sie bisweilen starkes Sodbrennen?

JA →

Eine **Hiatus-Hernie** kann die mögliche Ursache sein, besonders wenn Sie häufiger Sodbrennen haben. *Hiatus* bedeutet die Pforte des Zwerchfells, durch die die Speiseröhre in den Bauchraum übergeht. Bei der Hiatus-Hernie (Hernie = Bruch) treten Teile des Magens durch die erweiterte Pforte in den Brustraum nach oben vor. Folgen einer leichten Hernie sind meist nur leichte Schmerzen hinter dem Brustbein, bei einer stärkeren Hernie jedoch leiden Sie häufig unter Sodbrennen, unter saurem Aufstoßen: Magen- und Zwölffingerdarmsaft laufen die Speiseröhre hoch. Siehe auch Karte 141, *Sodbrennen* (in der Schwangerschaft). *Konsultieren Sie Ihren Hausarzt.*
Behandlung: Bei leichten Beschwerden hilft die Aufgabe von Zigarettenrauchen und Alkoholkonsum; evtl. verordnet der Arzt auch Antazida (säurebindende Mittel).
Wichtig: Übergewicht kann eine Anlage zur Hiatus-Hernie verstärken – Gewichtsreduzierung lindert dann die Beschwerden. Bei Schmerzen und stärkerem Sodbrennen sollten Sie 5 kleinere Mahlzeiten anstelle von 2 größeren (neben dem Frühstück) einnehmen. Halten die Beschwerden dennoch an, wird Ihnen der Arzt eine Operation nahelegen.

NEIN ↓

Haben Sie oft Schmerzen im Unterbauch, die durch einen Furz oder Stuhlgang nachlassen?

NEIN ↓ (Sodbrennen)

Haben Sie oft ein Völle- oder Druckgefühl nach dem Essen?

JA →

Ein **Völlegefühl** nach dem Essen ist das Zeichen einer überreichlichen Mahlzeit, ein Druckgefühl dagegen kann ein *Magengeschwür* (Karte 97) signalisieren. Bei einer üppigen Mahlzeit verschlucken Sie auch mehr Luft, beim hastigen Essen sowieso: Rülpsen ist dann zwangsläufig.
Was Sie tun können: Verdauungsbeschwerden lassen sich vermeiden, wenn Sie nicht zu üppig und nicht zu hastig essen. Gegebenenfalls können Sie zu einem pflanzlichen Mittel (z. B. *Karminativum Hetterich*) greifen. *Konsultieren Sie den Hausarzt* bei ständigen Verdauungsbeschwerden (Rülpsen, Aufstoßen sauren Mageninhalts, Druckgefühl und/oder Schmerzen im Oberbauch).

NEIN ↓

Verschlucken von Luft führt zu Rülpsen, zum Ausstoßen der Luft (siehe oben rechts) – meist nach hastigem Essen oder nach kohlensäurehaltigen Getränken. Luftverschlucken kann aber auch eine nervöse Angewohnheit sein.

Sie haben eine **Malabsorption**, eine ungenügende Fett- und/oder Eiweißverdauung bzw. eine Störung der Absorption der Fett- und Eiweißmoleküle vom Dünndarm in die Blutbahn. Ursache ist oft nur eine Virusinfektion der Bauchspeicheldrüse mit Erkältungs-Viren (vor allem bei der Sommergrippe), möglicherweise aber auch eine Erkrankung des Dünndarms oder der Bauchspeicheldrüse. *Konsultieren Sie unverzüglich den Hausarzt,* wenn kein grippaler Infekt vorliegt. Bei heftigen Schmerzen des mittleren Oberbauchs und Erbrechen *sofort Notarztwagen rufen* – eine lebensgefährliche Bauchspeicheldrüsenentzündung ist wahrscheinlich.

NEIN ↓

Sind Ihre Stühle oft fahl, fettig, massenhaft und riechen Sie faulig?

JA →

Konsultieren Sie den Hausarzt, wenn Sie Ihr Problem hier nicht finden oder wenn Sie die Blähungen beunruhigen – sofort aber dann, wenn *Bauchschmerzen* (Karten 96, 97) hinzukommen.

NEIN ↓

KONSULTIEREN SIE DEN HAUSARZT

Wahrscheinlich haben Sie nur ein **Reizkolon** (siehe Karte 97) möglicherweise aber auch *Colitis ulcerosa* (geschwürige Dickdarmentzündung) oder *Morbus Crohn.* Möglich ist überdies eine *Divertikulitis,* eine Entzündung einer anlagebedingten Ausstülpung eines kleineren Darmareals (*Divertikel*). Auch ein *Darmkrebs* kann zugrunde liegen. Eine unverzügliche Diagnose der Ursache ist vor allem angezeigt, wenn Sie dunkles Blut im Stuhl finden.

100 Durchfall

Dünnbreiige bis wässerige Stühle, die in kurzen Abständen aufeinander folgen – das ist Durchfall (Diarrhö). Durchfall kann vegetative Störungen, Infektionen des Magen-Darm-Trakts, aber auch ernste Darmkrankheiten anzeigen. Vegetative Störungen sind Funktionsstörungen des Darms, ausgelöst durch psychosozialen Streß (Diagnose-Karte 73). Bei Infektionen des Magen-Darm-Trakts ist Durchfall die natürliche Reaktion zur Ausscheidung der Bakterien, Bakteriengifte oder Viren; bedrohliche, freilich seltene Darminfektionen sind lediglich Cholera, Ruhr, Typhus (siehe unten). Durchfall als Hauptsymptom von Darmerkrankungen, die zu entzündlichen und geschwürigen Darmveränderungen führen (Colitis ulcerosa, Morbus Crohn), wird oft verkannt (siehe auch Diagnose-Karte 102).

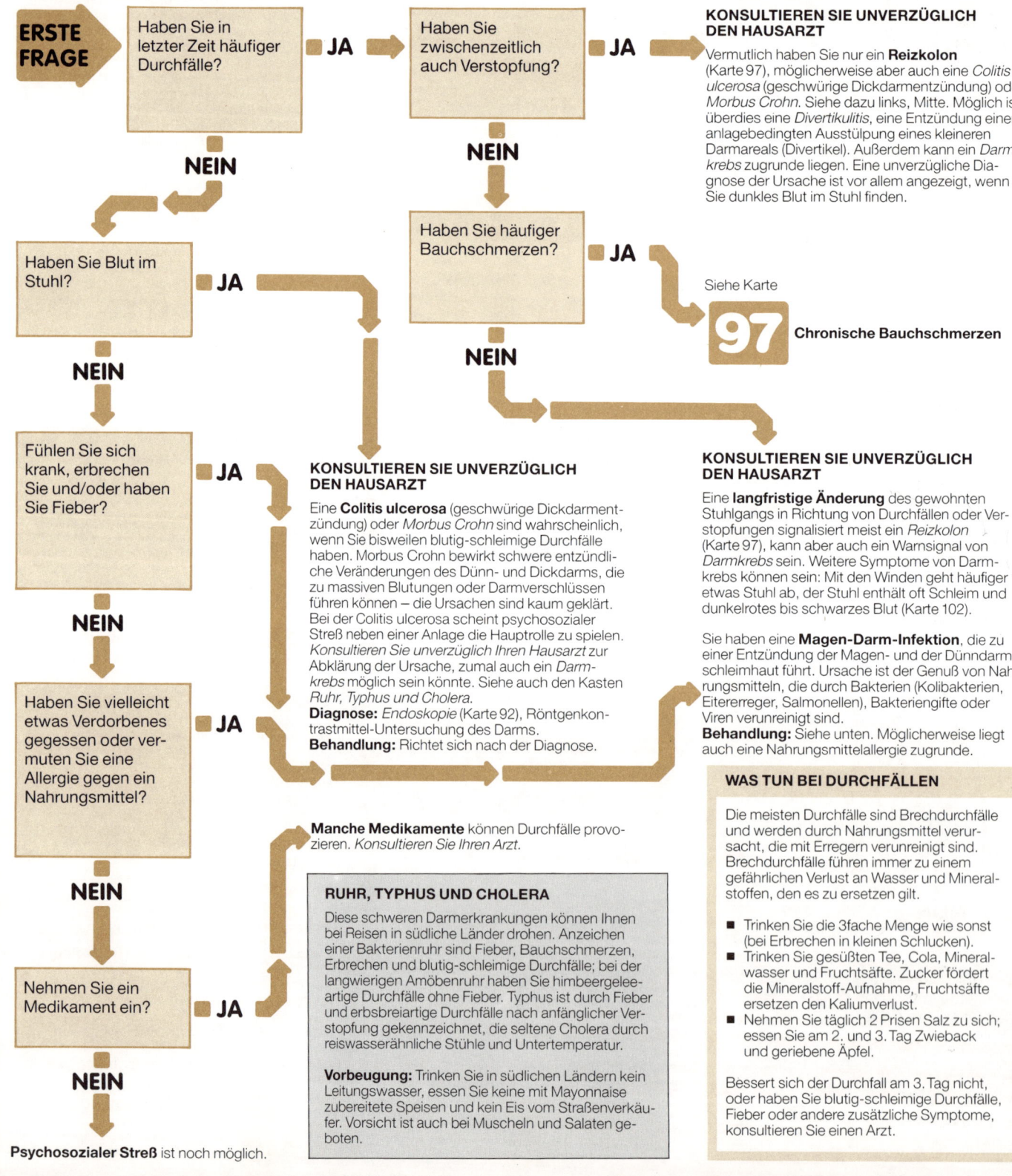

ERSTE FRAGE

Haben Sie in letzter Zeit häufiger Durchfälle? → **JA** →

Haben Sie zwischenzeitlich auch Verstopfung? → **JA** →

NEIN

Haben Sie Blut im Stuhl? → **JA**

NEIN

Haben Sie häufiger Bauchschmerzen? → **JA**

NEIN

Fühlen Sie sich krank, erbrechen Sie und/oder haben Sie Fieber? → **JA**

NEIN

Haben Sie vielleicht etwas Verdorbenes gegessen oder vermuten Sie eine Allergie gegen ein Nahrungsmittel? → **JA**

NEIN

Nehmen Sie ein Medikament ein? → **JA**

NEIN

Psychosozialer Streß ist noch möglich.

KONSULTIEREN SIE UNVERZÜGLICH DEN HAUSARZT

Vermutlich haben Sie nur ein **Reizkolon** (Karte 97), möglicherweise aber auch eine *Colitis ulcerosa* (geschwürige Dickdarmentzündung) oder *Morbus Crohn*. Siehe dazu links, Mitte. Möglich ist überdies eine *Divertikulitis*, eine Entzündung einer anlagebedingten Ausstülpung eines kleineren Darmareals (Divertikel). Außerdem kann ein *Darmkrebs* zugrunde liegen. Eine unverzügliche Diagnose der Ursache ist vor allem angezeigt, wenn Sie dunkles Blut im Stuhl finden.

Siehe Karte

97 Chronische Bauchschmerzen

KONSULTIEREN SIE UNVERZÜGLICH DEN HAUSARZT

Eine **Colitis ulcerosa** (geschwürige Dickdarmentzündung) oder *Morbus Crohn* sind wahrscheinlich, wenn Sie bisweilen blutig-schleimige Durchfälle haben. Morbus Crohn bewirkt schwere entzündliche Veränderungen des Dünn- und Dickdarms, die zu massiven Blutungen oder Darmverschlüssen führen können – die Ursachen sind kaum geklärt. Bei der Colitis ulcerosa scheint psychosozialer Streß neben einer Anlage die Hauptrolle zu spielen. *Konsultieren Sie unverzüglich Ihren Hausarzt* zur Abklärung der Ursache, zumal auch ein *Darmkrebs* möglich sein könnte. Siehe auch den Kasten *Ruhr, Typhus und Cholera*.
Diagnose: *Endoskopie* (Karte 92), Röntgenkontrastmittel-Untersuchung des Darms.
Behandlung: Richtet sich nach der Diagnose.

Manche Medikamente können Durchfälle provozieren. *Konsultieren Sie Ihren Arzt.*

KONSULTIEREN SIE UNVERZÜGLICH DEN HAUSARZT

Eine **langfristige Änderung** des gewohnten Stuhlgangs in Richtung von Durchfällen oder Verstopfungen signalisiert meist ein *Reizkolon* (Karte 97), kann aber auch ein Warnsignal von *Darmkrebs* sein. Weitere Symptome von Darmkrebs können sein: Mit den Winden geht häufiger etwas Stuhl ab, der Stuhl enthält oft Schleim und dunkelrotes bis schwarzes Blut (Karte 102).

Sie haben eine **Magen-Darm-Infektion**, die zu einer Entzündung der Magen- und der Dünndarmschleimhaut führt. Ursache ist der Genuß von Nahrungsmitteln, die durch Bakterien (Kolibakterien, Eitererreger, Salmonellen), Bakteriengifte oder Viren verunreinigt sind.
Behandlung: Siehe unten. Möglicherweise liegt auch eine Nahrungsmittelallergie zugrunde.

RUHR, TYPHUS UND CHOLERA

Diese schweren Darmerkrankungen können Ihnen bei Reisen in südliche Länder drohen. Anzeichen einer Bakterienruhr sind Fieber, Bauchschmerzen, Erbrechen und blutig-schleimige Durchfälle; bei der langwierigen Amöbenruhr haben Sie himbeergeleeartige Durchfälle ohne Fieber. Typhus ist durch Fieber und erbsbreiartige Durchfälle nach anfänglicher Verstopfung gekennzeichnet, die seltene Cholera durch reiswasserähnliche Stühle und Untertemperatur.

Vorbeugung: Trinken Sie in südlichen Ländern kein Leitungswasser, essen Sie keine mit Mayonnaise zubereitete Speisen und kein Eis vom Straßenverkäufer. Vorsicht ist auch bei Muscheln und Salaten geboten.

WAS TUN BEI DURCHFÄLLEN

Die meisten Durchfälle sind Brechdurchfälle und werden durch Nahrungsmittel verursacht, die mit Erregern verunreinigt sind. Brechdurchfälle führen immer zu einem gefährlichen Verlust an Wasser und Mineralstoffen, den es zu ersetzen gilt.

- Trinken Sie die 3fache Menge wie sonst (bei Erbrechen in kleinen Schlucken).
- Trinken Sie gesüßten Tee, Cola, Mineralwasser und Fruchtsäfte. Zucker fördert die Mineralstoff-Aufnahme, Fruchtsäfte ersetzen den Kaliumverlust.
- Nehmen Sie täglich 2 Prisen Salz zu sich; essen Sie am 2. und 3. Tag Zwieback und geriebene Äpfel.

Bessert sich der Durchfall am 3. Tag nicht, oder haben Sie blutig-schleimige Durchfälle, Fieber oder andere zusätzliche Symptome, konsultieren Sie einen Arzt.

101 Verstopfung

Manche Menschen haben jeden Tag ein- bis zweimal Stuhlgang, andere nur jeden 3. oder 4. Tag. Das ist ganz normal – Sie müssen nicht jeden Tag müssen. Als Ver-

stopfung gilt erst, wenn Sie 5 Tage und länger vergeblich auf Stuhlgang warten. Beachten Sie den Kasten unten, »Vor Abführmitteln sei gewarnt«.

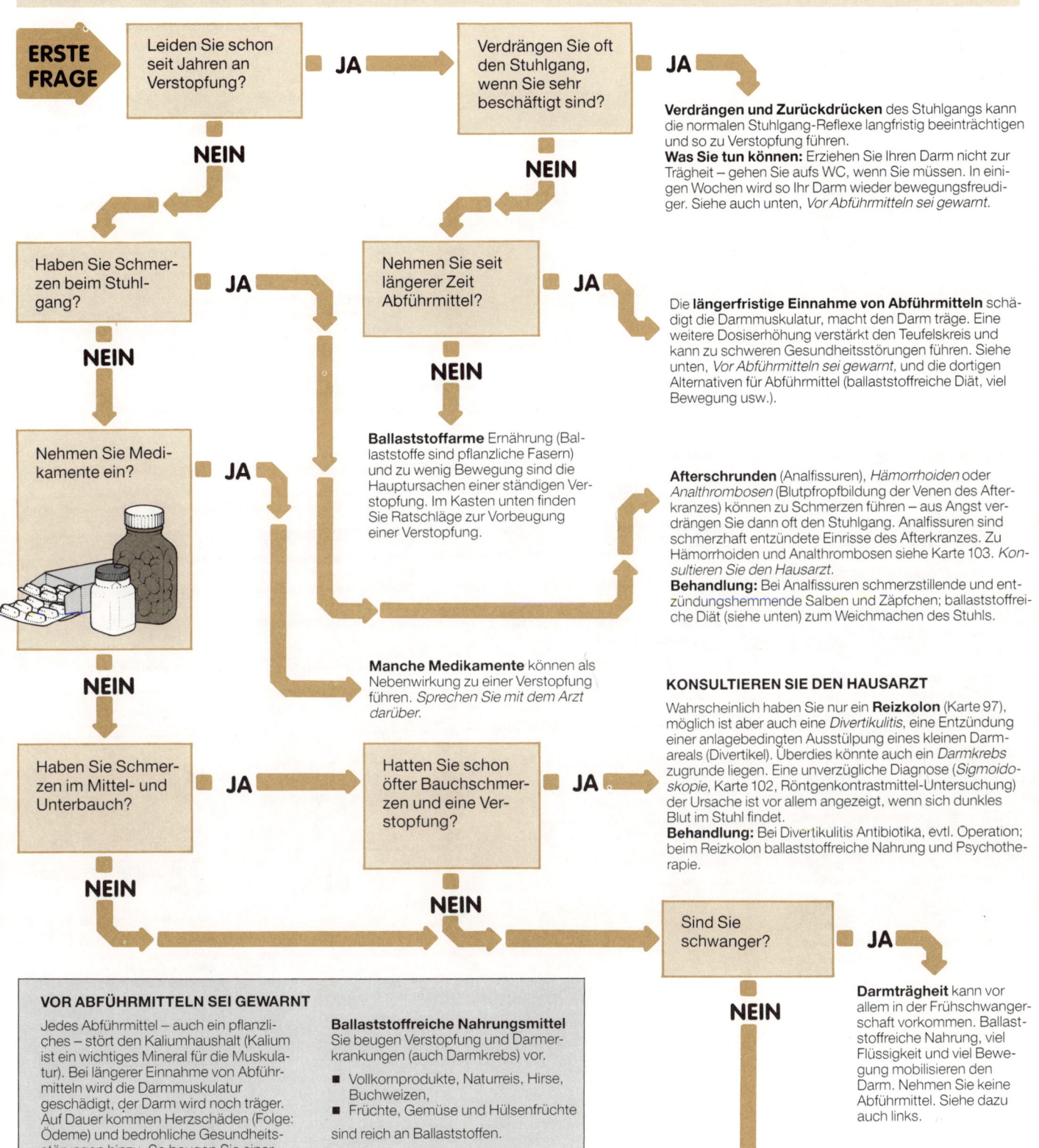

ERSTE FRAGE

Leiden Sie schon seit Jahren an Verstopfung? — **JA** →

Verdrängen Sie oft den Stuhlgang, wenn Sie sehr beschäftigt sind? — **JA** →

Verdrängen und Zurückdrücken des Stuhlgangs kann die normalen Stuhlgang-Reflexe langfristig beeinträchtigen und so zu Verstopfung führen.
Was Sie tun können: Erziehen Sie Ihren Darm nicht zur Trägheit – gehen Sie aufs WC, wenn Sie müssen. In einigen Wochen wird so Ihr Darm wieder bewegungsfreudiger. Siehe auch unten, *Vor Abführmitteln sei gewarnt.*

NEIN ↓ · **NEIN** ↓

Haben Sie Schmerzen beim Stuhlgang? — **JA** →

Nehmen Sie seit längerer Zeit Abführmittel? — **JA** →

Die **längerfristige Einnahme von Abführmitteln** schädigt die Darmmuskulatur, macht den Darm träge. Eine weitere Dosiserhöhung verstärkt den Teufelskreis und kann zu schweren Gesundheitsstörungen führen. Siehe unten, *Vor Abführmitteln sei gewarnt,* und die dortigen Alternativen für Abführmittel (ballaststoffreiche Diät, viel Bewegung usw.).

NEIN ↓ · **NEIN** ↓

Nehmen Sie Medikamente ein? — **JA** →

Ballaststoffarme Ernährung (Ballaststoffe sind pflanzliche Fasern) und zu wenig Bewegung sind die Hauptursachen einer ständigen Verstopfung. Im Kasten unten finden Sie Ratschläge zur Vorbeugung einer Verstopfung.

Afterschrunden (Analfissuren), *Hämorrhoiden* oder *Analthrombosen* (Blutpfropfbildung der Venen des Afterkranzes) können zu Schmerzen führen – aus Angst verdrängen Sie dann oft den Stuhlgang. Analfissuren sind schmerzhaft entzündete Einrisse des Afterkranzes. Zu Hämorrhoiden und Analthrombosen siehe Karte 103. *Konsultieren Sie den Hausarzt.*
Behandlung: Bei Analfissuren schmerzstillende und entzündungshemmende Salben und Zäpfchen; ballaststoffreiche Diät (siehe unten) zum Weichmachen des Stuhls.

Manche Medikamente können als Nebenwirkung zu einer Verstopfung führen. *Sprechen Sie mit dem Arzt darüber.*

NEIN ↓

KONSULTIEREN SIE DEN HAUSARZT

Wahrscheinlich haben Sie nur ein **Reizkolon** (Karte 97), möglich ist aber auch eine *Divertikulitis*, eine Entzündung einer anlagebedingten Ausstülpung eines kleinen Darmareals (Divertikel). Überdies könnte auch ein *Darmkrebs* zugrunde liegen. Eine unverzügliche Diagnose (*Sigmoidoskopie*, Karte 102, Röntgenkontrastmittel-Untersuchung) der Ursache ist vor allem angezeigt, wenn sich dunkles Blut im Stuhl findet.
Behandlung: Bei Divertikulitis Antibiotika, evtl. Operation; beim Reizkolon ballaststoffreiche Nahrung und Psychotherapie.

Haben Sie Schmerzen im Mittel- und Unterbauch? — **JA** →

Hatten Sie schon öfter Bauchschmerzen und eine Verstopfung? — **JA** →

NEIN ↓ · **NEIN** →

Sind Sie schwanger? — **JA** →

Darmträgheit kann vor allem in der Frühschwangerschaft vorkommen. Ballaststoffreiche Nahrung, viel Flüssigkeit und viel Bewegung mobilisieren den Darm. Nehmen Sie keine Abführmittel. Siehe dazu auch links.

NEIN ↓

VOR ABFÜHRMITTELN SEI GEWARNT

Jedes Abführmittel – auch ein pflanzliches – stört den Kaliumhaushalt (Kalium ist ein wichtiges Mineral für die Muskulatur). Bei längerer Einnahme von Abführmitteln wird die Darmmuskulatur geschädigt, der Darm wird noch träger. Auf Dauer kommen Herzschäden (Folge: Ödeme) und bedrohliche Gesundheitsstörungen hinzu. So beugen Sie einer Verstopfung vor: ballaststoffreiche Kost, viel Bewegung, viel Flüssigkeit, nach dem Aufstehen ein Glas Mineralwasser.

Ballaststoffreiche Nahrungsmittel
Sie beugen Verstopfung und Darmerkrankungen (auch Darmkrebs) vor.

- Vollkornprodukte, Naturreis, Hirse, Buchweizen,
- Früchte, Gemüse und Hülsenfrüchte

sind reich an Ballaststoffen.

Eine **ballaststoffarme Ernährung**, zu geringe Flüssigkeitszufuhr und mangelnde Bewegung sind die Hauptursachen einer Verstopfung. Siehe dazu links. *Konsultieren Sie Ihren Hausarzt.*

102 Veränderter und/oder blutiger Stuhl

Veränderungen von Farbe, Aussehen und Konsistenz des Stuhls sind meist ernährungsbedingt. Siehe auch »Durchfall«, Karte 100, und »Verstopfung«, Karte 101. Fahlgelber, massiger Stuhl oder schwarzer Stuhl sowie Blut und Schleim im Stuhl können eine ernste Darmerkrankung signalisieren, die abgeklärt werden sollte.

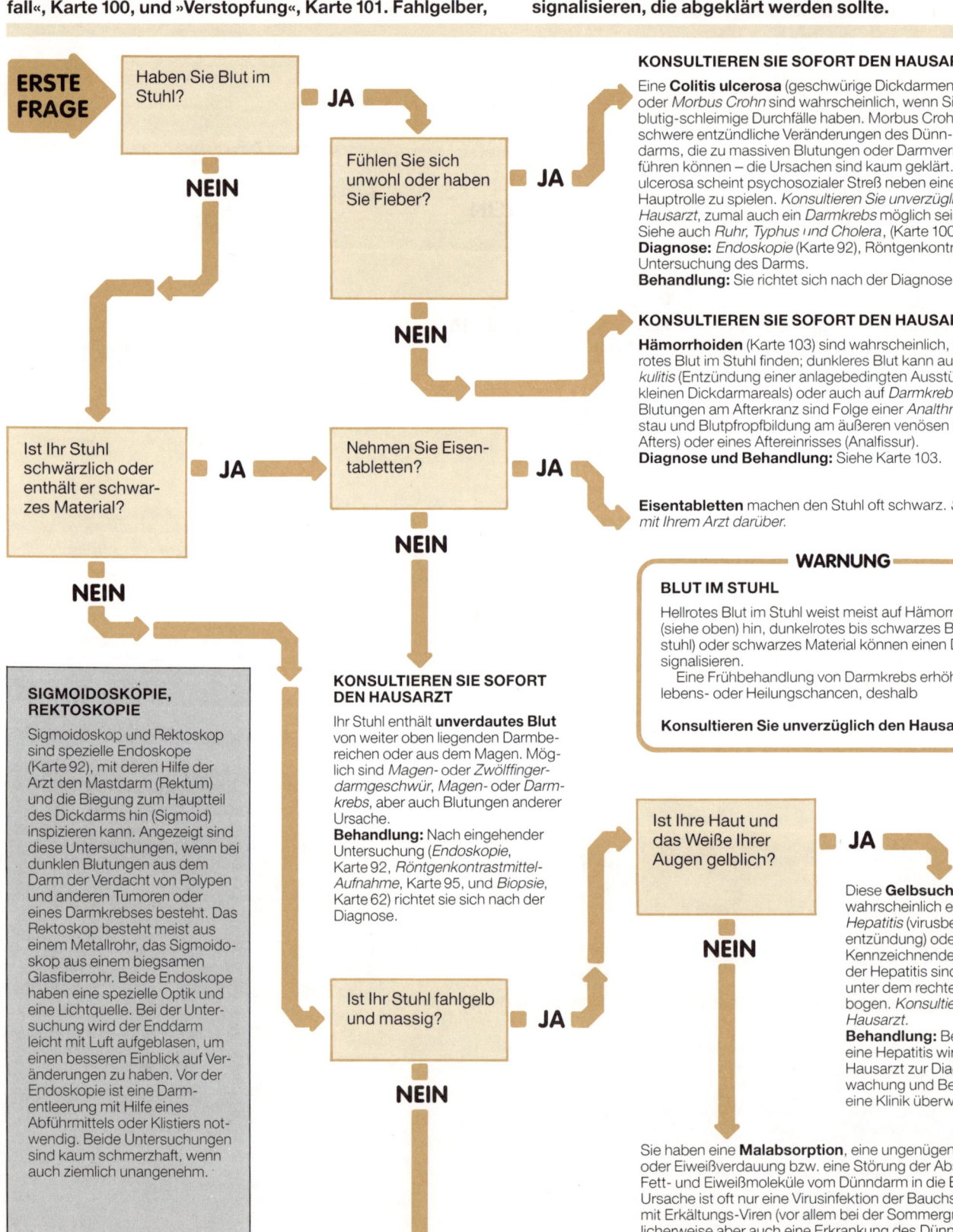

ERSTE FRAGE

Haben Sie Blut im Stuhl? — JA

Fühlen Sie sich unwohl oder haben Sie Fieber? — JA

NEIN

NEIN

Ist Ihr Stuhl schwärzlich oder enthält er schwarzes Material? — JA — **Nehmen Sie Eisentabletten?** — JA

NEIN

NEIN

KONSULTIEREN SIE SOFORT DEN HAUSARZT

Eine **Colitis ulcerosa** (geschwürige Dickdarmentzündung) oder *Morbus Crohn* sind wahrscheinlich, wenn Sie bisweilen blutig-schleimige Durchfälle haben. Morbus Crohn bewirkt schwere entzündliche Veränderungen des Dünn- und Dickdarms, die zu massiven Blutungen oder Darmverschlüssen führen können – die Ursachen sind kaum geklärt. Bei der Colitis ulcerosa scheint psychosozialer Streß neben einer Anlage die Hauptrolle zu spielen. *Konsultieren Sie unverzüglich Ihren Hausarzt*, zumal auch ein *Darmkrebs* möglich sein könnte. Siehe auch *Ruhr, Typhus und Cholera*, (Karte 100).
Diagnose: *Endoskopie* (Karte 92), Röntgenkontrastmittel-Untersuchung des Darms.
Behandlung: Sie richtet sich nach der Diagnose.

KONSULTIEREN SIE SOFORT DEN HAUSARZT

Hämorrhoiden (Karte 103) sind wahrscheinlich, wenn Sie hellrotes Blut im Stuhl finden; dunkleres Blut kann auf eine *Divertikulitis* (Entzündung einer anlagebedingten Ausstülpung eines kleinen Dickdarmareals) oder auch auf *Darmkrebs* hindeuten. Blutungen am Afterkranz sind Folge einer *Analthrombose* (Blutstau und Blutpfropfbildung am äußeren venösen Netzwerk des Afters) oder eines Aftereinrisses (Analfissur).
Diagnose und Behandlung: Siehe Karte 103.

Eisentabletten machen den Stuhl oft schwarz. *Sprechen Sie mit Ihrem Arzt darüber.*

WARNUNG

BLUT IM STUHL

Hellrotes Blut im Stuhl weist meist auf Hämorrhoiden (siehe oben) hin, dunkelrotes bis schwarzes Blut (Teerstuhl) oder schwarzes Material können einen Darmkrebs signalisieren.

Eine Frühbehandlung von Darmkrebs erhöht die Überlebens- oder Heilungschancen, deshalb

Konsultieren Sie unverzüglich den Hausarzt.

SIGMOIDOSKOPIE, REKTOSKOPIE

Sigmoidoskop und Rektoskop sind spezielle Endoskope (Karte 92), mit deren Hilfe der Arzt den Mastdarm (Rektum) und die Biegung zum Hauptteil des Dickdarms hin (Sigmoid) inspizieren kann. Angezeigt sind diese Untersuchungen, wenn bei dunklen Blutungen aus dem Darm der Verdacht von Polypen und anderen Tumoren oder eines Darmkrebses besteht. Das Rektoskop besteht meist aus einem Metallrohr, das Sigmoidoskop aus einem biegsamen Glasfiberrohr. Beide Endoskope haben eine spezielle Optik und eine Lichtquelle. Bei der Untersuchung wird der Enddarm leicht mit Luft aufgeblasen, um einen besseren Einblick auf Veränderungen zu haben. Vor der Endoskopie ist eine Darmentleerung mit Hilfe eines Abführmittels oder Klistiers notwendig. Beide Untersuchungen sind kaum schmerzhaft, wenn auch ziemlich unangenehm.

KONSULTIEREN SIE SOFORT DEN HAUSARZT

Ihr Stuhl enthält **unverdautes Blut** von weiter oben liegenden Darmbereichen oder aus dem Magen. Möglich sind *Magen-* oder *Zwölffingerdarmgeschwür*, *Magen-* oder *Darmkrebs*, aber auch Blutungen anderer Ursache.
Behandlung: Nach eingehender Untersuchung (*Endoskopie*, Karte 92, *Röntgenkontrastmittel-Aufnahme*, Karte 95, und *Biopsie*, Karte 62) richtet sie sich nach der Diagnose.

Ist Ihr Stuhl fahlgelb und massig? — JA

NEIN

Ist Ihre Haut und das Weiße Ihrer Augen gelblich? — JA

NEIN

Diese **Gelbsucht** signalisiert wahrscheinlich eine *Virus-Hepatitis* (virusbedingte Leberentzündung) oder *Gallensteine*. Kennzeichnendes Symptom der Hepatitis sind Schmerzen unter dem rechten Rippenbogen. *Konsultieren Sie den Hausarzt.*
Behandlung: Bei Verdacht auf eine Hepatitis wird Sie der Hausarzt zur Diagnose, Überwachung und Behandlung in eine Klinik überweisen.

Sie haben eine **Malabsorption**, eine ungenügende Fett- und/oder Eiweißverdauung bzw. eine Störung der Absorption der Fett- und Eiweißmoleküle vom Dünndarm in die Blutbahn. Ursache ist oft nur eine Virusinfektion der Bauchspeicheldrüse mit Erkältungs-Viren (vor allem bei der Sommergrippe), möglicherweise aber auch eine Erkrankung des Dünndarms oder der Bauchspeicheldrüse. *Konsultieren Sie unverzüglich den Hausarzt*, wenn kein grippaler Infekt vorliegt. Bei heftigen Schmerzen des mittleren Oberbauchs und Erbrechen *sofort Notarztwagen rufen* – eine *lebensgefährliche Bauchspeicheldrüsenentzündung* ist wahrscheinlich.

Konsultieren Sie den Hausarzt, wenn Sie Ihr Problem hier nicht finden.

103 After- und Mastdarmprobleme

Den Ausgang des Mastdarms (letzter Teil des Dickdarms) bildet der After, ein kurzer Kanal, der nach außen zum Afterkranz hin durch einen Schließmuskel abgeschlossen wird. Die häufigsten Leiden in diesem Bereich sind Hämorrhoiden, Analthrombosen am Afterkranz (»äußere Hämorrhoiden«) und Afterschrunden.

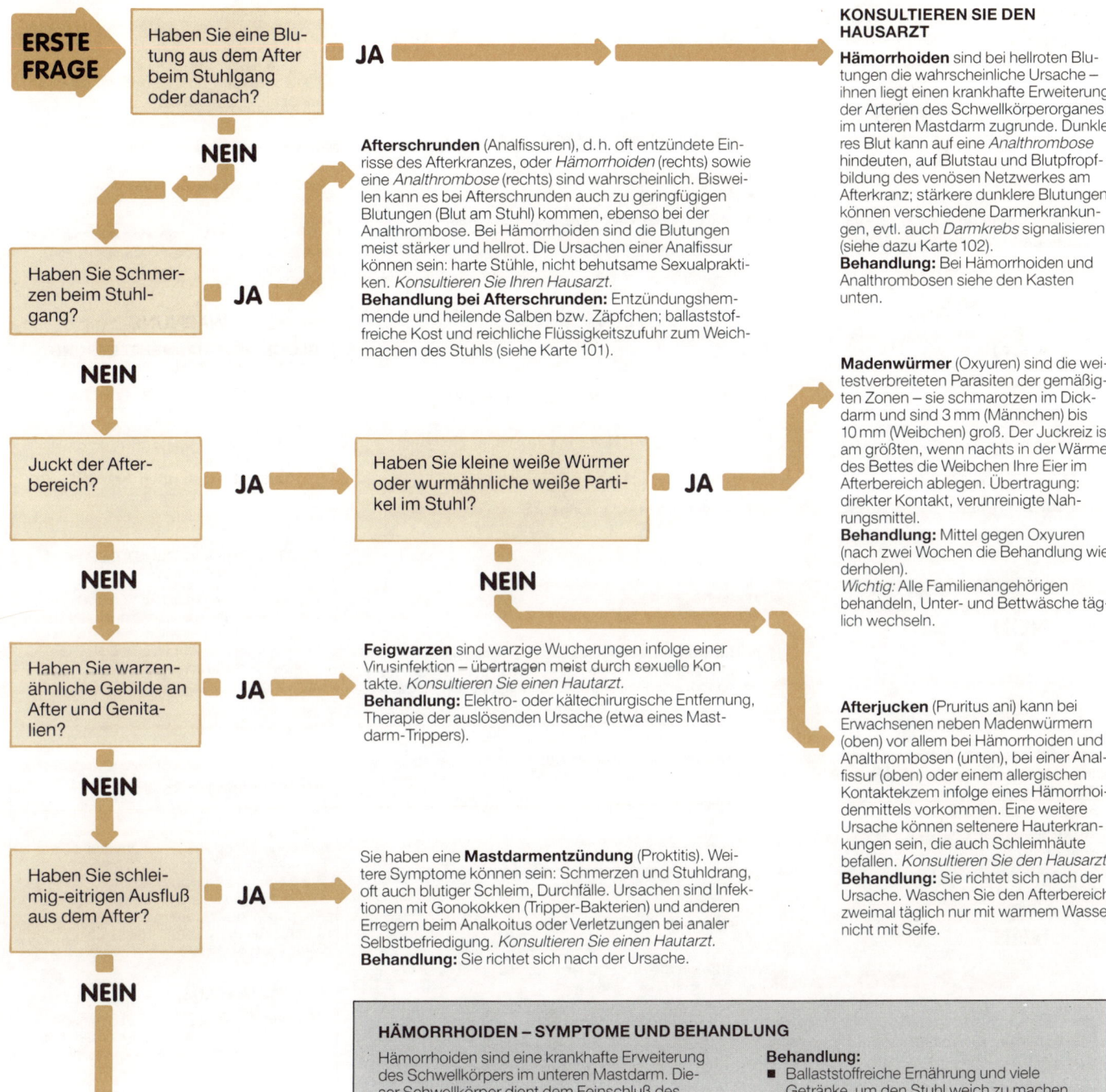

ERSTE FRAGE

Haben Sie eine Blutung aus dem After beim Stuhlgang oder danach? — **JA** →

KONSULTIEREN SIE DEN HAUSARZT

Hämorrhoiden sind bei hellroten Blutungen die wahrscheinliche Ursache – ihnen liegt einen krankhafte Erweiterung der Arterien des Schwellkörperorganes im unteren Mastdarm zugrunde. Dunkleres Blut kann auf eine *Analthrombose* hindeuten, auf Blutstau und Blutpfropfbildung des venösen Netzwerkes am Afterkranz; stärkere dunklere Blutungen können verschiedene Darmerkrankungen, evtl. auch *Darmkrebs* signalisieren (siehe dazu Karte 102).
Behandlung: Bei Hämorrhoiden und Analthrombosen siehe den Kasten unten.

NEIN

Haben Sie Schmerzen beim Stuhlgang? — **JA** →

Afterschrunden (Analfissuren), d. h. oft entzündete Einrisse des Afterkranzes, oder *Hämorrhoiden* (rechts) sowie eine *Analthrombose* (rechts) sind wahrscheinlich. Bisweilen kann es bei Afterschrunden auch zu geringfügigen Blutungen (Blut am Stuhl) kommen, ebenso bei der Analthrombose. Bei Hämorrhoiden sind die Blutungen meist stärker und hellrot. Die Ursachen einer Analfissur können sein: harte Stühle, nicht behutsame Sexualpraktiken. *Konsultieren Sie Ihren Hausarzt.*
Behandlung bei Afterschrunden: Entzündungshemmende und heilende Salben bzw. Zäpfchen; ballaststoffreiche Kost und reichliche Flüssigkeitszufuhr zum Weichmachen des Stuhls (siehe Karte 101).

NEIN

Juckt der Afterbereich? — **JA** →

Haben Sie kleine weiße Würmer oder wurmähnliche weiße Partikel im Stuhl? — **JA** →

Madenwürmer (Oxyuren) sind die weitestverbreiteten Parasiten der gemäßigten Zonen – sie schmarotzen im Dickdarm und sind 3 mm (Männchen) bis 10 mm (Weibchen) groß. Der Juckreiz ist am größten, wenn nachts in der Wärme des Bettes die Weibchen Ihre Eier im Afterbereich ablegen. Übertragung: direkter Kontakt, verunreinigte Nahrungsmittel.
Behandlung: Mittel gegen Oxyuren (nach zwei Wochen die Behandlung wiederholen).
Wichtig: Alle Familienangehörigen behandeln, Unter- und Bettwäsche täglich wechseln.

NEIN

NEIN

Haben Sie warzenähnliche Gebilde an After und Genitalien? — **JA** →

Feigwarzen sind warzige Wucherungen infolge einer Virusinfektion – übertragen meist durch sexuelle Kontakte. *Konsultieren Sie einen Hautarzt.*
Behandlung: Elektro- oder kältechirurgische Entfernung, Therapie der auslösenden Ursache (etwa eines Mastdarm-Trippers).

Afterjucken (Pruritus ani) kann bei Erwachsenen neben Madenwürmern (oben) vor allem bei Hämorrhoiden und Analthrombosen (unten), bei einer Analfissur (oben) oder einem allergischen Kontaktekzem infolge eines Hämorrhoidenmittels vorkommen. Eine weitere Ursache können seltenere Hauterkrankungen sein, die auch Schleimhäute befallen. *Konsultieren Sie den Hausarzt.*
Behandlung: Sie richtet sich nach der Ursache. Waschen Sie den Afterbereich zweimal täglich nur mit warmem Wasser, nicht mit Seife.

NEIN

Haben Sie schleimig-eitrigen Ausfluß aus dem After? — **JA** →

Sie haben eine **Mastdarmentzündung** (Proktitis). Weitere Symptome können sein: Schmerzen und Stuhldrang, oft auch blutiger Schleim, Durchfälle. Ursachen sind Infektionen mit Gonokokken (Tripper-Bakterien) und anderen Erregern beim Analkoitus oder Verletzungen bei analer Selbstbefriedigung. *Konsultieren Sie einen Hautarzt.*
Behandlung: Sie richtet sich nach der Ursache.

NEIN

Konsultieren Sie den Hausarzt.

HÄMORRHOIDEN – SYMPTOME UND BEHANDLUNG

Hämorrhoiden sind eine krankhafte Erweiterung des Schwellkörpers im unteren Mastdarm. Dieser Schwellkörper dient dem Feinschluß des Afterkanals. Warnsignal von Hämorrhoiden sind hellrote (arterielle) Blutung aus dem After beim oder nach dem Stuhlgang, Schmerzen und oft auch Juckreiz.
Wichtig: Hämorrhoiden sind kein Venenleiden – wie immer noch irrtümlich geglaubt wird. Lediglich die *Analthrombose* (manchmal als »äußere Hämorrhoiden« bezeichnet) ist venöser Art: Im Venen-Netzwerk im Bereich des Afterkranzes staut sich das Blut, es kommt zur Blutpfropfbildung (Thrombose), zu krampfaderartigen Schwellungen.

Behandlung:
- Ballaststoffreiche Ernährung und viele Getränke, um den Stuhl weich zu machen. Siehe dazu den Kasten *Vor Abführmitteln sei gewarnt* in der Diagnose-Karte 101.
- Vermeiden starken Pressens.
- Salben und Zäpfchen nur auf ärztliche Verordnung. Der Dauergebrauch mancher Mittel kann zu Allergien und einer Pilzerkrankung des Mastdarms und des Afters führen.
- Bei schweren Hämorrhoiden ist eine Verödung oder Vereisung angezeigt. Das gilt auch für die Analthrombose. Beim sehr schmerzhaften Vorfall von Hämorrhoidalknoten aus dem After muß operiert werden.

104 Harndrang und Schmerzen

Konsultieren Sie diese Karte bei allen Problemen mit dem Wasserlassen – sei es etwa bei starkem Harndrang oder bei Entleerungsstörungen. Siehe als Frau auch die speziellen Karten 131, 132 und 133, als Mann die Karte 117.

ERSTE FRAGE → Haben Sie Schmerzen beim Wasserlassen? → **JA** →→→

Siehe auch Karte

117 Männer   **132** Frauen   Schmerzen beim Wasserlassen

NEIN ↓

Müssen Sie oft und Unmengen Wasser lassen? → **JA** →

Leiden Sie an einem oder mehreren der folgenden Symptome?
- schnelle Ermüdbarkeit
- gesteigerter Durst
- extremer Gewichtsverlust

→ **JA** →

Diabetes mellitus vom Typ I (Karte 56) ist möglich, wenn Sie neben den anderen Symptomen einen starken Gewichtsverlust haben. Ohne Gewichtsverlust ist *Diabetes mellitus vom Typ II* (Altersdiabetes) anzunehmen. Seltenere Ursache kann ein *Diabetes insipidus* sein, der auf einer Schädigung oder Störung der Hirnanhangdrüse beruht. *Konsultieren Sie unverzüglich den Hausarzt.*

NEIN ↓

KONSULTIEREN SIE UNVERZÜGLICH DEN HAUSARZT

Eine **Erkrankung der Nieren** (etwa eine Nierenbeckenentzündung) oder der *ableitenden Harnwege* (etwa eine Blasenentzündung) ist wahrscheinlich. Oft sind diese Erkrankungen mit Schmerzen beim Wasserlassen verbunden, bei einer Nierenbeckenentzündung mit Schmerzen im Nierenlager. Siehe dazu als Frau Karte 132 und als Mann Karte 117.

NEIN ↓

Haben Sie einen starken Harndrang, aber läßt der Harnfluß auf sich warten? → **JA** →

NEIN ↓

Können Sie öfter nur kleinere Mengen Wasser lassen und/oder ist der Urinstrom dünn und schwach? → **JA** →

Eine **Harnröhrenverengung** kann bei beiden Geschlechtern die Ursache sein, beim Mann sind auch eine *Prostataentzündung*, eine *Prostatavergrößerung* oder ein *Prostatakrebs* möglich. Eine Harnröhrenverengung kann bei häufigen Entzündungen oder auch Verletzungen der Harnröhre durch Verwachsungen entstehen. Siehe dazu Karte 131. Bei einer Prostataentzündung (Karte 117) kommen zum Harndrang und den Störungen beim Wasserlassen auch oft blutiger Urin und Fieber hinzu. Zur Prostatavergrößerung und zum Prostatakrebs siehe unten und rechts.

NEIN ↓

Konsultieren Sie den Hausarzt, der Sie gegebenenfalls an einen Urologen überweisen wird.

WARNUNG

BLOCKIERTE HARNENTLEERUNG, HARNVERHALTEN

Wenn Sie trotz starken Harndrangs nicht urinieren können und evtl. auch Schmerzen haben, liegt eine lebensgefährliche Blockade der Harnwege (etwa durch Tumoren oder Nieren- bzw. Harnsteine) vor. **Notarztwagen rufen.** Nehmen Sie wenn möglich zur Linderung ein warmes Bad.

PLÖTZLICHER VERLUST DER BLASENKONTROLLE

Können Sie Ihre Blase plötzlich nicht mehr kontrollieren, ist eine Schädigung der versorgenden Nerven die Ursache (etwa nach Verletzungen der Wirbelsäule oder bei Tumoren). **Notarztwagen rufen.**

PROSTATAENTFERNUNG

Wenn eine Prostatavergrößerung (links) den Abgang der Harnröhre von der Blase so weit einengt, daß es zum Harnträufeln und zur Harnstauung kommt, sollten die wuchernden Drüsen um die beginnende Harnröhre herum (siehe links) und Teile der Prostata entfernt werden. Denn bei Harnstauung drohen Nierenschädigung und schleichende Urämie (Harnvergiftung).

PROSTATAKREBS

Mehr als die Hälfte aller 60–70jährigen Männer beherbergen einen Prostatakrebs. Dieser Krebs ist im allgemeinen harmlos. Nur in fortgeschritteneren Fällen engt er die Harnröhre stark ein und führt zu den Symptomen einer schweren Prostatavergrößerung, dann mag auch bisweilen Blut im Urin und im Samen auftreten. Früh erkannt werden kann er durch eine Ultraschall-Untersuchung. Eine Gewebeentnahme mit einer Hohlnadel zur exakten Gewebeuntersuchung (Feinnadel-Biopsie) ist umstritten, da dadurch ebenso Krebskeime verstreut werden wie bei einer Operation. Im allgemeinen wird der Krebs deshalb erst dann entfernt, wenn eine Ultraschall-Untersuchung ein Bösartigwerden des Tumors aufdeckt.

PROSTATAVERGRÖSSERUNG

Fast jeder über 50jährige Mann entwickelt irgendwann eine Prostatavergrößerung. Bei gut jedem zweiten engt diese Vergrößerung den Harnröhrenabgang von der Blase ein, so daß es zu einer Verringerung von Dicke und Stärke des Harnstrahls oder schließlich gar zu einem Harnträufeln kommt. Klarzustellen gilt: Es sind wuchernde Drüsen um die beginnende Harnröhre herum, die die Prostata aufblähen, nicht Wucherungen der Prostata selbst. Siehe auch *Prostataentfernung*, rechts.

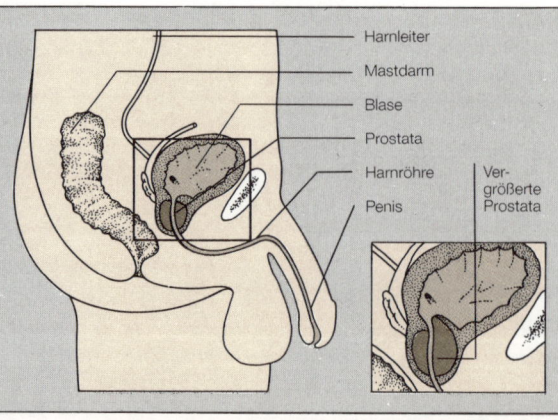

Harnleiter
Mastdarm
Blase
Prostata
Harnröhre
Penis
Vergrößerte Prostata

105 Herzrhythmusstörungen

Das Herz schlägt normalerweise in einer Frequenz von 70 – 80 Schlägen pro Minute. Bei sportlicher Aktivität oder Erregung steigert sich die Herzschlagrate: Das Herz klopft. Von einer Herzrhythmusstörung spricht man erst, wenn das Herz jagt oder stolpert, oder wenn sich der Herzschlag verlangsamt. Herzjagen oder Herzstolpern können rein vegetativ bedingt sein, jedoch auch organische Ursachen signalisieren wie etwa eine Herzmuskelentzündung oder einen Herzklappenfehler – sie sollten also, zumindest wenn sie wiederholt auftreten, ärztlich abgeklärt werden. Siehe auch Adams-Stokes-Anfall, Karte 63, sowie die Karte 106, »Beklemmung und Brustschmerzen«.

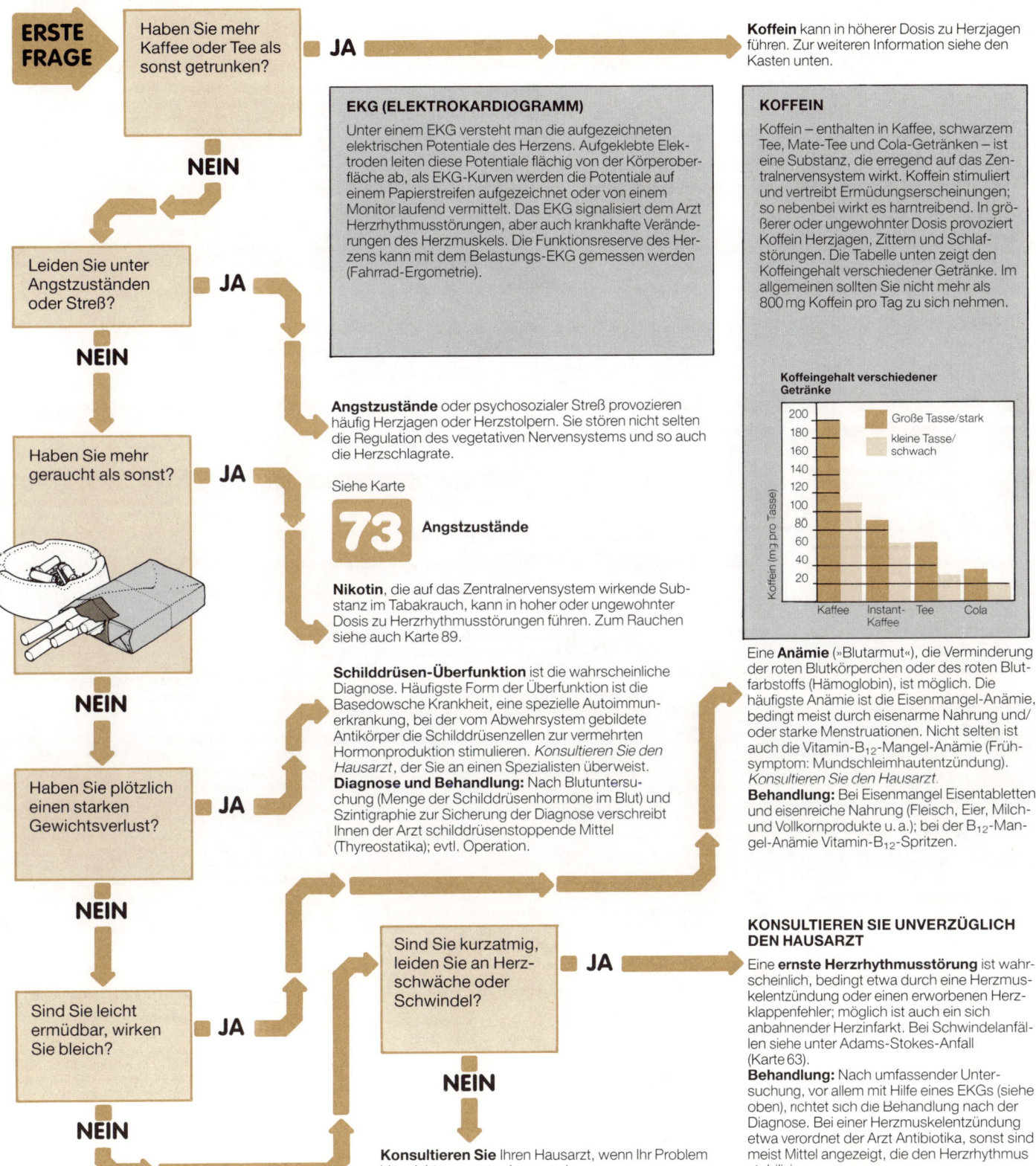

ERSTE FRAGE

Haben Sie mehr Kaffee oder Tee als sonst getrunken?

JA → **Koffein** kann in höherer Dosis zu Herzjagen führen. Zur weiteren Information siehe den Kasten unten.

NEIN

Leiden Sie unter Angstzuständen oder Streß?

NEIN

Haben Sie mehr geraucht als sonst?

NEIN

Haben Sie plötzlich einen starken Gewichtsverlust?

NEIN

Sind Sie leicht ermüdbar, wirken Sie bleich?

JA / **NEIN**

Sind Sie kurzatmig, leiden Sie an Herzschwäche oder Schwindel?

JA / **NEIN**

EKG (ELEKTROKARDIOGRAMM)

Unter einem EKG versteht man die aufgezeichneten elektrischen Potentiale des Herzens. Aufgeklebte Elektroden leiten diese Potentiale flächig von der Körperoberfläche ab, als EKG-Kurven werden die Potentiale auf einem Papierstreifen aufgezeichnet oder von einem Monitor laufend vermittelt. Das EKG signalisiert dem Arzt Herzrhythmusstörungen, aber auch krankhafte Veränderungen des Herzmuskels. Die Funktionsreserve des Herzens kann mit dem Belastungs-EKG gemessen werden (Fahrrad-Ergometrie).

Angstzustände oder psychosozialer Streß provozieren häufig Herzjagen oder Herzstolpern. Sie stören nicht selten die Regulation des vegetativen Nervensystems und so auch die Herzschlagrate.

Siehe Karte

73 Angstzustände

Nikotin, die auf das Zentralnervensystem wirkende Substanz im Tabakrauch, kann in hoher oder ungewohnter Dosis zu Herzrhythmusstörungen führen. Zum Rauchen siehe auch Karte 89.

Schilddrüsen-Überfunktion ist die wahrscheinliche Diagnose. Häufigste Form der Überfunktion ist die Basedowsche Krankheit, eine spezielle Autoimmunerkrankung, bei der vom Abwehrsystem gebildete Antikörper die Schilddrüsenzellen zur vermehrten Hormonproduktion stimulieren. *Konsultieren Sie den Hausarzt*, der Sie an einen Spezialisten überweist. **Diagnose und Behandlung:** Nach Blutuntersuchung (Menge der Schilddrüsenhormone im Blut) und Szintigraphie zur Sicherung der Diagnose verschreibt Ihnen der Arzt schilddrüsenstoppende Mittel (Thyreostatika); evtl. Operation.

Konsultieren Sie Ihren Hausarzt, wenn Ihr Problem hier nicht angesprochen wurde.

KOFFEIN

Koffein – enthalten in Kaffee, schwarzem Tee, Mate-Tee und Cola-Getränken – ist eine Substanz, die erregend auf das Zentralnervensystem wirkt. Koffein stimuliert und vertreibt Ermüdungserscheinungen; so nebenbei wirkt es harntreibend. In größerer oder ungewohnter Dosis provoziert Koffein Herzjagen, Zittern und Schlafstörungen. Die Tabelle unten zeigt den Koffeingehalt verschiedener Getränke. Im allgemeinen sollten Sie nicht mehr als 800 mg Koffein pro Tag zu sich nehmen.

Koffeingehalt verschiedener Getränke

Große Tasse/stark

kleine Tasse/schwach

Koffein (mg pro Tasse): 20, 40, 60, 80, 100, 120, 140, 160, 180, 200

Kaffee — Instant-Kaffee — Tee — Cola

Eine **Anämie** (»Blutarmut«), die Verminderung der roten Blutkörperchen oder des roten Blutfarbstoffs (Hämoglobin), ist möglich. Die häufigste Anämie ist die Eisenmangel-Anämie, bedingt meist durch eisenarme Nahrung und/oder starke Menstruationen. Nicht selten ist auch die Vitamin-B$_{12}$-Mangel-Anämie (Frühsymptom: Mundschleimhautentzündung). *Konsultieren Sie den Hausarzt.* **Behandlung:** Bei Eisenmangel Eisentabletten und eisenreiche Nahrung (Fleisch, Eier, Milch- und Vollkornprodukte u. a.); bei der B$_{12}$-Mangel-Anämie Vitamin-B$_{12}$-Spritzen.

KONSULTIEREN SIE UNVERZÜGLICH DEN HAUSARZT

Eine **ernste Herzrhythmusstörung** ist wahrscheinlich, bedingt etwa durch eine Herzmuskelentzündung oder einen erworbenen Herzklappenfehler; möglich ist auch ein sich anbahnender Herzinfarkt. Bei Schwindelanfällen siehe unter Adams-Stokes-Anfall (Karte 63). **Behandlung:** Nach umfassender Untersuchung, vor allem mit Hilfe eines EKGs (siehe oben), richtet sich die Behandlung nach der Diagnose. Bei einer Herzmuskelentzündung etwa verordnet der Arzt Antibiotika, sonst sind meist Mittel angezeigt, die den Herzrhythmus stabilisieren.

106 Beklemmung und Brustschmerzen

Schmerzen im Brustbereich liegt oft keine ernste Erkrankung zugrunde, so verkünden etwa schneidende Herzschmerzen lediglich eine vegetative Störung. Ernste Warnsignale sind freilich Beklemmung, Umklammerungsgefühl, ausstrahlendes starkes Druckgefühl in der Brustmitte (möglicher Herzinfarkt) oder alle Schmerzen, die mit »Atemnot« (Karte 90) verbunden sind. Siehe auch die Diagnose-Karten 106, »Herzrhythmusstörungen« und 89, »Husten«.

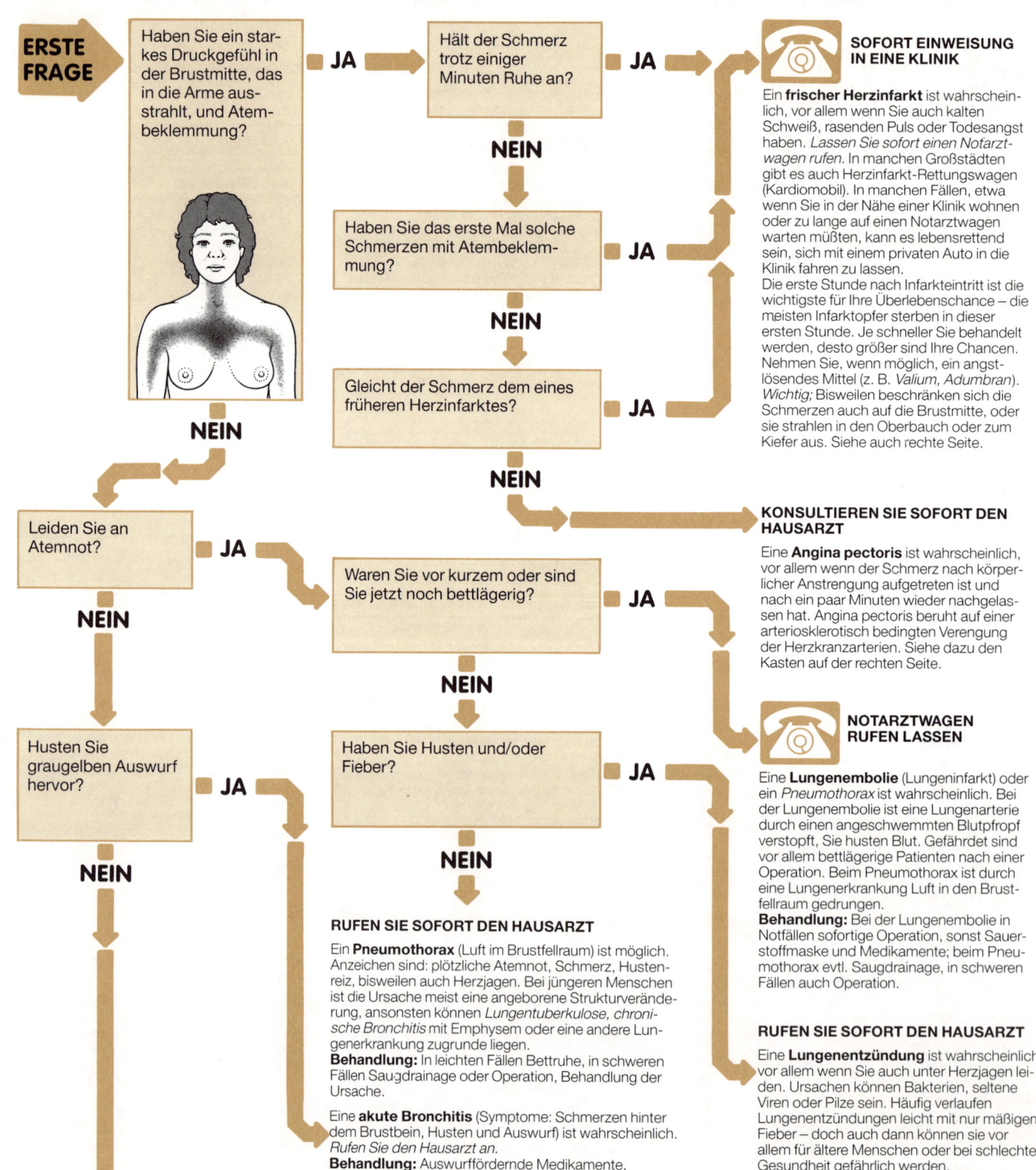

ERSTE FRAGE

Haben Sie ein starkes Druckgefühl in der Brustmitte, das in die Arme ausstrahlt, und Atembeklemmung?

JA →

Hält der Schmerz trotz einiger Minuten Ruhe an?

JA →

NEIN ↓

Haben Sie das erste Mal solche Schmerzen mit Atembeklemmung?

JA

NEIN ↓

Gleicht der Schmerz dem eines früheren Herzinfarktes?

JA

NEIN

NEIN (from first question)

Leiden Sie an Atemnot?

JA

NEIN ↓

Waren Sie vor kurzem oder sind Sie jetzt noch bettlägerig?

JA

NEIN ↓

Husten Sie graugelben Auswurf hervor?

JA

NEIN ↓

Haben Sie Husten und/oder Fieber?

JA

NEIN ↓

SOFORT EINWEISUNG IN EINE KLINIK

Ein **frischer Herzinfarkt** ist wahrscheinlich, vor allem wenn Sie auch kalten Schweiß, rasenden Puls oder Todesangst haben. *Lassen Sie sofort einen Notarztwagen rufen.* In manchen Großstädten gibt es auch Herzinfarkt-Rettungswagen (Kardiomobil). In manchen Fällen, etwa wenn Sie in der Nähe einer Klinik wohnen oder zu lange auf einen Notarztwagen warten müßten, kann es lebensrettend sein, sich mit einem privaten Auto in die Klinik fahren zu lassen.

Die erste Stunde nach Infarkteintritt ist die wichtigste für Ihre Überlebenschance – die meisten Infarktopfer sterben in dieser ersten Stunde. Je schneller Sie behandelt werden, desto größer sind Ihre Chancen. Nehmen Sie, wenn möglich, ein angstlösendes Mittel (z. B. *Valium, Adumbran*). *Wichtig;* Bisweilen beschränken sich die Schmerzen auch auf die Brustmitte, oder sie strahlen in den Oberbauch oder zum Kiefer aus. Siehe auch rechte Seite.

KONSULTIEREN SIE SOFORT DEN HAUSARZT

Eine **Angina pectoris** ist wahrscheinlich, vor allem wenn der Schmerz nach körperlicher Anstrengung aufgetreten ist und nach ein paar Minuten wieder nachgelassen hat. Angina pectoris beruht auf einer arteriosklerotisch bedingten Verengung der Herzkranzarterien. Siehe dazu den Kasten auf der rechten Seite.

NOTARZTWAGEN RUFEN LASSEN

Eine **Lungenembolie** (Lungeninfarkt) oder ein *Pneumothorax* ist wahrscheinlich. Bei der Lungenembolie ist eine Lungenarterie durch einen angeschwemmten Blutpfropf verstopft, Sie husten Blut. Gefährdet sind vor allem bettlägerige Patienten nach einer Operation. Beim Pneumothorax ist durch eine Lungenerkrankung Luft in den Brustfellraum gedrungen.
Behandlung: Bei der Lungenembolie in Notfällen sofortige Operation, sonst Sauerstoffmaske und Medikamente; beim Pneumothorax evtl. Saugdrainage, in schweren Fällen auch Operation.

RUFEN SIE SOFORT DEN HAUSARZT

Ein **Pneumothorax** (Luft im Brustfellraum) ist möglich. Anzeichen sind: plötzliche Atemnot, Schmerz, Hustenreiz, bisweilen auch Herzjagen. Bei jüngeren Menschen ist die Ursache meist eine angeborene Strukturveränderung, ansonsten können *Lungentuberkulose, chronische Bronchitis* mit Emphysem oder eine andere Lungenerkrankung zugrunde liegen.
Behandlung: In leichten Fällen Bettruhe, in schweren Fällen Saugdrainage oder Operation, Behandlung der Ursache.

Eine **akute Bronchitis** (Symptome: Schmerzen hinter dem Brustbein, Husten und Auswurf) ist wahrscheinlich. *Rufen Sie den Hausarzt an.*
Behandlung: Auswurffördernde Medikamente, abwehrsteigernde pflanzliche Mittel (*Esberitox N, Echinacin* u. a.); trinken Sie viel (Kräutertees, Fruchtsäfte), um den Schleim zu verflüssigen; evtl. Antibiotika.

RUFEN SIE SOFORT DEN HAUSARZT

Eine **Lungenentzündung** ist wahrscheinlich, vor allem wenn Sie auch unter Herzjagen leiden. Ursachen können Bakterien, seltene Viren oder Pilze sein. Häufig verlaufen Lungenentzündungen leicht mit nur mäßigem Fieber – doch auch dann können sie vor allem für ältere Menschen oder bei schlechter Gesundheit gefährlich werden.
Behandlung: im allgemeinen Antibiotika, abwehrsteigernde Medikamente; in schweren Fällen Behandlung in der Klinik.

Fortsetzung rechte Seite

Fortsetzung der linken Seite

Haben Sie brennende Schmerzen in der Brust, besonders wenn Sie sich nach vorne beugen oder sich niederlegen?

JA

Eine **Hiatus-Hernie** kann die mögliche Ursache sein. Hiatus ist die Pforte des Zwerchfells, durch die die Speiseröhre in den Bauchraum übergeht. Bei der Hiatus-Hernie (Hernie = Bruch) treten Teile des Magens durch die erweiterte Pforte in den Brustraum vor. Sie leiden dann häufig unter Sodbrennen, unter saurem Aufstoßen (Magensaft läuft hoch). **Behandlung:** Siehe Hiatus-Hernie (Karte 92).

NEIN

Haben Sie schneidende, krampfartige Schmerzen im Magenbereich?

JA

Magenschmerzen können hinter das Brustbein ausstrahlen, vor allem wenn Sie mit Sodbrennen verbunden sind. Möglicherweise haben Sie einen *Reizmagen*, evtl. aber ein *Magengeschwür* (dann treten die Schmerzen und das Druckgefühl oft kurz nach dem Essen auf). Siehe dazu Karte 97.

NEIN

Ist der Schmerz nur einseitig?

JA

NEIN

Konsultieren Sie unverzüglich den Hausarzt, vor allem wenn Sie unter Atemnot oder Herzjagen leiden.

Haben Sie sich die Brust verletzt (Schlag, Stoß, Sturz)?

JA

NEIN

Ist der Bereich berührungsempfindlich?

JA

Eine **Muskel- oder Bänderzerrung**, eine Verletzung der Rippenknorpel, in schweren Fällen auch ein Rippenbruch, sind wahrscheinlich.
Was Sie tun können: Schonen Sie den verletzten Bereich. Dauert der Schmerz länger als einen Tag an, *konsultieren Sie den Hausarzt* oder einen *Orthopäden*, damit die Möglichkeit einer gebrochenen Rippe abgeklärt werden kann.

NEIN

Haben Sie brennende Hautschmerzen und bald einen Bläschenausschlag?

JA

Zoster, eine Virusinfektion im Ausbreitungsgebiet eines Nervs, ist wahrscheinlich. Die Schmerzen stellen sich vor den Bläschen ein und halten oft auch nach Abheilung der Bläschen noch an. *Konsultieren Sie sofort den Hausarzt*, bei Zoster im Gesicht auch den *Augenarzt*.
Behandlung: Schmerzstillende Mittel, virushemmende Salbe (*Zovirax*); evtl. augenärztliche Behandlung.

NEIN

Konsultieren Sie unverzüglich den Hausarzt, wenn Ihr Problem hier nicht besprochen ist.

ANGINA PECTORIS UND HERZINFARKT

Der Angina pectoris und dem Herzinfarkt liegt eine *Koronarsklerose* zugrunde: Eine arteriosklerotisch bedingte Verengung der Herzkranzarterien (Koronarien), die den Herzmuskel mit Nährstoffen und Sauerstoff versorgen. Folge der Verengung ist eine mangelnde Blutversorgung des Herzmuskels – der Herzmuskel erleidet ein Sauerstoffdefizit.

Bei der Angina (= Enge) pectoris ist das Defizit noch gering: Schmerzen und Atembeklemmung treten nur bei oder nach körperlicher oder extremer psychischer Belastung auf und dauern »nur« ein paar Minuten an. Nitroglyzerinkapseln lindern den Anfall.

Zum Herzinfarkt dagegen kann es ohne vorausgehende Angina pectoris-Anfälle und auch im Ruhestand kommen – sei es bei plötzlich kritischer Verengung oder gar einem Verschluß (Thrombose) einer Herzkranzarterie, nicht selten gefördert durch ein Versagen des Herzmuskels selbst, der zu wenig Blut auswirft (etwa bei Kardiomyopathie = Herzmuskelleiden). Folge ist dann der Untergang des mangelversorgten Herzmuskelbereichs. *Die Schmerzen* (siehe linke Seite) *dauern im Gegensatz zur Angina pectoris an, Kammerflimmern (das Herz hetzt sich zu Tode) und tödlicher Schock drohen.*

Behandlung eines Herzinfarkts

Defibrillation (Elektroschock) bei Kammerflimmern – evtl. schon im Notarztwagen; Überwachung in einer Intensivstation nach Diagnose der Schwere des Infarkts; Medikamente.

Weitere Herzinfarkte drohen zwangsläufig, da die Grundkrankheit, die Koronarsklerose, fortschreitet. Dieses Fortschreiten gilt es aufzuhalten – durch Meiden und Behandlung der Risikofaktoren (rechts), nach mittleren Infarkten auch durch Training in einer Herzinfarkt-Sportgruppe.

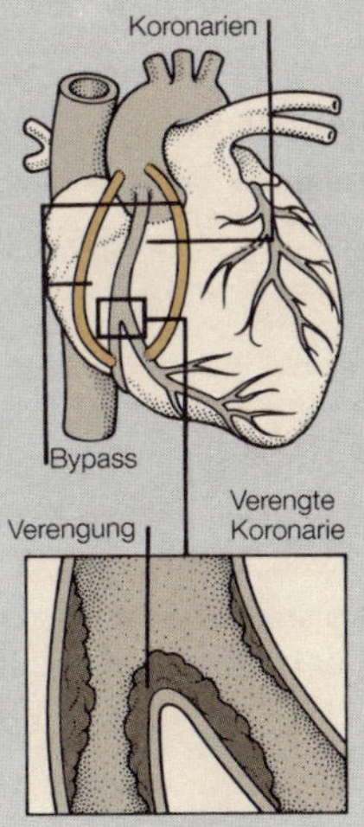

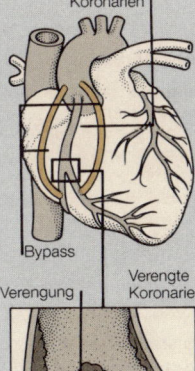

Bypass-Operation
Bisweilen läßt sich die Durchblutungssituation nach einem Infarkt verbessern: Der stark verengte Bereich einer Koronarie wird von der Aorta aus durch eine dem Unterschenkel entnommene Vene umgangen (Bypass).

Risikofaktoren und Vorbeugung

Bei der Koronarsklerose, der Arteriosklerose der Herzkranzarterien, ist das Lumen mancher Arterien vor allem an Gabelungen oder Krümmungen durch Sickerblutungen, Verdickung und Verhärtung der Arterieninnenwand und durch Fettablagerungen sowie Kalkablagerungen oft extrem verengt. An solchen Stellen droht eine Thrombose (Blutpropfbildung), also eine totale Blockade.

Arteriosklerose- und Herzinfarkt-Gene (Erbanlagen) haben viele Menschen, doch kommen die Gene meist nur durch bestimmte Risikofaktoren zum Tragen. Durch Meiden oder Behandlung dieser Risikofaktoren läßt sich dem Herzinfarkt vorbeugen, aber auch ein zweiter Herzinfarkt hinausschieben (zudem auch die nicht gen-bedingte Alters-Arteriosklerose):

- Unfähigkeit, psychosozialen Streß (Karte 73) zu lösen; extrem leistungsbezogener (»Workaholic«) oder cholerischer Persönlichkeitstyp
- Bluthochdruck
- erbliche Fettstoffwechselstörungen
- zu fettreiche Ernährung (die Gesamtmenge ist entscheidend, nicht die Art des Fettes; hochungesättigte Fettsäuren in pflanzlichen Ölen wirken keineswegs infarktvorbeugend)
- Diabetes mellitus
- zuviel leere Kohlenhydrate (Zucker etc.)
- zu wenig Bewegung (siehe *Fitneß und Aktivität* im einleitenden Kapitel *Körper und Gesundheit*)
- extremes Übergewicht
- Zigarettenrauchen (Karte 89)

107 Rückenschmerzen

Die Wirbelsäule ist die bewegliche Achse des Körpers. Zwischen Wirbelkörpern und Wirbelbögen liegt der Spinalkanal, in dem wohlgeschützt das Rückenmark verläuft. Zwischen den Wirbelkörpern liegen die Bandscheiben als elastische Puffer. Die Wirbelsäule wird von Bändern und den Rückenmuskeln gehalten und entlastet. Leichteren Rückenschmerzen liegen nur eine Zerrung oder Verspannung der Rückenstreckmuskeln sowie ein schmerzhafter Zug an den Bändern zugrunde – bisweilen psychovegetativ, meist durch ungeschicktes Heben, falsches Sitzen oder eine Fehlhaltung bedingt. Schwere Rückenschmerzen, etwa mit Lähmungserscheinungen oder anderen Symptomen, signalisieren jedoch immer ernste Schäden der Wirbelsäule – mit Beeinträchtigung von Nervenwurzeln oder des Rückenmarks (z. B. bei einem Bandscheibenschaden, einem Wirbelbruch oder einem Wirbelgleiten).

ERSTE FRAGE

Folgte der Schmerz einem Unfall? — **JA**

NEIN

Haben Sie einen Klopfschmerz im Taillenbereich neben der Wirbelsäule und Fieber? — **JA**

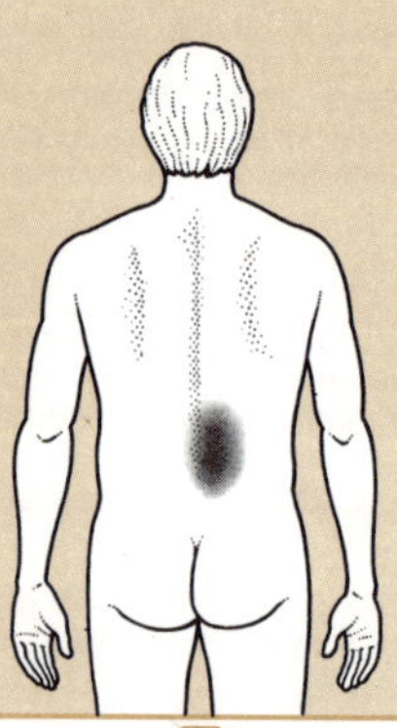

NEIN

Kommen zu den Schmerzen
- Lähmungserscheinungen eines oder beider Beine, eines Arms oder aller Gliedmaßen
- oder ein Taubheitsgefühl bzw. Kribbeln in einer oder mehreren Gliedmaßen hinzu?

— **JA**

NEIN

Eine **Bänderzerrung mit Bluterguß** oder ein *leichterer Wirbelschaden*, evtl. auch eine *Wirbelverschiebung* bzw. *Wirbelverrenkung* sind möglich. *Suchen Sie einen Orthopäden auf.*

NOTFALL

SOFORT RETTUNGSWAGEN RUFEN

Sie haben eine **Verletzung** der *Wirbelsäule*, etwa einen Wirbelbruch. Wenn Bruchteile eines Wirbels auf eine Nervenwurzel drücken, kommt es zu stärksten Schmerzen in einem Arm (bei Verletzung der Halswirbelsäule) oder eines Beines (bei Verletzung der Lendenwirbelsäule) – oft mit Lähmungserscheinungen der Gliedmaße.

Wird dagegen das Rückenmark durch einen Bruchteil eines Wirbels komprimiert, ist eine *Querschnittslähmung* die Folge. Bei einer Kompression des Halsmarks kommt es zu einer Lähmung von Armen und Beinen (*Tetraplegie*); bei bei einer Kompression des Brust- oder Lendenmarks zu einer Lähmung beider Beine (*Paraplegie*).

Eine leichtere Kompression bedingt einen *inkompletten Querschnitt*: Sie empfinden neben stärksten Rückenschmerzen eine Schwäche der jeweiligen Gliedmaße, verbunden mit Taubheitsgefühl oder Kribbeln (Sensibilitätsstörung). Bei starker Kompression des Rückenmarks kommt es zum *kompletten Querschnitt* mit totaler Lähmung von der Verletzungsstelle abwärts; auch Blasen- und Mastdarmfunktion sind dann gestört.
Warnung: Bei Verdacht auf einen inkompletten Querschnitt kann durch unsachgemäße Hilfe an der Unfallstelle eine komplette Querschnittslähmung entstehen.
Deshalb gilt: Bewegen Sie den Verletzten nicht. Lassen Sie sofort Notarztwagen oder Rettungshubschrauber anfordern, die den Verletzten in eine spezialisierte Klinik bringen.
Behandlung: Nach Röntgenaufnahme und Computer-Tomographie Aufrichtung des Wirbelsäulensegments, Ruhigstellung in Gipskrawatte oder Gipsmieder; evtl. operative Aufrichtung und Stabilisierung – selbst bei manchen kompletten Querschnitten erzielt die operative Methode Erfolge.

WARNUNG

CHRONISCHE RÜCKENSCHMERZEN

Wenn Sie seit längerer Zeit ständig oder wiederholt unter Rückenschmerzen leiden, sollten Sie baldigst einen Orthopäden zur exakten Abklärung der Ursache aufsuchen. Bei einem Bandscheibenschaden etwa kann eine rechtzeitige intensive Krankengymnastik eine Operation vermeiden helfen.

KONSULTIEREN SIE SOFORT DEN HAUSARZT

Eine akute **Nierenbeckenentzündung** ist wahrscheinlich, vor allem wenn Sie neben Fieber auch einen schmerzhaften Harndrang haben. Koliken, die von einem Nierenlager in Richtung Blase ziehen, signalisieren wahrscheinlich *Nierensteine*.
Behandlung: Nach exakter Diagnose der schuldigen Erreger entsprechende Antibiotika; bei Nierensteinen Zertrümmerung der Steine mit Ultraschall oder Operation.

Trat der Schmerz nach dem Heben eines schweren Objekts auf, sind Sie ausgerutscht, oder haben Sie eine längere Autofahrt hinter sich? — **JA**

NEIN

Schränkt ein starker Schmerz die Bewegung extrem ein, oder ziehen Schmerzen in ein Bein? — **JA**

NEIN

Eine **Bänder- und/oder Muskelzerrung**, eine *brüchige Bandscheibe* (rechts) sind möglich. *Suchen Sie einen Orthopäden auf*, wenn der Schmerz länger als einen Tag anhält.

Ein **Bandscheibenschaden** oder ein *Bandscheibenvorfall* sind die Ursache. Eine brüchige Bandscheibe irritiert bei bestimmten Bewegungen Rückenmark oder eine Nervenwurzel (»Hexenschuß«) im Lendenwirbelbereich. Verläuft der Schmerz von der Lende in ein Bein bis zum Fuß, ist die jeweilige Nervenwurzel des Ischias-Nervs durch einen Vorfall der Bandscheibe komprimiert (*Ischias*) – das Bein ist leicht gelähmt, fühlt sich taub an und kribbelt stellenweise. *Konsultieren Sie einen Orthopäden*. Zur Behandlung siehe Karte 108, unten.

Fortsetzung rechte Seite

Fortsetzung der linken Seite

Haben Sie chronische Rückenschmerzen mit stärker werdender Bewegungseinschränkung? → **JA** → **Sind Sie über 30 Jahre alt?** → **JA** → **Schmerzen hauptsächlich Nacken- und Schulterbereich?** → **JA**

NEIN ↓ (unter erster Frage)

NEIN ↓ (unter "Sind Sie über 30 Jahre alt?")

NEIN ↓ (unter "Schmerzen hauptsächlich Nacken- und Schulterbereich?")

KONSULTIEREN SIE EINEN ORTHOPÄDEN

Mögliche Diagnosen sind **Bechterew**, *Scheuermann* oder *Skoliose* – allesamt Krankheiten, die die Wirbelsäule verformen und deren Funktion mindern. Bechterew – eine entzündliche Veränderung der Wirbelsäule – befällt 20–30jährige. Folgen sind Versteifung der Wirbelsäule, Rundrücken, Beeinträchtigung der Atmung und Lähmungserscheinungen. Scheuermann beginnt im Jugendalter, kommt mit etwa dem 18.–20. Lebensjahr zum Stillstand; Rückenschmerzen und Funktionsminderung der Wirbelsäule bleiben bestehen. Skoliose ist eine meist anlagebedingte und bereits in der Kindheit einsetzende Seitwärtsverbiegung der Wirbelsäule mit Verdrehung der Wirbelkörper, Rippenbuckel und Beckenschiefstand.
Behandlung: Krankengymnastik (Stärkung der Rückenmuskeln); in den Spätstadien bei Bechterew und schwerer Skoliose hilft nur noch eine Operation.

Degenerative oder entzündliche Erscheinungen der Brust- oder Lendenwirbelsäule, im Fachausdruck *Spondylose* bzw. *Spondylitis* genannt, sind die Ursache. In beiden Fällen sind Wirbelkörper und Bandscheiben, oft auch Wirbelgelenke und Bänder betroffen. Es kommt zu einer Instabilität des betroffenen Wirbelsäulensegments, was vor allem bei Bewegungen Rückenmark und vom Rückenmark ausgehende Nervenwurzeln irritiert oder druckbelastet (komprimiert). Ist die untere Lendenwirbelsäule betroffen, können Sie auch Schmerzen, Taubheitsgefühl und Kribbeln in einem Bein haben (*Ischias*). *Konsultieren Sie einen Orthopäden.*
Behandlung: Nach Röntgenaufnahme, Computer-Tomographie und evtl. einem Bluttest schmerzlindernde Mittel, Krankengymnastik zur Stärkung der Rückenmuskeln; meist ist eine Operation unumgänglich.

Sie haben ein **Zervikalsyndrom**, das heißt degenerative, entzündliche oder verletzungsbedingte Schäden der Halswirbelsäule. Siehe dazu Diagnose-Karte 108, unten.

Haben Sie nur nach intensiver Bewegung oder anstrengender Tätigkeit Rückenschmerzen? → **JA**

NEIN ↓

KONSULTIEREN SIE EINEN ORTHOPÄDEN

Ein **Wirbelgleiten** oder ein *Bandscheibenschaden* (linke Seite, unten) sind vermutlich die Ursache. Wirbelgleiten (Spondylolisthesis) entsteht durch einen anlagebedingten Defekt eines Wirbelbogens, meist in der unteren Lendenwirbelsäule: Bei starken Bewegungen gleitet ein Wirbel zur Seite und drückt auf das Rückenmark oder eine Nervenwurzel. In schweren Fällen gleitet der Wirbel total ab (Spondylotose) und es kommt zur Querschnittslähmung.
Behandlung: Krankengymnastik (Stärkung der Rückenmuskeln zur Entlastung der Wirbelsäule), in schweren Fällen Operation.

Siehe auch Karte

140 **Rückenschmerzen**

Sind Sie schwanger? → **JA**

NEIN ↓

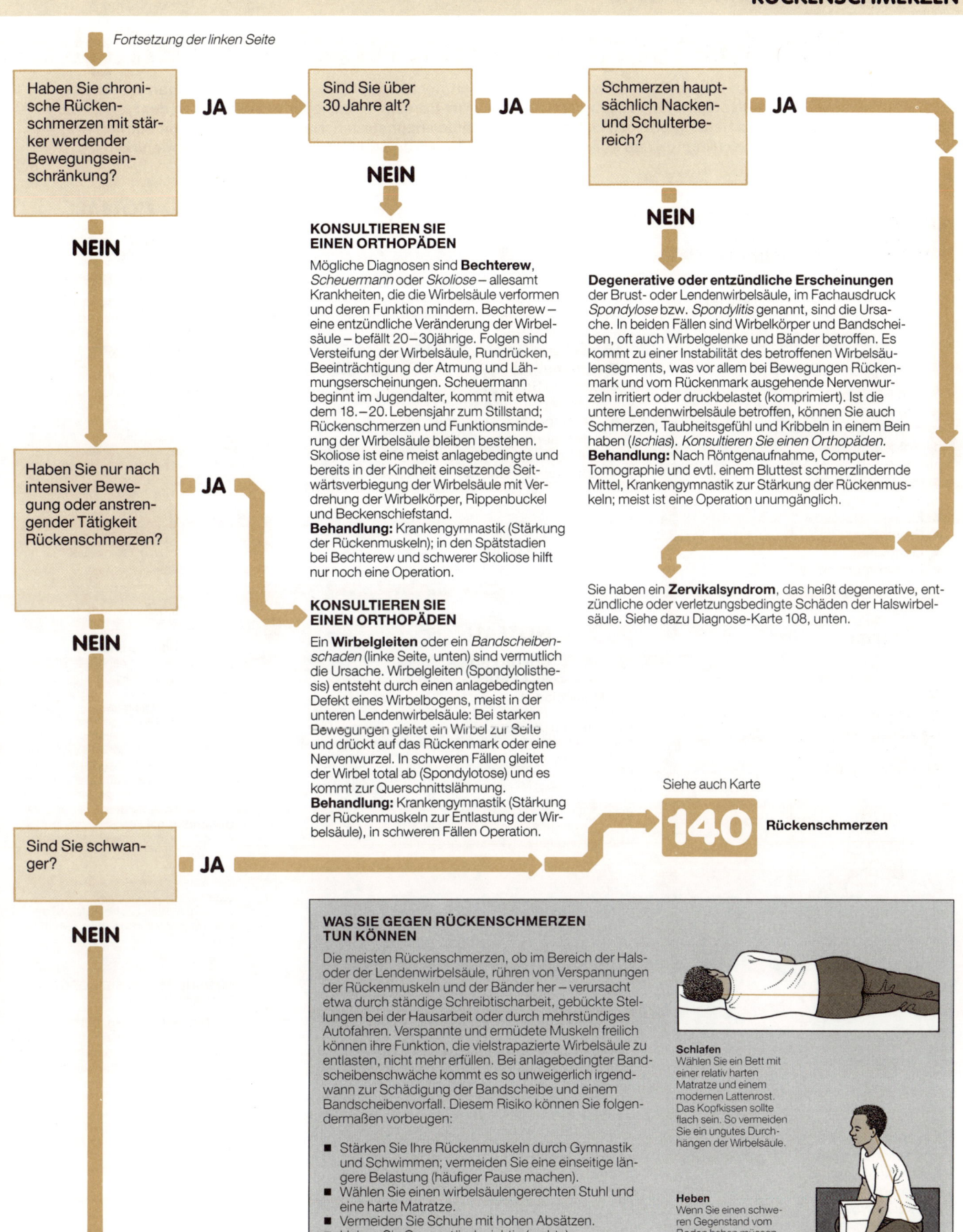

WAS SIE GEGEN RÜCKENSCHMERZEN TUN KÖNNEN

Die meisten Rückenschmerzen, ob im Bereich der Hals- oder der Lendenwirbelsäule, rühren von Verspannungen der Rückenmuskeln und der Bänder her – verursacht etwa durch ständige Schreibtischarbeit, gebückte Stellungen bei der Hausarbeit oder durch mehrstündiges Autofahren. Verspannte und ermüdete Muskeln freilich können ihre Funktion, die vielstrapazierte Wirbelsäule zu entlasten, nicht mehr erfüllen. Bei anlagebedingter Bandscheibenschwäche kommt es so unweigerlich irgendwann zur Schädigung der Bandscheibe und einem Bandscheibenvorfall. Diesem Risiko können Sie folgendermaßen vorbeugen:

■ Stärken Sie Ihre Rückenmuskeln durch Gymnastik und Schwimmen; vermeiden Sie eine einseitige längere Belastung (häufiger Pause machen).
■ Wählen Sie einen wirbelsäulengerechten Stuhl und eine harte Matratze.
■ Vermeiden Sie Schuhe mit hohen Absätzen.
■ Heben Sie Gegenstände richtig (rechts).

Schlafen
Wählen Sie ein Bett mit einer relativ harten Matratze und einem modernen Lattenrost. Das Kopfkissen sollte flach sein. So vermeiden Sie ein ungutes Durchhängen der Wirbelsäule.

Heben
Wenn Sie einen schweren Gegenstand vom Boden heben müssen, gehen Sie in die Hocke und heben bei gestrecktem Rücken – die Kraft der Oberschenkelmuskeln nutzend.

Konsultieren Sie Ihren Hausarzt. Weitere Ursachen von chronischen Rückenschmerzen können u. a. *Tumoren* der Wirbelsäule oder des Darms sein.

108 Nackenschmerzen, Nackensteifigkeit

Wenn Nacken und Hinterkopf schmerzen und wie steif sind, liegt meist eine Muskelverspannung zugrunde – psychisch oder durch schlechte Haltung provoziert. Halten die Schmerzen an oder werden schlimmer, und kommen

Schmerzen oder Lähmungserscheinungen im Schulter-Arm-Bereich hinzu, ist eine Schädigung der Halswirbelsäule anzunehmen. Nackensteifigkeit mit starken Kopfschmerzen und Fieber signalisiert eine Meningitis.

ERSTE FRAGE

Haben Sie eine schwere Schlag- oder Stoßverletzung bzw. ein Schleudertrauma erlitten?

JA

NEIN

Haben Sie neben Nackensteifigkeit zwei oder mehrere der folgenden Symptome?
- schwerste Kopfschmerzen
- Fieber
- Erbrechen
- Lichtscheu
- Benommenheit

JA

Haben Sie eines der folgenden Symptome?
- stärkste Schmerzen im Schulter-Arm-Bereich
- Lähmungserscheinungen oder Taubheitsgefühl bzw. Kribbeln der Arme oder der Arme und Beine

JA

NEIN

NEIN

Schießt ein starker Nackenschmerz in einen Arm, ist der Arm schwach oder taub?

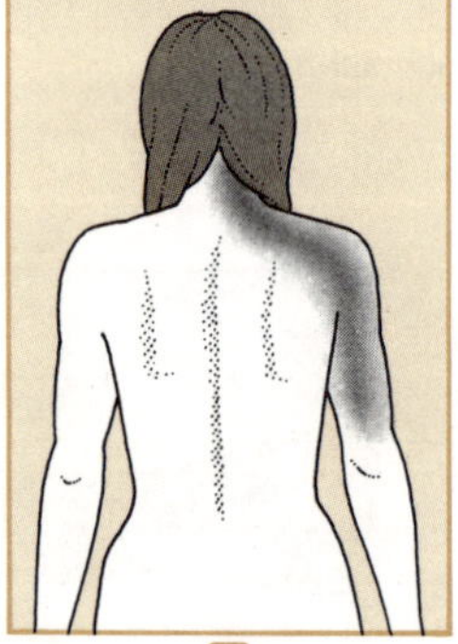

JA

NEIN

Sind Schmerzen und Nackensteifigkeit in den letzten Monaten immer stärker geworden?

JA

NEIN

NOTFALL
RETTUNGSWAGEN RUFEN

Eine **Verletzung der Halswirbelsäule**, ein *Wirbelbruch* oder eine *zerrissene Bandscheibe* kann solche Symptome verursachen. Wenn Bruchteile des Wirbels auf eine Nervenwurzel drücken, kommt es zu stärksten Schmerzen im Schulter-Arm-Bereich, oft auch zur Lähmung des Arms. Wird das Halsmark komprimiert, ist eine *Querschnittslähmung* die Folge: Arme und Beine sind gelähmt. Bei leichterer Kompression kommt es zum *inkompletten Querschnitt*: Sie empfinden eine starke Schwäche in Armen und Beinen, verbunden mit Taubheitsgefühl oder Kribbeln (Sensibilitätsstörung). Bei starker Kompression oder Verletzung des Halsmarks entsteht ein *kompletter Querschnitt* mit totaler Lähmung vom Halsmark abwärts, auch Blasen- und Mastdarmfunktion sind dann gestört.
Behandlung: Siehe Karte 107 unter NOTFALL.

Ein **Schleudertrauma** ist wahrscheinlich: eine ultraschnelle Rückschleuderung des Kopfes mit Gegenbewegung (etwa wenn Sie Opfer eines Auffahrunfalls waren). Folgen können sein: Muskelzerrung, Zerrung bis Zerreißung von Bändern der Halswirbelsäule, Verschiebung der Wirbel, Verrenkung der Wirbelgelenke. Suchen Sie zur exakten Diagnose und Kontrolle einen Orthopäden bzw. eine orthopädische Klinik auf.
Behandlung: Ruhigstellung der Halswirbelsäule (evtl. mit »Gipskrawatte«), evtl. Operation.
Warnung: Bei Lähmungserscheinungen Rettungswagen rufen (siehe oben).
Wichtig: Achten Sie im Auto auf die richtige Einstellung der Nackenstützen.

NOTFALL
SOFORT EINEN ARZT RUFEN

Eine **Meningitis** (Hirnhautentzündung) ist bei diesen Symptomen wahrscheinlich.
Behandlung: Der Arzt wird Sie in eine Klinik einweisen. Evtl. ist zur Differentialdiagnostik die Entnahme von Hirn-Rückenmarks-Flüssigkeit im Lendenwirbelbereich per Feinnadelpunktur notwendig (Lumbal-Punktur). Bei einer bakteriellen Meningitis bekommen Sie Antibiotika, bei einer virusbedingten abwehrsteigernde Medikamente, evtl. Virostatika – zusätzlich Schmerz- und Herz-Kreislauf-Mittel. Ständige Überwachung von Herz, Kreislauf und Atmung kann angezeigt sein.

KONSULTIEREN SIE SOFORT DEN HAUSARZT

Ein **Bandscheibenvorfall** der Halswirbelsäule ist die Ursache. Der vorgefallene Teil einer Bandscheibe (elastische Zwischenwirbelscheibe) drückt auf die Wurzel eines vom Halsmark ausgehenden Nervs, der den Arm innerviert. Der Arm fühlt sich wie gelähmt an, Taubheitsgefühl und Kribbeln (Sensibilitätsstörung) können hinzukommen. Der Hausarzt wird Sie an einen Orthopäden überweisen.
Behandlung: Schmerzlindernde Spritze, nach Röntgenaufnahme (evtl. auch Computer-Tomographie) milde Streckbehandlung zur Entlastung der Nervenwurzel, Reizstrombehandlung; in schweren Fällen ist eine Operation unumgänglich. Siehe auch *Zervikalsyndrom*, links.

Sie haben ein **Zervikalsyndrom**, das heißt, die Beschwerden gehen von der Halswirbelsäule aus. Ursachen der Beschwerden können sein: Degenerativer Bandscheibenschaden, der sich zum Bandscheibenvorfall entwickeln kann (siehe rechts); degenerative, entzündliche oder verletzungsbedingte Wirbelschäden. Oft entwickeln sich durch die Kompression einer Nervenwurzel auch Armschmerzen, Taubheitsgefühl oder Kribbeln im Arm. Wird eine Arterie komprimiert, können Hinterhaupt- und Schläfenschmerzen, bisweilen auch Sehstörungen entstehen. *Konsultieren Sie einen Orthopäden.*
Diagnose und Behandlung: Siehe rechts unter *Bandscheibenvorfall.*

Konsultieren Sie Ihren Hausarzt, wenn die Schmerzen stärker werden oder länger als einen Tag anhalten.

109 Armschmerzen

Schmerzhafte Muskelzerrungen und Verstauchungen des Handgelenks, Verrenkungen des Schultergelenks, aber auch gelenknahe Unterarmbrüche sind häufige Armverletzungen. Zu starken Armschmerzen kommt es auch bei Sehnenscheidenentzündungen und bei einer Schädigung der Halswirbelsäule. Wichtig: Brustbeklemmung und Armschmerzen bei körperlicher Aktivität können Angina pectoris, im Ruhezustand einen Herzinfarkt signalisieren.

ERSTE FRAGE

Folgte der Schmerz einem Unfall, einem Sturz oder einer extremen Bewegung?

JA →

NEIN ↓

Können Sie Ihren Arm nicht oder kaum bewegen, schmerzt er auch im Ruhezustand stark?

JA →

NEIN ↓

Sitzt der Schmerz im Schulter- oder Ellbogenbereich?

JA →

NEIN ↓

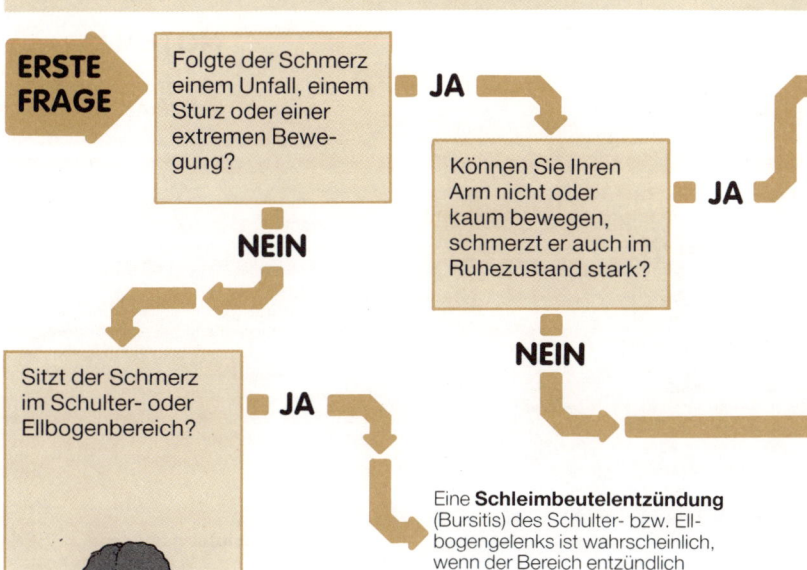

Zieht ein Schmerz in den Arm?

JA →

NEIN ↓

Haben Sie besonders nachts stechende Schmerzen in Handgelenk und Hand?

JA →

NEIN ↓

NOTFALL

SOFORT HAUSARZT ODER KLINIK AUFSUCHEN

Ein **Armbruch**, eine *Verstauchung* oder *Verrenkung* eines Gelenks sind wahrscheinlich. Ein Knochendurchbruch fällt durch eine Verformung des Arms auf, eine Verstauchung oder ein Knochenbruch durch Anschwellung, eine Verrenkung durch Fehlhaltung.
Behandlung: Nach einer abklärenden Röntgenaufnahme bei einer Verrenkung Wiedereinrichtung und elastischer Verband. Bei einem Trümmerbruch wird die operative Fixierung der Bruchstücke durch Nägel, Schrauben und Platten notwendig. Zur *Ersten Hilfe* siehe Karte 110.

Eine **Muskelzerrung**, evtl. ein *Muskelriß*, eine *Bänderdehnung* oder *-zerrung* (Verstauchung) sind möglich. Siehe dazu auch unter *Fitneß und Aktivität* im Teil I des Buches. Zur Ersten Hilfe siehe Karte 112. *Konsultieren Sie den Hausarzt*, wenn Schmerzen und Schwellung nach einem Tag nicht nachlassen.

Eine **Schleimbeutelentzündung** (Bursitis) des Schulter- bzw. Ellbogengelenks ist wahrscheinlich, wenn der Bereich entzündlich angeschwollen ist; möglich ist aber auch ein akuter Gichtanfall, bei nur teigiger Anschwellung auch Rheuma. *Konsultieren Sie Ihren Hausarzt.*
Behandlung: Bei Bursitis schmerzlindernde, entzündungshemmende Spritzen; Ruhigstellung.

Ein **Bandscheibenschaden** bzw. ein Zervikalsyndrom sind wahrscheinlich, wenn der Schmerz vom Nackenbereich in einen Arm zieht, wenn Sie eine Schwäche des Arms und/oder ein Taubheitsgefühl und Kribbeln im Arm haben. Siehe dazu linke Seite, unten.
Wichtig: Haben Sie ein Druckgefühl in der Brust, Atemnot und ziehen Schmerzen von der Brust zur Innenseite beider Arme, haben Sie eine *Angina pectoris* (Schmerzen bei körperlicher Aktivität) – offensichtlich aber einen frischen *Herzinfarkt*, wenn die Schmerzen im Ruhezustand auftreten. *Dann sofort Hausarzt und Notarztwagen rufen.* Siehe dazu Karte 106.

Ein **Karpaltunnelsyndrom** ist die wahrscheinliche Diagnose. Der Karpaltunnel enthält Sehnen und einen Armnerv und verläuft über das Handgelenk zur Handfläche. Bei krankhafter Schwellung des Tunnels wird der Nerv irritiert und komprimiert. Ursachen können u.a. sein: Rheuma, Verletzungen (gelenknahe Speichenbrüche), Degenerationen und Entzündungen. *Konsultieren Sie den Hausarzt.*
Behandlung: Entzündungshemmende und abschwellende Injektionen; in hartnäckigen Fällen Operation.

RÖNTGEN EINES KNOCHENBRUCHS

Röntgenstrahlen durchdringen nicht so dichtes Gewebe wie Weichteilgewebe leicht, das dichte Knochengewebe jedoch kaum. So eignen sich Röntgenstrahlen bestens, um bei einem offensichtlichen oder vermuteten Knochenbruch Art und Ausmaß der Fraktur klar darzustellen – etwa einen Trümmerbruch – und die notwendigen Konsequenzen für die Therapie zu ziehen. Die Röntgenaufnahme unten zeigt eine unvollständige Fraktur, einen Knochenanriß.

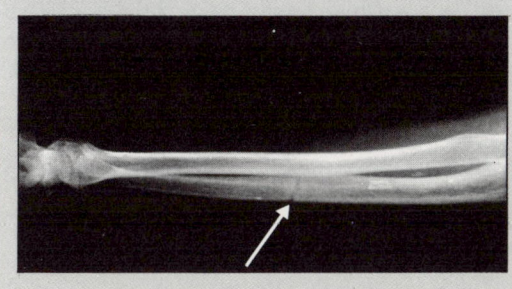

Haben Sie vor allem Schmerzen in Gelenken, etwa im Ellbogen, in Hand- oder Fingergelenken?

JA →

NEIN ↓

Siehe auch Karte

112 Gelenkschmerzen und -schwellungen

Konsultieren Sie Ihren Hausarzt. Siehe auch Diagnose-Karte 62, unten, *Infizierte, eitrige Wunde.*

110 Beinschmerzen

Muskelzerrungen und Verstauchungen oder Verrenkungen des Fuß- oder Kniegelenks, aber auch Unterschenkelbrüche sind häufige Beinverletzungen. Ziehen Schmerzen vom Lendenbereich ins Bein und/oder kommt es zu

Schwäche eines Beines, signalisiert das einen Bandscheibenschaden oder ein Wirbelgleiten (Karte 107). Unerklärliche Beinschmerzen, vor allem bei Belastung, können auf ernste Durchblutungsstörungen hinweisen.

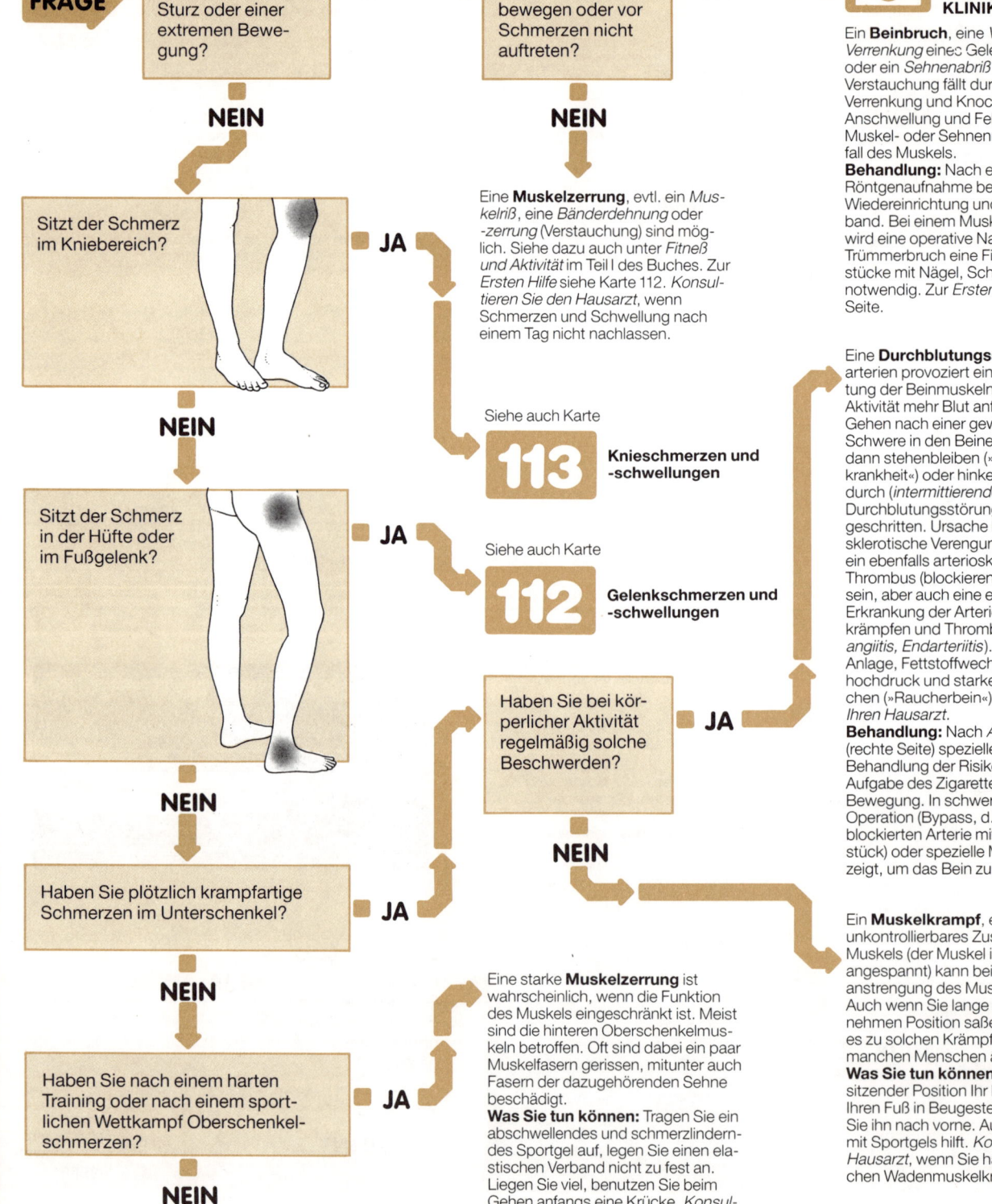

ERSTE FRAGE

Folgte der Schmerz einem Unfall, einem Sturz oder einer extremen Bewegung?

JA →

Können Sie Ihr Bein nicht oder kaum bewegen oder vor Schmerzen nicht auftreten?

JA →

☎ **NOTFALL**

SOFORT HAUSARZT/ KLINIK AUFSUCHEN

Ein **Beinbruch**, eine *Verstauchung* oder *Verrenkung* eines Gelenks, ein *Muskelriß* oder ein *Sehnenabriß* sind möglich. Eine Verstauchung fällt durch Anschwellung, Verrenkung und Knochenbruch durch Anschwellung und Fehlhaltung auf, ein Muskel- oder Sehnenriß durch den Ausfall des Muskels.
Behandlung: Nach einer abklärenden Röntgenaufnahme bei einer Verrenkung Wiedereinrichtung und elastischer Verband. Bei einem Muskel- oder Sehnenriß wird eine operative Naht, bei einem Trümmerbruch eine Fixierung der Bruchstücke mit Nägel, Schrauben und Platten notwendig. Zur *Ersten Hilfe* siehe rechte Seite.

NEIN ↓

NEIN ↓

Sitzt der Schmerz im Kniebereich?

JA →

Eine **Muskelzerrung**, evtl. ein *Muskelriß*, eine *Bänderdehnung* oder *-zerrung* (Verstauchung) sind möglich. Siehe dazu auch unter *Fitneß und Aktivität* im Teil I des Buches. Zur *Ersten Hilfe* siehe Karte 112. *Konsultieren Sie den Hausarzt*, wenn Schmerzen und Schwellung nach einem Tag nicht nachlassen.

Siehe auch Karte

113 Knieschmerzen und -schwellungen

NEIN ↓

Sitzt der Schmerz in der Hüfte oder im Fußgelenk?

JA →

Siehe auch Karte

112 Gelenkschmerzen und -schwellungen

Eine **Durchblutungsstörung** der Beinarterien provoziert eine Minderdurchblutung der Beinmuskeln, die gerade bei Aktivität mehr Blut anfordern. Führt Gehen nach einer gewissen Zeit zur Schwere in den Beinen, müssen Sie dann stehenbleiben (»Schaufensterkrankheit«) oder hinken Sie zwischendurch (*intermittierendes Hinken*), ist die Durchblutungsstörung bereits weit fortgeschritten. Ursache kann eine arteriosklerotische Verengung der Arterien oder ein ebenfalls arteriosklerotisch bedingter Thrombus (blockierender Blutpfropf) sein, aber auch eine entzündliche Erkrankung der Arterien mit Gefäßkrämpfen und Thrombenbildung (*Endangiitis, Endarteriitis*). Risikofaktoren sind Anlage, Fettstoffwechselstörungen, Bluthochdruck und starkes Zigarettenrauchen (»Raucherbein«). *Konsultieren Sie Ihren Hausarzt.*
Behandlung: Nach *Angiographie* (rechte Seite) spezielle Medikamente, Behandlung der Risikofaktoren (auch Aufgabe des Zigarettenrauchens), viel Bewegung. In schweren Fällen sind Operation (Bypass, d. h. Umgehung der blockierten Arterie mit einem Ersatzstück) oder spezielle Methoden angezeigt, um das Bein zu retten.

Haben Sie bei körperlicher Aktivität regelmäßig solche Beschwerden?

JA →

NEIN ↓

NEIN ↓

Haben Sie plötzlich krampfartige Schmerzen im Unterschenkel?

JA →

Ein **Muskelkrampf**, ein vehementes, unkontrollierbares Zusammenziehen des Muskels (der Muskel ist dann hart und angespannt) kann bei sportlicher Überanstrengung des Muskels vorkommen. Auch wenn Sie lange in einer unangenehmen Position saßen oder lagen, kann es zu solchen Krämpfen kommen (bei manchen Menschen auch nachts).
Was Sie tun können: Strecken Sie in sitzender Position Ihr Bein und ziehen Sie Ihren Fuß in Beugestellung oder stoßen Sie ihn nach vorne. Auch eine Massage mit Sportgels hilft. *Konsultieren Sie den Hausarzt*, wenn Sie häufiger unter solchen Wadenmuskelkrämpfen leiden.

NEIN ↓

Haben Sie nach einem harten Training oder nach einem sportlichen Wettkampf Oberschenkelschmerzen?

JA →

Eine starke **Muskelzerrung** ist wahrscheinlich, wenn die Funktion des Muskels eingeschränkt ist. Meist sind die hinteren Oberschenkelmuskeln betroffen. Oft sind dabei ein paar Muskelfasern gerissen, mitunter auch Fasern der dazugehörenden Sehne beschädigt.
Was Sie tun können: Tragen Sie ein abschwellendes und schmerzlinderndes Sportgel auf, legen Sie einen elastischen Verband nicht zu fest an. Liegen Sie viel, benutzen Sie beim Gehen anfangs eine Krücke. *Konsultieren Sie einen Orthopäden oder einen Sportarzt*, wenn der Schmerz extrem ist (möglicher Muskelriß).

NEIN ↓

Fortsetzung rechte Seite

Fortsetzung der linken Seite

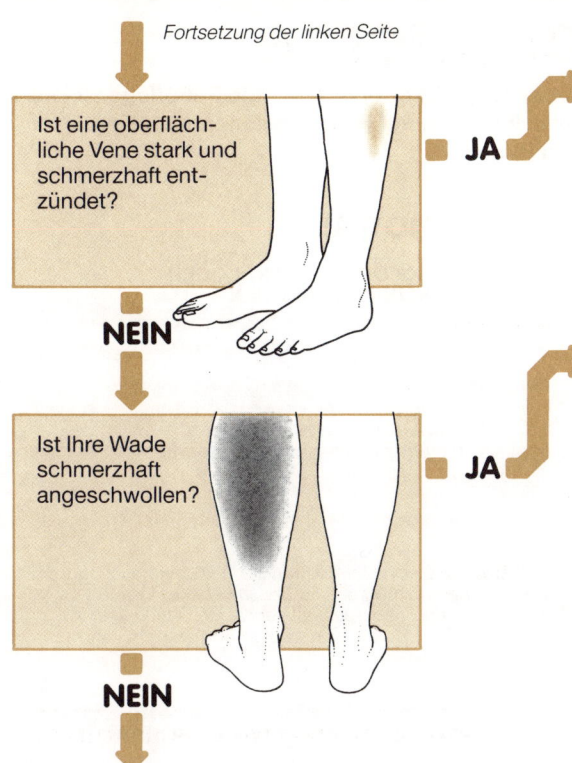

Ist eine oberflächliche Vene stark und schmerzhaft entzündet?

JA → Sie haben eine **Thrombophlebitis**, eine Venenentzündung mit Blutpfropfbildung (Thrombose). Ursache ist eine allergische Reaktion oder eine Bakterienanschwemmung über das Blut. *Konsultieren Sie den Hausarzt.*
Behandlung: Entzündungshemmende Medikamente, abschwellende, schmerzstillende und entzündungshemmende Salben; spezielle Behandlung nach einem Bluttest.

NEIN

Ist Ihre Wade schmerzhaft angeschwollen?

JA →
KONSULTIEREN SIE UNVERZÜGLICH DEN HAUSARZT

Eine **tiefe Venenthrombose** ist die mögliche Ursache: Eine tiefer liegende Beinvene versagt, es kommt zur blockierenden Thrombose (Blutpfropfbildung) mit Blutstauung. Ursachen können sein: Berufsbedingtes zu langes Sitzen oder Stehen, mangelnde Bewegung, lange Bettlägerigkeit, hormonelle Empfängnisverhütung (Pille) bei entsprechender Anlage zu Krampfadern.
Behandlung: Nach exakter Diagnose mit Hilfe einer *Angiographie* (unten rechts) wird Ihnen der Arzt u. a. blutgerinnungshemmende und blutpfropfauflösende Mittel verordnen. Im übrigen fördern Beingymnastik, Gehen und Sport durch Kräftigung der Muskelpumpe den venösen Rückstrom. Die Pille sollten Sie zugunsten einer anderen Verhütungsmethode absetzen, vor allem wenn Sie rauchen.

NEIN

Konsultieren Sie Ihren Hausarzt, wenn Sie Ihr Problem auf dieser Karte nicht finden.

KRAMPFADERN

Krampfadern sind oberflächliche Venen, bei denen die Venenklappen, die den Blutrückfluß zum Herzen steuern, versagen. So kommt es zu einem Blutstau und als dessen Folge zur Erweiterung der Venen. Ursachen können neben einer anlagebedingten Bindegewebsschwäche sein: Druckbelastung der Venen durch beruflich bedingtes langes Sitzen oder Stehen und durch Übergewicht. Manche Frauen entwickeln während der Schwangerschaft Krampfadern, Ursache ist der Druck der sich vergrößernden Gebärmutter auf die Beckenvenen, was zu einem Blutrückstau führen kann. Krampfadern entstehen vor allem an der Innenseite der Beine und im Wadenbereich. Besonders nach langem Stehen können Krampfadern schmerzen und zu Schwellungen des Beines führen.

Behandlung und Vorbeugung
Lagern Sie häufiger die Beine hoch, das fördert den Blutrückstrom. Machen Sie Beingymnastik und gehen Sie viel: Die Kräftigung der Muskelpumpe verhindert Blutstaus. In schweren Fällen können Sie spezielle Gummistrümpfe oder Kompressionsverbände tragen. Spezielle Venenmittel können lindernd wirken.

Ärztliche Behandlung
Konsultieren Sie Ihren Hausarzt, wenn Sie Schmerzen und ein Gefühl der Schwere in den Beinen haben. Nach einer Angiographie (unten) kann entschieden werden, ob eine operative Entfernung einer schmerzenden Krampfader angezeigt ist; möglich ist auch eine Verödung.

ERSTE HILFE BEI KNOCHENBRÜCHEN UND VERRENKUNGEN

Schwellung und Verformung der Gliedmaße sind neben Schmerzen die typischen Anzeichen eines *Knochenbruches*, die Gliedmaße ist nicht mehr funktionstüchtig; bei einem Knochendurchbruch (etwa der Elle und Speiche, also beider Unterarmknochen) kommt es zur Fehlstellung der Gliedmaße. Eine *Verrenkung* ist eine Verschiebung der Gelenkenden durch Gewalteinwirkung. Relativ häufig ist das Auskugeln des Schultergelenks. Zeichen einer Verrenkung sind Schmerzen und Schwellung (mit Bluterguß), das Gelenk kann nicht mehr bewegt werden. Eine Verrenkung führt immer zu einer starken Überdehnung, mitunter auch zu einer Zerreißung der Gelenkkapsel und ihrer Bänder.

Allgemeine Ratschläge
- Rufen Sie Hausarzt und Rettungswagen.
- Versuchen Sie nicht selbst, eine Verrenkung wieder einzurenken.
- Geben Sie dem Verletzten nichts zu essen/trinken, denn Knochenbrüche werden meist unter Allgemeinnarkose eingerichtet.
- In manchen Fällen kann es notwendig sein, den Verletzten zu transportieren. Stellen Sie dann die betroffene Gliedmaße mit Tüchern und provisorischen Schienen ruhig.

Armverletzungen
Eine Verrenkung des Handgelenks oder ein Bruch des Unterarms oder des Oberarms können Sie mit einem Armtragetuch ruhigstellen. Bei einem Bruch des Handgelenks schienen Sie zusätzlich Hand und Unterarm. Einen Oberarmbruch (oft mit einem Schlüsselbeinbruch kombiniert) stellen Sie überdies durch zwei um Oberarm und Brustkorb geschlungene Tücher ruhig.

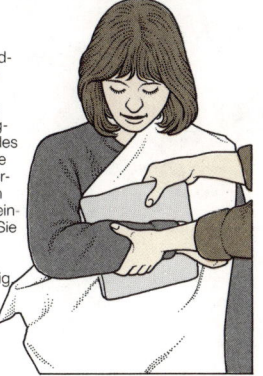

Schulter-, Schlüsselbein oder Ellbogenverletzungen
Legen Sie ebenfalls ein Armtragetuch an, um den verletzten Bereich vom Armgewicht zu entlasten.

Beinverletzungen
Die dem Knochenbruch benachbarten Gelenke ruhigstellen. Evtl. das gebrochene Bein mit dem gesunden schienen; Stock-Schienen möglichst mit Kleidung oder Gras polstern.

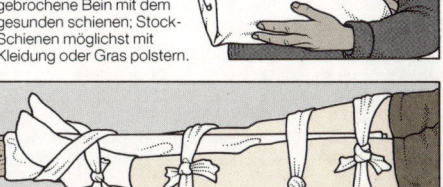

Knieverletzungen
Bei Verrenkungen des Kniegelenks oder bei Brüchen in der Nähe des Gelenks wird das Knie meist in leichter Beugung gehalten. Bei einer Verrenkung bandagieren Sie das Knie in Beugestellung und legen ein Polster unter. Bei gelenknahen Brüchen schienen Sie mit einer gerollten Decke (ebenfalls Polster unter die Kniekehle).

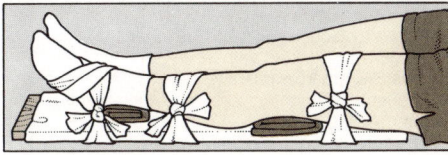

Improvisierte Schienen
Bei einem Knochenbruch müssen immer die benachbarten Gelenke ruhiggestellt werden. Das läßt sich mit Hilfe von provisorischen, abgepolsterten Schienen (ein Stock, eine Latte, ein Besenstiel, eine fest zusammengerollte Zeitung) bewerkstelligen. Achten Sie darauf, die Schiene nicht zu fest an der schwellenden Gliedmaße anzubinden.

ANGIOGRAPHIE

Mit Hilfe eines jodierten wasserlöslichen Kontrastmittels, das in ein Blutgefäß gespritzt wird, lassen sich Verengungen und Blockaden von Gefäßen im Röntgenbild sichtbar machen – so etwa Hirnarterien, Herzkranzgefäße (Koronarangiographie), Beinarterien, Nierenarterien oder Beinvenen (Venographie).
Entweder wird das Kontrastmittel direkt in das zu untersuchende Gefäß injiziert oder bei nicht direkt zugänglichen Arterien mittels eines Katheters. Der Katheter, ein flexibler Schlauch, wird über eine zugängliche Arterie bis zu den betreffenden Arterien geführt – so etwa bei der Koronarangiographie ein Herzkatheter bis zu den Herzkranzarterien. Über den Katheter wird dann das Kontrastmittel gepumpt.
In manchen Fällen kann heute die Angiographie durch die unblutige und risikolose Ultraschall-Diagnostik ersetzt werden.

111 Fußschmerzen und -probleme

Verstauchungen oder Verrenkungen des Fußgelenks oder Brüche eines Mittelfußknochens sind relativ häufig. Sonst entstehen Fußschmerzen und -probleme meist durch eine

Überbelastung der Füße oder mangelnde Fußpflege: sei es die verbreitete Infektion mit Fußpilzen oder auch eingewachsene Fußnägel.

ERSTE FRAGE

Haben Sie unmittelbar nach einem Sturz, einem Unfall oder einer extremen Bewegung Fußschmerzen? — **JA** →

Können Sie den Fuß kaum bewegen und nicht auftreten? — **JA** →

NEIN ↓ (erste Frage)

NEIN ↓

Schmerzen beide Füße? — **JA** → Sind Sie viel oder weit gelaufen oder mußten Sie lange stehen? — **JA** →

NEIN ↓

NEIN ↓

Schmerzt ein Fuß nach langem Wandern oder einem Langstreckenlauf? — **JA** →

NEIN ↓

Haben Sie hornartige Verhärtungen an den Zehen oder im seitlichen Fußbereich? — **JA** →

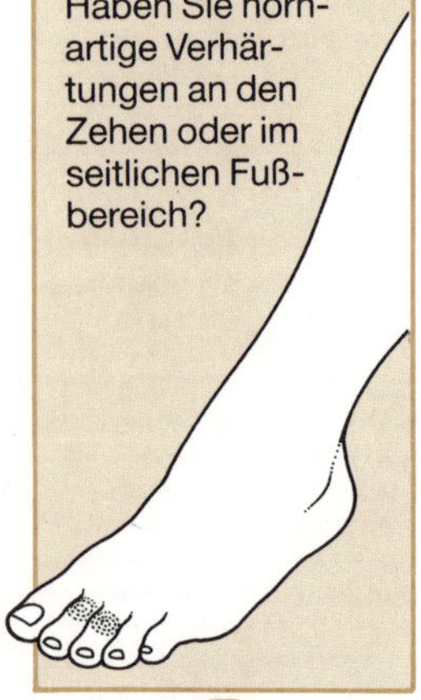

NEIN ↓

Fortsetzung rechte Seite

☎ NOTFALL

SOFORT HAUSARZT ODER KLINIK AUFSUCHEN

Ein **Fußbruch**, eine *Verstauchung* oder *Verrenkung* des Fuß- oder eines Zehengelenks oder ein *Achillessehnenriß* sind möglich. Zur *Ersten Hilfe* siehe Karten 110 und 112.
Behandlung: Sie richtet sich nach der abklärenden Röntgenaufnahme. Bei einer Verrenkung wird das Gelenk wieder eingerichtet und durch einen elastischen Verband gestützt. Bei einem Riß der Achillessehne (Sehne des dreiköpfigen Wadenmuskels) ist eine operative Naht notwendig.

Eine **Dehnung** oder *Zerrung* von Bändern (Verstauchung) oder einer Sehne sind möglich. Zur *Ersten Hilfe* siehe Karte 112. *Konsultieren Sie den Hausarzt oder einen Orthopäden*, wenn Schmerzen und Schwellung nach einem Tag nicht nachlassen.

FUSSPFLEGE – TUN SIE ETWAS FÜR IHRE FÜSSE

Die Füße tragen das ganze Körpergewicht, werden noch dazu unnatürlich eingezwängt – kein Wunder, daß sie oft schmerzhaft reagieren. Zu enge und spitze Schuhe verformen mit der Zeit die Zehen, führen zu Hühneraugen und Hornschwielen. Achten Sie deshalb beim Kauf neuer Schuhe darauf, daß die Zehen genügend Spielraum haben. Wichtig für Frauen: Hochhackige Schuhe schädigen die Füße und provozieren Rückenschmerzen – tragen Sie sie deshalb nur kurzfristig bei besonderen Anlässen.

Die Zehen brauchen Spielraum (unten), in knappen bzw. spitzen Schuhen werden sie verformt.

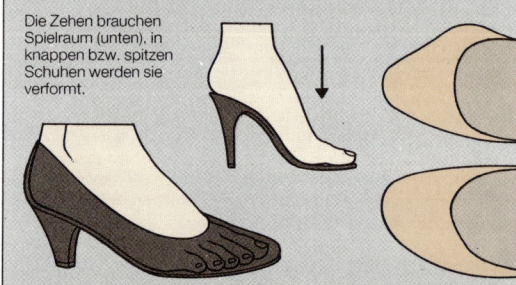

Fußhygiene
Waschen Sie die Füße täglich. Trocknen Sie vor allem die Zwischenzehenbereiche gut ab, um einer Fußpilzerkrankung vorzubeugen. Tragen Sie, wenn möglich, Socken aus Baumwolle oder Wolle – natürliches Material saugt Fußschweiß besser auf als synthetisches. Trocknen Sie die Füße gut ab, trockene Hautbereiche cremen Sie ein.

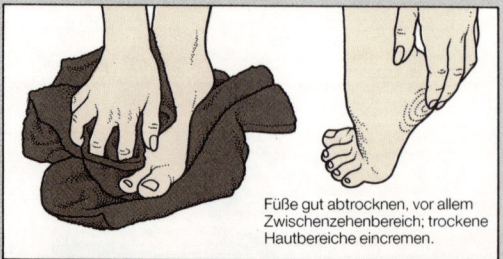

Füße gut abtrocknen, vor allem Zwischenzehenbereich; trockene Hautbereiche eincremen.

Zehennägel
Schneiden Sie die Zehennägel nicht zu kurz, um die feine Haut darunter nicht zu schädigen. Immer gerade schneiden – so verhindern Sie ein Einwachsen der Nägel.

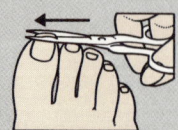

Ihre **Füße sind übermüdet.** Nehmen Sie ein Fußbad. Haben Sie Plattfüße, ist auch eine schmerzhafte *Bänderdehnung* durch die Überlastung möglich. *Konsultieren Sie einen Orthopäden.*

Ein **Anbruch** bzw. ein *rißartiger Bruch* eines Fußknochens (Marsch- oder Streßfraktur) ist möglich. *Konsultieren Sie einen Orthopäden*, der diese Möglichkeit per Röntgenaufnahme abklären muß. Bei einer Marschfraktur reichen fester Verband und Ruhigstellung des Fußes für etwa eine Woche zur Abheilung aus.

Hühneraugen oder *Hornschwielen* entstehen durch Druck – provoziert durch zu enge Schuhe. Manche Menschen, vor allem die mit einem recht dünnen Gewebepolster zwischen Haut und Knochen, neigen leicht zu diesen Verhornungen.
Was Sie tun können: Steigen Sie auf bequeme Schuhe um, die den Zehen Spielraum lassen. Verwenden Sie ein Hühneraugenmittel (in jeder Apotheke erhältlich), das die Verhornungen ablöst. Daneben gibt es auch weiche Ringauflagen, die einen schmerzenden Kontakt zwischen Hühnerauge und Schuh verhindern. Eine Hornschwiele können Sie nach jedem Duschen mit einem Bimsstein oder einer Hornfeile allmählich abrubbeln.

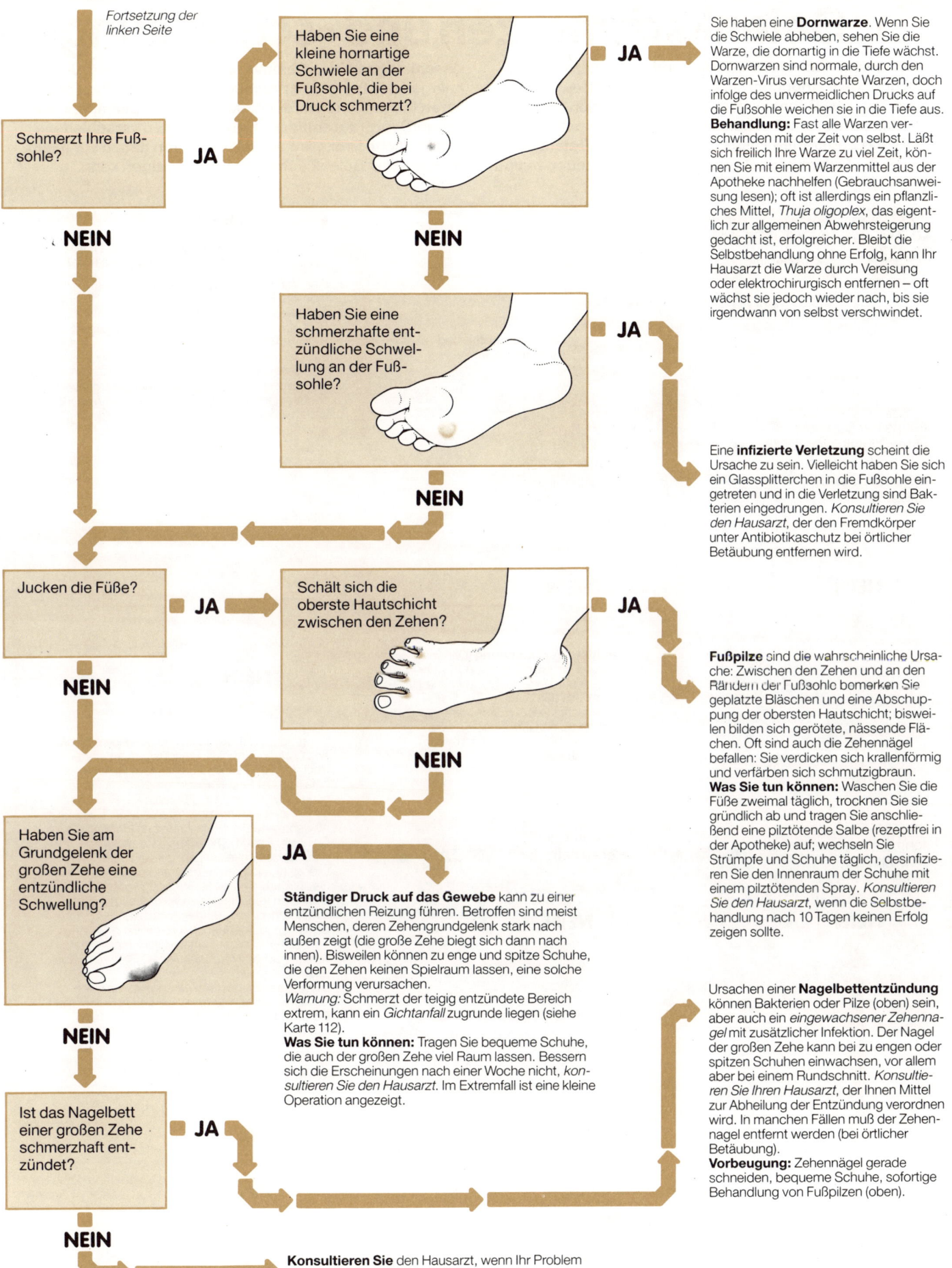

Fortsetzung der linken Seite

Schmerzt Ihre Fußsohle?

JA

Haben Sie eine kleine hornartige Schwiele an der Fußsohle, die bei Druck schmerzt?

JA

Sie haben eine **Dornwarze**. Wenn Sie die Schwiele abheben, sehen Sie die Warze, die dornartig in die Tiefe wächst. Dornwarzen sind normale, durch den Warzen-Virus verursachte Warzen, doch infolge des unvermeidlichen Drucks auf die Fußsohle weichen sie in die Tiefe aus. **Behandlung:** Fast alle Warzen verschwinden mit der Zeit von selbst. Läßt sich freilich Ihre Warze zu viel Zeit, können Sie mit einem Warzenmittel aus der Apotheke nachhelfen (Gebrauchsanweisung lesen); oft ist allerdings ein pflanzliches Mittel, *Thuja oligoplex*, das eigentlich zur allgemeinen Abwehrsteigerung gedacht ist, erfolgreicher. Bleibt die Selbstbehandlung ohne Erfolg, kann Ihr Hausarzt die Warze durch Vereisung oder elektrochirurgisch entfernen – oft wächst sie jedoch wieder nach, bis sie irgendwann von selbst verschwindet.

NEIN

NEIN

Haben Sie eine schmerzhafte entzündliche Schwellung an der Fußsohle?

JA

Eine **infizierte Verletzung** scheint die Ursache zu sein. Vielleicht haben Sie sich ein Glassplitterchen in die Fußsohle eingetreten und in die Verletzung sind Bakterien eingedrungen. *Konsultieren Sie den Hausarzt*, der den Fremdkörper unter Antibiotikaschutz bei örtlicher Betäubung entfernen wird.

NEIN

Jucken die Füße?

JA

Schält sich die oberste Hautschicht zwischen den Zehen?

JA

Fußpilze sind die wahrscheinliche Ursache: Zwischen den Zehen und an den Rändern der Fußsohle bemerken Sie geplatzte Bläschen und eine Abschuppung der obersten Hautschicht; bisweilen bilden sich gerötete, nässende Flächen. Oft sind auch die Zehennägel befallen: Sie verdicken sich krallenförmig und verfärben sich schmutzigbraun. **Was Sie tun können:** Waschen Sie die Füße zweimal täglich, trocknen Sie sie gründlich ab und tragen Sie anschließend eine pilztötende Salbe (rezeptfrei in der Apotheke) auf; wechseln Sie Strümpfe und Schuhe täglich, desinfizieren Sie den Innenraum der Schuhe mit einem pilztötenden Spray. *Konsultieren Sie den Hausarzt*, wenn die Selbstbehandlung nach 10 Tagen keinen Erfolg zeigen sollte.

NEIN

NEIN

Haben Sie am Grundgelenk der großen Zehe eine entzündliche Schwellung?

JA

Ständiger Druck auf das Gewebe kann zu einer entzündlichen Reizung führen. Betroffen sind meist Menschen, deren Zehengrundgelenk stark nach außen zeigt (die große Zehe biegt sich dann nach innen). Bisweilen können zu enge und spitze Schuhe, die den Zehen keinen Spielraum lassen, eine solche Verformung verursachen.
Warnung: Schmerzt der teigig entzündete Bereich extrem, kann ein *Gichtanfall* zugrunde liegen (siehe Karte 112).
Was Sie tun können: Tragen Sie bequeme Schuhe, die auch der großen Zehe viel Raum lassen. Bessern sich die Erscheinungen nach einer Woche nicht, *konsultieren Sie den Hausarzt.* Im Extremfall ist eine kleine Operation angezeigt.

NEIN

Ist das Nagelbett einer großen Zehe schmerzhaft entzündet?

JA

Ursachen einer **Nagelbettentzündung** können Bakterien oder Pilze (oben) sein, aber auch ein *eingewachsener Zehennagel* mit zusätzlicher Infektion. Der Nagel der großen Zehe kann bei zu engen oder spitzen Schuhen einwachsen, vor allem aber bei einem Rundschnitt. *Konsultieren Sie Ihren Hausarzt*, der Ihnen Mittel zur Abheilung der Entzündung verordnen wird. In manchen Fällen muß der Zehennagel entfernt werden (bei örtlicher Betäubung).
Vorbeugung: Zehennägel gerade schneiden, bequeme Schuhe, sofortige Behandlung von Fußpilzen (oben).

NEIN

Konsultieren Sie den Hausarzt, wenn Ihr Problem hier nicht angesprochen ist.

112 Gelenkschmerzen und -schwellungen

Gelenke sind hochspezialisierte Verbindungen zwischen zwei und mehr Knochen, sie ermöglichen die Bewegungen (siehe Teil I des Buches). Vor allem die tragenden Gelenke wie Hüft-, Knie- und Fußgelenke sind oft extremen Druck-, Dreh- und Zugkräften ausgesetzt, ebenso die Gelenkbänder, die die Gelenkkapsel verstärken. Verstauchungen und Verrenkungen eines Gelenks sind ziemlich häufig. Je nach Anlage und Überbeanspruchung sind selbst schon bei jüngeren Menschen Arthrosen, degenerative Gelenkerkrankungen, vorprogrammiert. Hinzu kommen verschiedene entzündliche Prozesse an Gelenken, von denen vor allem Rheuma das Gelenk schwerstens schädigen kann.

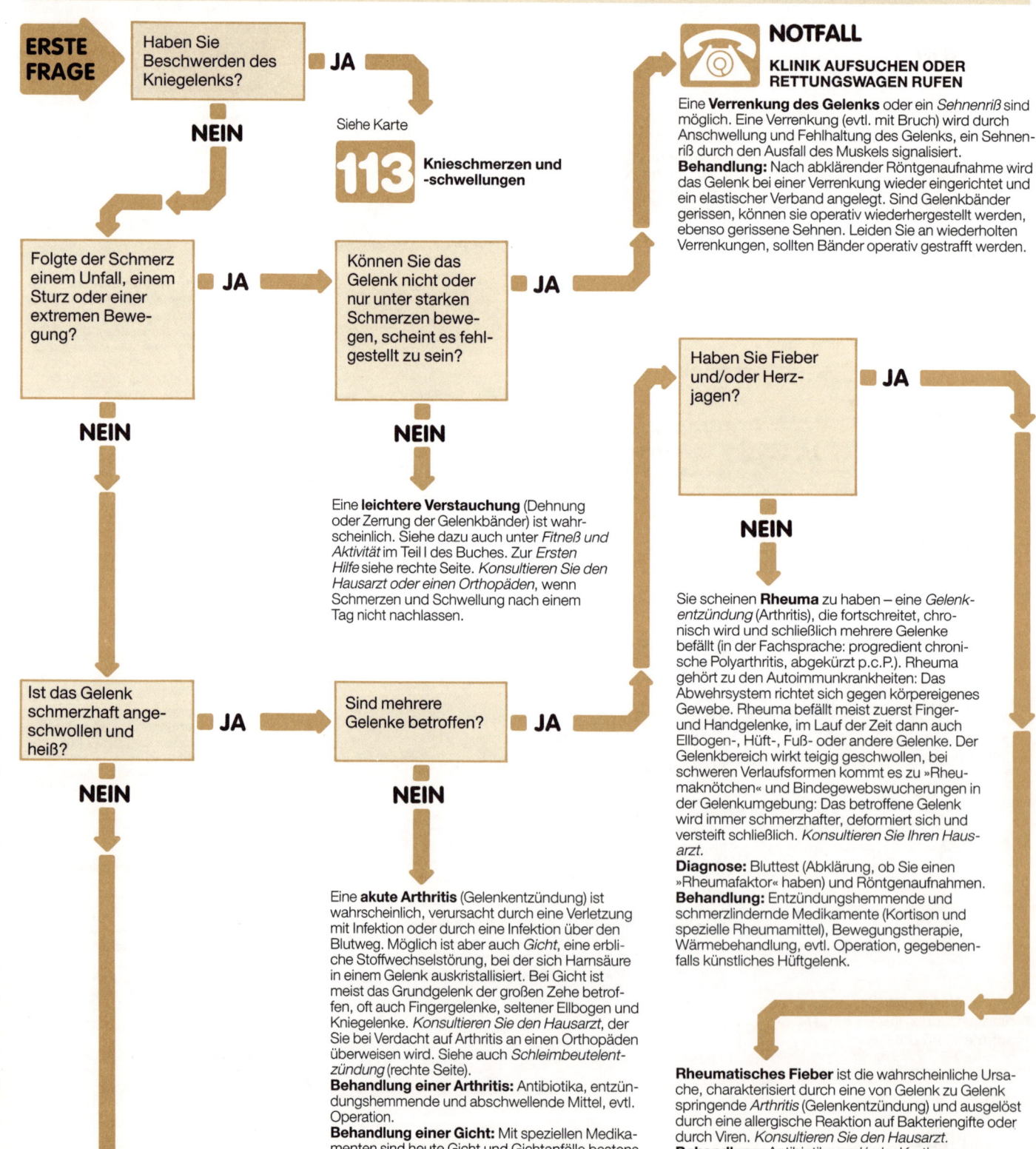

ERSTE FRAGE

Haben Sie Beschwerden des Kniegelenks? **JA**

Siehe Karte

113 Knieschmerzen und -schwellungen

NEIN

Folgte der Schmerz einem Unfall, einem Sturz oder einer extremen Bewegung? **JA**

Können Sie das Gelenk nicht oder nur unter starken Schmerzen bewegen, scheint es fehlgestellt zu sein? **JA**

NEIN

NEIN

Eine **leichtere Verstauchung** (Dehnung oder Zerrung der Gelenkbänder) ist wahrscheinlich. Siehe dazu auch unter *Fitneß und Aktivität* im Teil I des Buches. Zur *Ersten Hilfe* siehe rechte Seite. *Konsultieren Sie den Hausarzt oder einen Orthopäden*, wenn Schmerzen und Schwellung nach einem Tag nicht nachlassen.

Ist das Gelenk schmerzhaft angeschwollen und heiß? **JA**

Sind mehrere Gelenke betroffen? **JA**

NEIN

NEIN

Eine **akute Arthritis** (Gelenkentzündung) ist wahrscheinlich, verursacht durch eine Verletzung mit Infektion oder durch eine Infektion über den Blutweg. Möglich ist aber auch *Gicht*, eine erbliche Stoffwechselstörung, bei der sich Harnsäure in einem Gelenk auskristallisiert. Bei Gicht ist meist das Grundgelenk der großen Zehe betroffen, oft auch Fingergelenke, seltener Ellbogen und Kniegelenke. *Konsultieren Sie den Hausarzt*, der Sie bei Verdacht auf Arthritis an einen Orthopäden überweisen wird. Siehe auch *Schleimbeutelentzündung* (rechte Seite).
Behandlung einer Arthritis: Antibiotika, entzündungshemmende und abschwellende Mittel, evtl. Operation.
Behandlung einer Gicht: Mit speziellen Medikamenten sind heute Gicht und Gichtanfälle bestens unter Kontrolle zu bekommen; Meiden üppiger Mahlzeiten, eine spezielle Diät ist nicht notwendig.

Fortsetzung rechte Seite

NOTFALL

KLINIK AUFSUCHEN ODER RETTUNGSWAGEN RUFEN

Eine **Verrenkung des Gelenks** oder ein *Sehnenriß* sind möglich. Eine Verrenkung (evtl. mit Bruch) wird durch Anschwellung und Fehlhaltung des Gelenks, ein Sehnenriß durch den Ausfall des Muskels signalisiert.
Behandlung: Nach abklärender Röntgenaufnahme wird das Gelenk bei einer Verrenkung wieder eingerichtet und ein elastischer Verband angelegt. Sind Gelenkbänder gerissen, können sie operativ wiederhergestellt werden, ebenso gerissene Sehnen. Leiden Sie an wiederholten Verrenkungen, sollten Bänder operativ gestrafft werden.

Haben Sie Fieber und/oder Herzjagen? **JA**

NEIN

Sie scheinen **Rheuma** zu haben – eine *Gelenkentzündung* (Arthritis), die fortschreitet, chronisch wird und schließlich mehrere Gelenke befällt (in der Fachsprache: progredient chronische Polyarthritis, abgekürzt p.c.P.). Rheuma gehört zu den Autoimmunkrankheiten: Das Abwehrsystem richtet sich gegen körpereigenes Gewebe. Rheuma befällt meist zuerst Finger- und Handgelenke, im Lauf der Zeit dann auch Ellbogen-, Hüft-, Fuß- oder andere Gelenke. Der Gelenkbereich wirkt teigig geschwollen, bei schweren Verlaufsformen kommt es zu »Rheumaknötchen« und Bindegewebswucherungen in der Gelenkumgebung: Das betroffene Gelenk wird immer schmerzhafter, deformiert sich und versteift schließlich. *Konsultieren Sie Ihren Hausarzt.*
Diagnose: Bluttest (Abklärung, ob Sie einen »Rheumafaktor« haben) und Röntgenaufnahmen.
Behandlung: Entzündungshemmende und schmerzlindernde Medikamente (Kortison und spezielle Rheumamittel), Bewegungstherapie, Wärmebehandlung, evtl. Operation, gegebenenfalls künstliches Hüftgelenk.

Rheumatisches Fieber ist die wahrscheinliche Ursache, charakterisiert durch eine von Gelenk zu Gelenk springende *Arthritis* (Gelenkentzündung) und ausgelöst durch eine allergische Reaktion auf Bakteriengifte oder durch Viren. *Konsultieren Sie den Hausarzt.*
Behandlung: Antibiotika und/oder Kortison.

Fortsetzung der linken Seite

Wird allmählich jede Bewegung des Gelenks zur Qual?

JA →

Wurde die Funktion des Gelenks über Monate und Jahre hin schlechter?

JA →

Sie haben eine **Arthrose**, eine degenerative Gelenkerkrankung. Die großen tragenden Gelenke wie Hüft-, Knie- und Fußgelenke, die durch oft extreme Druck-, Dreh- und Zugkräfte belastet werden, sind am ehesten betroffen – meist durch ein Mißverhältnis zwischen anlagebedingter Leistungsschwäche von Gelenkanteilen und Überbeanspruchung, natürliche Gewebealterung, Verletzungen, Grundkrankheiten (Rheuma etc.), Übergewicht. Arthrosen sind so bei über 55jährigen recht häufig, bei jüngeren Menschen spielen Sport- und Unfallverletzungen die Hauptrolle. Arthrose bedeutet in erster Linie Zerstörung des Gelenkknorpels. *Konsultieren Sie einen Orthopäden.* **Behandlung:** Schmerzlindernde Mittel, optimale Behandlung von Verletzungen; Reduzierung eines eventuellen Übergewichts; in fortgeschrittenen Fällen Implantation eines künstlichen Gelenks (unten).

NEIN ↓ (erste Spalte)

NEIN ↓ (zweite Spalte)

Eine **Schleimbeutelentzündung** (Bursitis) des Gelenks ist wahrscheinlich, wenn der Bereich entzündlich angeschwollen ist; möglich ist aber auch ein akuter Gichtanfall, bei nur teigiger Anschwellung auch Rheuma. *Konsultieren Sie Ihren Hausarzt.* **Behandlung:** Bei Bursitis schmerzlindernde, entzündungshemmende Spritzen; Ruhigstellung.

Siehe auch Karte

144 **Schwellungen der Beine und Hände**

Sind Ihre Füße schmerzfrei angeschwollen?

JA →

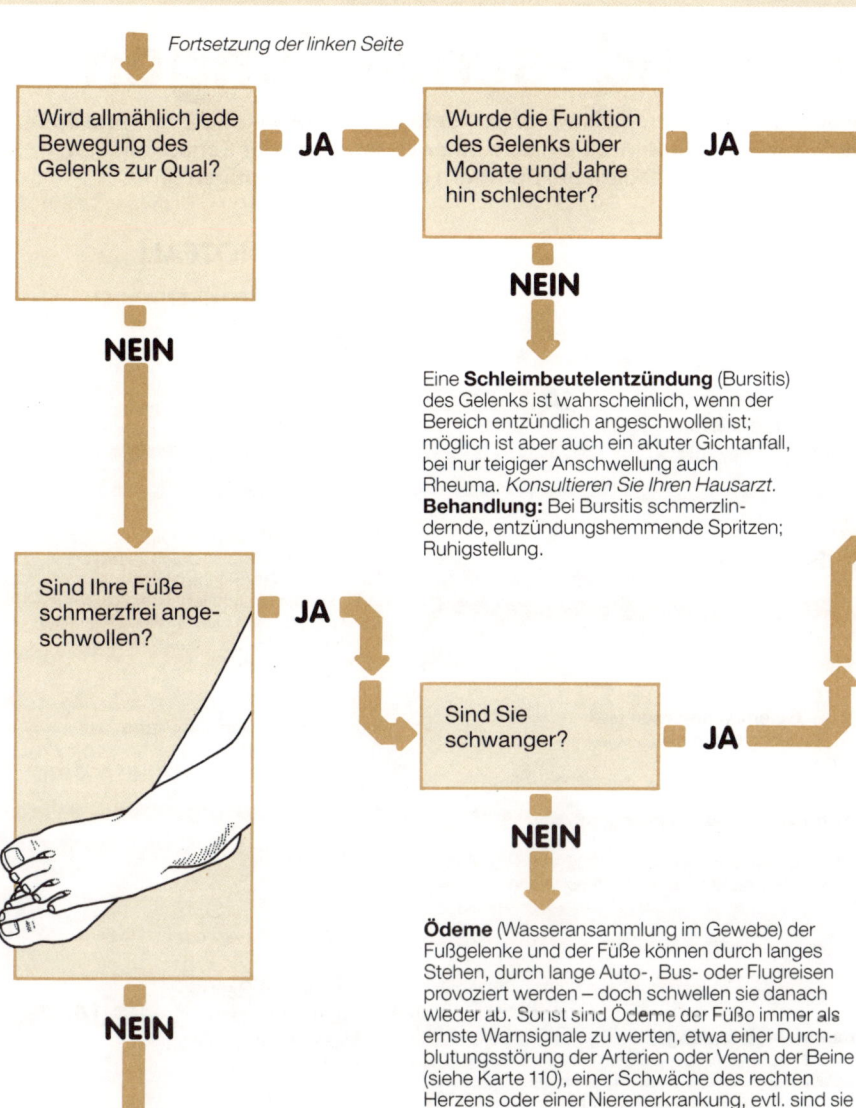

Sind Sie schwanger?

JA →

NEIN ↓

Ödeme (Wasseransammlung im Gewebe) der Fußgelenke und der Füße können durch langes Stehen, durch lange Auto-, Bus- oder Flugreisen provoziert werden – doch schwellen sie danach wieder ab. Sonst sind Ödeme der Füße immer als ernste Warnsignale zu werten, etwa einer Durchblutungsstörung der Arterien oder Venen der Beine (siehe Karte 110), einer Schwäche des rechten Herzens oder einer Nierenerkrankung, evtl. sind sie auch Folge eines Abführmittelmißbrauchs (Karte 101). *Konsultieren Sie unverzüglich Ihren Hausarzt.*

NEIN ↓

Konsultieren Sie den Hausarzt, wenn Gelenkbeschwerden oder Schwellungen länger als zwei Tage andauern.

KÜNSTLICHE GELENKE (ENDOPROTHESEN)

Dank der Erkenntnisse der Biomechanik und den Fortschritten der Medizintechnik ist heute nahezu jedes Gelenk durch ein künstliches Gelenk zu ersetzen. Gewebefreundliche Werkstoffe wie Polyäthylen, besonders aber Aluminiumoxidkeramiken und spezielle Metallegierungen ermöglichen einen langfristigen und funktionstüchtigen Ersatz der natürlichen Gelenke durch Endoprothesen (künstliche Gelenke).

Endoprothesen stellen die Gelenkfunktion wieder her. Bei einem künstlichen Hüftgelenk etwa kann heute im Durchschnitt eine mehr als 12jährige Funktionstüchtigkeit erwartet werden. Biomechanische Schwierigkeiten bereiten noch Knie- und Ellbogengelenke, obwohl auch hier eine längerfristige Funktionstüchtigkeit durch medizintechnische und werkstoffkundliche Fortschritte zu erwarten ist.

Wichtig ist jedoch allemal der rechtzeitige Einsatz einer Endoprothese, denn bei einem bereits stark geschädigten Knochenlager wird ihre Haltbarkeit trotz Knochentransplantationen und anderer Maßnahmen minimiert.

ERSTE HILFE BEI VERSTAUCHUNGEN UND VERRENKUNGEN

Eine Verstauchung ist nicht immer leicht von einer Verrenkung zu unterscheiden. Bei einer Verstauchung sind die Gelenkkapselbänder gezerrt, das Gelenk ist überbeugt, so daß es zu einem Bluterguß kommt. Bei einer Verrenkung sind die Gelenkenden verschoben, die Gelenkkapsel ist überdehnt; Folgen sind dann oft eine Zerreißung der Kapsel und ihrer Bänder. Schmerzen, Schwellung (Bluterguß) und gestörte Gelenkfunktion sind die Anzeichen beider Verletzungsarten. Bei einer Verrenkung fällt jedoch im allgemeinen eine Fehlstellung des Gelenks auf, der Gelenkbereich ist verformt. Erste Hilfe bei einer Verstauchung:

1 Kühlen Sie das betroffene Gelenk und tragen Sie ein Heparingel auf (siehe unten rechts).

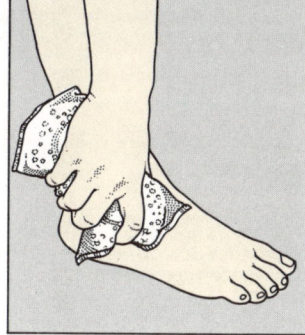

2 Legen Sie einen elastischen Verband an – straff, aber nicht abschnürend. Bei einer Handgelenkverstauchung Arm in ein Armtragetuch legen (Karte 110).

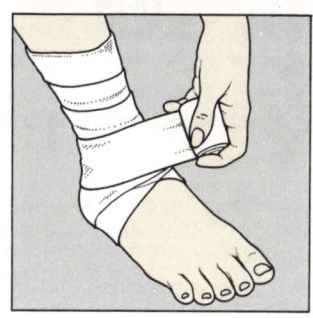

Abschwellende Maßnahmen
Jede Verstauchung – und erst recht jede Verrenkung – fällt nach kurzer Zeit durch eine mehr oder weniger starke Anschwellung auf, verursacht durch Bluterguß und Austritt von Gewebeflüssigkeit. Linderung der Schmerzen und Abschwellung bringt das Auflegen von Eis (aus dem Kühlschrank) oder eines Päckchens aus dem Gefrierschrank. Anschließend tragen Sie ein Heparingel (etwa *Etrat-Sportgel* oder *Mobilat-Gel*) auf, das für weitere Schmerzlinderung, Kühlung und Abschwellung sorgt.

Ein Heparingel tut auch bei durch Prellungen und Muskelzerrungen entstandenen Schwellungen und Blutergüssen gute Dienste. Streichen Sie das Gel sanft ein.

3 Das Gelenk ein, zwei Tage ruhigstellen. Bei einer Verstauchung des Fußgelenkes ruhen – den Fuß auf einem Kissen hochgelagert.

113 Knieschmerzen und -schwellungen

Das Kniegelenk gehört neben Hüft- und Fußgelenk zu den großen tragenden Gelenken des Körpers. Dieses Scharniergelenk muß bei einem durchschnittlich aktiven Menschen bisweilen extreme Druck-, Dreh- und Zugkräfte aushalten. Das Risiko einer Verletzung oder Schädigung ist vor allem bei Sportlern und Übergewichtigen groß.

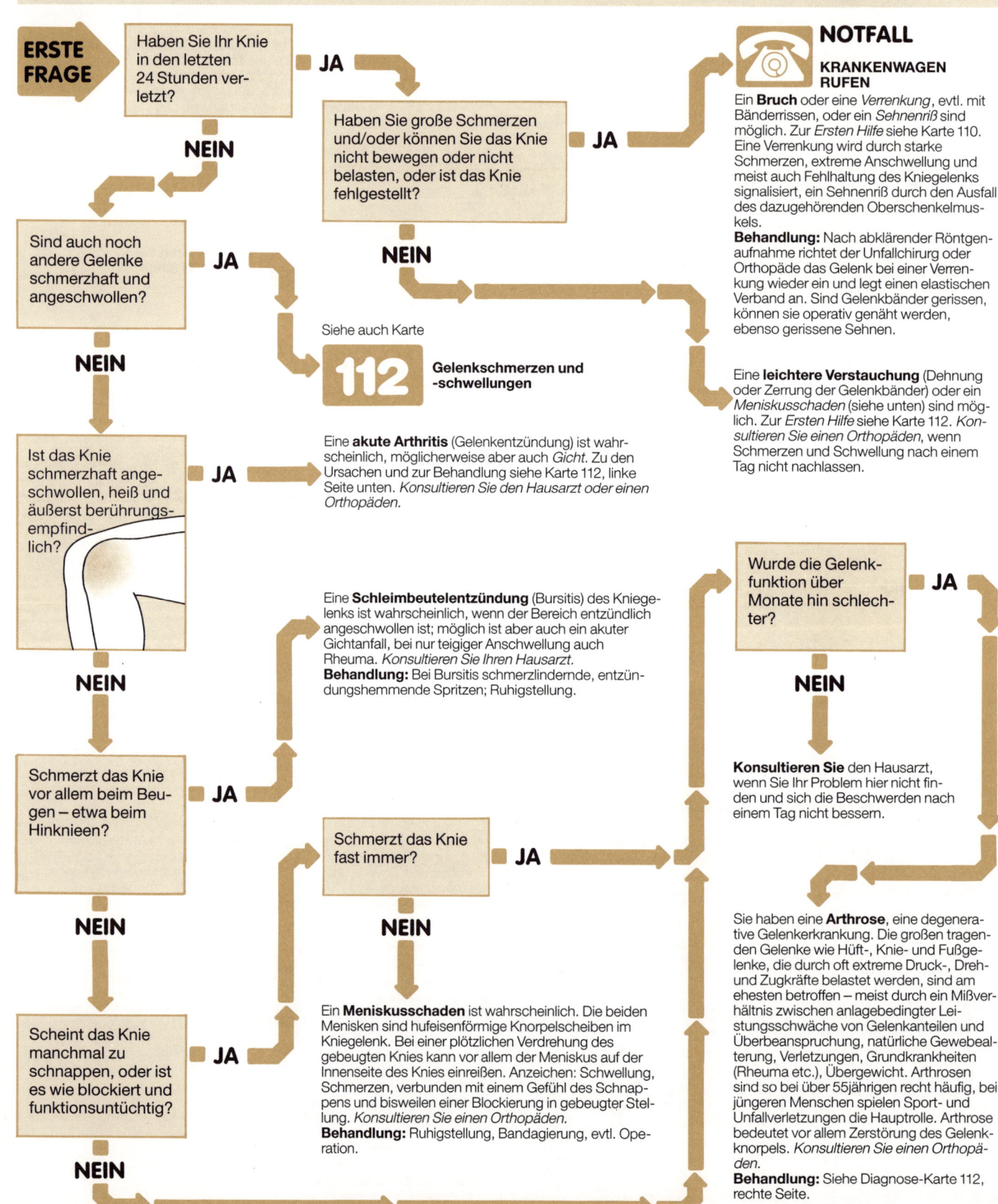

ERSTE FRAGE

Haben Sie Ihr Knie in den letzten 24 Stunden verletzt?

JA →

Haben Sie große Schmerzen und/oder können Sie das Knie nicht bewegen oder nicht belasten, oder ist das Knie fehlgestellt?

JA →

NEIN

Sind auch noch andere Gelenke schmerzhaft und angeschwollen?

JA

NEIN

Siehe auch Karte

112 Gelenkschmerzen und -schwellungen

Ist das Knie schmerzhaft angeschwollen, heiß und äußerst berührungsempfindlich?

JA → Eine **akute Arthritis** (Gelenkentzündung) ist wahrscheinlich, möglicherweise aber auch *Gicht*. Zu den Ursachen und zur Behandlung siehe Karte 112, linke Seite unten. *Konsultieren Sie den Hausarzt oder einen Orthopäden.*

NEIN

Eine **Schleimbeutelentzündung** (Bursitis) des Kniegelenks ist wahrscheinlich, wenn der Bereich entzündlich angeschwollen ist; möglich ist aber auch ein akuter Gichtanfall, bei nur teigiger Anschwellung auch Rheuma. *Konsultieren Sie Ihren Hausarzt.*
Behandlung: Bei Bursitis schmerzlindernde, entzündungshemmende Spritzen; Ruhigstellung.

Schmerzt das Knie vor allem beim Beugen – etwa beim Hinknieen?

JA

NEIN

Schmerzt das Knie fast immer?

JA →

NEIN

Scheint das Knie manchmal zu schnappen, oder ist es wie blockiert und funktionsuntüchtig?

JA → Ein **Meniskusschaden** ist wahrscheinlich. Die beiden Menisken sind hufeisenförmige Knorpelscheiben im Kniegelenk. Bei einer plötzlichen Verdrehung des gebeugten Knies kann vor allem der Meniskus auf der Innenseite des Knies einreißen. Anzeichen: Schwellung, Schmerzen, verbunden mit einem Gefühl des Schnappens und bisweilen einer Blockierung in gebeugter Stellung. *Konsultieren Sie einen Orthopäden.*
Behandlung: Ruhigstellung, Bandagierung, evtl. Operation.

NEIN

NOTFALL

KRANKENWAGEN RUFEN

Ein **Bruch** oder eine *Verrenkung*, evtl. mit Bänderrissen, oder ein *Sehnenriß* sind möglich. Zur *Ersten Hilfe* siehe Karte 110. Eine Verrenkung wird durch starke Schmerzen, extreme Anschwellung und meist auch Fehlhaltung des Kniegelenks signalisiert, ein Sehnenriß durch den Ausfall des dazugehörenden Oberschenkelmuskels.
Behandlung: Nach abklärender Röntgenaufnahme richtet der Unfallchirurg oder Orthopäde das Gelenk bei einer Verrenkung wieder ein und legt einen elastischen Verband an. Sind Gelenkbänder gerissen, können sie operativ genäht werden, ebenso gerissene Sehnen.

Eine **leichtere Verstauchung** (Dehnung oder Zerrung der Gelenkbänder) oder ein *Meniskusschaden* (siehe unten) sind möglich. Zur *Ersten Hilfe* siehe Karte 112. *Konsultieren Sie einen Orthopäden,* wenn Schmerzen und Schwellung nach einem Tag nicht nachlassen.

Wurde die Gelenkfunktion über Monate hin schlechter?

JA

NEIN

Konsultieren Sie den Hausarzt, wenn Sie Ihr Problem hier nicht finden und sich die Beschwerden nach einem Tag nicht bessern.

Sie haben eine **Arthrose**, eine degenerative Gelenkerkrankung. Die großen tragenden Gelenke wie Hüft-, Knie- und Fußgelenke, die durch oft extreme Druck-, Dreh- und Zugkräfte belastet werden, sind am ehesten betroffen — meist durch ein Mißverhältnis zwischen anlagebedingter Leistungsschwäche von Gelenkanteilen und Überbeanspruchung, natürliche Gewebealterung, Verletzungen, Grundkrankheiten (Rheuma etc.), Übergewicht. Arthrosen sind so bei über 55jährigen recht häufig, bei jüngeren Menschen spielen Sport- und Unfallverletzungen die Hauptrolle. Arthrose bedeutet vor allem Zerstörung des Gelenkknorpels. *Konsultieren Sie einen Orthopäden.*
Behandlung: Siehe Diagnose-Karte 112, rechte Seite.

3 Männer: Besondere Probleme

114 Haarausfall und Glatze

Der typische Haarausfall vom männlichen Typ, der meist zur Glatze führt, scheint durch verschiedene Faktoren provoziert zu werden: Vererbung, ein Zuviel an männlichen Sexualhormonen, fortschreitendes Lebensalter, Durchblutungssituation der Kopfhaut. Dieser Haarausfall beginnt zuerst in Form von Geheimratsecken. Daneben gibt es auch andere Formen von Haarausfall, so den »kreisrunden Haarausfall« oder den durch Pilze verursachten.

ERSTE FRAGE → Haben sich plötzlich eine oder mehrere kahle Stellen entwickelt?

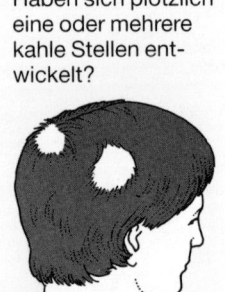

JA → Ist die Haut der kahlen Stellen gerötet und schuppend?

JA → Sie haben eine **Trichophytie**, eine Pilzerkrankung, die eine kreisrunde, scharf begrenzte Entzündungsstelle, bisweilen mit totalem Haarausfall, provoziert. Möglich ist auch eine andere Hauterkrankung (*Lichen*). *Konsultieren Sie den Hautarzt.*
Behandlung: Bei Trichophytie pilztötende Salben; bei Lichen Calendula-Salbe, evtl. Kortison-Injektion.

NEIN ↓

NEIN (von erste Frage) ↓

Haben Sie Geheimratsecken und/oder lichtet sich das Haar am Oberkopf?

JA → Eine **Alopecia areata** (kreisrunder Haarausfall) ist wahrscheinlich. Die kahlen Flecken haben nur einen Durchmesser von wenigen Zentimetern und sind nicht entzündet. Die Alopecia areata kann Männer wie Frauen befallen, die Ursache ist ungeklärt. Oft wachsen die Haare nach etwa einem halben Jahr von selbst wieder nach. *Konsultieren Sie einen Hautarzt.*
Behandlung: Kortison-Injektionen, Bestrahlungen oder Salben können in Einzelfällen erfolgreich sein.

Sie haben einen **Haarausfall vom männlichen Typ.** Siehe dazu unten.

NEIN ↓

Konsultieren Sie Ihren Hausarzt, wenn Ihr Problem hier nicht angesprochen ist.

HAARAUSFALL VOM MÄNNLICHEN TYP (GLATZE)

Haarausfall vom männlichen Typ bedeutet: Die Funktion der Haarbälge ist schwer gestört, am Oberkopf bildet sich irgendwann höchstens noch feines Flaumhaar. Meist beginnt es mit Geheimratsecken (1, rechts), dann lichtet sich allmählich das Haar im Wirbelbereich am oberen Hinterkopf (2, rechts), bis es auch im Scheitelbereich schütter wird – schließlich kommt es zur Glatze (3, rechts). In den seitlichen Kopfbereichen bleibt das Haarwachstum jedoch ungeklärterweise meist erhalten.

Voll geklärt sind die Ursachen der Glatzenbildung noch nicht. Hauptfaktoren scheinen freilich Vererbung und die übermäßige Produktion männlicher Sexualhormone zu sein; die Durchblutungssituation der Kopfhaut dürfte ein weiterer Faktor sein. Das Risiko, bereits früh eine Glatze zu entwickeln, ist groß, wenn es von mütterlicher und väterlicher Seite her solche Erbanlagen gibt. Lichten sich die Haare bereits in der späten Jugendzeit, ist mit einer frühen Glatze zu rechnen – ansonsten kommt es oft nicht zur totalen Glatze.

»Wundermittel« und Haartransplantation
Es gibt kein »Haarwuchsmittel«, das die Glatzenbildung verhindert oder gar neue normale Haare sprießen läßt (höchstens Flaumhärchen wie vielleicht das chinesische Mittel *101*). Bei Seborrhö (fettige Haare, fettige Kopfhaut) können Sie lediglich die Glatzenbildung durch gute Haarpflege (tägliches Waschen mit einem milden Shampoo, bestimmte Haarwässer) etwas verlangsamen. Sonst bleiben nur die Möglichkeiten unterschiedlicher Toupet-Arten und eine aufwendige Haartransplantation, die freilich selten voll erfolgreich ist.

Die Entwicklung einer Glatze

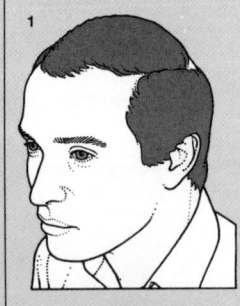
1

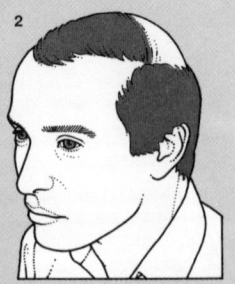
2

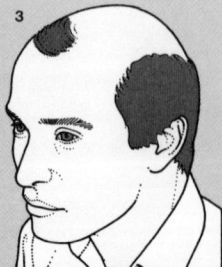
3

Der Zyklus von Haarverlust und -wachstum

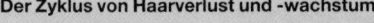
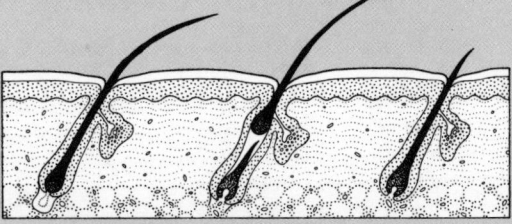

1 Wenn ein altes Haar nicht mehr weiterwächst, löst es sich schließlich von der Basis des Haarbalgs, bis es ausfällt.
2 Ein neues Haar bildet sich von der Haarzwiebel aus und schiebt das alte Haar nach außen.
3 Das neue Haar kann lange Monate bis ein paar Jahre in der Wachstumsphase bleiben.

Toupet

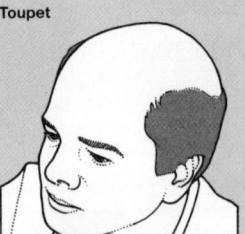

Haartransplantation
Einzelne Haare können etwa von den haarreichen Seitenbereichen in den Glatzenbereich verpflanzt werden. Einen gewissen Erfolg der diffizilen und teuren Haartransplantation können Sie in der Regel nur in einer Hautklinik erwarten.

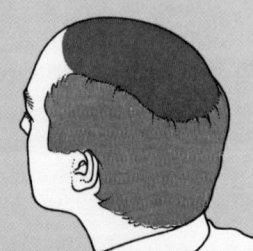

 Empfängerbereich

Spenderbereich

115 Hodenerkrankungen

Hoden heißt die paarig angelegte männliche Keimdrüse. Die beiden etwa pflaumengroßen Hoden liegen im Hodensack, sie produzieren Samenzellen und männliche Sexualhormone. Konsultieren Sie diese Diagnose-Karte, wenn Sie starke Schmerzen im Hoden haben, eine einseitige oder beidseitige Anschwellung oder Verhärtung bemerken oder wenn Sie sich den Hoden verletzt haben. Suchen Sie in all diesen Fällen unverzüglich einen Urologen auf.

ERSTE FRAGE

Haben Sie plötzlich in einem oder in beiden Hoden Schmerzen?

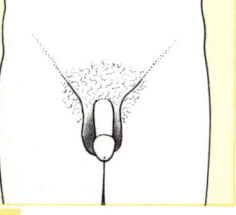

JA

Haben Sie sich den Hodensack verletzt?

JA

NEIN

NEIN

Haben Sie Fieber?

JA

NEIN

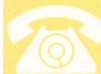

NOTFALL

SOFORT ZUM UROLOGEN

Eine **Hodentorsion** (Verdrehung des Gefäßstiels eines Hodens) ist wahrscheinlich. Ursache sind meist abrupte Bewegungen bei einem nicht voll abgestiegenen Hoden. Die Torsion verursacht heftig stechende Schmerzen und eine rasche Anschwellung des Hodens; Übelkeit und Erbrechen kommen hinzu.
Behandlung: Versuch, die Verdrehung durch Manipulation aufzudrehen; meist rettet jedoch nur eine sofortige Operation den Hoden vor dem Absterben.

Ist einer der Hoden angeschwollen?

JA

NEIN

Ist der ganze Hodensack schmerzlos angeschwollen?

JA

NEIN

WARNUNG

SCHWELLUNGEN

Eine einseitige schmerzlose Hodenschwellung oder Verhärtung (bisweilen schmerzhaft) kann ein Warnsignal für Hodenkrebs sein.

Konsultieren Sie sofort einen Urologen.

NOTFALL

SUCHEN SIE SOFORT EINEN UROLOGEN AUF

Eine **Schädigung der Hoden** durch eine offene Verletzung oder eine Prellung ist wahrscheinlich. Läßt der Schmerz nach einer Prellung innerhalb einer Stunde nach, ist die Prellung harmlos. Eine offene Verletzung muß immer chirurgisch versorgt werden. Auch bei einer starken Anschwellung des Hodens mit Bluterguß kann nur eine Operation das Risiko eines bleibenden Schadens abwehren.

Sie scheinen eine **Hodenentzündung** (Orchitis) zu haben – meist sind dann beide Hoden angeschwollen. Ursachen sind über das Blut angeschwemmte Erreger (etwa Mumps-Viren) oder infizierte Hodenverletzungen. Wenn Sie als Jugendlicher oder Erwachsener an Mumps erkranken, ist das Risiko einer Hodenentzündung groß. Folge kann, wie bei jeder Hodenentzündung, Sterilität sein (siehe Karte 122). *Konsultieren Sie Ihren Hausarzt oder einen Urologen.*
Behandlung: Antibiotika, evtl. Kortison.

KONSULTIEREN SIE SOFORT EINEN UROLOGEN

Eine **Zyste** (Kapselgeschwulst, hier mit Flüssigkeit angefüllt) ist die wahrscheinliche Ursache einer schmerzlosen, einseitigen Hodenanschwellung. Solche Zysten sind harmlos und verursachen meist erst Beschwerden, wenn sie extrem gewachsen sind. Grundsätzlich wird jedoch der Urologe durch eine eingehende Untersuchung die – wenn auch seltene – Möglichkeit eines *Hodenkrebses* abklären.
Behandlung: Sie richtet sich nach der Diagnose: Eine stark vergrößerte Zyste sollte operativ entfernt werden; beim recht bösartigen Hodenkrebs Krebstherapie.

Eine **Hydrozele** ist wahrscheinlich – das ist eine Flüssigkeitsansammlung zwischen den Scheidehäuten, die die Hoden bedecken. Ursachen können manchmal Verletzungen, Entzündungen oder Tumoren sein. *Konsultieren Sie einen Urologen.*
Behandlung: Absaugen der Flüssigkeit mit einer Hohlnadel bei örtlicher Betäubung. Kommt es wiederholt zur Hydrozele, ist eine operative Straffung oder Entfernung der einen Scheidehaut angezeigt.

Konsultieren Sie den Hausarzt, wenn Ihr Problem hier nicht angesprochen ist.

SELBSTUNTERSUCHUNG DER HODEN

Hodenkrebs ist ein zwar seltener, aber höchst bösartiger Krebs. Nur eine Früherkennung – das heißt, wenn die regionalen Lymphknoten noch nicht befallen sind – und rechtzeitige Behandlung garantieren eine längere Überlebenszeit. Eine regelmäßige Selbstuntersuchung der Hoden ist Voraussetzung für eine Früherkennung.

Technik der Selbstuntersuchung

Untersuchen Sie jeden Monat einmal Ihre Hoden – am besten nach einer warmen Dusche, wenn die Haut des Hodensacks weich ist.

1 Legen Sie Zeige- und Mittelfinger unter den Hoden, den Daumen auf den Hoden (unten).

2 Rollen Sie jeden Hoden sanft zwischen Fingern und Daumen vor- und rückwärts sowie seitwärts.

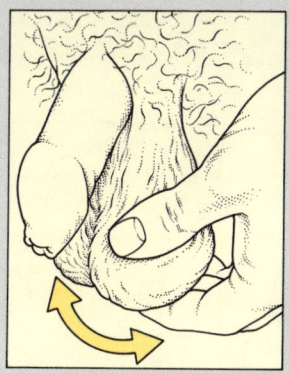

Mit der Zeit wächst das Gespür für jede Veränderung. Wenn Sie einen Knoten, eine Schwellung, eine schmerzlose oder schmerzhafte Verhärtung fühlen, konsultieren Sie unverzüglich einen Urologen.

116 Peniserkrankungen

Ein Ausfluß aus der Harnröhre, oft mit Brennen beim Wasserlassen verbunden, signalisiert meist eine Harnröhrenentzündung infolge einer sexuell übertragbaren Erkrankung. Einer schmerzhaften Erektion kann eine zu enge Vorhaut (Phimose), aber auch eine venöse Durchblutungsstörung des Penis zugrunde liegen. Beachten Sie jede entzündliche Erscheinung, jede Ausbildung von Bläschen, Geschwüren, Knötchen oder Warzen an Eichel, Vorhaut oder Penisschaft. Konsultieren Sie dann den Hausarzt, der Sie u. U. an einen Urologen oder Hautarzt überweist.

ERSTE FRAGE

Haben Sie eine schmerzhafte Erektion?

JA →

NEIN

Hält die Erektion dauernd an, auch wenn Sie nicht mehr sexuell erregt sind?

JA →

NEIN

Haben Sie ein Brennen beim Wasserlassen?

JA →

NEIN

Siehe auch Karte

117 Schmerzen beim Wasserlassen

Haben Sie an Eichel und Vorhaut Bläschen, Geschwüre oder weiße Auflagerungen?

JA →

NEIN

Fortsetzung rechte Seite

NOTFALL

SOFORT EINEN UROLOGEN AUFSUCHEN

Sie haben einen **Priapismus**, eine schmerzhafte Dauererektion. Meist liegt eine venöse Durchblutungsstörung der Schwellkörper des Penis zugrunde: Das Blut kann etwa infolge einer Thrombose (Blutpfropfbildung) nicht mehr zurückfließen.
Behandlung: Gerinnungshemmende und blutpfropfauflösende Medikamente können in manchen Fällen helfen, in anderen Fällen ist eine gefäßchirurgische Operation notwendig. Nach der Behandlung stellen sich wieder normale Erektionen ein.

Eine **zu enge Vorhaut** (Phimose) kann eine Erektion schmerzhaft machen. Versuchen Sie nicht, die Vorhaut gewaltsam zurückzustreifen. *Konsultieren Sie einen Urologen.*
Behandlung: Oft reicht ein kleiner Einschnitt aus, das Problem zu beheben; nur bei einer sehr starken Phimose ist eine Beschneidung, eine totale Entfernung der Vorhaut zu empfehlen (unten).

WARNUNG

KNOTEN UND GESCHWÜRE

Entzündete derbe Knötchen, die nässen oder leicht bluten, sowie eine Verhärtung oder ein Geschwür an Eichel, Vorhaut oder Penisschaft können einen Peniskrebs im Frühstadium signalisieren. Siehe auch Syphilis, Karte 117.

Suchen Sie sofort einen Hautarzt auf.

Eine **sexuell übertragbare Erkrankung** ist die wahrscheinliche Ursache. Weiße Auflagerungen auf entzündlichem Grund signalisieren eine Pilzinfektion, Bläschen eine Herpes-II-Virusinfektion. Siehe dazu Karte 117. Bisweilen kann auch eine infizierte Mikroverletzung oder eine Infektion anderer Art vorliegen. Siehe auch *Balanitis* auf der rechten Seite. *Konsultieren Sie einen Hautarzt.*
Behandlung: Bei bakterieller Infektion Antibiotika-Salben, bei einer Pilzerkrankung (Candida-Mykose) pilztötende Mittel, bei einer Herpes-II-Infektion virushemmende Mittel (*Zovirax*). Zur Syphilis siehe Karte 117, Kasten *Sexuell übertragbare Krankheiten.* Beachten Sie auch die WARNUNG (oben).

BESCHNEIDUNG

Beschneidung bedeutet die Entfernung der Vorhaut, der Hautfalte also, die die Eichel bedeckt. Die Beschneidung wird in manchen Kulturen aus religiösen und sozialen Gründen vorgenommen. In den USA wird sie aus medizinischen Gründen empfohlen: Das unter der Vorhaut sich ansammelnde Smegma könne bei mangelnder Hygiene einen Gebärmutterhalskrebs der Sexualpartnerin fördern. Jedoch bringt nicht die Beschneidung an sich einen hygienischen Vorteil – wichtig ist vor allem die tägliche Genitalhygiene. Aus medizinischen Gründen kann deshalb eine Beschneidung nur bei einer sehr engen Vorhaut, einer Phimose (oben), angezeigt sein.

Sensibilität
Daß die Beschneidung die Sensibilität der Eichel beim Koitus reduziere und so einen vorzeitigen Samenerguß verhindere bzw. den Samenerguß hinauszögere, hat sich nicht als allgemeingültig erwiesen.

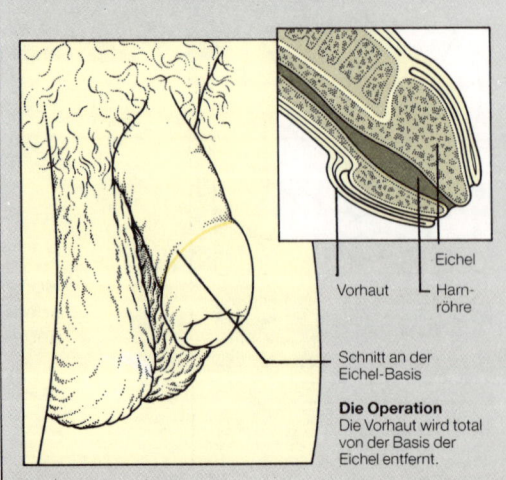

Eichel
Vorhaut
Harnröhre
Schnitt an der Eichel-Basis

Die Operation
Die Vorhaut wird total von der Basis der Eichel entfernt.

Fortsetzung der linken Seite

Haben Sie warzige Wucherungen an Eichel oder Vorhaut?

JA →

Sie haben **Feigwarzen**, das sind warzig-zerklüftete, spitz auf der Haut aufsitzende Wucherungen, die wie die normalen Warzen von einem Warzen-Virus übertragen werden. Im allgemeinen werden Feigwarzen durch Kontakt beim Geschlechtsverkehr übertragen. Sie bevorzugen feuchte Stellen, so können sie neben Eichel oder Vorhaut auch den Afterbereich befallen. *Konsultieren Sie einen Hautarzt.*
Warnung: Versuchen Sie keine Selbstbehandlung mit irgendwelchen aggressiven Warzenmitteln — Eichel und Vorhaut sind höchst empfindlich.
Behandlung: Elektrochirurgische Entfernung. *Wichtig:* Feigwarzenähnliche, aber flache Knötchen, die nässen, können Syphilis signalisieren (Karte 117).

NEIN

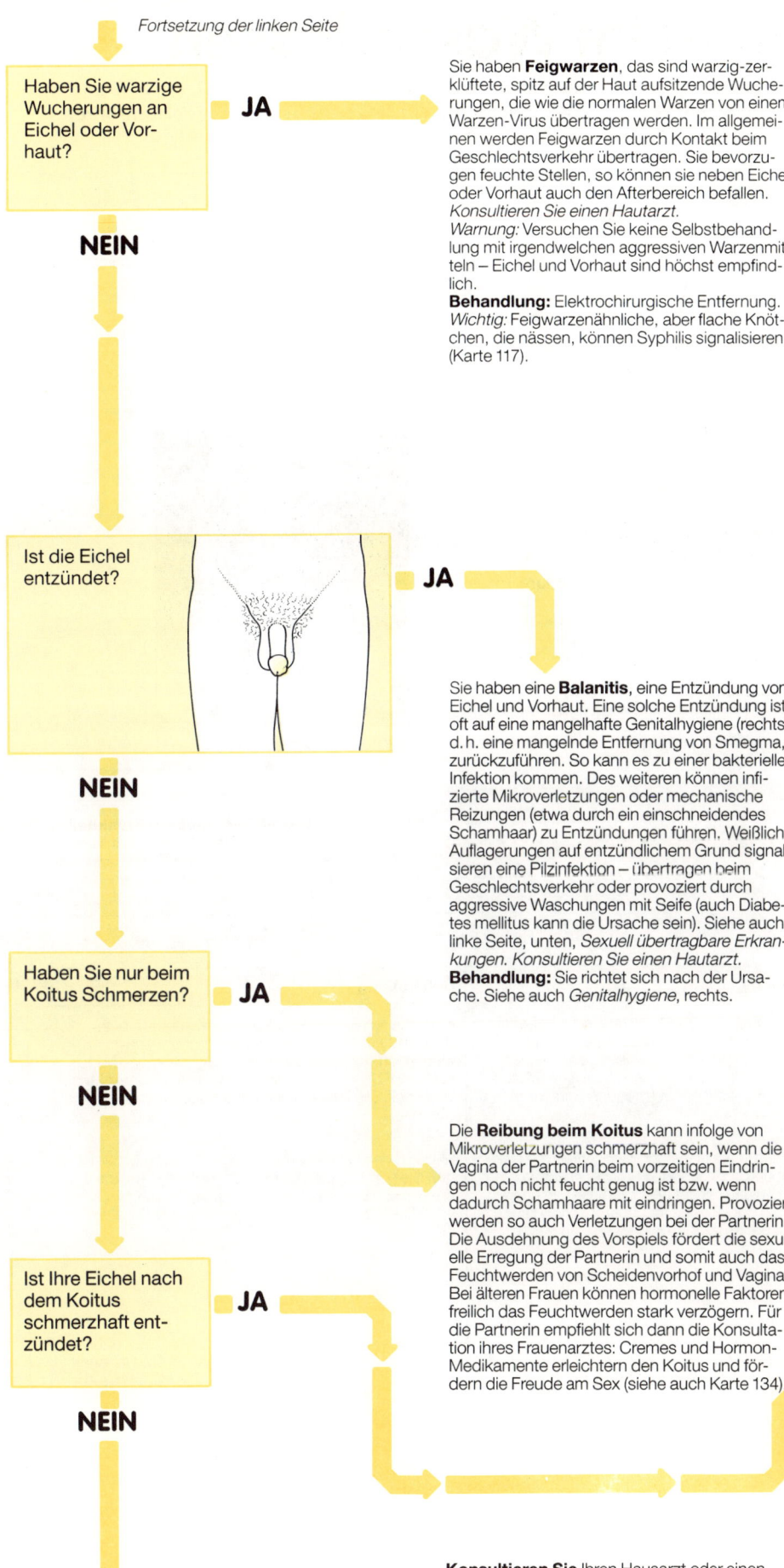

Ist die Eichel entzündet?

JA →

Sie haben eine **Balanitis**, eine Entzündung von Eichel und Vorhaut. Eine solche Entzündung ist oft auf eine mangelhafte Genitalhygiene (rechts), d. h. eine mangelnde Entfernung von Smegma, zurückzuführen. So kann es zu einer bakteriellen Infektion kommen. Des weiteren können infizierte Mikroverletzungen oder mechanische Reizungen (etwa durch ein einschneidendes Schamhaar) zu Entzündungen führen. Weißliche Auflagerungen auf entzündlichem Grund signalisieren eine Pilzinfektion — übertragen beim Geschlechtsverkehr oder provoziert durch aggressive Waschungen mit Seife (auch Diabetes mellitus kann die Ursache sein). Siehe auch linke Seite, unten, *Sexuell übertragbare Erkrankungen. Konsultieren Sie einen Hautarzt.*
Behandlung: Sie richtet sich nach der Ursache. Siehe auch *Genitalhygiene*, rechts.

NEIN

Haben Sie nur beim Koitus Schmerzen?

JA →

Die **Reibung beim Koitus** kann infolge von Mikroverletzungen schmerzhaft sein, wenn die Vagina der Partnerin beim vorzeitigen Eindringen noch nicht feucht genug ist bzw. wenn dadurch Schamhaare mit eindringen. Provoziert werden so auch Verletzungen bei der Partnerin. Die Ausdehnung des Vorspiels fördert die sexuelle Erregung der Partnerin und somit auch das Feuchtwerden von Scheidenvorhof und Vagina. Bei älteren Frauen können hormonelle Faktoren freilich das Feuchtwerden stark verzögern. Für die Partnerin empfiehlt sich dann die Konsultation ihres Frauenarztes: Cremes und Hormon-Medikamente erleichtern den Koitus und fördern die Freude am Sex (siehe auch Karte 134).

NEIN

Ist Ihre Eichel nach dem Koitus schmerzhaft entzündet?

JA →

Eine **allergische Reaktion** oder auch nur eine Reizung der Eichelhaut ist möglich. Schuld daran können etwa chemische Verhütungsmittel (Schaum-Ovula etc.), aber auch Intimsprays oder -tüchlein sein. In sehr seltenen Fällen ist auch eine allergische Reaktion auf ein Kondom möglich. Versuchen Sie, selbst die Ursache herauszufinden. Wählen Sie evtl. eine andere Methode der Empfängnisverhütung (Karte 123). *Konsultieren Sie einen Hautarzt*, wenn die Erscheinungen trotz anderer Praktiken anhalten.

NEIN

Konsultieren Sie Ihren Hausarzt oder einen Urologen, wenn Sie Ihr Problem hier nicht finden.

BLUT IM SAMENERGUSS

Rosa, rötliche oder bräunliche Spuren im Samenerguß können Blut signalisieren. Ursache kann lediglich das Platzen einer kleinen Vene (selten auch einer kleinen Arterie) während einer Erektion sein. Bei unter 60jährigen Männern kann auch eine Entzündung der Prostata vorliegen (hier kommen Harndrang, Schmerzen beim Wasserlassen und oft auch Fieber hinzu), bei über 60jährigen Männern möglicherweise ein fortgeschrittener Prostatakrebs.
Konsultieren Sie Ihren Hausarzt, wenn Sie wiederholt Blut im Samenerguß oder auch im Urin (mögliche Nierenerkrankung) bemerken oder wenn zusätzliche Symptome hinzukommen.

GENITALHYGIENE

Die tägliche Reinigung Ihres Penis sollte selbstverständlich sein. Wenn Sie nicht beschnitten sind (siehe linke Seite), sollten Sie vor allem den Vorhautbereich reinigen, um eine Ansammlung von Smegma (Absonderung der Eichel- und Vorhautdrüsen) zu vermeiden. Diese Hygiene bewahrt Sie einmal selbst vor entzündlichen Irritationen, zum anderen schützen Sie Ihre Partnerin vor einer Erhöhung des Risikos eines Gebärmutterhalskrebses. Denn das Smegma bietet Bakterien und Viren einen speziellen Nährboden.

Waschungen

Reinigen Sie jedoch den Eichel- und Vorhautbereich nur mit warmem Wasser. Eine gründliche Reinigung mit warmem Wasser ist allemal ausreichend. Der Gebrauch von Seife läßt dagegen die Eichel und die Vorhaut durch die alkalische Komponente aufquellen und provoziert so ein vermehrtes Wachstum von Hefepilzen mit der Folge einer möglichen Candida-Mykose (weißliche Ablagerungen auf entzündlichem Grund), was wiederum eine Candida-Mykose bei Ihrer Partnerin fördert. Überdies produziert gerade dieser Bereich spezielle sexuelle Duftstoffe, die durch eine Waschung mit Seife mehr oder weniger verschüttet würden. Im übrigen gelten diese Empfehlungen auch für Frauen.

117 Schmerzen beim Wasserlassen

Konsultieren Sie diese Diagnose-Karte, wenn Sie unter einem schmerzhaften Harndrang und Brennen beim Wasserlassen leiden. Zugrunde liegt in der Regel eine Infektion der ableitenden Harnwege, besonders der Harnröhre.

ERSTE FRAGE

Haben Sie einen Klopfschmerz im Taillenbereich neben der Wirbelsäule, evtl. auch Fieber?

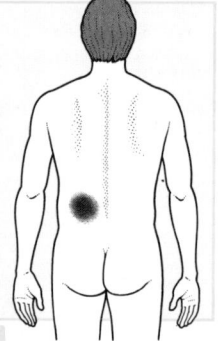

JA

NEIN

Haben Sie einen Ausfluß aus der Harnröhre?

JA

NEIN

KONSULTIEREN SIE SOFORT DEN HAUSARZT

Eine akute **Nierenbeckenentzündung** ist wahrscheinlich, vor allem wenn Sie neben Fieber auch einen schmerzhaften Harndrang haben. Koliken, die von einem Nierenlager in Richtung Blase ziehen, signalisieren vermutlich *Nierensteine*.
Behandlung: Nach exakter Diagnose der schuldigen Erreger entsprechende Antibiotika; bei Nierensteinen Zertrümmerung der Steine mit Ultraschall oder Operation.

PYELOGRAPHIE

Pyelographie bedeutet eine spezielle Röntgenuntersuchung der Nieren und der ableitenden Harnwege (Nierenbecken, Harnleiter, Blase, Harnröhre) mit Hilfe eines Kontrastmittels, das die Harnwege im Röntgenbild sichtbar macht. Das Konstrastmittel wird entweder über einen Katheder zum Nierenbecken gebracht oder in eine Vene injiziert. Teilweise kann heute die Pyelographie durch eine spezielle Ultraschall-Untersuchung ersetzt werden.

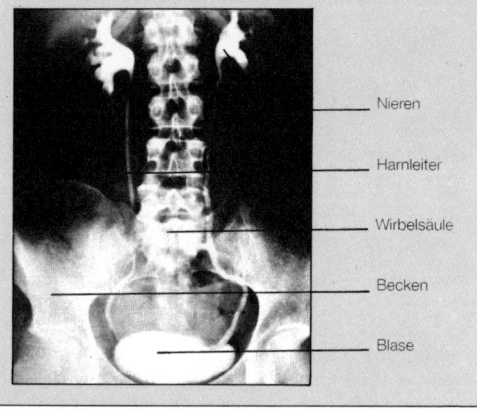

Pyelogramm normaler Harnwege

Nieren
Harnleiter
Wirbelsäule
Becken
Blase

Sie haben eine **sexuell übertragbare Krankheit** (siehe rechte Seite); eine *Trichomonaden-Infektion*, wenn der Ausfluß schleimig-schaumig, einen *Tripper*, wenn der Ausfluß eher eitrig ist. *Konsultieren Sie Ihren Arzt.*

VERÄNDERTER URIN

Farbe des Urins	Mögliche Ursache	Behandlung
Rosa, rot, rotbraun, milchig	Natürliche Lebensmittel (etwa Rote Bete) oder Lebensmittelfarbstoffe können den Urin rosa färben. Ein roter, rotbrauner oder milchiger Urin signalisiert jedoch meist Blut bzw. Eiweiß im Urin, und das weist auf eine Erkrankung der Nieren und/oder der ableitenden Harnwege hin.	Konsultieren Sie bei rotem oder milchigem Urin unverzüglich einen Arzt, vor allem wenn Schmerzen im Nierenbereich und/oder schmerzhafter Harndrang hinzukommen. Urin- und Blutanalyse verhelfen zur exakten Diagnose. Die Behandlung richtet sich nach der Ursache.
Dunkelgelb oder ocker	Diese Farben weisen auf einen hochkonzentrierten Urin hin, entstanden durch zu geringe Flüssigkeitszufuhr oder durch Flüssigkeitsverlust bei Durchfällen, wiederholtem Erbrechen oder Fieber. Im übrigen können auch Abführmittel auf Sennesblätter-Basis den Urin dunkel verfärben.	Meist ist das kein Anlaß zur Sorge. Achten Sie darauf, daß Sie genügend Flüssigkeit zu sich nehmen (der Urin bekommt dann wieder seine normale Farbe). Siehe auch Diagnose-Karten 94 *Erbrechen;* 100 *Durchfall;* 59 *Fieber.*
Klar und dunkelbraun	Das kann ein Warnsignal für eine Hepatitis (virusbedingte Leberentzündung) sein, vor allem wenn Sie Schmerzen unter dem rechten Rippenbogen, möglicherweise auch eine Gelbsucht haben (gelbe Haut, gelbe Augäpfel). Zum rotbraunen Urin siehe oben.	Konsultieren Sie unverzüglich einen Arzt. Urin- und Blutanalyse verhelfen zur exakten Diagnose. Die Behandlung richtet sich nach der Ursache. Zur *Hepatitis* siehe Diagnose-Karten 94 und 95.
Grün oder blau	Ein solcher Urin wird nahezu immer durch künstliche Farbstoffe in Medikamenten oder Lebensmitteln provoziert.	Das ist kein Anlaß zur Sorge, die seltsame Urinverfärbung verschwindet bald wieder. Inwieweit solche Farbstoffe, wenn sie häufiger Nieren und ableitende Harnwege passieren, nicht doch ein gewisses Risiko bergen, ist noch ungeklärt.

Forsetzung rechte Seite

Fortsetzung der linken Seite

Haben Sie Schmerzen *und* Störungen beim Wasserlassen?

JA

Eine **Prostataentzündung** ist wahrscheinlich. Symptomatisch sind neben Schmerzen die Störungen beim Wasserlassen ebenso ein blutiger oder blutig-eitriger Urin. Fieber ist realtiv häufig. *Konsultieren Sie den Hausarzt oder einen Urologen.*
Behandlung: Antibiotika, in schweren Fällen ist eine Operation notwendig.

NEIN

Sie haben eine **Harnröhrenentzündung**. Symptomatisch ist das Brennen beim Wasserlassen. Zugrunde liegen können bakterielle oder Virus-Infektionen oder Trichomonaden (unten). Eine *Blasenentzündung* zeigt sich durch starken Harndrang und Brennen beim Wasserlassen. Ursache ist eine bakterielle oder eine Virus-Infektion. *Konsultieren Sie den Hausarzt oder einen Urologen.*
Behandlung: Sie richtet sich nach der Ursache, unterstützend wirkt eine reichliche Flüssigkeitszufuhr (Ausschwemmung der Erreger).

SEXUELL ÜBERTRAGBARE ERKRANKUNGEN

Infektionskrankheiten, die in erster Linie durch sexuelle Kontakte erworben werden, bezeichnet man heute als »sexuell übertragbare Erkrankungen« (international: STD = englisch *sexually transmitted diseases*). Je nach Art des sexuellen Kontaktes (ob vaginaler, analer oder oraler Sex, ob heterosexuell oder homosexuell) variieren Eintrittspforte für Erreger sowie Manifestationsorte der Erkrankungen – wobei die klassische STD Syphilis schließlich den gesamten Organismus befallen kann. Auch AIDS gehört zu den STDs, allerdings sucht sie das Abwehrsystem heim. Lassen Sie sich bei jedem Verdacht auf eine STD unverzüglich behandeln, informieren Sie Sexualpartner und meiden Sie bis zur Heilung jeden sexuellen Kontakt.

Krankheit	Inkubations-zeit[*]	Symptome	Behandlung
Gonorrhö (Tripper)	2–10 Tage	Brennen beim Wasserlassen, gelbrahmiger Ausfluß aus der Harnröhre; evtl. symptom-arme Mastdarmentzündung. *Erreger:* Gonokokken (Bakterien).	Antibiotika. Unbehandelt kann ein Tripper zum Verschluß der Samenleiter (Folge: Sterilität), zu einer Prostata- und Hodenentzündung führen.
Trichomoniasis	variabel (meist ca. 3 Tage)	Brennen in der Harnröhre, leichter schleimig-schaumiger Ausfluß. *Erreger:* Trichomonaden (Urtierchen). Weitere Erreger einer Harnröhrenentzündung können neben Gonokokken (oben) sexuell übertragbare Viren oder Bakterien (Fischgeruch) sein.	Bei Trichomaden *Simplotan 500* oder andere Präparate (einmalige Einnahme reicht); sonst Antibiotika.
Syphilis	9–90 Tage	Syphilis-*Erreger* ist das Bakterium Treponema pallidum – es ist selten geworden. Im ersten Stadium zeigt sich ein schmerzloses bis pfenniggroßes Geschwür an der Eintrittspforte (Eichel, Lippen, After), der Primäraffekt. der nach ein paar Wochen wieder abheilt. Im zweiten Stadium, nach etwa 10 Wochen, bildet sich neben Lymphknotenschwellungen über den ganzen Körper ein rotfleckiger Hautausschlag aus, der verschwindet und wiederkehrt. Zu weiteren Stadien (Befall innerer Organe) kommt es heute kaum mehr.	Antibiotika. Die Syphilis hat ihren Schrecken verloren; freilich werden sowohl der kleine Primäraffekt an der Eintrittspforte (Eichol, Vorhaut, After, Lippen) als auch der syphilitische Hautausschlag oft verkannt. Ähnlich der Syphilis ist die *Frambösie* (Erreger Treponema pertenue), die Sie sich in tropischen Ländern holen können. Sie zeigt sich durch einen Hautausschlag mit himbeerroten Knötchen, die geschwürig zerfallen. Behandlung: Antibiotika.
Herpes genitalis Typ II	4–7 Tage	*Erreger* ist der Herpes-Virus-II (HSV II). Etwa 20 % der Bevölkerung wurden bereits in ihrer Jugend mit diesem Virus infiziert (nicht unbedingt durch sexuelle Kontakte), ohne daß sich die Infektion bemerkbar gemacht hätte. Nur in Einzelfällen ruft die Infektion schmerzhaft-jukkende Bläschen im Genitalbereich oder am After hervor – Haut oder Schleimhaut sind entzündet. Der Bläschenbereich heilt über die Bildung von kleinen Geschwüren durch Krusten ab.	Virushemmende Medikamente (z. B. *Zovirax*). *Wichtig:* Nur bei einem kleinen Prozentsatz der Infizierten kann es zur wiederholten schmerzhaften Reaktivierung der Viren, die in diesem Fall hüllenlos im Gewebe schlummern, kommen – ähnlich wie beim HSV I (»Fieberbläschen«, Herpes genitalis Typ I u. a.). Bei den allermeisten Menschen jedoch werden die Viren bereits bei einer Erstinfektion endgültig ausgeschaltet – ohne daß es zu Symptomen kommt.
Filzläuse		Diese etwa 1,5–2 mm kleinen Läuse schmarotzen auf der behaarten Haut des Genital- und Afterbereichs, evtl. auch in den Achselhöhlen und an den Augenbrauen. Symptom ist ein unangenehmer Juckreiz.	Spezielle insektizide Lotion. *Wichtig:* Mehrmalige Behandlung ist angezeigt, Unterwäsche und Bettwäsche täglich wechseln.
AIDS		AIDS ist die Abkürzung von *Acquired Immune Deficiency Syndrome* (erworbenes Abwehrschwäche-Syndrom). Erreger ist der HIV (Human-Immundeficiency-Virus), von dem es mehrere Varianten gibt. Diese trickreichen Viren befallen T-Lymphozyten und andere Abwehrzellen und schalten so das Abwehrsystem aus: Folgen sind Lymphknotenschwellungen, evtl. blaurote Knoten der Haut (Karposi-Sarkom, häufige Lungenentzündungen). Nur etwa 20 % der Erkrankten überleben länger als 3 Jahre.	Spezielle virushemmende Medikamente, Antibiotika, abwehrsteigernde Mittel. An einem Impfstoff und an der Entwicklung wirksamer Medikamente wird geforscht. *Wichtig:* AIDS ist keineswegs nur eine Erkrankung Homosexueller; Blutkonserven und Blutfaktoren (für Bluter) sind dank exakter Analysen keine Risikoquellen mehr. *Vorbeugung:* Haben Sie wechselnde Sexualpartner, verwenden Sie beim vaginalen oder analen Koitus Kondome (oralen Sex vermeiden). Siehe dazu auch den Artikel *Aids – Kampf gegen übermächtige Viren* auf Seite 296.

[*] Einnistungszeit der Erreger (Zeit zwischen Infektion und Symptomen).

118 Erektionsstörungen

Die meisten Männer haben gelegentlich eine Erektionsschwäche: sei es, daß sie nur mühsam eine Erektion erreichen, daß die Erektion schnell wieder abschlafft, oder sei es, daß sich überhaupt keine Erektion einstellt – obwohl sie durchaus sexuell erregt sind. Ursachen gibt es viele: psychosozialer Streß, Angstzustände, Drogenmißbrauch oder Krankheiten. Manche Männer bekommen nur durch Masturbation, oralen oder analen Sex eine Erektion, andere nur bei sexuellem Kontakt mit einer bestimmten Frau. Konsultieren Sie diese Karte bei jeder Erektionsstörung.

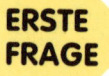

ERSTE FRAGE

Haben Sie kein oder nur ein geringes sexuelles Verlangen – generell oder beim jetzigen Partner?

JA →

Mangelnde Libido führt grundsätzlich zu Erektionsstörungen.

Siehe auch Karte

121 **Mangelndes Sex-Interesse**

NEIN

Haben Sie nur gelegentlich Erektionsstörungen?

JA

NEIN

Trifft das gewöhnlich nur bei einer neuen Partnerschaft oder zufälligen Gelegenheiten zu?

JA

NEIN

SEXUELLE BERATUNG UND SEXUALTHERAPIE

Sexuelle Beratung ist eine breitgefächerte Aufgabenstellung für Hausarzt, Urologen, Frauenarzt oder Psychologen bzw. Sexualtherapeuten. Die speziellen Fachbereiche Sexualmedizin und Andrologie (Lehre und Behandlung von Männerkrankheiten) sind nur in manchen größeren Zentren vertreten. Haben Sie sexuelle Probleme irgendwelcher Art – etwa Erektionsstörungen, einen vorzeitigen Samenerguß oder andere Formen von Impotenz – oder überlegen Sie sich eine Sterilisation, sollten Sie zuerst Ihren Hausarzt aufsuchen. Von seiner Erfahrung her kann er bereits filtern, ob Ihr Problem eher psychischer, partnerschaftlicher oder organischer Natur ist. In manchen Fällen kann auch er Sie beraten, Ihnen helfen oder therapeutische Maßnahmen einleiten. In anderen Fällen kann er von seinem Wissen her entscheiden, zu welchem anderen Facharzt er Sie überweisen soll, oder ob für Ihr Problem eher ein Psychologe oder Sexualtherapeut zuständig ist; auch im letzteren Fall wird er Ihnen eine geeignete Adresse vermitteln.

Sexualtherapie

Jede Sexualtherapie hat eine größere Chance auf Erfolg, wenn Sie Ihre Partnerin zu den Beratungsstunden mitnehmen. Die erste Sitzung dient der Abklärung des Problems und etwaiger Differenzen der Partner – vor allem im Rahmen sexueller Wünsche und Ängste. Oft machen in einer solchen Sitzung beide Partner das erste Mal die Erfahrung, frei über ihre sexuellen Vorstellungen und Praktiken sprechen zu können. In weiteren Sitzungen vermittelt Ihnen der Therapeut Möglichkeiten und Praktiken zur Lösung des Problems. Siehe dazu die folgenden Seiten.

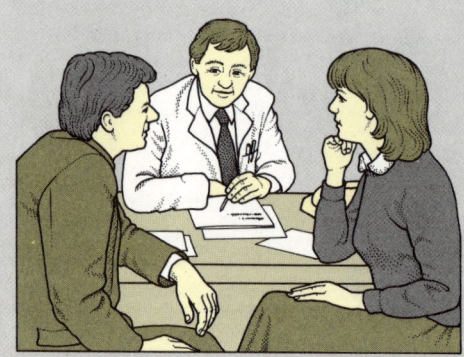

Ein erfahrener Sexualtherapeut (sei er Sexualmediziner oder Psychologe) kann Paaren, die sexuelle Probleme haben, zu einem neuen, erfüllten Sex verhelfen.

Nervosität und Ängste beeinträchtigen die Erektionsfähigkeit. Vielleicht fühlen Sie sich unter einem Leistungsdruck, vielleicht haben Sie Angst zu versagen. Oder Sie haben einfach zuviel Alkohol getrunken oder zuviel geraucht, auch berufliche Belastungen oder anderer psychosozialer Streß können eine Rolle spielen. Je nach Persönlichkeit können Anspannungen oder Ängste vor allem beim »Fremdgehen« wachsen – bisweilen sind dabei nur Kleinigkeiten wie ein ungewohnter Ort oder eine ungewohnte Atmosphäre der Auslösefaktor, bisweilen auch ein spezielles Verhalten der Partnerin, oft aber Schuldgefühle und Unsicherheiten.

Was Sie tun können: Sprechen Sie offen mit der neuen Partnerin – bereits das entspannt. Befriedigender Sex hängt nicht hauptsächlich davon ab, wie schnell Sie eine Erektion erreichen. Zärtlichkeit und orale oder gegenseitige Masturbation schaffen eine entspannte Atmosphäre und fördern zudem Ihre Erektionsfähigkeit.

Gelegentliche Erektionsstörungen sind kein Anlaß zur Sorge – berufliche Anspannung oder psychosozialer Streß anderer Art, Zigaretten- oder Alkoholmißbrauch, Medikamente oder einfach Interessenkollisionen (etwas anderes ist Ihnen gerade wichtiger) können die Ursache sein, nicht selten aber auch Probleme in der Partnerschaft. Freilich sollten Sie mit Ihrer Partnerin ausführlich sprechen, wenn sich die Erektionsstörungen in nächster Zeit aus Erwartungsangst heraus häufen. Siehe dazu den Kasten *Reduzierung sexueller Ängste* auf der rechten Seite.

Fortsetzung rechte Seite

Fortsetzung der linken Seite

Haben Sie bei der Selbstbefriedigung eine volle Erektion?

JA

NEIN

Haben Sie Angst vor einem Koitus?

JA

NEIN

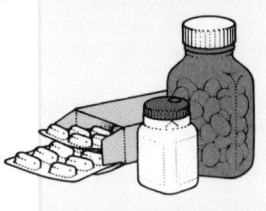

Nehmen Sie Medikamente ein?

JA

Bestimmte Medikamente wie etwa angstlösende und antidepressive Psychopharmaka können zu Erektionsstörungen führen. *Sprechen Sie mit Ihrem Arzt darüber.*

NEIN

Konsultieren Sie Ihren Arzt, wenn Ihr Problem hier nicht angesprochen ist. Siehe auch die nachfolgenden Diagnose-Karten.

Ängste sind wohl der Hauptgrund für Erektionsstörungen. Wenn Sie bei der Selbstbefriedigung eine volle Erektion haben und auch ejakulieren, oder wenn Sie nachts oder morgens bisweilen mit einem steifen Penis aufwachen, ist das eine Zeichen dafür, daß den Erektionsstörungen beim Zusammensein mit Ihrer Partnerin keine organischen Ursachen zugrunde liegen. Haben Sie einmal versagt, kann ein Teufelskreis von Versagensangst und Leistungsdruck entstehen, der immer wieder Erektionsstörungen provoziert. Möglicherweise differieren aber auch Ihre sexuellen Vorstellungen und Wünsche von denen Ihres Partners; des weiteren kann bei Ihnen eine latente Homosexualität vorliegen, die Sie sich nicht auszuleben getrauen.
Was Sie tun können: Sprechen Sie frei mit Ihrem Partner über Ihre Gefühle und Ängste. Folgen Sie den unten stehenden Ratschlägen.

REDUZIERUNG SEXUELLER ÄNGSTE

Der Teufelskreis von Leistungsdruck, Erwartungsangst und Versagen bei einem oder bei beiden Sexpartnern ist das größte Hindernis eines erfüllten Sexuallebens. Das Durchbrechen dieses Teufelskreises – der meist noch durch alltäglichen psychosozialen Streß und Zukunftsängste verstärkt wird – ist eine der Hauptaufgaben der sexuellen Beratung bzw. der Sexualtherapie (siehe linke Seite). Sexualtherapeuten bevorzugen dazu die Methode, den Koitus für eine gewisse Zeit vollkommen zu »verbieten« – das Paar lernt also wieder von vorne Libido und erotische Gemeinsamkeit; jeder Zwang und jede Routine wird ad acta gelegt.

Methode des »verbotenen Koitus«
Schaffen Sie an mindestens drei Abenden in der Woche mit Ihrem Partner eine Atmosphäre der gemeinsamen Entspannung: Hören Sie Musik, zünden Sie eine Kerze an, genießen Sie die Ruhe. Stellen Sie sicher, daß Sie mindestens zwei Stunden lang keinerlei Unterbrechung zu befürchten haben.

Stufe 1
Ziehen Sie sich aus, sorgen Sie für eine wohlige Raumtemperatur. Streicheln und massieren Sie sich nacheinander – jeder Partner den anderen etwa 20 Minuten lang. Verwenden Sie nach Belieben eine gut durftende Körperlotion oder ein Kräuter-Hautfunktionsöl zur Massage. Erforschen Sie jeden Körperbereich des Partners beim Massieren – ausgenommen den Brust-, Genital- und Afterbereich. Wichtig: Geben Sie sich dem Gestreicheltwerden hin und genießen Sie andererseits als Massierender den Körper des Partners. Gehen Sie nach drei, vier Abenden zur Stufe 2 über.

Stufe 2
Diese Stufe ist im Grunde nur eine Erweiterung der ersten Stufe: Wenden Sie sich jetzt beim Streicheln und Massieren auch dem Brust-, Genital- und Afterbereich des Partners zu – vergessen Sie aber die

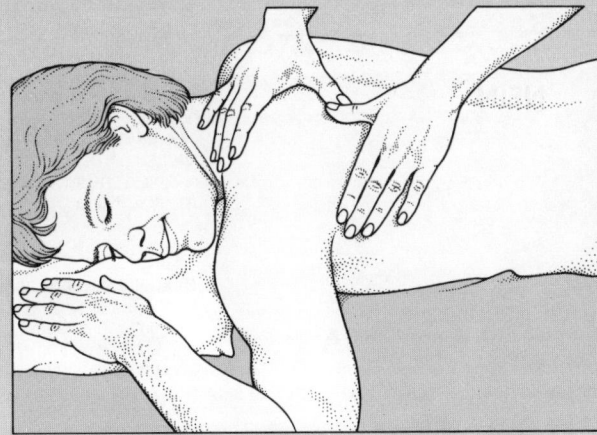

anderen Körperregionen nicht, denn die direkte genitale oder anale Stimulation sollte immer im Zusammenhang mit einem erotischen Wohligsein des gesamten Körpers stehen.

Stufe 3
Im allgemeinen dürften Sie schon nach zwei, drei Abenden der Stufe 2 das machtvolle Bedürfnis verspüren, mit dem Partner im Koitus (ob vaginal oder anal) verbunden zu sein. Kurz: Das Verbot des Koitus hat seinen Sinn erfüllt, wenn es übertreten wird. Versuchen Sie auch, Ihre Erkenntnisse aus den beiden ersten Stufen für einen phantasievollen Sex umzumünzen.

SEX IM MITTLEREN UND SPÄTEREN LEBENSALTER

Die sexuelle Leistungskraft ist bei den meisten Männern um das 20. Lebensjahr am größten: Schnell erreichen sie eine Erektion, aber auch eine Ejakulation; nur wenige Minuten nach dem Samenerguß sind sie zu einer erneuten Erektion befähigt. So etwa ab dem 40. und 50. Lebensjahr läßt die sexuelle Potenz merklich nach: Bisweilen dauert es länger, bis Sie eine volle Erektion erreichen, Sie brauchen dazu manchmal ein längeres Vorspiel und oft auch stärkere Stimulationen; die Ejakulation kann sich öfter etwas verzögern, auch ist sie meist nicht mehr so mächtig wie früher.

Doch all das ist keineswegs negativ – das Gegenteil kann der Fall sein: Längeres Vorspiel und stärkere Stimulationen kommen der weiblichen Sexualität entgegen, ebenso die Verzögerung der Ejakulation. Selbst wenn bisweilen Ihr Penis nicht mehr ganz so steif wird, ist das kein Anlaß zur Sorge. Auch wenn Sie dann, vor allem ab etwa dem 60. Lebensjahr, nur noch einmal »können« beziehungsweise eine längere Pause bis zum zweiten Koitus brauchen, ist das kein Anlaß zur Resignation: Ein einziger Koitus, der voll befriedigt, ist allemal besser als eine unbefriedigende »Strichliste«.

Übrigens: Mit zunehmendem Lebensalter wachsen auch sexuelle Erfahrung und Phantasie – die Welt der Sexualität weitet sich. Ein erfülltes Sexualleben können Sie auch noch mit 80 Jahren haben – wenn Sie auch oft tagelang kein Bedürfnis nach Sex verspüren mögen.

Mögliche Probleme
Bereits die Midlife-Crisis (psychische Störungen aufgrund beruflicher Leistungszwänge und anderen psychosozialen Stresses sowie aufgrund von Zukunftsängsten) kann zu verschiedenen Formen der Impotenz führen. Kommen dann oder später noch chronische Krankheiten hinzu, wird der Sex trotz seiner segensreichen Funktion für psychische und körperliche Gesundheit, für Lebensfreude und Entspannung oft verdrängt. Sprechen Sie offen und frei mit Ihrer Partnerin über Ihre Probleme. Konsultieren Sie auch vertrauensvoll Ihren Hausarzt oder einen Psychologen. Siehe dazu *Sexuelle Beratung und Sexualtherapie* auf der linken Seite.

119 Vorzeitige Ejakulation

Der Begriff »vorzeitige Ejakulation« (Ejaculatio praecox) ist schwer zu definieren, da er stark von der jeweiligen Partnerschaft abhängt. Ein Mann ejakuliert dann vorzeitig, wenn seine Partnerin aufgrund ihrer längeren Erregungskurve den Koitus nicht lustvoll erleben kann – ob sie zum Orgasmus kommt oder nicht, ist dabei nicht das entscheidende Kriterium (siehe unten, »Verzögerungstraining«). Diese Karte soll Ihnen helfen, Ihr Problem allmählich zu meistern – vor allem wenn Sie bereits beim Einführen des Penis ejakulieren oder unter Versagensängsten leiden.

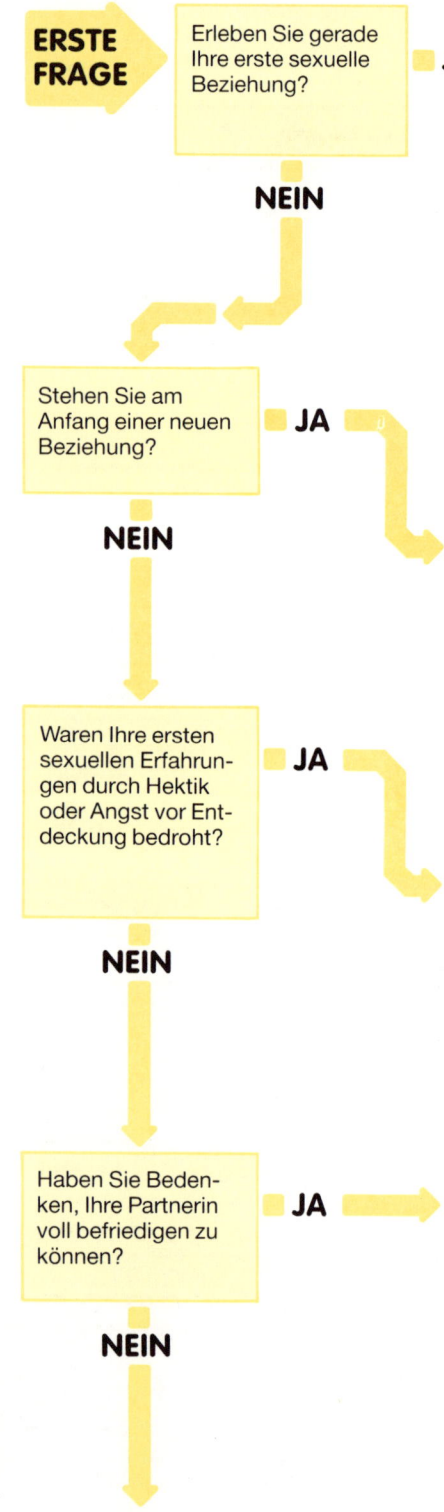

ERSTE FRAGE

Erleben Sie gerade Ihre erste sexuelle Beziehung? **JA**

NEIN

Stehen Sie am Anfang einer neuen Beziehung? **JA**

NEIN

Waren Ihre ersten sexuellen Erfahrungen durch Hektik oder Angst vor Entdeckung bedroht? **JA**

NEIN

Haben Sie Bedenken, Ihre Partnerin voll befriedigen zu können? **JA**

NEIN

Konsultieren Sie Ihren Arzt, wenn Ihr Problem hier nicht angesprochen ist oder die Selbsthilfe keinen Erfolg hat.

Bei **sexueller Unerfahrenheit** fällt es noch schwer, nicht vorzeitig zum Samenerguß zu kommen. Erst mit wachsender Erfahrung erkennt ein junger Mann die unterschiedlichen Erregungsphasen beider Geschlechter und die Bedürfnisse seiner Partnerin, lernt er, den Samenerguß zu kontrollieren.
Was Sie tun können: Ein längeres Vorspiel bringt Ihre Partnerin in eine höhere Erregungsphase; gegenseitige Masturbation oder oraler Sex bis zum Orgasmus lösen Ihre sexuelle Anspannung: Beim erst dann nach kurzer zärtlicher Pause folgenden Koitus verzögert sich die Ejakulation natürlicherweise – bei einem weiteren Koitus noch mehr, so daß jetzt meist ein gemeinsamer Orgasmus möglich ist.

Anspannung und Ängste (meist Erwartungs- oder Versagensängste), psychosozialer Streß, Unsicherheit oder Schuldgefühle können zu Beginn einer neuen Partnerschaft oder auch beim »Fremdgehen« Ihr vegetatives Nervensystem beeinflussen: Folgen sind dann *Erektionsstörungen* (Karte 118) und/oder vorzeitige Ejakulation.
Was Sie tun können: Versuchen Sie, zusammen mit Ihrer neuen Partnerin zu entspannen, trinken Sie miteinander ein, zwei Glas Bier oder Wein. Eine erfahrene Frau schafft von sich aus schon eine Atmosphäre der Entspannung. Die Verwendung eines dicken französischen Kondoms (Hahnenkamm etc.) verzögert evtl. Ihren Samenerguß. Siehe auch oben unter *Sexuelle Unerfahrenheit*.

Hektik oder verstohlene sexuelle Erlebnisse in der Jugendzeit, geprägt von Angst- oder Schuldgefühlen (provoziert meist durch ein sexualfeindliches Elternhaus), können den Hang zur Ejaculatio praecox etablieren.
Was Sie tun können: Sprechen Sie mit der Partnerin über Ihr Problem. Versuchen Sie es mit einem *Verzögerungstraining* (rechts), zögern Sie ebenso bei der Selbstbefriedigung die Ejakulation hinaus (siehe auch *Sexuelle Beratung und Sexualtherapie*, Karte 118).

Sexuelle Versagensängste können schließlich in einem Teufelskreis von Leistungsdruck, Erwartungsangst, gelegentlichem Versagen eine vorzeitige Ejakulation immer mehr zur Regel machen und auch zu *Erektionsstörungen* (Karte 118) führen, besonders wenn es schließlich zu Spannungen in der Partnerschaft (etwa Vorwürfe mangelnder Liebe, Eifersucht etc.) kommt, oder wenn sich noch anderer psychosozialer Streß (z. B. Probleme im Beruf) hinzugesellt.
Was Sie tun können: Partner sollten offen über ihre sexuellen Wünsche, Enttäuschungen oder Ängste sprechen. Die sexuelle Befriedigung der Partnerin ist nicht nur Sache eines gemeinsamen Orgasmus beim Koitus – vielleicht ist Ihre Partnerin gar nicht so betroffen von Ihrer Ejaculatio praecox, vielleicht zieht sie mehr Lustgewinn aus anderen Sexpraktiken (etwa oraler Sex bis zum Orgasmus). Beachten Sie die Empfehlungen im Kasten rechts, siehe auch *Reduzierung sexueller Ängste* und *Sexuelle Beratung und Sexualtherapie* auf der Karte 118.

WAS TUN BEI EJACULATIO PRAECOX

Der Orgasmus, den eine Frau bei der Selbstbefriedigung (Reiben des Klitorisbereichs mit den Fingern) empfindet, ist im allgemeinen stärker als der beim Koitus. Viele Frauen kommen beim Koitus überhaupt nicht oder nur selten zum Orgasmus. Gründe können u. a. sein: zu kurzes Vorspiel, phantasielose Sexualpraktiken, vorzeitige Ejakulation des Partners. Manche Frauen kommen auch bei einem längeren Koitus (15 Minuten und mehr) nicht zum Orgasmus, obgleich sie den Koitus dann durchaus als lustvoll empfinden – weil sie zumindest einige Zeit in der Plateauphase, der Phase vor der Orgasmusphase, sind (siehe dazu auch Karte 135). Wenn Sie regelmäßig vorzeitig zum Samenerguß kommen, können Sie auf mehreren Wegen einen befriedigenden partnerschaftlichen Sex erreichen, evtl. auch gemeinsam beim Koitus zum Orgasmus kommen:

- Dehnen Sie das Vorspiel so lange aus, bis die Partnerin in der Plateauphase (Hitzewelle, Anschwellen der großen Schamlippen, Brustveränderungen etc.) ist.
- Bringen Sie sich vor dem Koitus gegenseitig durch Masturbieren oder oralen Sex zum Orgasmus. Variante: Die Partnerin masturbiert, nachdem sie Sie manuell befriedigt hat. So sinken Ihr Leistungsdruck und Ihre Versagensangst. Wenn Sie einige Minuten später wieder erigieren, brauchen Sie den Koitus dann nicht unbedingt hinauszuzögern – bis zu Ihrer zweiten Ejakulation dauert es jetzt natürlicherweise län-

Ein fester Druck auf den Penisschaft unterhalb der Eichel verzögert die Ejakulation

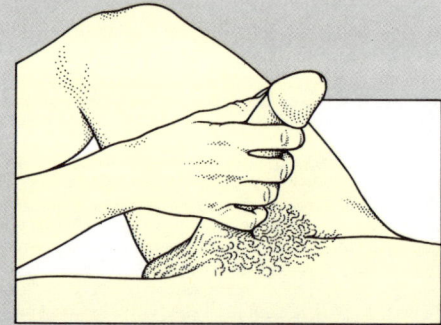

ger, so daß evtl. ein gemeinsamer Orgasmus möglich wird.
- In der Reitstellung kann sich die Frau so bewegen, daß ihr Klitorisbereich am stärksten erregt wird und sie früher zum Orgasmus kommt.

Verzögerungstraining
Ihre Partnerin befriedigt Sie manuell, bis Sie kurz vor dem Samenerguß sind. Auf Ihr Signal greift sie dann fest den Penisschaft unter der Eichel, bis die Erektion nachläßt. Nach etwa 30 Sekunden stimuliert sie Ihren Penis weiter. Dieses Training dreimal wiederholen – erst dann ejakulieren. In einer 2. Stufe können Sie dieses Verzögerungstraining auch bei der oralen Befriedigung oder beim Koitus anwenden.
Versuchen Sie, sich beim Koitus gedanklich abzulenken, wechseln Sie evtl. auch die Stellung.

120 Verzögerte Ejakulation

Konsultieren Sie diese Diagnose-Karte, wenn Sie zwar keine Probleme mit der Erektion haben, aber erst extrem verspätet oder überhaupt nicht ejakulieren können. Zugrunde liegen können psychisch-vegetative, aber auch organische Ursachen (so etwa Verletzungen oder Erkrankungen im Rückenmarksbereich). Sprechen Sie offen mit Ihrer Partnerin und konsultieren Sie den Hausarzt zur Abklärung einer eventuellen organischen Ursache.

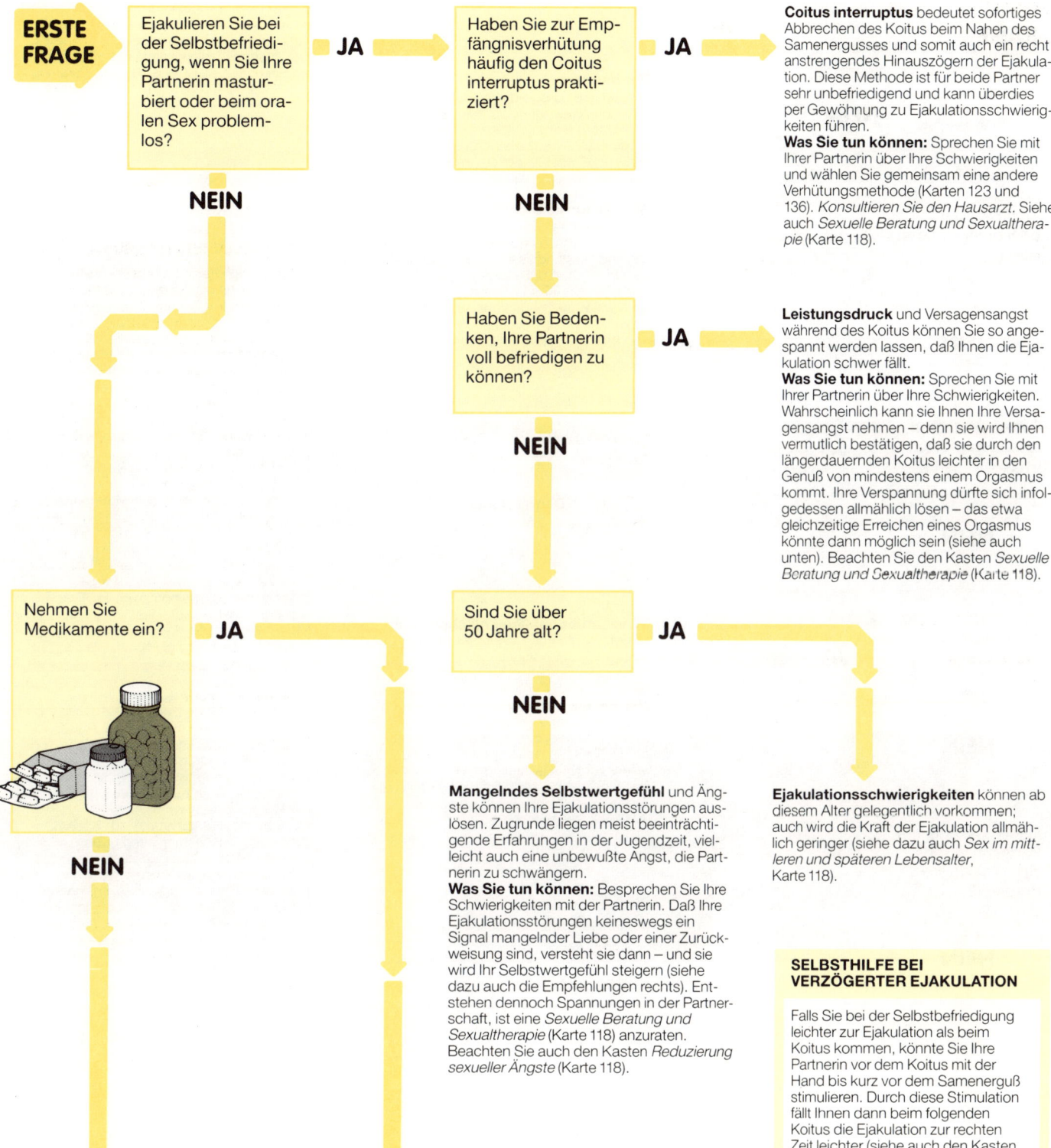

ERSTE FRAGE

Ejakulieren Sie bei der Selbstbefriedigung, wenn Sie Ihre Partnerin masturbiert oder beim oralen Sex problemlos?

JA →

Haben Sie zur Empfängnisverhütung häufig den Coitus interruptus praktiziert?

JA →

Coitus interruptus bedeutet sofortiges Abbrechen des Koitus beim Nahen des Samenergusses und somit auch ein recht anstrengendes Hinauszögern der Ejakulation. Diese Methode ist für beide Partner sehr unbefriedigend und kann überdies per Gewöhnung zu Ejakulationsschwierigkeiten führen.
Was Sie tun können: Sprechen Sie mit Ihrer Partnerin über Ihre Schwierigkeiten und wählen Sie gemeinsam eine andere Verhütungsmethode (Karten 123 und 136). *Konsultieren Sie den Hausarzt.* Siehe auch *Sexuelle Beratung und Sexualtherapie* (Karte 118).

NEIN

NEIN

Haben Sie Bedenken, Ihre Partnerin voll befriedigen zu können?

JA →

Leistungsdruck und Versagensangst während des Koitus können Sie so angespannt werden lassen, daß Ihnen die Ejakulation schwer fällt.
Was Sie tun können: Sprechen Sie mit Ihrer Partnerin über Ihre Schwierigkeiten. Wahrscheinlich kann sie Ihnen Ihre Versagensangst nehmen – denn sie wird Ihnen vermutlich bestätigen, daß sie durch den längerdauernden Koitus leichter in den Genuß von mindestens einem Orgasmus kommt. Ihre Verspannung dürfte sich infolgedessen allmählich lösen – das etwa gleichzeitige Erreichen eines Orgasmus könnte dann möglich sein (siehe auch unten). Beachten Sie den Kasten *Sexuelle Beratung und Sexualtherapie* (Karte 118).

NEIN

Nehmen Sie Medikamente ein?

JA →

Sind Sie über 50 Jahre alt?

JA →

NEIN

Mangelndes Selbstwertgefühl und Ängste können Ihre Ejakulationsstörungen auslösen. Zugrunde liegen meist beeinträchtigende Erfahrungen in der Jugendzeit, vielleicht auch eine unbewußte Angst, die Partnerin zu schwängern.
Was Sie tun können: Besprechen Sie Ihre Schwierigkeiten mit der Partnerin. Daß Ihre Ejakulationsstörungen keineswegs ein Signal mangelnder Liebe oder einer Zurückweisung sind, versteht sie dann – und sie wird Ihr Selbstwertgefühl steigern (siehe dazu auch die Empfehlungen rechts). Entstehen dennoch Spannungen in der Partnerschaft, ist eine *Sexuelle Beratung und Sexualtherapie* (Karte 118) anzuraten. Beachten Sie auch den Kasten *Reduzierung sexueller Ängste* (Karte 118).

Ejakulationsschwierigkeiten können ab diesem Alter gelegentlich vorkommen; auch wird die Kraft der Ejakulation allmählich geringer (siehe dazu auch *Sex im mittleren und späteren Lebensalter*, Karte 118).

SELBSTHILFE BEI VERZÖGERTER EJAKULATION

Falls Sie bei der Selbstbefriedigung leichter zur Ejakulation als beim Koitus kommen, könnte Sie Ihre Partnerin vor dem Koitus mit der Hand bis kurz vor dem Samenerguß stimulieren. Durch diese Stimulation fällt Ihnen dann beim folgenden Koitus die Ejakulation zur rechten Zeit leichter (siehe auch den Kasten *Reduzierung sexueller Ängste*, Karte 118).

NEIN

Konsultieren Sie Ihren Hausarzt. Ihren Ejakulationsstörungen können auch organische Ursachen zugrunde liegen.

Bestimmte Medikamente wie manche Psychopharmaka oder auch Hormonpräparate bei Prostatakrebs können zu Ejakulationsstörungen führen. *Konsultieren Sie den Hausarzt.*

121 Mangelndes Sex-Interesse

Das sexuelle Verlangen, die Libido, wird bei beiden Geschlechtern sowohl von psychovegetativen als auch von hormonellen Faktoren gesteuert. Hormonelle Störungen – beim Mann eine ungenügende Testosteron-Produktion – sind recht seltene Ursachen einer mangelnden Libido. Eher liegen psychosozialer Streß, Spannungen in der Partnerschaft, unterschwellige Homosexualität oder organische Ursachen zugrunde.

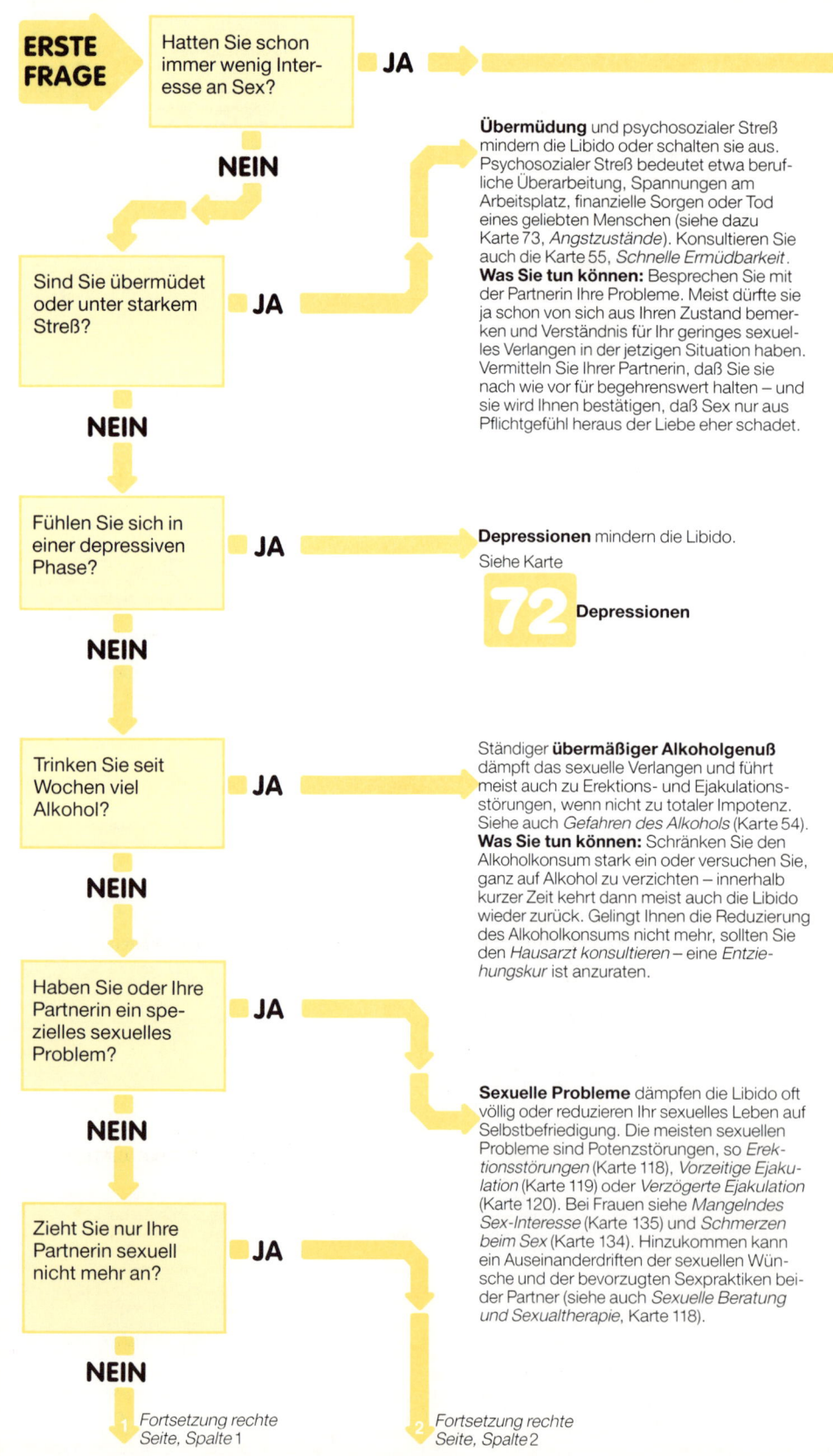

ERSTE FRAGE

Hatten Sie schon immer wenig Interesse an Sex? → **JA** →

NEIN

Sind Sie übermüdet oder unter starkem Streß? → **JA**

NEIN

Fühlen Sie sich in einer depressiven Phase? → **JA**

NEIN

Trinken Sie seit Wochen viel Alkohol? → **JA**

NEIN

Haben Sie oder Ihre Partnerin ein spezielles sexuelles Problem? → **JA**

NEIN

Zieht Sie nur Ihre Partnerin sexuell nicht mehr an? → **JA**

NEIN

Übermüdung und psychosozialer Streß mindern die Libido oder schalten sie aus. Psychosozialer Streß bedeutet etwa berufliche Überarbeitung, Spannungen am Arbeitsplatz, finanzielle Sorgen oder Tod eines geliebten Menschen (siehe dazu Karte 73, *Angstzustände*). Konsultieren Sie auch die Karte 55, *Schnelle Ermüdbarkeit*. **Was Sie tun können:** Besprechen Sie mit der Partnerin Ihre Probleme. Meist dürfte sie ja schon von sich aus Ihren Zustand bemerken und Verständnis für Ihr geringes sexuelles Verlangen in der jetzigen Situation haben. Vermitteln Sie Ihrer Partnerin, daß Sie sie nach wie vor für begehrenswert halten – und sie wird Ihnen bestätigen, daß Sex nur aus Pflichtgefühl heraus der Liebe eher schadet.

Depressionen mindern die Libido. Siehe Karte

72 Depressionen

Ständiger **übermäßiger Alkoholgenuß** dämpft das sexuelle Verlangen und führt meist auch zu Erektions- und Ejakulationsstörungen, wenn nicht zu totaler Impotenz. Siehe auch *Gefahren des Alkohols* (Karte 54). **Was Sie tun können:** Schränken Sie den Alkoholkonsum stark ein oder versuchen Sie, ganz auf Alkohol zu verzichten – innerhalb kurzer Zeit kehrt dann meist auch die Libido wieder zurück. Gelingt Ihnen die Reduzierung des Alkoholkonsums nicht mehr, sollten Sie den *Hausarzt konsultieren* – eine *Entziehungskur* ist anzuraten.

Sexuelle Probleme dämpfen die Libido oft völlig oder reduzieren Ihr sexuelles Leben auf Selbstbefriedigung. Die meisten sexuellen Probleme sind Potenzstörungen, so *Erektionsstörungen* (Karte 118), *Vorzeitige Ejakulation* (Karte 119) oder *Verzögerte Ejakulation* (Karte 120). Bei Frauen siehe *Mangelndes Sex-Interesse* (Karte 135) und *Schmerzen beim Sex* (Karte 134). Hinzukommen kann ein Auseinanderdriften der sexuellen Wünsche und der bevorzugten Sexpraktiken beider Partner (siehe auch *Sexuelle Beratung und Sexualtherapie*, Karte 118).

1 *Fortsetzung rechte Seite, Spalte 1*

2 *Fortsetzung rechte Seite, Spalte 2*

Eine **unterdurchschnittliche Libido** kann persönlichkeitsbedingt sein (die durchschnittliche Libido ist freilich schwer zu bestimmen). Erst wenn durch Ihr mangelndes sexuelles Verlangen Schwierigkeiten in der Partnerschaft auftreten, ist eine *Sexuelle Beratung und Sexualtherapie* (Karte 118) angezeigt.

SEXUELLE ORIENTIERUNG

Die sexuelle Orientierung eines Menschen kann heterosexuell, bisexuell oder homoerotisch (homosexuell oder lesbisch) sein. Die meisten Menschen sind heterosexuell (gegengeschlechtlich) orientiert, das heißt, das jeweils andere Geschlecht zieht sie sexuell an. Etwa 30% der Menschen verhalten sich je nach Gelegenheit bisexuell – beide Geschlechter ziehen sie an. Jeweils 5% der Männer und Frauen sind rein homosexuell (gleichgeschlechtlich) orientiert, wobei für Frauen eher der Begriff lesbisch gebraucht wird.

Festzuhalten ist freilich: Von den heterosexuell orientierten Menschen ist gut die Hälfte latent bisexuell, das heißt, bei entsprechender Verführung wären sie gelegentlich für ein gleichgeschlechtliches Erlebnis offen. Fast alle Jugendlichen haben eine homosexuelle Durchgangsphase – zumindest vom Gefühl her; mehr als die Hälfte der Jugendlichen erlebt irgendwann gleichgeschlechtlichen Sex.

Homosexualität

Die sexuelle Orientierung wird von vielerlei Faktoren bestimmt: von der Persönlichkeit, der psychosexuellen Anlage, von Erziehung und Umwelt, von prägenden sexuellen Erlebnissen und in noch nicht ganz geklärtem Ausmaß auch von hormonellen Faktoren.

Homosexualität ist wie jede andere sexuelle Orientierung integrer Teil der Persönlichkeit. Wenn Sie feststellen, daß Sie diesen Weg für Ihre erotische und sexuelle Erfüllung brauchen, sollten Sie ihn auch gehen – denn ein befriedigendes Sexualleben ist eine Voraussetzung für die psychische und körperliche Gesundheit. Homosexualität wird heutzutage von der Gesellschaft weitgehend toleriert und als Möglichkeit sexuellen Verhaltens anerkannt. Auch offene sexuelle Partnerschaften werden heute kaum noch diskriminiert. Haben Sie aufgrund Ihrer Homosexualität irgendwelche psychischen oder psychosozialen Schwierigkeiten, sollten Sie einen Psychotherapeuten aufsuchen.

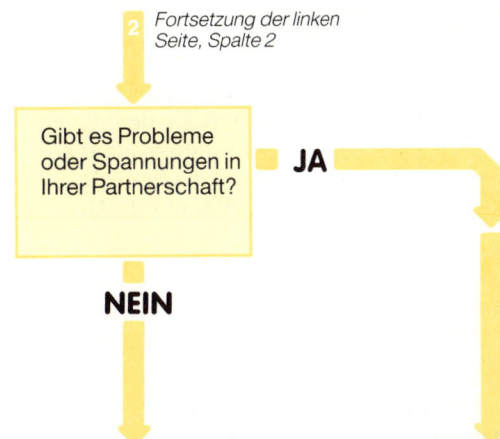

1 Fortsetzung der linken Seite, Spalte 1

Nehmen Sie Medikamente ein?　**JA**

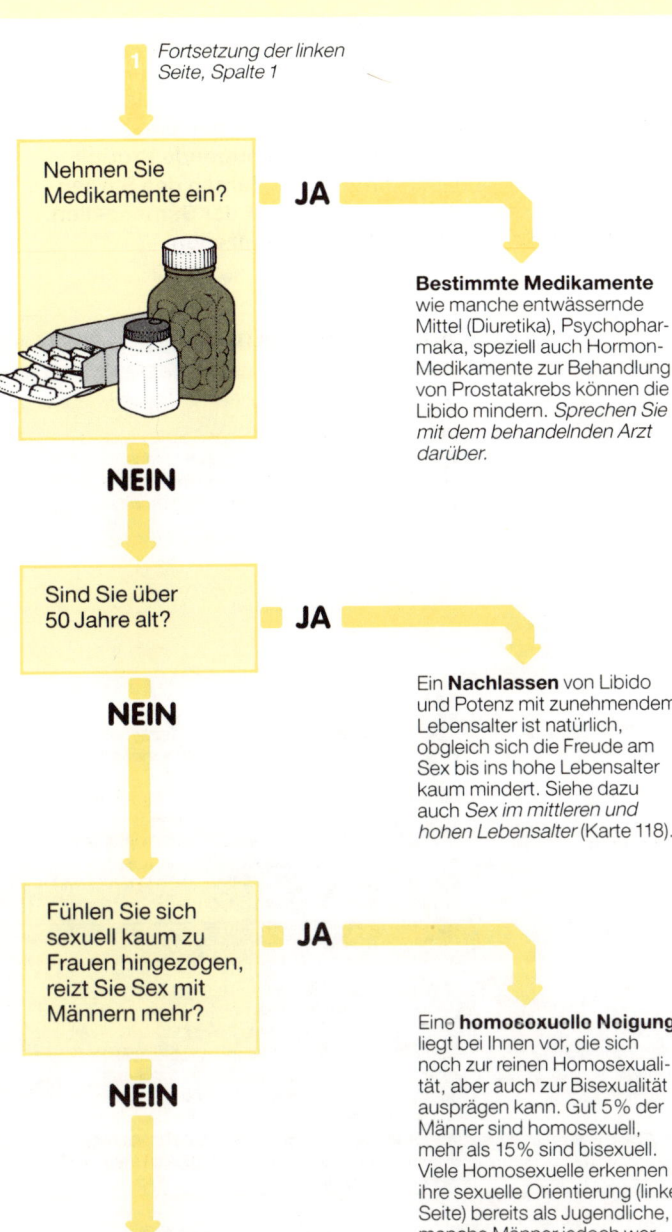

Bestimmte Medikamente wie manche entwässernde Mittel (Diuretika), Psychopharmaka, speziell auch Hormon-Medikamente zur Behandlung von Prostatakrebs können die Libido mindern. *Sprechen Sie mit dem behandelnden Arzt darüber.*

NEIN

Sind Sie über 50 Jahre alt?　**JA**

Ein **Nachlassen** von Libido und Potenz mit zunehmendem Lebensalter ist natürlich, obgleich sich die Freude am Sex bis ins hohe Lebensalter kaum mindert. Siehe dazu auch *Sex im mittleren und hohen Lebensalter* (Karte 118).

NEIN

Fühlen Sie sich sexuell kaum zu Frauen hingezogen, reizt Sie Sex mit Männern mehr?　**JA**

Eine **homosexuelle Neigung** liegt bei Ihnen vor, die sich noch zur reinen Homosexualität, aber auch zur Bisexualität ausprägen kann. Gut 5% der Männer sind homosexuell, mehr als 15% sind bisexuell. Viele Homosexuelle erkennen ihre sexuelle Orientierung (linke Seite) bereits als Jugendliche, manche Männer jedoch werden sich ihrer Homosexualität erst viel später bewußt.

NEIN

Konsultieren Sie Ihren Arzt, wenn Sie Ihr Problem hier nicht finden. Siehe auch die Karten 118, 119 und 120 sowie den Kasten unten, *Hormonelle Störungen und Libidomangel*.

2 Fortsetzung der linken Seite, Spalte 2

Gibt es Probleme oder Spannungen in Ihrer Partnerschaft?　**JA**

NEIN

Zu **sexueller Erstarrung** und Libidoverlust kommt es in vielen Sexualbeziehungen bereits dann, wenn der Reiz des Neuen weg ist. Es überleben praktisch nur die Partnerschaften, die sich durch Offenheit und Verstehen, Phantasie und Abwechslung laufend in allen Lebensbereichen, auch beim Sex, erneuern.

Was Sie tun können: Sprechen Sie frei mit der Partnerin über Ihre Situation, vielleicht geht es ihr ähnlich; legen Sie zusammen sexuelle Vorstellungen und Wünsche offen. Gibt es ansonsten noch keine Differenzen (siehe rechts), sollten Sie beide vor allem eine langweilige Regelmäßigkeit beim Sex abbauen, der sexuellen Beziehung eine neue Chance, neues Leben geben: Also nicht immer zur gleichen Zeit und nicht nur im Bett, erleben Sie beide andere oder neue Positionen und Praktiken – mit Zärtlichkeit und Phantasie, öfter mal in einer neuen Umgebung (fahren Sie beide bisweilen übers Wochenende irgendwohin). Suchen Sie gegebenenfalls gemeinsam eine *Sexuelle Beratung und Sexualtherapie* (Karte 118).

Verschiedene Lebensansichten oder spezifische Kontroversen können in einer Partnerschaft zu ständigen Spannungen führen, die auch die erotisch-sexuellen Gefühle füreinander beeinträchtigen. In manchen Partnerschaften mangelt es auch an der offenen Kommunikation, besonders über sexuelle Vorstellungen, Wünsche, aber auch Abneigungen. Ein mangelndes Verständnis des anderen provoziert jedoch zwangsläufig Konflikte und unterminiert die sexuelle Beziehung.

Was Sie tun können: Besprechen Sie mit Ihrer Partnerin offen und frei die Krise der Beziehung, auch die sexuelle Krise. Jeder Partner sollte auch seine sexuellen Vorstellungen darlegen, welche Praktiken ihn besonders erregen und welche ihn eher abstoßen. Oft gelingt dann ein Konsens, der die Beziehung erneuert und auch aus der sexuellen Erstarrung löst. Gegebenenfalls sollten Sie gemeinsam eine Eheberatung oder *Sexuelle Beratung und Sexualtherapie* (Karte 118) aufsuchen.

HORMONELLE STÖRUNGEN UND LIBIDOMANGEL

In seltenen Fällen kann die Schwächung bzw. der Verlust des sexuellen Verlangens (Libidomangel) ein Signal einer mangelnden Produktion des männlichen Sexualhormons Testosteron sein. Dieser Hormonmangel wird jedoch fast immer von auffallenden Symptomen begleitet: Die Hoden schrumpfen, Schamhaare fallen aus, bisweilen schwellen auch die Brüste an. Ursachen können u. a. sein:

- eine Schwäche der Leydigschen Zwischenzellen im Hoden (diese Zellen produzieren Testosteron), eine Leberzirrhose oder die Behandlung eines Prostatakrebses mit weiblichen Hormonen;
- ein Klinefelter-Syndrom (eine Chromosomen-Abweichung) zeigt sich bereits in der Pubertät mit Hochwuchs, unterentwickelten Hoden und Schwellung der Brüste;
- ein Tumor der Hypophyse (Hirnanhangdrüse).

Libidomangel und Ausfallen der Schamhaare können auch bei bestimmten Hodentumoren auftreten. Der Hoden ist in diesem Fall eher knotig vergrößert.

Behandlung: In manchen Fällen ist eine Hormontherapie sinnvoll, sonst richtet sich die Behandlung nach der Ursache.

ERKRANKUNGEN VON HOMOSEXUELLEN

Homosexuelle Aktivitäten provozieren an sich keinerlei Gefahren für die Gesundheit. Daß freilich weit mehr Homosexuelle sexuell übertragbare Krankheiten – einschließlich AIDS – erleiden als Heterosexuelle, hat seine Gründe:

- Homosexuelle Männer haben im allgemeinen häufig wechselnde Sexualpartner – bedingt teilweise durch die Diskriminierung offener homosexueller Partnerschaften (obwohl hier die Toleranzbereitschaft der Gesellschaft in den letzten Jahren größer geworden ist), bedingt auch durch das Verhalten vieler heimlicher Homosexueller oder Bisexueller, die sich Partner oft in Strichjungenkreisen suchen, bedingt aber auch durch das offenere Milieu in Homo-Zentren.
- Bisweilen aggressive anale Praktiken Homosexueller schaffen Verletzungen von Analkanal und Mastdarm, was anfälliger für Infektionen macht.

Viele sexuell übertragbaren Erreger können per Analkoitus auch zu schweren Mastdarmentzündungen führen, so etwa eine Infektion mit Chlamydien (bestimmte Große Viren). Anzeichen sind: Eiter-, Schleim- und Blutabgang, starke Schmerzen.

Relativ häufig erkranken Homosexuelle auch an Hepatitis (virusbedingte Leberentzündung, siehe Karten 95 und 96), signalisiert meist durch Gelbsucht, Erbrechen und Schmerzen unter dem rechten Rippenbogen.

Suchen Sie als Homosexueller bei den Symptomen einer Mastdarmentzündung, einer Hepatitis und den ersten Symptomen einer sexuell übertragbaren Krankheit (STD) sofort Ihren Hausarzt oder einen Hautarzt auf. Zu den Symptomen der STDs siehe Karte 117. Zu AIDS siehe das Kapitel *AIDS* im Informationsteil am Ende des Buches.

122 Sterilität

Von Sterilität spricht man, wenn es in einer Partnerschaft trotz Kinderwunsches bei regelmäßigem Geschlechtsverkehr (dreimal pro Woche) innerhalb eines Jahres nicht zur Empfängnis kommt. Steril können sowohl die Frau als auch der Mann sein. Diese Karte beleuchtet nur die Ursachen einer Sterilität des Mannes. Ursachen einer männlichen Sterilität können u. a. sein: Ungenügende Produktion von Samenzellen, vermindertes Volumen des Samenergusses, unzureichende Beweglichkeit der Samenzellen, nicht lebensfähige oder abnorme Samenzellen.

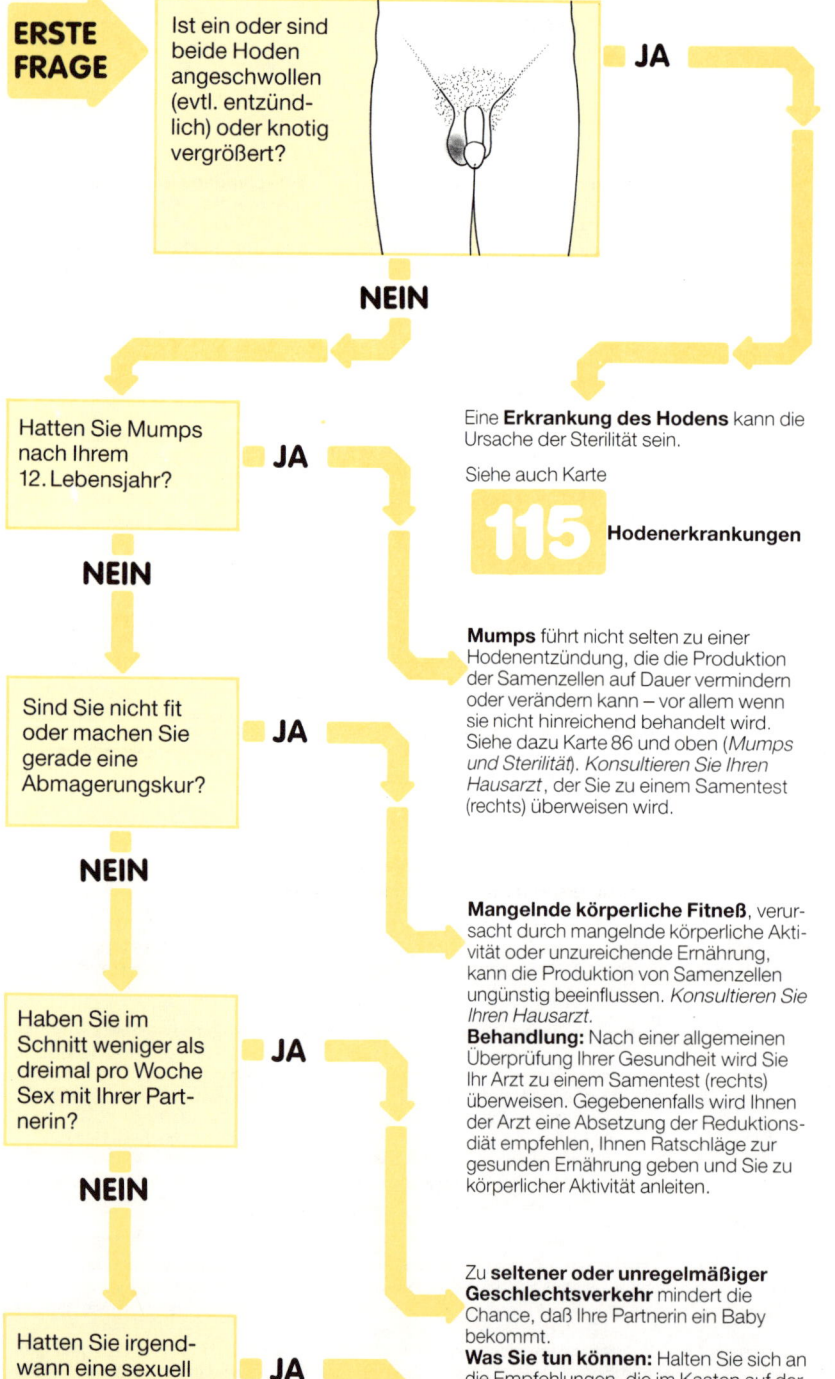

ERSTE FRAGE

Ist ein oder sind beide Hoden angeschwollen (evtl. entzündlich) oder knotig vergrößert?

JA

NEIN

Hatten Sie Mumps nach Ihrem 12. Lebensjahr?

JA

NEIN

Sind Sie nicht fit oder machen Sie gerade eine Abmagerungskur?

JA

NEIN

Haben Sie im Schnitt weniger als dreimal pro Woche Sex mit Ihrer Partnerin?

JA

NEIN

Hatten Sie irgendwann eine sexuell übertragbare Krankheit?

JA

NEIN

Fortsetzung rechte Seite

Eine **Erkrankung des Hodens** kann die Ursache der Sterilität sein.

Siehe auch Karte

115 Hodenerkrankungen

Mumps führt nicht selten zu einer Hodenentzündung, die die Produktion der Samenzellen auf Dauer vermindern oder verändern kann – vor allem wenn sie nicht hinreichend behandelt wird. Siehe dazu Karte 86 und oben (*Mumps und Sterilität*). *Konsultieren Sie Ihren Hausarzt*, der Sie zu einem Samentest (rechts) überweisen wird.

Mangelnde körperliche Fitneß, verursacht durch mangelnde körperliche Aktivität oder unzureichende Ernährung, kann die Produktion von Samenzellen ungünstig beeinflussen. *Konsultieren Sie Ihren Hausarzt.*
Behandlung: Nach einer allgemeinen Überprüfung Ihrer Gesundheit wird Sie Ihr Arzt zu einem Samentest (rechts) überweisen. Gegebenenfalls wird Ihnen der Arzt eine Absetzung der Reduktionsdiät empfehlen, Ihnen Ratschläge zur gesunden Ernährung geben und Sie zu körperlicher Aktivität anleiten.

Zu **seltener oder unregelmäßiger Geschlechtsverkehr** mindert die Chance, daß Ihre Partnerin ein Baby bekommt.
Was Sie tun können: Halten Sie sich an die Empfehlungen, die im Kasten auf der rechten Seite (*Erhöhte Chancen einer Empfängnis*) gegeben werden. Liegen der geringen Frequenz sexuelle Probleme zugrunde, besprechen Sie dies mit der Partnerin.

MUMPS UND STERILITÄT

Wenn Sie nach dem 12. Lebensjahr Mumps (siehe Karte 86) und als begleitende Komplikation eine Hodenentzündung hatten, besteht die Möglichkeit einer Störung der Samenproduktion der Hoden. Konsultieren Sie Ihren Hausarzt, der Sie zu einem Spezialisten überweisen wird. Ein Samentest (siehe unten) wird dann Menge, Beweglichkeit und Qualität Ihrer Samenzellen abklären.

SAMENTEST

Der Samentest ist ein Standardtest zur Feststellung der Fruchtbarkeit bzw. der Ursachen einer Sterilität des Mannes. Innerhalb von 2 Tagen vor dem Test dürfen Sie weder Sex mit Ihrer Partnerin haben noch masturbieren, so daß die Anzahl der Samenzellen beim Test auf dem höchsten Stand ist. In einer spezialisierten Klinik werden Sie dann gebeten, per Masturbation in ein Gefäß zu ejakulieren. Durch ein besonderes Verfahren werden dann aus Ihrem Samenerguß die Anzahl der aktiven, beweglichen und gesunden sowie die Anzahl der vermindert beweglichen bzw. abnormen Samenzellen herausgezählt.

Finden sich in Ihrer Samenflüssigkeit mehr als 20 Millionen Samenzellen pro Kubikzentimeter, sind Sie fruchtbar – vorausgesetzt, die Samenzellen sind in ihrer Mehrzahl gesund. Gegebenenfalls sollte der Test später wiederholt werden, da die Produktion der Samenzellen Schwankungen unterliegt. Bei verminderter Zahl gesunder Samenzellen macht eine Insemination eine Empfängnis möglich.

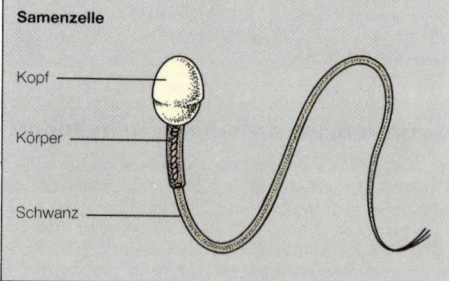

Samenzelle

Kopf —

Körper —

Schwanz —

Sexuell übertragbare Krankheiten (siehe dazu Karte 117), etwa Tripper oder Trichomonaden, können bei beiden Geschlechtern zur Sterilität führen. *Konsultieren Sie Ihren Hausarzt.*
Behandlung: Laufende sexuell übertragbare Krankheiten sollten unverzüglich behandelt werden. Lag eine solche Erkrankung in der Vergangenheit vor, wird Sie der Hausarzt an einen Spezialisten zum Samentest überweisen.

Fortsetzung der linken Seite

Sind Sie chronisch krank? → **JA** → Bestimmte **chronische Krankheiten** sowie die zur Behandlung notwendigen Medikamente können Menge und Qualität der Samenzellen mindern und so zur Sterilität führen. *Konsultieren Sie den behandelnden Arzt.*

NEIN

Tragen Sie enge Slips oder Slips aus synthetischen Fasern oder gehen Sie sehr häufig in die Sauna? → **JA** → Zu **hohe Temperatur im Hodensack** kann Produktion und Beweglichkeit der Samenzellen mindern. Die günstigste Temperatur für die Produktion der Samenzellen liegt etwa 3–4 °C unter der Körpertemperatur (siehe unten).
Was Sie tun können: Tragen Sie weite Slips aus Baumwolle und (nicht zu enge) Hosen aus Baumwolle oder Schurwolle. So ist durch Material und Raum für die notwendige Luftzirkulation und Kühlung gesorgt. Kurzfristig kann die Produktion der Samenzellen auch durch Saunabaden eingeschränkt werden – meiden Sie deshalb Saunas, bis Ihr Wunsch nach einem Kind erfüllt ist. *Konsultieren Sie Ihren Hausarzt*, wenn diese Maßnahmen nicht helfen.

NEIN

Konsultieren Sie den Hausarzt, er wird Sie an einen Spezialisten überweisen.

ERHÖHTE CHANCEN EINER EMPFÄNGNIS

Wird Ihre Partnerin nicht schwanger, obwohl Sie sich beide ein Kind wünschen und anscheinend alles zur Verwirklichung getan haben, scheint ein Partner steril zu sein – zumindest dann, wenn Sie es ein Jahr lang versucht haben. Professionelle Hilfe ist in dem Fall angezeigt. Dennoch besteht die Möglichkeit, daß Sie einige Dinge nicht beachtet haben:

- Achten Sie beide auf Ihre körperliche und psychische Gesundheit.
- Schlafen Sie wenn möglich jeden 2. Tag miteinander. Bei seltenerem Geschlechtsverkehr besteht die Gefahr, daß Sie die fruchtbaren Tage Ihrer Partnerin verpassen, bei zu häufigem könnte die Anzahl Ihrer Samenzellen jeweils zu gering sein.
- Richten Sie Ihr Beisammensein auch nach dem Eisprung Ihrer Partnerin, der im allgemeinen in der Mitte eines Zyklus erfolgt.
- Nach dem Koitus (am besten Missionarsstellung) sollte die Partnerin noch etwa 10 Minuten neben Ihnen liegen bleiben.
- Überhitzen Sie Ihren Hodensack nicht (siehe dazu links).

Konsultieren Sie den Hausarzt, wenn sich dennoch nach einem weiteren Jahr keine Empfängnis einstellt. Ihr Kinderwunsch kann in vielen Fällen durch die Hilfe eines Spezialisten erfüllt werden. Siehe auch Karte 137.

PRODUKTION VON SAMENZELLEN

Im Hodensack liegen die beiden Hoden, die Keimzellen des Mannes. Sie bilden einmal die Samenzellen (Spermien) und zum anderen die männlichen Sexualhormone. In den winzigen Hodenkanälchen (etwa 500 an der Zahl) entstehen aus Ursamenzellen die Spermien – etwa 20 Milliarden pro Monat. In den Nebenhoden reifen die Samenzellen weiter und werden schließlich im Nebenhodenschweif gespeichert.

Sekundenbruchteile vor der Ejakulation wird ein Teil der Spermien in die beiden Samenleiter ausgetrieben und zusammen mit dem Sekret der Prostata und der Samenbläschen bei der Ejakulation aus der Harnröhre hinausgeschleudert. Das Hauptvolumen des Samenergusses stellen dabei die Sekrete der Prostata und der Samenbläschen (diese alkalischen Sekrete erwecken die Samenzellen zu neuem Leben). Die Samenzellen selbst machen von der Samenflüssigkeit nur einen winzigen Bruchteil aus – selbst nach einer *Vasektomie* (Karte 123), bei der keine Spermien mehr im Erguß erscheinen, ist das Volumen der Ejakulation noch gleich. Das Volumen des Ergusses sagt also nichts über die Fruchtbarkeit aus.

Die günstigste Temperatur für die Produktion der Samenzellen liegt 3–4 °C unter der Körpertemperatur (im After gemessen) – nicht umsonst liegen die Hoden außerhalb des Körpers im hängenden Hodensack. Eine zu hohe Temperatur – verursacht etwa durch zu enge Kleidung (siehe oben) – mindert die Produktion und kann gar die im Nebenhodenschweif gelagerten Samenzellen abtöten. Unter normalen Bedingungen läuft die Spermienproduktion kontinuierlich ab, obgleich sie in den Sommermonaten geringer zu sein scheint.

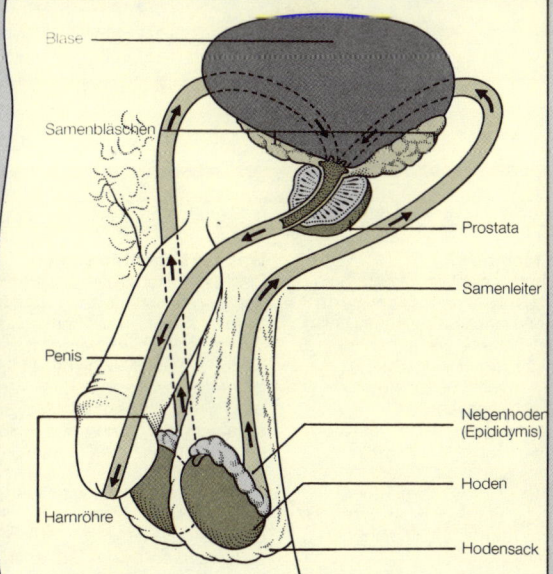

Weg der Samenzellen

Blase — Samenbläschen — Prostata — Samenleiter — Penis — Nebenhoden (Epididymis) — Hoden — Harnröhre — Hodensack

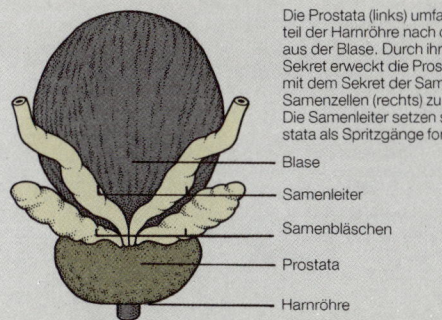

Die Prostata (links) umfaßt den Anfangsteil der Harnröhre nach derem Abgang aus der Blase. Durch ihr alkalisches Sekret erweckt die Prostata zusammen mit dem Sekret der Samenbläschen die Samenzellen (rechts) zu neuem Leben. Die Samenleiter setzen sich in der Prostata als Spritzgänge fort.

Blase — Samenleiter — Samenbläschen — Prostata — Harnröhre

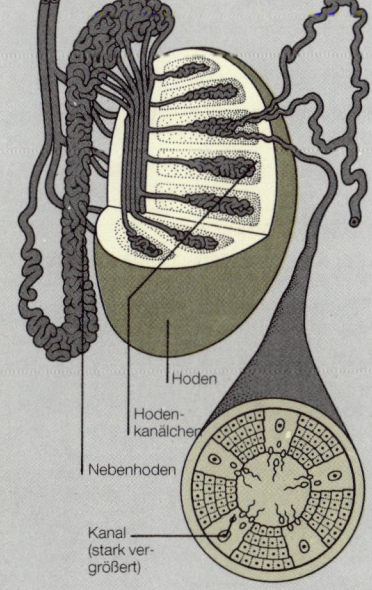

Produktion und Reifung der Samenzellen

Hoden — Hodenkanälchen — Nebenhoden — Kanal (stark vergrößert)

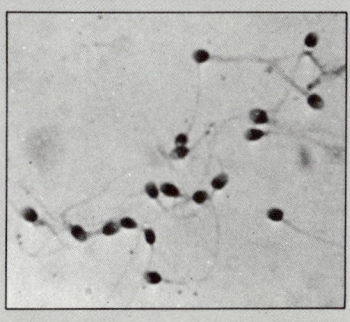

123 Empfängnisverhütung

Der komplexe Prozeß der Bildung von Samenzellen ist eng mit der die Libido steuernden Produktion der männlichen Sexualhormone verknüpft – die Entwicklung der Pille für den Mann hat so ihre Probleme. Die bisherigen Pillen minderten entweder Libido und Potenz oder hatten bei gleichzeitigem Alkoholgenuß starke Nebenwirkungen. Kurz, die Pille für den Mann läßt noch auf sich warten – bis jetzt ist noch keine sichere, aber nebenwirkungsarme Substanz dafür entdeckt worden. Die Verantwortung der Empfängnisverhütung lastet so noch in erster Linie auf der Frau (siehe dazu auch Diagnose-Karte 136) – mit Ausnahme des Kondoms und der Vasektomie (siehe unten). Der Coitus interruptus dagegen (unterbrochener Koitus), bei dem der Mann den Penis vor der Ejakulation aus der Vagina zieht, ist überholt. Erstens ist er unsicher, zweitens verschafft er beiden Partnern keine volle Befriedigung.

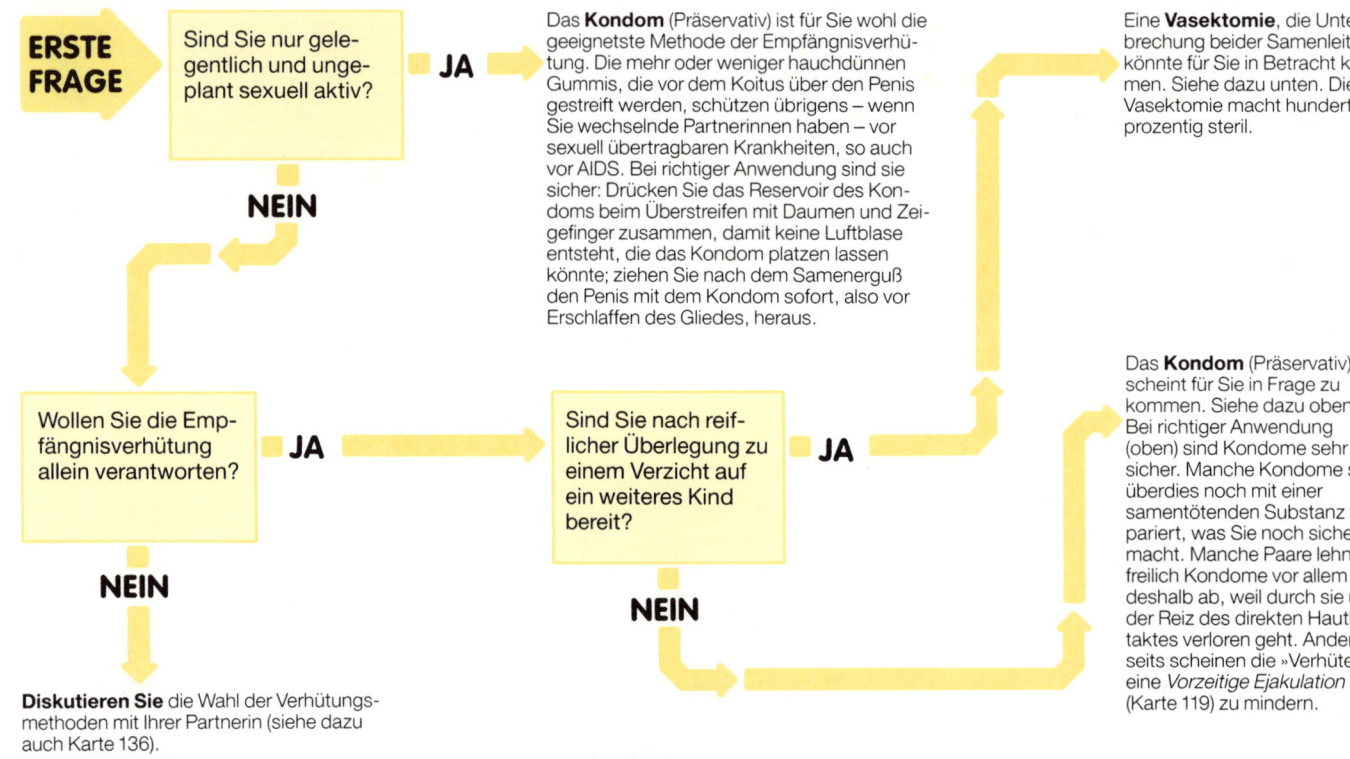

ERSTE FRAGE

Sind Sie nur gelegentlich und ungeplant sexuell aktiv?

JA →

Das **Kondom** (Präservativ) ist für Sie wohl die geeignetste Methode der Empfängnisverhütung. Die mehr oder weniger hauchdünnen Gummis, die vor dem Koitus über den Penis gestreift werden, schützen übrigens – wenn Sie wechselnde Partnerinnen haben – vor sexuell übertragbaren Krankheiten, so auch vor AIDS. Bei richtiger Anwendung sind sie sicher: Drücken Sie das Reservoir des Kondoms beim Überstreifen mit Daumen und Zeigefinger zusammen, damit keine Luftblase entsteht, die das Kondom platzen lassen könnte; ziehen Sie nach dem Samenerguß den Penis mit dem Kondom sofort, also vor Erschlaffen des Gliedes, heraus.

Eine **Vasektomie**, die Unterbrechung beider Samenleiter, könnte für Sie in Betracht kommen. Siehe dazu unten. Die Vasektomie macht hundertprozentig steril.

NEIN

Wollen Sie die Empfängnisverhütung allein verantworten?

JA →

Sind Sie nach reiflicher Überlegung zu einem Verzicht auf ein weiteres Kind bereit?

JA →

Das **Kondom** (Präservativ) scheint für Sie in Frage zu kommen. Siehe dazu oben. Bei richtiger Anwendung (oben) sind Kondome sehr sicher. Manche Kondome sind überdies noch mit einer samentötenden Substanz präpariert, was Sie noch sicherer macht. Manche Paare lehnen freilich Kondome vor allem deshalb ab, weil durch sie u. a. der Reiz des direkten Hautkontaktes verloren geht. Andererseits scheinen die »Verhüterli« eine *Vorzeitige Ejakulation* (Karte 119) zu mindern.

NEIN

NEIN

Diskutieren Sie die Wahl der Verhütungsmethoden mit Ihrer Partnerin (siehe dazu auch Karte 136).

VASEKTOMIE

Für wen ist die Vasektomie die geeignete Methode?

Vasektomie bedeutet die operative Unterbrechung oder Durchtrennung beider Samenleiter – auch Sterilisation des Mannes genannt. Die Vasektomie macht den Mann auf Dauer hundertprozentig steril, unfruchtbar. Sollte der Mann später seine Entscheidung revidieren, hat eine wiederherstellende Operation in vielen Fällen Erfolg – aber eben nicht immer. Aus diesem Grund sollte die Entscheidung für die Vasektomie als endgültig betrachtet und auch erst nach Monaten reiflicher Überlegung getroffen werden.

Diskutieren Sie deshalb mit Ihrer Partnerin die Möglichkeit der Vasektomie voll und immer wieder durch – vor allem unter den Aspekten: Wollen wir wirklich kein Kind mehr – was ist, wenn wir unser Kind bzw. unsere Kinder verlieren? Immerhin bereuen etwa 10 % der Männer ihre Entscheidung irgendwann. Stellen Sie sich deshalb als Mann die Frage: Was ist, wenn die jetzige Partnerschaft zerbricht und ich eine neue Partnerschaft eingehe – will ich dann nicht vielleicht doch wieder ein Kind?

Grundsätzlich gilt: Zu einer Vasektomie sollten Sie sich nicht entscheiden, wenn Sie beide unter 30 Jahre alt sind und noch kein Kind haben. Suchen Sie evtl. auch Rat bei einem spezialisierten Psychologen.

Operationsmethode

Die Vasektomie wird unter örtlicher Betäubung durchgeführt, sie dauert nur wenige Minuten. Nach zwei kleinen Hautschnitten im Hodensack auf jeder Hodenseite bindet der Chirurg jeden Samenleiter an zwei Stellen dicht nebeneinander ab, das abgebundene Zwischenteil wird dann entfernt. Nur in sehr seltenen Fällen kann es nach der Operation zu einer leichten Blutung im Hodensack oder zu einer Infektion kommen. Konsultieren Sie deshalb unverzüglich den Arzt, wenn Sie in den folgenden Tagen eine Anschwellung des Hodensacks feststellen. Im Normalfall verspüren Sie nach der Operation noch etwa 10 Tage lang ein leichtes Ziehen.

Was Sie beachten sollten

Die beiden Hoden produzieren weiter Samenzellen, die jedoch nicht mehr ins Ejakulat kommen können, sondern im System absorbiert werden (siehe Karte 122). Die Menge des Ejakulats bleibt die gleiche. Sexuelles Verlangen und Potenz bleiben vollständig erhalten, da ja auch die männlichen Sexualhormone weiter von den Hoden produziert werden.

Wichtig: Im Samenleiter verbliebene Samenzellen können noch in die folgenden Ejakulate gelangen. Steril sind Sie erst, wenn bei einem *Samentest* (Karte 122) keine Spermien mehr im Ejakulat gefunden werden – etwa nach 2, 3 Monaten. Wenden Sie bis dahin die gewohnte Verhütungsmethode an.

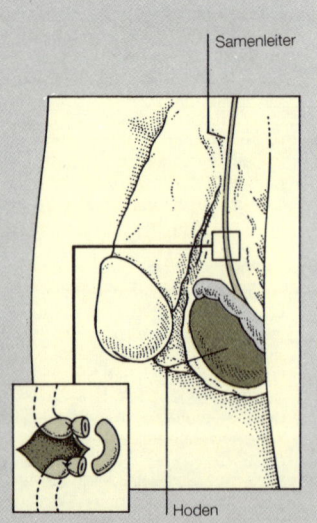

Samenleiter

Hoden

Jeder der beiden Samenleiter wird an zwei Stellen abgebunden, das Zwischenstück wird herausgeschnitten.

4 Frauen: Besondere Probleme

Schwangerschaft und Geburt

124 Knoten und Schmerzen der Brüste

Die weiblichen Brüste (Mammae, Einzahl: Mamma) bestehen aus ca. 18 Gruppen von Milchdrüsen, die in Fett- und Bindegewebe eingebettet sind. Von diesen Drüsen führen Milchgänge zur Brustwarze. Form und Größe der Brüste werden in erster Linie vom Fettgewebe bestimmt, aber auch vom großen und kleinen Brustmuskel, auf denen sich die Brüste aufbauen. Meist ist eine Brust etwas größer als die andere. Eine Entzündung der Brustdrüse (Mastitis)

zeigt sich durch Rötung, Schmerzen und oft auch Fieber. Knoten in der Brust sind meist gutartige Zysten (Kapselgeschwülste), können aber auch einen Brustkrebs signalisieren, ebenso wie eingezogene oder fleischfarbene, Flüssigkeit absondernde Brustwarzen. Untersuchen Sie jeden Monat einmal Ihre Brüste selbst und teilen Sie Knoten und Brustwarzenveränderungen unverzüglich dem Frauenarzt zur weiteren Abklärung mit.

ERSTE FRAGE

Haben Sie vor kurzem entbunden?

JA

Siehe auch Karte

146 **Probleme beim Stillen**

NEIN

Haben Sie einen oder mehrere Knoten in einer Brust bemerkt?

JA

NEIN

KONSULTIEREN SIE UNVERZÜGLICH DEN FRAUENARZT

Knoten in der Brust können mehr oder weniger harmlos sein, so etwa bindegewebige Verdickungen oder Zysten (Kapselgeschwülste). Andere Knoten freilich können primär gutartige Tumoren sein, die allerdings mit der Zeit eventuell den Boden für Brustkrebs bereiten. So mancher kleine Knoten könnte aber auch einen Brustkrebs signalisieren.
Diagnose und Behandlung: Der Frauenarzt wird Ihre Brust nach verdächtigen Veränderungen abtasten – in den allermeisten Fällen kann er Sie beruhigen. Doch selbst beim geringsten Verdacht wird er eine Ultraschall-Untersuchung vornehmen oder Sie zur Mammographie (rechte Seite, unten) überweisen. Ergeben diese Diagnoseverfahren einen möglichen Brustkrebs, kann der Verdacht durch eine Gewebeuntersuchung (nach Gewebeentnahme mit einer Hohlnadel) erhärtet oder widerlegt werden. Bei größeren weiterwachsenden Zysten wird der Arzt meist eine operative Entfernung vorschlagen. Zur Behandlung von *Brustkrebs* siehe rechte Seite.

SELBSTUNTERSUCHUNG DER BRÜSTE

Hierzulande erkranken jährlich etwa 15 000 Frauen an Brustkrebs (Mammakarzinom). Wird Brustkrebs im Frühstadium entdeckt, ist eine Dauerheilung möglich. Untersuchen Sie deshalb regelmäßig jeden Monat Ihre Brüste nach der folgenden Anleitung und konsultieren Sie bei jeder Veränderung (vor allem bei Knoten) den Frauenarzt.

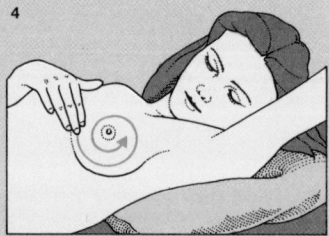

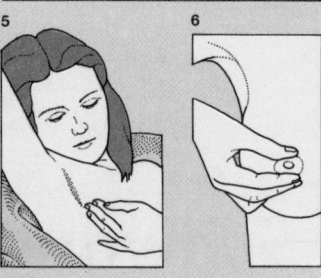

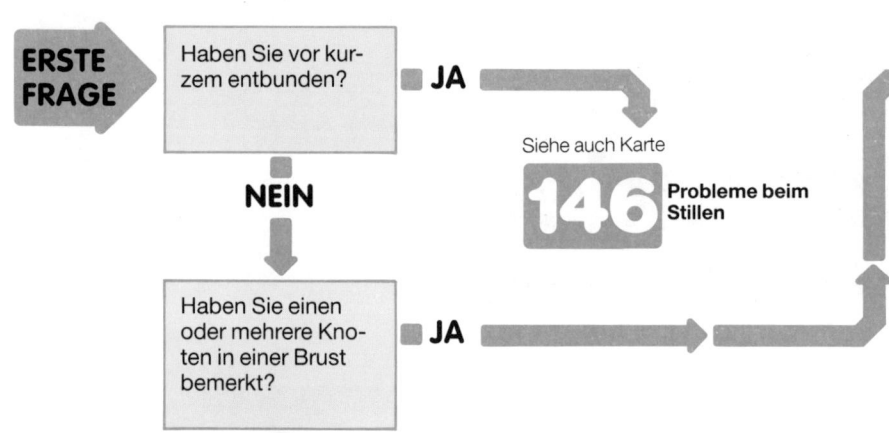

1 Stellen Sie sich vor einen Spiegel und betrachten Sie Brüste und Brustwarzen von jeder Seite, um jegliche Veränderung in Größe und Erscheinungsform gut zu erkennen.

2 Wiederholung der Inspektion mit erhobenen Armen.

3 Lassen Sie den linken Arm oben und tasten Sie Ihre linke Brust nach Knoten und Veränderungen ab. Untersuchen Sie dann Ihre rechte Brust.

4 Legen Sie sich hin – ein Kissen unter die linke Schulter, den linken Arm hinter Ihrem Kopf. Tasten Sie die linke Brust von außen in Richtung Brustwarze nach Veränderungen ab. Untersuchen Sie dann die rechte Brust ebenso.

5 Tasten Sie den Bereich zwischen Brust und Achselhöhle und die Achselhöhle selbst nach Knoten ab – zuerst mit erhobenem, dann mit angelegtem Arm.

6 Prüfen Sie, ob sich aus einer Brustwarze ein Sekret ausstreichen läßt. Jede blutige oder fleischfarbene Absonderung kann Warnsignal für einen Brustkrebs sein.

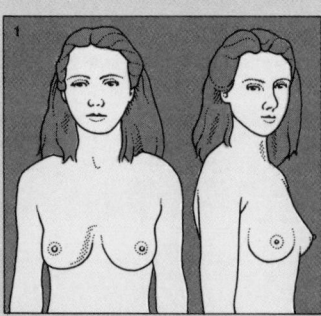

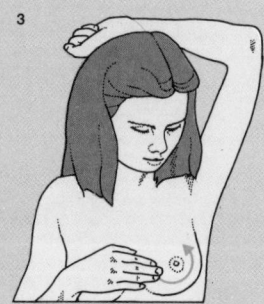

Wann Sie den Frauenarzt konsultieren sollten
Bemerken Sie im Laufe der Selbstuntersuchung eine der folgenden Veränderungen, sollten Sie unverzüglich den Frauenarzt zur Abklärung der Ursache konsultieren.

- Knoten in Brust oder Achselhöhle
- Veränderungen der Form und des Aussehens einer Brust
- Unterschiedliche Beweglichkeit der Brüste
- Absonderung aus der Brustwarze
- Eingezogene Brustwarze
- Veränderung der Haut der Brüste, etwa Eindellungen oder Ausbuchtungen

Bei den ersten Selbstuntersuchungen werden Sie so manchen Knoten entdecken, der vollkommen harmlos ist. Teilen Sie dennoch dem Frauenarzt jede verdächtige Beobachtung mit – im Laufe der Zeit werden Sie sicherer.

Fortsetzung rechte Seite

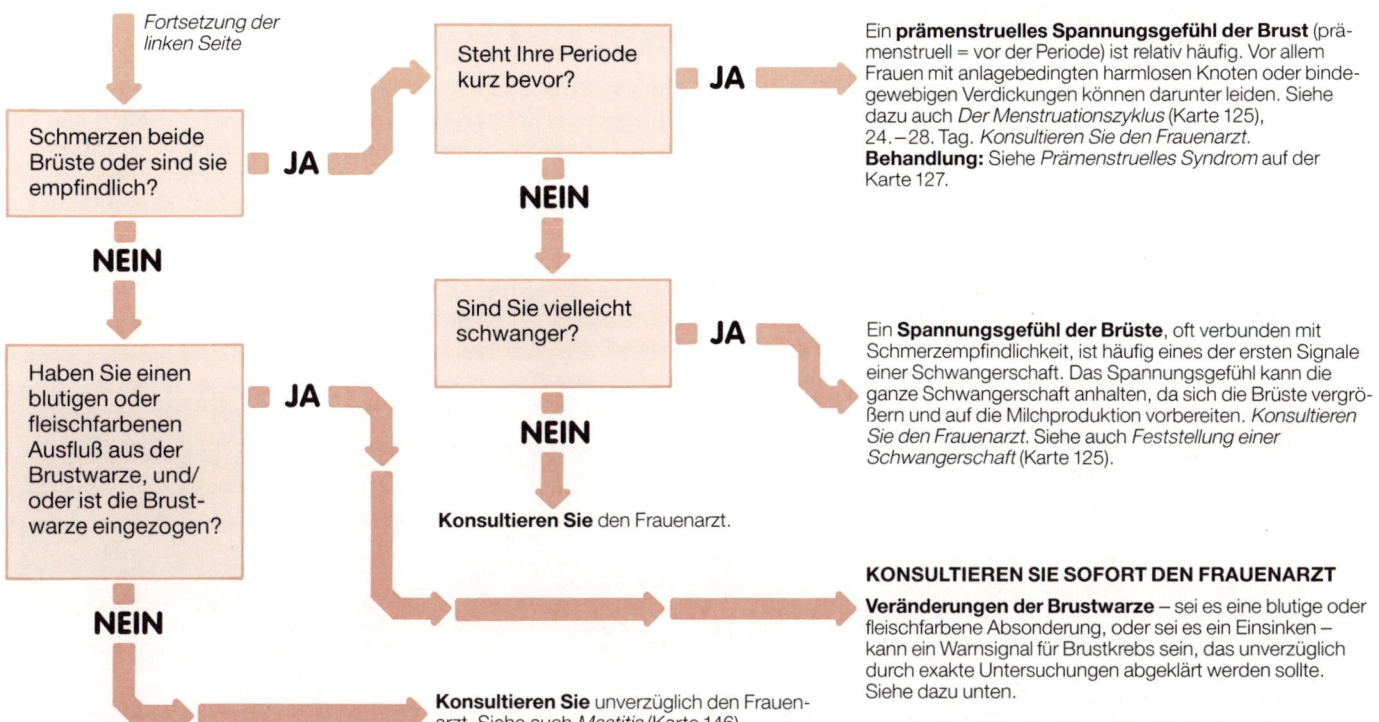

Fortsetzung der linken Seite

Schmerzen beide Brüste oder sind sie empfindlich? → **NEIN** → **Haben Sie einen blutigen oder fleischfarbenen Ausfluß aus der Brustwarze, und/oder ist die Brustwarze eingezogen?** → **NEIN**

Steht Ihre Periode kurz bevor? → **JA**

Ein **prämenstruelles Spannungsgefühl der Brust** (prämenstruell = vor der Periode) ist relativ häufig. Vor allem Frauen mit anlagebedingten harmlosen Knoten oder bindegewebigen Verdickungen können darunter leiden. Siehe dazu auch *Der Menstruationszyklus* (Karte 125), 24.–28. Tag. *Konsultieren Sie den Frauenarzt.* **Behandlung:** Siehe *Prämenstruelles Syndrom* auf der Karte 127.

NEIN

Sind Sie vielleicht schwanger? → **JA**

Ein **Spannungsgefühl der Brüste**, oft verbunden mit Schmerzempfindlichkeit, ist häufig eines der ersten Signale einer Schwangerschaft. Das Spannungsgefühl kann die ganze Schwangerschaft anhalten, da sich die Brüste vergrößern und auf die Milchproduktion vorbereiten. *Konsultieren Sie den Frauenarzt.* Siehe auch *Feststellung einer Schwangerschaft* (Karte 125).

NEIN

Konsultieren Sie den Frauenarzt.

KONSULTIEREN SIE SOFORT DEN FRAUENARZT

Veränderungen der Brustwarze – sei es eine blutige oder fleischfarbene Absonderung, oder sei es ein Einsinken – kann ein Warnsignal für Brustkrebs sein, das unverzüglich durch exakte Untersuchungen abgeklärt werden sollte. Siehe dazu unten.

Konsultieren Sie unverzüglich den Frauenarzt. Siehe auch *Mastitis* (Karte 146).

BRUSTKREBS

Brustkrebs (Mammakarzinom) ist bei über 45jährigen Frauen mit der häufigste Krebs. Etwa 5 von 100 Frauen entwickeln irgendwann in ihrem Leben ein Mammakarzinom. Wird dieser Krebs früh erkannt, ist in vielen Fällen eine Dauerheilung möglich. In fortgeschritteneren Stadien befällt das Mammakarzinom die benachbarten Lymphknoten und auch die der Achselhöhle, später bildet es auch Metastasen (Tochtergeschwülste), vor allem in den Knochen.

Risikogruppen

Ein überdurchschnittlich hohes Risiko, an Brustkrebs zu erkranken, haben Sie, wenn

- Ihre Mutter oder eventuell deren Schwestern an Brustkrebs leiden,
- Sie eine Brustdrüsenentzündung (Mastitis, siehe Karte 146) hatten,
- Sie primär gutartige Tumoren der Brüste haben,
- Sie keine Kinder geboren oder nicht gestillt haben.

Gehören Sie zu einer dieser Risikogruppen, sollten Sie Ihren Frauenarzt konsultieren. Eine jährliche Ultraschall-Untersuchung ist dann angezeigt. Untersuchen Sie Ihre Brüste auch jeden Monat selbst (siehe dazu linke Seite).

Früherkennung und Untersuchungsmethoden

Basis der Früherkennung eines Brustkrebses ist die monatliche *Selbstuntersuchung der Brüste* (siehe dazu linke Seite). Auch sollten Sie sich ab dem 40. Lebensjahr halbjährlich Ihre Brüste vom Frauenarzt untersuchen lassen (Inspektion und Abtasten). Ab dem 50. Lebensjahr empfiehlt sich dann eine jährliche Ultraschall-Untersuchung – wenn Sie zu einer Risikogruppe gehören, schon ab dem 25.–40. Lebensjahr.

Ultraschall-Untersuchung und Mammographie

Die Ultraschall-Untersuchung (siehe Karte 142) ist ein modernes bildgebendes Diagnoseverfahren, das vollkommen ungefährlich ist. Bringt die Ultraschall-Untersuchung Verdachtsmomente, wird der Frauenarzt zur noch exakteren Diagnose die Mammographie einsetzen. Die Mammographie ist eine spezielle Röntgen-Untersuchung zur Früherkennung von Brustkrebs, bereits winzige Tumoren (sogenannte Mikrokalzifikationen) sind mit ihr zu erkennen.

Freilich sollte die Mammographie wegen der mit ihr verbundenen Strahlenbelastung nur gezielt eingesetzt werden. Nur wenn Sie zu einer Risikogruppe gehören und über 50 Jahre alt sind, empfiehlt sich eine regelmäßige Mammographie (etwa in 2-Jahres-Abstand). Signalisiert die Mammographie Brustkrebs, ist eine Gewebeuntersuchung (Biopsie) angezeigt.

Behandlung

Die Therapie des Brustkrebses richtet sich nach dem Stadium, in dem er entdeckt wird. Ist der Krebs noch keine 2 cm groß, ist die alleinige chirurgische Entfernung des Tumors mit einem großzügigen Rand gesunden Gewebes möglich. Freilich sind dann strenge Nachkontrollen notwendig.

Operationen bei Brustkrebs

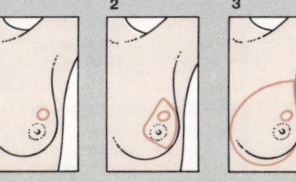 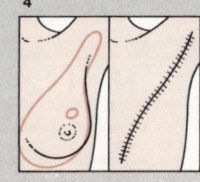

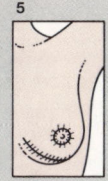

1 Entfernung des Tumors allein.
2 Partielle Mastektomie: Entfernung des Tumors und umgebenden Brustgewebes.
3 Einfache Mastektomie: Entfernung des Tumors mit der ganzen Brust.
4 Radikale Mastektomie: Entfernung des Tumors, der ganzen Brust, der darunter liegenden Brustmuskeln und der Lymphknoten in der Achselhöhle.
5 Subkutane Mastektomie: Gelegentlich wird bei einer Mastektomie die Haut nicht mitentfernt. Durch Einlegen eines Silikonpolsters wird dann die Brust nachmodelliert, die Brustwarze nachgebildet.

Einen Krebs unter 2 cm Durchmesser überleben überhin 70% der Frauen nach der chirurgischen Entfernung 10 Jahre und länger. Das heißt, eine echte Dauerheilung ist möglich.

Bei einem etwas größeren Krebs wird der spezialisierte Chirurg grundsätzlich den Tumor mit der Brustdrüse, die Lymphknoten am Rand der Brustmuskulatur und evtl. auch in der Achselhöhle entfernen. Die Haut der Brust kann bisweilen erhalten werden. Durch eine Mammaplastik (siehe unten) läßt sich die Brust wieder nachbilden. Auf eine Strahlentherapie wird heute oft verzichtet, dagegen wird als Zusatztherapie eher eine Hormon- und Chemotherapie und/oder eine Immuntherapie (mit *Iscador* oder einem anderen Mistelpräparat) bevorzugt. Bei einem weiter fortgeschrittenen Krebs ist eine Totalentfernung der Brust mit nachfolgender Strahlentherapie unumgänglich.

Die plastische Chirurgie kann heute auch bei einer Totalentfernung die Brust mit einer Mammaplastik nachmodellieren. Sprechen Sie mit Ihrer Krankenkasse und dem behandelnden Arzt über diese Möglichkeit. Eine sogenannte Mammaprothese ist nur ein schlechtes Provisorium. .

125 Ausbleiben der Periode

Die erste Menstruation hat ein Mädchen mit etwa 11–13 Jahren, ein regelmäßiger Zyklus pendelt sich jedoch erst etwa 2 Jahre später ein. Die Menstruation ist nur ein bemerkbares Signal des Zyklus (rechte Seite), der – individuell sehr unterschiedlich – etwa 28 Tage andauert. Individuelle Extreme mögen regelmäßige Zyklen von 24 Tagen oder von 32–35 Tagen sein. Natürliche Ursachen des Ausbleibens der Menstruation (Amenorrhö) sind Schwangerschaft oder die Zeit nach der Menopause

(unten). Krankheiten, psychosozialer Streß oder Hochleistungssport können das Einsetzen der Menstruation bisweilen um 1–2 Wochen verschieben, selten auch total verhindern. Organische Ursachen einer Amenorrhö können u. a. Tumoren der Hirnanhangdrüse oder Mißbildungen der Gebärmutter sein, funktionelle Ursachen sind etwa Störungen der Hormonproduktion des Eierstocks. Konsultieren Sie diese Diagnose-Karte, wenn die Periode seit 2 Wochen überfällig ist, aber auch bei totaler Amenorrhö.

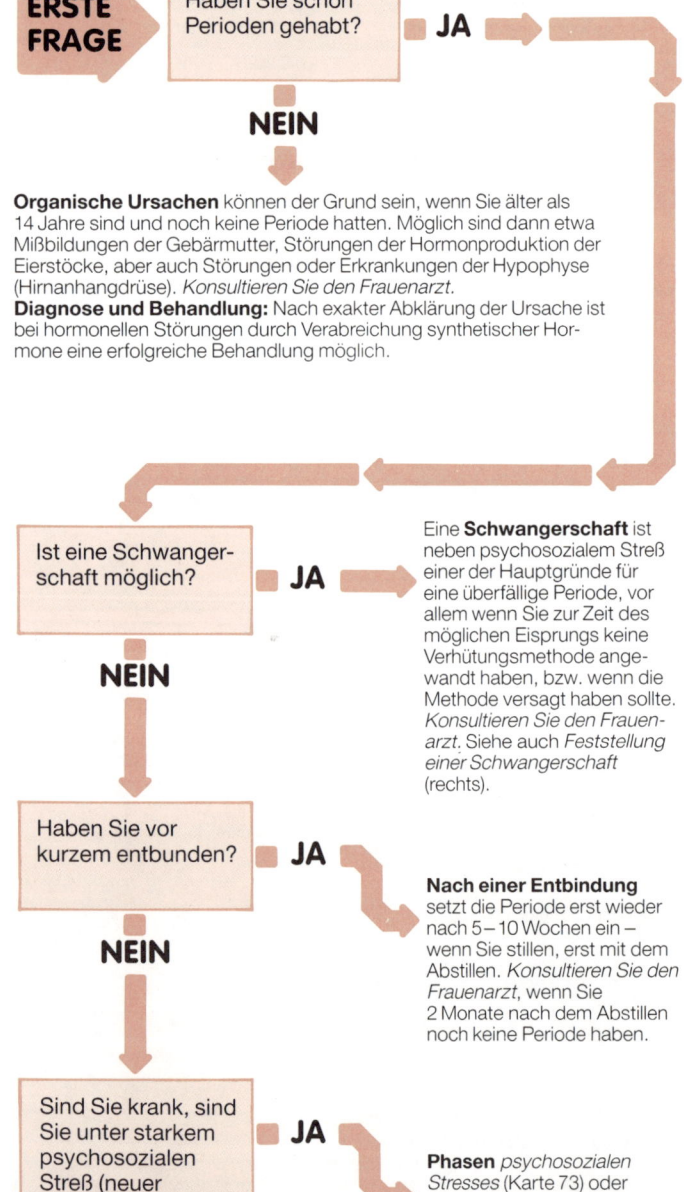

ERSTE FRAGE → Haben Sie schon Perioden gehabt? → **JA** →

NEIN ↓

Organische Ursachen können der Grund sein, wenn Sie älter als 14 Jahre sind und noch keine Periode hatten. Möglich sind dann etwa Mißbildungen der Gebärmutter, Störungen der Hormonproduktion der Eierstöcke, aber auch Störungen oder Erkrankungen der Hypophyse (Hirnanhangdrüse). *Konsultieren Sie den Frauenarzt.*
Diagnose und Behandlung: Nach exakter Abklärung der Ursache ist bei hormonellen Störungen durch Verabreichung synthetischer Hormone eine erfolgreiche Behandlung möglich.

Ist eine Schwangerschaft möglich? → **JA** →

NEIN ↓

Eine **Schwangerschaft** ist neben psychosozialem Streß einer der Hauptgründe für eine überfällige Periode, vor allem wenn Sie zur Zeit des möglichen Eisprungs keine Verhütungsmethode angewandt haben, bzw. wenn die Methode versagt haben sollte. *Konsultieren Sie den Frauenarzt.* Siehe auch *Feststellung einer Schwangerschaft* (rechts).

Haben Sie vor kurzem entbunden? → **JA** →

NEIN ↓

Nach einer Entbindung setzt die Periode erst wieder nach 5–10 Wochen ein – wenn Sie stillen, erst mit dem Abstillen. *Konsultieren Sie den Frauenarzt*, wenn Sie 2 Monate nach dem Abstillen noch keine Periode haben.

Sind Sie krank, sind Sie unter starkem psychosozialen Streß (neuer Arbeitsplatz, Umzug, Scheidung etc.)? → **JA** →

NEIN ↓

Phasen *psychosozialen Stresses* (Karte 73) oder ungewohnter körperlicher Aktivität können die erwartete Periode um 1–2 Wochen verschieben – durch Beeinflussung der hormonalen Mechanismen, die den Zyklus (rechte Seite) leiten. *Konsultieren Sie gegebenenfalls den Frauenarzt.*

Fortsetzung rechte Seite

FESTSTELLUNG EINER SCHWANGERSCHAFT

Das Ausbleiben einer Monatsblutung kann das erste Anzeichen einer Schwangerschaft sein, vor allem wenn der Zyklus über einen längeren Zeitraum recht regelmäßig gewesen war. Weitere Signale:

- Spannen der Brüste und Brustwarzen
- häufigeres Wasserlassen
- zeitweilige Übelkeit, evtl. mit Erbrechen
- schnelle Ermüdbarkeit

Schwangerschaftstest

Liegt eine Schwangerschaft nahe, können Sie bereits wenige Tage nach Ausbleiben der erwarteten Menstruation einen Schwangerschaftstest durchführen. Ein solches Test-Set besorgen Sie sich in der Apotheke – richten sich exakt nach der Gebrauchsanweisung. Hundertprozentige Gewißheit schafft freilich erst ein Test durch Ihren Frauenarzt. Alle Tests beruhen auf einer Reaktion des Schwangerschaftshormons in Ihrem Morgenurin mit Substanzen im Reagenzglas, möglich ist auch ein direkter hormonaler Bluttest.

KLIMAKTERIUM UND MENOPAUSE

Das Klimakterium (»Wechseljahre«) ist ein Zeitraum von etwa 12 Jahren, in denen die Eierstöcke immer weniger Hormone bilden und allmählich bis zu einem Drittel ihres Gewichts schrumpfen. Signalisiert wird das Klimakterium durch allmählich immer unregelmäßiger werdende Zyklen (rechte Seite). Schließlich erlischt – etwa 6 Jahre nach Beginn des Klimakteriums – die Zyklusfunktion, es kommt zu keinem Eisprung mehr, die Fortpflanzungsfähigkeit ist beendet. Diese Zeit der letzten Monatsblutung heißt Menopause, die 6 Jahre davor werden als Prämenopause, die 6 Jahre danach als Postmenopause bezeichnet. Mit Sicherheit haben Sie dann die Menopause erreicht, wenn Sie über 45 Jahre alt sind und die letzte Periode etwa 6 Monate zurückliegt. Die Menopause erlebt eine Frau – individuell recht unterschiedlich – zwischen dem 46. und 55. Lebensjahr. Das Klimakterium bzw. die Prämenopause beginnt also zwischen dem 40. und dem 49. Lebensjahr. Den Beginn des Klimakteriums vor dem 40. Lebensjahr bezeichnen Ärzte als *Climakterium praecox* (=frühzeitig).

Symptome und Beschwerden
- In der Prämenopause: Unregelmäßigkeiten der Perioden, evtl. auch Dauerblutungen; Hitzewallungen (fliegende Hitze), gefolgt von Kälteschauern; Herzjagen, Schwindelgefühl; psychische Störungen, meist Reizbarkeit und Depressionen.
- In der Menopause: letzte Monatsblutung; Symptome der Prämenopause wie Herzjagen und Depressionen können fortdauern.
- In der Postmenopause: mögliche Trockenheit, später auch Verengung der Scheide (Beschwerden beim Sex); Juckreiz der Vulva; Reizbarkeit und Depression.

Diese Symptome und Beschwerden sind primär hormonell bedingt, die vegetativen Beschwerden (Herzjagen, Schwindelgefühl u. a.), vor allem aber die depressiven Phasen werden auch psychosozial gesteuert. Entscheidend dabei sind vor allem Ihre Einstellung zum neuen Lebensabschnitt und das Verständnis des Partners.

Behandlung
Konsultieren Sie den Frauenarzt, er wird Ihnen kurzfristig spezielle Sexualhormone verschreiben, die die Beschwerden lindern. Für die Postmenopause gibt es auch spezielle Hormoncremes, die eine mögliche Trockenheit der Scheide und so auch Schmerzen beim Sex mindern. Bei Ängsten und Depressionen kann zwischenzeitlich die Verordnung eines Psychopharmakons (etwa *Valium*) angezeigt sein, grundsätzlich ist dann aber eine Psychotherapie (in schweren Fällen auch eine psychiatrische Behandlung) erfolgversprechender.

Fortsetzung der linken Seite

Haben Sie Untergewicht (siehe Gewichtstabellen im Informationsteil) und/oder haben Sie kürzlich mehr als 4 kg Gewicht verloren?

JA

NEIN

Betreiben Sie Hochleistungssport?

JA

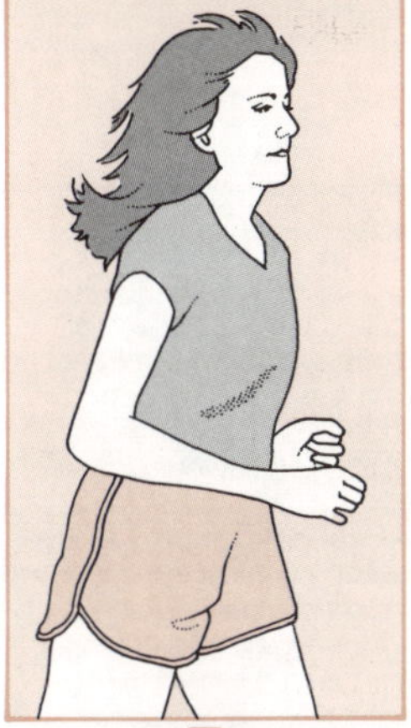

NEIN

Haben Sie vor kurzem mit der Einnahme der Pille aufgehört?

JA

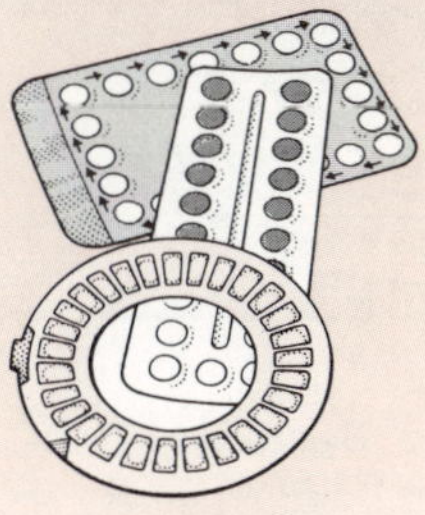

NEIN

Sind Sie über 40 Jahre alt?

JA

NEIN

Schneller Gewichtsverlust, Untergewicht oder Hochleistungssport können den Eintritt der Menstruation stark verzögern oder gar stoppen. Vor allem kann das bei der *Anorexia nervosa (Karte 56)* der Fall sein. *Konsultieren Sie den Frauenarzt.*

Siehe Karte

56 Gewichtsverlust

Die **Anpassung** des Hormonhaushalts nach Einnahme der Pille dauert etwa 2 Monate. *Konsultieren Sie den Frauenarzt,* wenn Sie nach 3 Monaten noch keine Periode haben.

Unregelmäßige Perioden beim beginnenden Klimakterium sind natürlich. Im allgemeinen beginnt das Klimakterium mit dem 43.–48. Lebensjahr, in Einzelfällen kann es auch früher einsetzen. Siehe dazu *Klimakterium und Menopause* (linke Seite). Die Zeit der letzten Periode, die Menopause, erleben Frauen heute zwischen dem 46. und dem 55. Lebensjahr. Solange Sie noch Perioden haben, können Sie jedoch auch im Klimakterium noch schwanger werden. *Konsultieren Sie auf jeden Fall den Frauenarzt.*

Konsultieren Sie den Frauenarzt – organische oder hormonelle Ursachen Ihrer Amenorrhö sind möglich.

DER MENSTRUATIONSZYKLUS

Jeden Monat einmal stößt die Gebärmutter ihre Funktionszone unter Blutungen ab. Diese Menstruation (Monatsblutung, Regel, Periode, Tage) ist nur das bemerkbare Signal für den monatlichen Zyklus der Frau im gebärfähigen Alter. Der Zyklus dauert etwa 28 Tage, einen Mondmonat: Es ist der hormongesteuerte Prozeß der Eireifung, des Eisprungs, des Aufbaus und Abbaus der Gebärmutterschleimhaut. Etwa in der Mitte des Zyklus erfolgt der Eisprung, die Ausstoßung der reifen Eizelle in einen Eileiter. Zuvor wurde die Gebärmutterschleimhaut zur Einnistung einer befruchteten Eizelle bereit gemacht. Kommt es nicht zur Befruchtung, der Verbindung von Ei- und Samenzelle, wird die aufgebaute Schleimhaut unter Blutungen abgestoßen. Der erste Tag der Blutung gilt als erster Tag des Zyklus, dessen Dauer individuell recht unterschiedlich ist.

1.–5. Tag: Menstruationsphase
Mit Ablauf der Sekretionsphase (unten) steuert der Hypothalamus, eine Hirnregion, durch sein Hormon FSH-RH die Freisetzung des Hormons FSH von der Hypophyse (Hirnanhangdrüse). FSH stimuliert die Reifung eines Eibläschens (Follikel), das daraufhin das Hormon Östrogen bildet. Östrogen bewirkt eine Bewegung der Gebärmuttermuskulatur: Die sich infolge des versiegten Progesteronspiegels (siehe 15.–28. Tag) abbauende Funktionszone der Gebärmutterschleimhaut wird unter Blutungen ausgestoßen.

5.–15. Tag: Aufbauphase
Der Östrogenspiegel steigt weiter und fördert den Aufbau einer neuen Funktionszone der Gebärmutterschleimhaut, die allmählich auf die vierfache Dicke anwächst. Bis zum 12./13. Tag erreicht der Östrogenspiegel seinen höchsten Stand, der Schleimpfropf des äußeren Muttermundes wird flüssig und bildet Kanäle, die ankommende Samenzellen durchlassen. Jetzt stoppt der Hypothalamus die Produktion von FSH-RH: Der Östrogenspiegel sinkt. Mit dem Hormon LH-RH steuert der Hypothalamus andererseits die Freisetzung des Hypophysen-Hormons LH, das den Eisprung bewirkt (im Beispiel am 14. Tag).

15.–28. Tag: Sekretionsphase
Nach dem Eisprung macht das Hormon LH das leere Eibläschen zum Gelbkörper, der das Hormon Progesteron produziert. Progesteron erhöht die Körpertemperatur um etwa 0,5 °C und stimuliert die Gebärmutter zur Einnistung und Ernährung eines befruchteten Eies – es bereitet die Gebärmutter auf die Schwangerschaft vor und erhält die Schwangerschaft. Kommt es nicht zur Befruchtung, geht der Gelbkörper zugrunde, die Progesteronproduktion versiegt: Als Folge baut sich die Funktionszone der Gebärmutterschleimhaut ab.

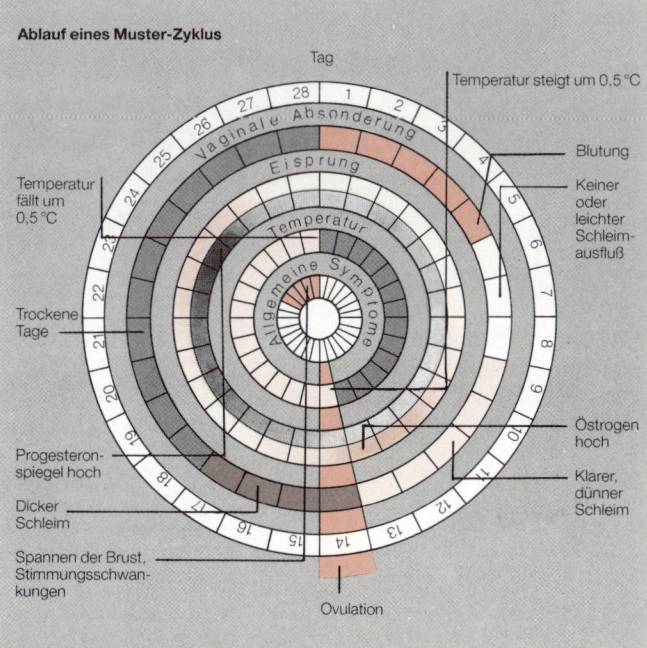

Ablauf eines Muster-Zyklus

Tag

Temperatur steigt um 0,5 °C

Vaginale Absonderung

Eisprung

Temperatur fällt um 0,5 °C

Temperatur

Blutung

Keiner oder leichter Schleimausfluß

Trockene Tage

Allgemeine Symptome

Östrogen hoch

Progesteronspiegel hoch

Klarer, dünner Schleim

Dicker Schleim

Spannen der Brust, Stimmungsschwankungen

Ovulation

126 Starke Perioden

Im Normalfall dauert die Periode 5 Tage, am 3. oder 4. Tag ist die Blutung in der Regel merklich schwächer. Konsultieren Sie diese Diagnose-Karte, wenn Sie eine ungewöhnlich starke Menstruation (Hypermenorrhö) und/oder eine verlängerte Blutung (Menorrhagie) haben, oder wenn es plötzlich zu einer starken und verlängerten Blutung kommt. Als Anhaltspunkt kann dienen: Eine zu starke Blutung haben Sie, wenn selbst die größten Spezial-Tampons bzw. saugfähigsten Binden kaum mehr ausreichen. Ursachen einer verstärkten oder verlängerten Blutung können u. a. sein: Anlage, Gebärmuttertumoren, Endometriose (Karte 134), Gebärmutterschleimhautentzündung oder auch die Spirale (IUP). Konsultieren Sie grundsätzlich und unverzüglich den Frauenarzt, denn starke und verlängerte Blutungen können zu einer schweren Eisenmangel-Anämie (Karte 55) führen.

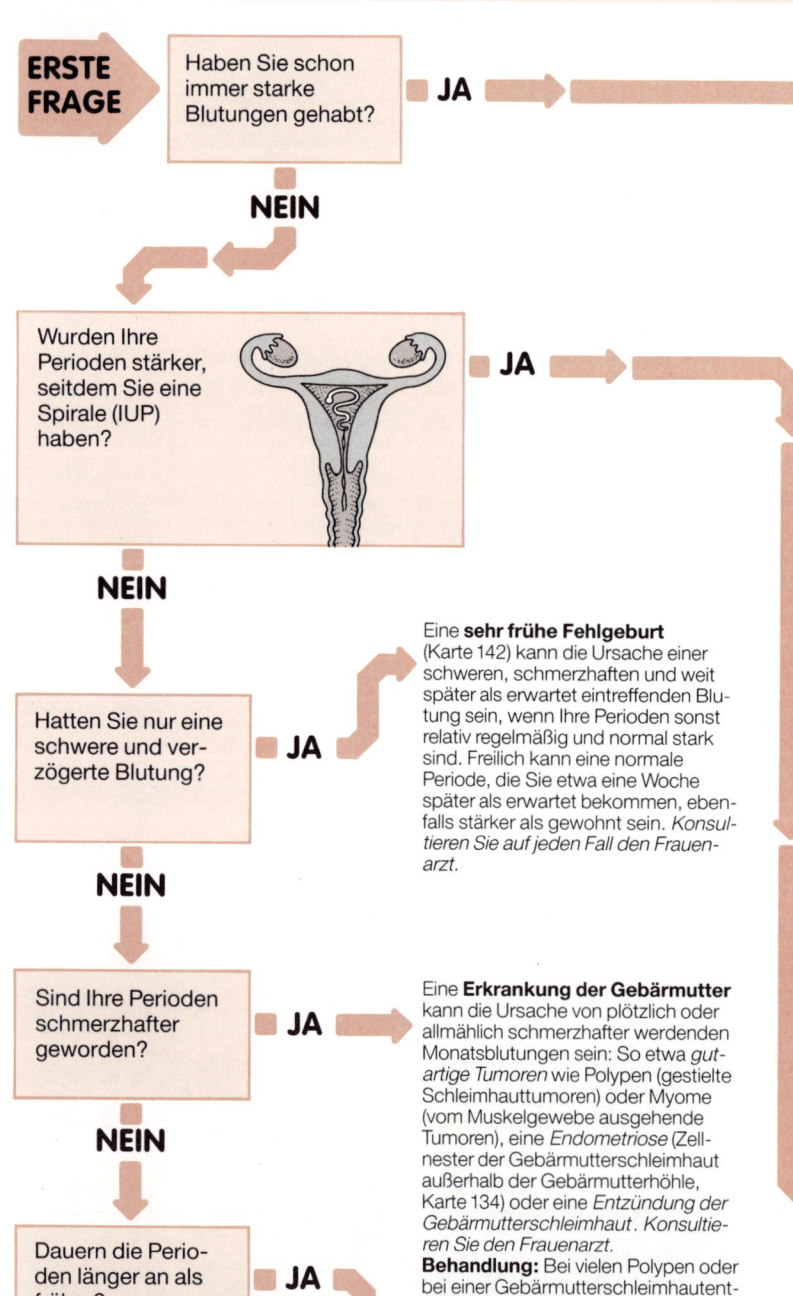

ERSTE FRAGE

Haben Sie schon immer starke Blutungen gehabt? — **JA** →

Eine **dickere Gebärmutterschleimhaut** ist eine der Hauptursachen für verstärkte Blutungen, anlagebedingt kann die Blutung u. a. aber auch bei einer kleinen, unterentwickelten Gebärmutter sein. *Konsultieren Sie auf jeden Fall den Frauenarzt,* denn starke Blutungen können einen Eisenmangel, wenn nicht eine schwere Eisenmangel-Anämie provozieren.
Behandlung: Nach einem Bluttest und anderen Untersuchungen wird Ihnen der Frauenarzt gegebenenfalls Eisentabletten verordnen; in Einzelfällen kann auch eine hormonelle Behandlung angezeigt sein, evtl. wird Ihnen der Arzt zur Pille raten. In Sonderfällen mag eine Kürettage (unten) von Nutzen sein.

NEIN

Wurden Ihre Perioden stärker, seitdem Sie eine Spirale (IUP) haben? — **JA** →

NEIN

Hatten Sie nur eine schwere und verzögerte Blutung? — **JA** →

Eine **sehr frühe Fehlgeburt** (Karte 142) kann die Ursache einer schweren, schmerzhaften und weit später als erwartet eintreffenden Blutung sein, wenn Ihre Perioden sonst relativ regelmäßig und normal stark sind. Freilich kann eine normale Periode, die Sie etwa eine Woche später als erwartet bekommen, ebenfalls stärker als gewohnt sein. *Konsultieren Sie auf jeden Fall den Frauenarzt.*

NEIN

Sind Ihre Perioden schmerzhafter geworden? — **JA** →

Eine **Erkrankung der Gebärmutter** kann die Ursache von plötzlich oder allmählich schmerzhafter werdenden Monatsblutungen sein: So etwa *gutartige Tumoren* wie Polypen (gestielte Schleimhauttumoren) oder Myome (vom Muskelgewebe ausgehende Tumoren), eine *Endometriose* (Zellnester der Gebärmutterschleimhaut außerhalb der Gebärmutterhöhle, Karte 134) oder eine *Entzündung der Gebärmutterschleimhaut.* *Konsultieren Sie den Frauenarzt.*
Behandlung: Bei vielen Polypen oder bei einer Gebärmutterschleimhautentzündung ist eine Ausschabung der Gebärmutterschleimhaut *(Kürettage,* oben) angezeigt. Führen ein oder mehrere größere Myome zu Druckbeschwerden, sollten Sie bei Erhalt der Gebärmutter wegoperiert werden (siehe dazu auf Karte 128, *Entfernung der Gebärmutter*). Siehe auch rechts.

NEIN

Dauern die Perioden länger an als früher? — **JA** →

NEIN

Konsultieren Sie den Frauenarzt. Siehe auch die Karten 127 und 128.

KÜRETTAGE (AUSSCHABUNG)

Eine Kürettage (Abrasio) ist die Ausschabung der Gebärmutterschleimhaut. Angezeigt ist sie u. a. bei einer schweren Gebärmutterschleimhautentzündung, bei vielen Polypen (gestielte Schleimhauttumoren), bei einer Fehlgeburt (Karte 142), einem frühen Schwangerschaftsabbruch (Karte 136) oder auch zur Entnahme einer Gewebeprobe bei Verdacht auf Gebärmutterkrebs.

Die Kürettage wird unter Vollnarkose ausgeführt. Mit Hilfe eines Spezialinstruments erweitert der Frauenarzt den Gebärmutterhalskanal. Mit der scharfen, löffelartigen Kürette schabt er dann die Gebärmutterschleimhaut aus, die sich jedoch schnell wieder regeneriert. Leichtere Blutungen und Schmerzen als Folge der Kürettage legen sich nach ein paar Tagen.

Ausschabung der Gebärmutterschleimhaut (Kürettage)

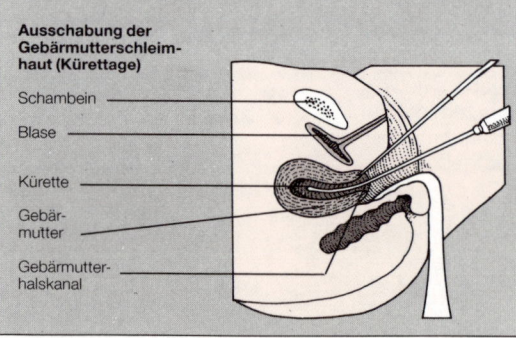

Schambein
Blase
Kürette
Gebärmutter
Gebärmutterhalskanal

Die **Spirale** (IUP, siehe Karte 136) kann als Nebenwirkung eine stärkere Blutung provozieren. Ergibt ein Bluttest einen Eisenmangel, wird Ihnen der Frauenarzt Eisentabletten verordnen. Bei extremer Blutung ist die Entfernung der Spirale und die Wahl einer anderen Verhütungsmethode (Karte 136) angezeigt.

Gutartige Tumoren der Gebärmutter (siehe dazu links) können stärkere und verlängerte Perioden verursachen, häufiger auch leichte Zwischenblutungen zwischen den Perioden. *Konsultieren Sie den Frauenarzt.* Ergibt eine Blutuntersuchung Eisenmangel, wird der Frauenarzt Eisentabletten verordnen; evtl. empfiehlt er Ihnen auch die Pille, um die Blutungen zu reduzieren. Eine Ausschabung bzw. operative Entfernung der Tumoren kann bei stärkeren Beschwerden anzuraten sein (siehe dazu links).

127 Schmerzhafte Perioden

Ein gewisses Ziehen im Unterleib oder leichtere Rückenschmerzen erfahren die meisten Frauen in den ersten Tagen der Menstruation – sicher, die Schmerzschwelle ist recht individuell. Stärkere Regelschmerzen sind meist psychisch bedingt. Treten freilich nach jahrelangen fast schmerzlosen Perioden plötzlich oder allmählich starke Schmerzen auf, liegen meist Erkrankungen der Gebärmutter zugrunde, die abgeklärt werden müssen.

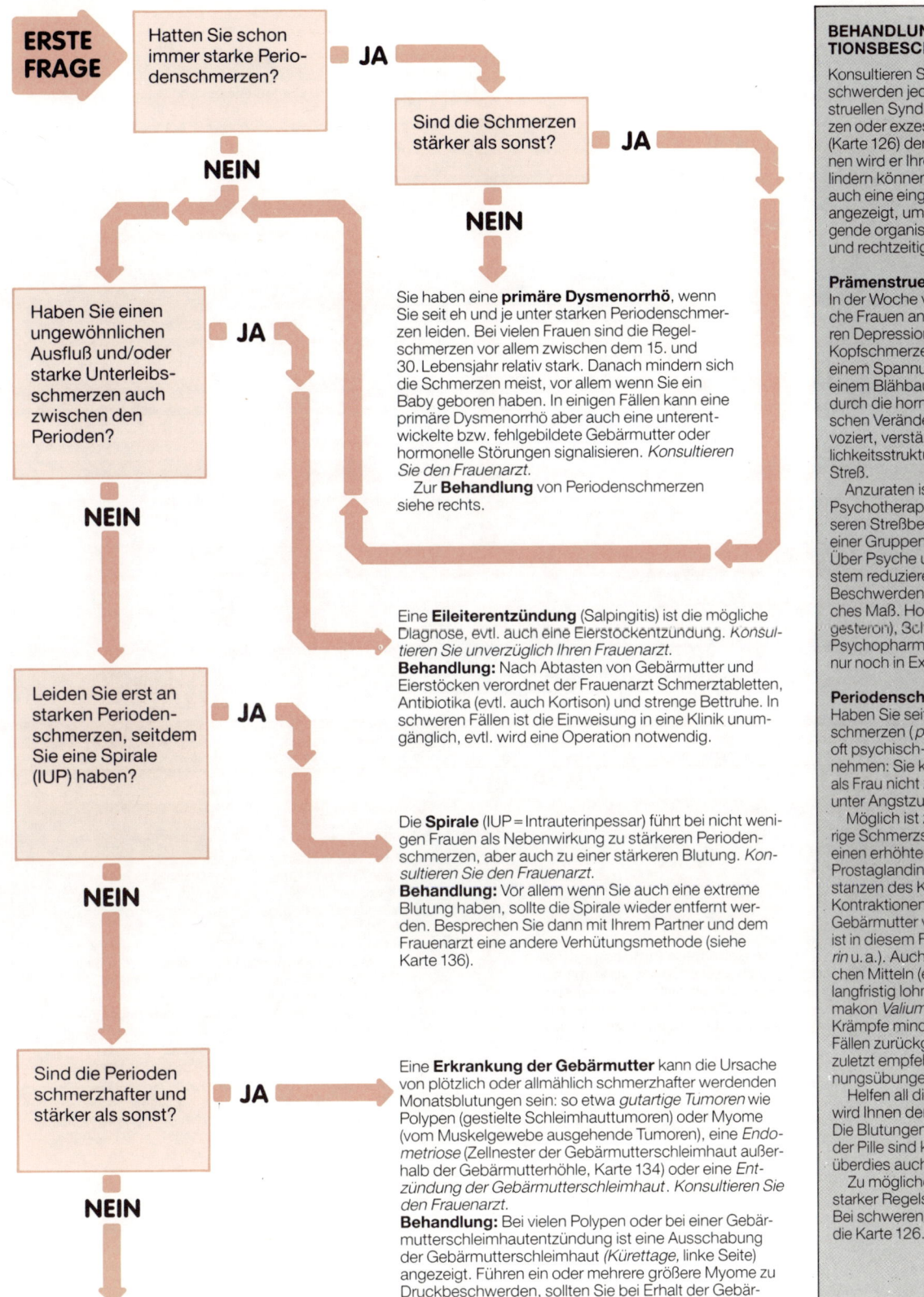

ERSTE FRAGE

Hatten Sie schon immer starke Periodenschmerzen? — **JA**

Sind die Schmerzen stärker als sonst? — **JA**

NEIN

NEIN

Sie haben eine **primäre Dysmenorrhö**, wenn Sie seit eh und je unter starken Periodenschmerzen leiden. Bei vielen Frauen sind die Regelschmerzen vor allem zwischen dem 15. und 30. Lebensjahr relativ stark. Danach mindern sich die Schmerzen meist, vor allem wenn Sie ein Baby geboren haben. In einigen Fällen kann eine primäre Dysmenorrhö aber auch eine unterentwickelte bzw. fehlgebildete Gebärmutter oder hormonelle Störungen signalisieren. *Konsultieren Sie den Frauenarzt.*
Zur **Behandlung** von Periodenschmerzen siehe rechts.

Haben Sie einen ungewöhnlichen Ausfluß und/oder starke Unterleibsschmerzen auch zwischen den Perioden? — **JA**

NEIN

Eine **Eileiterentzündung** (Salpingitis) ist die mögliche Diagnose, evtl. auch eine Eierstockentzündung. *Konsultieren Sie unverzüglich Ihren Frauenarzt.*
Behandlung: Nach Abtasten von Gebärmutter und Eierstöcken verordnet der Frauenarzt Schmerztabletten, Antibiotika (evtl. auch Kortison) und strenge Bettruhe. In schweren Fällen ist die Einweisung in eine Klinik unumgänglich, evtl. wird eine Operation notwendig.

Leiden Sie erst an starken Periodenschmerzen, seitdem Sie eine Spirale (IUP) haben? — **JA**

NEIN

Die **Spirale** (IUP = Intrauterinpessar) führt bei nicht wenigen Frauen als Nebenwirkung zu stärkeren Periodenschmerzen, aber auch zu einer stärkeren Blutung. *Konsultieren Sie den Frauenarzt.*
Behandlung: Vor allem wenn Sie auch eine extreme Blutung haben, sollte die Spirale wieder entfernt werden. Besprechen Sie dann mit Ihrem Partner und dem Frauenarzt eine andere Verhütungsmethode (siehe Karte 136).

Sind die Perioden schmerzhafter und stärker als sonst? — **JA**

NEIN

Eine **Erkrankung der Gebärmutter** kann die Ursache von plötzlich oder allmählich schmerzhafter werdenden Monatsblutungen sein: so etwa *gutartige Tumoren* wie Polypen (gestielte Schleimhauttumoren) oder Myome (vom Muskelgewebe ausgehende Tumoren), eine *Endometriose* (Zellnester der Gebärmutterschleimhaut außerhalb der Gebärmutterhöhle, Karte 134) oder eine *Entzündung der Gebärmutterschleimhaut. Konsultieren Sie den Frauenarzt.*
Behandlung: Bei vielen Polypen oder bei einer Gebärmutterschleimhautentzündung ist eine Ausschabung der Gebärmutterschleimhaut (*Kürettage*, linke Seite) angezeigt. Führen ein oder mehrere größere Myome zu Druckbeschwerden, sollten Sie den Erhalt der Gebärmutter wegoperieren lassen, (siehe dazu auf Karte 128, *Entfernung der Gebärmutter*). Siehe auch linke Seite.

Konsultieren Sie den Frauenarzt. Siehe auch die Karten 126 und 128.

BEHANDLUNG VON MENSTRUATIONSBESCHWERDEN

Konsultieren Sie bei Menstruationsbeschwerden jeder Art, so beim prämenstruellen Syndrom, bei starken Schmerzen oder exzessiven Blutungen (Karte 126) den Frauenarzt. Im allgemeinen wird er Ihre Probleme beheben bzw. lindern können. In manchen Fällen ist auch eine eingehende Untersuchung angezeigt, um eventuell zugrunde liegende organische Ursachen aufzudecken und rechtzeitig zu behandeln.

Prämenstruelles Syndrom

In der Woche vor der Periode leiden manche Frauen an mehr oder weniger leichteren Depressionen, an Verspannungen, Kopfschmerzen, Rückenschmerzen, an einem Spannungsgefühl der Brüste oder einem Blähbauch. Dieses Syndrom wird durch die hormonellen und biochemischen Veränderungen in dieser Zeit provoziert, verstärkt meist durch die Persönlichkeitsstruktur und psychosozialen Streß.

Anzuraten ist deshalb allemal eine Psychotherapie zur Ichstärkung und besseren Streßbewältigung, eventuell in Form einer Gruppen- bzw. Gesprächstherapie: Über Psyche und vegetatives Nervensystem reduzieren sich dann mit der Zeit die Beschwerden oft auf ein leicht erträgliches Maß. Hormonelle Therapie (mit Progesteron), Schmerztabletten oder Psychopharmaka (etwa *Valium*) sind so nur noch in Extremfällen notwendig.

Periodenschmerzen

Haben Sie seit eh und je Menstruationsschmerzen (*primäre Dysmenorrhö*), sind oft psychisch-vegetative Ursachen anzunehmen: Sie kommen etwa mit Ihrer Rolle als Frau nicht zurecht und/oder leiden unter Angstzuständen.

Möglich ist zudem eine individuell niedrige Schmerzschwelle, gefördert durch einen erhöhten Prostaglandinspiegel; Prostaglandine sind biochemische Substanzen des Körpers, die u. a. auch die Kontraktionen (Zusammenziehungen) der Gebärmutter verstärken. Das beste Mittel ist in diesem Fall Azetylsalizylsäure (*Aspirin* u. a.). Auch ein Versuch mit pflanzlichen Mitteln (etwa *Menodoron*) kann sich langfristig lohnen. Auf das Psychopharmakon *Valium*, das überdies auch Krämpfe mindert, sollte nur in stärksten Fällen zurückgegriffen werden. Nicht zuletzt empfehlen sich auch Entspannungsübungen.

Helfen all diese Maßnahmen wenig, wird Ihnen der Frauenarzt zur Pille raten. Die Blutungen bei langfristiger Einnahme der Pille sind kaum schmerzhaft und überdies auch leicht.

Zu möglichen organischen Ursachen starker Regelschmerzen siehe links. Bei schweren Blutungen konsultieren Sie die Karte 126.

128 Unregelmäßige Blutungen

Konsultieren Sie diese Karte, wenn die Perioden recht unregelmäßig sind, wenn sie zu häufig oder verzögert auftreten, oder wenn Sie Blutungen zwischen den Perioden haben. Unregelmäßige Perioden sind in der frühen Jugendzeit oder im Klimakterium natürlich – sonst signalisieren sie hormonelle Störungen. Blutungen zwischen den Perioden, besonders wenn sie von Schmerzen begleitet sind, deuten auf organische Erkrankungen oder funktionelle Störungen hin, die auf jeden Fall ärztlich abgeklärt werden sollten.

ERSTE FRAGE

Sind Sie schwanger?

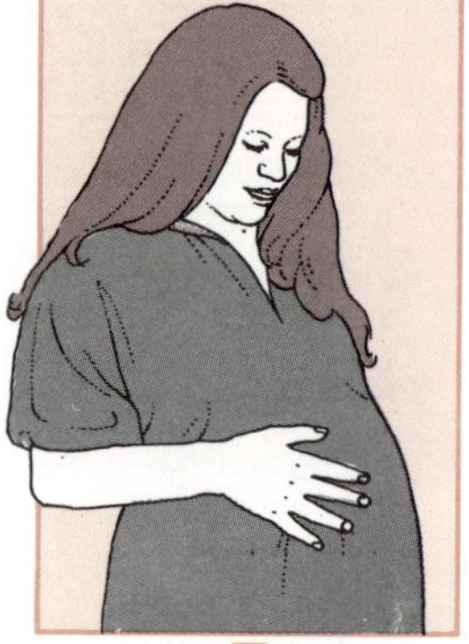

JA

Siehe auch Karte

142 Blutungen

NEIN

Schien es eine normale Monatsblutung zu sein?

JA

Liegt die erste Monatsblutung erst kurze Zeit zurück?

JA

NEIN

NEIN

Sind Sie über 40 Jahre alt?

JA

NEIN

Unregelmäßige Perioden können zwischendurch einmal vorkommen – Tage vor oder nach dem erwarteten Termin. Zugrunde liegt meist psychosozialer Streß. *Konsultieren Sie einen Frauenarzt*, wenn Ihr normaler Zyklus nach 2, 3 Monaten nicht wiederkehrt.

Im **Klimakterium** sind unregelmäßige Blutungen üblich. Der Zyklus verliert die gewohnte Regelmäßigkeit. Siehe dazu *Klimakterium und Menopause* (Karte 125).

Fortsetzung rechte Seite

Unregelmäßige Perioden nach der ersten Monatsblutung (Menarche) sind natürlich, der Zyklus (siehe Karte 125) muß sich erst einspielen. Der Menarche kann die zweite Periode bereits nach 15 Tagen, aber auch erst nach mehreren Wochen folgen. Es dauert etwa 1–2 Jahre, bis sich der Zyklus regelmäßig einspielt.

ENTFERNUNG DER GEBÄRMUTTER

Bei einem Gebärmutterkrebs oder einem Gebärmutterhalskrebs, der sich nicht mehr im Frühstadium befindet, ist die Totalentfernung der Gebärmutter (Hysterektomie) keine Diskussion. Denn nur durch diese Operation, die erfahrenen Zentren vorbehalten sein sollte, besteht die Aussicht auf Dauerheilung des Krebses – nach der Statistik in 90 % der Fälle. Selbst bei einem kleineren Gebärmutterkrebs können sich jedoch in etwa 5–10% der Fälle bereits Krebskeime in den Eileitern oder auch in den Eierstöcken angesiedelt und zu Metastasen (Tochtergeschwülsten) geführt haben. Bei Frauen nach dem Klimakterium werden deshalb vorsorglich auch oft Eileiter und Eierstöcke mit entfernt. Bei jüngeren Frauen versucht der Arzt, zumindest einen Eierstock zu erhalten, um die Frau vor hormonellen Störungen zu bewahren. Besprechen Sie die jeweilige Situation ausführlich mit Ihrem Frauenarzt

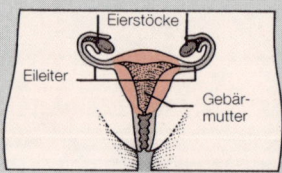

Eierstöcke

Eileiter

Gebärmutter

und ziehen Sie vor einer Operation gegebenenfalls einen weiteren Spezialisten zu Rate.

Bei gutartigen Tumoren der Gebärmutter, also bei Polypen oder Myomen (siehe Karte 126, unten), kann die Gebärmutter in den meisten Fällen erhalten werden. Nur bei Frauen jenseits des Klimakteriums ist im Falle großer Myome eine Entfernung der Gebärmutter auch im Sinne einer Krebsvorbeugung angezeigt.

Psychische Probleme

Sollte bei Ihnen vor Erreichen des Klimakteriums eine Entfernung beider Eierstöcke notwendig gewesen sein, verhindert die Zufuhr weiblicher Sexualhormone die Symptome einer verfrühten Menopause (Karte 125). Das sexuelle Verlangen wird körperlich auch bei der Entfernung beider Eierstöcke kaum gemindert, da es von männlichen Sexualhormonen abhängig ist, die bei der Frau auch in der Nebennierenrinde gebildet werden.

Die alleinige Entfernung der Gebärmutter (eventuell zusammen mit beiden Eileitern) bei Belassen beider oder eines Eierstocks stoppt zwar bei Frauen, die vor dem Klimakterium stehen, allein die Menstruation und die Geburtsfähigkeit, doch bringt sie auch psychische Probleme mit sich, die teils auch vom Partner initiiert werden.

Konsultieren Sie bei allen psychischen Problemen nach einer Entfernung der Gebärmutter bzw. der Gebärmutter und beider Eierstöcke Ihren Frauenarzt und einen Psychotherapeuten.

Fortsetzung der linken Seite

Trat eine erwartete Periode nicht ein, und haben Sie Unterleibsschmerzen?

JA →

NEIN ↓

Bluten Sie nach einem Koitus?

JA →

NEIN ↓

Sind Sie über 45 und haben Sie seit über einem halben Jahr keine Periode mehr?

JA →

NEIN ↓

Nehmen Sie die Pille oder haben Sie eine Spirale (IUP)?

JA →

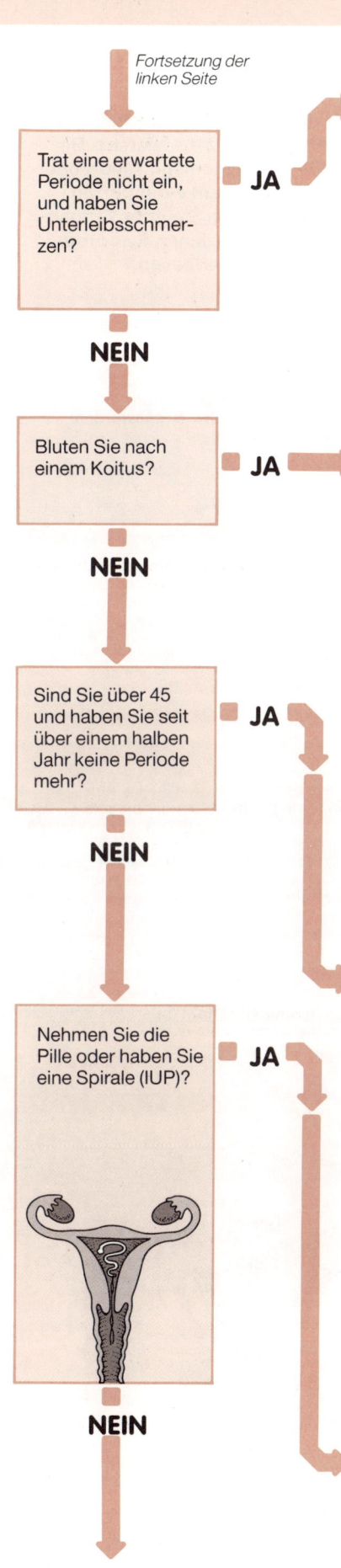

NEIN ↓

Konsultieren Sie unverzüglich den Frauenarzt zur Abklärung der Ursache.

SUCHEN SIE SOFORT EINE KLINIK AUF

Eine **Fehlgeburt** bzw. eine *drohende Fehlgeburt* oder eine *Eileiterschwangerschaft* sind möglich. Zur Fehlgeburt siehe Karte 142. Bei einer Eileiterschwangerschaft ist die Blutung meist leicht, doch droht hier ein *Eileiterriß*, der zu schweren Blutungen in die Bauchhöhle und zu schwersten Bauchschmerzen führt. Ein Eileiterriß ist lebensbedrohend, wenn nicht sofort operiert wird. Siehe auch Karte 142.

KONSULTIEREN SIE UNVERZÜGLICH DEN FRAUENARZT

Blutungen nach dem Koitus deuten oft auf *Polypen* (gutartige Schleimhauttumoren) am Gebärmutterhals hin, vor allem wenn Sie auch leichte Schmerzen nach dem Sex verspüren. Möglich sind aber auch leichte Zellveränderungen am Gebärmutterhals oder ein *Gebärmutterhalskrebs* (Zervixkarzinom). Sowohl bei Polypen als auch bei einem Gebärmutterhalskrebs kann es zu leichten Blutungen zwischen den Perioden kommen.
Diagnose und Behandlung: Nach einer Kolposkopie (rechts) und einem Pap-Test (rechts) richtet sich die Behandlung nach der Diagnose. Zellveränderungen können u. a. mit dem Laserstrahl-Messer entfernt werden, Polypen ebenso. Ergibt die Untersuchung einer Gewebeprobe (Biopsie) einen Gebärmutterhalskrebs, richtet sich die Behandlung nach dem Stadium des Karzinoms. Ein Mikrokarzinom wird lediglich mit einem Teil des umgebenden Gewebes ausgeschnitten, bei einem größeren Karzinom ist die Entfernung der Gebärmutter (siehe dazu linke Seite) angezeigt.

KONSULTIEREN SIE UNVERZÜGLICH DEN FRAUENARZT

Blutungen nach der Menopause (siehe Karte 125) können durch eine Östrogenbehandlung bedingt sein oder auf *gutartige Tumoren* (Polypen oder Myome, siehe Karte 126) der Gebärmutter hindeuten, aber auch einen *Gebärmutterhalskrebs* oder einen *Gebärmutterkrebs* signalisieren.
Diagnose und Behandlung: Nach einer Kolposkopie (rechts), einem Pap-Test (rechts) und anderen Untersuchungen richtet sich die Behandlung nach der Diagnose. Gutartige Tumoren der Gebärmutter oder des Gebärmutterhalses wird der Frauenarzt meist bei Erhalt der Gebärmutter entfernen (siehe Karte 126, unten), bei Gebärmutterhals- oder Gebärmutterkrebs bringt die Entfernung der Gebärmutter in vielen Fällen eine Dauerheilung. Siehe dazu linke Seite. Siehe auch *Vorsorgeuntersuchung*, rechts.

Die **Pille** oder auch die *Spirale* können zu leichten Blutungen zwischen den Monatsblutungen führen. Das ist kein Anlaß zur Sorge, doch *konsultieren Sie den Frauenarzt*, wenn solche Zwischenblutungen wiederholt auftreten. *Wichtig:* Zwischenblutungen können auch gutartige Tumoren oder Krebs des Gebärmutterhalses oder der Gebärmutter signalisieren.

VORSORGEUNTERSUCHUNG

Im Mittelpunkt der jährlichen Vorsorgeuntersuchung zur Krebsfrüherkennung steht die Früherkennung eines *Gebärmutterhalskrebses* (Zervixkarzinom). Das hat seinen Grund: Das Zervixkarzinom gehört zu den häufigsten Krebslokalisationen bei der Frau – das Risiko einer 30jährigen Frau, im Laufe ihres Lebens an diesem Krebs zu erkranken, liegt bei etwa 3%. Und zudem ist das Zervixkarzinom bei Früherkennung fast hundertprozentig auf Dauer heilbar. Bei einem Mikrokarzinom (Durchmesser weniger als 1 cm) wird der Krebs lediglich mit einem Teil des umgebenden Gewebes entfernt. Bei einem größeren Karzinom muß die Gebärmutter mit entfernt werden, eventuell auch einer oder beide Eierstöcke (siehe dazu linke Seite) – die Dauerheilung liegt dann bei etwa 70–90%. Ein weit fortgeschrittenes Zervixkarzinom dagegen überleben nur noch die Hälfte der Frauen 5 Jahre und länger.

Pap-Test
Zum Untersuchungsprogramm gehören: Inspektion der Vagina, Abtasten der Gebärmutter und der Eierstöcke (siehe Karte 129) und ein Zellabstrich vom äußeren Muttermund (Öffnung des Gebärmutterhalskanals). Die Zellbefunde werden in 5 Gruppen eingeteilt (Pap-Test) – von »ohne Befund« bis »massenhaft krankhafte Zellen«. So kann selbst ein winziges, oberflächliches Karzinom (Carzinoma in situ) erkannt werden. Bis aus einer solchen Vorstufe ein Mikrokarzinom (siehe oben) entsteht, vergehen mindestens 2 Jahre.

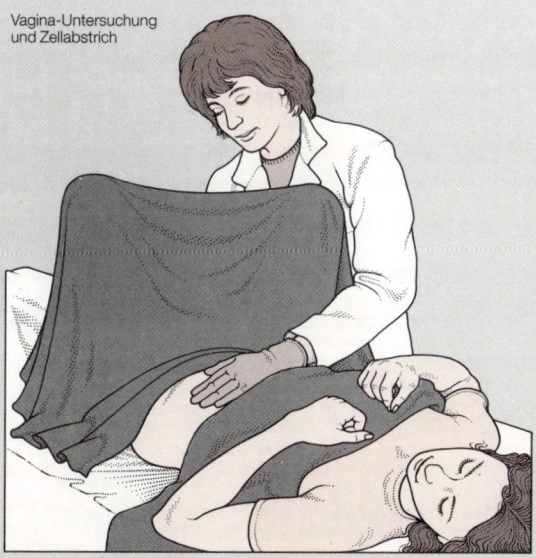

Vagina-Untersuchung und Zellabstrich

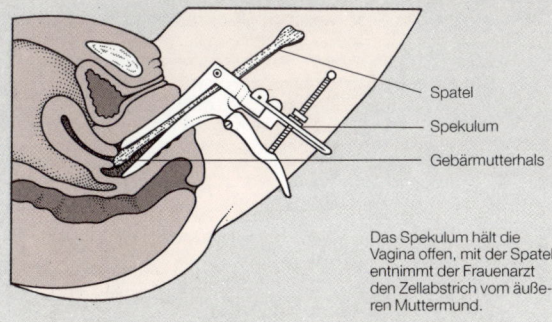

Spatel
Spekulum
Gebärmutterhals

Das Spekulum hält die Vagina offen, mit der Spatel entnimmt der Frauenarzt den Zellabstrich vom äußeren Muttermund.

Kolposkopie
Kolposkopie bedeutet die Inspektion des hinteren Scheidengewölbes, der Portio (in die Vagina ragender Teil des Gebärmutterhalses) und des äußeren Muttermundes (Öffnung des Gebärmutterhalses) mit einem speziellen Endoskop (Karte 92). Das Kolposkop enthält eine ultrahelle Lichtquelle und eine spezielle Optik zur Vergrößerung. Bei Verdachtsmomenten wird der Frauenarzt eine Gewebeprobe zur speziellen Untersuchung (Biopsie) entnehmen.

129 Ungewöhnlicher Ausfluß

Die Schleimhaut der Vagina reinigt sich durch die Milchsäureproduktion der Döderlein-Bakterien (den natürlichen Vaginabakterien) selbst – auch verhindert dieses saure Vaginamilieu das Angehen von Erregern. Das dünne weißliche Vaginalsekret, das kontinuierlich ausfließt, duftet angenehm frischsäuerlich. Je nach dem Zeitpunkt des Zyklus, bei sexueller Erregung, während der Schwangerschaft oder beim Benutzen der Pille oder der Spirale verändert sich dieses Sekret in Menge und Konsistenz. Bei ungewöhnlich gelblichem, weißrahmigem, glasigem oder reichlichem Ausfluß, evtl. auch mit einem veränderten Geruch (etwa nach altem Fisch), sollten Sie Ihren Frauenarzt konsultieren – vor allem bei zusätzlichen Symptomen wie Juckreiz oder Brennen beim Wasserlassen.

Enthält der Ausfluß Blut, siehe Karte 128, »Unregelmäßige Blutungen«.

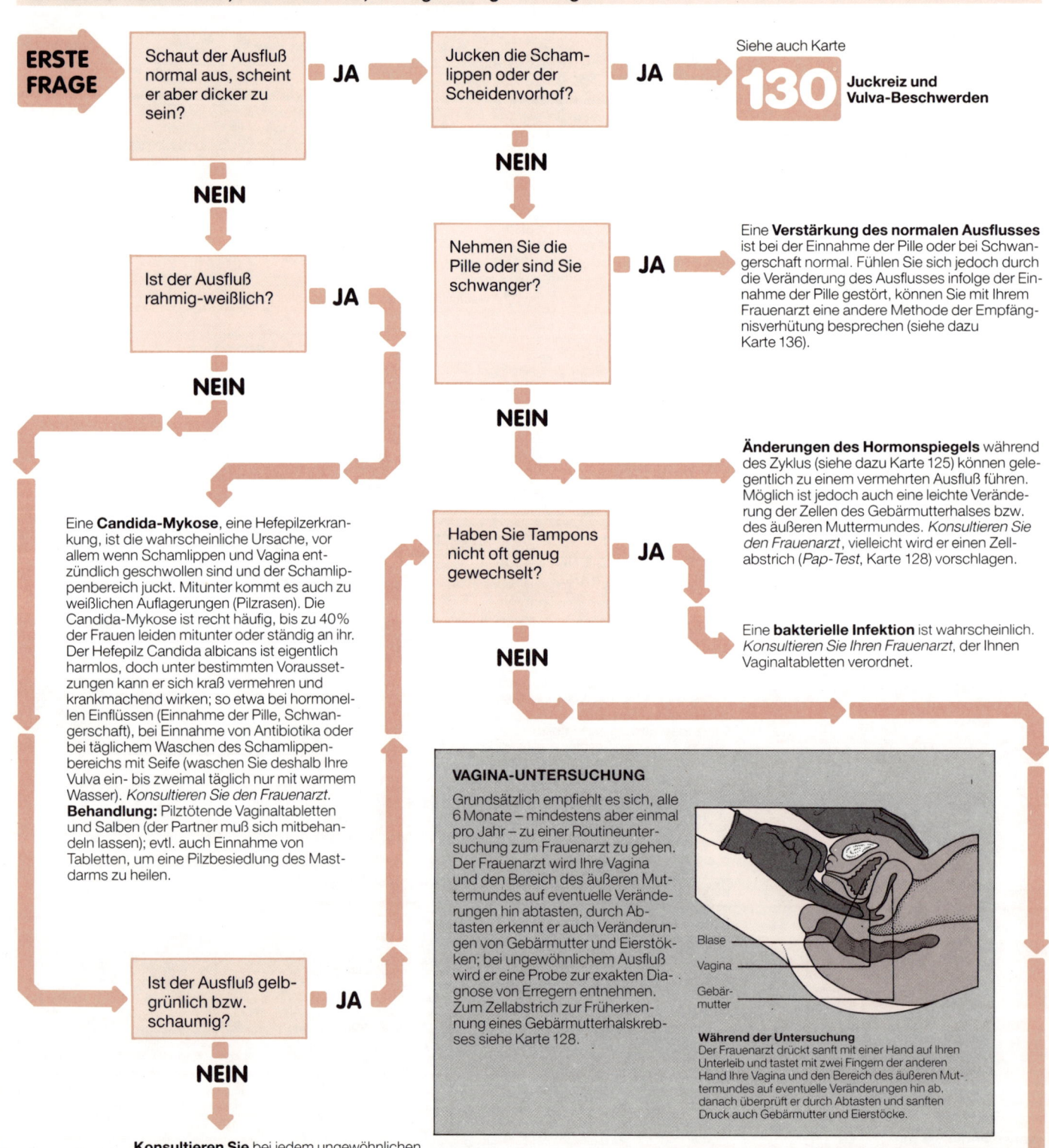

ERSTE FRAGE

Schaut der Ausfluß normal aus, scheint er aber dicker zu sein? — **JA** → Jucken die Schamlippen oder der Scheidenvorhof? — **JA** → Siehe auch Karte **130** Juckreiz und Vulva-Beschwerden

NEIN (von erster Frage)

Ist der Ausfluß rahmig-weißlich? — **JA**

NEIN

NEIN (von Jucken)

Nehmen Sie die Pille oder sind Sie schwanger? — **JA** → Eine **Verstärkung des normalen Ausflusses** ist bei der Einnahme der Pille oder bei Schwangerschaft normal. Fühlen Sie sich jedoch durch die Veränderung des Ausflusses infolge der Einnahme der Pille gestört, können Sie mit Ihrem Frauenarzt eine andere Methode der Empfängnisverhütung besprechen (siehe dazu Karte 136).

NEIN

Änderungen des Hormonspiegels während des Zyklus (siehe dazu Karte 125) können gelegentlich zu einem vermehrten Ausfluß führen. Möglich ist jedoch auch eine leichte Veränderung der Zellen des Gebärmutterhalses bzw. des äußeren Muttermundes. *Konsultieren Sie den Frauenarzt*, vielleicht wird er einen Zellabstrich (*Pap-Test*, Karte 128) vorschlagen.

Eine **Candida-Mykose**, eine Hefepilzerkrankung, ist die wahrscheinliche Ursache, vor allem wenn Schamlippen und Vagina entzündlich geschwollen sind und der Schamlippenbereich juckt. Mitunter kommt es auch zu weißlichen Auflagerungen (Pilzrasen). Die Candida-Mykose ist recht häufig, bis zu 40% der Frauen leiden mitunter oder ständig an ihr. Der Hefepilz Candida albicans ist eigentlich harmlos, doch unter bestimmten Voraussetzungen kann er sich kraß vermehren und krankmachend wirken; so etwa bei hormonellen Einflüssen (Einnahme der Pille, Schwangerschaft), bei Einnahme von Antibiotika oder bei täglichem Waschen des Schamlippenbereichs mit Seife (waschen Sie deshalb Ihre Vulva ein- bis zweimal täglich nur mit warmem Wasser). *Konsultieren Sie den Frauenarzt.*
Behandlung: Pilztötende Vaginaltabletten und Salben (der Partner muß sich mitbehandeln lassen); evtl. auch Einnahme von Tabletten, um eine Pilzbesiedlung des Mastdarms zu heilen.

Haben Sie Tampons nicht oft genug gewechselt? — **JA**

NEIN

Eine **bakterielle Infektion** ist wahrscheinlich. *Konsultieren Sie Ihren Frauenarzt*, der Ihnen Vaginaltabletten verordnet.

Ist der Ausfluß gelb-grünlich bzw. schaumig? — **JA**

NEIN

Konsultieren Sie bei jedem ungewöhnlichen Ausfluß den Frauenarzt.

VAGINA-UNTERSUCHUNG

Grundsätzlich empfiehlt es sich, alle 6 Monate – mindestens aber einmal pro Jahr – zu einer Routineuntersuchung zum Frauenarzt zu gehen. Der Frauenarzt wird Ihre Vagina und den Bereich des äußeren Muttermundes auf eventuelle Veränderungen hin abtasten, durch Abtasten erkennt er auch Veränderungen von Gebärmutter und Eierstöcken; bei ungewöhnlichem Ausfluß wird er eine Probe zur exakten Diagnose von Erregern entnehmen. Zum Zellabstrich zur Früherkennung eines Gebärmutterhalskrebses siehe Karte 128.

Blase
Vagina
Gebärmutter

Während der Untersuchung
Der Frauenarzt drückt sanft mit einer Hand auf Ihren Unterleib und tastet mit zwei Fingern der anderen Hand Ihre Vagina und den Bereich des äußeren Muttermundes auf eventuelle Veränderungen hin ab. danach überprüft er durch Abtasten und sanften Druck auch Gebärmutter und Eierstöcke.

Fortsetzung rechte Seite

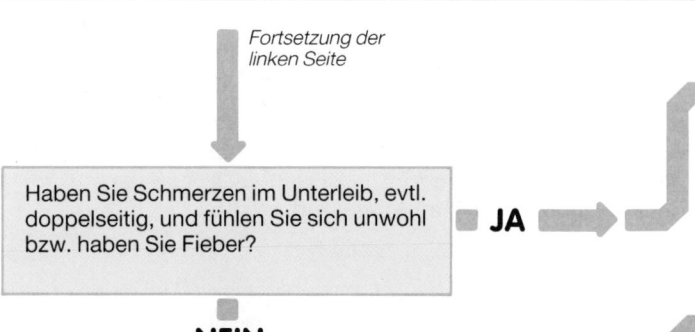

Fortsetzung der linken Seite

Haben Sie Schmerzen im Unterleib, evtl. doppelseitig, und fühlen Sie sich unwohl bzw. haben Sie Fieber?

JA →

Eine **Eileiterentzündung** (Salpingitis) ist die mögliche Diagnose, evtl. auch eine *Eierstockentzündung. Konsultieren Sie unverzüglich Ihren Frauenarzt.*
Behandlung: Nach Abtasten von Gebärmutter und Eierstöcken (siehe linke Seite) verordnet der Frauenarzt Schmerztabletten, Antibiotika (evtl. auch Kortison) und strenge Bettruhe. In schweren Fällen ist die Einweisung in eine Klinik unumgänglich, evtl. wird eine Operation notwendig.

NEIN

Eine **Trichomoniasis** (Infektion mit Trichomonaden, das sind Urtierchen) ist wahrscheinlich, vor allem wenn Sie brennende Schmerzen in der entzündeten Vagina verspüren und einen schaumig-gelblichen Ausfluß haben. *Konsultieren Sie den Frauenarzt.*
Behandlung: Einmalige Einnahme von *Simplotan 500* oder einem anderen Mittel gegen Trichomonaden; der Partner muß mitbehandelt werden. Siehe auch unten, *Sexuell übertragbare Erkrankungen.*

SEXUELL ÜBERTRAGBARE ERKRANKUNGEN

Infektionskrankheiten, die in erster Linie durch sexuelle Kontakte erworben werden, bezeichnet man heute als »sexuell übertragbare Erkrankungen« (international: STD = englisch *sexually transmitted diseases*). Je nach Art des sexuellen Kontaktes (ob vaginaler, analer oder oraler Sex, ob heterosexuell oder homosexuell) variieren Eintrittspforte für Erreger sowie Manifestationsorte der Erkrankungen – wobei die klassische STD Syphilis schließlich den gesamten Organismus befallen kann. Auch AIDS gehört zu den STDs, allerdings sucht sie das Abwehrsystem heim. Lassen Sie sich bei jedem Verdacht auf eine STD unverzüglich behandeln, informieren Sie Sexualpartner und meiden Sie bis zur Heilung jeden sexuellen Kontakt. Zu AIDS (Acquired Immune Deficiency Syndrom) siehe Karte 117 unter *Sexuell übertragbare Erkrankungen* sowie das Kapitel *AIDS* im Informationsteil.

Krankheit	Inkubations-zeit*	Symptome	Behandlung
Scheidenent-zündung mit Chlamydien oder Bakte-rien	14–21 Tage	Eine Scheidenentzündung mit Chlamydien (Große Viren) oder bestimmten Bakterien gehört ebenfalls zu den STDs. Meist ist die Scheidenentzündung nur leicht und es kommt nur zu einem stärkeren, meist gelblichen Ausfluß. Bei einer Infektion mit bestimmten Bakterien fällt der Geruch nach altem Fisch auf.	Antibiotika oder andere Mittel. *Wichtig:* Eine solche Infektion ist bei Ihnen zu vermuten, wenn Ihr Partner eine unspezifische Harnröhrenentzündung (Brennen beim Wasserlassen) hat. Unbehandelt kann es zur Eileiterentzündung (oben) kommen. Der Partner muß immer mitbehandelt werden.
Tricho-moniasis	variabel (meist ca. 3 Tage)	Brennen in der Vagina, gelblich-schaumiger Ausfluß, Schmerzen beim Koitus.	Einmalige Einnahme von *Simplotan 500* oder eines anderen Mittels gegen Trichomonaden (Urtierchen). Der Partner muß mitbehandelt werden.
Gonorrhö (Tripper)	2–10 Tage	Gelbrahmiger oder gelbgrünlicher Ausfluß aus Vagina und/oder Harnröhre, bisweilen Brennen beim Wasserlassen. *Erreger:* Gonokokken (Bakterien). *Wichtig:* In vielen Fällen bleibt die Infektion ohne Symptome.	Antibiotika. Suchen Sie einen Frauenarzt auf, wenn Ihr Partner einen Tripper hat. Unbehandelt kann Tripper zu einer Eileiterentzündung (siehe oben) führen, in sehr seltenen Fällen zur Unfruchtbarkeit.
Herpes genitalis Typ II	4–7 Tage	*Erreger* ist der Herpes-Virus-II (HSV II). Etwa 20 % der Bevölkerung wurden bereits in ihrer Jugend mit diesem Virus infiziert (nicht unbedingt durch sexuelle Kontakte), ohne daß sich die Infektion bemerkbar gemacht hätte. Nur in Einzelfällen ruft die Infektion schmerzhaft-juckende Bläschen im Genitalbereich oder am After hervor – Haut oder Schleimhaut sind entzündet. Der Bläschenbereich heilt über die Bildung von kleinen Geschwüren durch Krusten ab.	Virushemmende Medikamente (z. B. *Zovirax*). *Wichtig:* Nur bei einem kleinen Prozentsatz der Infizierten kann es zur wiederholten schmerzhaften Reaktivierung der Viren, die in diesem Fall hüllenlos im Gewebe schlummern, kommen – ähnlich wie beim HSV I (»Fieberbläschen«, Herpes genitalis Typ I u. a.). Bei den allermeisten Menschen jedoch werden die Viren bereits bei einer Erstinfektion endgültig ausgeschaltet – ohne daß es zu Symptomen kommt.
Syphilis	9–90 Tage	Syphilis-*Erreger* ist das Bakterium Treponema pallidum – es ist selten geworden. Im ersten Stadium zeigt sich ein schmerzloses, bis pfenniggroßes Geschwür an der Eintrittspforte (Vulva, Vagina, Lippen, After), der Primäraffekt, der nach ein paar Wochen wieder abheilt. Im zweiten Stadium, nach etwa 10 Wochen, bildet sich neben Lymphknotenschwellungen über den ganzen Körper ein rotfleckiger Hautausschlag aus, der verschwindet und wiederkehrt. Zu weiteren Stadien (Befall innerer Organe) kommt es heute kaum mehr.	Antibiotika. Die Syphilis hat ihren Schrecken verloren; freilich werden sowohl der kleine Primäraffekt an der Eintrittspforte als auch der syphilitische Hautausschlag oft verkannt. Ähnlich der Syphilis ist die *Frambösie* (Erreger Treponema pertenue), die Sie sich in tropischen Ländern holen können. Sie zeigt sich durch einen Hautauschlag mit himbeerroten Knötchen, die geschwürig zerfallen. Behandlung: Antibiotika.
Filzläuse		Diese etwa 1,5–2 mm kleinen Läuse schmarotzen auf der behaarten Haut des Genital- und Afterbereichs, evtl. auch in den Achselhöhlen und an den Augenbrauen. Symptom ist ein unangenehmer Juckreiz.	Spezielle insektizide Lotion. *Wichtig:* Mehrmalige Behandlung ist angezeigt, Unterwäsche und Bettwäsche täglich wechseln.

* Einnistungszeit der Erreger (Zeit zwischen Infektion und Symptomen).

130 Juckreiz und Vulva-Beschwerden

Konsultieren Sie diese Karte, wenn Sie an Juckreiz oder Entzündungen der Vulva (äußeres Genitale: Schamlippen, Scheidenvorhof, Klitoris) leiden. Solche Beschwerden können auch zu Brennen beim Wasserlassen (Karte 132) und zu Schmerzen beim Koitus (Karte 134) führen. Ursachen können Infektionen (durch Pilze, Bakterien oder Viren), Irritationen durch Seife oder Deodorantien, aber auch hormonelle Veränderungen im Klimakterium sein.

Siehe auch Karte 61, »Juckreiz«.

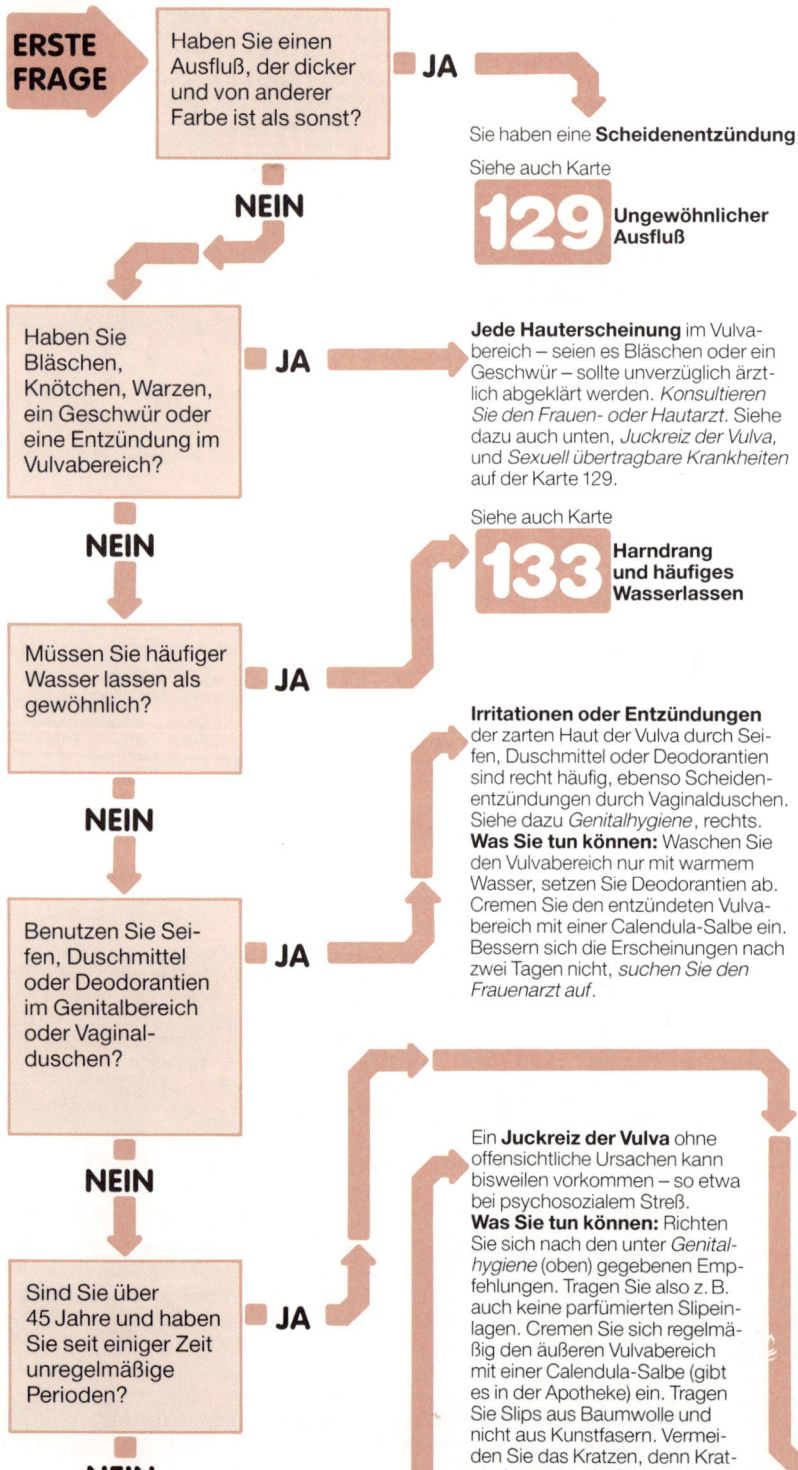

ERSTE FRAGE

Haben Sie einen Ausfluß, der dicker und von anderer Farbe ist als sonst? — **JA**

Sie haben eine **Scheidenentzündung**.

Siehe auch Karte **129** Ungewöhnlicher Ausfluß

NEIN

Haben Sie Bläschen, Knötchen, Warzen, ein Geschwür oder eine Entzündung im Vulvabereich? — **JA**

Jede Hauterscheinung im Vulvabereich – seien es Bläschen oder ein Geschwür – sollte unverzüglich ärztlich abgeklärt werden. *Konsultieren Sie den Frauen- oder Hautarzt.* Siehe dazu auch unten, *Juckreiz der Vulva,* und *Sexuell übertragbare Krankheiten* auf der Karte 129.

NEIN

Siehe auch Karte **133** Harndrang und häufiges Wasserlassen

Müssen Sie häufiger Wasser lassen als gewöhnlich? — **JA**

NEIN

Benutzen Sie Seifen, Duschmittel oder Deodorantien im Genitalbereich oder Vaginalduschen? — **JA**

Irritationen oder Entzündungen der zarten Haut der Vulva durch Seifen, Duschmittel oder Deodorantien sind recht häufig, ebenso Scheidenentzündungen durch Vaginalduschen. Siehe dazu *Genitalhygiene,* rechts.
Was Sie tun können: Waschen Sie den Vulvabereich nur mit warmem Wasser, setzen Sie Deodorantien ab. Cremen Sie den entzündeten Vulvabereich mit einer Calendula-Salbe ein. Bessern sich die Erscheinungen nach zwei Tagen nicht, *suchen Sie den Frauenarzt auf.*

NEIN

Sind Sie über 45 Jahre und haben Sie seit einiger Zeit unregelmäßige Perioden? — **JA**

Ein **Juckreiz der Vulva** ohne offensichtliche Ursachen kann bisweilen vorkommen – so etwa bei psychosozialem Streß.
Was Sie tun können: Richten Sie sich nach den unter *Genitalhygiene* (oben) gegebenen Empfehlungen. Tragen Sie also z. B. auch keine parfümierten Slipeinlagen. Cremen Sie sich regelmäßig den äußeren Vulvabereich mit einer Calendula-Salbe (gibt es in der Apotheke) ein. Tragen Sie Slips aus Baumwolle und nicht aus Kunstfasern. Vermeiden Sie das Kratzen, denn Kratzen kann den Juckreiz verstärken. Bessert sich der Juckreiz trotz dieser Maßnahmen nach einer Woche nicht, *konsultieren Sie Ihren Frauenarzt.*

NEIN

GENITALHYGIENE

Tägliche Pflege

Waschen Sie den äußeren Vulvabereich ein- bis zweimal täglich nur mit warmem Wasser. Vermeiden Sie den Gebrauch von Seife oder Duschmitteln, denn beide können das delikate Gleichgewicht von Bakterien und Hefepilzen in diesem Bereich stören und zu einer Candida-Mykose (Hefepilzerkrankung, Karte 129) führen. Seife fördert überdies durch ihren Alkaligehalt ein Aufquellen der zarten Haut der Vulva und so eine Vermehrung der Hefepilze. Den Scheidenvorhof waschen Sie sich natürlich nicht mit, denn er reinigt sich wie die Vagina auch durch das Vaginalsekret ständig von selbst und wird im Normalfall dank dieses Sekrets auch vor Infektionen bewahrt. Verwenden Sie deshalb auch keine Vaginalduschen, Sie stören sonst das empfindliche Schleimhautmilieu. Gewarnt sei auch vor Intimsprays und vor parfümierten Slipeinlagen – sie können die Vulva irritieren und eventuell zu unangenehmen Allergien führen (überdies berauben Sie sich mit diesen Mitteln Ihres individuellen und anregenden Genitalduftes).

Menstruationshygiene

Ob Sie zum Aufsaugen der Regelblutung im Slip haftende Binden oder Tampons verwenden, bleibt Ihrer persönlichen Vorliebe oder den jeweiligen Bedürfnissen überlassen. Tampons z. B. tragen in engen Hosen nicht auf, sie stören nicht bei bestimmten Sportarten, auch ermöglichen sie während der Regel Schwimmen oder andere Wassersportarten. Wichtig ist freilich: Wechseln Sie am ersten und zweiten Tag der Regel je nach Stärke der Blutung die Binde oder den Tampon alle 3–5 Stunden, in den folgenden Tagen alle 6–10 Stunden. Zu lange verbleibende Bin-

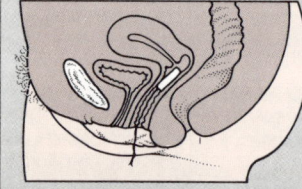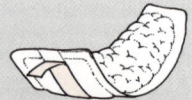

Ob Sie Tampons oder im Slip haftende Binden verwenden – wechseln Sie sie regelmäßig.

den oder Tampons fördern das Bakterienwachstum und die Ansammlung von Bakteriengiften. Eine Scheidenentzündung kann so provoziert werden. Bei Tampons droht dann im Extremfall durch die Bakterien-Toxine (Gifte) auch eine ernste Allgemeinerkrankung mit hohem Fieber. Dieses »*Toxic Shock Syndrom*« machte vor Jahren in den USA bei Tampons aus einem ultrasaugfähigen Material negative Schlagzeilen. Doch keine Sorge: Dieses Material ist nicht mehr auf dem Markt – und wenn Sie Tampons rechtzeitig wechseln, vermeiden Sie auch eine Scheidenentzündung.

Ein **Östrogenmangel** im Klimakterium, in der Menopause und danach kann zu einem quälenden Juckreiz der Vulva führen. Siehe dazu *Klimakterium und Menopause* (Karte 125). *Konsultieren Sie Ihren Frauenarzt.*
Behandlung: Gegebenenfalls wird Ihnen Ihr Frauenarzt kurzfristig Östrogene verschreiben, bis sich die Situation normalisiert hat. Überdies gelten die links unter *Juckreiz der Vulva* und oben unter *Genitalhygiene* gegebenen Ratschläge.

131 Reizblase

Wenn Sie oft Harndrang verspüren und dann nur wenig Wasser lassen müssen oder wenn Ihnen bisweilen unwillkürlich Urin abgeht, können Infektionen oder psychisch/organisch bedingte Funktionsschwächen vorliegen.

ERSTE FRAGE

Haben Sie Schmerzen beim Wasserlassen?

JA →

Siehe auch Karte

132 Schmerzen beim Wasserlassen

NEIN

Haben Sie oft einen unwillkürlichen Urinabgang beim Schneuzen, Lachen, Husten oder Laufen?

JA → Haben Sie oft Rückenschmerzen oder ein Schweregefühl im Unterleib?

JA →

NEIN   **NEIN**

Haben Sie kürzlich entbunden?

JA →

NEIN

Haben Sie oft einen Harndrang bei dann kleiner Urinmenge?

JA →

NEIN

Scheint der Harnstrom anfangs blockiert zu sein, ist er danach dünn und langsam?

JA →

NEIN

Konsultieren Sie einen Urologen. Siehe auch Karten 132 und 133.

Eine **Gebärmuttersenkung** kann die mögliche Ursache Ihrer Beschwerden sein. Zugrunde liegt eine anlagebedingte Bindegewebsschwäche, die zu einer Schwächung des Halteapparats (Bänder und Beckenbodenmuskeln) der Gebärmutter führt. Durch schwere Geburten wird dann der Halteapparat oft entscheidend geschwächt. So senkt sich die Gebärmutter nach unten, der Gebärmutterhals fällt in das Scheidenrohr vor – in schweren Fällen mit ihm auch ein Teil der Gebärmutter. *Konsultieren Sie Ihren Frauenarzt.*
Behandlung: In leichteren Fällen verordnet der Arzt Ihnen Übungen zur Stärkung des Beckenbodens (siehe dazu die Empfehlungen unten); bei Übergewicht ist eine Gewichtsreduzierung angezeigt. In schweren Fällen ist eine Operation zur Straffung der Bänder und Muskeln angezeigt.

Eine **Entbindung**, vor allem eine langwierige, kann vorübergehend zu einer Schwächung der Bänder und Muskeln des Beckenbodens führen. Meist normalisiert sich die Situation nach ein paar Monaten wieder. *Konsultieren Sie Ihren Frauenarzt.*
Behandlung: Grundsätzlich wird Ihnen Ihr Frauenarzt Übungen zur Stärkung der Beckenbodenmuskeln empfehlen (siehe unten), bei Übergewicht eine Gewichtsreduzierung (siehe Karte 57).

Ein **unfreiwilliger Urinabgang** (Inkontinenz der Blase) signalisiert meist eine Schwäche der Blasenschließmuskeln und der Beckenbodenmuskulatur. Jeglicher Druck auf die Blase provoziert dann einen Urinabgang. *Konsultieren Sie einen Frauenarzt*, der Sie gegebenenfalls an einen Urologen überweisen wird.
Behandlung: Nach Ausschluß einer Infektion (Urinuntersuchung) wird der Urologe einen Blasen-Funktions-Test (Karte 133) machen. Bessern Übungen zur Stärkung der Blasenschließmuskeln und der Muskeln des Beckenbodens die Inkontinenz nicht, kann eine Operation zur Straffung der Muskeln angezeigt sein.

Eine **Reizblase** ist wahrscheinlich, besonders wenn oft etwas Urin in den Slip geht, bevor Sie das WC erreichen. Ihre Blasenwandmuskulatur reagiert empfindlich auf Dehnungsreize, selbst bei geringer Blasenfüllung. Oft liegt der Reizblase psychosozialer Streß zugrunde: Er beeinträchtigt das vegetative Nervensystem, das die Blasenfunktion steuert. *Konsultieren Sie einen Urologen.*
Behandlung: Der Urologe klärt die Ursache der Reizblase ab, u. a. durch einen Blasen-Funktions-Test (Karte 133). Er verordnet Ihnen Übungen zur Stärkung der Blasenschließmuskeln (rechts), evtl. auch kurzfristig Psychopharmaka zur Entspannung des vegetativen Nervensystems und der Blasenmuskulatur; langfristig kann eine Psychotherapie hilfreich sein. Nur in seltenen Fällen ist eine Operation angezeigt.

Eine **Harnröhrenverengung** ist wahrscheinlich: Die Lichtung der Harnröhre ist durch Narbenbildung (bei häufigen Entzündungen oder Verletzungen infolge sexueller Manipulationen) verengt, seltener auch durch einen Abszeß oder Harnsteine. *Konsultieren Sie einen Urologen.*
Behandlung: Dehnung der Harnröhre, eventuell Operation.

WARNUNG

BLOCKIERTE HARNENTLEERUNG, HARNVERHALTEN

Wenn Sie trotz starken Harndrangs nicht urinieren können und evtl. auch Schmerzen haben, liegt eine lebensgefährliche Blockade der Harnwege (etwa durch Tumoren oder Nieren- bzw. Harnsteine) vor. **Notarztwagen rufen.** Nehmen Sie wenn möglich, zur Linderung ein warmes Bad.

VERLUST DER BLASENKONTROLLE

Können Sie Ihre Blase plötzlich nicht mehr kontrollieren, ist eine Schädigung der versorgenden Nerven die Ursache (etwa nach Verletzungen der Wirbelsäule oder bei Tumoren).
Notarztwagen rufen.

STÄRKUNG DER BECKENBODENMUSKELN UND DER BLASENSCHLIESSMUSKELN

Der innere Blasenschließmuskel wird vom vegetativen Nervensystem gesteuert; der äußere zwar ebenso, doch kann er bis zu einem gewissen Grad vom Willen gesteuert werden. Der äußere Muskel ist praktisch Teil der quergestreiften Beckenbodenmuskeln, die der Blase und auch der Gebärmutter Halt geben. Bei der empfohlenen Übung werden sowohl der äußere Schließmuskel als auch die Beckenbodenmuskeln gestärkt, was einer Gebärmuttersenkung (oben) und einer Schwäche des äußeren Schließmuskels vorbeugt. Führen Sie die Übung mindestens zweimal täglich bei Harndrang durch:

- Ziehen Sie die Muskeln etwa 5 Sekunden zusammen, um den Urinabgang zu stoppen, lassen Sie dann etwa 5 Sekunden Urin fließen.
- Jetzt den Urinfluß wieder 5 Sekunden stoppen.
- Erst dann den Urin voll ausströmen lassen.

132 Schmerzen beim Wasserlassen

Unter Brennen und Schmerzen beim Wasserlassen leiden Frauen relativ häufig – immer liegt dann eine Entzündung der Harnwege durch aufsteigende Erreger vor (siehe dazu auch Karte 129). Vergleichen Sie zur weiteren Information die Karten 131, »Reizblase« und 133, »Harndrang und häufiges Wasserlassen«.

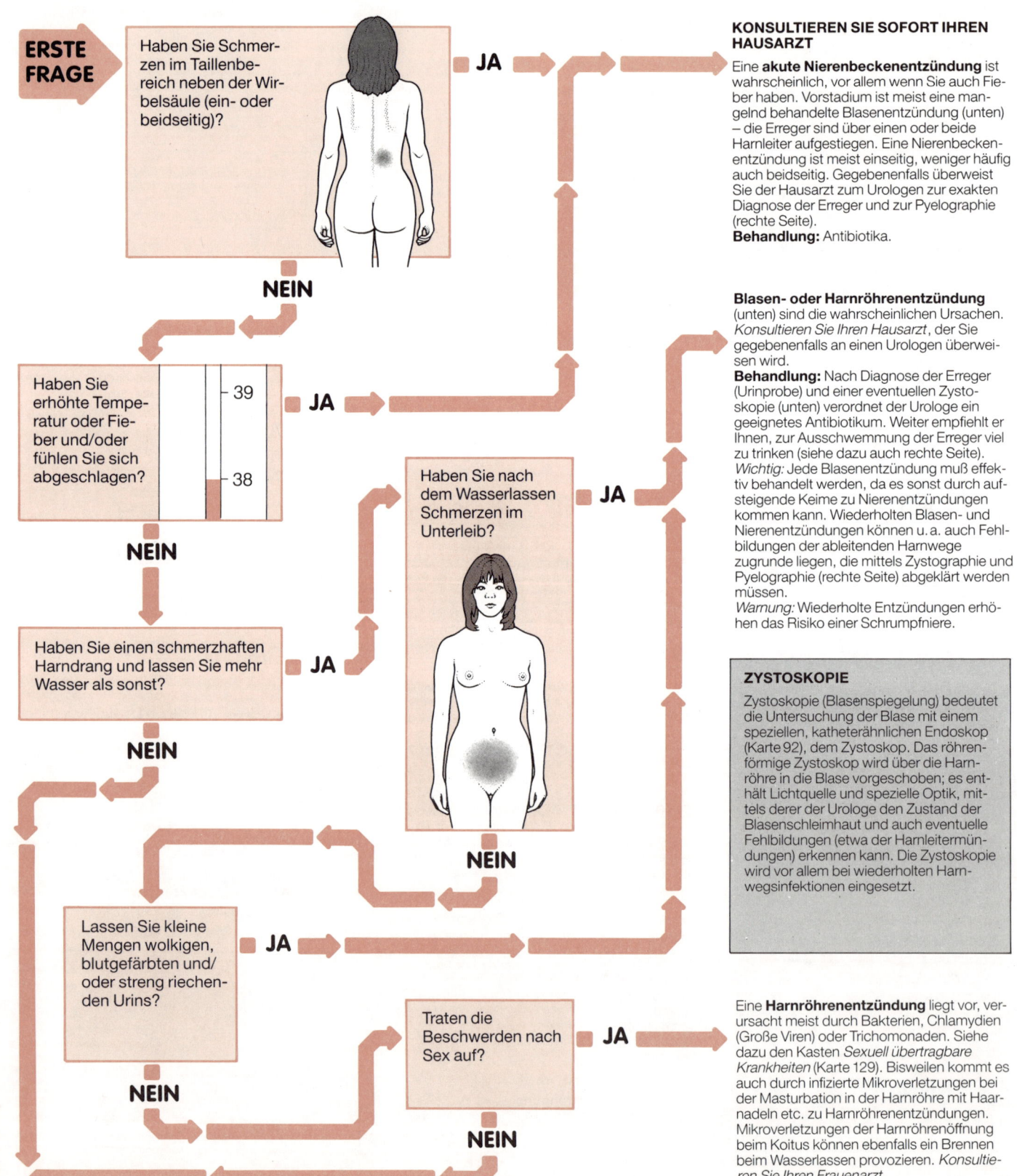

ERSTE FRAGE

Haben Sie Schmerzen im Taillenbereich neben der Wirbelsäule (ein- oder beidseitig)?

JA

NEIN

Haben Sie erhöhte Temperatur oder Fieber und/oder fühlen Sie sich abgeschlagen?

39
38

JA

NEIN

Haben Sie einen schmerzhaften Harndrang und lassen Sie mehr Wasser als sonst?

NEIN

Haben Sie nach dem Wasserlassen Schmerzen im Unterleib?

JA

JA

NEIN

Lassen Sie kleine Mengen wolkigen, blutgefärbten und/oder streng riechenden Urins?

JA

NEIN

Traten die Beschwerden nach Sex auf?

JA

NEIN

Fortsetzung rechte Seite

KONSULTIEREN SIE SOFORT IHREN HAUSARZT

Eine **akute Nierenbeckenentzündung** ist wahrscheinlich, vor allem wenn Sie auch Fieber haben. Vorstadium ist meist eine mangelnd behandelte Blasenentzündung (unten) – die Erreger sind über einen oder beide Harnleiter aufgestiegen. Eine Nierenbeckenentzündung ist meist einseitig, weniger häufig auch beidseitig. Gegebenenfalls überweist Sie der Hausarzt zum Urologen zur exakten Diagnose der Erreger und zur Pyelographie (rechte Seite).
Behandlung: Antibiotika.

Blasen- oder Harnröhrenentzündung (unten) sind die wahrscheinlichen Ursachen. *Konsultieren Sie Ihren Hausarzt*, der Sie gegebenenfalls an einen Urologen überweisen wird.
Behandlung: Nach Diagnose der Erreger (Urinprobe) und einer eventuellen Zystoskopie (unten) verordnet der Urologe ein geeignetes Antibiotikum. Weiter empfiehlt er Ihnen, zur Ausschwemmung der Erreger viel zu trinken (siehe dazu auch rechte Seite). *Wichtig:* Jede Blasenentzündung muß effektiv behandelt werden, da es sonst durch aufsteigende Keime zu Nierenentzündungen kommen kann. Wiederholten Blasen- und Nierenentzündungen können u. a. auch Fehlbildungen der ableitenden Harnwege zugrunde liegen, die mittels Zystographie und Pyelographie (rechte Seite) abgeklärt werden müssen.
Warnung: Wiederholte Entzündungen erhöhen das Risiko einer Schrumpfniere.

ZYSTOSKOPIE

Zystoskopie (Blasenspiegelung) bedeutet die Untersuchung der Blase mit einem speziellen, katheterähnlichen Endoskop (Karte 92), dem Zystoskop. Das röhrenförmige Zystoskop wird über die Harnröhre in die Blase vorgeschoben; es enthält Lichtquelle und spezielle Optik, mittels derer der Urologe den Zustand der Blasenschleimhaut und auch eventuelle Fehlbildungen (etwa der Harnleitermündungen) erkennen kann. Die Zystoskopie wird vor allem bei wiederholten Harnwegsinfektionen eingesetzt.

Eine **Harnröhrenentzündung** liegt vor, verursacht meist durch Bakterien, Chlamydien (Große Viren) oder Trichomonaden. Siehe dazu den Kasten *Sexuell übertragbare Krankheiten* (Karte 129). Bisweilen kommt es auch durch infizierte Mikroverletzungen bei der Masturbation in der Harnröhre mit Haarnadeln etc. zu Harnröhrenentzündungen. Mikroverletzungen der Harnröhrenöffnung beim Koitus können ebenfalls ein Brennen beim Wasserlassen provozieren. *Konsultieren Sie Ihren Frauenarzt.*
Behandlung: Antibiotika. Zu Trichomonaden siehe rechte Seite.

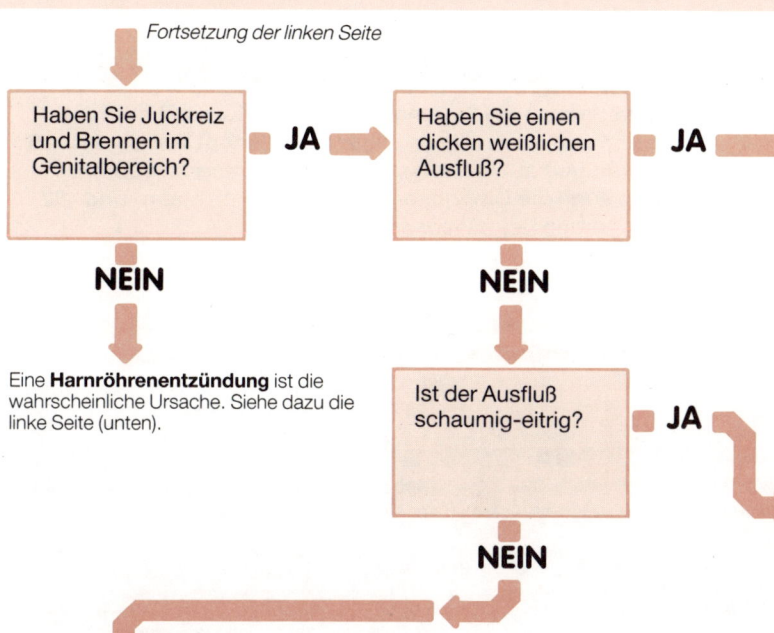

Fortsetzung der linken Seite

Haben Sie Juckreiz und Brennen im Genitalbereich? — **JA** → Haben Sie einen dicken weißlichen Ausfluß? — **JA** →

NEIN ↓   **NEIN** ↓

Eine **Harnröhrenentzündung** ist die wahrscheinliche Ursache. Siehe dazu die linke Seite (unten).

Ist der Ausfluß schaumig-eitrig? — **JA** →

NEIN ↓

Eine **Candida-Mykose**, eine Hefepilzerkrankung, ist die wahrscheinliche Ursache, vor allem bei entzündlicher Schwellung und weißlichen Auflagerungen. Bis zu 40% der Frauen leiden mitunter oder ständig an der Candida-Mykose. Der Hefepilz Candida albicans ist ein harmloser Bewohner auch des Genitalbereichs, doch kann er sich unter bestimmten Voraussetzungen kraß vermehren und krankmachend wirken: So etwa bei hormonellen Einflüssen (Einnahme der Pille, Schwangerschaft) oder täglichem Waschen des Genitalbereichs mit Seife; auch eine sexuelle Übertragung ist möglich. *Konsultieren Sie Ihren Frauenarzt.*
Behandlung: Pilztötende Vaginaltabletten und Salben, Waschen der Vulva nur mit warmem Wasser (siehe *Genitalhygiene*, Karte 130); Mitbehandlung des Partners zur Vermeidung einer Reinfektion; evtl. Einnahme von Tabletten, um eine Pilzbesiedlung des Mastdarms zu heilen.

Eine **Trichomoniasis** (Infektion mit Trichomonaden, das sind Urtierchen) ist wahrscheinlich, vor allem wenn Sie brennende Schmerzen in der entzündeten Vagina verspüren und einen schaumig-gelblichen Ausfluß haben. *Konsultieren Sie den Frauenarzt.*
Behandlung: Einmalige Einnahme von *Simplotan 500* oder einem anderen Mittel gegen Trichomonaden; der Partner muß mitbehandelt werden. Siehe auch *Sexuell übertragbare Krankheiten* (Karte 129).

Juckreiz der Vulva (äußere Genitalien: Schamlippen, Scheidenvorhof, Klitoris) ist oft mit einem Brennen beim Wasserlassen verbunden. Der Juckreiz verstärkt sich meist beim und nach dem Koitus. Die Ursachen können unterschiedlicher Art sein: Candida-Mykose (rechts oben), Trichomonaden (rechts), eine Herpes-Virus-Infektion (Herpes genitalis, Karte 129), Lichen (eine wahrscheinlich virusbedingte Hauterkrankung) oder hormonelle Veränderungen im Klimakterium und nach der Menopause (Karte 125). *Konsultieren Sie Ihren Frauenarzt.*
Behandlung: Siehe die entsprechenden Karten, auch *Genitalhygiene* (Karte 130). Lichen kann in seltenen Fällen auch nur die Schamlippen befallen; Anzeichen sind Knötchen bzw. Flecken. Behandlung: Calendula-Salbe, evtl. Kortison-Salbe.

PYELOGRAPHIE

Pyelographie bedeutet eine spezielle Röntgen-Untersuchung der Nieren und der ableitenden Harnwege (Nierenbecken, Harnleiter, Blase, Harnröhre) mit Hilfe eines Kontrastmittels, das die Harnwege im Röntgenbild sichtbar macht. Das Kontrastmittel wird entweder über einen Katheter zum Nierenbecken gebracht oder in eine Vene injiziert. Teilweise kann heute die Pyelographie durch eine spezielle Ultraschall-Untersuchung ersetzt werden.

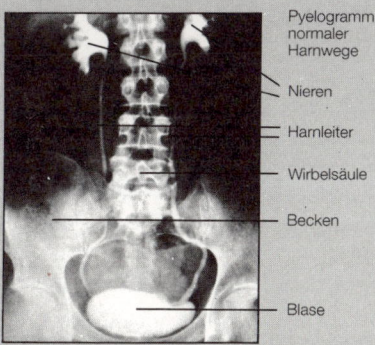

Pyelogramm normaler Harnwege

— Nieren
— Harnleiter
— Wirbelsäule
— Becken
— Blase

Zystographie
Zystographie ist die Röntgendarstellung der Harnblase mit Hilfe eines Kontrastmittels, oft in Verbindung mit der Pyelographie. Die Miktions-Zystographie beim Urinieren deckt Entleerungsstörungen der Blase oder einen Reflux (Rückfluß) von Urin in einen oder beiden Harnleitern auf.

WAS SIE BEI BLASENENTZÜNDUNG TUN SOLLTEN

Aufgrund der nur 2,5–4 cm langen Harnröhre (siehe Karte 133) steigen bei Frauen leicht Erreger in die Blase hoch. Zur Blasenentzündung kommt es dann, wenn das Gleichgewicht zwischen der Vermehrung der Erreger und den Abwehrmechanismen gestört ist. So etwa, wenn Sie generell zu wenig Flüssigkeit zu sich nehmen: Aufgestiegene Keime können dann nicht effektiv ausgeschwemmt werden. Zweitens, wenn psychosozialer Streß das Abwehrsystem schwächt. Und drittens bei Fehlbildungen der Harnleiter – etwa, wenn ein Harnleiter falsch in die Blase mündet oder seine Mündung zu eng ist – oder bei Abflußhindernissen (z. B. infolge eines verengten Blasenhalses).

Grundsätzlich gilt bei jeder Harnröhren- oder Blasenentzündung: Suchen Sie unverzüglich den Hausarzt auf und halten Sie sich strikt an die ärztlichen Anweisungen (etwa bei der Einnahme von Antibiotika). Unterstützen Sie die ärztliche Behandlung und beugen Sie wiederholten Blasenentzündungen vor:

- Trinken Sie viel Mineralwasser und Kräutertees, die harntreibend und keimhemmend wirken.
- Waschen Sie den Genitalbereich zweimal täglich, aber nur mit warmem Wasser (siehe dazu *Genitalhygiene*, Karte 130).
- Wechseln Sie bei der Regel den Tampon möglichst nach jedem Wasserlassen, wenn Sie eine Blasenentzündung haben. Ansonsten gilt: Am ersten Tag der Menstruation den Tampon nach Bedarf (etwa alle 4 Stunden) wechseln, an den folgenden Tagen alle 6–10 Stunden, um ein Aufsteigen von Erregern zu verhindern. Belassen Sie auch ein Diaphragma (Karte 136) nicht zu lange in der Scheide.
- Vor einem Koitus sollte sich Ihr Sexualpartner den Penis mit warmem Wasser waschen.
- Zögern Sie nach einem Koitus das Wasserlassen nicht hinaus.

- Tragen Sie nur Slips aus Baumwolle – Aufsaugen von Schweiß und Luftzirkulation sind so garantiert. Wechseln Sie den Slip bei einer Blasenentzündung zweimal täglich.

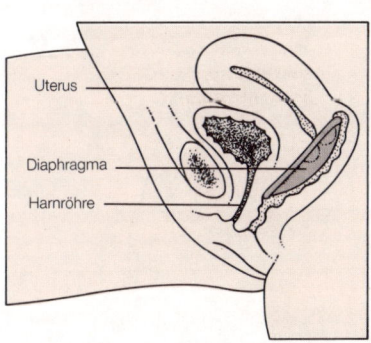

Uterus
Diaphragma
Harnröhre

- Nach dem Stuhlgang den Afterbereich in Richtung Rücken putzen, damit keine Keime zur Harnröhrenöffnung gelangen können.

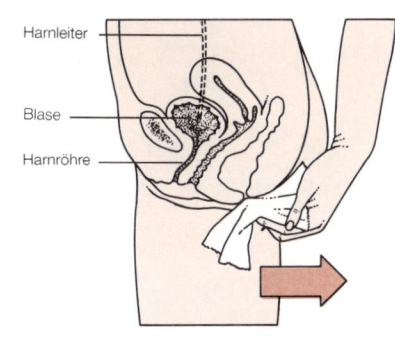

Harnleiter
Blase
Harnröhre

133 Harndrang und häufiges Wasserlassen

Wie oft Sie pro Tag Wasser lassen müssen, hängt von vielerlei Faktoren ab: Von der Gewohnheit, der Flüssigkeitszufuhr, von der Kapazität der Blase, der Blasenmuskulatur und den Blasenschließmuskeln, aber auch von psychosozialem Streß. Im Schnitt pendelt sich bei Frauen das

Wasserlassen auf 3–7 mal pro Tag ein. Konsultieren Sie diese Karte, wenn Sie häufiger als gewohnt Wasser lassen müssen und auch einen starken Harndrang verspüren. Siehe auch die Diagnose-Karten 131, »Reizblase« und 132, »Schmerzen beim Wasserlassen«.

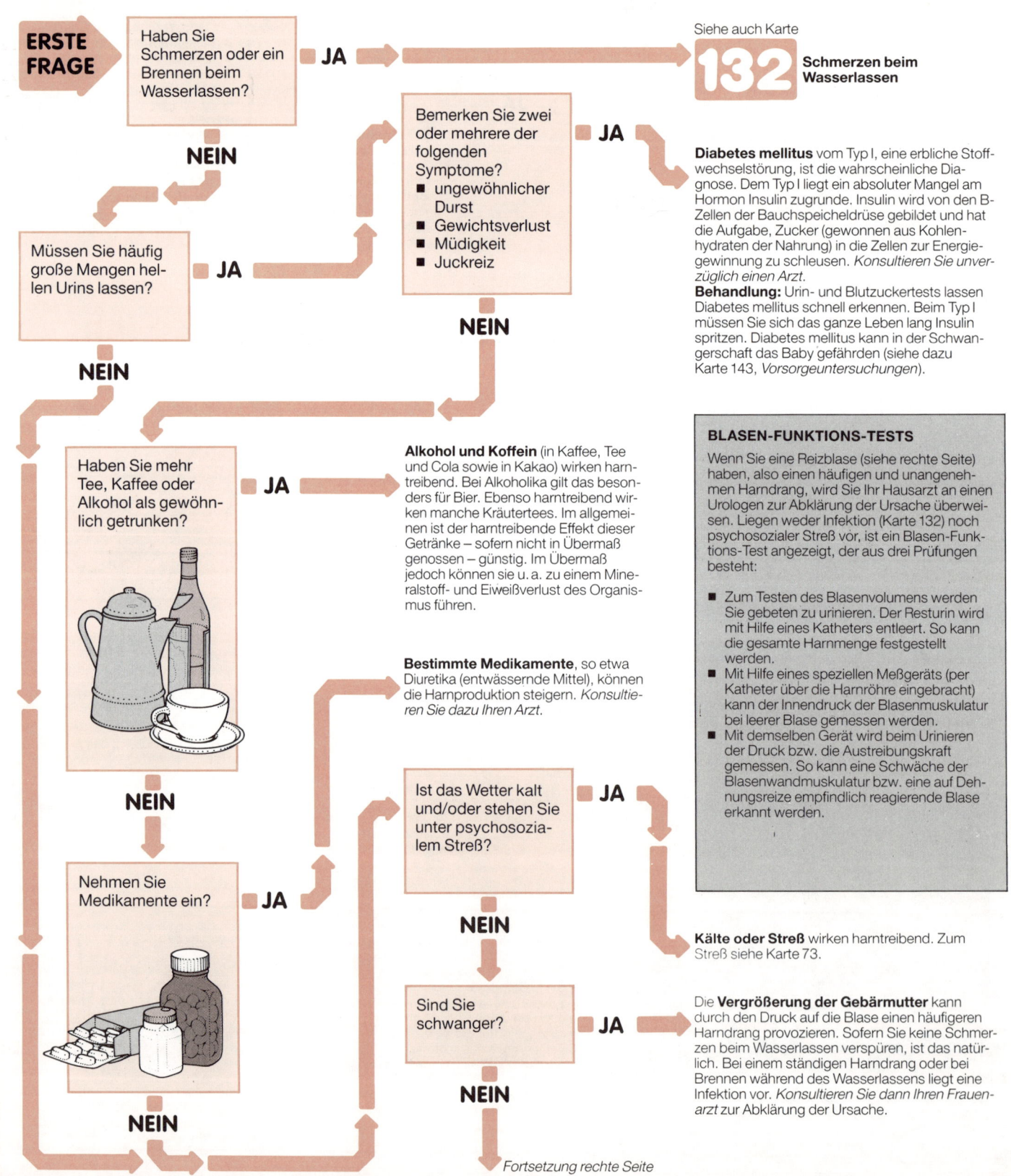

ERSTE FRAGE

Haben Sie Schmerzen oder ein Brennen beim Wasserlassen?

JA →

Siehe auch Karte

132 Schmerzen beim Wasserlassen

NEIN

Müssen Sie häufig große Mengen hellen Urins lassen?

JA

Bemerken Sie zwei oder mehrere der folgenden Symptome?
- ungewöhnlicher Durst
- Gewichtsverlust
- Müdigkeit
- Juckreiz

JA

Diabetes mellitus vom Typ I, eine erbliche Stoffwechselstörung, ist die wahrscheinliche Diagnose. Dem Typ I liegt ein absoluter Mangel am Hormon Insulin zugrunde. Insulin wird von den B-Zellen der Bauchspeicheldrüse gebildet und hat die Aufgabe, Zucker (gewonnen aus Kohlenhydraten der Nahrung) in die Zellen zur Energiegewinnung zu schleusen. *Konsultieren Sie unverzüglich einen Arzt.*
Behandlung: Urin- und Blutzuckertests lassen Diabetes mellitus schnell erkennen. Beim Typ I müssen Sie sich das ganze Leben lang Insulin spritzen. Diabetes mellitus kann in der Schwangerschaft das Baby gefährden (siehe dazu Karte 143, *Vorsorgeuntersuchungen*).

NEIN

NEIN

Haben Sie mehr Tee, Kaffee oder Alkohol als gewöhnlich getrunken?

JA

Alkohol und Koffein (in Kaffee, Tee und Cola sowie in Kakao) wirken harntreibend. Bei Alkoholika gilt das besonders für Bier. Ebenso harntreibend wirken manche Kräutertees. Im allgemeinen ist der harntreibende Effekt dieser Getränke – sofern nicht in Übermaß genossen – günstig. Im Übermaß jedoch können sie u. a. zu einem Mineralstoff- und Eiweißverlust des Organismus führen.

Bestimmte Medikamente, so etwa Diuretika (entwässernde Mittel), können die Harnproduktion steigern. *Konsultieren Sie dazu Ihren Arzt.*

BLASEN-FUNKTIONS-TESTS

Wenn Sie eine Reizblase (siehe rechte Seite) haben, also einen häufigen und unangenehmen Harndrang, wird Sie Ihr Hausarzt an einen Urologen zur Abklärung der Ursache überweisen. Liegen weder Infektion (Karte 132) noch psychosozialer Streß vor, ist ein Blasen-Funktions-Test angezeigt, der aus drei Prüfungen besteht:

- Zum Testen des Blasenvolumens werden Sie gebeten zu urinieren. Der Resturin wird mit Hilfe eines Katheters entleert. So kann die gesamte Harnmenge festgestellt werden.
- Mit Hilfe eines speziellen Meßgeräts (per Katheter über die Harnröhre eingebracht) kann der Innendruck der Blasenmuskulatur bei leerer Blase gemessen werden.
- Mit demselben Gerät wird beim Urinieren der Druck bzw. die Austreibungskraft gemessen. So kann eine Schwäche der Blasenwandmuskulatur bzw. eine auf Dehnungsreize empfindlich reagierende Blase erkannt werden.

NEIN

Nehmen Sie Medikamente ein?

JA

Ist das Wetter kalt und/oder stehen Sie unter psychosozialem Streß?

JA

NEIN

Sind Sie schwanger?

JA

Kälte oder Streß wirken harntreibend. Zum Streß siehe Karte 73.

Die **Vergrößerung der Gebärmutter** kann durch den Druck auf die Blase einen häufigeren Harndrang provozieren. Sofern Sie keine Schmerzen beim Wasserlassen verspüren, ist das natürlich. Bei einem ständigen Harndrang oder bei Brennen während des Wasserlassens liegt eine Infektion vor. *Konsultieren Sie dann Ihren Frauenarzt* zur Abklärung der Ursache.

NEIN

NEIN

Fortsetzung rechte Seite

Fortsetzung der linken Seite

Haben Sie oft einen unangenehmen Harndrang bei dann kleiner Urinmenge?

JA → Eine **Reizblase** ist wahrscheinlich, besonders dann wenn etwas Urin in den Slip geht, bevor Sie das WC erreichen. Ihre Blasenwandmuskulatur reagiert empfindlich auf Dehnungsreize, selbst bei geringer Blasenfüllung. Oft liegt dieser Reizblase psychosozialer Streß (Spannungen in der Partnerschaft, in der Familie oder im Beruf) zugrunde. In manchen Fällen können aber auch eine mangelnde Versorgung der Blasenschließmuskeln mit Nervenimpulsen (neurogene Blase) oder überhaupt eine Schwäche der Blasenschließmuskeln oder der Muskeln des Beckenbodens Ursache sein: Ein unwillkürlicher, bisweilen tropfenweiser Harnabgang ist dann die Folge. Seltenere Ursachen können anatomische Veränderungen wie etwa eine Schrumpfblase sein. *Konsultieren Sie einen Urologen*, der die Ursache durch verschiedene Diagnoseverfahren und Tests, etwa durch einen Blasen-Funktions-Test (linke Seite) abklären wird. **Behandlung:** Sie richtet sich nach der Ursache. Siehe dazu die Karte 131, *Reizblase*.

NEIN ↓

Haben Sie bisweilen einen unwillkürlichen Urinabgang?

JA → Siehe auch Karte

131 **Reizblase**

NEIN ↓

Konsultieren Sie den Hausarzt oder einen Urologen, wenn Ihr Problem hier nicht angesprochen ist und Sie auch nachts 1–2mal urinieren müssen. Siehe auch die Karten 131 und 132.

NIEREN UND HARNWEGE

Unsere zwei Nieren liegen beiderseits der Wirbelsäule im oberen Taillenbereich. Sie filtern aus dem Blut Abfallprodukte des Stoffwechsels (»harnpflichtige Substanzen«) und überschüssiges Wasser, den Harn, heraus. Der Harn wird über die beiden Harnleiter in die Blase getrieben; bei entsprechender Füllung der Blase öffnen sich die Blasenschließmuskeln, der Harn wird dann über die Harnröhre als Urin ausgeschieden.

Wie der Harntrakt arbeitet

Die Nierenkörperchen in der Nierenrinde filtern die Stoffwechselschlacken zusammen mit Wasser aus dem Blutstrom. Von diesem Primärharn werden 99 %, vor allem Wasser, Zucker, Mineralsalze und Eiweiße, durch die Nierenkanälchen im Nierenmark zurückgewonnen und dem Blutstrom wieder zugeführt. Der Restharn gelangt über die beiden Harnleiter in die Blase und wird gespeichert. Bei voller Blase öffnen sich die beiden Blasenschließmuskeln, der äußere Muskel ist vom Willen kontrollierbar.

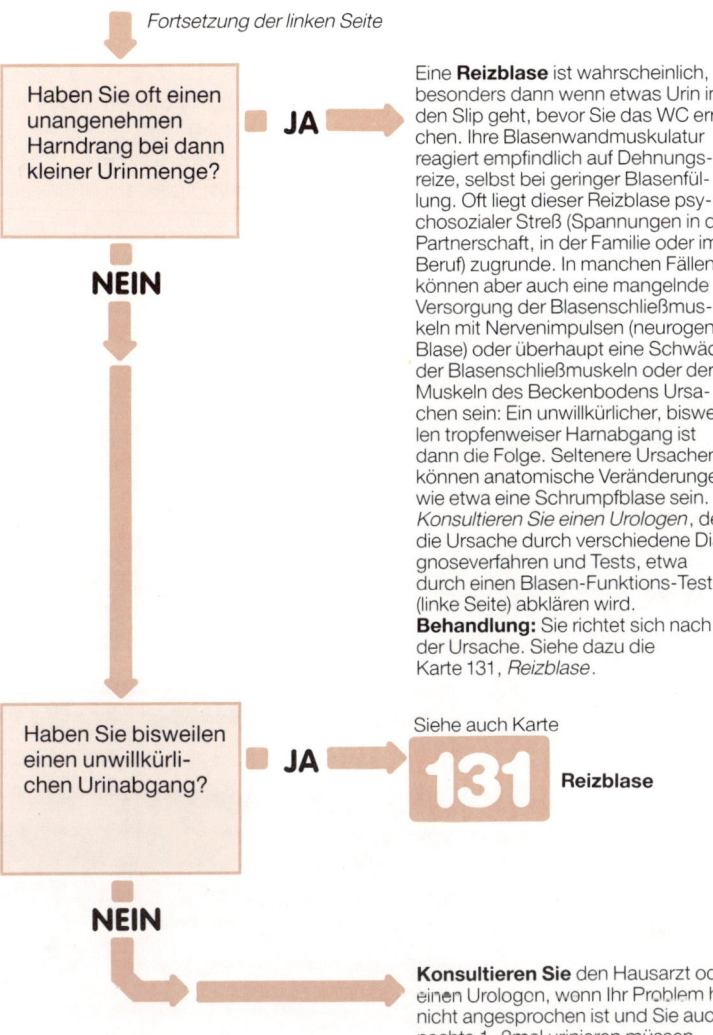

Rinde — Mark — Nierenarterie — Nierenvene — Linke Niere — Rechte Niere — Untere Hohlvene — Aorta — Harnleiter — Blase — Öffnungen der Harnleiter — Innerer Schließmuskel — Harnröhre — Harnröhre — Blase

VERÄNDERTER URIN

Farbe des Urins	Mögliche Ursache	Behandlung
Rosa, rot, rotbraun, milchig	Natürliche Lebensmittel (etwa Rote Bete) oder Lebensmittelfarbstoffe können den Urin rosa färben. Ein roter, rotbrauner oder milchiger Urin signalisiert jedoch meist Blut bzw. Eiweiß im Urin, und das weist auf eine Erkrankung der Nieren und/oder der ableitenden Harnwege hin.	Konsultieren Sie bei rotem oder milchigem Urin unverzüglich einen Arzt, vor allem wenn Schmerzen im Nierenbereich und/oder schmerzhafter Harndrang hinzukommen. Urin- und Blutanalyse verhelfen zur exakten Diagnose. Die Behandlung richtet sich nach der Ursache.
Dunkelgelb oder ocker	Diese Farben weisen auf einen hochkonzentrierten Urin hin, entstanden durch zu geringe Flüssigkeitszufuhr oder durch Flüssigkeitsverlust bei Durchfällen, wiederholtem Erbrechen oder Fieber. Im übrigen können auch Abführmittel auf Sennesblätter-Basis den Urin dunkel verfärben.	Meist ist das kein Anlaß zur Sorge. Achten Sie darauf, daß Sie genügend Flüssigkeit zu sich nehmen (der Urin bekommt dann wieder seine normale Farbe). Siehe auch Diagnose-Karten 94 *Erbrechen*; 100 *Durchfall*; 59 *Fieber*.
Klar und dunkelbraun	Das kann ein Warnsignal für eine Hepatitis (virusbedingte Leberentzündung) sein, vor allem wenn Sie Schmerzen unter dem rechten Rippenbogen, möglicherweise auch eine Gelbsucht (gelbe Haut, gelbe Augäpfel) haben. Zum rotbraunen Urin siehe oben.	Konsultieren Sie unverzüglich einen Arzt. Urin- und Blutanalyse verhelfen zur exakten Diagnose. Die Behandlung richtet sich nach der Ursache. Zur *Hepatitis* siehe Diagnose-Karten 94 und 95.
Grün oder blau	Ein solcher Urin wird nahezu immer durch künstliche Farbstoffe in Medikamenten oder Lebensmitteln provoziert.	Das ist kein Anlaß zur Sorge, die seltsame Urinverfärbung verschwindet bald wieder. Inwieweit solche Farbstoffe, wenn sie oft Nieren und ableitende Harnwege passieren, ein Risiko bergen, ist noch ungeklärt.

134 Schmerzen beim Sex

Empfindet eine Frau beim Eindringen des Penis und bei den koitalen Bewegungen im Scheidenvorhof und in der Vagina Unbehagen oder Schmerzen, können verschiedene psychische oder organische Ursachen vorliegen: etwa eine Mikroverletzung, eine Scheidenentzündung, ein mangelndes Feuchtwerden der Vagina durch unzureichendes Vorspiel oder nach der Menopause, ein ungeliebter Partner, aber auch eine Erkrankung der Gebärmutter oder Eierstöcke. Konsultieren Sie den Frauenarzt, wenn die Schmerzen zur Regel werden.

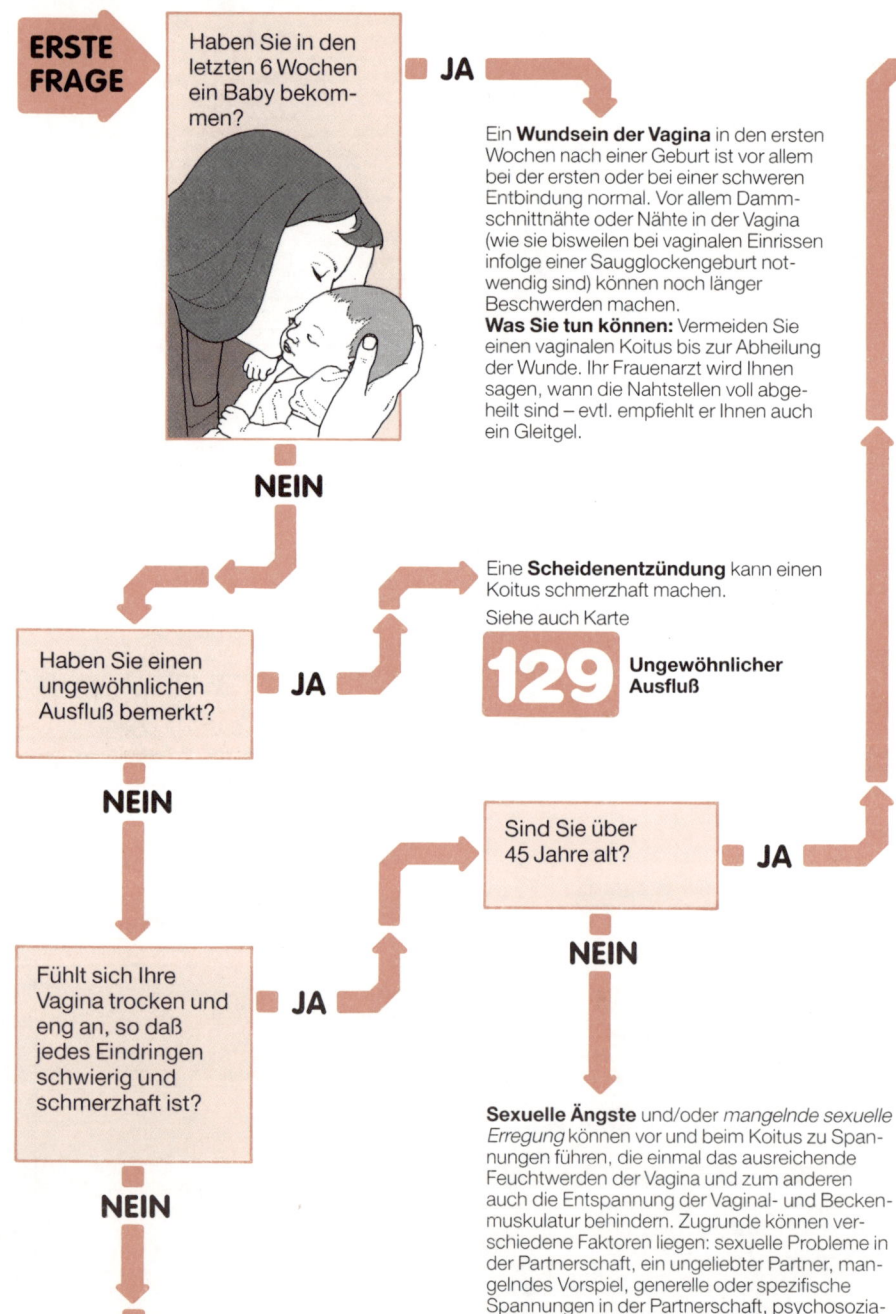

ERSTE FRAGE

Haben Sie in den letzten 6 Wochen ein Baby bekommen?

JA

Ein **Wundsein der Vagina** in den ersten Wochen nach einer Geburt ist vor allem bei der ersten oder bei einer schweren Entbindung normal. Vor allem Dammschnittnähte oder Nähte in der Vagina (wie sie bisweilen bei vaginalen Einrissen infolge einer Sauggockengeburt notwendig sind) können noch länger Beschwerden machen.
Was Sie tun können: Vermeiden Sie einen vaginalen Koitus bis zur Abheilung der Wunde. Ihr Frauenarzt wird Ihnen sagen, wann die Nahtstellen voll abgeheilt sind – evtl. empfiehlt er Ihnen auch ein Gleitgel.

NEIN

Haben Sie einen ungewöhnlichen Ausfluß bemerkt?

JA

Eine **Scheidenentzündung** kann einen Koitus schmerzhaft machen.

Siehe auch Karte

129 Ungewöhnlicher Ausfluß

NEIN

Sind Sie über 45 Jahre alt?

JA

NEIN

Fühlt sich Ihre Vagina trocken und eng an, so daß jedes Eindringen schwierig und schmerzhaft ist?

JA

NEIN

Sexuelle Ängste und/oder *mangelnde sexuelle Erregung* können vor und beim Koitus zu Spannungen führen, die einmal das ausreichende Feuchtwerden der Vagina und zum anderen auch die Entspannung der Vaginal- und Beckenmuskulatur behindern. Zugrunde können verschiedene Faktoren liegen: sexuelle Probleme in der Partnerschaft, ein ungeliebter Partner, mangelndes Vorspiel, generelle oder spezifische Spannungen in der Partnerschaft, psychosozialer Streß anderer Herkunft, sexualfeindliche Erziehung oder spezielle Erlebnisse, unterschwellige lesbische Einstellung. Siehe dazu Karte 135, *Mangelndes Sex-Interesse*, sowie den Kasten *Reduzierung sexueller Ängste* auf der rechten Seite.
Wichtig: In manchen Fällen kann auch ein organisches Problem – etwa eine Eierstockschwäche vorliegen. *Konsultieren Sie deshalb auf jeden Fall auch Ihren Frauenarzt.*

Fortsetzung rechte Seite

Hormonelle Veränderungen im Klimakterium und in der Menopause (Zeit der letzten Monatsblutung) können ein ausreichendes Feuchtwerden der oft dünner werdenden Scheidenschleimhaut verzögern; nach der Menopause kann sich auch der Eingang zur Vagina verengen, vor allem bei Frauen, die nicht geboren haben. Siehe dazu *Klimakterium und Menopause* (Karte 125), und die im Kasten unten gegebenen Empfehlungen. *Konsultieren Sie dann grundsätzlich Ihren Frauenarzt.*

SEX NACH DER MENOPAUSE

Unter Menopause versteht man die Zeit der letzten Monatsblutung im Klimakterium (Wechseljahre). Die meisten Frauen erleben sie im Alter von etwa 50 Jahren. Die Menopause entlastet die Frau von den Monatsblutungen, beendet aber auch ihre Fähigkeit, ein Kind zu empfangen.

Wie Sie den neuen Lebensabschnitt erleben, hängt großenteils davon ab, ob Sie sich bis jetzt eines aktiven und erfüllten sexuellen Lebens erfreuen konnten. Wenn Ihre partnerschaftliche Beziehung stimmt, gibt es keinen Grund, warum sich die volle Bandbreite sexuellen Erlebens nicht mehr ausschöpfen ließe. Im Gegenteil: Viele Frauen empfinden, daß sich ihre sexuelle Erlebnisfähigkeit im mittleren Lebensalter und auch die Freude am Partner erhöhen – zumal die erotische Phantasie wächst und die Angst vor einer nicht erwünschten Schwangerschaft Vergangenheit ist.

Mögliche Probleme

Freilich können sich nach der Menopause mehr oder weniger leichte Probleme einstellen, die Sie aber im allgemeinen meistern können. So wird die Scheidenschleimhaut beim Sex bisweilen nicht feucht genug – ein Koitus kann dann Unbehagen oder Schmerzen hervorrufen. Betroffen davon sind häufiger Frauen, die nicht geboren haben, da sich bei ihnen auch der Scheideneingang leicht verengen kann. Konsultieren Sie dann den Frauenarzt. Er wird Ihnen Östrogensalben und -tabletten verordnen, die die Scheide auflockern. Langfristig gesehen können Sie auch ein Gleitmittel benutzen; meist jedoch hilft bereits die Ausdehnung eines phantasievollen Vorspiels. Siehe dazu auch *Klimakterium und Menopause* (Karte 125).

Wird einer von zwei älteren Partnern chronisch krank oder körperbehindert, können Probleme bei der gewohnten sexuellen Aktivität auftauchen. Doch es bleibt dann ihrer Phantasie überlassen, geeignete Stellungen bzw. andere sexuelle Aktivitäten zu finden, die sexuelle Erfüllung schenken und die die sexuelle Beziehung erhalten. Suchen Sie dann gegebenenfalls auch eine *Sexuelle Beratung und Sexualtherapie* (Karte 135).

Fortsetzung der linken Seite

Haben Sie nur gelegentlich oder in bestimmten Positionen Schmerzen beim Koitus?

— **JA** → **Haben Sie in letzter Zeit eine sehr schmerzhafte, starke Periode?**

— **JA** → Eine **Endometriose** ist möglich. Nester der Gebärmutterschleimhaut (Endometrium) kommen bei dieser gar nicht so seltenen »Verirrung« außerhalb der Gebärmutterhöhle vor. Die Endometriose kann sowohl beim Koitus als auch bei den Perioden Schmerzen verursachen. In vielen Fällen bleibt sie jedoch unbemerkt. *Konsultieren Sie Ihren Frauenarzt.*
Behandlung: Die Pille mindert Anschwellung und Blutung der Zellnester und so auch die Beschwerden. Evtl. ist eine operative Entfernung der Nester angezeigt.

NEIN ↓ (von »Periode«)

Haben Sie erst in letzter Zeit Schmerzen beim Koitus?

— **JA** → **Tumoren**, so etwa Polypen am Gebärmutterhals oder Zysten (hier: Sekretansammlung) des Eierstocks, können zu Schmerzen beim Koitus führen. Bei Polypen am Gebärmutterhals kann es auch zu Blutungen nach dem Koitus kommen. Bisweilen kann auch nur eine Erosion (Gewebsverlust) am Gebärmutterhals vorliegen. *Konsultieren Sie Ihren Frauenarzt.*
Behandlung: Über verschiedene Untersuchungen – so etwa eine Untersuchung der Vagina und des äußeren Muttermundes (Karte 129 und Karte 128), eine Ultraschall-Diagnose (Karte 142) oder evtl. auch eine Laparaskopie (Karte 137) – wird der Frauenarzt die Ursache Ihrer Beschwerden feststellen. In vielen Fällen ist eine Operation unumgänglich. Wenn möglich, wird der Frauenarzt versuchen, Gebärmutter bzw. Eierstöcke und Eileiter zu erhalten. Besprechen Sie mit ihm vor der Operation die möglicherweise notwendigen Schritte während der Operation. *Konsultieren Sie gegebenenfalls auch einen anderen Gynäkologen zur Abklärung.*

NEIN ↓

NEIN ↓ (von erster Frage)

Haben Sie Ihre erste oder eine neue sexuelle Beziehung?

— **JA** → **Mikroverletzungen** im Scheidenvorhof oder in der Vagina können die Ursache sein – oft infolge ungewohnter Praktiken oder eines stürmischen bzw. langdauernden sexuellen Miteinanders. Das momentane Unbehagen schwindet meist schnell. Bei einer stärkeren wunden Stelle bleibt nichts anderes übrig, als 1–2 Tage auf einen Koitus zu verzichten. Ihrem Partner kann es übrigens ähnlich ergehen.

NEIN ↓

Konsultieren Sie Ihren Frauenarzt zur Abklärung der Ursache.

Ein mitunter **schmerzhafter Druck** auf einen Eierstock oder eine andere Region ist vor allem beim tiefen Eindringen des Penis in bestimmten Stellungen nicht auszuschließen. Bleibt jedoch ein solcher Schmerz bei einer Änderung der Stellung erhalten, wird er stärker und kommen zusätzliche Symptome wie vor allem Blutungen hinzu, *konsultieren Sie Ihren Frauenarzt* zur Abklärung einer eventuellen organischen Ursache.

REDUZIERUNG SEXUELLER ÄNGSTE

Der Teufelskreis von Leistungsdruck, Erwartungsangst und Versagen bei einem oder bei beiden Sexualpartnern ist das größte Hindernis eines erfüllten Sexuallebens. Das Durchbrechen dieses Teufelskreises – der meist noch durch alltäglichen psychosozialen Streß und Zukunftsängste verstärkt wird – ist eine der Hauptaufgaben der sexuellen Beratung bzw. der Sexualtherapie (siehe Karte 135). Sexualtherapeuten bevorzugen dazu die Methode, den Koitus für eine gewisse Zeit vollkommen zu »verbieten« – das Paar lernt also wieder von vorne an Libido und erotische Gemeinsamkeit, jeder Zwang und jede Routine wird ad acta gelegt.

Methode des »verbotenen Koitus«
Schaffen Sie an mindestens 3 Abenden in der Woche mit Ihrem Partner eine Atmosphäre der gemeinsamen Entspannung: Hören Sie Musik, zünden Sie eine Kerze an, genießen Sie die Ruhe.

Stufe 1
Ziehen Sie sich aus, sorgen Sie für eine wohlige Raumtemperatur. Streicheln und massieren Sie sich nacheinander – jeder Partner den anderen etwa 20 Minuten lang. Verwenden Sie nach Belieben eine gut duftende Körperlotion oder ein Kräuter-Hautfunktionsöl zur Massage. Erforschen Sie jeden Körperbereich des Partners beim Massieren – ausgenommen die Brust-, Genital- und Afterbereich. Wichtig: Geben Sie sich dem Gestreicheltwerden hin und genießen Sie andererseits als Massierender den Körper des Partners. Gehen Sie nach 3, 4 Abenden zur Stufe 2 über.

Stufe 2
Wenden Sie sich jetzt beim Streicheln und Massieren auch dem Brust-, Genital- und Afterbereich des Partners zu – vergessen Sie aber die anderen Körperregionen nicht, denn die direkte genitale oder anale Stimulation sollte immer im Zusammenhang mit einem erotischen Wohligsein des gesamten Körpers stehen.

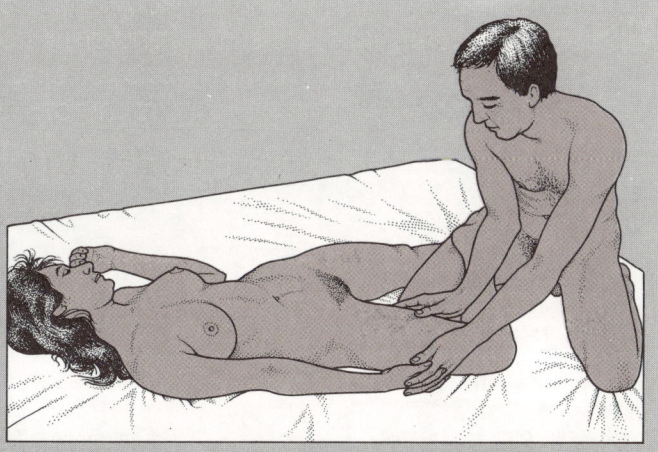

Stufe 3
Im allgemeinen dürften Sie schon nach 2, 3 Abenden der Stufe 2 das machtvolle Bedürfnis verspüren, mit dem Partner im Koitus (ob vaginal oder anal) verbunden zu sein. Kurz: Das Verbot des Koitus hat seinen Sinn erfüllt, wenn es übertreten wird. Versuchen Sie auch, Ihre Erkenntnisse aus den beiden ersten Stufen für einen phantasievollen Sex umzumünzen.

135 Mangelndes Sex-Interesse

Das sexuelle Verlangen, die Libido, wird bei beiden Geschlechtern sowohl von psychovegetativen als auch von hormonellen Faktoren gesteuert. Die psychovegetativen Faktoren umfassen ein breites Spektrum, angefangen von den Erfahrungen in der Kindheit und in der Pubertät über Einflüsse der Umwelt bis zur bestehenden Partnerschaft. Die Libido ist also recht individuell und auch bei der einzelnen Frau je nach Umständen sehr unterschiedlich. Hormonelle Störungen sind jedenfalls recht seltene Ursa-

chen einer mangelnden Libido oder »Frigidät« (ein überholter Begriff). Wenn Sie plötzlich kaum mehr Lust auf Sex verspüren, kann das organische Ursachen haben wie etwa ein gestörtes Allgemeinbefinden oder Schmerzen beim Sex infolge einer Scheidenentzündung. Oft aber liegen psychische Ursachen zugrunde wie Überarbeitung, Streß, Angstzustände oder Spannungen in der Partnerschaft, möglicherweise unterschwellige Homoerotik. Ebenso kann nach einer Entbindung die Libido reduziert sein.

ERSTE FRAGE

Erholen Sie sich von einer Erkrankung oder sind Sie chronisch krank?

JA

Nach einer **Erkrankung**, in der Erholungsphase, sind Sie oft noch so geschwächt, daß Ihr sexuelles Verlangen vermindert ist – vor allem nach Virusinfektionen. Auch chronische Krankheiten (etwa Rheuma oder MS) können die Libido merklich reduzieren.

NEIN

Haben Sie in den letzten 6 Monaten ein Baby bekommen?

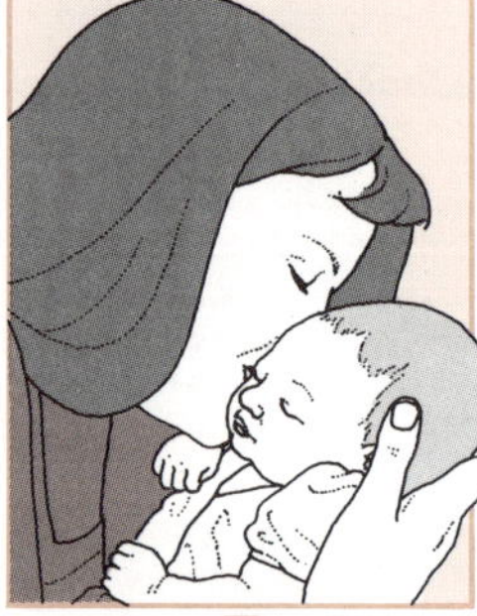

JA

Die **Versorgung eines kleinen Babys** verlangt körperlich und psychisch viel ab. Meist wirken auch die Mühen der Geburt noch einige Wochen nach. Ein kleines Baby will praktisch Tag und Nacht umsorgt sein, Sie fühlen sich oft ermüdet – für Sex bleibt da nur noch wenig Kraft. In den ersten Wochen nach der Entbindung machen meist auch noch die Dammschnittnaht oder Nähte in der Vagina (wie sie bei vaginalen Einrissen infolge einer Saugglocken- oder Zangengeburt notwendig werden können) Beschwerden; auch aus Angst vor Schmerzen oder vor einer verzögerten Abheilung schieben viele Frauen den ersten Koitus nach der Entbindung hinaus. **Was Sie tun können:** Besprechen Sie mit dem Partner eine Arbeitsteilung bei der Versorgung des Babys: So kann er etwa das Baby bisweilen trockenlegen oder nachts tröstend herumtragen, wenn es Bauchweh hat. Planen Sie, soweit möglich, Zeit für Sex am Tag ein, wenn Sie also noch nicht übermüdet sind. Im übrigen wird Ihnen Ihr Frauenarzt bei den Routineuntersuchungen sagen, wann die Nahtstellen voll abgeheilt sind.

NEIN

Haben Sie irgendeine Menstruations- oder Zyklusstörung – etwa einen sehr unregelmäßigen oder verlängerten Zyklus oder ein Ausbleiben der Menstruation?

JA

Siehe auch Karte

147 Wochenbett-Depression

Eine **hormonelle Störung** ist die wahrscheinliche Ursache Ihres Libidomangels, so etwa eine Störung der Hormonproduktion oder Schwäche des Eierstocks, selten auch eine Erkrankung der Hirnanhangdrüse (Hypophyse). *Konsultieren Sie Ihren Frauenarzt.* **Behandlung:** Ergibt eine eingehende Untersuchung (mit Bluttest) eine hormonelle Störung, wird Ihnen der Arzt Hormone verordnen. In den höchst seltenen Fällen eines Tumors der Hypophyse ist eine Operation angezeigt.

NEIN

Fortsetzung rechte Seite

SEXUELLE BERATUNG

Sexuelle Beratung ist eine breitgefächerte Aufgabenstellung für Hausarzt, Urologen, Frauenarzt oder Psychologen bzw. Sexualtherapeuten. Der spezielle Fachbereich Sexualmedizin ist nur in manchen größeren Zentren vertreten. Haben Sie sexuelle Probleme irgendwelcher Art (etwa einen starken Libidomangel), gibt es sexuelle Probleme in der Partnerschaft oder überlegen Sie sich eine Sterilisation, sollten Sie zuerst Ihren Hausarzt aufsuchen. Von seiner Erfahrung her kann er es bereits filtern, ob Ihr Problem eher psychischer, partnerschaftlicher oder organischer Natur ist. In manchen Fällen kann auch er Sie beraten, Ihnen helfen oder therapeutische Maßnahmen einleiten. In anderen Fällen kann er von seinem Wissen her entscheiden, zu welchem anderen Facharzt er Sie überweisen soll oder ob für Ihr Problem eher ein Psychologe oder Sexualtherapeut zuständig ist; auch im letzteren Fall wird er Ihnen eine geeignete Adresse vermitteln.

Sexualtherapie

Jede Sexualtherapie hat eine größere Chance auf Erfolg, wenn Sie Ihren Partner zu den Beratungsstunden mitnehmen. Die erste Sitzung dient der Abklärung des Problems und etwaiger Differenzen der Partner – vor allem im Rahmen sexueller Wünsche und Ängste. Oft machen in einer solchen Sitzung beide Partner das erste Mal die Erfahrung, frei über ihre sexuellen Vorstellungen und Praktiken sprechen zu können. In weiteren Sitzungen vermittelt Ihnen der Therapeut Möglichkeiten und Praktiken zur Lösung des Problems. Siehe dazu auch die Karten 134 und 118–122.

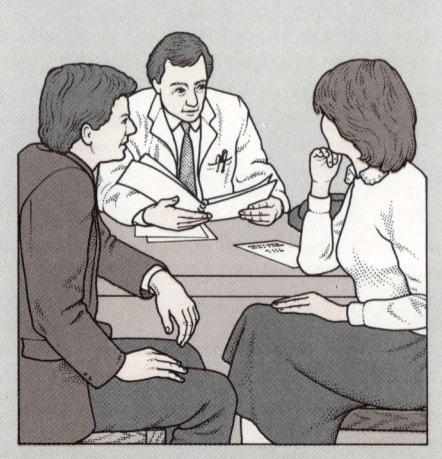

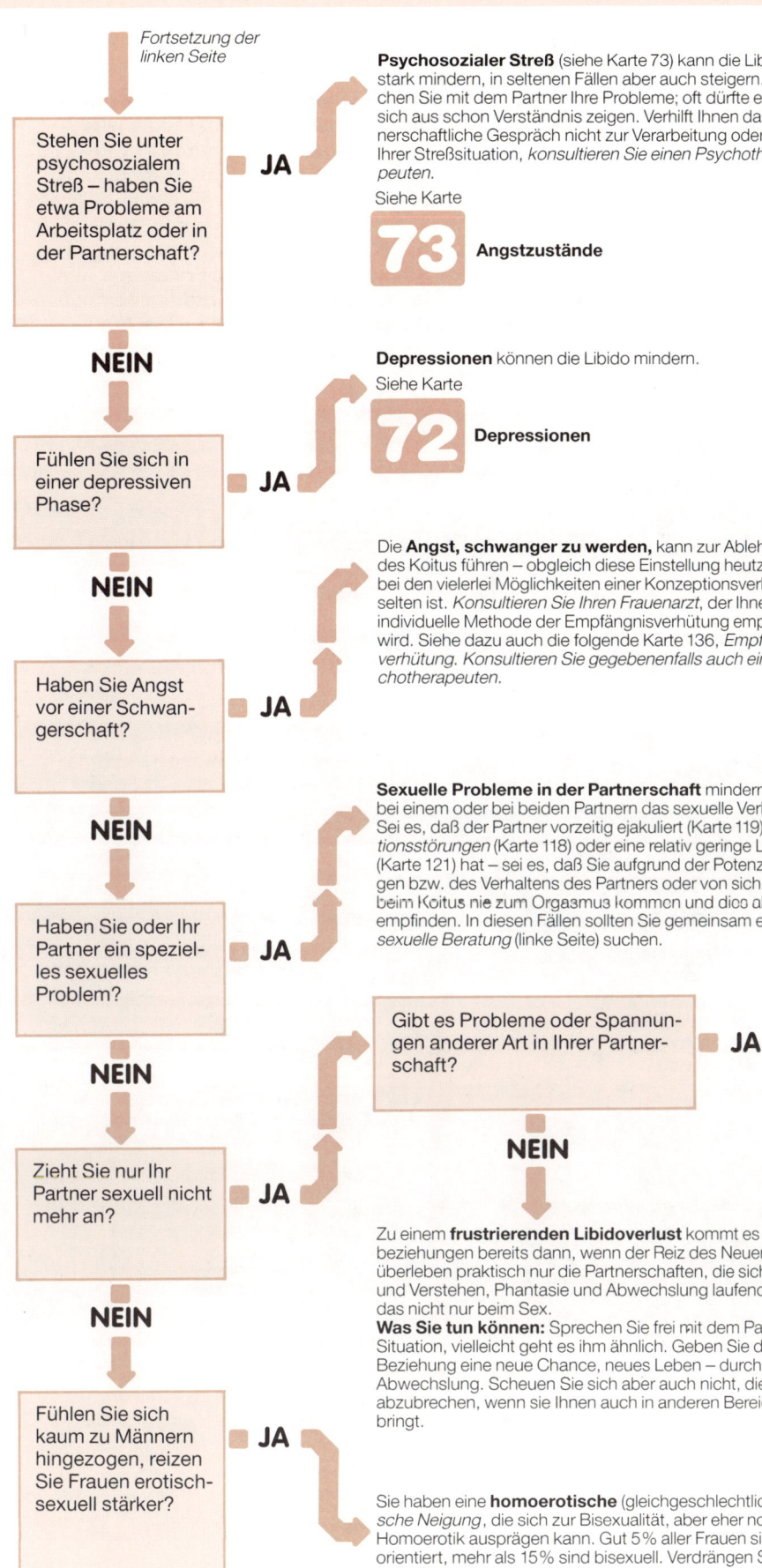

Fortsetzung der linken Seite

Stehen Sie unter psychosozialem Streß – haben Sie etwa Probleme am Arbeitsplatz oder in der Partnerschaft? — **JA**

Psychosozialer Streß (siehe Karte 73) kann die Libido stark mindern, in seltenen Fällen aber auch steigern. Besprechen Sie mit dem Partner Ihre Probleme; oft dürfte er von sich aus schon Verständnis zeigen. Verhilft Ihnen das partnerschaftliche Gespräch nicht zur Verarbeitung oder Lösung Ihrer Streßsituation, *konsultieren Sie einen Psychotherapeuten.*

Siehe Karte

73 Angstzustände

NEIN

Fühlen Sie sich in einer depressiven Phase? — **JA**

Depressionen können die Libido mindern.

Siehe Karte

72 Depressionen

NEIN

Haben Sie Angst vor einer Schwangerschaft? — **JA**

Die **Angst, schwanger zu werden,** kann zur Ablehnung des Koitus führen – obgleich diese Einstellung heutzutage bei den vielerlei Möglichkeiten einer Konzeptionsverhütung selten ist. *Konsultieren Sie Ihren Frauenarzt,* der Ihnen eine individuelle Methode der Empfängnisverhütung empfehlen wird. Siehe dazu auch die folgende Karte 136, *Empfängnisverhütung. Konsultieren Sie gegebenenfalls auch einen Psychotherapeuten.*

NEIN

Haben Sie oder Ihr Partner ein spezielles sexuelles Problem? — **JA**

Sexuelle Probleme in der Partnerschaft mindern meist bei einem oder bei beiden Partnern das sexuelle Verlangen. Sei es, daß der Partner vorzeitig ejakuliert (Karte 119), *Erektionsstörungen* (Karte 118) oder eine relativ geringe Libido (Karte 121) hat – sei es, daß Sie aufgrund der Potenzstörungen bzw. des Verhaltens des Partners oder von sich aus beim Koitus nie zum Orgasmus kommen und dies als Manko empfinden. In diesen Fällen sollten Sie gemeinsam eine *sexuelle Beratung* (linke Seite) suchen.

NEIN

Gibt es Probleme oder Spannungen anderer Art in Ihrer Partnerschaft? — **JA**

NEIN

Zieht Sie nur Ihr Partner sexuell nicht mehr an? — **JA**

Zu einem **frustrierenden Libidoverlust** kommt es in vielen Sexualbeziehungen bereits dann, wenn der Reiz des Neuen weg ist. Es überleben praktisch nur die Partnerschaften, die sich durch Offenheit und Verstehen, Phantasie und Abwechslung laufend erneuern – und das nicht nur beim Sex.
Was Sie tun können: Sprechen Sie frei mit dem Partner über Ihre Situation, vielleicht geht es ihm ähnlich. Geben Sie der sexuellen Beziehung eine neue Chance, neues Leben – durch Phantasie und Abwechslung. Scheuen Sie sich aber auch nicht, die Beziehung abzubrechen, wenn sie Ihnen auch in anderen Bereichen nichts bringt.

NEIN

Fühlen Sie sich kaum zu Männern hingezogen, reizen Sie Frauen erotisch-sexuell stärker? — **JA**

Sie haben eine **homoerotische** (gleichgeschlechtliche), also *lesbische* Neigung, die sich zur Bisexualität, aber eher noch zur reinen Homoerotik ausprägen kann. Gut 5% aller Frauen sind rein lesbisch orientiert, mehr als 15% sind bisexuell. Verdrängen Sie Ihre *sexuelle Orientierung* (siehe rechts) nicht, versuchen Sie sie zu erfüllen und auszuleben.

NEIN

Konsultieren Sie Ihren Frauenarzt. Siehe auch Diagnose-Karte 134, *Schmerzen beim Sex*.

Verschiedene Lebensansichten oder spezifische Spannungen beeinträchtigen in einer Partnerschaft auch die erotisch-sexuellen Gefühle füreinander. In vielen Partnerschaften mangelt es auch an der offenen Kommunikation, nicht zuletzt auch über sexuelle Wünsche, aber auch Abneigungen.
Was Sie tun können: Besprechen Sie mit Ihrem Partner offen die Krise der Beziehung und auch die sexuelle Krise. Ermuntern Sie Ihren Partner, seine sexuellen Vorstellungen darzulegen, welche Praktiken ihn besonders erregen etc. – sprechen Sie offen über Ihre Wünsche und Enttäuschungen. Oft gelingt dann ein Konsens, der die Beziehung erneuert und auch aus der sexuellen Erstarrung löst. Suchen Sie gegebenenfalls eine Eheberatung oder eine *sexuelle Beratung* (linke Seite) auf.

SEXUELLE ORIENTIERUNG

Die sexuelle Orientierung eines Menschen kann heterosexuell, bisexuell oder homoerotisch (homosexuell oder lesbisch) sein. Die meisten Menschen sind heterosexuell (gegengeschlechtlich) orientiert, das heißt, das jeweils andere Geschlecht zieht sie sexuell an. Etwa 30% der Menschen verhalten sich je nach Gelegenheit bisexuell – beide Geschlechter ziehen sie an. Jeweils 5% der Männer und Frauen sind rein homosexuell (gleichgeschlechtlich) orientiert, wobei für Frauen eher der Begriff lesbisch gebraucht wird.

Festzuhalten ist freilich: Von den heterosexuell orientierten Menschen ist gut die Hälfte latent bisexuell, das heißt, bei entsprechender Verführung wären sie gelegentlich für ein gleichgeschlechtliches Erlebnis offen. Fast alle Jugendlichen haben eine homosexuelle bzw. lesbische Durchgangsphase – zumindest vom Gefühl her; mehr als die Hälfte der Jugendlichen erlebt irgendwann gleichgeschlechtlichen Sex.

Lesbische Liebe

Homoerotik zwischen Frauen, also lesbische Liebe, ist von vielerlei Faktoren bestimmt: von der Persönlichkeit, der psychosexuellen Anlage, von Erziehung und Umwelt, von prägenden sexuellen Erlebnissen und in noch nicht ganz geklärtem Ausmaß auch von hormonellen Faktoren.

Lesbische Liebe ist heutzutag wie jede andere sexuelle Orientierung integrer Teil der Persönlichkeit. Wenn Sie feststellen, daß Sie diesen Weg für Ihre erotische und sexuelle Erfüllung brauchen, sollten Sie ihn auch gehen – denn ein befriedigendes Sexualleben ist eine Voraussetzung für die psychische und körperliche Gesundheit. Lesbische Liebe wird heutzutage von der Gesellschaft weitgehend toleriert und als Möglichkeit sexuellen Verhaltens anerkannt. Auch offene lesbische Partnerschaften werden heute kaum noch diskriminiert. Haben Sie aufgrund Ihrer lesbischen Einstellung irgendwelche psychischen oder psychosozialen Schwierigkeiten, sollten Sie einen Psychotherapeuten aufsuchen.

136 Empfängnisverhütung

Die Kollision zwischen sexuellem Verlangen und der Notwendigkeit einer Geburtenregelung führte schon in alter Zeit zu diversen Methoden der Konzeptions- oder Empfängnisverhütung: Chinesen und Japaner benutzten z. B. Kondome aus geölter Seide; am meisten wurde wohl der Coitus interruptus (unterbrochener Koitus) praktiziert, bei dem der Penis vor dem Samenerguß aus der Vagina gezogen wird – eine unsichere und auch unbefriedigende Methode. Die heutigen Methoden – seien sie biologischer, mechanischer, chemischer oder hormoneller Art – bieten einen hohen, wenn auch unterschiedlich hohen Grad an Sicherheit. Aber: Die statistische Versagerquote wird weniger durch die Methode an sich als durch Anwendungsfehler bestimmt. Bei Einnahmefehlern kann selbst die Pille versagen, die ansonsten sicherste Methode (sieht man einmal von der endgültigen Methode der Sterilisation ab). Wählen Sie anhand dieser Karte zusammen mit Ihrem Partner und nach Rücksprache mit dem Frauenarzt eine geeignete Methode, beachten Sie die Kriterien der Sicherheit, der Nebenwirkungen und der individuellen Eignung.

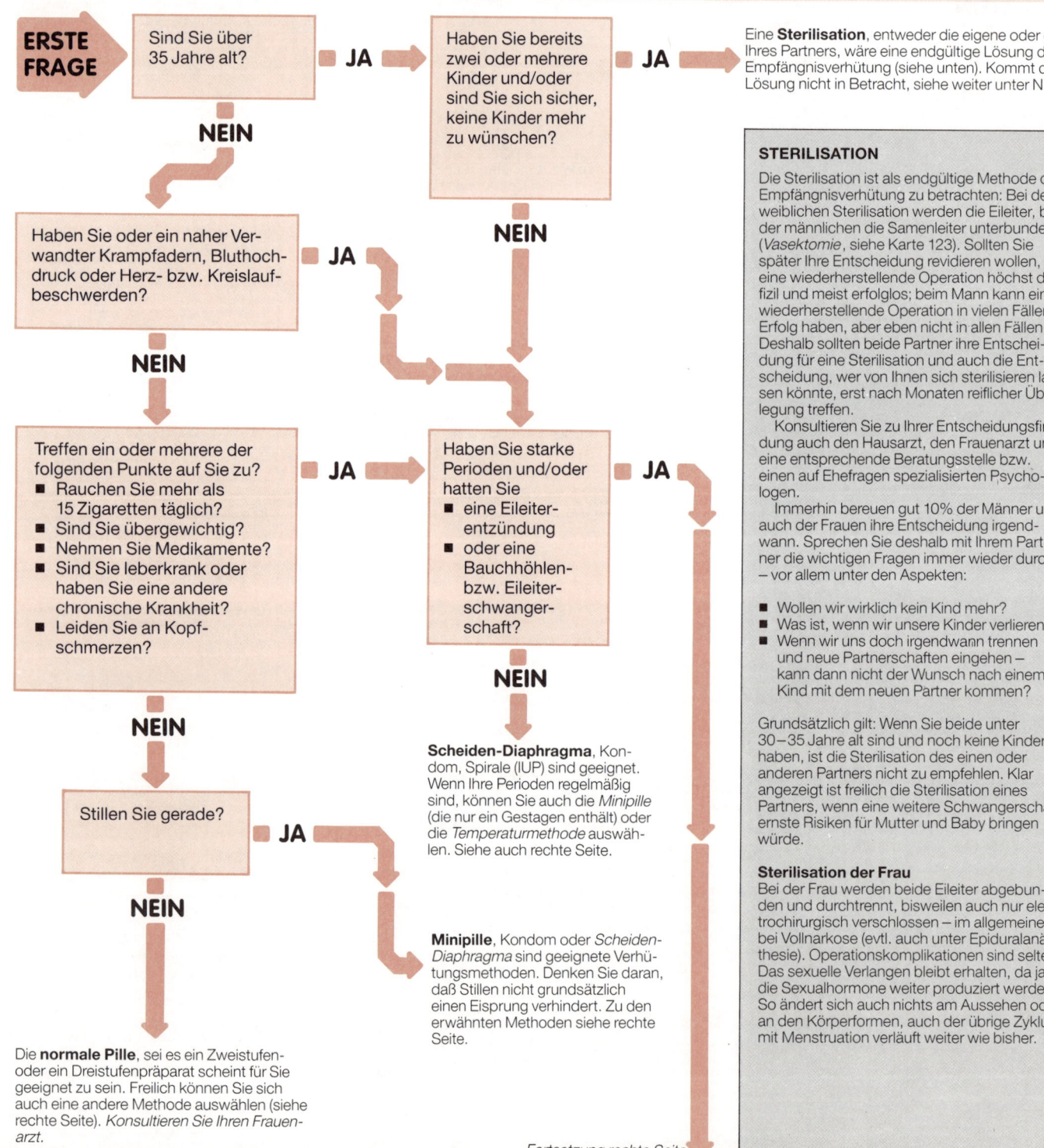

ERSTE FRAGE

Sind Sie über 35 Jahre alt?

NEIN

Haben Sie oder ein naher Verwandter Krampfadern, Bluthochdruck oder Herz- bzw. Kreislaufbeschwerden?

NEIN

Treffen ein oder mehrere der folgenden Punkte auf Sie zu?
- Rauchen Sie mehr als 15 Zigaretten täglich?
- Sind Sie übergewichtig?
- Nehmen Sie Medikamente?
- Sind Sie leberkrank oder haben Sie eine andere chronische Krankheit?
- Leiden Sie an Kopfschmerzen?

NEIN

Stillen Sie gerade?

NEIN

Die **normale Pille**, sei es ein Zweistufen- oder ein Dreistufenpräparat scheint für Sie geeignet zu sein. Freilich können Sie sich auch eine andere Methode auswählen (siehe rechte Seite). *Konsultieren Sie Ihren Frauenarzt.*

JA

Haben Sie bereits zwei oder mehrere Kinder und/oder sind Sie sich sicher, keine Kinder mehr zu wünschen?

NEIN

JA

Haben Sie starke Perioden und/oder hatten Sie
- eine Eileiterentzündung
- oder eine Bauchhöhlen- bzw. Eileiterschwangerschaft?

NEIN

Scheiden-Diaphragma, Kondom, Spirale (IUP) sind geeignet. Wenn Ihre Perioden regelmäßig sind, können Sie auch die *Minipille* (die nur ein Gestagen enthält) oder die *Temperaturmethode* auswählen. Siehe auch rechte Seite.

JA

Minipille, Kondom oder *Scheiden-Diaphragma* sind geeignete Verhütungsmethoden. Denken Sie daran, daß Stillen nicht grundsätzlich einen Eisprung verhindert. Zu den erwähnten Methoden siehe rechte Seite.

JA

Eine **Sterilisation**, entweder die eigene oder die Ihres Partners, wäre eine endgültige Lösung der Empfängnisverhütung (siehe unten). Kommt diese Lösung nicht in Betracht, siehe weiter unter NEIN.

STERILISATION

Die Sterilisation ist als endgültige Methode der Empfängnisverhütung zu betrachten: Bei der weiblichen Sterilisation werden die Eileiter, bei der männlichen die Samenleiter unterbunden (*Vasektomie*, siehe Karte 123). Sollten Sie später Ihre Entscheidung revidieren wollen, ist eine wiederherstellende Operation höchst diffizil und meist erfolglos; beim Mann kann eine wiederherstellende Operation in vielen Fällen Erfolg haben, aber eben nicht in allen Fällen. Deshalb sollten beide Partner ihre Entscheidung für eine Sterilisation und auch die Entscheidung, wer von Ihnen sich sterilisieren lassen könnte, erst nach Monaten reiflicher Überlegung treffen.

Konsultieren Sie zu Ihrer Entscheidungsfindung auch den Hausarzt, den Frauenarzt und eine entsprechende Beratungsstelle bzw. einen auf Ehefragen spezialisierten Psychologen.

Immerhin bereuen gut 10% der Männer und auch der Frauen ihre Entscheidung irgendwann. Sprechen Sie deshalb mit Ihrem Partner die wichtigen Fragen immer wieder durch – vor allem unter den Aspekten:

- Wollen wir wirklich kein Kind mehr?
- Was ist, wenn wir unsere Kinder verlieren?
- Wenn wir uns doch irgendwann trennen und neue Partnerschaften eingehen – kann dann nicht der Wunsch nach einem Kind mit dem neuen Partner kommen?

Grundsätzlich gilt: Wenn Sie beide unter 30–35 Jahre alt sind und noch keine Kinder haben, ist die Sterilisation des einen oder anderen Partners nicht zu empfehlen. Klar angezeigt ist freilich die Sterilisation eines Partners, wenn eine weitere Schwangerschaft ernste Risiken für Mutter und Baby bringen würde.

Sterilisation der Frau

Bei der Frau werden beide Eileiter abgebunden und durchtrennt, bisweilen auch nur elektrochirurgisch verschlossen – im allgemeinen bei Vollnarkose (evtl. auch unter Epiduralanästhesie). Operationskomplikationen sind selten. Das sexuelle Verlangen bleibt erhalten, da ja die Sexualhormone weiter produziert werden. So ändert sich auch nichts am Aussehen oder an den Körperformen, auch der übrige Zyklus mit Menstruation verläuft weiter wie bisher.

Fortsetzung rechte Seite

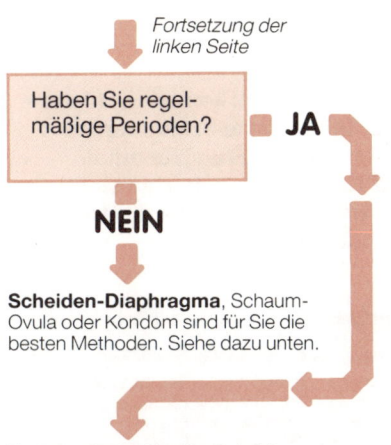

Fortsetzung der linken Seite

Haben Sie regel-mäßige Perioden? **JA**

NEIN

Scheiden-Diaphragma, Schaum-Ovula oder Kondom sind für Sie die besten Methoden. Siehe dazu unten.

Temperaturmethode, *Scheiden-Diaphragma,* Schaum-Ovula oder Kondom (evtl. mit spermienabtötender Substanz), aber auch die Mini-pille sind für Sie geeignete Metho-den. Siehe dazu unten.

HÄUFIG WECHSELNDE SEXUALPARTNER

Menschen, die sich eines regen sexuellen Lebens mit häufig wechselnden Sexualpartnern erfreuen, haben ein relativ hohes Risiko, an einer sexuell übertragbaren Krankheit (STD, siehe Karte 129 sowie *AIDS* in den *Nützlichen Informationen*) zu erkranken. Manche dieser STDs wie Tripper oder Infektionen mit anderen Bakterien oder Großen Viren (Chlamyden) sind zwar oft ziemlich symptomarm, können aber unbehandelt zur Eileiterent-zündung führen, die das Risiko einer Sterilität mit sich bringt. Überdies kommen Sie möglicherweise vermehrt in Kontakt mit bestimmten Viren, die das Entstehen eines Gebärmutterhals-krebses fördern könnten. All diese Risiken lassen sich jedoch durch entsprechende Vorsichtsmaßnahmen niedrig halten.

- Halten Sie für Ihre Partner Kondome bereit. Kondome beu-gen STDs weitgehend vor und bewahren auch den äußeren Muttermund sowie den Gebärmutterhals vor einer schlei-chenden Gefährdung.
- Jährliche Vorsorgeuntersuchung zur Krebsfrüherkennung einhalten (Karte 128).
- Konsultieren Sie bei ungewöhnlichem Ausfluß (Karte 129), bei Scheidenentzündungen und bei Bläschen, Warzen oder Geschwüren im Genitalbereich sowie bei Mastdarmentzün-dungen den Frauenarzt.

SCHWANGERSCHAFTS-ABBRUCH

Vermeiden Sie eine unerwünschte Schwangerschaft durch verantwor-tungsbewußte Empfängnisverhü-tung (unten). Hatten Sie einen unge-schützten Koitus zur Zeit des ver-muteten Eisprungs, können Sie die »Pille danach« nehmen (siehe unten).

Haben Sie sich zu einem Schwan-gerschaftsabbruch entschlossen, suchen Sie sofort eine offizielle Beratungsstelle auf (etwa Pro Fami-lia). Die *soziale Indikation* ist bis zur 12. Woche möglich.

Methode: Absaugen von Frucht-wasser und Teilen der Plazenta mit einer Saugkanüle, danach Ausscha-bung der Plazenta-Reste und der Frucht mit einer Kürette.

METHODEN DER EMPFÄNGNISVERHÜTUNG

Pille mit Östrogen-Gestagen-Kombination

Wirkungsweise
Die verschiedenen Arten der normalen Pille bestehen aus einer jeweils ganz speziellen Kombination der weiblichen Sexualhormone Östrogen und Progesteron, exakt aus syn-thetischen Östrogenen und Gestagenen. Die Pille ahmt die Schwangerschaft nach, hemmt die Ovulation (= Ovulationshemmer). Nach Absetzen der Einnahme bewirkt sie eine Monatsblutung, lediglich eine schwächere als die natürliche. Moderne Drei-Stufen-Präparate haben drei Ein-nahmestufen mit einer unterschiedlichen Mischung eines Östrogens und eines Gestagens; sie kommen der hormonel-len Situation des natürlichen Zyklus nahe.

Für wen ist die Pille geeignet?
Die Pille ist vor allem für jüngere Frauen geeignet – speziell für diejenigen, die an schmerzhaften und starken Monatsblutun-gen leiden. Aufgrund ihrer möglichen Nebenwirkung ist sie nicht geeignet:

- für über 35jährige Frauen, die mehr als 10–15 Zigaretten pro Tag rauchen oder übergewichtig sind,
- für Frauen, die an Krampfadern, hohem Blutdruck oder anderen Herz-Kreislauf-Krankheiten leiden oder von ihren Erbanlagen her ein entsprechendes Risiko haben
- und auch nicht für Frauen, die an Migräne oder anderen Kopfschmerzen leiden.

Verordnung und ärztliche Kontrolle
Die Pille ist verschreibungspflichtig. Ihr Frauenarzt beurteilt, ob die Pille für Sie geeignet und welche Art der Pille für Sie am günstigsten ist – im Normalfall alle 6 Monate nach entspre-chender Untersuchung.

Nebenwirkungen und Risiken
Durch schwächere Hormondosierung sind Nebenwirkungen der Pille wie Kopfschmerzen oder leichte Gewichtszunahme sehr selten geworden, ebenso Schmierblutungen oder Durchbruchblutungen (hier hilft der Wechsel auf eine andere Pille). Allemal noch fördert die Pille jedoch einen Pilzbefall der Scheide (Candida-Mykose, Karte 129). Möglicherweise för-dert die Pille Gefäßverschlüsse, so könnte sie das Risiko eines Herzinfarkts oder Schlaganfalls erhöhen. Vor allem starke Raucherinnen über 35 Jahre sollten deshalb eine andere Methode bevorzugen. Andererseits scheint die Pille leicht vorbeugend gegen einen Gebärmutter- oder Gebär-mutterhalskrebs zu wirken.

Die Minipille

Die Minipille enthält nur eine niedrige Dosis eines Gestagens, aber kein Östrogen. Die obengenannten Nebenwirkungen der Kombinations-Pille fallen deshalb praktisch weg. Freilich provoziert die Minipille Zyklusstörungen, so unregelmäßige Perioden oder das Ausbleiben einer Periode – meist normali-siert sich der Zyklus jedoch nach einigen Monaten.

Die Minipille ist deshalb auch für Frauen geeignet, für die die normale Pille aufgrund ihrer Nebenwirkungen nicht zu empfehlen wäre – so etwa auch für Frauen, die gerade stillen (das Gestagen reduziert die Milchproduktion nicht). Jedoch ist die Wirkung der Minipille im Prinzip nur dann garantiert, wenn sie jeden Tag um dieselbe Zeit eingenommen wird.

Die »Pille danach«

Wirkungsweise
Vor Jahren noch gab es die »Pille am Morgen danach«, die innerhalb von 3 Tagen nach einem Koitus, bei dem kein Verhütungsschutz bestand, eingenommen werden konnte. Eklatante Nebenwirkungen wie starke Übelkeit und Zyklus-störungen machten diese Pille jedoch nur für Notfälle geeig-net. Sie wurde durch neuere Präparate einer speziellen Hor-monkombination ersetzt, die auch noch 6 Wochen »danach«, wenn sich die erwartete Menstruation nicht einstellt, eingenomen werden kann.

Für wen ist die »Pille danach« geeignet?
Die neue »Pille danach« ist ebenfalls wie ihre Vorgängerin, die »Pille am Morgen danach«, nur für Notfälle gedacht, also vor allem für Frauen, die keinen festen Partner und auch keinen regelmäßigen Geschlechtsverkehr haben und die bei einem ungeplanten Koitus in der Zeit ihres Eisprungs keinen Emp-fängnisschutz hatten.

Verordnung
Ihr Frauenarzt kann Ihnen die »Pille danach« nach einer ent-sprechenden Untersuchung verordnen.

Nebenwirkungen
Die Nebenwirkungen sind Übelkeit, meist auch leichtere Zyklusstörungen.

Intrauterin-Pessare (IUP oder »Spirale«)

Wirkungsweise
Die Spirale, auch Intrauterin-Pessar (IUP) genannt, ist ein spiralen-, schleifen- oder T-förmiges Plastikmaterial, das in die Gebärmutterhöhle, also intra-uterin (uterus = Gebärmut-ter), eingeführt wird und dort die Einnistung eines befruchte-ten Eies verhindert. Ein IUP kann zur Erhöhung der Wirksam-keit mit Kupferdrähten umwickelt oder mit Progesteron beschichtet sein.

Für wen ist die Spirale geeignet?
Ein IUP ist vor allem den Frauen zu empfehlen, die eine sehr sichere Empfängnisverhütung bevorzugen, die aber die normale Kombinationspille nicht vertragen oder ablehnen. Für junge Frauen ist sie weniger geeignet, ebenfalls nicht für Frauen, die noch nicht geboren haben oder eine Gebär-mutter- oder Eileiterentzündung durchgemacht haben.

Verordnung und Kontrolle
Ein IUP wird zu Beginn einer Monatsblutung von einem Frauenarzt eingesetzt. Jährliche Kontrollen des Sitzes ist angezeigt. Je nach Art sollte eine Spirale nach 3–5 Jahren ausgetauscht werden.

Nebenwirkungen
Nicht wenige Trägerinnen einer Spirale leiden unter schmerz-haften und sehr starken Monatsblutungen. Dann sollte die Spirale ausgebaut und zu einer anderen Methode überge-gangen werden. Auch besteht ein gewisses Risiko von Ent-zündungen des Gebärmutterhalses oder des Abstoßung aus der Gebärmutter.

Schaum-Ovula, Kondome, Diaphragma

Die sogenannten Barriere-Methoden verhindern das Eindrin-gen von Samenzellen in den Gebärmutterhalskanal und so die Befruchtung der Eizelle im Eileiter. Es gibt drei mehr oder weniger beliebte Barriere-Methoden:

- Kondom (Präservativ)
- Schaum-Ovula (chemische Verhütungsmethode)
- Scheiden-Diaphragma.

Für wen sind diese Methoden geeignet?
Barriere-Methoden eignen sich nahezu für alle Frauen, vor allem für diejenigen, die die Pille nicht vertragen oder ableh-nen, aber auch die Spirale als zu weitgehenden Eingriff emp-finden. Kondome, vor allem solche mit spermientötender Beschichtung, oder Schaum-Ovula (bzw. Cremes oder Schaumtabletten) sind auch für Teenager oder Frauen ohne festen Sexpartner zu empfehlen. Das relativ aufwendige Diaphragma ist eher für Frauen mit festem Partner geeignet.

Verordnung und Kontrolle des Diaphragmas
Das Scheiden-Diaphragma wird im hinteren Scheidenge-wölbe vor den äußeren Muttermund gelegt. Es besteht aus einem elastischen Ring, über den sich eine Gummimembran spannt. Der elastische Ring spannt sich fest im Gewölbe fest und hindert so die Samenzellen daran, in den Gebärmutterhalska-nal einzudringen. Ob ein Diaphragma für Sie geeignet ist, besprechen Sie mit Ihrem Frauenarzt; er wird Ihnen auch die richtige Größe anpassen und Sie zum richtigen Gebrauch anleiten.
Wichtig: Das Diaphragma sollten Sie jeweils nicht länger als 10 Stunden in der Scheide belassen, da es sonst zu Entzün-dungen kommen kann. Zur Erhöhung der Sicherheit emp-fiehlt es sich, das Diaphragma zusammen mit einer sper-mienabtötenden Creme zu benutzen.

Günstige Effekte dieser Methoden
All diese Methoden können durch die »Absperrung« das Risiko eines Gebärmutterhalskrebses vermindern, da weder das Smegma der Vorhaut noch eventuelle Viren bis zum Gebärmutterhals vordringen. Das gilt natürlich besonders für das Kondom (Karte 123), das überdies auch weitgehenden Schutz vor sexuell übertragbaren Krankheiten mit sich bringt (siehe oben, unter *Häufig wechselnde Sexualpartner*).

Temperaturmethode, Eisprung-Berechnung

Diese natürliche, aber aufwendige Methode der Empfängnis-verhütung richtet sich nach dem Eisprung, der innerhalb eines Zyklus etwa 1–2 Tage vor dem Temperaturanstieg erfolgt. Dieser Temperaturanstieg ist hormonell bedingt und beträgt ca. 0,5 °C. Ihr Frauenarzt wird Sie anweisen, ein hal-bes Jahr lang jeden Morgen vor dem Aufstehen die Tempera-tur zu messen und die Werte in Zyklus-Temperatur-Karten einzutragen. Anhand Ihrer Karten kann dann der Arzt Ihren frühestmöglichen Eisprungtermin angeben. In den folgen-den Zyklen gelten dann die Tage vom ersten Tag der Periode bis 6 Tage vor dem frühestmöglichen Temperaturan-stieg und auch die Tage ab dem 2. Tag nach dem Tempera-turanstieg als sicher. An den übrigen Tagen müssen Sie gegebenenfalls auf eine andere Verhütungsmethode auswei-chen, etwa auf Kondome.

137 Sterilität

Konsultieren Sie diese Karte, wenn Sie und Ihr Partner einen starken Wunsch nach einem Baby haben und Sie trotz regelmäßigen Geschlechtsverkehrs (dreimal pro Woche) innerhalb von 1–2 Jahren kein Baby bekommen. Von Sterilität spricht man, wenn es zu keiner Empfängnis kommt, von Infertilität, wenn Sie zwar empfangen, aber das Baby nicht austragen können. Steril kann sowohl der Mann als auch die Frau sein. Diese Karte beleuchtet nur mögliche Ursachen einer Sterilität der Frau (zur männlichen Sterilität siehe Karte 122). Zu Fehlgeburten siehe Karte 142. Viele Ursachen einer weiblichen Sterilität können heute erfolgreich behandelt werden.

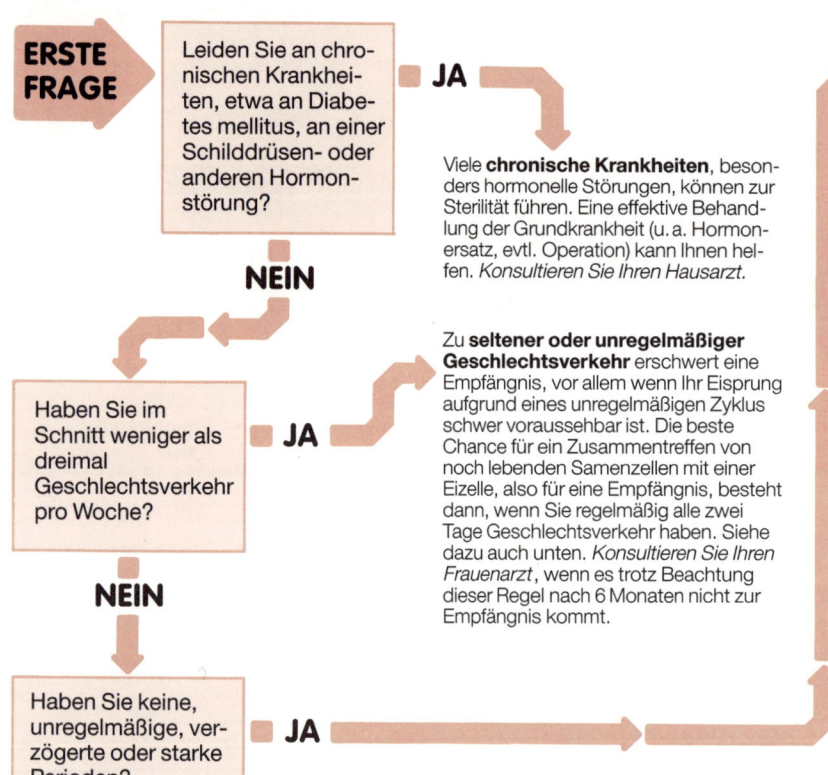

ERSTE FRAGE

Leiden Sie an chronischen Krankheiten, etwa an Diabetes mellitus, an einer Schilddrüsen- oder anderen Hormonstörung?

JA → Viele **chronische Krankheiten**, besonders hormonelle Störungen, können zur Sterilität führen. Eine effektive Behandlung der Grundkrankheit (u. a. Hormonersatz, evtl. Operation) kann Ihnen helfen. *Konsultieren Sie Ihren Hausarzt.*

NEIN ↓

Haben Sie im Schnitt weniger als dreimal Geschlechtsverkehr pro Woche?

JA → Zu **seltener oder unregelmäßiger Geschlechtsverkehr** erschwert eine Empfängnis, vor allem wenn Ihr Eisprung aufgrund eines unregelmäßigen Zyklus schwer voraussehbar ist. Die beste Chance für ein Zusammentreffen von noch lebenden Samenzellen mit einer Eizelle, also für eine Empfängnis, besteht dann, wenn Sie regelmäßig alle zwei Tage Geschlechtsverkehr haben. Siehe dazu auch unten. *Konsultieren Sie Ihren Frauenarzt*, wenn es trotz Beachtung dieser Regel nach 6 Monaten nicht zur Empfängnis kommt.

NEIN ↓

Haben Sie keine, unregelmäßige, verzögerte oder starke Perioden?

JA → Eine **hormonelle Störung** ist wahrscheinlich – sei es etwa eine Schwäche des Eierstocks (es kommt zu keinem oder zu einem verzögerten Eisprung) oder seien es Erkrankungen der Hypophyse (Hirnanhangdrüse). Auch organische Ursachen sind möglich, so etwa Mißbildungen, Entzündungen oder Tumoren der Gebärmutter oder des Eierstocks. *Konsultieren Sie Ihren Frauenarzt.*
Behandlung: Eine erfolgreiche Behandlung (u. a. Hormonersatz, evtl. Operation) ist in vielen Fällen möglich.

NEIN ↓

Hatten Sie irgendwann eine Eileiterentzündung?

JA → Eine **Blockade eines oder beider Eileiter** infolge einer chronisch gewordenen Eileiterentzündung (siehe Karte 129) ist möglich, sie verhindert das Zusammentreffen von Samen- und Eizelle, also die Befruchtung. Eine chronische Eileiterentzündung kann gelegentlich auch Folge eines Schwangerschaftsabbruchs oder einer Bauchhöhlenschwangerschaft sein. *Konsultieren Sie Ihren Frauenarzt.*
Behandlung: Vermutet der Frauenarzt eine Blockierung bzw. Verwachsung der Eileiter, ist eine *Laparoskopie* zur Abklärung notwendig. Bei der Laparoskopie wird ein Endoskop (siehe Karte 92) durch einen kleinen Schnitt in der Bauchhöhle zu den Eileitern geführt; die Laparoskopie wird unter Vollnarkose durchgeführt. Bisweilen kann das Durchblasen von Kohlendioxid kleinere Verwachsungen der Eileiter lösen. Ansonsten ist eine Operation zur Lösung der Verwachsungen notwendig. Doch nicht immer führt eine solche Operation wieder zur Fruchtbarkeit. Haben Sie dennoch einen starken Kinderwunsch, können Sie eine Befruchtung im Reagenzglas durchführen lassen (siehe dazu rechts).

NEIN ↓

Hatten Sie irgendwann einen Schwangerschaftsabbruch oder eine Eileiter- bzw. Bauchhöhlenschwangerschaft?

JA →

NEIN ↓

Konsultieren Sie Ihren Frauenarzt. Vielleicht schränkt nur eine chronische Scheidenentzündung die Beweglichkeit der Samenzellen ein; in seltenen Fällen kann auch eine Allergie gegen die Samen des Mannes vorliegen, die die Samen bewegungsunfähig macht. Siehe auch Karte 122, *Sterilität* des Mannes.

INSEMINATION UND REAGENZGLAS-BABYS

Hat Ihr Partner nur eine geringe Menge lebensfähiger Samenzellen, ist die Chance einer natürlichen Befruchtung gering. Jedoch ist eine künstliche Befruchtung (Insemination) möglich: Die Samen des Mannes werden im Labor aussortiert, die lebensfähigen Samenzellen werden dann zur Zeit Ihres Eisprungs in Ihren Gebärmutterhals eingeführt. Produziert Ihr Partner keine lebensfähigen Samenzellen, ist auch die Insemination mit dem Samen eines Spenders möglich.

Ist eine Frau aufgrund von Fehlbildungen oder der Entfernung beider Eileiter steril, kann eine Befruchtung im Reagenzglas erwogen werden. Der sich entwickelnde Keim wird in die Gebärmutter der Frau implantiert (Reagenzglas-Babys).

FEHLGEBURTEN

Haben Sie mehrmals eine Fehlgeburt (Karte 142) erlitten, können Hormonstörungen oder Fehlbildungen der Gebärmutter zugrunde liegen, oft jedoch auch nur seelische Belastungen. Ihr Frauenarzt wird die Ursache abklären und – wenn möglich – behandeln. Günstigstenfalls können Sie dann eine normale Schwangerschaft austragen, zumal Fehlgeburten oft nur unglückliche Einzelfälle sind.

ERHÖHTE CHANCEN EINER EMPFÄNGNIS

Wenn Sie alles zur Verwirklichung Ihres Kinderwunsches getan haben, Sie aber dennoch spätestens nach Ablauf von einem Jahr nicht schwanger werden, scheint professionelle Hilfe angezeigt. Freilich besteht die Möglichkeit, daß Sie einige Dinge nicht beachtet haben:

- Achten Sie auf Ihre körperliche und psychische Gesundheit.
- Schlafen Sie wenn möglich jeden 2. Tag miteinander. Bei seltenerem Geschlechtsverkehr besteht die Gefahr, daß Sie Ihren Eisprung verpassen, bei zu häufigem könnte die Anzahl der Samenzellen jeweils zu gering sein.
- Beachten Sie die fruchtbaren Tage (Zeit des Eisprungs – meist in der Mitte des Zyklus).
- Bleiben Sie nach dem Koitus (am besten Missionarsstellung) noch 10 Minuten liegen.

Schwangerschaft und Geburt

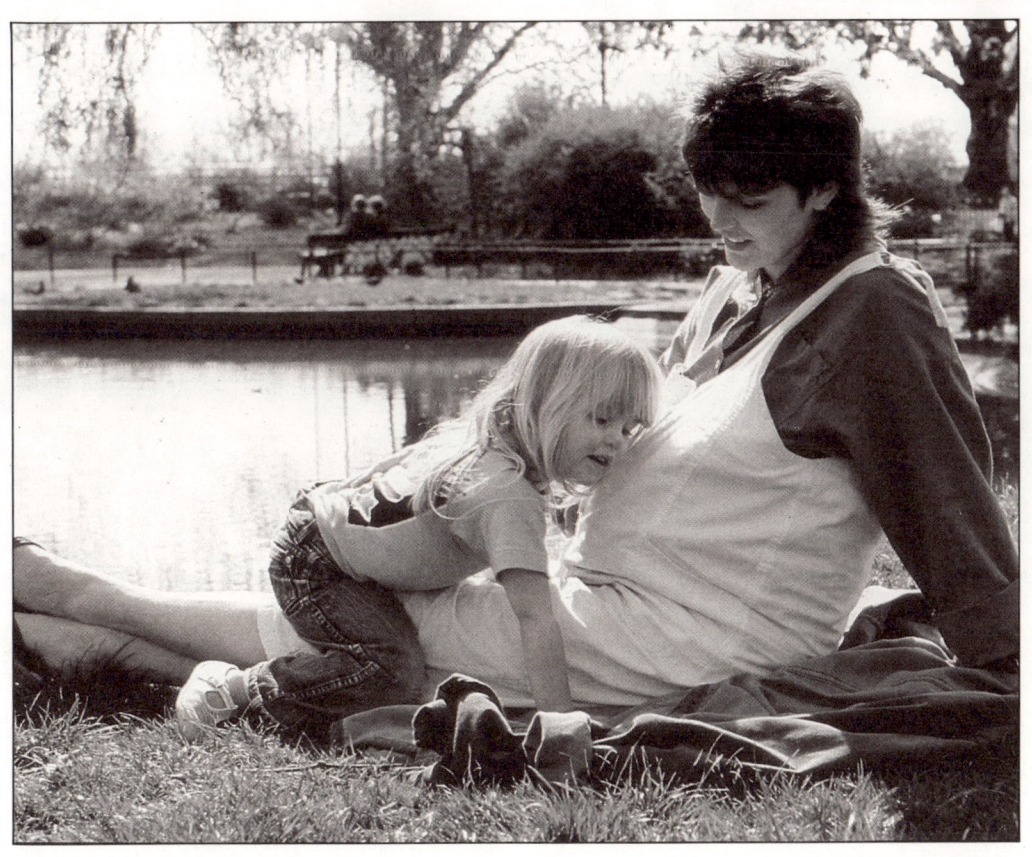

138 Übelkeit und Erbrechen

In den ersten 3 Schwangerschaftsmonaten leiden die meisten Frauen gelegentlich an Übelkeit, bisweilen müssen sie auch erbrechen – eine natürliche Reaktion auf die Fruchtanlage und auf die dramatischen hormonellen Veränderungen in dieser Zeit. Beachten Sie zur Linderung Ihrer Beschwerden die unten gegebenen Empfehlungen. Ein schweres Schwangerschaftserbrechen jedoch – mit 5 oder mehr Brechanfällen pro Tag – gefährdet durch die Wasser- und Mineralsalzverluste Sie und Ihr Baby. Konsultieren Sie dann Ihren Frauenarzt, der Ihnen wirksame, aber ungefährliche Medikamente verordnen wird.

Wichtig: Beachten Sie unbedingt auch die Karten 94, »Erbrechen« und 95, »Häufiges Erbrechen«.

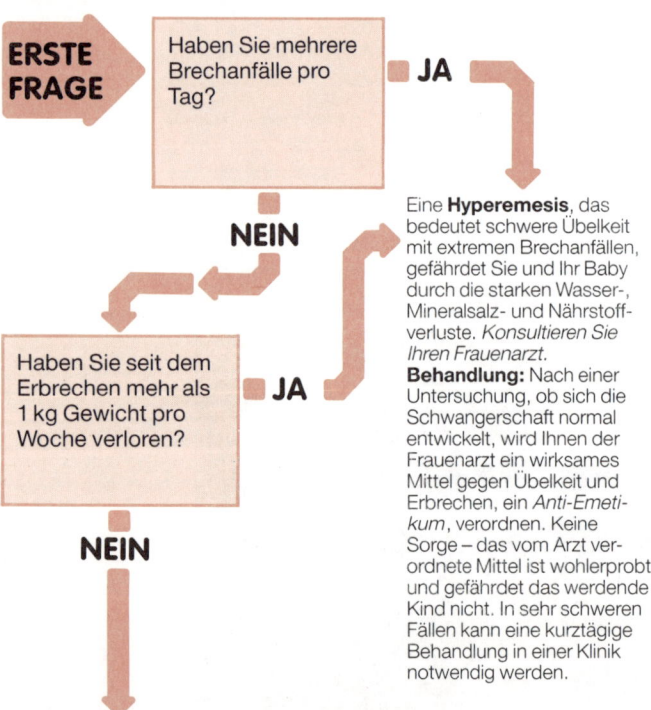

ERSTE FRAGE

Haben Sie mehrere Brechanfälle pro Tag? — **JA**

NEIN

Haben Sie seit dem Erbrechen mehr als 1 kg Gewicht pro Woche verloren? — **JA**

NEIN

Eine **Hyperemesis**, das bedeutet schwere Übelkeit mit extremen Brechanfällen, gefährdet Sie und Ihr Baby durch die starken Wasser-, Mineralsalz- und Nährstoffverluste. *Konsultieren Sie Ihren Frauenarzt.* **Behandlung:** Nach einer Untersuchung, ob sich die Schwangerschaft normal entwickelt, wird Ihnen der Frauenarzt ein wirksames Mittel gegen Übelkeit und Erbrechen, ein *Anti-Emetikum*, verordnen. Keine Sorge – das vom Arzt verordnete Mittel ist wohlerprobt und gefährdet das werdende Kind nicht. In sehr schweren Fällen kann eine kurztägige Behandlung in einer Klinik notwendig werden.

Gelegentliches, vor allem morgendliches Erbrechen in den ersten 3 Monaten der Schwangerschaft ist natürlich (siehe oben). Beachten Sie freilich die untenstehenden Empfehlungen. *Konsultieren Sie unverzüglich den Frauenarzt*, wenn Übelkeit und Erbrechen Ihren Allgemeinzustand verschlechtern.

WAS TUN BEI ÜBELKEIT UND ERBRECHEN

Erbrechen führt zu einem Wasser- und Mineralsalzverlust des Organismus, den es auszugleichen gilt: Trinken Sie nach dem Erbrechen kohlensäurearmes Mineralwasser in kleinen Schlucken, essen Sie – wenn möglich – ein bißchen was dazu. Beugen Sie Übelkeit und Erbrechen vor:

- Essen Sie etwas Gebäck und trinken Sie etwas Mineralwasser dazu, bevor Sie aufstehen.
- Meiden Sie üppige Mahlzeiten, essen Sie lieber 5 kleine Mahlzeiten pro Tag.
- Rauchen Sie nicht und meiden Sie Alkohol.
- Entspannen Sie sich, ruhen Sie sich aus, wenn Sie ermüdet sind. Gehen Sie viel an frischer Luft spazieren.

Warnung: Verordnen Sie sich nicht selbst Tabletten gegen Erbrechen (Anti-Emetika). Siehe dazu oben unter *Hyperemesis*.

139 Hautveränderungen

Die hormonellen Veränderungen in der Schwangerschaft bleiben nicht ohne Auswirkungen auf die Haut: Ausbildung von braunen Flecken im Gesicht oder im Vulvabereich (Chloasma) ist nicht selten, andere Frauen klagen über trockene oder fettige Haut. Hautkrankheiten mögen sich während der Schwangerschaft bessern, aber auch verschlechtern. Überdies können Schwangerschaftsstreifen (unten) durch Überdehnung des Bindegewebes entstehen.

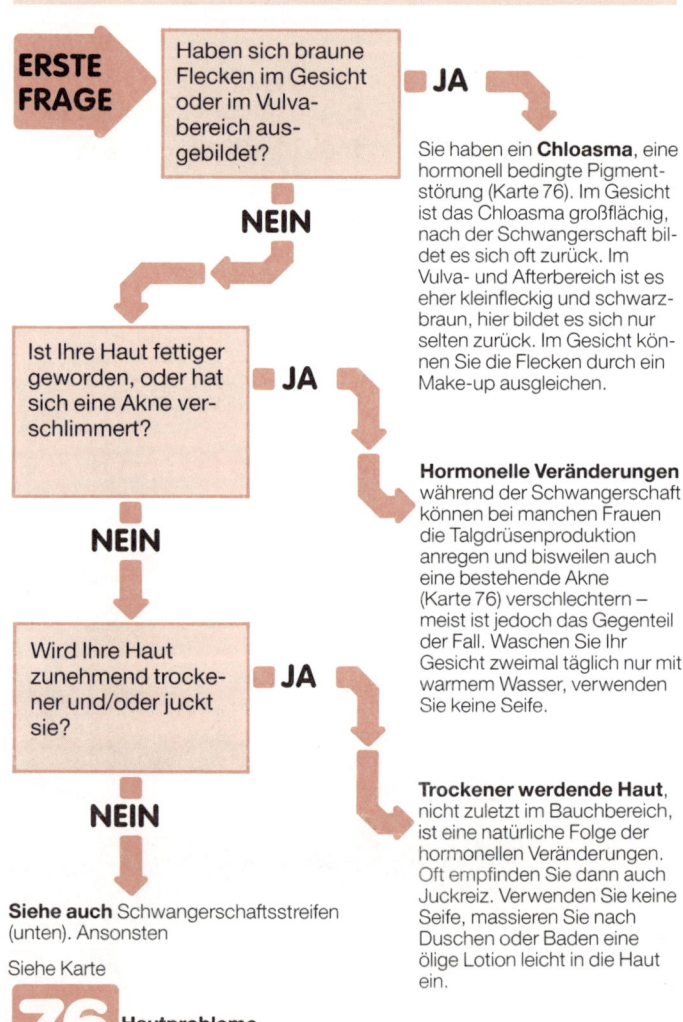

ERSTE FRAGE

Haben sich braune Flecken im Gesicht oder im Vulvabereich ausgebildet? — **JA**

NEIN

Ist Ihre Haut fettiger geworden, oder hat sich eine Akne verschlimmert? — **JA**

NEIN

Wird Ihre Haut zunehmend trockener und/oder juckt sie? — **JA**

NEIN

Siehe auch Schwangerschaftsstreifen (unten). Ansonsten

Siehe Karte

76 Hautprobleme

Sie haben ein **Chloasma**, eine hormonell bedingte Pigmentstörung (Karte 76). Im Gesicht ist das Chloasma großflächig, nach der Schwangerschaft bildet es sich oft zurück. Im Vulva- und Afterbereich ist es eher kleinfleckig und schwarzbraun, hier bildet es sich nur selten zurück. Im Gesicht können Sie die Flecken durch ein Make-up ausgleichen.

Hormonelle Veränderungen während der Schwangerschaft können bei manchen Frauen die Talgdrüsenproduktion anregen und bisweilen auch eine bestehende Akne (Karte 76) verschlechtern – meist ist jedoch das Gegenteil der Fall. Waschen Sie Ihr Gesicht zweimal täglich nur mit warmem Wasser, verwenden Sie keine Seife.

Trockener werdende Haut, nicht zuletzt im Bauchbereich, ist eine natürliche Folge der hormonellen Veränderungen. Oft empfinden Sie dann auch Juckreiz. Verwenden Sie keine Seife, massieren Sie nach Duschen oder Baden eine ölige Lotion leicht in die Haut ein.

SCHWANGERSCHAFTSSTREIFEN

Schwangerschaftsstreifen (Striae) der Bauchdecke entstehen meist bei anlagebedingter Bindegewebsschwäche durch Überdehnung des Bindegewebes jenseits seiner normalen Elastizität. Zunächst sind die Streifen rötlich-blau, dann blassen sie silbrig aus – auch nach Jahren sind sie oft noch nicht völlig verschwunden. Manchmal können sich die Streifen auch am Busen, bei starker Gewichtszunahme auch am Po und an den Oberschenkeln ausbilden.

Vorbeugung und Behandlung

Vermeiden Sie während der Schwangerschaft eine abrupte Gewichtszunahme, insgesamt sollten Sie nicht mehr als 10–13 kg zunehmen. Ansonsten gilt: Ernähren Sie sich eiweißreich (Fleisch, Milchprodukte, Vollkorngetreide etc.), schwimmen Sie viel, treiben Sie Gymnastik. Das Einmassieren eines Hautfunktionsöls (z. B. *Weleda-Massageöl*) kann die Verbreiterung der Streifen mitunter in Grenzen halten.

140 Rückenschmerzen

Über Rückenschmerzen klagt bisweilen jede werdende Mutter – vor allem über Schmerzen im Lenden- und Kreuzbeinbereich. Solche Schmerzen können teils durch den hormonell verursachten Festigkeitsverlust der Bänder, die Wirbelgelenke und Wirbelsäule halten, bedingt sein – in den ersten Monaten der Schwangerschaft aber auch durch psychosozialen Streß (siehe Karte 73). In der späteren Schwangerschaft kommt die veränderte Statik, die Bauchlastigkeit, hinzu, die sowohl Wirbelsäule und Bänder als auch Hüft- und Kniegelenke belastet. Mit Schwimmen, Schwangerschaftsgymnastik und häufigen Ruhepausen können Sie Rückenschmerzen vorbeugen oder sie lindern.

Wichtig: Beachten Sie auch die Karte 107, »Rückenschmerzen«.

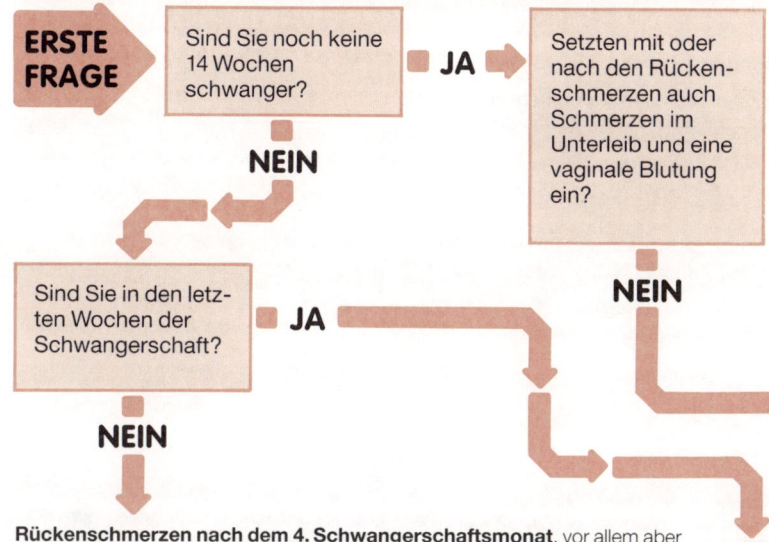

ERSTE FRAGE

Sind Sie noch keine 14 Wochen schwanger? — **JA** →

Setzten mit oder nach den Rückenschmerzen auch Schmerzen im Unterleib und eine vaginale Blutung ein? — **JA** →

NEIN ↓

Sind Sie in den letzten Wochen der Schwangerschaft? — **JA** →

NEIN ↓

NEIN ↓

SUCHEN SIE SOFORT EINE KLINIK AUF

Eine **Fehlgeburt** bzw. eine *drohende Fehlgeburt* oder eine *Eileiterschwangerschaft* sind möglich. Zur Fehlgeburt siehe Karte 142. Bei einer Eileiterschwangerschaft ist die Blutung meist leicht, doch droht hier ein *Eileiterriß*, der zu schweren Blutungen in die Bauchhöhle und zu schwersten Bauchschmerzen führt. Ein Eileiterriß ist lebensbedrohend, wenn nicht sofort operiert wird. Siehe auch Karte 142.

Ein **Erschlaffen der Bänder**, die Wirbelgelenke und Wirbelsäule halten, ist als Folge der hormonellen Veränderungen auch bereits während der frühen Schwangerschaft möglich. Freilich liegt dann meist bereits eine Vorschädigung der Bänder, der Wirbelgelenke oder auch einer Bandscheibe zugrunde. Kräftigen Sie Ihre Rückenmuskulatur durch Schwimmen und Schwangerschaftsgymnastik. Halten die Schmerzen dennoch weiter an oder werden sie stärker, *konsultieren Sie den Frauenarzt*, der Sie gegebenenfalls an einen Orthopäden überweisen wird.

Rückenschmerzen nach dem 4. Schwangerschaftsmonat, vor allem aber in der späteren Schwangerschaft, können durch eine Erschlaffung der Wirbelbänder (siehe dazu rechts) und durch die zunehmende Bauchlastigkeit bedingt sein. Dieser Bauchlastigkeit passen Sie sich durch Veränderungen Ihrer Haltung an, was wiederum zu Verspannungen der Rückenmuskulatur und so zu weiteren Rückenschmerzen führen kann.
Was Sie tun können: Stärken Sie Ihre Rückenmuskulatur und die Bänder durch Schwimmen und Schwangerschaftsgymnastik – das sollten Sie bereits in den frühen Schwangerschaftsmonaten vorbeugend tun. Siehe auch Karte 107, *Rückenschmerzen*.

Der **Beginn der Wehen** kann sich manchmal durch Rückenschmerzen ankündigen.

Siehe auch Karte

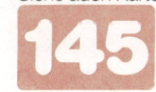

145 Wehen

---

141 Sodbrennen

Sodbrennen ist als ein brennendes Gefühl definiert, das vom Magen die Speiseröhre hochsteigt – das Brennen empfinden Sie hinter dem Brustbein. Verursacht wird es meist durch Muskelkrämpfe des Magens mit Hochsteigen von saurem Magensaft; wiederholtes Sodbrennen kann auf eine Hiatus-Hernie (Karte 106) hindeuten. Häufiger kann es vom 5. Schwangerschaftsmonat an auftreten: Das wachsende Baby drückt Gebärmutter und Zwerchfell hoch.

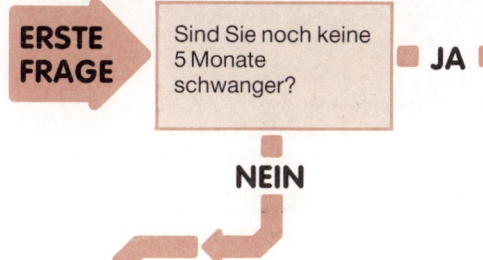

ERSTE FRAGE

Sind Sie noch keine 5 Monate schwanger? — **JA** →

NEIN ↓

Ein **Hochdrücken des Zwerchfells** durch das wachsende Baby kann die muskulöse Zwerchfellpforte erschlaffen lassen (durch diese Pforte tritt die Speiseröhre in den Magen über). So kann es zum Hochsteigen sauren Mageninhalts und zu Sodbrennen kommen. Zur Vorbeugung und **Behandlung** siehe rechts.

Ein **Erschlaffen** der muskulösen Zwerchfellpforte, durch die die Speiseröhre zum Magen übertritt, kann in der frühen Schwangerschaft hormonell bedingt sein. So steigt bisweilen saurer Magensaft die Speiseröhre hoch und verursacht Sodbrennen. Zur Vorbeugung und zur **Behandlung** siehe rechts.

SODBRENNEN: VORBEUGUNG UND BEHANDLUNG

Sodbrennen kann oft recht quälend sein – doch Sie können es vermeiden oder lindern, wenn Sie die folgenden Punkte beachten:

- Legen Sie sich nach dem Essen nicht hin.
- Vermeiden Sie üppige Mahlzeiten – nehmen Sie lieber 5 kleine Mahlzeiten pro Tag.
- Vermeiden Sie Alkohol- und Kaffeegenuß, rauchen Sie weniger oder geben Sie das Rauchen auf.
- Trinken Sie ein Glas Milch vor dem Schlafengehen und schlafen Sie leicht erhöht.

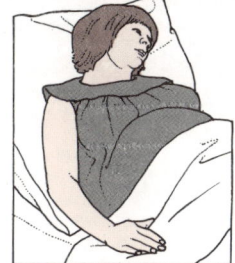

Werden Sie dennoch von quälendem Sodbrennen geplagt, konsultieren Sie den Hausarzt, der Ihnen ein säurebindendes Mittel (Antazidum) verordnen wird.

142 Blutungen aus der Vagina

Leichte Blutungen in der frühen Schwangerschaft können harmlos sein, aber auch eine drohende Fehlgeburt signalisieren. Eine starke Blutung in der frühen und mittleren Schwangerschaft ist das Zeichen einer beginnenden Fehl-

geburt. Eine stärkere Blutung in der späten Schwangerschaft kann Warnsignal einer teilweisen Ablösung der Plazenta sein – das Baby ist in Gefahr. Rufen Sie bei jeder Blutung den Frauenarzt und halten Sie Bettruhe.

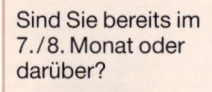

ERSTE FRAGE

Sind Sie bereits im 7./8. Monat oder darüber?

JA

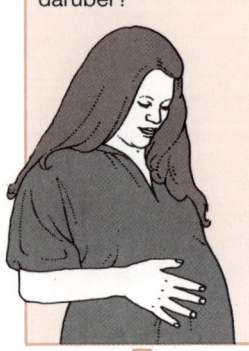

NEIN

Haben Sie Schmerzen im Unterleib und/oder ungewöhnliche Rückenschmerzen?

JA

NEIN

Sind Sie noch keine 14 Wochen schwanger?

JA

NEIN

RUFEN SIE SOFORT DEN FRAUENARZT

Eine **drohende oder beginnende Fehlgeburt** ist wahrscheinlich, wenn Sie sich in den frühen oder mittleren Schwangerschaftsmonaten befinden. Eine leichte Blutung deutet auf eine drohende, eine starke auf eine beginnende Fehlgeburt hin. In den ersten Schwangerschaftswochen kann eine Fehlgeburt mit einer leichten Blutung auch als Eintreffen der verspäteten Monatsblutung mißverstanden werden. *Wichtig:* Blutungen vor der 12. Schwangerschaftswoche können auch eine Eileiterschwangerschaft signalisieren (siehe Karte 128, rechte Seite oben).
Behandlung: Siehe unter *Fehlgeburt* (Kasten rechts).

Eine **leichte Blutung** in der frühen Schwangerschaft ist meist harmlos und einem noch zu niedrigen Hormonspiegel zuzuschreiben – eine Gefahr für die Frucht besteht nicht. Doch *konsultieren Sie sofort den Frauenarzt*, denn eine drohende Fehlgeburt ist nicht ganz auszuschließen, auch wenn Sie keine oder kaum ziehende bzw. krampfende Schmerzen im Unterleib haben (oft signalisieren solche Schmerzen aber auch nur das Wachsen der Gebärmutter).
Behandlung: Bei einer drohenden Fehlgeburt wird der Frauenarzt Ihnen Bettruhe verordnen, eventuell auch Hormonpräparate. Siehe dazu auch unter *Fehlgeburt* (Kasten rechts).

RUFEN SIE SOFORT DEN FRAUENARZT

Eine **drohende Fehlgeburt** ist wahrscheinlich, wenn Sie zwischen dem 4. und 7. Schwangerschaftsmonat bluten.
Behandlung: Siehe rechts unter *Fehlgeburt*.

SUCHEN SIE SOFORT EINE KLINIK AUF

Stärkere Blutungen vor dem Geburtstermin sind ein ernstes Warnsignal. Möglich ist etwa eine *Placenta praevia*, eine am Anfang des Geburtskanals liegende Plazenta (Mutterkuchen): Eine solche Plazenta kann sich am Ende der Schwangerschaft teilweise lösen, mit der Folge von Blutungen – das Baby ist in Gefahr. Tritt eine sehr starke Blutung nach plötzlichen schweren Schmerzen auf, kann sich auch eine normal im oberen Teil der Gebärmutter liegende Plazenta total abgelöst haben. Ein blutgefärbter schleimiger Ausfluß (meist in Form eines Pfropfes) ist dagegen lediglich Zeichen der bevorstehenden Geburt (siehe Karte 145). Lassen Sie sich bei stärkeren Blutungen *sofort in die Klinik fahren*.
Behandlung: Nach einer Ultraschall-Untersuchung zur Abklärung der Ursache ist meist eine sofortige Entbindung durch Kaiserschnitt angezeigt, um das Baby noch zu retten.

FEHLGEBURT

Eine Fehlgeburt ist die Ausstoßung der Frucht vor der 28. Schwangerschaftswoche. Jede 10. Schwangerschaft endet mit einer Fehlgeburt. 8 von 10 Fehlgeburten ereignen sich bereits in den ersten Schwangerschaftsmonaten – meist im 3. Monat.

Ursachen
Die Ursachen einer spontanen Fehlgeburt können sein: Fehlbildungen von Ei, Samenzelle, befruchtetem Ei oder Plazenta, aber auch der Gebärmutter, hormonelle Störungen, Vergiftungen, Unfälle, Strahlenbelastung, aber auch psychosozialer Streß, der den Hormonhaushalt stört. Meist sind Fehlgeburten nur unglückliche Einzelfälle – die nächste Schwangerschaft verläuft dann normal und Sie gebären ein gesundes Kind.

Symptome
In der frühen Schwangerschaft zeigt sich eine drohende Fehlgeburt durch ziehende Schmerzen im Unterleib und leichte Blutung. Eine vollständige Fehlgeburt in der frühen Schwangerschaft wird oft als das verspätete Eintreffen der Monatsblutung verkannt. Stärkere Blutungen in den mittleren Schwangerschaftsmonaten signalisieren im allgemeinen bereits eine beginnende und kaum mehr aufzuhaltende Fehlgeburt.

Behandlung
Drohende Fehlgeburten, die durch hormonelle Störungen bedingt sind, können durch strenge Bettruhe und Hormonbehandlung gestoppt werden – es wächst dann ein gesundes Kind heran, obwohl freilich eine regelmäßige Kontrolle durch Ultraschall (siehe den Kasten links) angezeigt ist.
Mitunter bleiben bei einer Fehlgeburt Teile, etwa der Plazenta, zurück. Um Dauerblutungen bzw. Infektionen zu vermeiden, ist dann eine Ausschabung der Gebärmutter (siehe *Kürettage* auf Karte 126) notwendig. Siehe auch *Shirodkar* (Karte 145).

ULTRASCHALL-UNTERSUCHUNG

Ultraschall ist Schall jenseits der Hörgrenze (20 000 Hz). Ultraschallwellen liefern in der Ultraschall-Diagnostik informative Bilder von inneren Organen, im Gegensatz zu Röntgenstrahlen sind sie vollkommen unschädlich. Im Rahmen der Vorsorgeuntersuchungen während der Schwangerschaft wird der Frauenarzt gegebenenfalls bereits in den früheren Schwangerschaftsmonaten Ultraschall-Untersuchungen durchführen. In den letzten Schwangerschaftswochen ist Ultraschall obligatorisch – so zur Erkennung einer eventuellen Zwillingsschwangerschaft, der Lage der Plazenta, der Kindsbewegungen, der körperlichen Intaktheit und Lage des Kindes.

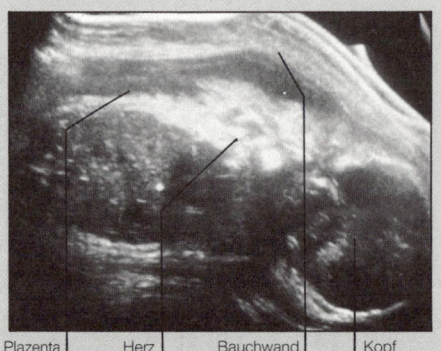

Plazenta | Herz | Bauchwand | Kopf

Ultraschallaufnahme in der 35. Schwangerschaftswoche

143 Kurzatmigkeit

Daß die meisten Frauen spätestens mit der 35. Schwangerschaftswoche kurzatmig werden, ist natürlich: Zu diesem Zeitpunkt erreicht die wachsende Gebärmutter Zwerchfell und Rippenbogen und behindert so die Atmung. Überdies ist die körperliche Leistungsfähigkeit durch das zusätzliche Körpergewicht eingeschränkt. Freier wird die Atmung wieder, wenn der Kopf des Kindes in das Becken eintritt und sich so die Gebärmutter wieder senkt.

Wichtig: Beachten Sie auch die Karte 90, »Atemnot«.

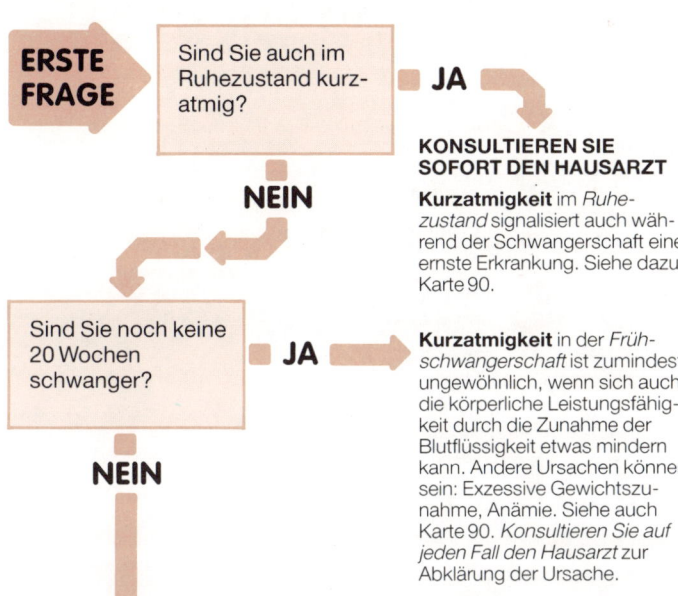

ERSTE FRAGE

Sind Sie auch im Ruhezustand kurzatmig?

JA

KONSULTIEREN SIE SOFORT DEN HAUSARZT

Kurzatmigkeit im *Ruhezustand* signalisiert auch während der Schwangerschaft eine ernste Erkrankung. Siehe dazu Karte 90.

NEIN

Sind Sie noch keine 20 Wochen schwanger?

JA

Kurzatmigkeit in der *Frühschwangerschaft* ist zumindest ungewöhnlich, wenn sich auch die körperliche Leistungsfähigkeit durch die Zunahme der Blutflüssigkeit etwas mindern kann. Andere Ursachen können sein: Exzessive Gewichtszunahme, Anämie. Siehe auch Karte 90. *Konsultieren Sie auf jeden Fall den Hausarzt zur Abklärung der Ursache.*

NEIN

Kurzatmigkeit nach der *28. Schwangerschaftswoche* auch bei gewohnter körperlicher Aktivität ist natürlich. Wenn Sie körperlich nicht fit sind, zuviel Gewicht zugenommen haben oder rauchen, kann sie auch früher auftreten. Übrigens: Ab der zweiten Entbindung senkt sich die Gebärmutter erst bei Wehenbeginn – die Kurzatmigkeit hält also bis dahin an (siehe oben).
Was Sie tun können: Rauchen Sie nicht, achten Sie auf Ihr Gewicht, schwimmen Sie viel, tragen Sie bequeme Kleidung.

MUTTERPASS UND VORSORGEUNTERSUCHUNGEN

Das enge Netz der Vorsorgeuntersuchungen garantiert – soweit möglich – einen risikoarmen Verlauf Ihrer Schwangerschaft und die Geburt eines gesunden Kindes. Kurz nach Feststellung der Schwangerschaft wird der Frauenarzt die erste Vorsorgeuntersuchung durchführen: Einen Zellabstrich *(Pap-Test,* Karte 128), eine Untersuchung der Vagina (Karte 129), einen Blut- und Urintest, Messen von Blutdruck und Körpergewicht, Feststellung von Lage- und Größe der Gebärmutter und Weite des inneren Beckens. Nach Eintrag der Ergebnisse händigt Ihnen der Frauenarzt den Mutterpaß aus, in dem laufend die Daten der folgenden Vorsorgeuntersuchungen vermerkt werden. Der Mutterpaß enthält auch Hinweise, auf eine eventuelle Risikoschwangerschaft, die u. a. bei Diabetes mellitus, Rhesusfaktor-Unverträglichkeit, früheren Fehl-, Saugglocken- oder Frühgeburten gegeben ist. Risikoschwangerschaften werden in kürzeren Zeitabständen überwacht, durch entsprechende Maßnahmen kann das Risiko minimiert bzw. aufgehoben werden. Einen zentralen Stellenwert haben neben Blut- und Urinuntersuchungen folgende Check-ups:

- **Kontrolle von Körpergewicht und Blutdruck.** Eine plötzliche Steigerung des Blutdrucks sowie eine abnormale Gewichtszunahme mit der Entwicklung von Ödemen signalisieren eine Präeklampsie, bzw. die Entwicklung einer Eklampsie, die Mutter und Kind gefährden (siehe unten).
- **Ultraschall-Untersuchungen** geben u. a. Aufschluß über die körperliche Intaktheit des Kindes und eine Zwillingsschwangerschaft (siehe dazu linke Seite).
- Per **Amnioskopie** (Betrachtung der Eihäute und des Fruchtwassers mit einem Endoskop) erkennt der Arzt in den letzten 4 Wochen vor dem Geburtstermin einen eventuellen Sauerstoffmangel des Babys (grünliche Verfärbung des Fruchtwassers).
- Mit dem »Zottentest« (Entnahme kindlicher Zellen aus der Zottenhaut) kann heute eine Chromosomen-Anomalie (etwa Mongolismus) oder eine Mißbildung bereits in der 10. Schwangerschaftswoche festgestellt werden.

144 Schwellungen der Beine und Hände

Im Verlauf der Schwangerschaft ist die Tendenz, Wasser im Körper zurückzuhalten, unverkennbar, zumal die Blutflüssigkeit um etwa ein Drittel zunimmt. Ödeme (Wassereinlagerungen im Gewebe) der Füße und Beine, der Hände und im Gesicht signalisieren jedoch meist eine Präeklampsie, die Mutter und Baby gefährdet.

Wichtig: Beachten Sie auch die Karte 112, »Gelenkschmerzen- und schwellungen«.

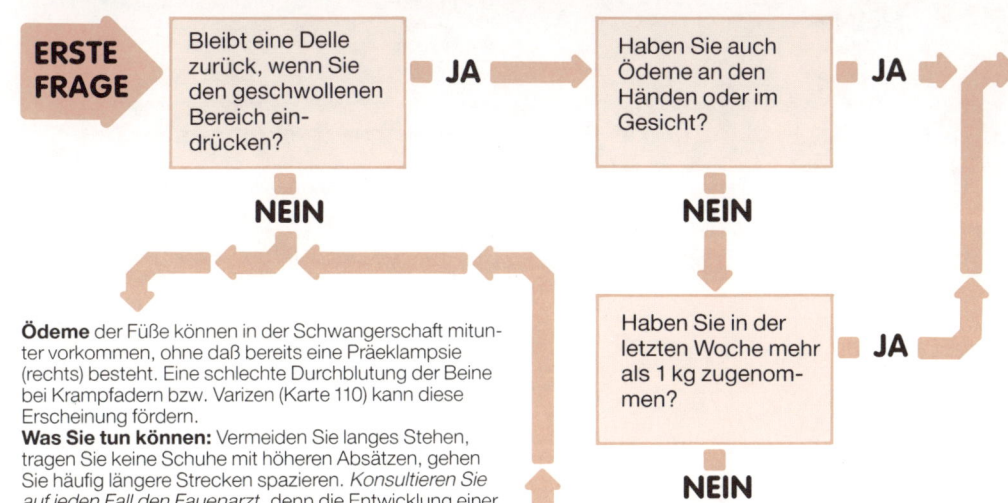

ERSTE FRAGE

Bleibt eine Delle zurück, wenn Sie den geschwollenen Bereich eindrücken?

JA

Haben Sie auch Ödeme an den Händen oder im Gesicht?

JA

NEIN

NEIN

Haben Sie in der letzten Woche mehr als 1 kg zugenommen?

JA

NEIN

Ödeme der Füße können in der Schwangerschaft mitunter vorkommen, ohne daß bereits eine Präeklampsie (rechts) besteht. Eine schlechte Durchblutung der Beine bei Krampfadern bzw. Varizen (Karte 110) kann diese Erscheinung fördern.
Was Sie tun können: Vermeiden Sie langes Stehen, tragen Sie keine Schuhe mit höheren Absätzen, gehen Sie häufig längere Strecken spazieren. *Konsultieren Sie auf jeden Fall den Frauenarzt,* denn die Entwicklung einer Präeklampsie ist nicht auszuschließen.

KONSULTIEREN SIE UNVERZÜGLICH DEN FRAUENARZT

Eine **Präeklampsie** ist wahrscheinlich, wenn auch Ihr Blutdruck gestiegen ist, sich eine hohe Eiweißausscheidung bei der Urinuntersuchung ergibt und Sie abnorm an Gewicht zugenommen haben. Kopfschmerzen im Stirnbereich, Sehstörungen, Oberbauchschmerzen und Übelkeit können hinzukommen. Die Präeklampsie bedeutet eine Entgleisung des mütterlichen Stoffwechsels, die sich zum lebensbedrohlichen Erscheinungsbild der *Eklampsie* mit Krämpfen und Bewußtlosigkeit entwickeln kann. Die Ursachen dieser Schwangerschafts-Toxikose (Vergiftung) sind noch ungeklärt. Bei Vorsorgeuntersuchungen wird die Präeklampsie rechtzeitig erkannt.
Behandlung: Bei der Präeklampsie harntreibende Medikamente, Einschränkung der Salzzufuhr, eiweißreiche Diät, im Extremfall blutdrucksenkende Mittel. Bei einer Eklampsie ist die sofortige Behandlung in einer Klinik angezeigt – Notarztwagen rufen.

145 Wehen

Der hochgerechnete Termin der Entbindung ist das Ende der 40. Schwangerschaftswoche, der 280. Tag nach dem ersten Tag der letzten Periode – freilich halten sich die wenigsten Babys an diesen Termin, sie kommen irgendwann zwischen der 38. und 42. Woche zur Welt. Eine bevorstehende Geburt wird durch Wehen angekündigt: Durch die Zusammenziehungen der Gebärmutter, die das Baby

schließlich austreiben. Oft setzen die Wehen vereinzelt schon Tage vor der Geburt ein. Treten sie in regelmäßigen Abständen von etwa 15 Minuten bei jeweils etwa 50 Sekunden Dauer auf, beginnt die Eröffnungsphase der Geburt. Bis zur Austreibung des Kindes dauert es jetzt noch etwa 7–15 Stunden bei Erstgebärenden, bei Frauen, die schon einmal geboren haben, nur noch etwa 4–9 Stunden.

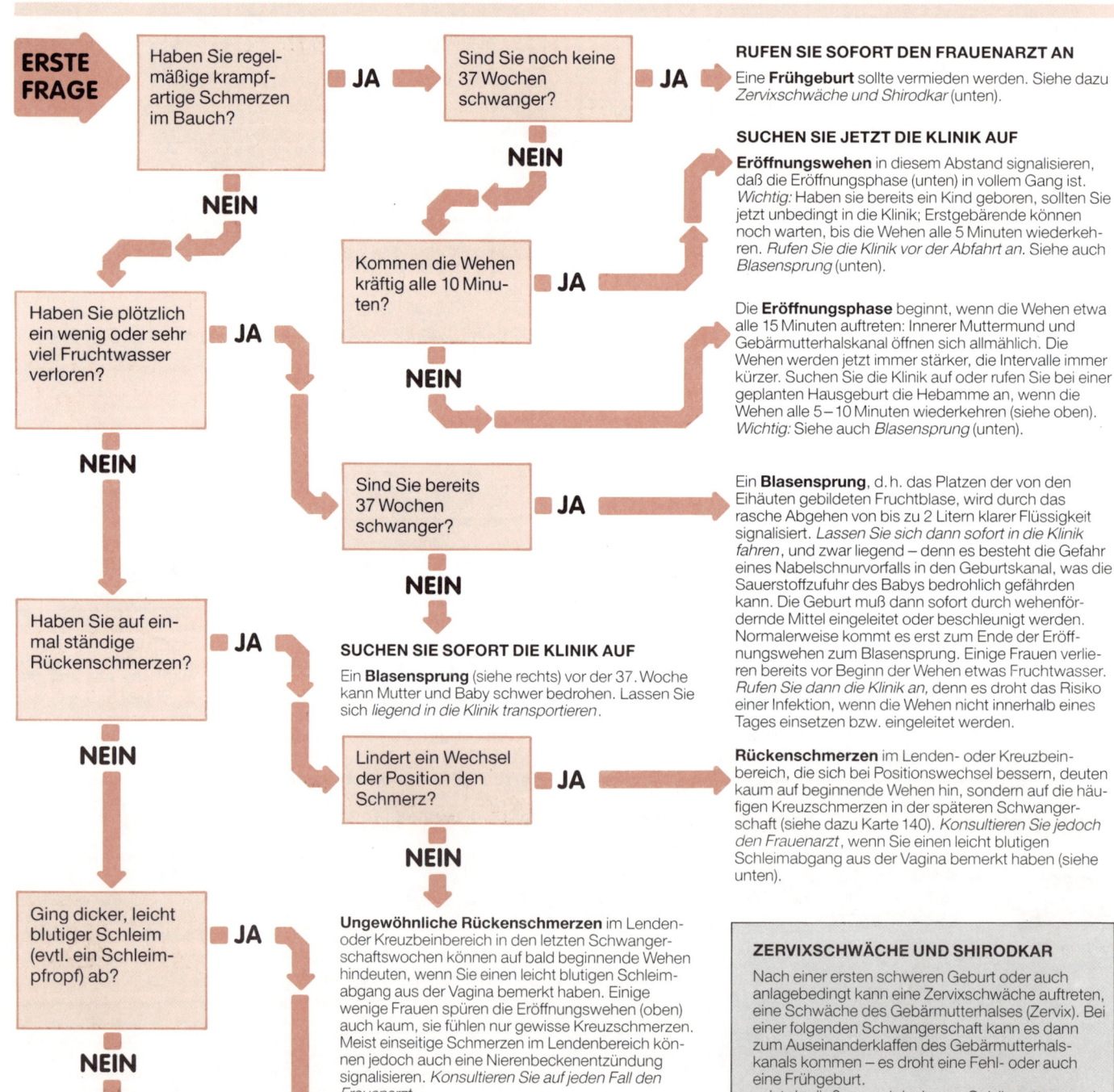

ERSTE FRAGE

Haben Sie regelmäßige krampfartige Schmerzen im Bauch? **JA** → Sind Sie noch keine 37 Wochen schwanger? **JA** →

RUFEN SIE SOFORT DEN FRAUENARZT AN

Eine **Frühgeburt** sollte vermieden werden. Siehe dazu *Zervixschwäche und Shirodkar* (unten).

NEIN

SUCHEN SIE JETZT DIE KLINIK AUF

Eröffnungswehen in diesem Abstand signalisieren, daß die Eröffnungsphase (unten) in vollem Gang ist. *Wichtig:* Haben sie bereits ein Kind geboren, sollten Sie jetzt unbedingt in die Klinik; Erstgebärende können noch warten, bis die Wehen alle 5 Minuten wiederkehren. *Rufen Sie die Klinik vor der Abfahrt an.* Siehe auch *Blasensprung* (unten).

Kommen die Wehen kräftig alle 10 Minuten? **JA** →

Die **Eröffnungsphase** beginnt, wenn die Wehen etwa alle 15 Minuten auftreten: Innerer Muttermund und Gebärmutterhalskanal öffnen sich allmählich. Die Wehen werden jetzt immer stärker, die Intervalle immer kürzer. Suchen Sie die Klinik auf oder rufen Sie bei einer geplanten Hausgeburt die Hebamme an, wenn die Wehen alle 5–10 Minuten wiederkehren (siehe oben). *Wichtig:* Siehe auch *Blasensprung* (unten).

NEIN

Haben Sie plötzlich ein wenig oder sehr viel Fruchtwasser verloren? **JA** →

NEIN

Sind Sie bereits 37 Wochen schwanger? **JA** →

Ein **Blasensprung**, d.h. das Platzen der von den Eihäuten gebildeten Fruchtblase, wird durch das rasche Abgehen von bis zu 2 Litern klarer Flüssigkeit signalisiert. *Lassen Sie sich dann sofort in die Klinik fahren,* und zwar liegend – denn es besteht die Gefahr eines Nabelschnurvorfalls in den Geburtskanal, was die Sauerstoffzufuhr des Babys bedrohlich gefährden kann. Die Geburt muß dann sofort durch wehenfördernde Mittel eingeleitet oder beschleunigt werden. Normalerweise kommt es erst zum Ende der Eröffnungswehen zum Blasensprung. Einige Frauen verlieren bereits vor Beginn der Wehen etwas Fruchtwasser. *Rufen Sie dann die Klinik an,* denn es droht das Risiko einer Infektion, wenn die Wehen nicht innerhalb eines Tages einsetzen bzw. eingeleitet werden.

NEIN

Haben Sie auf einmal ständige Rückenschmerzen? **JA** →

SUCHEN SIE SOFORT DIE KLINIK AUF

Ein **Blasensprung** (siehe rechts) vor der 37. Woche kann Mutter und Baby schwer bedrohen. Lassen Sie sich *liegend in die Klinik transportieren*.

NEIN

Lindert ein Wechsel der Position den Schmerz? **JA** →

Rückenschmerzen im Lenden- oder Kreuzbeinbereich, die sich bei Positionswechsel bessern, deuten kaum auf beginnende Wehen hin, sondern auf die häufigen Kreuzschmerzen in der späteren Schwangerschaft (siehe dazu Karte 140). *Konsultieren Sie jedoch den Frauenarzt*, wenn Sie einen leicht blutigen Schleimabgang aus der Vagina bemerkt haben (siehe unten).

NEIN

Ging dicker, leicht blutiger Schleim (evtl. ein Schleimpfropf) ab? **JA** →

Ungewöhnliche Rückenschmerzen im Lenden- oder Kreuzbeinbereich in den letzten Schwangerschaftswochen können auf bald beginnende Wehen hindeuten, wenn Sie einen leicht blutigen Schleimabgang aus der Vagina bemerkt haben. Einige wenige Frauen spüren die Eröffnungswehen (oben) auch kaum, sie fühlen nur gewisse Kreuzschmerzen. Meist einseitige Schmerzen im Lendenbereich können jedoch auch eine Nierenbeckenentzündung signalisieren. *Konsultieren Sie auf jeden Fall den Frauenarzt.*

NEIN

Der **Abgang** leicht blutigen, dicken Schleims bzw. eines Schleimpfropfes aus der Vagina bedeutet, daß sich der äußere Muttermund, der Ausgang des Gebärmutterhalskanals zur Scheide hin, bereits geöffnet hat. Durch die Öffnung wird der verschließende Schleimpfropf abgestoßen. Bis zu den ersten Wehen kann es jetzt nur noch Stunden aber auch ein, zwei Tage dauern. Siehe auch oben unter *Eröffnungswehen* und darunter unter *Blasensprung.*

Ein **Signal** für die Eröffnungsphase hat sich noch nicht eingestellt. Konsultieren Sie den Frauenarzt, wenn Sie bereits in der 42. Woche sind.

ZERVIXSCHWÄCHE UND SHIRODKAR

Nach einer ersten schweren Geburt oder auch anlagebedingt kann eine Zervixschwäche auftreten, eine Schwäche des Gebärmutterhalses (Zervix). Bei einer folgenden Schwangerschaft kann es dann zum Auseinanderklaffen des Gebärmutterhalskanals kommen – es droht eine Fehl- oder auch eine Frühgeburt.

Ist der äußere und der innere Gebärmuttermund geöffnet, wird der Frauenarzt den Halskanal mit einer Tabaksbeutelnaht (*Shirodkar*) verschließen. Klafft nur der äußere Muttermund, also die Öffnung des Halskanals zur Scheide hin, wird der Arzt meist noch abwarten. Auch nach der 32. Woche kann auf Shirodkar verzichtet werden; bei vorzeitiger Wehentätigkeit wird Ihnen dann der Frauenarzt wehenhemmende Mittel geben, um eine Frühgeburt zu verhindern.

146 Probleme beim Stillen

Stillen ist der natürliche und daher auch beste Weg, ein Baby bis zum 7. Monat zu ernähren – ab dem 5. Monat füttern Sie nach Absprache mit dem Kinderarzt zu. Muttermilch enthält alle Nährstoffe, Vitamine und Mineralstoffe in der günstigsten Zusammensetzung, zudem ist sie für das Baby bestens verdaubar. Sie ist immer richtig temperiert, keimfrei und enthält überdies Antikörper, die das Baby vor Infektionen schützen. Ein Baby, das gestillt wird, ist nicht dick – wie so manches Fläschchenkind. Auch fördert der enge Kontakt zwischen Mutter und Baby, der beim Stillen optimal ist, die gesunde psychische und körperliche Entwicklung des Kindes. Nicht zuletzt scheint bei Frauen, die gestillt haben, das Brustkrebsrisiko minimiert zu sein. Nahezu jede Frau kann stillen; anfängliche oder auch spätere Schwierigkeiten können Sie mit Geduld überwinden – diese Karte soll Ihnen helfen.

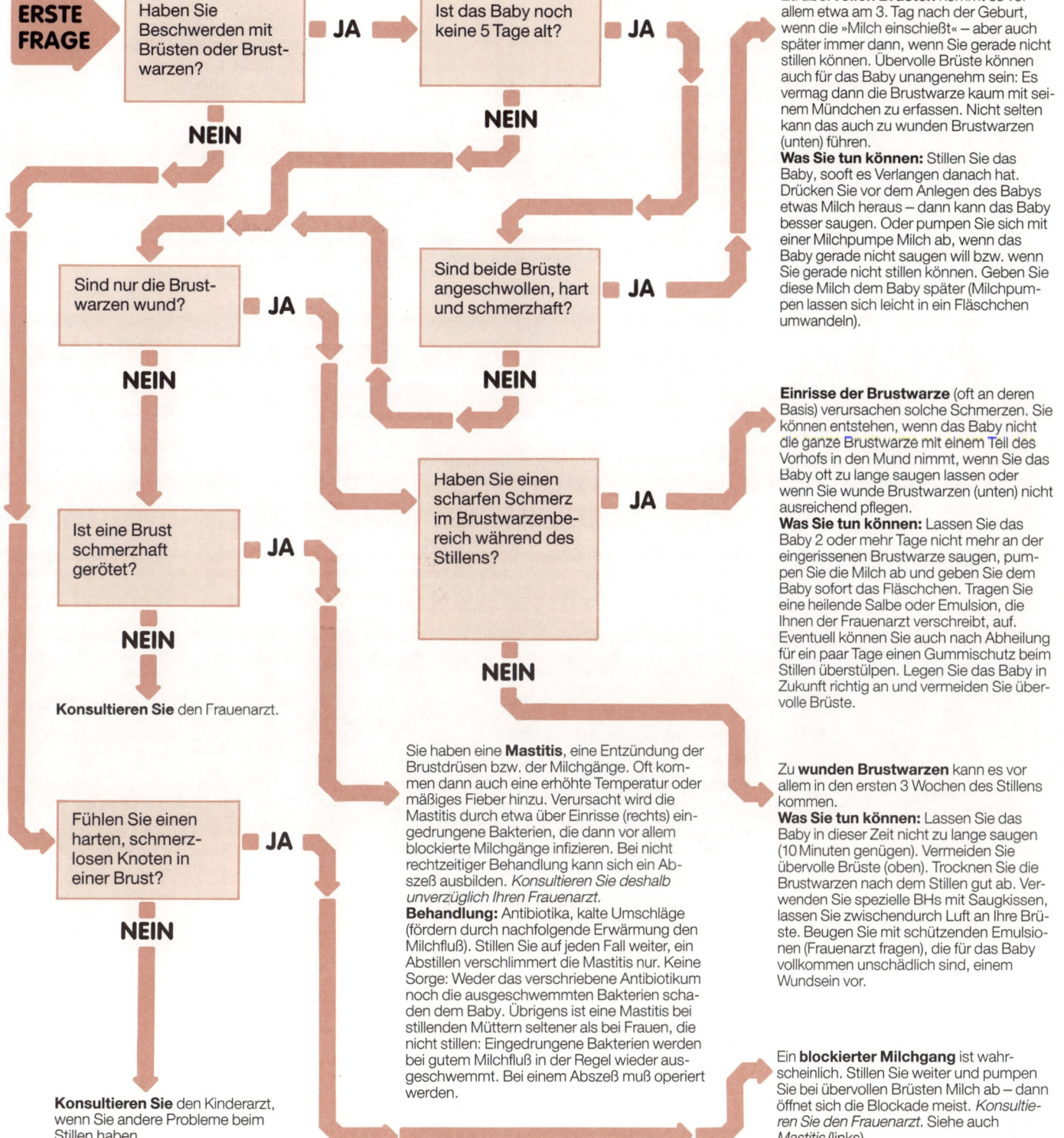

ERSTE FRAGE

Haben Sie Beschwerden mit Brüsten oder Brustwarzen? — **JA** → Ist das Baby noch keine 5 Tage alt? — **JA** →

NEIN ↓ / **NEIN** ↓

Sind nur die Brustwarzen wund? — **JA** →

Sind beide Brüste angeschwollen, hart und schmerzhaft? — **JA** →

NEIN ↓ / **NEIN** ↓

Ist eine Brust schmerzhaft gerötet? — **JA** →

Haben Sie einen scharfen Schmerz im Brustwarzenbereich während des Stillens? — **JA** →

NEIN ↓ / **NEIN** ↓

Konsultieren Sie den Frauenarzt.

Fühlen Sie einen harten, schmerzlosen Knoten in einer Brust? — **JA** →

NEIN ↓

Konsultieren Sie den Kinderarzt, wenn Sie andere Probleme beim Stillen haben.

Zu **übervollen Brüsten** kommt es vor allem etwa am 3. Tag nach der Geburt, wenn die »Milch einschießt« – aber auch später immer dann, wenn Sie gerade nicht stillen können. Übervolle Brüste können auch für das Baby unangenehm sein: Es vermag dann die Brustwarze kaum mit seinem Mündchen zu erfassen. Nicht selten kann das auch zu wunden Brustwarzen (unten) führen.
Was Sie tun können: Stillen Sie das Baby, sooft es Verlangen danach hat. Drücken Sie vor dem Anlegen des Babys etwas Milch heraus – dann kann das Baby besser saugen. Oder pumpen Sie sich mit einer Milchpumpe Milch ab, wenn das Baby gerade nicht saugen will bzw. wenn Sie gerade nicht stillen können. Geben Sie diese Milch dem Baby später (Milchpumpen lassen sich leicht in ein Fläschchen umwandeln).

Einrisse der Brustwarze (oft an deren Basis) verursachen solche Schmerzen. Sie können entstehen, wenn das Baby nicht die ganze Brustwarze mit einem Teil des Vorhofs in den Mund nimmt, wenn Sie das Baby oft zu lange saugen lassen oder wenn Sie wunde Brustwarzen (unten) nicht ausreichend pflegen.
Was Sie tun können: Lassen Sie das Baby 2 oder mehr Tage nicht mehr an der eingerissenen Brustwarze saugen, pumpen Sie die Milch ab und geben Sie dem Baby sofort das Fläschchen. Tragen Sie eine heilende Salbe oder Emulsion, die Ihnen der Frauenarzt verschreibt, auf. Eventuell können Sie auch nach Abheilung für ein paar Tage einen Gummischutz beim Stillen überstülpen. Legen Sie das Baby in Zukunft richtig an und vermeiden Sie übervolle Brüste.

Zu **wunden Brustwarzen** kann es vor allem in den ersten 3 Wochen des Stillens kommen.
Was Sie tun können: Lassen Sie das Baby in dieser Zeit nicht zu lange saugen (10 Minuten genügen). Vermeiden Sie übervolle Brüste (oben). Trocknen Sie die Brustwarzen nach dem Stillen gut ab. Verwenden Sie spezielle BHs mit Saugkissen, lassen Sie zwischendurch Luft an Ihre Brüste. Beugen Sie mit schützenden Emulsionen (Frauenarzt fragen), die für das Baby vollkommen unschädlich sind, einem Wundsein vor.

Sie haben eine **Mastitis**, eine Entzündung der Brustdrüsen bzw. der Milchgänge. Oft kommen dann auch eine erhöhte Temperatur oder mäßiges Fieber hinzu. Verursacht wird die Mastitis durch etwa über Einrisse (rechts) eingedrungene Bakterien, die dann vor allem blockierte Milchgänge infizieren. Bei nicht rechtzeitiger Behandlung kann sich ein Abszeß ausbilden. *Konsultieren Sie deshalb unverzüglich Ihren Frauenarzt.*
Behandlung: Antibiotika, kalte Umschläge (fördern durch nachfolgende Erwärmung den Milchfluß). Stillen Sie auf jeden Fall weiter, ein Abstillen verschlimmert die Mastitis nur. Keine Sorge: Weder das verschriebene Antibiotikum noch die ausgeschwemmten Bakterien schaden dem Baby. Übrigens ist eine Mastitis bei stillenden Müttern seltener als bei Frauen, die nicht stillen: Eingedrungene Bakterien werden bei gutem Milchfluß in der Regel wieder ausgeschwemmt. Bei einem Abszeß muß operiert werden.

Ein **blockierter Milchgang** ist wahrscheinlich. Stillen Sie weiter und pumpen Sie bei übervollen Brüsten Milch ab – dann öffnet sich die Blockade meist. *Konsultieren Sie den Frauenarzt.* Siehe auch *Mastitis* (links).

147 Wochenbett-Depression

Ein Abfall der körperlichen und psychischen Kraft ist nach der immensen Leistung einer Geburt (der ja überdies die beschwerlichen letzten Schwangerschaftswochen vorausgingen) nur allzu verständlich. Viele Frauen leiden so im Wochenbett an Phasen der Niedergeschlagenheit, Traurigkeit oder eines unerklärlichen Weinens – kurz: an Depressionen. Der frühere Ausdruck »Wochenbett-Psychose« ist mehr als diskriminierend und darüber hinaus falsch, da keine psychisch-geistige Krankheit (Psychose) vorliegt.

Nicht zuletzt provoziert auch die radikale Hormonumstellung nach der Geburt die Neigung zu Depressionen. Durch den erfreulichen Wandel der Atmosphäre in den Entbindungsstationen (natürlichere Entbindung, Anwesenheit des Partners, Rooming-in) treten heute Wochenbett-Depressionen meist nur noch kurzfristig auf. Als echte Psychose freilich ist die »postnatale endogene Depression« zu werten, zu der es Wochen oder sogar Monate nach der Entbindung kommen kann.

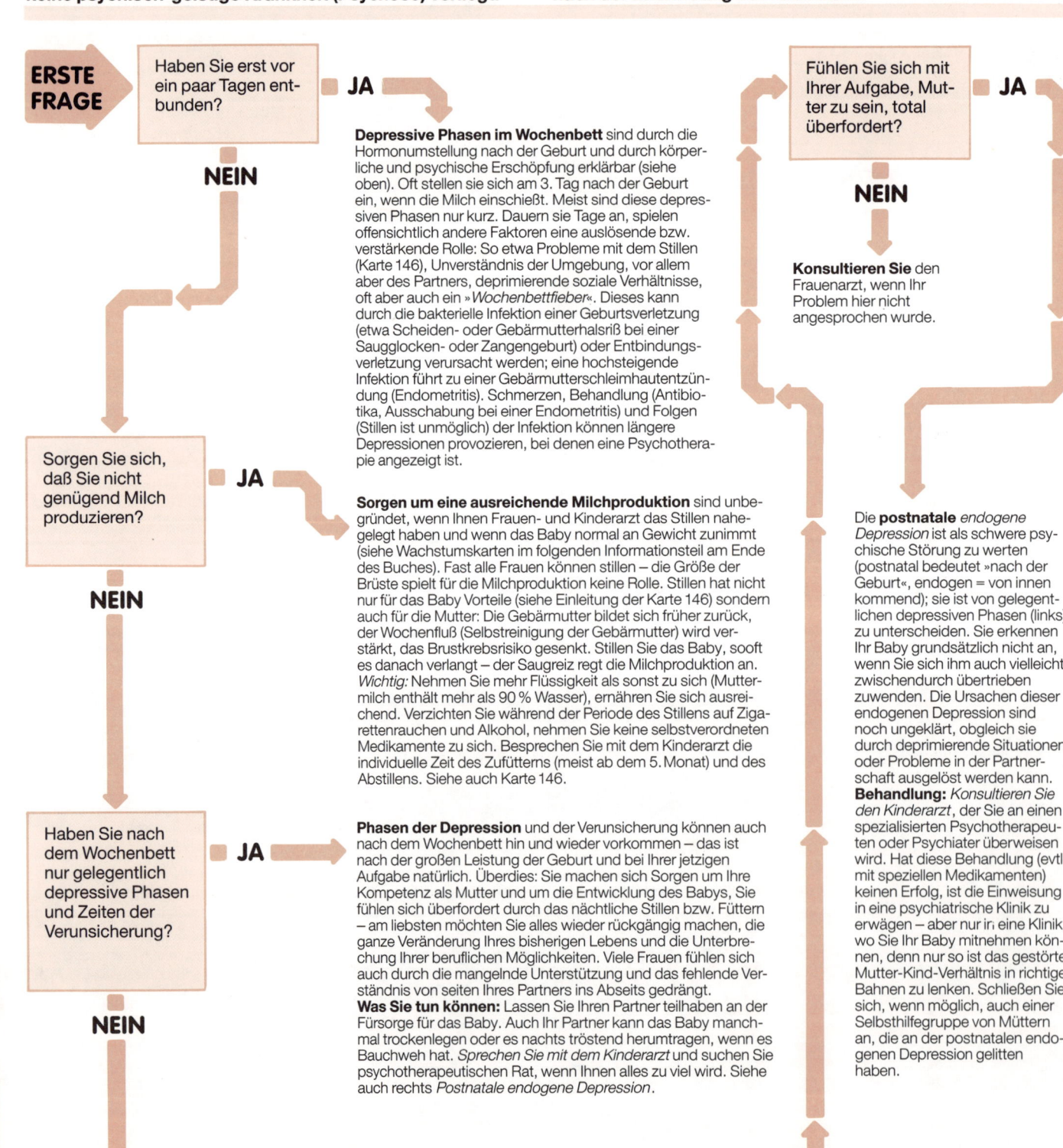

ERSTE FRAGE

Haben Sie erst vor ein paar Tagen entbunden?

JA

NEIN

Depressive Phasen im Wochenbett sind durch die Hormonumstellung nach der Geburt und durch körperliche und psychische Erschöpfung erklärbar (siehe oben). Oft stellen sie sich am 3. Tag nach der Geburt ein, wenn die Milch einschießt. Meist sind diese depressiven Phasen nur kurz. Dauern sie Tage an, spielen offensichtlich andere Faktoren eine auslösende bzw. verstärkende Rolle: So etwa Probleme mit dem Stillen (Karte 146), Unverständnis der Umgebung, vor allem aber des Partners, deprimierende soziale Verhältnisse, oft aber auch ein »Wochenbettfieber«. Dieses kann durch die bakterielle Infektion einer Geburtsverletzung (etwa Scheiden- oder Gebärmutterhalsriß bei einer Saugglocken- oder Zangengeburt) oder Entbindungsverletzung verursacht werden; eine hochsteigende Infektion führt zu einer Gebärmutterschleimhautentzündung (Endometritis). Schmerzen, Behandlung (Antibiotika, Ausschabung bei einer Endometritis) und Folgen (Stillen ist unmöglich) der Infektion können längere Depressionen provozieren, bei denen eine Psychotherapie angezeigt ist.

Sorgen Sie sich, daß Sie nicht genügend Milch produzieren?

JA

NEIN

Sorgen um eine ausreichende Milchproduktion sind unbegründet, wenn Ihnen Frauen- und Kinderarzt das Stillen nahegelegt haben und wenn das Baby normal an Gewicht zunimmt (siehe Wachstumskarten im folgenden Informationsteil am Ende des Buches). Fast alle Frauen können stillen – die Größe der Brüste spielt für die Milchproduktion keine Rolle. Stillen hat nicht nur für das Baby Vorteile (siehe Einleitung der Karte 146) sondern auch für die Mutter: Die Gebärmutter bildet sich früher zurück, der Wochenfluß (Selbstreinigung der Gebärmutter) wird verstärkt, das Brustkrebsrisiko gesenkt. Stillen Sie das Baby, sooft es danach verlangt – der Saugreiz regt die Milchproduktion an. *Wichtig:* Nehmen Sie mehr Flüssigkeit als sonst zu sich (Muttermilch enthält mehr als 90 % Wasser), ernähren Sie sich ausreichend. Verzichten Sie während der Periode des Stillens auf Zigarettenrauchen und Alkohol, nehmen Sie keine selbstverordneten Medikamente zu sich. Besprechen Sie mit dem Kinderarzt die individuelle Zeit des Zufütterns (meist ab dem 5. Monat) und des Abstillens. Siehe auch Karte 146.

Haben Sie nach dem Wochenbett nur gelegentlich depressive Phasen und Zeiten der Verunsicherung?

JA

NEIN

Phasen der Depression und der Verunsicherung können auch nach dem Wochenbett hin und wieder vorkommen – das ist nach der großen Leistung der Geburt und bei Ihrer jetzigen Aufgabe natürlich. Überdies: Sie machen sich Sorgen um Ihre Kompetenz als Mutter und um die Entwicklung des Babys, Sie fühlen sich überfordert durch das nächtliche Stillen bzw. Füttern – am liebsten möchten Sie alles wieder rückgängig machen, die ganze Veränderung Ihres bisherigen Lebens und die Unterbrechung Ihrer beruflichen Möglichkeiten. Viele Frauen fühlen sich auch durch die mangelnde Unterstützung und das fehlende Verständnis von seiten Ihres Partners ins Abseits gedrängt.
Was Sie tun können: Lassen Sie Ihren Partner teilhaben an der Fürsorge für das Baby. Auch Ihr Partner kann das Baby manchmal trockenlegen oder es nachts tröstend herumtragen, wenn es Bauchweh hat. *Sprechen Sie mit dem Kinderarzt* und suchen Sie psychotherapeutischen Rat, wenn Ihnen alles zu viel wird. Siehe auch rechts *Postnatale endogene Depression*.

Fühlen Sie sich mit Ihrer Aufgabe, Mutter zu sein, total überfordert?

JA

NEIN

Konsultieren Sie den Frauenarzt, wenn Ihr Problem hier nicht angesprochen wurde.

Die **postnatale** *endogene Depression* ist als schwere psychische Störung zu werten (postnatal bedeutet »nach der Geburt«, endogen = von innen kommend); sie ist von gelegentlichen depressiven Phasen (links) zu unterscheiden. Sie erkennen Ihr Baby grundsätzlich nicht an, wenn Sie sich ihm auch vielleicht zwischendurch übertrieben zuwenden. Die Ursachen dieser endogenen Depression sind noch ungeklärt, obgleich sie durch deprimierende Situationen oder Probleme in der Partnerschaft ausgelöst werden kann.
Behandlung: *Konsultieren Sie den Kinderarzt*, der Sie an einen spezialisierten Psychotherapeuten oder Psychiater überweisen wird. Hat diese Behandlung (evtl. mit speziellen Medikamenten) keinen Erfolg, ist die Einweisung in eine psychiatrische Klinik zu erwägen – aber nur in eine Klinik, wo Sie Ihr Baby mitnehmen können, denn nur so ist das gestörte Mutter-Kind-Verhältnis in richtige Bahnen zu lenken. Schließen Sie sich, wenn möglich, auch einer Selbsthilfegruppe von Müttern an, die an der postnatalen endogenen Depression gelitten haben.

Nützliche Informationen

Wichtige Erste Hilfe

Die meisten Unfälle führen lediglich zu kleineren Verletzungen und lassen sich leicht mit einfachen Erste-Hilfe-Maßnahmen behandeln. Trotzdem sollten Sie darauf vorbereitet sein, daß es auch zu ernsten Notfällen und Erkrankungen mit lebensbedrohlichen Zuständen kommen kann, die lebensrettende Handgriffe erfordern – bis hin zu Sofortmaßnahmen etwa bei Atemstillstand. Entscheidend wichtig ist es, rasch und besonnen das Richtige zu tun, und das erfordert ein gutes Urteilsvermögen und gesunden Menschenverstand. So hat es beispielsweise wenig Sinn, mit blindem Eifer einem Stromschlag-Opfer zu Hilfe zu eilen, ohne vorher den entsprechenden Stromkreis zu unterbrechen. Ebenso wichtig ist es, die richtige Reihenfolge der Sofortmaßnahmen genau zu kennen (siehe die *Notfall-Checkliste* rechts). Das Ziel aller Erste-Hilfe-Maßnahmen ist immer, das Überleben des Verunglückten zu sichern und dafür zu sorgen, daß sich seine Verletzungen und sein Zustand nicht verschlimmern. Aufgabe des Helfers ist es, die Situation abzuchecken (ohne sich selbst zu gefährden), den Verunglückten zu beruhigen und vor weiteren Gefahren zu schützen, bei Verletzung oder Krankheit die richtigen Sofortmaßnahmen einzuleiten und, wenn nötig, für einen Transport des Verunglückten nach Hause oder in eine Klinik zu sorgen. Bei allen Notfällen mit Atemnot oder gar Atemstillstand, Herzversagen, lebensbedrohlicher Blutung, Bewußtlosigkeit, schweren Verbrennungen, Schock oder Vergiftung sowie bei Wirbelsäulenverletzungen rufen Sie unverzüglich einen Notarztwagen.

Je besser Sie über sinnvolle Erste-Hilfe-Maßnahmen Bescheid wissen, desto wirkungsvoller können Sie einem Verunglückten im entscheidenden Augenblick beistehen. Auf den folgenden Seiten können Sie sich über die wichtigsten, im Prinzip ganz einfachen und womöglich lebensrettenden Erste-Hilfe-Techniken informieren. Aber denken Sie daran: Diese Informationen sind kein Ersatz für die praktische Erfahrung, die Ihnen nur ein Erste-Hilfe-Kurs bieten kann.

Medizinische Hilfe

In den meisten Fällen erhält der Verunglückte am schnellsten ärztliche Hilfe, wenn Sie ihn selbst im Wagen in die Unfallstation einer Klinik fahren. *Wichtig:* In den folgenden Fällen den Verunglückten niemals transportieren:

- Wenn eine Wirbelsäulenverletzung zu befürchten ist und/oder eine andere Verletzung, die einen professionellen Transport ratsam erscheinen läßt (z.B. eine Schädelverletzung).
- Wenn Sie – allein am Unfallort – den Verletzten überwachen müssen, weil er völlig verstört oder bewußtlos ist.

In solchen Fällen oder wenn Sie keine Transportmöglichkeit haben, sofort den Rettungsdienst alarmieren. In entlegenen Gegenden den nächsten Arzt und evtl. einen Rettungshubschrauber rufen.

Notfall-Checkliste

Nach einem schweren Unfall zuerst Sofortmaßnahmen in der unten aufgeführten Reihenfolge anwenden – und dann erst Notarztwagen oder Arzt alarmieren. Wenn möglich, einen Helfer mit dem Notruf beauftragen, während Sie Erste Hilfe leisten.

1. Atmung kontrollieren. Bei Atemstillstand sofort *Atemspende* (rechte Seite) beginnen.
2. *Bedrohliche Blutungen* umgehend zum Stillstand bringen.
3. Bewußtlose(n) in die *stabile Seitenlage* bringen (rechte Seite).
4. Bei schweren *Verbrennungen* und *Vergiftungen* Erste Hilfe leisten.
5. Auf Anzeichen eines *Schocks* achten; bei Bedarf Sofortmaßnahmen einleiten.

Index der Ersten Hilfe

Atemspende

Zu einem Atemstillstand kann es etwa bei Ertrinken, Stromschlag, Kohlenmonoxidvergiftung, Schädel-Hirn-Verletzung oder Verstopfung der Atemwege bei Bewußtlosen kommen. Ist bei einem bewußtlosen Verunglückten keine Atmung festzustellen, unverzüglich mit der Beatmung (Mund-zu-Mund, Mund-zu-Nase) beginnen. Die Atemspende ist in dem Fall wichtiger als der Notruf und die Behandlung anderer Verletzungen, es sei denn, der Verletzte hat einen *Erstickungsanfall*. Bei älteren Kindern die Mund-zu-Mund-Beatmung anwenden, bei Babys und kleinen Kindern die unten beschriebenen Methoden.

Atemspende bei Jugendlichen und Erwachsenen

1 Verunglückten auf den Rücken legen. Mundhöhle mit den Fingern säubern, um Luftwege frei zu machen. Unter den Schulterblättern abstützen, Kopf so weit wie möglich nackenwärts beugen.

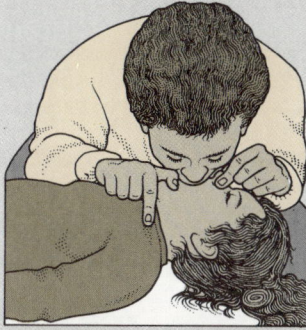

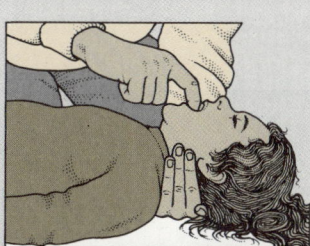

2 Nase des Verunglückten zuhalten, tief Luft holen, Ausatmungsluft viermal kräftig durch seinen Mund (falls Sie sich ekeln, evtl. Taschentuch dazwischenlegen oder spezielle Atemmaske verwenden) in seine Lunge blasen.

3 Atemspende mit einem Atemstoß alle 5 Sekunden fortsetzen. Zwischen zwei Beatmungen beobachten, ob Atemluft entweicht und der Brustkorb sich senkt. Weiter beatmen, bis die Eigenatmung einsetzt oder ein Arzt eintrifft.

Atemspende bei Babys und Kleinkindern

1 Baby (Kleinkind) auf den Rücken legen, die Mundhöhle säubern (siehe oben, Schritt 1).

2 Den Kopf leicht nackenwärts beugen, tief einatmen und die Ausatmungsluft vorsichtig gleichzeitig durch Mund und Nase des Kleinkindes in seine Lunge blasen.

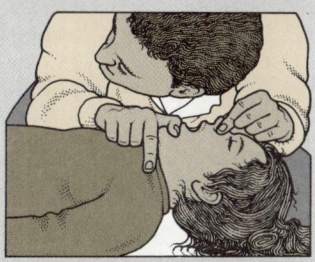

3 Zwischen zwei Beatmungen beobachten, ob Atemluft entweicht und der Brustkorb sich senkt. Alle 2–3 Sekunden weiter beatmen, bis die Eigenatmung einsetzt bzw. Rettungsdienst oder Arzt eintrifft.

Atemspende durch die Nase

Legen Sie den Verunglückten auf den Rücken und säubern Sie schnell die Mundhöhle, wenn die Atemwege verlegt sind. Den Kopf des Verletzten weit nach hinten in den Nacken beugen, seinen Unterkiefer nach oben drücken, mit dem Daumen die Lippen zusammenpressen. Ihre Ausatmungsluft kräftig durch die Nase in seine Lunge blasen. Aussetzen, Mund des Verunglückten mit der Hand offen halten, damit die Luft entweichen kann. Dann Atemspende mit einem Atemstoß alle 5 Sekunden fortsetzen.

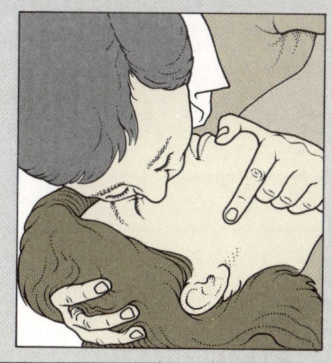

Stabile Seitenlage

Die stabile Seitenlagerung beugt bei Bewußtlosigkeit einer Erstickung vor, Blut und Erbrochenes können abfließen. Die Gliedmaßen stützen den Körper ab und sorgen für eine stabile Lage. Zuerst Atmung und Herzschlag kontrollieren sowie sichtbare Verletzungen behandeln – dann erst den Verletzten in die stabile Seitenlage bringen. Bei möglicher Wirbelsäulenverletzung stabile Seitenlage *nicht* anwenden.

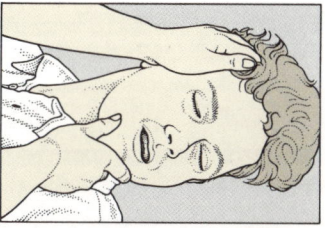

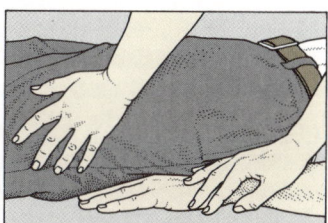

1 Mundhöhle einer bewußtlosen Person kontrollieren, Fremdkörper (Blut, Speisereste, Erbrochenes und lose Gebißteile) entfernen.

2 Auf einer Unterlage (Decke, Mantel) lagern. Den Ihnen zugewandten Arm des Verletzten ausgestreckt dicht an seinen Körper führen; seine Hand unter sein Gesäß schieben.

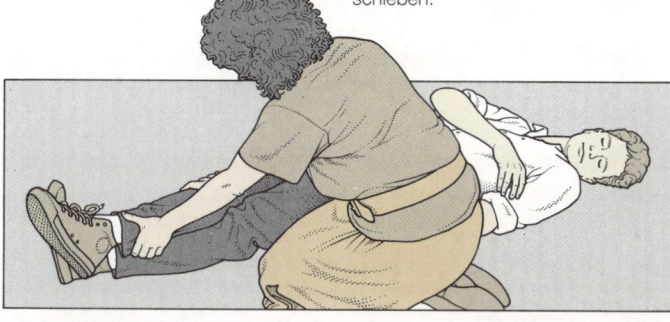

3 Anderen Arm über die Brust legen, abgewandtes Bein über das vordere Bein kreuzen.

4 Mit beiden Händen die Kleidung an Hüfte und Schulter fassen, den Verletzten vorsichtig (etwas abstützen) zu sich herüberdrehen.

5 Kopf in den Nacken beugen, um die Atemwege frei zu halten.

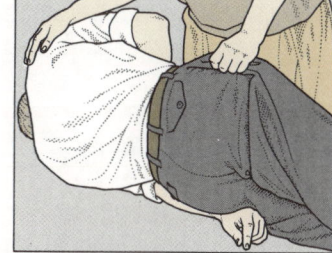

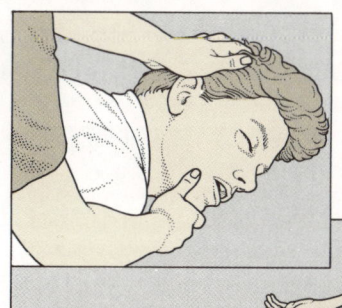

6 Den Ihnen zugewandten Arm abwinkeln (evtl. Gesicht auf seinen Handrücken legen), ebenso das vordere Bein abwinkeln; Ober- und Unterkörper sind jetzt stabilisiert. Den unten liegenden Arm nach hinten herausziehen und parallel zum Körper (evtl. abgewinkelt) hinlegen, damit der Bewußtlose nicht zurückrollt.

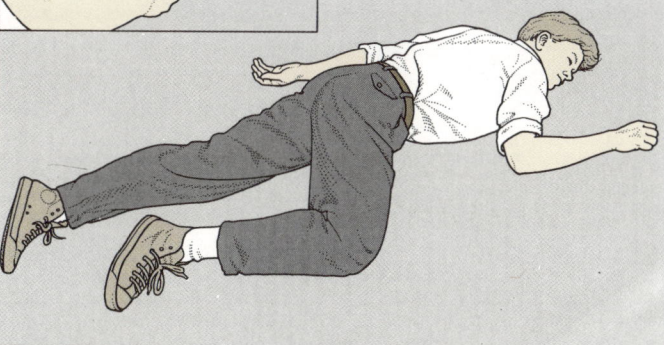

Ertrinken

Sobald Sie einen Ertrinkenden in flacheres Wasser gezogen haben, kontrollieren Sie seine Atmung. Bei Atemstillstand sofort mit der *Atemspende* (siehe dort) beginnen. Nicht erst warten, bis Sie den Ertrinkenden aus dem Wasser gezogen haben – machen Sie sich keine Gedanken über Wasser in seiner Lunge. Sobald die Atmung wieder eingesetzt hat und Sie mit dem Geretteten an Land sind, in die *stabile Seitenlage* bringen und mit Decken oder Kleidern warm halten. Arzt oder Rettungsdienst verständigen.

1 Rasch alle Fremdkörper (z.B. Teile von Wasserpflanzen) aus der Mundhöhle entfernen; sofort Atmung kontrollieren.

2 Bei Atemstillstand sofort Atem spenden, sobald Sie in flacherem Wasser sind.

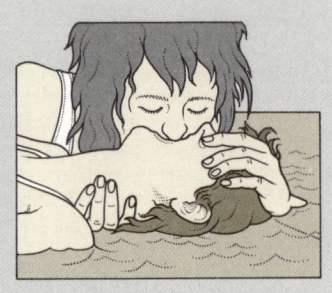

Blutungen

Ein Blutverlust – ob durch einen kleinen Schnitt oder eine große Wunde – bedeutet immer eine Schwächung des Verletzten; deshalb muß jede Blutung rasch und mit Bedacht gestillt werden. Eine bedrohliche Blutung liegt vor, wenn:

- das Blut aus der Wunde spritzt (arterielle Blutung),
- der Blutverlust schätzungsweise mehr als ¼ Liter betrug,
- die Blutung länger als 5 Minuten anhält.

Bedrohliche Blutung

Während die Blutung bei einer kleinen Wunde nach kurzer Zeit von selbst aufhört, tritt das Blut bei einer schweren Verletzung so schnell aus der Wunde, daß die Blutgerinnung nicht einsetzt. Deshalb gilt es, den Blutstrom zu stoppen – sei es durch einen Druckverband, durch Abbinden (siehe unten) oder durch Abdrücken der entsprechenden Schlagader herzwärts (Arterie gegen einen Knochen drücken). Während der Ersten Hilfe Notarztwagen rufen lassen; bei Venen-

verletzungen nach Erster Hilfe den Verletzten ins nächste Krankenhaus fahren.

Nasenbluten

Nasenbluten tritt recht häufig auf und kann durch eine kleinere Verletzung (Platzen eines der kleinen Blutgefäße) der Nasenschleimhaut verursacht werden.

Wenn Ihre Nase blutet, hinsetzen und Oberkörper leicht nach vorn beugen. Atmen Sie durch den Mund und drücken Sie beide Nasenflügel ein paar Minuten lang fest zusammen. Durch den Druck bildet sich ein Pfropf aus geronnenem Blut, der das verletzte Blutgefäß verschließt. Mehrere Stunden lang nicht die Nase putzen.

Dauert das Nasenbluten länger als 20 Minuten an, oder besteht – etwa nach einem starken Schlag oder Stoß – die Gefahr eines Nasenbein- oder Nasenscheidewandbruchs, dann suchen Sie einen Arzt auf. Rufen Sie den Rettungsdienst, wenn Nasenbluten als Folge eines Schlags auf den Kopf auftritt; dann kann ein Schädelbruch vorliegen.

Kleinere Wunden

Eine Blutung aus einem kleineren Schnitt oder Kratzer trägt dazu bei, die Wunde zu reinigen, und hört nach ein paar Minuten von selbst auf. Etwas Verbandmull auf die Wunde drücken. Anschließend die Haut ringsum von den Wundrändern nach außen mit etwas Verbandmull oder -watte reinigen. Die Wunde selbst nicht berühren oder säubern. Kleinere Wunden heilen schneller, wenn sie nicht abgedeckt werden. Klaffende Wundränder mit zwei Streifen Heftpflaster zusammenhalten, aber alle Schnitte über 1 cm sollten genäht werden (Narben!). Suchen Sie Arzt oder Krankenhaus bei jeder Wunde auf, die genäht oder geklammert werden muß, die stark verunreinigt ist oder die durch einen eingedrungenen Fremdkörper (z. B. Nagel) verursacht wurde.

Bedrohliche Blutung stillen

1 Person hinlegen, verletztes Glied über Herz-Niveau anheben.

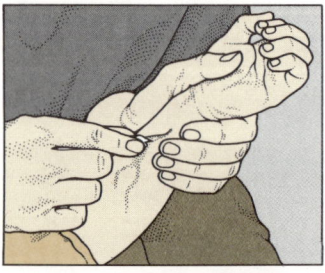

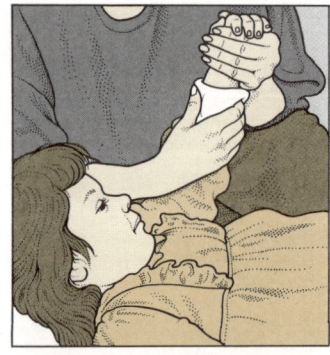

2 Leicht zugängliche Fremdkörper (z. B. großer Glassplitter) aus der Wunde entfernen, aber keine tief sitzenden Objekte herauspulen.

3 Verbandmull oder sauberes Taschentuch fest auf die Wunde pressen, Wundränder zusammendrücken. Keinen direkten Druck auf Fremdkörper in der Wunde ausüben.

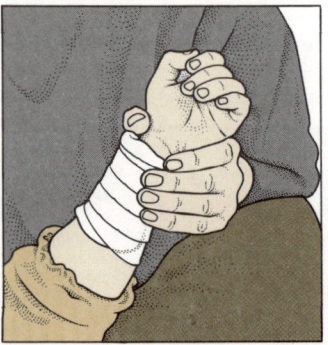

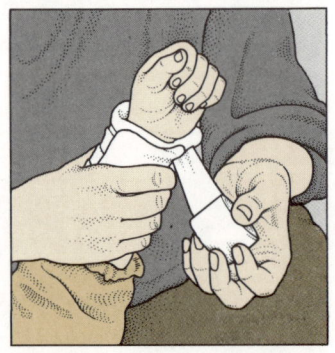

4 Druckpolster mit einer Binde oder in Streifen gerissenen Textilien fest über der Wunde fixieren und so den Druck aufrechterhalten.

5 Sickert das Blut trotz Druckverband durch, Verband nicht abnehmen. Statt dessen einen zweiten Druckverband darüber anlegen.

Behandlung kleinerer Schnitte

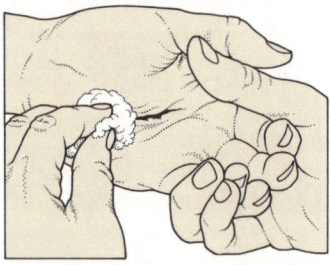

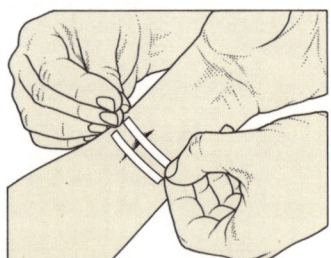

Von den Wundrändern nach außen wischen, vor jedem neuen Hautkontakt neuen Wattebausch verwenden. Desinfektionsmittel auf die Watte geben, nie direkt in die Wunde.

Kleine Wunden heilen unbedeckt am schnellsten. Klaffende Wundränder mit einem oder zwei quer über die Wunde geklebten Streifen Heftpflaster zusammenhalten.

Fremdkörper-Verletzung

Tiefe Wunden durch verunreinigte Fremdkörper (rostiger Nagel etc.) bergen ein hohes Infektionsrisiko: Schmutz dringt tief ins Gewebe ein, und die Wunde blutet meist zu wenig, um ihn wieder hinaus zu befördern. Ist eine Gliedmaße nach einem tiefen Schnitt oder einer Fremdkörper-Verletzung taub, kribbelt sie oder ist sie geschwächt, dann können ein Nerv oder eine Sehne verletzt sein.

Erstickungsanfall

Löst ein Fremdkörper (etwa ein Speisebrocken oder ein kleines Spielzeug) bei Ihrem Kind einen Erstickungsanfall aus und kann es den Fremdkörper nicht abhusten, müssen Sie sofort eingreifen. Die Technik richtet sich nach dem Alter des Kindes. Auch wenn Ihre Maßnahmen erfolgreich sind, sollten Sie anschließend mit dem Kind einen Arzt aufsuchen. Bei Erwachsenen und älteren Kindern (Bilder ganz unten) leisten Sie Erste Hilfe mit dem »Heimlich-Handgriff«. Kann der Erstickende immer noch nicht atmen, geben Sie *Atemspende*. Notarztwagen rufen.

Babys

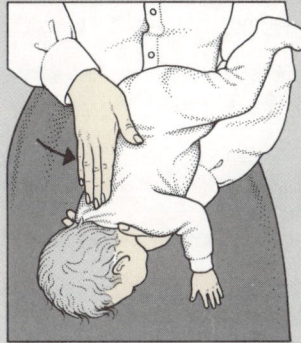

Kinder unter 9 Jahren

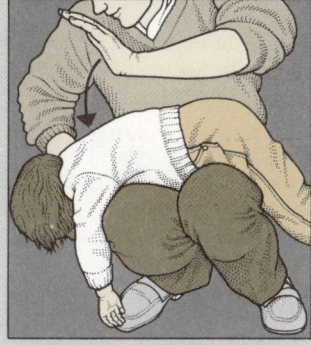

Das Baby, Gesicht nach unten, so auf Ihren Unterarm legen, daß der Kopf tiefer ist als der Oberkörper. Fest, aber nicht zu kräftig mit dem Handballen zwischen die Schulterblätter schlagen.

In Sitzposition das Kind mit dem Kopf nach unten quer über Ihre Oberschenkel legen. Mit dem Handballen mehrmals kräftig zwischen die Schulterblätter schlagen. Bei Mißerfolg wiederholen.

Kinder über 9 Jahren

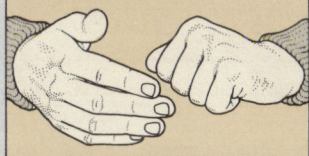

1 Arme von hinten um das stehende Kind schlingen, eine Faust, Daumen nach oben, zwischen Nabel und Rippenbogen auf die Bauchdecke pressen; mit der anderen Hand die Faust umschließen, die Bauchdecke kräftig nach oben eindrücken (bis zu 3mal).

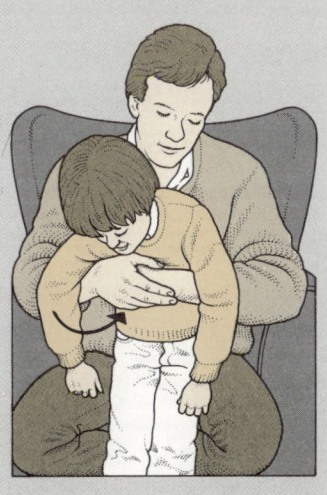

2 Setzt die Atmung trotz Heimlich-Handgriff noch immer nicht ein, *Mund-zu-Mund-Beatmung* (siehe dort) anwenden.

Schock

Ein Schock ist lebensbedrohlich und kann bei allen Verletzungen auftreten, insbesondere bei großem Blutverlust, Verbrennungen oder einer schweren Infektion (bakterieller Schock). Er bewirkt vor allem einen drastischen Blutdruckabfall. Verdacht auf Schock besteht bei kalter, fahlblasser Haut, kaltem Schweiß auf der Stirn und auffallender Unruhe oder Verwirrung; bei schwerem Schock kann es zur Bewußtlosigkeit kommen. Notarztwagen rufen, keine Speisen und Getränke verabreichen.

Schockbekämpfung
Bei Verdacht auf einen Schock Verletzten auf den Rücken legen, Beine erhöht lagern. Enge Kleidung lockern, zudecken, damit er nicht auskühlt. Den Patient ermutigen.

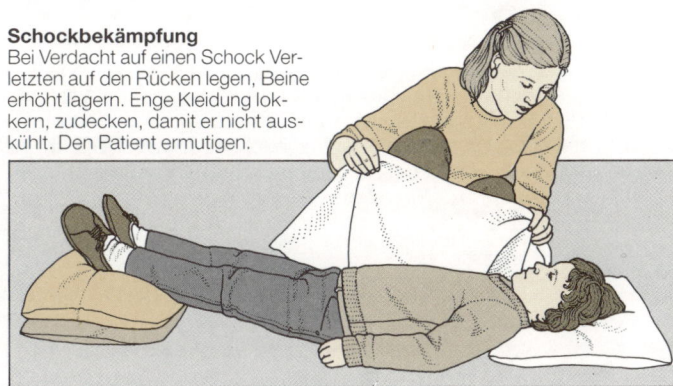

Elektrischer Schlag

Ein starker Stromschlag kann zu Bewußtlosigkeit und Atemstillstand führen, außerdem zu Verbrennungen an der Eintrittsstelle und inneren Verletzungen. Nach einem elektrischen Schlag immer den Arzt konsultieren, auch wenn nur kleinere Verbrennungen aufgetreten sind.

Was Sie tun können
Strom ausschalten oder den Kontakt zwischen Stromschlagopfer und Stromquelle unterbrechen. Auf isolierenden Selbstschutz achten: Verletzten nie mit der Hand wegziehen, sonst bekommen Sie selbst einen Schlag. Statt dessen isolierendes Material (Besenstiel, dicke Zeitung, trockene Kleider) verwenden und die Stromquelle wegschieben. Atmung überprüfen. Bei Atemstillstand sofort *Atemspende* (siehe dort) beginnen. Es kann bis zu einer halben Stunde dauern, ehe der Verletzte wieder zu atmen beginnt. Bringen Sie ihn dann in die *stabile Seitenlage*, mögliche *Verbrennungen* behandeln und einen Arzt rufen.

Bewußtlosigkeit

Bewußtlosigkeit ist nicht immer ein komaähnlicher Zustand, der Patient kann auch benommen und verwirrt sein und nicht auf Ihre Anwesenheit reagieren. Sie kann zahlreiche Ursachen haben, von einer Gehirnverletzung und Blutverlust über Sauerstoffmangel und Stoffwechsel-Entgleisungen bis hin zu einer Überdosis bestimmter Medikamente. Besonders gefährlich bei Bewußtlosigkeit ist, daß die Luftwege verschlossen werden können, und zwar durch die erschlaffte und dadurch zurücksinkende Zungenmuskulatur oder durch Blut und Erbrochenes, das durch Erlöschen der Schutzreflexe nicht mehr ausgehustet wird.

Zuerst die Atmung überprüfen. Bei Atemstillstand sofort mit der *Atemspende* (siehe dort) beginnen. Wenn der Verunglückte geräuschvoll oder gurgelnd atmet, die Mundhöhle kontrollieren und etwaige Fremdkörper entfernen. Setzt die normale Atmung ein, zu enge Kleidung lockern. Verletzten in die *stabile Seitenlage* bringen. Möglichst eine Decke legen, um eine Auskühlung zu verhindern, und zudecken. Verletzten nie unbeaufsichtigt lassen – bis ärztliche Hilfe eintrifft.

Wichtig: Tritt Bewußtlosigkeit nach einem Sturz oder Verkehrsunfall ein und ist eine Wirbelsäulenverletzung möglich – den Verunglückten nicht bewegen. Erbricht er, säubern Sie Mund und Rachen vorsichtig.

Verbrennungen

Eine Verbrennung wird durch trockene Hitze (z.B. Feuer) oder durch elektrischen Strom (siehe *Elektrischer Schlag*) hervorgerufen. Eine flächenhafte Schädigung der Haut tritt auch bei einer Verbrühung (heißer Dampf, heiße Flüssigkeiten) oder Verätzung (starke Säuren und Laugen) auf.

In allen Fällen muß die Ursache der Schädigung sofort entfernt werden (brennende Kleidung löschen, verätzte Kleidung ausziehen). Die betroffene Hautstelle rasch durch Besprengen mit kaltem Wasser kühlen oder unter fließendes Wasser halten. *Auf keinen Fall* irgendeine Brandsalbe, Öl oder ähnliches auftragen oder Brandblasen öffnen.

Nach den Erste-Hilfe-Maßnahmen den Verletzten sofort in eine Klinik bringen, wenn die Haut großflächig geschädigt, aufgeplatzt, mit Blasen bedeckt (2. Grad) oder verkohlt ist (3. Grad), oder wenn der Verletzte starke Schmerzen hat. Bei ausgedehnten Verbrennungen von mehr als einem Fünftel der Körperoberfläche sofort Arzt und Notarztwagen rufen, in schwersten Fällen evtl. die Rettungsflugwacht.

Kleinere Verbrennungen und Verbrühungen

Wenn eine Verbrennung/Verbrühung auf einer kleineren Fläche nur die obersten Hautschichten geschädigt hat, dann können Sie die Verletzung bei Rötung (1. Grad) zu Hause behandeln. Bilden sich auf einer etwas größeren Fläche (z. B. Rücken bei Sonnenbrand, ganze Hand) Blasen, suchen Sie den Hausarzt auf.

Zur Schmerzlinderung das betroffene Gebiet möglichst rasch mit fließendem Wasser kühlen, mindestens 10 Minuten lang, oder bis der Schmerz nachläßt. Brandblasen nicht eröffnen; wenn sie mit Kleidung in Berührung kommen, keimfrei abdecken. Keine Brandgels oder -salben aufbringen.

Erste Hilfe bei Verbrennungen, Verbühungen, Verätzungen

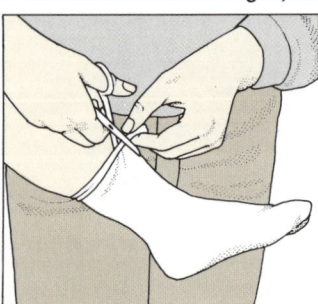

1 Mit heißem Fett oder Wasser oder einer aggressiven Chemikalie vollgesogene Kleidung entfernen, außer sie klebt auf der Haut. Trockenen, verbrannten Stoff belassen.

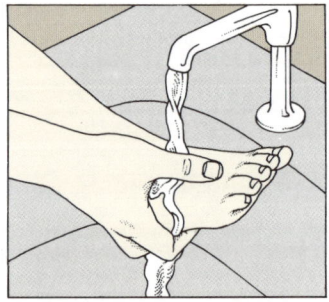

2 Betroffene Hautstelle mindestens 10 Minuten lang unter fließendem Wasser kühlen; großflächige Schädigungen mit sauberem, nassem Tuch abdecken.

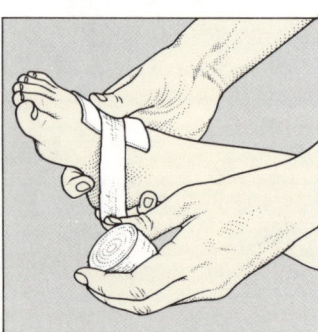

3 Anschließend die Wunde mit Verbandmull oder einem Brandwundenverbandtuch abdecken. Keine Watte verwenden. Wenn Sie den Verletzten in eine Klinik bringen, Wunde nicht abdecken; jeder Verband muß wieder entfernt werden (kann Schmerzen verursachen).

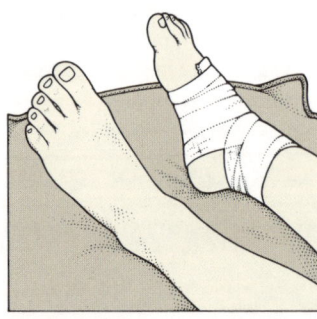

4 Die verletzte Gliedmaße erhöht lagern. Ist der Verletzte bei Bewußtsein, flößen Sie ihm etwas kaltes Wasser ein, während sie auf das Eintreffen der ärztlichen Hilfe warten.

Vergiftungen

Eine Vergiftung über den Magen-Darm-Trakt ist mit der häufigste Grund, daß ein Kind schnellstens in einer Klinik behandelt werden muß – besonders bei unter 5jährigen Kindern. Während bei Erwachsenen Vergiftungen meistens durch Medikamentenmißbrauch oder leichtsinnigen Umgang mit Pestiziden hervorgerufen werden, vergiften sich Kinder dadurch, daß sie unwissentlich oder auch aus Neugierde Alkohol, Medikamente, Haushaltsreiniger oder Chemikalien schlucken oder giftige Pflanzen oder Beeren essen. Manchmal kann Ihnen das Kind sagen, was es genommen hat. Aber oft geben nur Warnsignale Hinweise auf eine Vergiftung: Das Kind (oder ein alter Mensch) erbricht aus unerklärlichen Gründen, ist benommen oder verwirrt, wird bewußtlos, beginnt schnell zu atmen.

Wenn Sie vermuten, daß ein Kind irgendeine giftige Substanz geschluckt hat (auch wenn es sich momentan noch wohl fühlt) – rufen Sie sofort Hausarzt, Klinik oder eine Vergiftungszentrale (Rufnummern im hinteren Teil des Anhangs unter *Wichtige Adressen*) an. Versuchen Sie, folgende Fakten anzugeben:

- Was hat das Kind zu sich genommen?
- Mit welcher Menge hat es sich vergiftet? Bei Medikamenten möglichst die Anzahl der Tabletten angeben.
- Wann hat es die Substanz geschluckt?
- Wenn Sie zum Arzt oder in die Klinik fahren, den Originalbehälter mit der vermuteten Substanz mitnehmen.

Sind nicht sofort ärztlicher Rat oder Hilfe verfügbar, dann ergreifen Sie die unten aufgeführten Sofortmaßnahmen.

Chemikalien (innere Verätzung)
(einschließlich Haushaltsreiniger, Benzin, Polituren und Farben)

1 Bei erhaltenem Bewußtsein, sofort ein Glas Wasser einflößen.

2 *Auf keinen Fall* Erbrechen provozieren. Erbricht das Kind spontan, mit dem Gesicht nach unten über Ihre Knie legen, damit es die Chemikalien im Erbrochenen nicht einatmet.

3 Bei Bewußtseinsverlust in die *stabile Seitenlage* (siehe dort) bringen; bei Atemstillstand sofort *Atemspende* geben.

4 Möglichst rasch für ärztliche Hilfe sorgen.

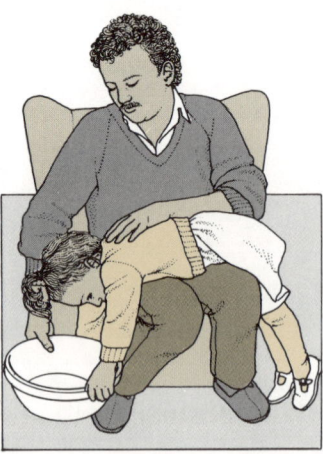

Medikamente, Alkohol, giftige Pflanzen und Beeren

1 Bei erhaltenem Bewußtsein sofort erbrechen lassen (siehe unten).

2 Bei Bewußtlosigkeit nichts einflößen. In die *stabile Seitenlage* (siehe dort) bringen; bei Atemstillstand sofort *Atemspende* (siehe dort) geben.

3 Möglichst rasch für ärztliche Hilfe sorgen.

Erbrechen provozieren

Bei einer Person, die bewußtlos ist oder Substanzen wie Haushaltsreiniger oder Benzin (siehe oben) geschluckt hat, niemals Erbrechen provozieren. In allen anderen Fällen bei Erwachsenen warme Kochsalzlösung (2 Eßlöffel Salz auf ein Glas Wasser) geben – und zwar so oft, bis sie klar erbrochen wird.

Bei Kindern geben Sie stattdessen Brechwurz-Sirup (gehört in die Hausapotheke) und lassen zwei Glas Flüssigkeit nachtrinken; anderenfalls oder zusätzlich provozieren Sie Erbrechen, indem Sie dem Kind einen Finger bis in den Rachen stecken. Erbrechenden mit nach vorn geneigtem Kopf stützen, damit das Erbrochene abfließen kann.

Unterkühlung

Die Körpertemperatur liegt normalerweise konstant bei etwa 37 °C. Bei zu langem Aufenthalt in Kälte kann mehr Körperwärme verloren gehen als erzeugt wird: Die Körpertemperatur kann dann auf unter 35 °C absinken. Babys und ältere Menschen frieren besonders leicht. Schon unter Bedingungen, die ein jüngerer Erwachsener als nicht sehr kalt empfindet, können sie gefährlich viel Körperwärme verlieren. Unterkühlung kommt bei einem gesunden Menschen bei längerem Aufenthalt mit ungenügender oder regennasser Kleidung schon bei Temperaturen über 0 °C vor. Das Absinken der Körpertemperatur bewirkt eine Verlangsamung körperlicher und geistiger Vorgänge, sobald die Energievorräte aufgebraucht sind, obwohl das fast unmerklich vor sich geht. Der Unterkühlte wird zunehmend schwerfällig und reizbar; er ist verwirrt und benommen, seine Aussprache wird undeutlich. Schließlich wird er bewußtlos, die Atmung ist flach, der Puls kaum tastbar. Unterkühlung muß ärztlich behandelt werden. Aber bevor Hilfe eintrifft, sollten Sie Erste Hilfe leisten. Bei Bewußtlosigkeit und regelmäßiger Atmung die *stabile Seitenlage* (siehe dort) anwenden.

Erste Hilfe bei Unterkühlung

1 Ist der Unterkühlte bewußtlos, sofort mit der *Atemspende* (siehe dort) beginnen.

2 Hat regelmäßige Atmung eingesetzt, sofort für Wiedererwärmung sorgen. Im Freien nicht auf den kalten Boden legen. Im Haus nasse Kleidung aus- und trockene, warme Kleidung anziehen. In angewärmte Decken einwickeln.

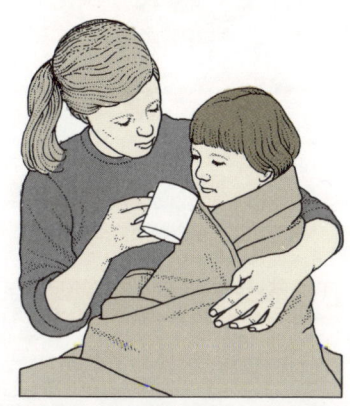

3 Bei erhaltenem Bewußtsein heiße, gesüßte Getränke einflößen, keinesfall Alkoholka. Unterkühlten nicht in ein heißes Bad legen, keine Wärmflasche oder Heizdecke.

Hitzekollaps

Bei ungewohnt hohen Außentemperaturen und keiner ausreichenden Salz- und Flüssigkeitszufuhr kann es durch starkes Schwitzen zu einem Hitzekollaps kommen. Der Patient wird zunehmend schwächer, die Haut ist fahl und feuchtkalt; dazu kommen Übelkeit, Schwindel und Bewußtlosigkeit. Puls und Atmung werden schneller, es kommt zu Kopfschmerzen und Muskelkrämpfen. Unbehandelt kann sich aus dem Hitzekollaps der ernstere Hitzschlag entwickeln, der sofort ärztliche Hilfe erforderlich macht.

Erste Hilfe bei Hitzekollaps

1 Patienten an einem kühlen, stillen Ort liegen lassen, Füße erhöht lagern.

2 Zu enge Kleidung lockern; Wasser mit etwas Salz (1 Teelöffel pro Liter) zu trinken geben.

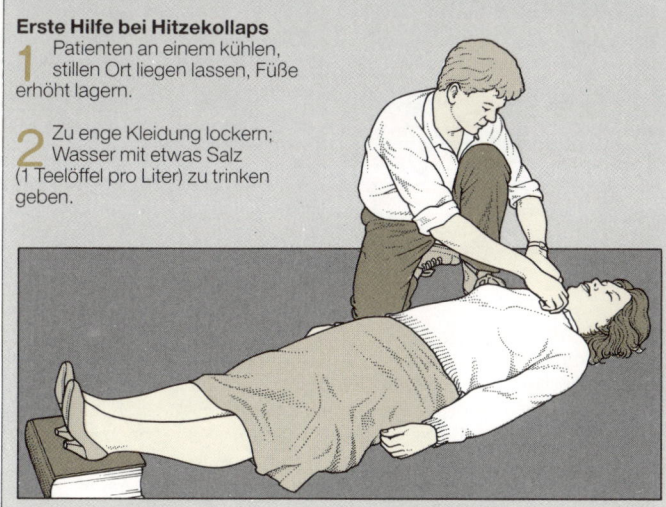

Erfrierung

Örtliche Erfrierungen (3. Grades) bedürfen dringend ärztlicher Hilfe. Die Haut ist dann hart, fahl, kalt und gefühllos; bei Erwärmung wird sie rot und schmerzt. Den Patienten rasch in einen warmen Raum bringen und einen Arzt rufen. Als Sofortmaßnahme für Windschutz sorgen und warme Getränke einflößen. Die Erfrierungen mit zusätzlicher Kleidung und Decken oder durch Körperwärme aufwärmen. Das Gesicht mit behandschuhten (trockenen) Händen schützen. Hände des Patienten unter seine Achselhöhlen stecken. Erfrorene Füße erhöht lagern. Keine direkte Wärme anwenden, Kälteschäden nicht abreiben. Nach der Erwärmung für Bewegung sorgen.

Bisse und Stiche

Die Bisse und Stiche der meisten in Mitteleuropa heimischen Tiere und Insekten sind nicht gesundheitsgefährdend. Informieren Sie sich vor Reiseantritt über giftige Tiere und Insekten des Gastlandes und die entsprechenden Gegenmittel und Behandlungen. Gefahr besteht dann, wenn jemand auch bei einem scheinbar nur kleinen Stich oder Biß eine allergische Reaktion zeigt. Ein solcher Fall erfordert umgehend Sofortmaßnahmen (siehe unten, *Anaphylaktischer Schock*).

Bißwunde: Werden Sie von Hund, Katze, Pferd oder auch einem Menschen gebissen, sofort den nächsten Arzt aufsuchen; ohne rasche Behandlung kann es zu einer Infektion kommen. Der Arzt wird Ihnen eine Tetanusspritze geben, die Wunde bei Bedarf nähen und bei einem Biß durch ein tollwutverdächtiges Tier ein Tollwutserum spritzen.

Schlangenbiß: Giftschlangen in der Bundesrepublik und angrenzenden Ländern sind meist Vipern (z. B. Kreuzotter, Sandviper u. a.). Anzeichen eines Bisses sind zwei kleine, nebeneinanderliegende Einstichstellen, Anschwellen der Gliedmaße, Benommenheit, Herz- und Atemstörungen. Betroffene Gliedmaße über der Bißstelle so abbinden, daß Puls tastbar bleibt. Wunde nicht aussaugen, nicht einschneiden. Patienten liegend in die Klinik bringen.

Insektenstiche: Die Stiche der meisten heimischen Insekten (Bremsen, Stechmücken, Wespen u. a.) verursachen Juckreiz, Rötung und Schwellung. Bei Bienenstichen zuerst den Stachel vorsichtig mit einer Pinzette herausziehen. Juckreizstillendes Antiallergikum auftragen (etwa *Fenistil*). Auf Anzeichen eines *anaphylaktischen Schocks* (unten) achten.

Zeckenbisse: Bestimmte Zeckenarten können beim Biß einen Virus übertragen. Diese Virusinfektion kann mitunter zu einer schweren Hirn- und Hirnhautentzündung (Karte 108) führen. Zecken beißen sich meist erst nach Stunden fest – suchen Sie deshalb nach jedem Waldspaziergang Ihren Körper nach Zecken ab. Hat sich eine Zecke festgebissen, träufeln Sie Öl auf sie und ziehen die Zecke mit einer Pinzette samt Kopf durch eine leichte Drehbewegung heraus; reiben Sie etwas Mundwasser auf die Bißstelle. Gegen die Zecken-Hirnhautentzündung gibt es eine Schutzimpfung.

Anaphylaktischer Schock

Manche Menschen können auf das Gift von Bienen, Wespen oder anderen Insekten, aber auch auf Medikamente (etwa Penizillin-Injektionen) einen so hohen Sensibilisierungsgrad erwerben, daß bei erneuten Stichen bzw. Injektionen schwerste Allergien, mitunter auch ein anaphylaktischer Schock, entstehen können. Dieser unbehandelt todbringende Schock ist die schwerste allergische Reaktion überhaupt. Anzeichen sind: Brennen und Jucken der Zunge, Atemnot, akuter Kreislaufschock (siehe bei *Schock*). *Sofort Hausarzt und Notarztwagen rufen.*

Pflege eines kranken Kindes

Ein krankes Kind ist oft ängstlicher und braucht mehr Zuwendung als gewöhnlich, auch wenn die Krankheit weder schmerzhaft noch besonders ernst ist. Ihre Anwesenheit wirkt auf das Kind beruhigend und ist ein wichtiger Teil der Pflege – im Krankenhaus ebenso wie zu Hause (siehe auch *Kinder im Krankenhaus*, rechte Seite). Allerdings sollten Sie einige Grundregeln beachten (siehe rechte Seite, *Behandlung der häufigsten Beschwerden und Erkrankungen zu Hause*). Bei speziellen Erkrankungen können Sie die Diagnose-Karten zu Rate ziehen (siehe Teil I, *Hinweise zu den Diagnose-Karten*). In diesem Kapitel finden Sie mehr allgemeine Ratschläge zur Pflege eines kranken Kindes in den eigenen vier Wänden.

Krankheitszeichen

Die meisten Eltern erkennen Krankheitszeichen bei ihrem Kind sehr schnell. Neben so deutlichen Symptomen wie Hautausschlag, Erbrechen oder Schmerzen gibt es aber auch weniger klare Anzeichen dafür, daß mit dem Kind irgend etwas nicht stimmt, etwa Appetitlosigkeit (besonders bei Babys), Reizbarkeit, Weinen oder ungewohnte Lethargie. Wenn Sie befürchten, daß Ihr Baby (oder Ihr älteres Kind) krank ist, dann konsultieren Sie die entsprechende Diagnose-Karte im Diagnose-Teil des Buches (siehe Teil I, *So finden Sie die richtige Karte*), um die möglichen Ursachen für die Beschwerden aufzudecken. Lassen sich die Symptome nicht genau eingrenzen, dann beginnen Sie mit der Karte 9, *Ihr Kind fühlt sich allgemein unwohl*.

Bettruhe

Bei vielen Krankheiten ist es nicht notwendig, daß Ihr Kind den ganzen Tag im Bett liegt. Wenn es sich wohl genug fühlt um aufzustehen und zu spielen, dann können Sie ihm das ruhig erlauben. Möchte Ihr Kind aber lieber im Bett bleiben oder hat der Arzt Bettruhe verordnet, dann sollten Sie für genügend Abwechslung sorgen, damit keine Langeweile aufkommt. Ein krankes Kind hat Konzentrationsschwierigkeiten und mag keine anspruchsvollen Spiele, es möchte vor allem mehr Zuwendung. Häufig liegt ein kleiner Patient lieber auf dem Sofa im Wohnzimmer, weil er dort mehr im Familienkreis ist. Auf diese Weise können Sie Ihr Kind auch besser im Auge behalten.

Beschäftigung für ein krankes Kind

Abwechslung kann das Kind von seiner Krankheit ablenken. Muß Ihr Kind im Bett bleiben, kann es sich mit allerlei Aktivitäten wie zeichnen oder Bilder ausschneiden und einkleben unterhalten. Vermutlich fühlt sich Ihr Kind im Kreis der Familie auf dem Sofa im Wohnzimmer wohler.

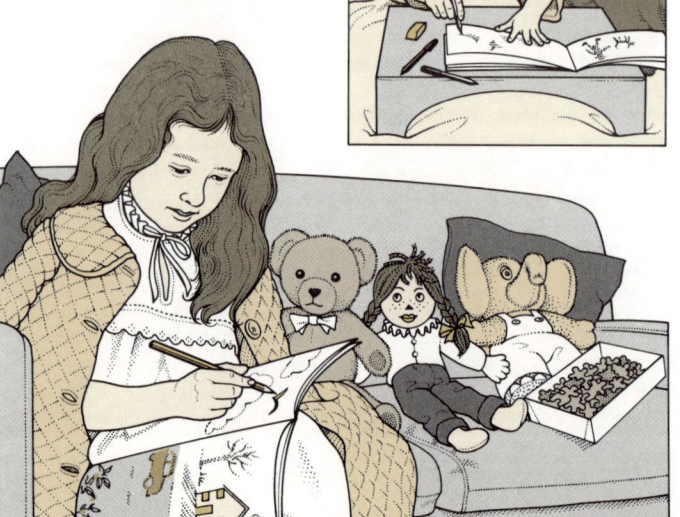

Senken der Temperatur

Bei manchen Infektionskrankheiten ist erst ab 40 °C eine leichte Absenkung mit Fieberzäpfchen angezeigt (Fieber hält Viren in Schach). Ansonsten gilt:

- Das Kind auskleiden, Raumtemperatur bei 15 °C halten.
- In lauwarmes Wasser getauchten Waschlappen auf die Stirn legen; Körper mit Schwamm und lauwarmem Wasser abreiben; naßkühle Wadenwickel um die Unterschenkel wickeln.
- Viel zu trinken geben (mehr als 1 Liter Flüssigkeit täglich).

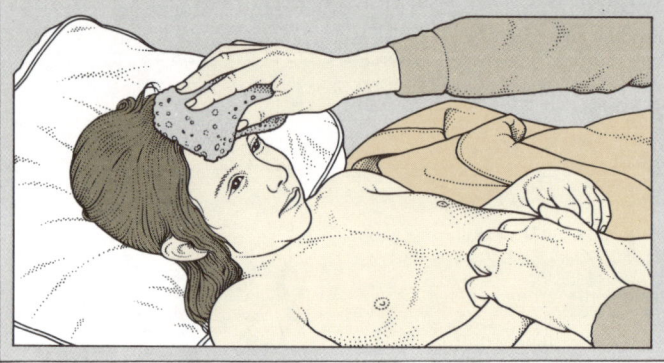

Krankenkost und Getränke

Meist hat ein krankes Kind keinen Appetit, aber das ist für wenige Tage kein Anlaß zur Sorge. Bei den meisten Erkrankungen ist keine spezielle Kranken-Diät erforderlich, aber wenn Sie befürchten, daß Ihr Kind zu wenig ißt, dann sollten Sie ihm seine Leibspeise vorsetzen. Der Nährwert spielt in dem Fall keine Rolle. Falls der Appetit-Verlust bei längerer Krankheit anhält, fragen Sie Ihren Hausarzt um Rat. In den meisten Fällen ist es wichtiger, daß das kranke Kind viel Flüssigkeit zu sich nimmt, besonders bei Fieber, Erbrechen und Durchfall. Geben Sie ihm vorzugsweise gesüßte Kräutertees, Mineralwasser und ungesüßte Fruchtsäfte, es darf aber auch jedes andere Lieblingsgetränk (einschließlich Limonade) trinken.

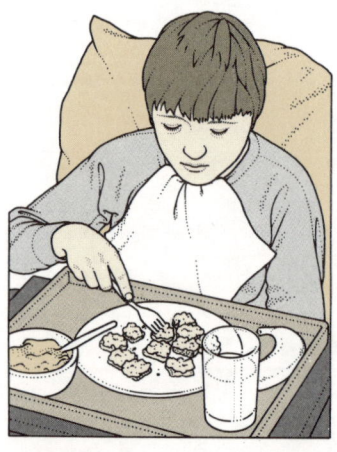

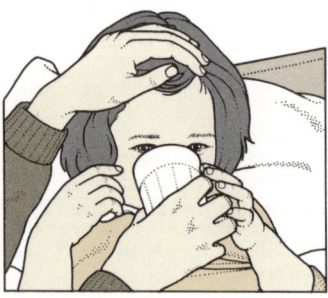

Essen und Trinken

Es kann sein, daß Ihr Kind keinen Appetit hat. Versuchen Sie ruhig, es mit seinem Leibgericht zum Essen zu überreden. Achten Sie darauf, daß es viel trinkt.

Frische Luft

Das Krankenzimmer sollte mit etwa 18 °C eine angenehme Temperatur haben und gut belüftet sein. Den Raum keinesfalls überheizen, das könnte einen Fieberanstieg zur Folge haben. Sollte sich Ihr Kind wohl genug fühlen, im Freien spielen zu gehen, ist dagegen nichts einzuwenden – vorausgesetzt, das Kind ist fieberfrei und draußen ist es nicht zu kalt. Bei Infektionskrankheiten allerdings ist Vorsicht geboten (siehe rechte Seite).

Infektionskrankheiten

Leidet Ihr Kind an einer Infektionskrankheit, besteht Ansteckungsgefahr. Halten Sie es deshalb im Frühstadium der Krankheit fern von ansteckungsgefährdeten Kindern und auch Erwachsenen. Hat Ihr Kind Röteln, dann nehmen Sie es keinesfalls mit in die Öffentlichkeit, vor allem nicht mit ins Wartezimmer eines Arztes, wo sich eine Schwangere infizieren könnte: Rötel-Viren können den Embryo gefährden. Die Diagnose-Karte 26, *Ausschlag mit Fieber*, gibt einen Überblick über die Inkubationszeiten der wichtigsten Kinderkrankheiten. Über andere mögliche Infektionskrankheiten bei Kindern informieren Sie die Karten 31–35 und 40–43. Fühlt sich Ihr Kind allein, dann laden Sie Spielkameraden ein, die die Krankheit bereits hinter sich haben – die Gefahr einer Zweitansteckung ist minimal.

Wann Sie den Arzt rufen sollten

Die Diagnose-Karten im Diagnose-Teil des Buches geben genaue Auskunft darüber, bei welchen Symptomen Sie sofort den Arzt rufen sollten. Generell sollten Sie sicherheitshalber einen Arzt konsultieren, wenn:

- Sie die Symptome nicht exakt einordnen können;
- Ihre Behandlung versagt oder der Zustand sich verschlimmert;
- der »Patient« noch ein Baby ist;
- das Kind nicht trinken will und sehr benommen ist.

Da sich Krankheiten bei Kindern wesentlich schneller entwickeln als bei Erwachsenen, kann eine verzögerte ärztliche Versorgung für ein Kleinkind gefährlich sein. Rufen Sie den Arzt lieber einmal zuviel, als ernste Komplikationen zu riskieren.

Medikamente

Medikamente für Kinder werden meist als Zäpfchen oder in Form leicht einzunehmender, wohlschmeckender Flüssigkeiten verschrieben. Einem Baby können Sie die richtige Medizinmenge mit einer Pipette einflößen. Für ältere Kinder gibt es kleine Meßlöffel. Weist Ihr Kind die Medizin zurück, dann versuchen Sie, das Medikament möglichst weit hinten in den Rachen zu geben (die Geschmacksknospen der Zunge werden so größtenteils übergangen). Siehe auch *Wirkung und Nebenwirkungen wichtiger Medikamentengruppen* weiter unten.

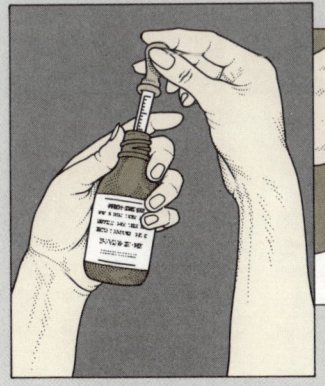
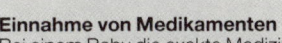
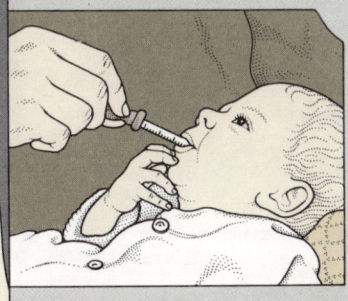
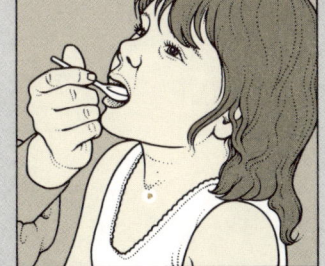

Einnahme von Medikamenten
Bei einem Baby die exakte Medizindosierung mit einer Pipette aufnehmen und hinten im Rachen entleeren. Ältere Kinder aufsetzen und das Medikament mit dem Meßlöffel verabreichen. Darauf achten, daß die Dosis stimmt und Ihr Kind alles runterschluckt.

Behandlung der häufigsten Beschwerden und Erkrankungen zu Hause

Folgende Kästen informieren Sie, wie Sie Ihrem Kind bei verschiedenen Erkrankungen Erleichterung verschaffen können und wann Sie einen Arzt konsultieren sollten.

Fieberkrämpfe, Karte 3 (Babys) und Karte 14 (Kinder)
Magen-Darm-Infektion beim Baby, Karte 7
Behandlung eines Durchfalls, Karte 40
Linderung von Kopfschmerzen, Karte 18
Was tun bei Schnupfen? Karte 31
Was tun bei Halsweh? Karte 32
Linderung von Zahnschmerzen, Karte 36
Was tun, wenn Ihr Kind erbricht? Karte 37

Kinder im Krankenhaus

Auch ein kurzzeitiger Klinikaufenthalt kann für ein kleines Kind ein erschreckendes Erlebnis sein. Vielleicht verläßt es zum ersten Mal ohne Sie die heimische Umwelt und kommt in eine fremde und unpersönliche Umgebung. Dazu kommt, daß sich Ihr Kind auch noch krank fühlt, und das vergrößert vermutlich noch seinen seelischen Kummer. Aus diesem Grund ist es außerordentlich wichtig, daß die Eltern möglichst viel Zeit bei ihrem Kind in der Klinik verbringen. Viele Kinderstationen sind auf unbegrenzte Besuchszeiten und sogar Übernachtungen der Eltern eingerichtet. Häufig können Sie sogar bei der Krankenpflege mitwirken, etwa Ihr Kind füttern oder baden. Das weckt Vertrauen im Kind und läßt es unter Umständen sogar schneller gesunden. Muß sich Ihr Kind einer Operation unterziehen, sollten Sie zu Beginn und bei Nachlassen der Narkose möglichst anwesend sein.

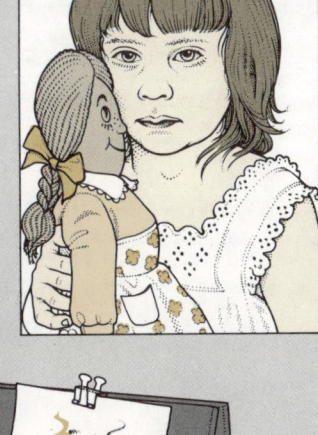

Hilfe zur Eingewöhnung
Am besten bereiten Sie Ihr Kind auf einen Krankenhausaufenthalt vor, wenn Sie ihm genau erklären, was mit ihm geschehen wird, und daß es danach ganz bestimmt wieder nach Hause gehen darf. Verbringen Sie viel Zeit bei Ihrem Kind im Krankenhaus, bringen Sie ihm sein Lieblingsspielzeug von zu Hause mit. Abwechslungen aller Art werden dem Kind den Klinikaufenthalt erleichtern.

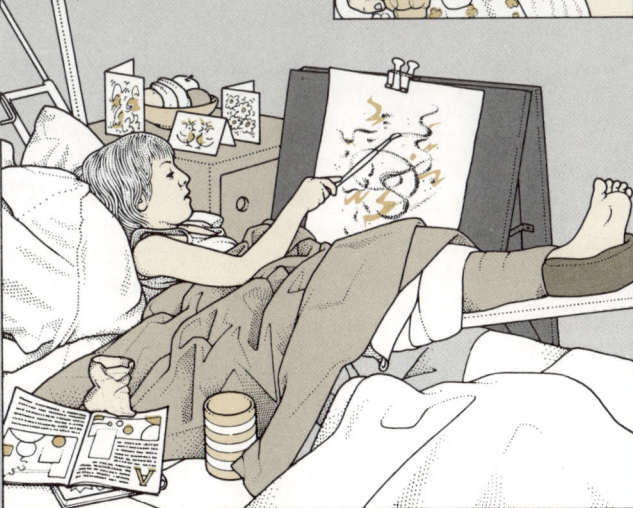

Wenn Sie krank sind

Bei den meisten Erkrankungen ist es der Gesundung förderlich, wenn Sie in der Zeit nicht mehr Ihrem Beruf nachgehen, zu Hause bleiben, allen Streß vermeiden, weder rauchen noch Alkoholika zu sich nehmen. Den kranken Körper mit ausreichenden Mengen von Flüssigkeit versorgen, besonders bei Fieber und Durchfall. Besteht Ihr Arzt auf keiner speziellen Krankenkost, können Sie alles essen, solange es leicht verdaulich und vitaminreich ist; am günstigsten sind 5–6 kleinere Mahlzeiten täglich. Im Bett bleiben müssen Sie nur bei einer schwereren Krankheit, aber halten Sie sich in einer warmen, gut belüfteten Umgebung auf. Bei Fieber schwitzen Sie schneller, weil die Schweißdrüsen der Haut während der Krankheit aktiver sind. Sie werden sich nach einem täglichen Bad wohler fühlen.

Bettlägerigkeit

Bei verordneter Bettruhe darauf achten, daß das Krankenzimmer sauber, ausreichend warm (etwa 21 °C tagsüber, um 18 °C nachts) und zugluftfrei ist. Bringen Sie alles, was Sie brauchen, in Reichweite unter. Der Raum sollte frei von unangenehmen Gerüchen sein, weil der Geruchssinn während der Krankheit empfindlicher reagiert.

Essen und Trinken

Vermutlich wollen Sie lediglich kleine Happen einfacher, nahrhafter Speisen zu sich nehmen – aber trinken sollten Sie so viel wie möglich (Wasser, Säfte, Tees). Unbedingt darauf achten, daß Sie sich ausgewogen ernähren, mit allen erforderlichen Vitaminen, Spurenelementen und Nährstoffen (siehe *Gesunde Ernährung* im Teil I des Buches).

Frische Luft

Ein leicht geöffnetes Fenster kann für mehr Wohlbefinden sorgen. Es garantiert eine ausreichende Belüftung und reinigt die Zimmerluft von unangenehmen Gerüchen. Solange der Raum ausreichend warm (wichtig für ältere Patienten) und ohne Zugluft ist, kann eine tägliche Dosis Frischluft Wunder bewirken.

Ihre Körpertemperatur

Die normale Körpertemperatur schwankt im Tagesverlauf zwischen 36,1 °C kurz nach Mitternacht und 37,5 °C am frühen Nachmittag (bei Messung im After). Eine Erhöhung der Temperatur (Fieber) wird erst dann gefährlich, wenn die Körpertemperatur 40 °C übersteigt, weil dann das Wärmeregulationszentrum des Gehirns versagt.

Thermometer

Das traditionelle Fiebermeßgerät ist ein Quecksilber-Glas-Fieberthermometer. Es ist ein sogenanntes Maximumthermometer mit einem Meßbereich von 35 bis 42 °C und einer Einteilung in Zehntelgrade. Es besteht aus einem kleinen, quecksilbergefüllten Glaskolben mit einer angeschmolzenen Glaskapillare, in die das Quecksilber, je nach Körpertemperatur, verschieden weit hineinragt und bei der Maximaltemperatur stehen bleibt.

Das Fieberthermometer kann nun an verschiedenen Stellen des Körpers zum Einsatz kommen. Die schnellste und zuverlässigste Methode ist die Messung im After (rektal). Die Meßzeit liegt bei 3 Minuten. Das Fiebermessen in der Achselhöhle (axillar) dauert 5 Minuten, die Meßtemperatur liegt um etwa 0,5 °C niedriger als rektal. Schneller geht es mit 3 Minuten im Mund unter der Zunge (sublingual); der Meßwert liegt zwischen der rektalen und axillaren Temperaturmessung. Fieberwerte täglich aufschreiben; Thermometer nach Gebrauch mit Wasser und Seife oder einem Desinfektionsmittel sorgfältig reinigen.

Andere Temperaturmessungen

Neben dem oben beschriebenen Quecksilberthermometer bietet der Handel heute Fiebermeßgeräte mit elektronischen Temperatursensoren und digitaler Anzeige an. Sie haben einmal eine stark verkürzte Meßzeit (unter einer Minute), und außerdem besteht keine Bruchgefahr mehr.

Eine andere Möglichkeit ist der Fieber-Meßstreifen, der die Körpertemperatur an der Stirn mißt. Er besteht aus chemisch imprägnierten wärmeempfindlichen Sektoren, die je nach Temperatur ihre Farbe ändern. Sie sind nicht ausreichend präzise und geben nur einen Näherungswert. Zur Ablesung müssen 0,5 °C dazugezählt werden.

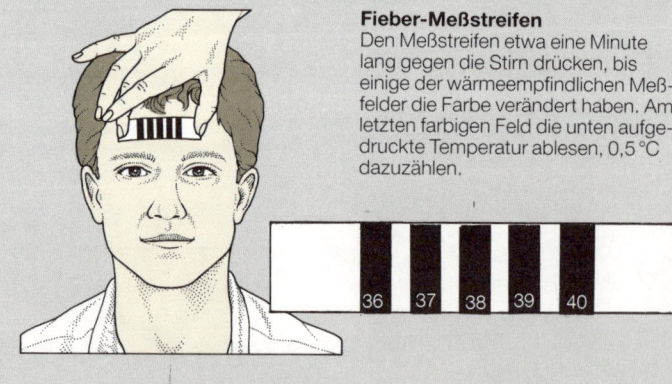

Fieber-Meßstreifen

Den Meßstreifen etwa eine Minute lang gegen die Stirn drücken, bis einige der wärmeempfindlichen Meßfelder die Farbe verändert haben. Am letzten farbigen Feld die unten aufgedruckte Temperatur ablesen, 0,5 °C dazuzählen.

Sublinguale Temperaturmessung

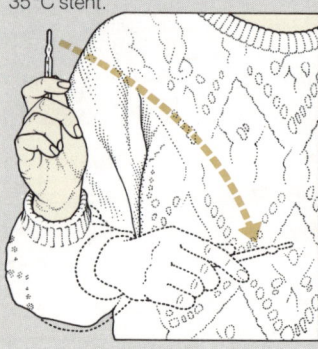

1 Thermometer mit ruckartigen Bewegungen des Handgelenks in Richtung Glaskolben schütteln, bis die Anzeige unter 35 °C steht.

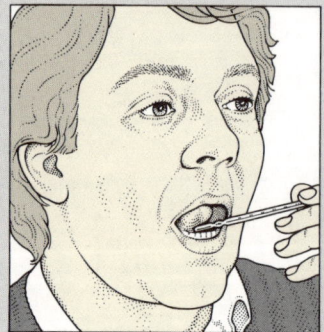

2 Die Spitze des Thermometers unter die Zunge legen. Den Mund ganz schließen, aber nicht auf das Thermometer beißen.

3 Thermometer nach 3 Minuten herausnehmen, gegen das Licht halten. Das Ende des Quecksilberfadens zeigt die Temperatur an.

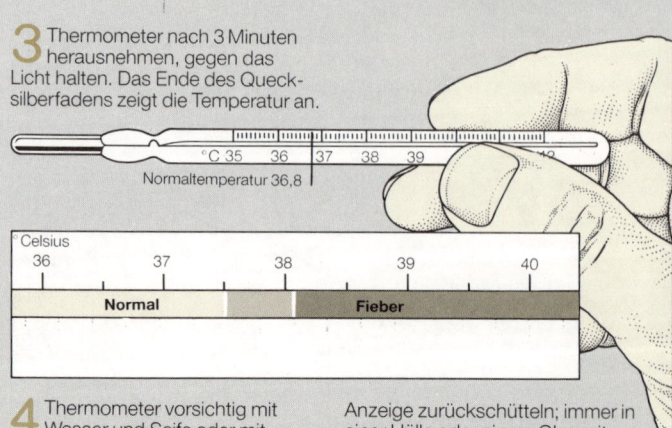

Normaltemperatur 36,8

Celsius				
36	37	38	39	40
Normal		Fieber		

4 Thermometer vorsichtig mit Wasser und Seife oder mit einem Desinfektionsmittel reinigen, Anzeige zurückschütteln; immer in einer Hülle oder einem Glas mit Desinfektionsmittel aufbewahren.

Fieber

Neben der exakten Thermometer-Messung läßt sich Fieber durch einige offenkundige Anzeichen erkennen: Bei Fieberanstieg frösteln Sie oder leiden an Schüttelfrost, bei hohem Fieber glauben Sie zu »glühen« (Hand auf die Stirn legen) – Sie fühlen sich abgeschlagen und appetitlos. Ihre Augen glänzen und können brennen. Möglicherweise haben Sie einen trockenen Mund, Durst und Kopfschmerzen. Der Flüssigkeitsverlust durch vermehrte Schweißabsonderung bewirkt, daß Sie weniger und so auch dunkler gefärbten Urin lassen als üblich. Bei starken Kopfschmerzen kann eine kalte Kompresse Linderung bringen.

Fiebersenkung

Fieber ist eine natürliche Abwehrmaßnahme des Körpers – es hält Viren in Schach. Fiebersenkende Medikamente nur auf Anweisung des Arztes einsetzen. Unabhängig von der Ursache können folgende einfache Maßnahmen leicht fiebersenkend wirken:

- Viel trinken, vor allem Tees und Obstsäfte;
- Überflüssige Kleidung ausziehen, Raum kühl halten;
- Körper mit lauwarmem Wasser abreiben; kühle Wadenwickel anlegen.
- Steigt das Fieber über 40 °C, Arzt konsultieren.

Kalte Kompresse anlegen

1 Schüssel mit Eiswasser auf ein kleines Tablett stellen. Ein Leinentuch dreifach zusammenlegen, ins Eiswasser tauchen.

2 Kompresse auswringen, dem Patienten auf die Stirn legen. Ein zweites Tuch ins Eiswasser legen, gegen das erste austauschen.

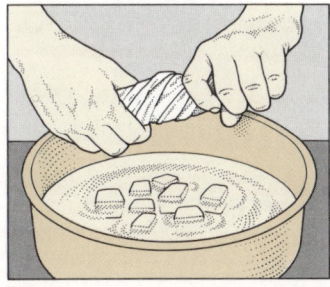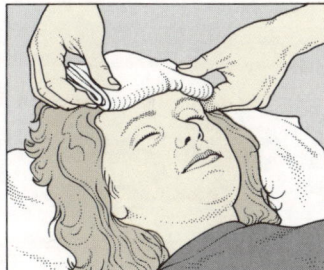

Infektionskrankheiten

Infektionskrankheiten werden durch Bakterien, Viren, Pilze oder Einzeller verursacht, die in den Körper eindringen und sich dort vermehren. Viele dieser Organismen sind übertragbar – sie werden u. a. durch direkten Kontakt (etwa Tröpfcheninfektion bei Niesen oder Husten) weitergegeben. Im Frühstadium einer Infektion sollten Sie einen Kontakt mit besonders anfälligen Erwachsenen oder Kindern vermeiden.

Wann Sie den Arzt rufen sollten

Bei speziellen Symptomen geben Ihnen die Diagnose-Karten darüber Auskunft, wann Sie besser einen Arzt rufen. Generell sollten Sie Ihren Hausarzt konsultieren, wenn

- die Krankheit trotz Selbsthilfe länger als 48 Stunden anhält;
- Ihre Körpertemperatur 40 °C übersteigt;
- nach der Einnahme eines Medikaments Symptome auftreten, die nicht ins Krankheitsbild zu passen scheinen;
- kleine Kinder im Haus sind und Verdacht auf eine ansteckende Krankheit besteht.

Fieber- und Pulswerte und Meßzeitpunkte regelmäßig notieren. Heben Sie Proben von Kot, Erbrochenem oder Urin auf, besonders bei Schwarzfärbung und Blutgehalt. Versuchen Sie, sich an den jeweiligen Zeitpunkt zu erinnern, an dem die verschiedenen Symptome erstmals auftraten.

Behandlung der häufigsten Beschwerden und Erkrankungen zu Hause

Die folgenden Kästen auf den Diagnose-Karten dieses Buches informieren Sie über Selbsthilfe-Maßnahmen bei den häufigsten Symptomen und Beschwerden zu Hause. Sie sind in alphabetischer Reihenfolge aufgeführt.

Im Krankenhaus

Ob und wann eine stationäre Behandlung im Krankenhaus notwendig ist, entscheidet Ihr Arzt nach einer Untersuchung. Sie müssen der Krankenhauseinweisung zustimmen, es sei denn, es handelt sich um einen bestimmten Notfall, der Ihren schnellstmöglichen Transport in eine Klinik erforderlich macht.

Wenn Sie ins Krankenhaus müssen, sollten Sie sich mit der Hausordnung vertraut machen, in der Ihre Rechte und Pflichten festgelegt sind. Vor der Aufnahme sollten Sie sich genau überlegen, was Sie während des Aufenthalts alles benötigen. Außer persönlichen Papieren wie Personalausweis, Einweisungs- und Krankentransportschein sollten Sie auch alle medizinischen Unterlagen, die in Ihrem Besitz sind, mitnehmen. Vergessen Sie nicht Geld einzustecken, damit Sie sich am Kiosk des Hauses Kleinigkeiten kaufen können; nehmen Sie ausreichend Lesestoff mit.

Was Sie mitnehmen sollten

Reisetasche oder Koffer	Seife
Schlafanzüge/Nachthemden	Zahnpasta
Morgenmantel	Zahnbürste
Handtücher	Brille
Waschlappen/Schwamm	Bürste/Kamm
	Nagelschere
	Pantoffeln
	Rasierzeug (Männer)
	Binden/Tampons (Frauen)
	Deodorant
	Kosmetika
	Geld

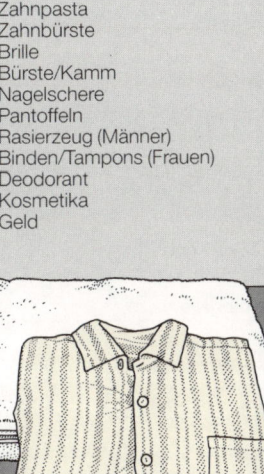

Medizinischer Check

Viele Menschen sind der Ansicht, daß sie nur bei Krankheits-Symptomen einen Arzt aufsuchen müßten. Dabei zeigen verschiedene anlagebedingte Krankheiten (etwa erbliche Fettstoffwechselstörungen, Diabetes mellitus oder auch die Bluthochdruckkrankheit), aber auch Krebs (etwa der Gebärmutterhalskrebs) in früheren Stadien keinerlei Symptome. Durch das Prinzip der Vorsorgeuntersuchungen und Früherkennung jedoch lassen sich viele Krankheiten in ihrer Anfangsphase aufspüren und besser heilen oder zumindest unter Kontrolle bringen. Allerdings hat sich eine generelle jährliche, komplette Durchuntersuchung (»Check up«), die über das von den gesetzlichen Krankenkassen mit den Ärzten vereinbarte Vorsorgeprogramm hinausgeht, als wenig sinnvoll erwiesen: Es wurden zu viele Norm-Abweichungen ohne Krankheitsbedeutung entdeckt; auch erlaubt die Kostenexplosion im Gesundheitswesen keinen weiterreichenden »Check up«.

Konsultieren Sie die entsprechenden Diagnose-Karten in diesem Buch und wenden Sie sich unverzüglich an Ihren Hausarzt, wenn Sie eines oder mehrere der folgenden Symptome an sich feststellen: Veränderungen beim Stuhlgang oder beim Urinieren, eine nicht heilende Wunde, ungewöhnlicher Ausfluß oder Blutungen, Schwellungen oder Knoten unter der Haut, Erbrechen oder chronische Bauchschmerzen, deutliche Veränderungen an einer Warze oder einem Muttermal, hartnäckiger Husten oder Heiserkeit.

Blutdruckmessung

Wenn sich das Herz zusammenzieht und mit starkem Druck Blut in die Gefäße preßt, wird der obere oder systolische Blutdruckwert (in Millimeter Quecksilbersäule) gemessen. Während der diastolischen Herzpause ziehen sich die Blutgefäße zusammen und drücken das Blut zum Herzen zurück: Das ergibt den unteren oder diastolischen Wert. Ein gesunder 25jähriger hat etwa die Blutdruckwerte 125/75; bei 60jährigen liegen sie bei ca. 145–155/85–90. Anlagebedingter oder u. a. durch Nierenkrankheiten erworbener hoher Blutdruck ist ein Risikofaktor für Herzinfarkt und Schlaganfall.

Messung des Blutdrucks

Der Arzt legt eine aufblasbare Gummimanschette um den Oberarm und pumpt sie so lange auf, bis Muskeln und Blutgefäße zusammengedrückt sind: Kein Puls ist mehr tastbar. Er hält das Stethoskop in die Ellenbeuge und senkt langsam den Manschettendruck: Beim ersten Strömungsgeräusch des Blutes in der Armschlagader wird der systolische Wert abgelesen. Bei weiterem Absenken des Manschettendrucks verschwindet das Strömungsgeräusch ganz: Der diastolische Wert ist erreicht.

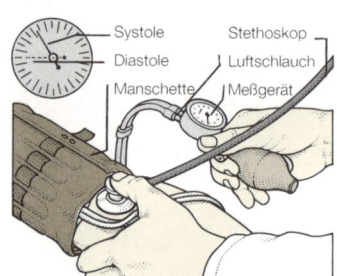

Systole · Stethoskop
Diastole · Luftschlauch
Manschette · Meßgerät

Die wichtigsten medizinischen Untersuchungen

UNTERSUCHUNG	UNBEDINGT ERFORDERLICH	ALTER BEI ERSTUNTERSUCHUNG	NACHUNTERSUCHUNGEN
Komplette Durchuntersuchung			
Falls sie der Arzt für erforderlich hält; Überprüfung von Herz, Kreislauf, Lunge, Leber, Nervensystem, Blut u. a.	Zur Vorsorge und wenn familiär Erkrankungen dieser Organe bzw. Systeme vorkamen.	Vom 50. Geburtstag an.	Alle 2 Jahre.
Blutdruck (siehe oben rechts)			
Dient der Überprüfung von Herz und Blutgefäßen. Bluthochdruck gefährdet Ihre Gesundheit (oben rechts) – eine Dauerbehandlung (salzarme Kost, Medikamente) ist angezeigt.	Wenn in Ihrer Familie erhöhter Blutdruck, Herz- oder Nierenerkrankungen, Schlaganfälle oder Diabetes aufgetreten sind, oder wenn Sie übergewichtig sind oder die Pille nehmen.	Ab dem 21. Lebensjahr.	Alle 2 Jahre; für Bluthochdruckkranke monatlich. Für die richtige Medikation ist die tägliche Selbstmessung des Blutdrucks erforderlich (der Arzt verordnet Ihnen ein Gerät).
Stuhluntersuchung			
Blut im Stuhl kann auf Darmkrebs hindeuten.	Wenn in Ihrer Familie bereits Darmkrebs vorkam.	Vom 50. Geburtstag an.	Jährlich.
Vagina-Untersuchung (siehe Karte 129)			
Untersuchung der Vagina und des äußeren Muttermundes, der Gebärmutter und der Eierstöcke.	Vor einer neuen Empfängnisverhütungsmethode, bei Schwangerschaft, Unterleibs-Infektionen.	Ab dem 26. Lebensjahr.	Alle 6 Monate, mindestens aber einmal pro Jahr.
Pap-Test (siehe auch Teil I, *Die weiblichen Sexualorgane*)			
Früherkennung von krebsverdächtigen Zellveränderungen am äußeren Muttermund und Scheidengewölbe.	Bei Zwischenblutungen oder unregelmäßiger Periode.	Ab dem 26. Lebensjahr, oder sobald Sie sexuell aktiv werden.	Alle 6 Monate, mindestens aber einmal pro Jahr.
Mammographie			
Röntgenuntersuchung zur Früherkennung von Brustkrebs im Frühstadium.	Wenn Ihre Großmutter oder Mutter Brustkrebs hatten bzw. haben.	Bei unter 50jährigen nur bei Krebsverdacht nach Ultraschall-Diagnose.	Ab dem 50. Lebensjahr alle 2 Jahre.
Augentests (siehe Karte 81)			
Überprüfung der Augen auf mögliche Sehstörungen.	Bei gestörtem Sehvermögen; wenn familiär Grüner Star vorkam.	Nach dem 40. Lebensjahr.	Alle 2 Jahre.
Zahnuntersuchung			
Sehr wichtig sind regelmäßige Zahninspektionen, um Karies oder Parodontitis frühzeitig zu entdecken.	Haben Sie es bisher versäumt, nicht erst warten, bis Sie Zahnschmerzen oder Zahnfleischbluten haben.	Von Kindheit an.	Alle 6 Monate.
Cholesterinspiegel			
Zur frühen Aufdeckung eines Arteriosklerose- und Herzinfarkt-Risikos bei Fettstoffwechsel-Störungen.	Wenn ein Eltern- bzw. Großelternteil Herzinfarkt vor dem 50. Lebensjahr hatte.	Zwischen 20 und 30.	Ist der erste Test ohne Befund, liegen Nachuntersuchungen im ärztlichen Ermessen.

Diagnoseverfahren

Manche Tests, wie Blut- oder Urinuntersuchungen, werden bei den meisten Patienten routinemäßig vorgenommen. Andere Diagnoseverfahren, etwa eine Röntgenuntersuchung oder eine Bronchoskopie, wird der Arzt nur dann einsetzen, wenn ein begründeter Verdacht auf eine ganz bestimmte Krankheit vorliegt. In jüngerer Zeit wurden einige nicht ganz risikolose oder unangenehme Verfahren, z. B. Röntgenuntersuchungen während der Schwangerschaft oder Gehirn-Angiographien, durch risiko- und schmerzfreie Methoden ersetzt – darunter die Ultraschalldiagnose und die Kernspin-Diagnose. Die Entwicklung von Glasfaseroptiken brachte vor allem die Endoskopie einen gewaltigen Schritt voran. Viele Bereiche des Körperinneren lassen sich dadurch ohne chirurgische Eingriffe untersuchen. Viele der unten aufgeführten (und im Index mit Kartennummer aufgelisteten) Diagnoseverfahren bedienen sich der Glasfaser-Technik.

Test-Index

CHOLEZYSTOGRAPHIE/CHOLANGIOGRAPHIE
Röntgendarstellung der Gallenblase und der Gallenwege. Heute meist durch Ultraschalldiagnostik ersetzt.
Verfahren. Ein jodhaltiges Kontrastmittel wird oral oder intravenös zugeführt; sein Durchgang durch Gallenblase und -wege ist auf dem Röntgenbild sichtbar. Bild: Gallenblase mit Steinen.

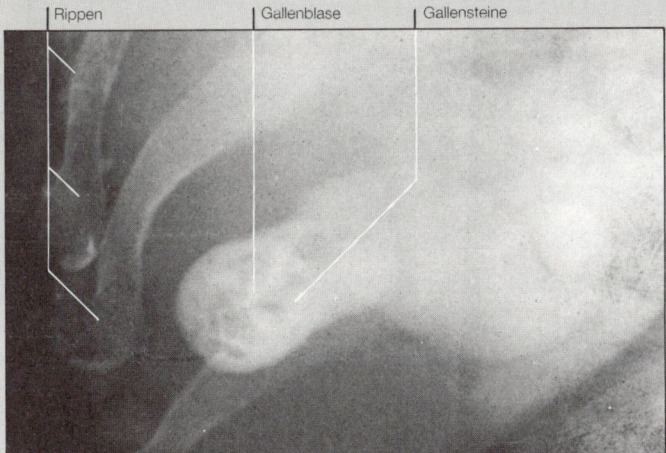

Rippen · Gallenblase · Gallensteine

LAPAROTOMIE
Laparotomie heißt »Bauchschnitt« und bedeutet eine chirurgische Öffnung der Bauchhöhle zur Durchführung von Bauchoperationen oder zu diagnostischen Zwecken.
Verfahren. In die Bauchdecke wird ein Schnitt gesetzt (die Stelle hängt vom Krankheitsbild ab). Nach Bestätigung der Diagnose (etwa akuter Blinddarm) kann zugleich operiert werden.

LAPAROSKOPIE
Sie gehört zu den endoskopischen Verfahren (Karte 92) und dient der Untersuchung und Betrachtung der Bauchorgane. Bei Frauen lassen sich die Beckenorgane untersuchen, etwa bei Unfruchtbarkeit oder als Hilfsmittel bei Sterilisation.
Verfahren. Die Laparoskopie (etwa der Leber) erfolgt unter örtlicher Betäubung. Durch einen Schnitt in der Bauchwand wird über eine Hohlnadel Distickstoffmonoxid (Lachgas) in die Bauchhöhle gepreßt; durch einen zweiten Schnitt wird das Endoskop eingeführt und ermöglicht dem Arzt einen Blick in die Bauchhöhle.

MYELOGRAPHIE
Röntgenuntersuchung von Rückenmark und Wirbelkanal, etwa zur Festellung eines Bandscheibenvorfalls. Das Verfahren kann sehr unangenehm sein, deshalb wird ein Sedativum verabreicht. Meist wird die Myelographie heute durch CT (Karte 64) ersetzt.
Verfahren. In den Liquor-gefüllten Wirbelkanal (Spinalkanal) wird ein Röntgenkontrastmittel eingespritzt. Der Patient muß verschiedene Stellungen einnehmen, damit die Bewegungen des Kontrastmittels im Kanal auf Röntgenaufnahmen festgehalten werden können.

ULTRASCHALLDIAGNOSTIK
Ultraschall bietet eine schonende und schmerzfreie Möglichkeit, innere Organe speziell des Bauch- und Beckenraumes (etwa Leber und Nieren), aber auch die Brüste der Frau zu untersuchen. Während der Schwangerschaft werden Uterus, Plazenta und Embryo mit Ultraschall untersucht.
Verfahren. Hochfrequente Schallwellen, Ultraschallwellen, durchstrahlen das Körpergewebe. Sie werden zum Teil an inneren Organen reflektiert, von einem Empfänger aufgenommen und als Sonogramm auf einem Bildschirm oder als Papier-Ausdruck sichtbar gemacht. Mit Ultraschall lassen sich Zysten, Tumoren und andere Geschwülste erkennen (siehe auch Karte 142). Das Sonogramm unten zeigt eine gesunde Leber.

WEITERE DIAGNOSEVERFAHREN
Dazu gehört beispielsweise die *Thermographie*, bei der die körpereigene Wärmestrahlung gemessen und verstärkt wird. Bei der *Szintigraphie* werden radioaktive Substanzen in die Blutbahn gespritzt und die abgegebene radioaktive Strahlung gemessen und aufgezeichnet. Mit der *Kernspin-Tomographie* werden per Magnetfeld, also ohne Strahlenbelastung sehr genaue Bilder aus dem Körperinneren gewonnen. Die *Positronen-Emissions-Tomographie* (PET) wurde speziell für die Untersuchung des Gehirns entwickelt. Grundlage sind radioaktiv markierte Substanzen, die im Körper zerfallen und Positronen abgeben.

ZYSTOSKOPIE
Durch diese Blasenspiegelung lassen sich die Ursachen wiederholter Entzündungen und anderer Erkrankungen der Blase aufdecken.
Verfahren. Zunächst wird meist ein betäubendes Medikament in die Harnröhre gebracht, dann das mit Lichtquelle und Linsensystem ausgerüstete Glasfaserrohr eingeführt. Über eine spezielle Optik kann der Arzt das Blaseninnere untersuchen.

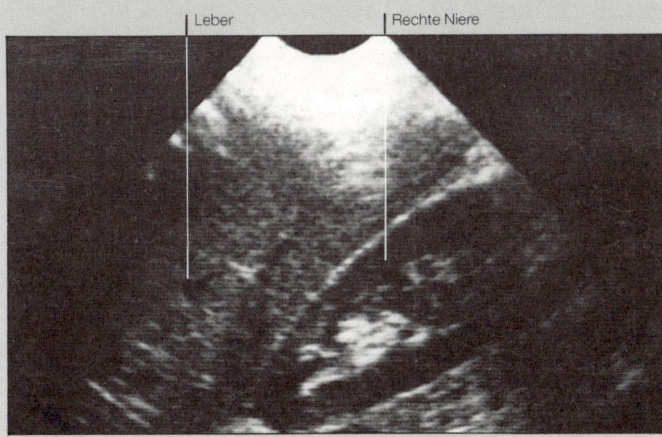

Leber · Rechte Niere

Medikamenten-Führer

Ständig werden neue Medikamente entwickelt. Viele der noch vor 20 Jahren häufig eingesetzten Mittel wurden inzwischen von neuen Arzneien mit weniger Nebenwirkungen und einem breiteren Wirkungsspektrum abgelöst. In diesem Kapitel finden Sie unter anderem einen Überblick über die wichtigsten Medikamentengruppen, ihre Wirkung und Nebenwirkungen.

Bei jeder Medikamenten-Einnahme sollten Sie einige Vorsichtsmaßnahmen beachten. Halten Sie sich an die vorgeschriebene Dosierung. Bei Unklarheiten hinsichtlich Einnahmezeitpunkt und -häufigkeit sollten Sie sich immer an Ihren Arzt oder Apotheker wenden (manche Arzneien etwa entfalten ihre Wirkung am besten, wenn sie zu den Mahlzeiten eingenommen werden). Allgemein gilt: Alkoholika und Medikamente vertragen sich nicht; Alkohol kann die Wirkung eines Medikaments vervielfachen und umgekehrt. Den Einnahme-Zeitraum eines Medikaments immer einhalten, auch wenn Sie sich für genesen halten und keine Beschwerden mehr haben. Medikamente immer im Arzneischrank verschließen (siehe rechte Seite).

Je weniger Medikamente Sie einnehmen, desto besser. Mit Ausnahme kleinerer Beschwerden sollten Sie alle Medikationen mit Ihrem Arzt absprechen. Er wird Wirkung und Nebenwirkung genau abwägen.

Medikamente und Schwangerschaft

Während der Schwangerschaft sollten Sie alle Substanzen vermeiden, die die Entwicklung des Fetus gefährden könnten. Die meisten Medikamente gelangen über den Kreislauf der Mutter in den des Fetus. Während einige Mittel als nebenwirkungsfrei eingestuft werden, können andere unter bestimmten Umständen und Zeitpunkten während der Schwangerschaft zu Gesundheitsschäden des Fetus führen. Falls Sie also schwanger sind oder Nachwuchs planen, konsultieren Sie Ihren Hausarzt, bevor Sie irgendwelche Medikamente schlucken, selbst wenn sie rezeptfrei sind. Leiden Sie an einer Erkrankung, die medikamentöse Behandlung erfordert, wird Sie Ihr Arzt wegen der Einnahme während der Schwangerschaft beraten. Bekanntlich hat der Genuß von Alkohol und Zigaretten schwerwiegende Folgen für die Entwicklung des Fetus.

Medikamente und Stillen

Während der Stillzeit sollten Sie Medikamente nur auf ausdrückliche Empfehlung Ihres Arztes nehmen. Er wird Ihnen nur dann etwas verschreiben, wenn es unumgänglich ist. Viele Medikamente gelangen entweder nur in unbedeutenden Mengen in die Muttermilch, oder sie gelten als nebenwirkungsfrei. Sollte ein Risiko für das Kind bestehen, können Sie während der Einnahmezeit auf Flaschenmilch ausweichen. Falls Sie später wieder stillen wollen, müssen Sie Ihre Milch abpumpen, um den Stillfluß zu erhalten.

Medikamente für Kinder

Wenn Ihr Kind krank wird, müssen Sie ihm als Teil der Behandlung unter Umständen ein rezeptfreies oder verschreibungspflichtiges Medikament verabreichen. Vorsicht bei Arzneimittelgaben an Säuglinge und Kinder: Ihre Leber, die alle chemischen Substanzen aus dem Blut abbaut, ist noch nicht voll entwickelt. So kann sich bei einem Kind schneller als bei einem Erwachsenen eine gefährlich hohe Medikamenten-Dosis im Körper ansammeln. Aus dem Grund ist es besonders wichtig, flüssige Medizin genau abzumessen und nur die vorgeschriebene Dosis zu verabreichen. Kein Medikament mit dem Fläschchen verabreichen.

Einem Kind niemals ein Medikament geben, das einem Erwachsenen oder einem anderen Kind verschrieben wurde. Bei rezeptfreien Medikamenten unbedingt den Beipackzettel sorgfältig lesen und im Zweifelsfall Arzt oder Apotheker fragen. Auch frei verkäufliche Medikamente niemals ohne ärztlichen Rat über einen längeren Zeitraum verabreichen. Geben Sie Ihrem Kind kein Medikament, bei dem es

schon einmal allergische Reaktionen wie Übelkeit, Erbrechen, Durchfall, Fieber oder Gelenkschwellungen gezeigt hat. Rezeptfreie Medikamente verfallen nach einem Jahr.

Tips zur Verabreichung von Medikamenten an Babys und Kleinkinder

- Lassen Sie sich gegebenenfalls von jemandem helfen.
- Sind Sie allein, Arme des Kindes mit einer um den Oberkörper gewundenen Decke ruhig halten.
- Immer nur wenig Medizin auf einmal einflößen.
- Spuckt das Kind aus, Medizin weit in den Rachen geben; sanft, aber nachdrücklich den Mund zuhalten.

Ältere Kinder

- Falls die Medizin unangenehm riecht, soll sich das Kind bei der Einnahme die Nase zuhalten; aber tun Sie das nicht selbst, sonst könnte Medizin in die Luftröhre kommen.
- Tabletten zwischen zwei Löffeln zerdrücken, Pulver mit Honig oder Marmelade mischen; darauf achten, daß das Kind alles schluckt.
- Flüssige Medizin etwa mit Honig mischen und teelöffelweise verabreichen.
- Geben Sie dem Kind bei einem unangenehmen Medizingeschmack zum Nachspülen sein Lieblingsgetränk.

Rezeptpflichtige Medikamente

Wenn Ihr Arzt Ihnen oder Ihrem Kind ein Medikament verschreibt, brauchen Sie folgende Informationen:

- Wie hoch ist die Einnahme-Dosis?
- Wie oft muß das Medikament eingenommen werden?
- Wird das Medikament zu den Mahlzeiten eingenommen?
- Muß Ihr Kind nachts zur Einnahme geweckt werden?
- Hat das Medikament bekannte Nebenwirkungen?
- Müssen Sie auf mögliche gefährliche allergische Reaktionen achten?
- Wie rasch sollte das Medikament eine Verbesserung des Gesundheitszustandes bewirken?
- Wie lange soll das Medikament verabreicht werden, ehe der nächste Arztbesuch ansteht?

Rezeptfreie Medikamente

Viele Arzneimittel sind frei verkäuflich. Sie sind in Tablettenform im Handel, als Kapseln, Säfte, Tropfen, Sprays, Cremes, Salben und zum Inhalieren. Sie können unangenehme Begleiterscheinungen mancher Erkrankungen lindern helfen. So haben einige Mittel beispielsweise eine lindernde Wirkung bei Husten oder Erkältungen, Arzneien wie Acetylsalizylsäure oder Paracetamol wirken schmerzstillend (und fiebersenkend). In den meisten Fällen allerdings hängt die Krankheitsdauer mehr vom Alter und vom allgemeinen Gesundheitszustand des Patienten ab als von der Medikation. Aber wenn Ihnen solche Medizin-Kuren helfen, sich besser zu fühlen, besteht keine Gefahr, solange Sie den Anweisungen auf dem Beipackzettel folgen. In manchen Fällen kann sogar Ihr Arzt ein rezeptfreies Medikament empfehlen. Bei Fragen hinsichtlich eines Präparates wenden Sie sich an den Apotheker oder Ihren Arzt.

Die Hausapotheke

Unten finden Sie eine Liste aller Medikamente, Geräte und Verbandmittel, die Sie bei harmlosen Verletzungen und kleinen Unpäßlichkeiten des Alltags brauchen.

Der Arzneischrank

Der beste Ort zur Verwahrung verschreibungspflichtiger und rezeptfreier Medikamente ist ein abschließbarer Arzneischrank. Er bewahrt die Arzneimittel trocken und kindersicher auf. Viele frei verkäufliche Medikamente verfallen nach einem Jahr und müssen regelmäßig ersetzt werden. Sie brauchen unter anderem:

Fieberthermometer
Wundsalbe
Salbe gegen Insektenstiche
Magensäurebindende Tabletten
Kohletabletten
Gewürznelken (Zahnschmerzen)
Mittel gegen Reisekrankheit
Baldriantropfen
Brechwurz-Sirup
Sonnenschutzmittel
Vaseline
Elastische Binden
Augenklappe
Azetylsalicylsäure, Paracetamol

Erste-Hilfe-Ausrüstung

Für Notfälle brauchen Sie noch einige zusätzliche Hilfsmittel. Sie sollten in einer staubdichten, leicht zu öffnenden und deutlich beschrifteten Metall- oder Plastikbox untergebracht sein. An einem trockenen, für Kinder nicht zugänglichen Ort aufbewahren.

1 Verbandwatte
2 Verbandspäckchen (2 große, 2 mittlere, 2 kleine)
3 Verbandsmull in verschiedenen Größen
4 2 Dreieckstücher
5 Mullbinden
6 Schlauchgaze, Klebeband
7 Desinfektionslösung
8 Wundpflaster-Sortiment
9 Heftpflaster (breit, schmal)
10 Sicherheitsnadel (mehrere Größen)
11 Kleiner Spiegel
12 Pinzette
13 Schere

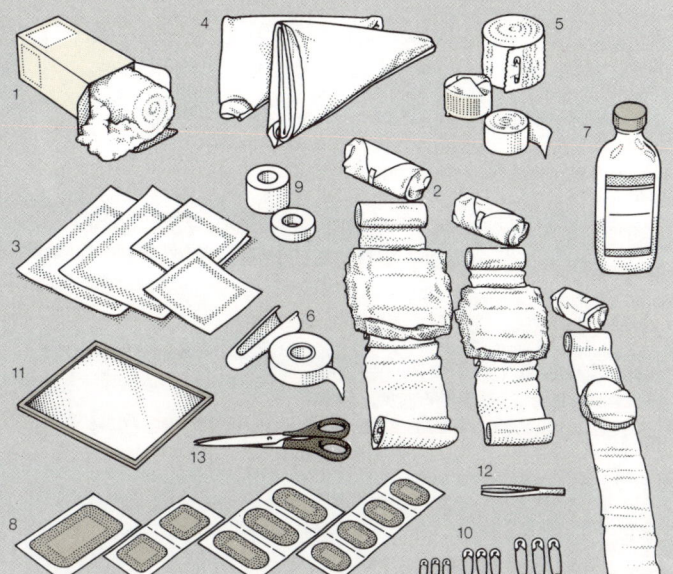

Achtung: Denken Sie daran, daß der Inhalt der Hausapotheke Kindern nicht zugänglich sein darf. Ein verschließbares Schränkchen ist am besten geeignet.

Wirkung und Nebenwirkung wichtiger Medikamentengruppen

ABFÜHRMITTEL

Wirkung: Abführmittel (Laxantien) erhöhen durch den Rückhalt von Wasser im Darmbrei oder durch Anregung der Wasserausscheidung in den Darm das Volumen des Darmbreis und verstärken so und über andere Mechanismen die Darmbewegungen.
Nebenwirkungen: Bei langfristiger Einnahme stören sie den Kaliumhaushalt und schädigen so die Darmmuskulatur (Kalium ist ein wichtiges Mineral für die Muskulatur). Der Darm wird noch fauler, eine weitere Dosiserhöhung schädigt dann auch den Herzmuskel: Es kommt zu Ödemen (Wasseransammlungen im Gewebe) und lebensbedrohlichen Gesundheitsschäden. Das gilt für alle Abführmittel, auch für pflanzliche.
Warnung und Empfehlung: Nehmen Sie Abführmittel nur in Ausnahmefällen. Abführmittel sind für Kinder nicht angezeigt. Siehe auch Karte 101, *Verstopfung*.

ABWEHRSTEIGERNDE MITTEL

Wirkung: Substanzen bestimmter Pflanzen können das Abwehrsystem stimulieren oder modulieren – durch die Anregung der Bildung von Abwehrzellen und Interferonausschüttung. Überdies hemmen diese Substanzen direkt Viren. Solche pflanzlichen Mittel wie *Echinacin*, *Esberitox N* oder *Infludo* können deshalb u. a. auch bei grippalen Infekten günstig eingesetzt werden.
Nebenwirkungen: Wenden Sie diese Mittel nicht länger als jeweils zwei Wochen an – denn sonst kann das Abwehrsystem durch Überstimulation durchdrehen.
Empfehlung: Nehmen Sie diese Mittel bereits bei den ersten Anzeichen einer Virusinfektion ein.

ANTIBIOTIKA

Wirkung: Antibiotika töten Bakterien. Jede Antibiotikagruppe (Penizillin-, Tretrazyklin-, Streptomyzin-, Erythromyzingruppe u. a.) hat ein ganz spezielles Wirkspektrum.
Nebenwirkungen: Magen-Darm-Störungen, Haut- und Schleimhautreaktionen, Blut- und Nierenschäden, Hörschäden u. v. a. – je nach Gruppe und individueller Reaktion. Falsche, unkontrollierte oder übermäßige Anwendung von Antibiotika hat zur Resistenz (Unempfindlichkeit) vieler Bakterienstämme geführt.
Warnung und Empfehlung: Fragen Sie den behandelnden Arzt nach einer Alternative der Antibiotikatherapie – gibt es keine, beachten Sie die Anweisungen des Arztes (Dosis, Einnahmedauer) exakt. Treten starke Nebenwirkungen auf, informieren Sie den Arzt. Entwickelt sich eine Allergie (meist in Form eines Hautausschlags), *suchen Sie sofort den Arzt auf.* Denn in manchen Fällen kann dann bei der nächsten Injektion des Antibiotikums (meist Penizillin) ein anaphylaktischer Schock (siehe unter *Erste Hilfe*) drohen.

ASTHMAMITTEL

Wirkung: Bei Asthma (bei Kindern auch spastische oder asthmoide Bronchitis genannt) werden in erster Linie schleimverflüssigende, bronchienerweiternde und entzündungshemmende Mittel (siehe unter *Kortikosteroide*) eingesetzt (siehe dazu auch Karte 88). Die schleimverflüssigenden Mittel sind in der Regel harmlos. Die bronchienerweiternden Mittel oder Bronchialkrämpfe lösenden Mittel (Bronchospasmolytika) haben dagegen bisweilen Nebenwirkungen.
Nebenwirkungen der Bronchospasmolytika: Herzjagen, Magen-Darm-Störungen, Unruhe, Schlafstörungen, Kopfschmerzen. Eventuell ist dann eine Dosisverringerung angezeigt. Bei Kindern können Unruhe und Übererregtheit besonders auffallen. *Informieren Sie dann die Lehrkräfte* über die Asthmatherapie Ihres Kindes.

»GRIPPEMITTEL«

Wirkung: Mittel gegen grippale Infekte wirken rein symptomatisch: Durch ihren Schmerzmittelanteil (Azetylsalizylsäure oder Paracetamol) lindern sie Kopf- und Gliederschmerzen und senken das Fieber. Koffein mindert die Abgeschlagenheit.
Nebenwirkungen: Die möglichen Nebenwirkungen der schmerzlindernden Mittel (siehe dort) fallen nicht ins Gewicht, da Grippemittel nur kurzfristig angewandt werden. Negativ kann jedoch die fiebersenkende Wirkung sein: Fieber hemmt als natürlicher Abwehrmechanismus die Viren in ihrer Vermehrung.
Warnung und Empfehlung: Die Wirkung der Grippemittel täuscht über den Kampf Ihres Körpers gegen die Viren hinweg – stürzen Sie sich nicht zu früh wieder in die Arbeit, denn dann riskieren Sie u. a. eine Herzmuskelentzündung. Versuchen Sie ohne Grippemittel auszukommen. Alternativen sind: Kaffee, Kräutertees, abwehrsteigernde pflanzliche Mittel (siehe dort).

KORTISON, KORTIKOSTEROIDE

Wirkung: Kortikosteroide sind synthetische Nebenrindenhormone (etwa des Kortisons). Sie werden bei den verschiedensten Erkrankungen als Entzündungshemmer eingesetzt.
Nebenwirkungen: Kortikosteroide schwächen das Abwehrsystem (deshalb auch ihr Einsatz nach Transplantationen zur Vermeidung einer Absto-ßungsreaktion). Weitere Nebenwirkungen können u. a. sein: Vollmondgesicht, Störungen der Knochenneubildung, Wachstumsverzögerung bei Kindern, Muskelschwäche.
Warnung und Empfehlung: Kortikosteroide sollten nur gezielt und nie langfristig eingesetzt werden (das gilt auch für Kortikosteroid-Hautsalben, vor allem bei Kindern).

PSYCHOPHARMAKA

Wirkung: Diese komplexe Medikamentengruppe wirkt angstlösend, antidepressiv, beruhigend oder stimmungsaufhellend.
Nebenwirkungen: U. a. psychische Abhängigkeit, Verringerung der Reaktionsfähigkeit (wird durch zusätzlichen Alkoholkonsum verstärkt).
Warnung und Empfehlung: Autofahren oder das Bedienen von Maschinen sollten Sie bei notwendiger Einnahme von Psychopharmaka vermeiden. Bei leichteren psychischen Störungen sollte der kurzfristige Einsatz von Psychopharmaka durch eine Psychotherapie abgelöst werden.

SCHMERZLINDERNDE MITTEL

Wirkung: Beeinflussung des Zentralnervensystems.
Nebenwirkungen: Azetylsalizylsäure (*Aspirin* u. a.) kann bei entsprechender Anlage zu Magen-Darm-Blutungen (Anämiegefahr) und zu Asthmaanfällen führen. Stärkere Schmerzmittel (Morphinderivate) führen u. a. zur psychischen Abhängigkeit.
Warnung und Empfehlung: Beachten Sie die Anweisungen des Arztes. Verordnen Sie sich nie über längere Zeit selbst Schmerztabletten. Siehe auch die Karten 58 *Schlafstörungen*, 85 *Schnupfen*, 64 *Kopfschmerzen*.

AIDS – Kampf gegen übermächtige Viren

Er kam scheinbar aus dem Nichts und stellt mit seiner diabolischen Perfektion alle anderen Erreger in den Schatten, die die Menschheit bislang heimsuchten: HIV, der Erreger von AIDS. Nach Schätzungen der WHO, der Weltgesundheitsorganisation, sind mittlerweile mehr als 10 Millionen Menschen HIV-infiziert, davon allein in den USA gut 2 Millionen. AIDS-Spezialisten der USA rechnen hoch, daß 1991 in den Staaten etwa 80 000 Menschen an AIDS sterben werden. Damit dürfte AIDS weltweit zur führenden Todesursache der 20–45jährigen Männer werden. AIDS (Acquired Immune Deficiency Syndrome = erworbenes Abwehrschwäche-Syndrom) ist durch folgende Kriterien charakterisiert:

- AIDS ist ein globales Problem.
- AIDS betrifft uns alle, die Gesamtbevölkerung. Die Gruppen der Homosexuellen und Drogenabhängigen mußten dem unheimlichen Virus nur zuerst Tribut zollen.
- HIV (Human Immune Deficiency Virus = menschliches Abwehrschwäche-Virus) hat eine lange Einnistungszeit: Erst Monate bis zu 15 Jahre nach der Infektion kommt es zur Krankheit AIDS. Nach dem heutigen Wissensstand dürften mindestens 80 %, wenn nicht so gut wie alle HIV-Infizierten, AIDS entwickeln.
- AIDS ist nicht heilbar, doch läßt sich die Überlebenszeit bei rechtzeitiger Behandlung erhöhen.

Das HI-Virus wurde erst 1983 vom französischen Forscher Luc Montagnier als Ursache der rätselhaften Immunschwäche ausgemacht, die ab 1979/1980 Ärzte und Bevölkerung in den USA und bald auch in Europa beunruhigte. In Westafrika war es bereits 1975 zu den ersten AIDS-Fällen gekommen. Nach Montagnier handelt es sich um zwei unterschiedliche Retroviren (dieser Virusart gehört HIV an): HIV-1 wurde in Amerika »geboren«, HIV-2 in Afrika. HIV-2 ist eng mit einem Affen-Retrovirus (SIV) verwandt, SIV scheint sich bei der Übertragung auf den Menschen in HIV-2 mutiert zu haben. Durch ständige Mutationen von HIV-1 und HIV-2 gibt es mittlerweile mehrere Stämme dieser Viren. Und inzwischen wurden weitere (bis jetzt noch sehr seltene) Viren aus der Retroviren-Familie entdeckt, die AIDS auslösen können.

Pessimistische Prognosen
Jede AIDS-Statistik ist, sobald veröffentlicht, bereits überholt – AIDS hat seine besondere Dynamik. In der BRD gab es Ende 1988 etwa 200 000 HIV-Infizierte und fast 3000 AIDS-Kranke. Von den Infizierten erkranken pro Jahr etwa 6% am Vollbild von AIDS, die Rate der AIDS-Kranken verdoppelt sich etwa alle 15 Monate. Und täglich wird die Infektion von subjektiv noch Gesunden weiter verbreitet. Für das Jahr 1991 ist so mit mehr als 10 000 AIDS-Kranken in der BRD zu rechnen. Die mittlere Überlebenszeit nach Ausbruch der Krankheit beträgt zur Zeit trotz Behandlung nur 400 Tage. Berücksichtigt man die lange Einnistungszeit der HI-Viren, wird klar: Selbst wenn Neuinfektionen durch Aufklärung, individuelle Vorbeugung oder auch durch eine sehnlichst erwartete Schutzimpfung weitgehend eingeschränkt werden können, wird AIDS auf lange Jahre hin seinen Schrecken nicht verlieren.

HI-Viren legen die Steuerzentrale des Abwehrsystems lahm
Mit teuflisch-perfekter List haben sich die HI-Viren gerade Zellen ihres Feindes, des Abwehrsystems, als Wirtszellen ausgesucht – und zwar in erster Linie die T4-Lymphozyten, die Steuerzentrale des Abwehrsystems. Die Viren schleusen ihre Vermehrungs- und Überlebensinformationen (ein Code aus etwa 10 000 Bausteinen) direkt in das Erbmaterial, die DNA, der T4-Lymphozyten ein:

- So produzieren die Lymphozyten plötzlich Viren, anstatt deren Vernichtung zu steuern.
- Und so wird die Abwehrzentrale allmählich zerstört, das Abwehrsystem lahmgelegt. Von den etwa 3 Millionen T4-Lymphozyten (auch T-Helfer-Lymphozyten genannt), bleiben bei fortgeschrittenen HIV-Infektionen oft weniger als 350 übrig. Als weitere Wirts-

zellen wählen sich die HI-Viren u. a. auch Makrophagen (die »Großen Freßzellen« des Abwehrsystems) und auch Gehirn- und andere Nervenzellen.

- Etwa 4–12 Wochen nach der Infektion kommt es zur Antikörperbildung durch die B-Lymphozyten (siehe dazu auch HIV-Test, rechte Seite) als spezielle Abwehrantwort auf die Eindringlinge. Mit der fortschreitenden Schwächung des Abwehrsystems fällt der Antikörperspiegel im Blut ab.

Behandlung der HIV-Infektion
Medikamente, die die Vermehrung der HI-Viren hemmen können bzw. sollen (Virostatika), gibt es inzwischen nahezu hundert – die Zeit drängt. Klinische Studien durchlaufen mittlerweile eine Legion solcher Mittel. Am bekanntesten wurde AZT (Zidovudin), das bereits 1987

Unspezifische Erstsymptome und Vollbild von AIDS

Manche HIV-Infizierten haben in den Tagen nach der Infektion vorübergehend Beschwerden, die an einen grippalen Infekt erinnern – oft auch mit Lymphknotenschwellungen verbunden.
Nach Monaten oder auch Jahren kommt es dann als Folge der Schwächung des Abwehrsystems zu mehr oder weniger häufigen unspezifischen Erstsymptomen wie

- Müdigkeit und Abgeschlagenheit,
- Fieberschübe und Nachtschweiß,
- Durchfälle,
- Atembeschwerden,
- Lymphknotenschwellungen im Hals- und Achselhöhlenbereich.

All das sind mögliche Warnsignale einer Vorfelderkrankung von AIDS, die meist durch sogenannte »opportunistische Erreger« (Keime, die einem gesunden Menschen nicht oder nicht in dem Ausmaße gefährlich werden können) entstehen.

Häufen sich bei Ihnen solche Symptome, sollten Sie sich unbedingt einem HIV-Test (»AIDS-Test«) unterziehen – vor allem wenn Sie häufig wechselnde Sexualpartner haben, oder wenn Ihr Partner bzw. Ihre Partnerin auch andere Sexualpartner haben.

Manche Infizierte können auch unter recht starken unspezifischen Erstsymptomen leiden, die als Aids Related Complex (ARC) zusammengefaßt werden. Die Übergänge zum Vollbild AIDS sind fließend.
Den Erstsymptomen können Monate, manchmal auch Jahre mit Beschwerdefreiheit folgen. Mindestens 80% der Infizierten, wenn nicht mehr, entwickeln dann das Vollbild AIDS, meist mit 3, 4 oder noch mehr der folgenden Symptome:

- Langandauernde Durchfälle.
- Schluckbeschwerden (verursacht durch eine Pilzerkrankung der Speiseröhre).
- Fieber, trockener Husten und starke Atemnot als Signal einer Lungenentzündung mit dem bei Gesunden harmlosen Einzeller Pneumocystis carinii. Wichtig: 80 % dieser Lungenentzündungen können bei rechtzeitiger Behandlung geheilt werden. Im Spätstadium von AIDS freilich sterben die meisten Patienten an einer solchen »opportunistischen« Infektion.
- Symptome einer fortschreitenden Hirnschädigung durch die HI-Viren: Vergeßlichkeit, Antriebsarmut, Persönlichkeitsveränderungen, schließlich Demenz (Verblödung), bisweilen auch Krampfanfälle und Lähmungen. In manchen Fällen kann hinter diesen Symptomen auch eine gut behandelbare opportunistische Infektion (Toxoplasmose u. a.) stecken.
- Herzrhythmusstörungen.
- Ekzem, Zoster (Gürtelrose), Herpes.
- Kaposi-Sarkome waren noch vor Jahren ein häufiges Signal für AIDS, vor allem bei Homosexuellen. Anzeichen dieses Krebses sind bläulichrotbraune Erhebungen bzw. Knoten der Haut, anfangs warzengroß, dann größer werdend. Dieser Krebs kann auch innere Organe befallen. Heute leiden nur noch etwa 15% AIDS-kranker Homosexueller an ihm. Übrigens: Das Kaposi-Sarkom ist bei AIDS-Patienten selten die eigentliche Todesursache.
- Lymphome (Krebs des Lymphsystems).
- Tuberkulose.

von der strengen FDA (der US-Food and Drug Administration) zuge-lassen wurde und inzwischen weltweit angewandt wird.

Dennoch: Euphorie ist nicht angebracht – letztendlich bringt auch AZT nur eine gewisse Verzögerung des tödlichen Verlaufs von AIDS. Erkauft wird diese Verzögerung mit Kopfschmerzen, Krampfanfällen und anderen Nebenwirkungen sowie auch durch eine Schädigung des blutbildenden Knochenmarks, weshalb AZT heute im allgemeinen erst beim Vollbild von AIDS eingesetzt wird. Sicher, diese Neben-wirkungen können durch ein neuentwickeltes Medikament, das die Bildung von Blutzellen stimuliert, womöglich minimiert werden. Trotz-dem sind AZT oder ähnliche Mittel (DDC, DDA u. a.) nicht der Weis-heit letzter Schluß in der AIDS-Therapie. Das dürfte auch für Wirk-stoffe anderer Art gelten, die zur Zeit an Patienten erprobt werden. Anscheinend wirken diese Mittel bislang nur im Reagenzglas »hei-lend« – aber gehofft werden darf.

In der erfahrenen AIDS-Klinik von San Francisco schätzen Thera-peuten daher eher Mistelpräparate (*Iscador* u. a.), die anstelle aggressiver Chemotherapeutika weltweit auch vermehrt in der Krebstherapie eingesetzt werden und das Immunsystem günstig zu beeinflussen scheinen. Sicher, den Tod durch AIDS können auch *Iscador* oder ähnliche pflanzliche immunstimulierende bzw. immun-modulierende Mittel kaum abwenden. Aber sie sind durchaus eine Alternative in der Krebstherapie (Kaposi-Sarkom, Lymphome u. a.) von AIDS-Patienten. Denn ob Chemo- und Strahlentherapie oder AZT, das Kaposi-Sarkom blüht nach der Behandlung regelmäßig wieder auf, wobei solche Therapien das Abwehrsystem noch weiter schwächen. Im übrigen sterben die meisten AIDS-Patienten an »op-portunistischen« Infektionen (siehe dazu den Kasten *Unspezifische Erstsymptome und Vollbild von AIDS*)– in erster Linie gilt es deshalb, diese Infektionen rechtzeitig und effektiv zu behandeln.

HIV-Tests
Der übliche HIV-Test (fälschlicherweise auch als AIDS-Test bezeich-net) ist ein Antikörper-Test. Antikörper finden sich im Blut erst 4–12 Wochen nach einer HIV-Infektion. Neben den üblichen HIV-1-Test ist ein Test für eine mögliche Infektion mit dem seltenen HIV-2 in Vorbereitung, denn der HIV-1-Test kann in der Hälfte der Fälle eine HIV-2-Infektion nicht aufdecken.

In Vorbereitung ist ebenfalls ein HIV-Antigen-Test, der eine mögli-che HIV-Infektion schneller als der Antikörper-Test aufdeckt.

Co-Faktoren und genetische Aspekte
Manche Menschen haben jahrelang ungeschützten Geschlechtsver-kehr mit HIV-infizierten Partnern, ohne sich anzustecken – wahr-scheinlich dank bestimmter Gene, die als Schutzfaktoren gegen eine HIV-Infektion wirken. Bei AIDS-Patienten fanden Forscher diese Schutz-Gene nicht, jedoch andere spezifische Gene, die eine Infek-tion zu begünstigen und den Sprung von der Infektion zum Vollbild AIDS zu beschleunigen scheinen. Des weiteren dürften verschiedene Co-Faktoren wie etwa Hepatitis oder eine Überlastung des Immun-systems durch bestimmte Darminfektionen einer Ansteckung den Boden bereiten.

Übertragungswege und Vorbeugung von AIDS

Entgegen aller unverantwortlichen Kolportagen gibt es nur drei Über-tragungswege für HI-Viren:

- von Blut zu Blut,
- bei sexuellen Kontakten und
- von Mutter auf Kind während der Schwangerschaft oder bei der Entbin-dung.

HIV-Infizierte haben eine relativ hohe Konzentration der unheimlichen Viren im Blut, aber auch in der Samen- oder Vagina-Flüssigkeit (bzw. in abgeschil-ferten Vagina-Zellen).

Häufigster Übertragungsweg ist der Sexualverkehr. Sowohl beim vagina-len als auch beim analen Koitus kommt es immer wieder zu (meist nur mikroskopisch kleinen) Verletzungen, die den Viren eine Übertrittspforte bie-ten (Blut-Blut-, Samen-Blut- oder Vaginazellen-Blut-Kontakt). Beim analen Koitus kann die Darmschleimhaut wahrscheinlich auch direkt Viren von der Samenflüssigkeit aufnehmen, andererseits können auch Viren in den Darm-schleim austreten. Auch beim oralen Sex ist über (Mikro-) Verletzungen eine Infektion möglich, vor allem wenn Sie Samenflüssigkeit von einem HIV-Infizierten empfangen, aber auch beim oral-analen Kontakt (Darmschleim-haut).

Gefährdet sind beim Sex vor allem Menschen

- mit häufig wechselnden Sexualpartnern (ob hetero-, bi- oder homo-sexuell).
- Prostituierte bzw. deren Kunden.
- Strichjungen bzw. deren Kunden.
- Heterosexuell prostituierte Männer bzw. deren Kundinnen.
- »Absolut treue« Menschen, deren Partner bzw. Partnerin ungeschützte (ohne Kondom) sexuelle Kontakte mit anderen hat.
- Drogenabhängige, deren Partnerinnen bzw. Partner. Aufgrund der psy-chosozialen Probleme sind hier wechselnde Sexualpartner die Regel. Im übrigen ist die sogenannte Beschaffungsprostitution der Partnerin meist vom männlichen Partner initiiert (»Geh Kohle anschaffen«). Gleichwohl gefährdet sind drogenabhängige Fixer durch den gemeinsamen Gebrauch der Nadel (siehe unten).

Das *Kondom* ist die beste Vorbeugung vor einer HIV-Infektion beim Sex mit unbekannten Partnern, sei der Koitus vaginal oder anal (hetero- oder homo-sexuell). Das Kondom ist das Hauptprinzip für »safer sex« (für sicheren Sex). Daneben bedeutet »safer sex« auch, die obengenannten Risiken beim Sex mit unbekannten Partnern bzw. Partnerinnen zu vermeiden. Bei Homo-sexuellen haben sich die Neuinfektionen durch »safer sex« und relative »Treue« entscheidend vermindert.

Drogenabhängige Fixer könnten das AIDS-Risiko durch das Vermeiden derselben Nadel (Fixe) in einer Gruppe minimieren. Das Aufgeben vager psychosozialer Faktoren (»Fixeinteilung ist Kommunikation und Vertrauen«) sowie der großzügigere Verkauf von Spritzen durch Apotheker wären Vor-aussetzung dafür.

Ein Risiko bei Bluttransfusionen oder für Bluter über Gerinnungsfaktoren ist praktisch ausgeschlossen, da Blutspender bzw. Blutprodukte AIDS-geste-stet sind (siehe unten).

Ob durch Muttermilch HIV übertragen werden kann, ist noch nicht eindeu-tig geklärt. HIV-infizierten Müttern wird sicherheitshalber vom Stillen abge-raten.

Zwar können in Speichel, Tränenflüssigkeit oder im Urin HIV-infizierter Menschen in Einzelfällen HI-Viren nachgewiesen werden, doch ist dieser Infektionsmodus rein theoretisch. Selbst Menschen, die von AIDS-Patienten oder HIV-infizierten Kindern gebissen worden sind, haben sich nicht ange-steckt. Freilich besteht bei intensiven Zungenküssen durch direkten Blutkon-takt (Mikroverletzungen, Zahnfleischbluten), kaum aber durch Speichel, ein gewisses Infektions-Risiko.

Eine HIV-Übertragung durch blutsaugende Insekten hat sich nach den bisherigen Studien als unwahrscheinlich erwiesen.

Wichtig: Nicht anstecken können Sie sich bei alltäglichen Kontakten mit HIV-infizierten Mitmenschen – weder, wenn Sie mit ihnen das Eßbesteck teilen oder eine gemeinsame Toilette benutzen, noch, wenn Sie von Infizier-ten oder AIDS-Kranken angehustet werden oder mit ihnen einen flüchtigen Kuß austauschen. Brechen Sie nicht ängstlich oder gar pharisäerhaft den Kontakt mit einem Mitmenschen ab, der HIV-infiziert oder bereits AIDS-krank ist. Dieser Mensch leidet an einer Erkrankung, die uns alle angeht.

HIV-Infektion und Schwangerschaft
Besteht bei Ihnen ein hohes Risiko einer HIV-Infektion (etwa als Fixerin oder Partnerin eines Fixers, als Prostituierte oder, wenn Sie vor der Schwanger-schaft wechselnde Sexualpartner hatten), sollten Sie sich einem HIV-Antikör-pertest unterziehen. Ein solcher Test ist heute im Rahmen der Vorsorgeun-tersuchungen kostenlos. Wenn der Test bei Ihnen eine HIV-Infektion ergibt, ist ein Schwangerschaftsabbruch zu erwägen. Denn das Risiko für das Kind, sich bei Ihnen im Mutterleib oder während der Geburt anzustecken, ist sehr hoch.

Kinder: Wachstumskarten

Die Wachstumskarten auf dieser und der folgenden Doppelseite sollen Ihnen helfen, Größenwachstum und Gewichtszunahme Ihres Kindes vom Baby bis zum Jugendlichen zu verfolgen und aufzuzeichnen. Dadurch können Sie leicht überprüfen, ob sich das Wachstum Ihres Kindes in den normalen Grenzen bewegt, und Sie werden frühzeitig gewarnt, wenn Probleme wie exzessives Übergewicht oder Wachstumsstörungen auftreten. Je schneller in solchen Fällen die Behandlung einsetzt, desto besser sind die Erfolgsaussichten.

Die Tabellen auf diesen beiden Seiten sind für die Wachstumsaufzeichnungen von Babys beider Geschlechter bis zum Alter von einem Jahr gedacht. Die Tabellen auf den beiden folgenden Seiten sind für Mädchen und Jungen von 1 bis 18 Jahren. Die Meßwerte werden in Zentimeter (cm) und Kilogramm (kg) eingetragen.

Standard-Wachstumskurven
Auf jeder Wachstumskarte finden Sie drei vorgegebene Standard-Wachstumskurven, die nach den Durchschnittswerten einer normalen Entwicklung bei kleinen, mittelgroßen und großen Kindern aufgezeichnet wurden. Sie zeigen das zu erwartende Wachstumsmuster

auf der Grundlage von Gewicht und Kopfumfang nach der Geburt.

Ein Beispiel: Hatte Ihr Baby bei der Geburt durchschnittliches Gewicht und durchschnittlichen Kopfumfang, dann können Sie davon ausgehen, daß sein Wachstumsmuster während der ganzen Kindheit der entsprechenden Standardkurve folgt. Liegen die Geburtsmaße irgendwo zwischen zwei Standardkurven, dann sollte das Wachstum des Kindes auch einer Kurve zwischen diesen beiden Standardkurven folgen. Beide Werte, Gewicht und Körpergröße (oder Kopfumfang), sollten im selben Verhältnis zu den Standardkurven stehen: Wenn die Größe etwa dem Durchschnitt entspricht, dann muß auch das Gewicht dem Durchschnittswert entsprechen. Die punktierte Linie in den Tabellen für ältere Kinder markiert die niedrigsten Meßwerte für normal entwickelte Kinder.

Eintragung der Meßwerte
Wenn Sie Ihr Kind gemessen und gewogen haben (siehe *Babys: Wiegen und Messen*, unten, und *Kinder: Wiegen und Messen*, rechts), tragen Sie die Ergebnisse auf der entsprechenden Karte ein. Legen Sie durch die senkrechte Achse (am entsprechenden Gewicht

Babys: Wiegen und Messen
Im Rahmen der 6 Vorsorgeuntersuchungen für Kinder im ersten Lebensjahr wird der Kinderarzt auch das Wachstum Ihres Babys exakt messen. Zur Überprüfung eines normalen Wachstumsmusters muß er jeweils die Gewichtsdaten mit anderen Wachstumsinformationen kombinieren. Weil sich die genaue Körperlänge eines Babys nur sehr schwer ermitteln läßt, bevorzugen viele Ärzte statt dessen eine regelmäßige Messung des Kopfumfangs. Diese Messung können Sie leicht selbst vornehmen (unten). Während der ersten beiden Lebensmonate sollte Ihr Baby alle 2 Wochen gemessen und gewogen werden, später ist einmal im Monat ausreichend.

Messen des Kopfumfangs
Legen Sie ein genaues Bandmaß eng, aber nicht zu fest, im Bereich des größten Durchmessers so um den Kopf, daß es knapp über Augenbrauen und Ohren verläuft (Zeichnung unten).

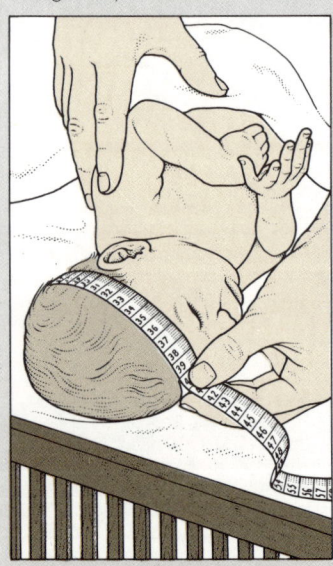

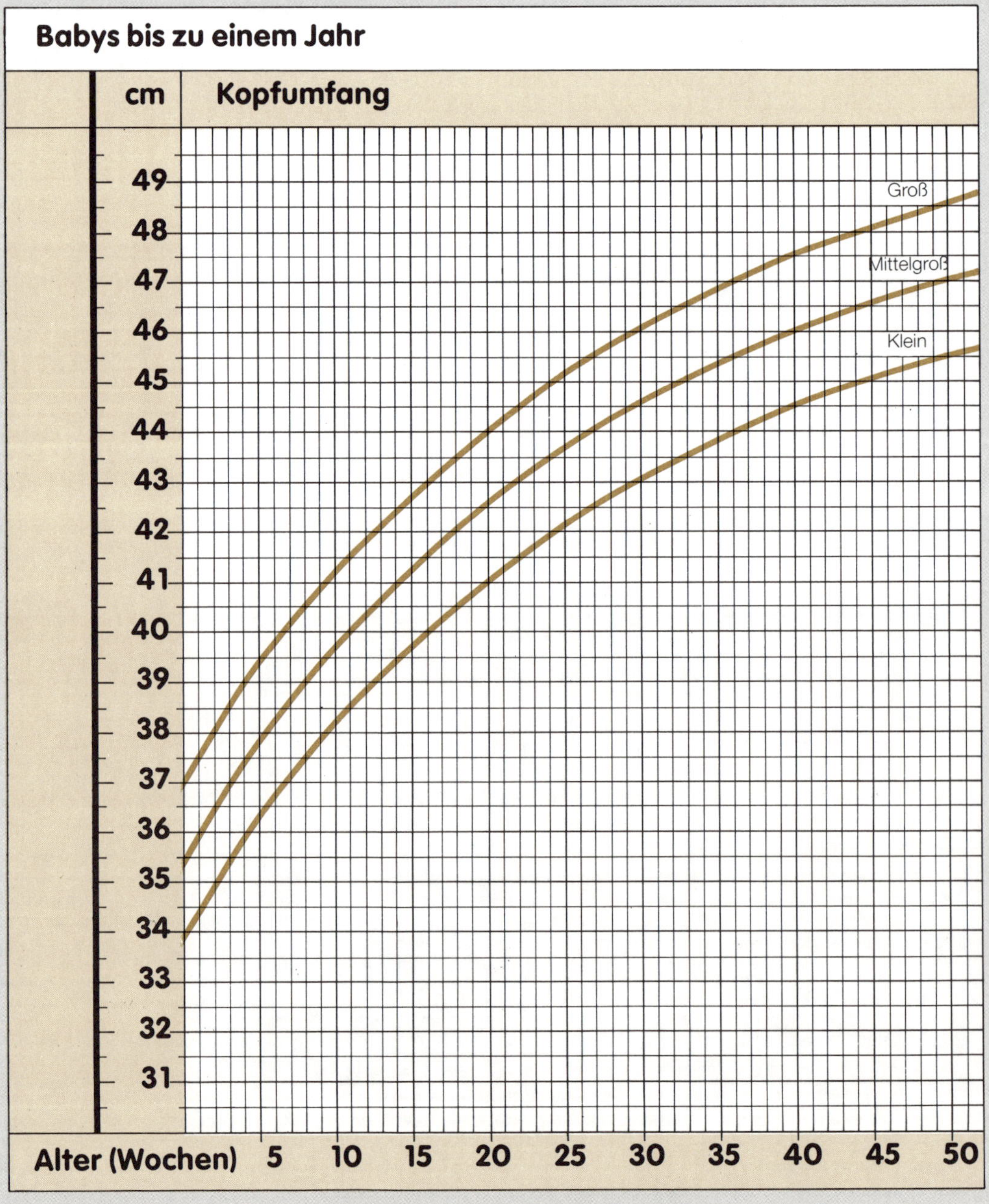

Babys bis zu einem Jahr

cm — Kopfumfang

Kurven: Groß, Mittelgroß, Klein

cm-Skala: 31, 32, 33, 34, 35, 36, 37, 38, 39, 40, 41, 42, 43, 44, 45, 46, 47, 48, 49

Alter (Wochen): 5 10 15 20 25 30 35 40 45 50

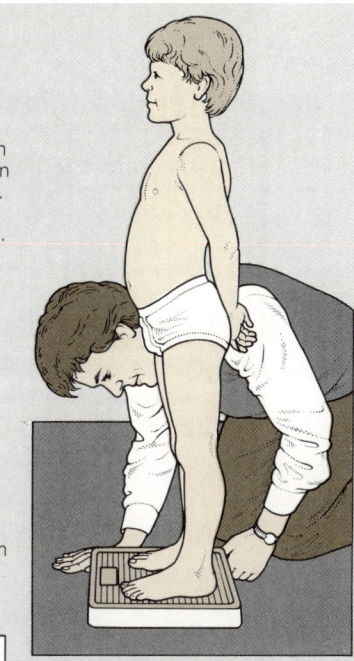

oder Längenmaß) waagerecht ein Lineal an und markieren Sie den Kreuzungspunkt mit der entsprechenden (senkrechten) Alterslinie. Verbinden Sie diesen Punkt mit dem letzten Meßpunkt und bauen Sie so langsam die Wachstumskurve auf.

Abweichungen

Folgt das Wachstumsmuster Ihres Kindes wie beschrieben den Standardkurven, ist alles in bester Ordnung. Wenn sich aber bei zwei aufeinander folgenden Meßwerten erhebliche Abweichungen nach oben oder unten zeigen, dann konsultieren Sie den Kinderarzt.

Siehe auch folgende Diagnose-Karten: 1 *Ihr Baby nimmt zu langsam an Gewicht zu*; 10 *Verzögertes Wachstum*; 11 *Übergewicht und Fettsucht*; 53 *Anorexie und Übergewicht*.

Kinder: Wiegen und Messen

Nach dem ersten Lebensjahr können Sie die Meß-Häufigkeit verringern: ein Check alle 6 Monate ist ausreichend. In diesem Alter wird statt des Kopfumfangs die Körperlänge gemessen. Bis das Kind 2 Jahre alt ist, kann der Kinderarzt die exaktesten Längen- und Gewichtsdaten ermitteln. Müssen Sie die Messungen selbst vornehmen, gehen Sie vor wie unten beschrieben.

Wiegen

Verwenden Sie nach Möglichkeit bei allen Messungen dieselbe Waage. Das Kind sollte (vielleicht außer einem Slip) nichts anhaben und ruhig und gerade stehen bleiben, während Sie die Ablesung vornehmen.

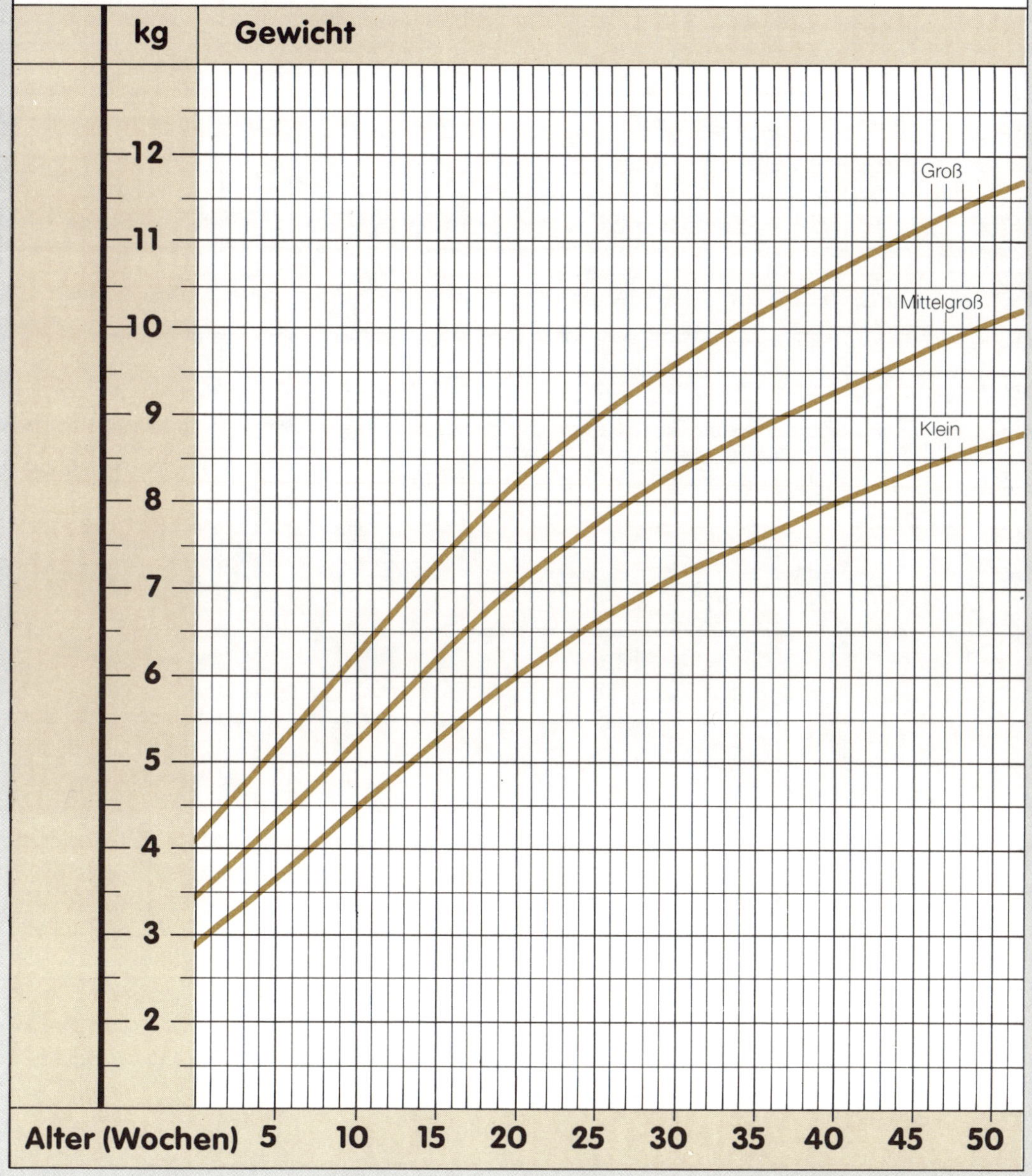

Längenmessung

Suchen Sie irgendwo im Haus ein Wandstück oder ein Türblatt, an dem Markierungsstriche nicht stören. Das Kind muß barfuß, Füße zusammen, mit dem Rücken möglichst dicht an der Wand stehen. Darauf achten, daß es aufrecht steht und geradeaus blickt. Ein Lineal (besser ist ein Anschlagwinkel) an der Schädeldecke auflegen, rechtwinklig zur Wand halten und die Länge markieren. Dann mit einem Zollstock oder Stahlbandmaß die Entfernung Fußboden—Markierung ausmessen.

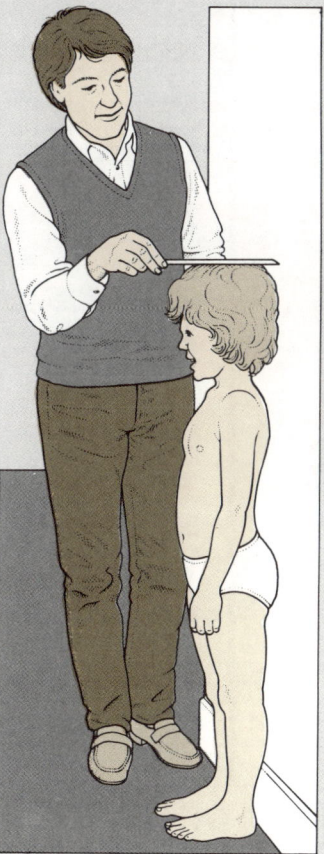

Babys bis zu einem Jahr

kg	Gewicht

Groß

Mittelgroß

Klein

Alter (Wochen) 5 10 15 20 25 30 35 40 45 50

12
11
10
9
8
7
6
5
4
3
2

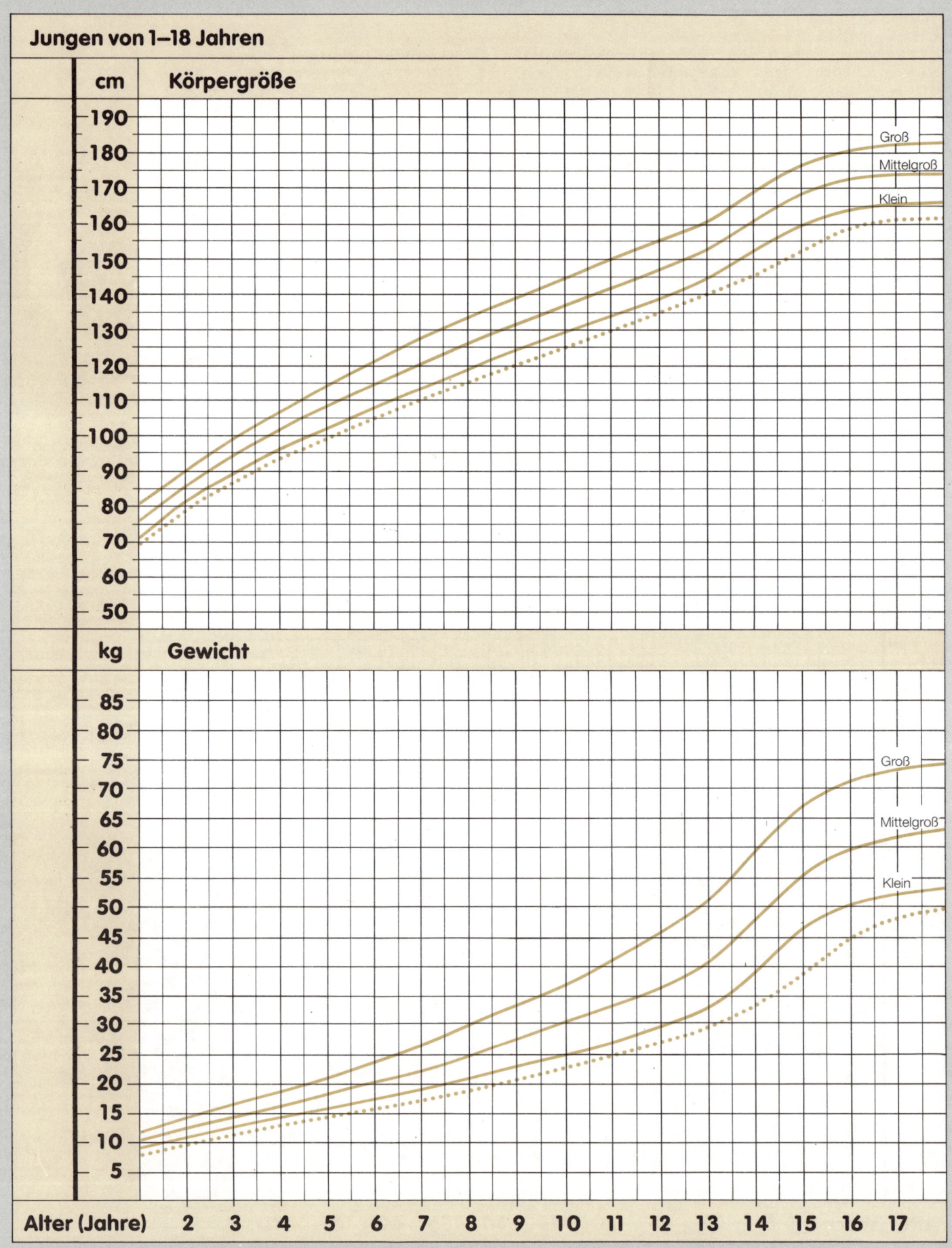

Jungen von 1–18 Jahren

cm Körpergröße

Groß
Mittelgroß
Klein

kg Gewicht

Groß
Mittelgroß
Klein

Alter (Jahre) 2 3 4 5 6 7 8 9 10 11 12 13 14 15 16 17

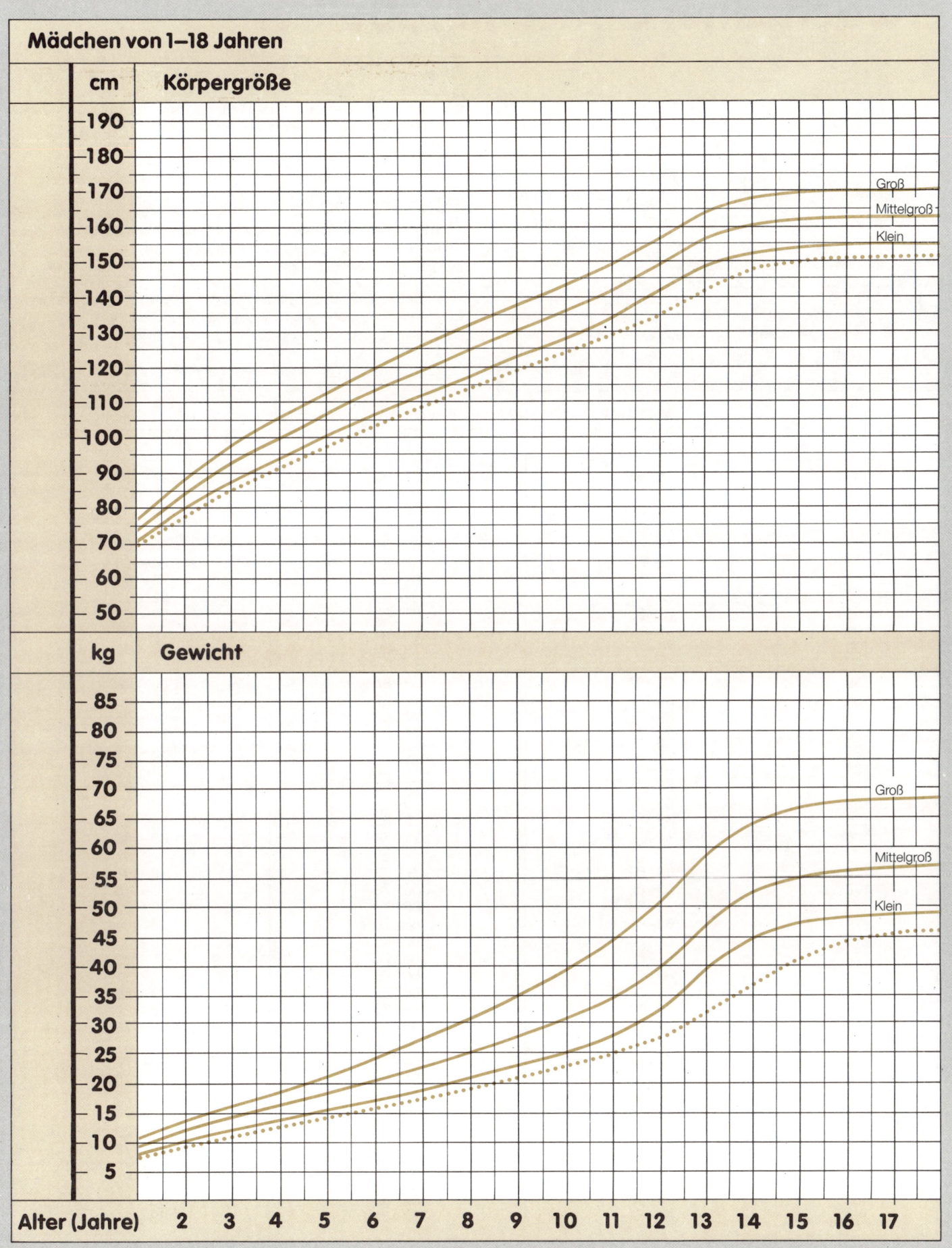

Mädchen von 1–18 Jahren

cm **Körpergröße**

kg **Gewicht**

Alter (Jahre)

Erwachsene: Gewichtstabellen

Unsere individuelle Gewichtssituation wird von drei Hauptfaktoren geprägt:

- der Körpergröße,
- dem Knochenbau und
- den Fettpolstern.

Geschlechtsspezifisch beträgt der Anteil des Fettgewebes beim normalgewichtigen Mann etwa 15–20%, bei der normalgewichtigen Frau etwa 20–25% des Körpergewichts. Mehr Fettgewebe bedeutet Übergewicht, weniger bedeutet Untergewicht. Führen wir unserem Körper eine größere Energiemenge zu als er braucht, verstärkt sie nach Umwandlung die natürlichen Fettpolster.
Wenn Sie beispielsweise Ihre Ernährungsgewohnheiten beibehalten, obwohl Ihr Energieverbrauch durch eine Lebensumstellung (etwa Aufgabe sportlicher Aktivitäten oder eines körperlich anstrengenden Berufs) niedriger geworden ist, dann sind eine »positive Energiebilanz« und das daraus resultierende Übergewicht natürlich vorprogrammiert. Solche Gewichtsprobleme durch Änderungen des Lebensstils treten besonders gern im Lebensalter zwischen 30 und 40 auf.
Die runderen Körperformen einer Frau bedingen das natürliche Mehr an Fettgewebe bei anlagebedingten individuellen Unterschieden: Manche Frauen haben einen größeren runden Po und/oder einen großen Busen, andere wiederum sind zierlicher.
Der Knochenbau – ob schmal, mittel oder breit – spielt bei beiden Geschlechtern eine entscheidende Rolle bei der Gewichtssituation. Es gibt nicht nur Männer mit einem breiten Knochenbau, sondern auch Frauen, etwa Frauen mit einem sehr breiten Becken.
Aus diesem Grund kann das üblich angegebene Normalgewicht (Körpergröße minus Hundert) nur eine grobe Richtlinie sein. In den Tabellen unten ist deshalb Ihr Normalgewicht mit einem individuellen Spielraum für Ihren Körperbau aufgeführt. Wiegen Sie mehr als für Ihre Größe und Ihren Körperbau angegeben, haben Sie ein echtes Übergewicht. Unterschreiten Sie den jeweils niedrigsten Wert, haben Sie Untergewicht.

Männer Individuelles Normalgewicht je nach Körperbau			
Körpergröße (cm)	schmaler Knochenbau	mittlerer Knochenbau	breiter Knochenbau
200	76–86	87–96	97–108
199	75–86	87–95	96–107
198	75–85	86–95	96–106
197	74–84	85–94	95–105
196	74–83	84–94	95–104
195	73–82	83–93	94–103
194	73–81	82–92	93–102
193	72–81	82–91	92–101
192	72–80	81–90	91–100
191	71–79	80–89	90– 99
190	70–78	79–88	89– 98
189	69–77	78–87	88– 97
188	69–76	77–87	88– 96
187	68–76	77–86	87– 95
186	68–75	76–85	86– 94
185	67–74	75–84	85– 93
184	67–73	74–83	84– 92
183	66–73	74–82	83– 91
182	66–72	73–81	82– 90
181	65–71	72–80	81– 89
180	64–70	71–79	80– 88
179	63–69	70–78	79– 87
178	63–68	69–78	79– 86
177	62–68	69–77	78– 85
176	62–67	68–76	77– 84
175	61–66	67–75	76– 83
174	61–65	66–74	75– 82
173	60–65	66–73	74– 81
172	60–64	65–72	73– 80
171	59–63	64–71	72– 79
170	58–62	63–70	71– 78
169	57–61	62–69	70– 77
168	57–60	61–69	70– 76
167	56–60	61–68	69– 75
166	55–59	60–67	68– 74
165	54–58	59–66	67– 73
164	53–57	58–65	66– 72
163	52–57	58–64	65– 71
162	51–56	57–63	64– 70
161	50–55	56–62	63– 69
160	50–54	55–61	62– 68

Statistisch gesehen sinkt die Lebenserwartung erst bei einem deutlichen Über- oder Untergewicht allmählich ab – wenn Sie die hier angegebenen Werte um mehr als 10% über- oder unterschreiten. Siehe dazu auch die Diagnose-Karten 57 *Übergewicht* und 56 *Gewichtsverlust*. In der Karte 57 finden Sie auch Ratschläge zur Reduzierung des Übergewichts.

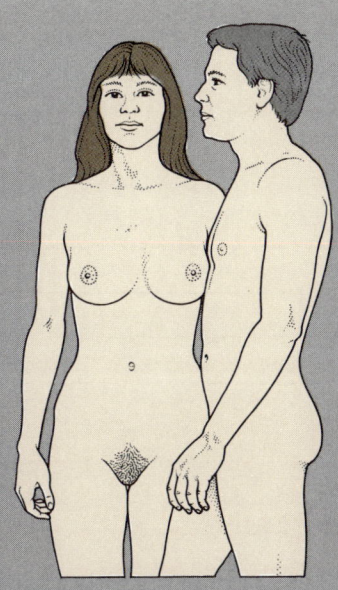

Frauen Individuelles Normalgewicht je nach Körperbau			
Körpergröße (cm)	schmaler Knochenbau	mittlerer Knochenbau	breiter Knochenbau
190	67–74	75–82	83–90
189	66–73	74–81	82–90
188	65–72	73–80	81–89
187	65–71	72–80	81–88
186	64–71	72–79	80–87
185	64–70	71–78	79–86
184	63–70	71–77	78–85
183	63–69	70–76	77–84
182	62–69	70–75	76–83
181	62–68	69–75	76–82
180	61–67	68–74	75–82
179	60–66	67–73	74–81
178	59–65	66–72	73–80
177	59–64	65–72	73–79
176	58–64	65–71	72–79
175	58–63	64–70	71–78
174	57–63	64–69	70–77
173	57–62	63–69	70–76
172	56–62	63–68	69–75
171	56–61	62–67	68–74
170	55–60	61–66	67–73
169	54–59	60–65	66–72
168	53–58	59–64	65–71
167	53–57	58–64	65–70
166	52–57	58–63	64–70
165	52–56	57–62	63–69
164	51–56	57–61	62–68
163	51–55	56–60	61–67
162	50–55	56–59	60–66
161	50–54	55–59	60–65
160	49–53	54–58	59–64
159	49–52	53–57	58–63
158	48–51	52–56	57–62
157	48–50	51–55	56–61
156	47–50	51–54	55–60
155	47–49	50–54	55–59
154	46–48	49–53	54–59
153	45–48	49–52	53–58
152	44–47	48–51	52–58
151	43–46	47–51	52–57
150	42–46	47–50	51–56

Kinder: Medizinisches Tagebuch

Geburt

Name des Babys _____ Gewicht _____

Geburtszeit _____ Blutgruppe _____

Geburtsdatum _____ Ernährungsweise

Größe _____ Brust _____ Flasche _____

Schwangerschaft

Gesundheitszustand der Mutter:

Krankheiten _____

Medikation _____

Komplikationen _____

Entbindung:

Art _____ Medikamente _____

Überwachung _____ Facharzt _____

Komplikationen _____ Klinik _____

_____ Aufenthaltsdauer _____

Krankheiten, Verletzungen, Allergien

Krankheiten	Datum/Alter	Zeitdauer
_____	_____	_____
_____	_____	_____
_____	_____	_____

Verletzungen		Datum/Alter
_____		_____
_____		_____

Allergien

_____

_____

Schutzimpfungen

Infektionskrankheit	Datum/Alter	Auffrischimpfung
Diphterie, Keuchhusten, Tetanus	_____	_____
Kinderlähmung _____	_____	_____
Masern, Mumps _____	_____	_____
Tuberkulose _____	_____	_____
Röteln (nur Mädchen) _____	_____	_____

Kinder: Tagebuch der Entwicklung

Name des Kindes _____

Meilensteine	Datum/Alter
Lächelt zum ersten Mal _____	_____
Rollt von Seiten- in Bauch-/Rückenlage _____	
Hebt in Bauchlage Kopf und Schultern	_____
Sitzt ohne Unterstützung _____	_____
Nimmt Spielzeug von einer Hand in die andere _____	_____
Krabbelt _____	_____
Erste Zähne _____	_____
Nimmt feste Nahrung zu sich _____	_____
Entwöhnung _____	
Steht ohne Hilfe _____	_____
Schläft nachts durch _____	
Läuft ohne Unterstützung _____	_____
Spricht erste Worte _____	_____
Kontrolliert Stuhlgang _____	
Bleibt tagsüber trocken _____	
Bleibt nachts trocken _____	
Spricht einfache Sätze _____	_____
Zieht sich (fast) allein an und aus _____	_____
Zeichnet erkennbares Männchen _____	_____
Besucht Kindergarten/Tagesstätte _____	_____
Erster Zahnarztbesuch _____	

Erwachsene: Medizinisches Tagebuch

Name _____

Untersuchungen	Datum
Abstrich (Pap-Test) _____	_____
Vaginaluntersuchung	_____
Mammographie	_____
Augen-Test	_____
Zahnärztliche Untersuchung _____	_____
Medizinischer Check up _____	_____
Blutdruckmessung _____	_____
Stuhluntersuchung _____	_____
Cholesterinspiegel _____	_____

Medikation	Dosis	Nebenwirkungen
Medikament		
_____	_____	_____
_____	_____	_____
Verhütungsmittel		
_____	_____	_____
_____	_____	_____

Allergien	Behandlung
_____	_____
_____	_____
_____	_____

Operationen und/oder Eingriffe	Datum
_____	_____
_____	_____
_____	_____
_____	_____

Verletzungen und/oder Krankheiten	Datum
_____	_____
_____	_____
_____	_____
_____	_____

Wichtige Adressen

AIDS

Bundeszentrale für gesundheitliche Aufklärung
Postfach
5000 Köln 1
Tel. 02 21 / 8 99 21
AIDS-Telefon: 02 21 / 89 20 31
Diese Institution der Bundesregierung informiert Sie umfassend zum Thema AIDS (Infektions-Risiken, HIV-Test u. a.).

AIDS-Beratungsstellen der jeweiligen Gesundheitsämter
Die Gesundheitsämter bieten AIDS-Beratung und HIV-Antikörpertest anonym und kostenlos. Adressen und Telefonnummern entnehmen Sie den örtlichen Telefonbüchern oder dem Lokalteil Ihrer Zeitung.

Deutsche AIDS-Hilfe e. V.
Bundesverband
Berliner Straße 37
1000 Berlin 31
Tel. 030 / 8 96 90 60
Selbsthilfeorganisation für AIDS-Kranke und HIV-Infizierte: In den meisten Großstädten der BRD gibt es inzwischen örtliche AIDS-Hilfen, die sich der psychischen und sozialen Betreuung von Betroffenen widmen, aber auch Beratung – nicht nur für Risikogruppen (Homosexuelle, Drogenabhängige, Prostituierte) – bieten. Adresse und Telefonnummer der örtlichen AIDS-Hilfe erfahren Sie vom Bundesverband oder aus dem örtlichen Telefonbuch.

Wichtig: Mit der Diagnose und Behandlung von AIDS besonders vertraute Kliniken sind in der BRD vor allem:
Berlin: Rudolf-Virchow-Krankenhaus, II. Innere Klinik.
Düsseldorf: Medizinische Klinik der Universität Düsseldorf.
Frankfurt: Universitäts-Klinik, Zentrum für Innere Medizin.
Hamburg: Städtisches Krankenhaus St. Georg.
München: Medizinische Poliklinik der Universität München und Städtisches Krankenhaus Schwabing, I. Medizinische Abteilung.

Österreichische AIDS-Hilfe
Wickenburggasse 14
1080 Wien
Tel. 00 43 1 / 48 61 86-87

AIDS-Hilfe Schweiz
Postfach 7660
Gerechtigkeitsgasse 14
8002 Zürich
Tel. 00 41 / 1 / 2 01 70 33

Alkoholismus

Anonyme Alkoholiker (AA)
Kontaktstelle Deutschland
Postfach 422
8000 München 1
Tel. 089 / 55 56 85
Die seit langem etablierte Selbsthilfegruppe unterstützt Alkoholiker in deren Bemühen, trocken zu werden bzw. nach einer Entziehungskur trocken zu bleiben. Als Betroffener sollten Sie sich bereits vor oder zumindest während einer Entziehungskur mit dieser Selbsthilfeorganisation in Verbindung setzen. Halten Sie auch danach den Kontakt mit der Gruppe aufrecht – so vermindern Sie die Gefahr, rückfällig zu werden.

Die Institution der Anonymen Alkoholiker gibt es in jeder größeren und auch in manchen kleineren Städten. Mancherorts haben sich auch die Angehörigen von Alkoholikern in Selbsthilfegruppen wie etwa Al-Anon zusammengefunden. Adresse und Telefonnummer finden Sie jeweils im örtlichen Telefonbuch oder im Lokalteil der Tageszeitung.

Diabetes mellitus

Deutscher Diabetikerbund e. V. und Bund diabetischer Kinder e. V.
Halmbrunner Straße 46
6750 Kaiserslautern/Erzhütten
Tel. 06 31 / 7 64 88

Diabetes-Forschungs-Institut
der Universität Düsseldorf
Auf'm Hennekamp 65
4000 Düsseldorf 1
Tel. 02 11 / 3 38 21

Forschergruppe Diabetes (Klinik)
III. Medizinische Abteilung des Städtischen Krankenhauses Schwabing
Kölner Platz 1
8000 München 40
Tel. 089 / 30 68-1

Drogenabhängigkeit

Drogen sind pflanzliche oder synthetische Substanzen, die auf das Zentralnervensystem wirken und psychisch sowie meist auch körperlich abhängig machen. Ihr Spektrum reicht von Lösungsmitteln (enthalten in Klebstoffen, Farben u. a.) über Medikamente (Schmerz- und Schlafmittel, Psychopharmaka), Amphetamine (Speed), Alkohol (siehe oben), Hasch, Kokain bis zu Heroin. Anlaufstellen bei Drogenabhängigkeit sind:
▷ der Hausarzt (vor allem bei Medikamentenabhängigkeit),
▷ das örtliche Gesundheitsamt (dort unterrichtet man Sie auch über mögliche Therapieformen und Kliniken, in denen ein Entzug durchgeführt werden kann),
▷ städtische Drogenberatungsstellen bzw. private Selbsthilfeorganisationen wie CON-DROBS (Adressen jeweils aus dem Telefonbuch bzw. der örtlichen Tageszeitung).

Hilfe und weitere Informationen erhalten Sie über:
Deutsche Hauptstelle gegen Suchtgefahren
Westring 2
4700 Hamm 1
Tel. 0 23 81 / 2 58 55

Bundesverband der Elternkreise drogengefährdeter und -abhängiger Jugendlicher
Jägerallee 5
4700 Hamm
Tel. 0 23 81 / 87 68

Eßstörungen

ANAD
Selbsthilfe bei Anorexia und Bulimia Nervosa e.V.
Ungererstraße 32
8000 München 40
Tel. 089 / 33 38 77

Frankfurter Zentrum für Eßstörungen
Lesnerstraße 14
6000 Frankfurt 1
Tel. 069 / 55 01 76

Frauen-Selbsthilfen

Frauenhäuser, die mißhandelten Frauen (mit ihren Kindern) Zuflucht gewähren, gibt es inzwischen in so gut wie jeder größeren Stadt der Bundesrepublik. Auch Selbsthilfegruppen für Mädchen, die sexuell mißbraucht werden bzw. wurden. Die Telefonnummern erfahren Sie jeweils über den Informationsteil der örtlichen Tageszeitung bzw. aus dem Telefonbuch. Das gilt auch für die Notrufe für vergewaltigte Frauen.
Eine bundesweite Liste mit Kontaktadressen können Sie über folgende Stelle beziehen:

Zentrale Informationsstelle für Frauen
Postfach 1433
3550 Marburg
Tel. 0 64 21 / 1 48 30

Österreich: Tel. 00 43 1 / 31 56 56 (Wien)

Schweiz:
Tel. 00 41 / 31 / 42 55 33 (Bern)
Tel. 00 41 / 1 / 3 63 22 67 (Zürich)

Kinderschutz

Deutscher Kinderschutzbund
Drostestraße 14 – 16
3000 Hannover 1
Tel. 05 11 / 66 20 56
Der Kinderschutzbund hilft mißhandelten Kindern. Er ist auch Anlaufstelle für Eltern: Wenn Sie sich bei der Kindererziehung überfordert fühlen, mit Schlägen reagieren, sollten Sie sich an den örtlichen Kinderschutzbund wenden. Adresse aus dem Telefonbuch oder über den Bundesverband Hannover.

Krebs
Deutsches Krebs-Forschungs-Zentrum (DKFZ)
Im Neuenheimer Feld 280
6900 Heidelberg
Tel. 06221/4841
Von der Pressestelle dieses Zentrums können Sie sich (am besten schriftlich) spezielle Informationen einholen.

Für verschiedene Krebsarten haben sich Patienten-Selbsthilfegruppen gebildet, so etwa Gruppen für Patienten nach Kehlkopfkrebs oder Brustkrebs. Die jeweiligen Adressen erfahren Sie von den behandelnden Ärzten in der Klinik, im Informationsteil der örtlichen Tageszeitung oder auch von Ihrem Hausarzt. (Siehe auch unter Künstlicher Darm- oder Blasenausgang.) Eine bundesweite Liste mit Kontaktadressen von Nachsorge- und Selbsthilfegruppen können Sie beziehen über:

Frauenselbsthilfe nach Krebs e. V.
Bundesverband
B6 10/11
6800 Mannheim
Tel 0621/24434

Künstlicher Darm- oder Blasenausgang
Deutsche Ileostomie-Colostomie-Urostomie Vereinigung (ILCO)
Bundesgeschäftsstelle
Kepserstraße 50
8050 Freising
Tel. 08161/84909-11
Ileostomie steht für einen künstlichen Dünndarmausgang (Ileostomie, Anus praeter), Colostomie für einen künstlichen Dickdarmausgang (Colostoma, Anus praeter), Urostomie für eine künstliche Harnableitung (Urostoma). Solche künstlichen Ausgänge können bei Blasen-, Dickdarm- oder Analkrebs notwendig werden – wiewohl dank Fortschritten der Krebschirurgie und der plastischen Chirurgie nur noch in Extremfällen.

Bei ILCO sind Menschen tätig, die selbst einen künstlichen Darm- oder Blasenausgang haben. Um so mehr können sie neuen Betroffenen helfen, die psychischen und sozialen Folgen des künstlichen Ausgangs zu bewältigen – meist schon durch einen Besuch im Krankenhaus.

Wichtig: Besprechen Sie bereits vor einer notwendig werdenden Darm- oder Blasenoperation das mögliche Ausmaß der Operation und lassen Sie sich dabei gegebenenfalls von ILCO-Mitgliedern beraten. Entsprechende Gruppen gibt es in allen größeren Städten. Die jeweilige Adresse erfahren Sie über die Bundesgeschäftsstelle oder aus der örtlichen Tageszeitung.

Multiple Sklerose (MS)
Deutsche Multiple Sklerose Gesellschaft
Bundesverband
Rosenthal 5
8000 München 2
Tel. 089/2608058

Psoriasis
Deutscher Psoriasis Bund e. V.
Oberalten Allee 20a
2000 Hamburg 76
Tel. 040/2270985-86
Der Bund (mittlerweile auch einige regionale Vereinigungen) berät Menschen, die an Schuppenflechte leiden, bei Behandlungsfragen und psychosozialen Problemen. Empfehlenswert ist auch die vom Psoriasis Bund herausgegebene Zeitschrift Psoriasis.

Psychisch Kranke und Angehörige
Sozialpsychiatrische Dienste
Solche Dienste gibt es in jeder größeren, aber auch in manchen kleineren Städten. Ziele sind Beratung und Hilfsangebote für (insbesondere materiell schlechtgestellte) psychisch Kranke und deren Angehörige. Die Dienste sind angegliedert an Kliniken, Gesundheitsämter oder auch freie Wohlfahrtsverbände. Adresse, Telefonnummer und Sprechzeiten entnehmen Sie jeweils dem Informationsteil der örtlichen Tageszeitung.

Schwangerschaftsabbruch
Pro Familia
Deutsche Gesellschaft für Sexualberatung und Familienplanung
Bundesgeschäftsstelle
Cronstettenstraße 30
6000 Frankfurt 1
Tel. 069/550901
Straffrei ist ein Schwangerschaftsabbruch in der Bundesrepublik aus folgenden Indikationen (§ 218): Wenn Gefahr für Gesundheit und Leben der Schwangeren besteht (medizinische Indikation), wenn eine körperliche oder geistige Behinderung des Kindes zu erwarten ist (eugenische Indikation), wenn die Schwangerschaft die Folge einer Vergewaltigung ist (ethische Indikation) oder wenn sich die Schwangere in einer sozialen Notlage befindet (Notlagen-Indikation).

Die Indikation muß von einem Arzt festgestellt werden, nachdem sich die Schwangere zuvor von einer der anerkannten Beratungsstellen hat beraten lassen. Die Adresse der zuständigen Beratungsstelle erfahren Sie über Pro Familia. Dort informiert man Sie im übrigen auch über Fragen der Familienplanung.

Sklerodermie
Selbsthilfegruppe Sklerodermie
Ringstraße 12
6360 Friedberg
Tel. 06031/2480
Sklerodermie ist eine Systemkrankheit des kollagenen Bindegewebes, die in leichteren Fällen nur die Haut (zirkumskripte Sklerodermie), in schweren Fällen aber auch innere Organe (systemische, progressive Sklerodermie) befällt. Oft werden darunter Leidende aufgrund einer Fehldiagnose falsch behandelt, etwa auf Rheuma. Anzeichen der leichteren Form sind: zuerst Schwellungen

im Gesicht, dann fest-elastische, schließlich pergamentartig schrumpfende Gesichtshaut; streifige oder ovale Herde sind von einem lila Ring umgeben. Anzeichen der schweren Form sind: maskenhaft starres Gesicht, Kopfschmerzen, Gefäßkrämpfe der Hände, eingeschränkte Beweglichkeit der Hände und Füße, Schluckbeschwerden, Herzschwäche und andere Symptome.

Skoliose
Deutsches Skoliose-Zentrum
Werner-Wicker-Klinik
Am Kreuzfeld 4
3590 Bad Wildungen/Reinhardshausen
Tel. 05621/83201

Vergiftungen
Zur Ersten Hilfe bei Vergiftungen (siehe auch Erste Hilfe im Anhang dieses Buches) sollten Sie sich an eine Informationszentrale für Vergiftungen wenden (zuvor Notarztwagen rufen!). Unter den folgenden Telefonnummern sind die Zentralen erreichbar:
Berlin (030) 3035466
Bonn (0228) 2606211
   Zentrale 26061
Braunschweig (0531) 62290
   Zentrale 688-0
Bremen (0421) 4975263
   diensthabender Arzt 4973688
Freiburg (0761) 2704361
   Zentrale 2701
Göttingen (0551) 336239
   Zentrale 396110
Hamburg (040) 6385346
Homburg (06841) 162257
   Zentrale 160
Kiel (0431) 5974268
   Zentrale 5971
Koblenz (0261) 499648
Ludwigshafen (0621) 503431
   Zentrale 5031
Mainz (06131) 232466
   Zentrale 191
München (089) 41402211
Münster (0251) 8362 45
   Zentrale 831
Nürnberg (0911) 3982451
Papenburg (04961) 831
Wien (0222) 434343
Zürich (01) 2515151
Speziell für Kinder:
Berlin (030) 3023022

Eigene wichtige Rufnummern:

Hausarzt _____

Zahnarzt _____

Notruf _____

Polizei _____

Feuerwehr _____

Andere _____

Register

Die 147 Diagnose-Karten des vorliegenden Buches sollen Ihnen dabei helfen, die wahrscheinlichen Ursachen für häufig auftretende Krankheitssymptome und Beschwerden herauszufinden. Einen vollständigen Überblick über die wichtigsten Symptom-Gruppen und Hinweise zum Auffinden der richtigen Diagnose-Karten finden Sie auf den Seiten 38 bis 48. Deutlich erkennbare Einzel-Symptome sind aber auch im Register aufgelistet, im Gegensatz zu den Verweisen im Text beziehen sich die Ziffern im Register auf die Seitenzahlen, nicht auf die Nummern der Diagnose-Karten. Die Karten-Titel sind fett hervorgehoben, fett gedruckte Ziffern verweisen auf eine ausführliche Behandlung des Themas.